普通高等教育“十三五”规划教材
全国高等医药院校药学类系列规划教材

药物分析

主　编　傅　强　吴　红
副主编　曾爱国　沈报春　钱广生　俞　捷
编　者　（以姓氏笔画为序）

马学琴（宁夏医科大学）
王述蓉（西南医科大学）
王焕芸（内蒙古医科大学）
李　倩（哈尔滨医科大学）
李迎春（哈尔滨工业大学）
杨铁虹（第四军医大学）
吴　红（第四军医大学）
沈报春（昆明医科大学）
周　卿（遵义医学院）
俞　捷（云南中医学院）
姚　军（新疆医科大学）
钱广生（四川大学）
郭嘉伟（第三军医大学）
傅　强（西安交通大学）
曾爱国（西安交通大学）

科学出版社
北　京

内 容 简 介

药物分析是一门运用物理学、化学、生物学以及信息学等知识，研究药物质量规律，发展质量控制方法，获得药物及相关物质的理化性质、组成、纯度、含量、作用与毒性等信息，筛选与发现药物，控制药品质量，保障人们用药安全有效的应用科学，是药学科学领域中的一个重要组成部分。本书在对药物分析学科赋予新的含义的基础上，强化药品质量的观念，以药品质量控制方法为主线，介绍了药品质量标准的内容及其建立方法；在常用分析方法和药物分析对象介绍的基础上，按照药物分析应用的领域，从药品的研制、生产、流通、应用和监管等方面介绍药物分析方法的特点和应用。

本书为药学类专业本科生的教材，也可供新药研发人员以及在药品生产流通企业、医院药房、食品药品检验与监督等机构从事药品质量控制工作的人员参考使用。

图书在版编目（CIP）数据

药物分析 / 傅强，吴红主编. —北京：科学出版社，2017.6

普通高等教育“十三五”规划教材 · 全国高等医药院校药学类系列规划教材

ISBN 978-7-03-050690-0

Ⅰ. ①药…　Ⅱ. ①傅…　②吴…　Ⅲ. ①药物分析-高等学校-教材　Ⅳ. ①R917

中国版本图书馆 CIP 数据核字（2016）第 276847 号

责任编辑：王　超　胡治国 / 责任校对：何艳萍
责任印制：李　彤 / 封面设计：陈　敬

科 学 出 版 社 出版
北京东黄城根北街 16 号
邮政编码：100717
http://www.sciencep.com

固安县铭成印刷有限公司 印刷

科学出版社发行　各地新华书店经销

*

2017 年 6 月第　一　版　开本：787×1092　1/16
2022 年 5 月第八次印刷　印张：28
字数：668 000

定价：98.00 元

（如有印装质量问题，我社负责调换）

普通高等教育“十三五”规划教材
全国高等医药院校药学类系列规划教材

专家委员会

主任委员 张志荣 四川大学华西药学院

副主任委员 （按姓氏笔画排序）

王玉琨 第四军医大学
刘卫东 第三军医大学
杨　竹 重庆医科大学
宋流东 昆明医科大学
胡华强 中国科技出版传媒股份有限公司
傅　强 西安交通大学

委　　员 （按姓氏笔画排序）

叶　云 西南医科大学
包保全 内蒙古医科大学
李　莉 新疆医科大学
沈祥春 贵州医科大学
张立明 宁夏医科大学
张仲林 成都医学院
陈　文 石河子大学
陈　旭 桂林医学院
陈朝军 内蒙古医科大学
周旭美 遵义医学院
周春阳 川北医学院
胡昌华 西南大学
饶高雄 云南中医学院
柴慧芳 贵阳中医学院
黄　园 四川大学华西药学院
傅超美 成都中医药大学

前　　言

药物分析是一门运用物理学、化学、生物学及信息学等知识，研究药物质量规律，发展质量控制方法，获得药物及相关物质的理化性质、组成、纯度、含量、作用与毒性等信息，筛选与发现药物，控制药品质量，保障人们用药安全有效的应用科学，药物分析是药学科学领域中的一个重要组成部分。

质量是人类永恒追求的目标，药物分析方法是保证药品质量的必要手段。本教材在对药物分析学科赋予新的含义的基础上，强化药品质量观念，以药品质量控制方法为主线，介绍了药品质量标准的内容及其建立方法；在对常用分析方法和药物分析对象介绍的基础上，按照药物分析应用的领域，从药品的研制、生产、流通、应用和监管等方面介绍药物分析方法的特点和应用。在注意基本知识、基本理论、基本方法介绍的同时，力图突出教材的先进性和实用性。本教材共 15 章，第一章概论由西安交通大学傅强编写，第二章药品质量标准体系由新疆医科大学姚军编写，第三章药品质量标准的内容及其建立由第四军医大学吴红编写，第四章药物分析方法由遵义医学院周卿编写，第五章化学药物分析由哈尔滨工业大学李迎春编写，第六章抗生素类药物分析由第四军医大学杨铁虹编写，第七章生化药物与生物制品分析由昆明医科大学沈报春编写，第八章中药分析由内蒙古医科大学王焕芸编写，第九章药用辅料及包材分析由四川大学钱广生编写，第十章药物制剂分析由第三军医大学郭嘉伟编写，第十一章新药研发中的药物分析由西南医科大学王述蓉编写，第十二章制药过程分析由西安交通大学曾爱国编写，第十三章临床药物分析由云南中医学院俞捷编写，第十四章药品质量监督管理由宁夏医科大学马学琴编写，第十五章非法添加物分析由哈尔滨医科大学李倩编写。

本教材为药学类专业的本科教材，也可供新药研发人员、药检所、药厂和医院药房等从事药物分析工作的人员参考使用。

本教材在编写过程中，得到了科学出版社的指导和帮助，得到了四川大学药学院、西安交通大学药学院、第四军医大学药学院领导和同仁们的支持与协助。感谢编委所在院校的大力支持。

由于知识水平有限，本教材难免存在不足之处，恳请专家和读者批评指正。

编　者

2016 年 10 月

目　　录

第一章　概　　论

1. 掌握：药物分析的性质、作用与任务。
2. 熟悉：药物分析的研究对象和常用方法。
3. 了解：药物分析学习要求。

药品是指用于预防、治疗、诊断人的疾病，有目的地调节人的生理功能并规定有适应证或者功能主治、用法和用量的物质，包括中药材、中药饮片、中成药、化学原料药及其制剂、抗生素、生化药品、放射性药品、血清、疫苗、血液制品和诊断药品等。药品是特殊的商品，其特殊性在于其质量的重要性、效应的两重性和应用的公共福利性。药品质量直接关系到药品的安全与疗效，关系到药品使用者的健康和生命安全。为了保障药品质量，从药品研发到使用的各个环节均需要用药物分析的技术和方法严格控制药品质量。

第一节　药物分析的性质、作用与任务

一、药物分析的性质

药物分析（pharmaceutical analysis）是运用物理学、化学、生物学及信息学等知识，研究药物质量规律，发展质量控制方法，获得药物及相关物质的理化性质、组成、纯度、含量、作用与毒性等信息，筛选与发现药物，控制药品质量，保障人们用药安全有效的一门应用科学。

质量（quality）是人类永恒追求的目标。在目前的药品质量控制体系中，药物分析方法是保证产品质量的必要手段。质量是产品、过程或服务满足规定或潜在需求的特征和特征的总和。简单地说，质量就是满足消费者的需求。在人类发展的过程中，产品质量控制经历了多个阶段，目前人们是通过建立质量体系及检验来控制药品的质量。药品作为特殊商品，其质量涉及药物研制、生产、储运、供应、调配和应用等各个环节，必须进行全面质量控制。

全面质量控制是一项涉及多方面、多学科的综合性工作。为了实行有效的质量管理，许多国家根据自身的实际情况制定了相应的法规文件并要求遵照执行。我国于 1985 年颁布实施了新中国第一部药品管理法，之后，国家、国务院和药品管理行政主管部门也陆续颁布实施了各种法律、法规和规章，如《中华人民共和国药品管理法》的颁布与修订，《中华人民共和国药品管理法实施条例》、《新药审批办法》、《药物非临床研究质量管理规范》（good laboratory practice，GLP）、《药物临床试验质量管理规范》（good clinical practice，GCP）、《药品生产质量管理规范》（good manufacture practice，GMP）和《药品经营质量管理规范》（good supply practice，GSP）等。我国也是药品研发、审批和上市国际性技术指导原则“人用药品注册技术要求国际协调会”（International Conference on Harmonisation of Technical Requirements for Registration of Pharmaceuticals for Human Use，ICH）的观察国之一。在这些法律、法规、规章和技术指导原则中均需要采用药物分析的方法和技术进行质量控制。我国药品质量管理规范见表 1-1。

表 1-1　药品质量管理规范

名称	目的	主要内容与应用环节
GLP	对药物非临床研究质量监督管理 提高非临床研究质量，确保试验资料的真实性、完整性和可靠性 严格控制药物安全性评价试验的各个环节，控制影响试验结果准确性的各种因素，降低试验误差	对药物非临床安全性评价研究机构的组织管理体系、人员、实验设施、仪器设备、试验材料、操作规程和研究工作的实施与管理的规范 适用于非临床研究即药物安全性评价，如单（多）次给药的毒性试验、生殖毒性试验、遗传毒性试验、致癌试验、局部毒性试验、免疫原试验、依赖性试验和毒动学等
GCP	对药物临床研究全过程质量监督管理 保证药物临床试验（clinical trial）过程规范，结果可靠，保护受试者的权益和安全	对药物临床研究机构的方案设计、组织、实施、监查、稽查、记录、分析总结和报告的规范 适用于药品的各期临床试验，包括人体生物利用度或生物等效性试验
GMP	对药品生产全过程监督管理 减少药品生产过程中的差错、污染和交叉污染，确保所生产的药品安全有效、质量稳定可控	对药品生产企业的文件管理、物料管理、厂房与设备管理、清洁卫生管理、生产过程管理和验证管理的规范 适用于药品制剂生产的全过程、原料药生产中影响成品质量的关键工序
GSP	对药品经营全过程的监督管理 确保药品购进、储运和销售环节的质量	对药品经营企业的组织机构、人员与培训、职责制度、过程管理和设备设施及药品的验收与检验购进、运输、储存、销售与服务等的规范 适用于药品批发和零售等经营企业

二、药物分析的作用与任务

哪里有药物，哪里就有有关药品质量的问题，哪里就需要药物分析来解决这些问题。药物分析在药物研制、生产、储运、供应、调配和应用的过程中，起着工具和“眼睛”的作用。

1. 药品研制阶段　是质量设计阶段。新药的研究和开发是整个药学学科的基本任务，需要药学、化学、生物学、基础与临床医学和管理学等学科的通力合作。新药研发需要经历药物靶标（drug target）发现、先导化合物的筛选、临床前研究、临床研究和上市评价等过程。

药物靶标是指在一种疾病的病理过程中起作用的生物分子，主要是受体或酶。新的靶标的发现，为有效化合物的发现奠定了基础。药物筛选（drug screening）是指从天然或合成的化合物中对可能作为药物的物质进行初步的生物活性的检测和试验，从而选择出高效的新药或先导化合物。对大量的化合物进行筛选，发现具有生物活性的先导化合物，对新药研制具有决定性的意义。

从先导化合物的发现到新药的临床试验研究和上市评价是一个复杂的高技术综合系统。药物分析为药物作用靶点的发现和高通量筛选，先导化合物的结构鉴定，性质表征和构效关系，目标化合物的设计、优化、制备与合成，药物杂质的分离与鉴定，药效、毒理和药代动力学，制剂处方筛选与稳定性，药物质量标准等研究提供基本的方法，而基本方法和技术的进步又极大地推动了新药发现的过程。

2. 药品生产阶段　是质量形成阶段。在生产工艺路线明确、工艺条件稳定的基础上，对原料、辅料、原料药、制剂和包装材料按照药品质量标准进行检验，确保产品质量合格。检验是根据药品质量标准对抽取的样品进行质量分析的过程。先察看性状是否符合要求，再依次进行鉴别、检查和含量测定，不符合质量标准的产品不得出厂。

药品质量标准是国家为保证药品质量所制定的关于药品的质量指标、检验方法及生产工艺的技术要求，是药品生产、经营、使用、检验和管理等共同遵循的法律依据。我国国家食品药品监督管理总局（China Food and Drug Administration，CFDA）颁布的《中华人民共和国药典》（Pharmacopoeia of the People’s Republic of China，ChP），简称《中国药典》、药品注册标准和其他药品标准为我国国家药品标准。国家药品标准由国家药典委员会负责制定和修订，具有法律效力。

值得注意的是按照药品质量标准检验生产出的药品，这种测定的产品质量所反映的是某一生产操作流程结束后，已处于最终状态的产品质量，在很大程度上难以真实地反映出生产质量。为了全面控制药品的质量，还须对关键中间体、半成品等物质进行主要质量指标的分析检验，实现对生产全过程进行有效的监测和控制，及时掌握生产过程的动态变化，随时调整和控制生产参数，才能及时发现问题，降低生产风险，提高产品质量。近年来过程分析技术（process analysis technology，PAT）发展很快，它是指为保证药物最终产品的质量所建立起来的整个体系，此系统通过实时分析测量原料、生产过程中各种物质所呈现的状态和特性从而对生产流程进行设计、分析和控制，提高生产效率和产品质量，保证药物最终产品的质量。与传统的药物质量检验控制不同，过程分析通常是动态、连续的分析，制订了一整套的设计、分析和控制规则，通过测评原料药和生产过程中产品的质量，有利于保证药品的质量、缩短生产周期、提高生产能力、保证设备安全、节约各种资源、减小生产过程中人为因素干扰、降低质量风险和提高管理效率。过程分析已成为制药行业发展的主要趋势，在发达国家和国际组织所制定的指导原则推动下，越来越多的制药企业采用 PAT 实现药品生产全过程的质量控制。

制药工业排放物分析是药物分析重要的组成部分。制药企业在对药品生产过程和最终产品进行质量控制的同时，必须对生产过程所产生的废气、废水和废渣等排放物进行分析与监控，以保障排放达标，特别是对含有强烈生理活性的排放物，如抗生素、甾体激素等应采用药物分析的方法严格控制。

3. 药品流通阶段 是质量保持阶段。进入流通阶段的药品必须符合药品质量标准的规定。药品稳定性是相对而言的，受到结构、组成等内在因素和温度、湿度、光照、空气与包装材料等外界因素的影响，往往会导致药品在物理、化学和生物学方面发生变化，从而影响药品的质量。因此在药品流通过程中，必须严格按照药品质量标准规定的条件进行储存和运输，密切注意流通过程中药品的质量变化，并定期借助药物分析的方法对药品进行必要的分析，以考察其质量变化，保证药品的安全有效。

4. 药品使用阶段 是质量体现阶段。进入使用阶段的药品必须符合药品质量标准的规定，这是药品临床使用安全、有效的首要保障。医疗实践证明，对于不同的患者，尽管采用同样的给药方案，并不一定能够取得同样预期的治疗效果。患者的生理状态、病理状态、基因类型和精神状态等因素都可能对药物的效应产生不同程度的影响。为了保证药品使用的安全、有效和合理，需要借助药物分析的技术开展治疗药物监测，开展临床个体化给药，特别是对于治疗窗窄、治疗浓度与中毒浓度接近的药物。此外，在临床药物相互作用研究、药物中毒急救、药物滥用监控和法医毒物分析中，药物分析也起着重要的作用。

5. 药品监督管理 为了保证药品的质量，各国政府均设有专门机构对药品进行监督和管理。我国药品监督管理主要由国家食品药品监督管理总局负责。国家食品药品监督管理总局下设的中国食品药品检定研究院承担各省级药品检验所的技术考核与业务指导，国家药品标准物质的标定，药品注册检验及进口药品的注册检验与药品监督检验和复验工作。各省、自治区、直辖市人民政府药品监督管理局在授权范围内，承担辖区内药品的监督管理，其下设的各省级食品药品检验所承担辖区内药品的抽验与委托检验及药品的注册检验。各市（县）级药品监督管理局及药品检验所承担市（县）辖区内的药品监督检查与管理工作。各级药品检验的法定机构运用药物分析的知识，依法对药品的研究与开发、生产、流通和使用进行评价抽查和监督抽查，从而保证药品质量、保障用药安全。药品质量控制与药物分析见图 1-1。

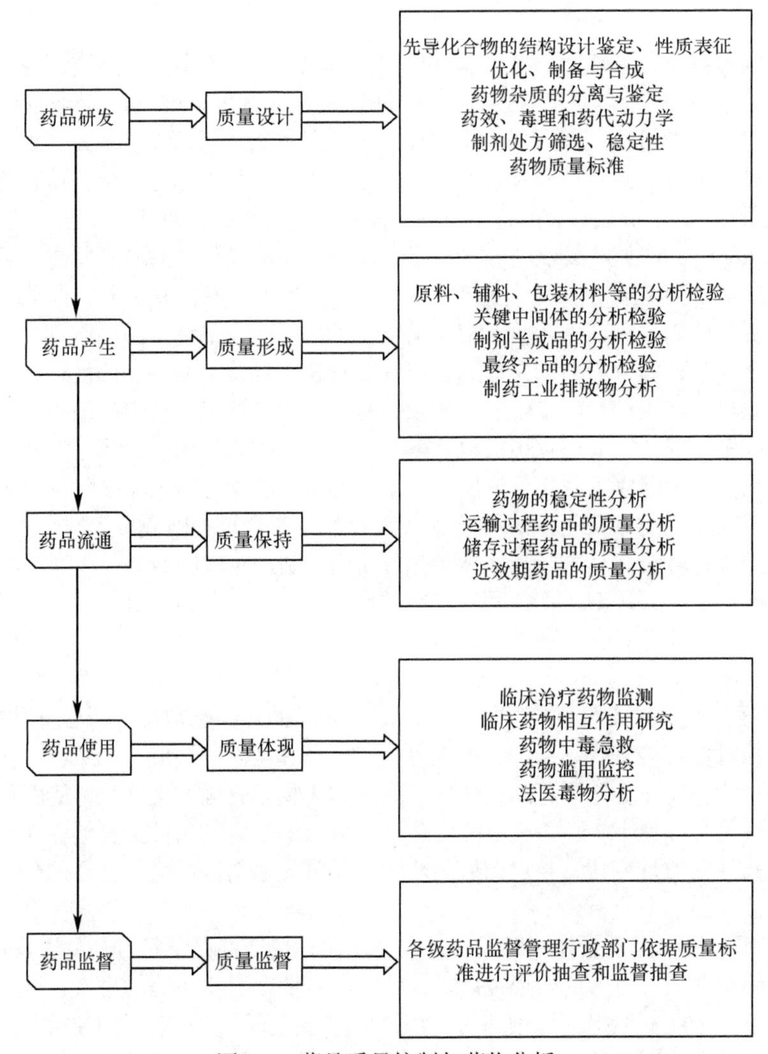

图 1-1　药品质量控制与药物分析

总之，药物分析是药品质量控制的方法学学科，是药学科学领域中的一个重要组成部分，在药物研发、生产、流通和使用过程中都有广泛的应用。

第二节　药物分析的对象与方法

一、常见药物的类别

（一）化学药物

化学药物（化学合成药物）是指通过化学合成或半合成的方法而获得的药物。化学药物是药物的主体，但目前我国的化学药物研究的整体水平尚落后于发达国家。

按照结构分类，化学药物可以分为芳酸及其酯类药物、巴比妥类药物、胺类药物、磺胺类药物、杂环类药物、生物碱类药物、糖类药物、甾体激素类药物、维生素类药物、抗生素类药物等。化学药物的特点是纯度较高，故质量控制方法相对较为成熟，并为其他类药品的质量控制提供重要的参照。

化学药物质量标准中包括了性状（description）、鉴别（identification）、检查（inspection test）和含量测定（assay）等核心内容。药物的鉴别是根据药物的化学结构和理化性质，用规定的试验方法来辨别药物真伪的质量控制过程。鉴别是回答药物“是不是”的问题。由于辨别药物的真伪是保证药品安全、有效的前提条件，所以鉴别是药物分析的首要工作。检查是利用各种分析技术，对药物中无治疗作用、影响药物稳定性和疗效及危害人体健康的物质进行检查。检查主要回答药物“纯不纯”的问题，包括四个方面的内容：有效性、均一性、安全性和纯度检查。其中纯度检查又称杂质检查，是药物研究的热点问题之一。含量测定是指采用化学或仪器分析方法测定有效成分的含量，从而确定样品的含量是否符合标准规定的质量控制过程。含量测定主要回答药物“有多少”的问题，可以采用重量分析法、滴定分析法、光谱法和色谱法等多种方法。这些方法具有不同的特点，应根据样品中被测组分含量高低及共存组分干扰程度等因素选择合适的分析方法。

（二）中药与天然药物

中药（traditional Chinese medicine，TCM）是指在中医药学理论指导下用来预防和治疗疾病的物质。中药主要来源于天然的植物、矿物和动物，在分析方法上也与化学药物和生物药物有明显的区别。中药的质量涉及的面较广，从中药材生长、采收到调配、使用等各个环节，必须进行全面质量控制。中医药主张标本兼治、整体系统治疗等辨证的治疗思路。因此，在进行中药分析时，应以中医药理论为指导思想，根据分析目的、样品特点，结合实验室的具体情况进行。中药是一个典型的复杂体系，化学成分复杂，分析背景干扰大，含量一般较低，故要求测定方法有较强的分离能力和较高的检测灵敏度。

与中药类似，天然药物也是直接来源于自然界的药物，但天然药物与中药有本质的区别，相当一部分的天然药物仅是由于含有某些活性成分或具有某些药理作用而用于临床。

（三）生物药物

生物药物（biopharmaceuticals）是指以生物体、生物组织、细胞或体液等为原料，利用物理学、化学、生物化学、生物技术、药学、微生物学和免疫学等的原理和方法进行加工、制造的用于预防、诊断和治疗疾病的药物。其主要包括生化药物（biochemical drugs）、生物制品（biological products）及其他相关的生物医药产品。

生化药物是指从生物体分离纯化或用化学合成、微生物合成或现代生物技术制得的生化基本物质。其主要包括：氨基酸及其衍生物类、酶类与辅酶类药物、多肽和蛋白质类药物、多糖类药物、脂质类药物、核苷酸及其衍生物等。生化药物是生物体中的基本生化成分，来源复杂，有些化学结构不明确，相对分子质量不是定值，多属高分子物质。

生物制品是指以微生物、细胞、动物或人源组织和体液等为原料，应用传统技术或现代生物技术制成，用于人类疾病的预防、治疗和诊断的药品。生物制品包括细菌类疫苗、病毒类疫苗、抗毒素及抗血清、血液制品、细胞因子、生长因子、酶、体内与体外诊断制品及其他生物活性制剂（如毒素、抗原、变态反应原、单克隆抗体、抗原抗体复合物、免疫调节剂及微生态制剂等）。生物制品十分接近人体的正常生理物质，具有更高的生化机制合理性和特异治疗有效性，具有药理活性高、用药剂量小、靶向性强和毒副作用小等优点；但生物制品的有效成分含量低，稳定性差，其原料及产品均为营养高的物质，极易染菌、腐败等。基于这些特点，生物制品的质量控制也与其他类别的药物有很大的区别。

二、药物分析与分析化学

药物分析是从研究药物结构与性质、合成与制备方法的药物化学逐步发展而来的。从字面上看，药物分析采用分析的方法来分析药物，从而保证药品的质量，故与分析化学关系紧密。分析化学是关于研究物质的组成、含量、结构和形态等化学信息的分析方法及理论的一门科学，是化学的一个重要分支。本质上药物是 C、H、O、N、S 等元素组成的化学物质，其作用的对象——人体或人体中的微生物也是由物质组成的，药物离不开物质的基本属性。但由于药物的特殊性，药物分析与分析化学从研究的对象到方法的选择和应用上又有很大的区别。

药物分析发展初期又称为药品检验，主要是应用化学分析方法对药物进行定性和定量分析测定，在 20 世纪 70 年代以前，滴定分析法在药物分析技术中一直占据主导地位。随着色谱、光谱、电化学等仪器分析技术的发展和成熟，仪器分析技术逐步成为药物质量分析和控制的主要技术手段，目前药物分析的研究范围已不再局限于药品检验。从分析对象来看，除了传统意义上的药品质量控制方法研究以外，药物靶点的发现，药物与靶点的相互作用分析，作用与毒性等信息的获取与分析，药品原料、辅料与包装材料分析，生产过程中废水、废气和废渣的分析等逐渐扩大了药物分析的研究范围。从分析方法来看，除化学方法以外，物理学、生物学及信息学技术，紫外-可见分光光度法（uttraviolet-visible spectrometry，UV-Vis）、红外分光光度法（infared spectrometry，IR）、荧光分光光度法（florescence spectrophotometry）、原子吸收分光光度法（atomic absoption spectrometry，AAS）、核磁共振波谱法（nuclear magnetic resonance spetroscopy，NMR））等光谱分析法，薄层色谱法（thin-layer chromatography，TLC）、高效液相色谱法（high performance liquid chmomatrgrqhy，HPLC、气相色谱法（gas chromatography，GC）、毛细管电泳（capillary eletrophoresis，CE）等色谱分析法在药物分析中得到广泛的应用。光谱-色谱联用技术在复杂背景中微量的药物分析中发展迅速。高灵敏度、高选择性、高速度、自动化、连续化、智能化和环保的分析技术对于进一步了解生命过程和药物的作用过程、保障药品质量、提高药品疗效发挥了积极的推动作用。目前药物分析内涵在不断扩展，从专门技术正逐步发展成为药物分析科学。全面系统地控制药品的质量需要药物分析的知识，而药物分析的进步又推动整个药物科学的进步。

三、常用药物分析的方法

分析目的、样本种类与形态和药物种类，决定了分析方法的选择。按照分析目的药物分析可分为药物作用靶点的发现和高通量筛选，先导化合物的结构鉴定、性质表征和构效关系，目标化合物的设计、优化、制备与合成，药物杂质的分离与鉴定，药效、毒理和药代动力学，制剂处方筛选与稳定性，药物质量标准的建立与应用等；按照样本的种类可以分为原料、辅料、原料药、中间体、制剂和包装材料等；按照药品的物理状态可分为固体、液体、半固体和气体；按照药物类别又可分为中药材、中药饮片、中成药、化学原料药及其制剂、抗生素、生化药品、放射性药品、血清、疫苗、血液制品和诊断药品等。分析方法选择时应依据分析目的，结合样品、药物与分析方法的特点拟定合理的分析方法。

按照分析的原理，药物分析方法可分为化学分析法、仪器分析法和生物分析法三大类。常用的药物分析方法见图 1-2。化学分析法种类较多，是药物分析方法的基础；仪器分析法主要包括光谱分析法、色谱分析法、电化学分析法和质谱分析法等；生物分析法包括生物测定法、抗生素微生物检定法、非无菌产品微生物限度检查和无菌检查法等。高灵敏度、高选择性及智能化分析技术是这些方法的发展方向。

（一）样品预处理方法

样品预处理（sample pre-treatment）对于分析过程至关重要。在药物分析工作中，很多样品无法直接测定，必须经过适当的处理将其转变为适宜的检测状态。样品预处理过程直接关系到分析的成败。液-液萃取（liquid-liquid extraction，LLE）和液-固萃取（liquid-solid extraction）

方法是样品预处理的常用方法。

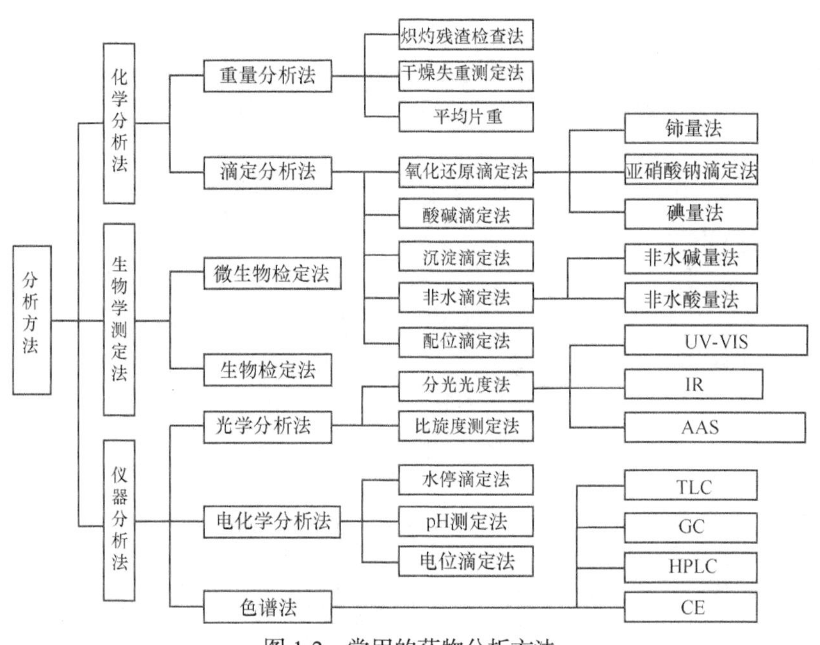

图 1-2 常用的药物分析方法

随着分析技术的发展，在传统方法的基础上，进一步开发了很多提取效率高的方法，如超声波提取(ultrasound-assisted extraction, UAE)、微波提取(microwave-assisted extraction, MAE)、超临界萃取(supercritical fluid extraction, SFE)、亚临界水萃取(sub-critical water extraction, SWE)、半仿生-酶法提取(semi-bionic enzyme extraction)、浊点萃取(cloud-point extraction, CPE)、高速逆流萃取(high-speed countercurrent extraction, HSCE)、分子蒸馏(molecular distillation)、分子印迹技术(molecular imprinting technique, MIT)和膜分离(membrane isolation)等新技术和新方法。限进填料(restricted access media)技术利用排阻色谱的原理，药物小分子进入色谱柱填料中具有一定孔径的小孔内，进而被固定相滞留，是一种可用于全自动化样品预处理的在线萃取技术。柱切换技术(column switching technique)是利用切换阀改换流通路径的一种技术。利用切换阀的转换，仅选择所需分析的流出部分进入检测器检测，其他部分直接弃去，以减少杂质污染色谱柱，缩短分析时间，可提高对生物性样品的处理能力，在复杂样品的分析中十分有利。分子印迹技术是指合成对模板分子或其他目标分子具有特异性识别能力的分子印迹聚合物的新型技术。通过分子印迹技术所获得的分子印迹聚合物是一种人工合成的高分子材料，其特点是对目标分子具有类似于抗原与抗体、酶与底物之间的立体选择性。分子印迹技术由于具有选择性高、稳定性好和适用面广的特点，近年来在药物分析领域特别是样品预处理方面引起了广泛关注。

近年来，样品预处理技术发展迅速，高分离效率、连续化、自动化和环保的样品预处理技术是本领域的发展方向。

(二) 化学分析法

化学分析法是以化学反应为基础建立起来的测定待测物质种类和含量的方法。化学分析法简便快速，通常用于常量或半微量分析。在药品质量标准中被广泛采用。

药物鉴别中常采用一些经典的化学反应，如苯巴比妥的亚硝酸钠-硫酸反应、银盐与铜盐反应，司可巴比妥与碘试液的反应，硫喷妥钠的铜盐反应、与硝酸铅试液的反应，盐酸普鲁卡因的水解反应，盐酸麻黄碱的双缩脲反应，硫酸阿托品的托烷生物碱反应，盐酸吗啡的甲醛-

硫酸反应、与钼硫酸试液的反应、与铁氰化钾的反应，硫酸奎宁的绿奎宁反应，醋酸地塞米松的碱性酒石酸铜反应、与乙醇的酯化反应，异烟肼的银镜反应，黄体酮与亚硝基铁氨化钠反应，维生素 B_1 的硫色素反应等。

滴定分析法是利用标准溶液与待测组分间的定量化学反应，以标准溶液的容积进行含量测定的分析方法。滴定分析法根据所利用的化学反应不同，分为酸碱滴定法、氧化还原滴定法、非水溶液滴定法、配位滴定法、沉淀滴定法。滴定分析法具有操作简便，分析速度快，准确度好，精密度高等特点，被广泛应用于原料药物的含量测定。

（三）光谱分析法

光谱分析法（spectrometry）是指根据电磁辐射与药物相互作用来鉴别药物及确定其化学组成和相对含量的方法。按分析原理，光谱分析可分为发射光谱分析与吸收光谱分析。光谱分析法分析速度快、灵敏度高，在药品质量控制中应用广泛，特别是旋光法（polarimetry）、紫外-可见分光光度法、IR 法、荧光分光光度法和原子吸收分光光度法等。但这些方法一般无分离的过程，故选择性较差。光谱学方法在物质结构解析和常规检验中应用较多。对于复杂样品的分析常与色谱学方法联用。

计算分光光度法是将计算数学引入分光光度法，根据朗伯-比尔定律运用不同的数学方法处理分光光度法测量数据，并进行测定的一类方法。这类方法实际上就是用数学方法处理相互干扰组分体系的吸光度数据，以“数学分离”代替或部分代替化学分离，达到分别测定或多组分同时测定的目的。

近红外分光光度法（near infared spectrometry，NIR）是通过测定物质在近红外光谱区的特征光谱并利用化学计量学方法提取相关信息，对物质进行定性和定量分析的一种光谱分析技术。近红外光谱分析技术有样品预处理简单、分析快速、分析效率高、无污染和易于实现在线分析等特点，在药物的快速鉴别和药物生产过程的在线控制中有广泛的应用前景。

拉曼光谱法（Raman spectrometry）是建立在拉曼散射效应基础上的光谱分析方法。拉曼光谱可提供有关样品分子中功能团的结构信息，可用于鉴别试验和结构解析。

核磁共振波谱法（nuclear magnetic resonance spectroscopy，NMR）是利用核磁共振波谱进行结构（包括构型和构象）测定、定性及定量分析的方法。核磁共振波谱法是结构分析的重要方法之一，根据核磁共振波谱上吸收峰位置、强度和精细结构可以研究分子的结构。除核磁共振氢谱（^{1}H-NMR）以外，又相继发展了 ^{13}C、^{15}N 和 ^{31}P 等核磁共振谱，核磁共振在仪器、新方法和新技术等方面的进步和改善，使核磁共振波谱法在化学、物理、医药学及生物学等领域中得到了广泛的应用。分析测定时，样品不会受到破坏是核磁共振波谱法重要的特点之一。目前应用最多的是核磁共振氢谱（^{1}H-NMR）和核磁共振碳谱（^{13}C-NMR）。^{1}H-NMR 可以提供质子类型及化学环境、氢分布和核间关系等信息；^{13}C-NMR 可以给出碳骨架及有关结构和分子运动的信息，两者可以互为补充。

电感耦合等离子体原子发射光谱法（inductively coupled plasma-atomic emission spectrometry，ICP-AES）是以电感耦合等离子炬为激发光源的一类原子发射光谱法。由于 ICP-AES 法具有灵敏度高、检出限低、可实现多元素检测、线性范围宽和干扰水平低等优点，该技术已成为元素分析尤其是金属元素分析最常用的手段之一。

化学发光（chemical luminescence，CL）技术是依据化学检测体系中待测物浓度与体系的化学发光强度在一定条件下呈线性关系的原理，通过对体系化学发光强度的检测，从而确定待测物含量的一种痕量分析方法。化学发光技术具有方法灵敏度高、仪器简单和易自动化的特点，在药物筛选、快速分析和临床分析等方面具有广阔的应用前景。

（四）色谱分析法

色谱法是利用混合物中待分离组分间的吸附、分配或电荷大小的差异，在两相中的差速迁移而使混合物达到分离，进而对被分离组分进行定性和定量分析的方法。色谱法在 20 世纪初由俄国植物学家 M Tswett 建立并命名。色谱法种类很多，如按照分离机制分，色谱法包括：吸附色谱、分配色谱、空间排阻色谱、离子交换色谱和亲和色谱等。由于色谱法具有分离效率高、分析速度快、专属性强、灵敏度高、样品用量小和易于自动化的特点，被广泛用于药物的定性和定量分析，是目前药物分析的主要方法。随着色谱技术的发展，一些新的色谱技术，如薄层色谱自显影技术（thin layer chromatography-bioautography）、毛细管气相色谱法、离子色谱法（ion chromatography，IC）、超高效液相色谱法（ultra performance liquid chromatography，UPLC）、毛细管电泳法、多柱色谱法和亲和色谱法等在药物分析中也得到了越来越广泛的应用。

薄层色谱生物自显影技术是一种将 TLC 分离和生物活性测定相结合的药物筛选方法。该方法结合了比色法（或荧光法）与色谱分离技术的优点，是一种集分离、鉴定和活性测定于一体的药物筛选方法。薄层色谱生物自显影技术具有色谱分离和活性筛选双重功能，既具有 TLC 分离能力强、简便快速的优点，又可反映各指标成分的活性强弱，可实现药物活性筛选与品质评价的双重目的。

GC 是采用气体为流动相（载气）的色谱方法。物质或其衍生物气化后，被载气带入色谱柱进行分离，各组分在气-液两相中进行分配，先后进入检测器而被检测。GC 法中所采用的柱子分为两类：填充柱和毛细管柱。以填充柱进行色谱分离的 GC 法称为填充柱气相色谱法，以毛细管柱进行色谱分离的 GC 法称为毛细管气相色谱法。与填充柱气相色谱法比较，毛细管气相色谱法具有柱效高、分析速度快、操作条件严格和应用范围广等优点，广泛用于易挥发和对热稳定成分，如有机残留溶剂的分析。

离子色谱法是由离子交换色谱法发展起来的一种液相色谱方法，是采用高压输液泵系统将洗脱液泵入装有填充剂的色谱柱进行分离测定的色谱分析方法。分离机制主要为离子交换，即根据离子交换树脂上可解离的离子与流动相中具有相同电荷的溶质离子之间进行的可逆交换。其主要应用于无机阴离子、无机阳离子、有机酸、糖醇类、氨基糖类、氨基酸、蛋白质和糖蛋白等物质的定性和定量分析。离子色谱问世前，阳离子的测定一般采用原子吸收分光光度法，但操作麻烦，一次只能测定一个元素，如果要同时分析其他元素，需更换和预热相应的空心阴极灯；而对阴离子的分析长期以来就缺乏灵敏快速的方法，一直是沿用经典的滴定法、重量法和光度法等。离子色谱的问世对阴离子的分析来说是一项新的突破，它能灵敏、快速和准确地测定多种阴阳离子，尤其是在超纯分析、价态和形态分析方面，离子色谱法显示出独特的优越性。

UPLC 是借助 HPLC 的理论及原理，集新型耐压小颗粒填料、新型超高压输液泵、低系统体积及高速检测器等为一体的一项新技术。与 HPLC 相比，UPLC 的分析速度、灵敏度及分离度均比 HPLC 得到了提高，特别适合于生化药物、天然药物和代谢组学等复杂体系中微量组分的快速分析和高通量筛选。

高效毛细管电泳（high performance capillary electrophoresis，HPCE）是指以弹性石英毛细管为分离通道，以高压直流电场为驱动力，依据供试品中各组分的淌度（单位电场强度下的迁移速度）和（或）分配行为的差异而实现供试品中各组分分离的一种分析方法。该法是近年来发展起来的一种高效、快速的分离分析方法，对于在实验条件下带电荷的微量组分的分离分析有着重要的应用与发展前景。

亲和色谱法（affinity chromatography，AC）是利用目标化合物和药物作用靶点之间的亲和活性，将目标化合物从大量无亲和活性的化合物中分离出来的一种色谱法。随着固定相性能的提高，亲和色谱经历了从低效亲和色谱向高效亲和色谱（high performance affinity chromatography，HPAC）的发展。HPAC 结合了经典的 AC 技术和 HPLC 的特点，高度自动化系统的应用使亲和色谱得到了长足的发展，具有微型色谱柱、分离度高、分析时间短及结合数据的精密度和重现性好的优点。亲和色谱法可用于生物大分子的分离纯化和目标化合物的快速筛选。随着色谱技术的不断发展，出现了多种新型的亲和色谱，如基于固定化靶蛋白的亲和色谱法、分子印迹亲和色谱法、细胞膜亲和色谱法、细胞亲和色谱法、金属螯合亲和色谱法和免疫亲和色谱法等，其应用范围也不断扩展。

（五）色谱联用技术

气相色谱-质谱（gas chromatography-mass spectrometry，GC-MS）、液相色谱-质谱（liquid chromatography-mass spectrometry，LC-MS）和毛细管电泳-质谱（capillary electrophoresis-mass spectrometry，CE-MS）等联用技术，将在线的分离能力与质谱高选择性、高灵敏度的检测能力相结合，在药物物质基础和作用机制研究，药品质量标准研究，药物体内吸收（absorption）、分布（distribution）、代谢（metabolism）和排泄（excretion）规律的研究，手性药物色谱分析及药品生产过程中的过程控制技术等方面均取得了长足的进步，这对于进一步了解生命过程和药物的作用、保障药品质量和提高药品疗效发挥了积极的推动作用。

GC-MS 联用技术是分析仪器中较早实现联用的技术。GC-MS 联用系统中离子源主要是电子轰击电离源（electron impact source，EI）和化学电离源（chemical ionization source，CI）。质量分析器有扇形磁分析器、四级杆分析器、飞行时间质量分析器和离子阱质量分析器，目前最常用的是四级杆分析器。GC-MS 常用总离子流法（total ion current，TIC）和选择性离子监测法（selected ion monitoring，SIM）进行定性与定量分析。近年来发展的固相微萃取技术（solid phase microextraction，SPME）和顶空固相微萃取技术（headspace solid-phase microextraction，HS-SPME）可以将样品萃取、富集及进样结合起来，大大提高分析效率，为复杂体系中热稳定性好、具挥发性成分分离分析提供了有效的手段。

LC-MS 联用技术是以质谱仪作为检测手段的液相色谱技术，具有灵敏、快速和高效的特点，在药物分析领域显示了极大的优势。近年来，使用微径柱的超高效液相色谱和串联质谱技术，在药物成分分析、药物代谢研究、残留药物成分研究和非法添加物分析等方面发展速度很快。

毛细管电泳-质谱联用技术综合了毛细管电泳的高效分离能力、广泛的样品适应性和质谱的高灵敏度、可提供结构信息等优势，已发展成为一种重要的分离分析手段。毛细管电泳可以与三重四极杆质谱（triple quadrupole mass spectrometry，TQ-MS）、离子阱质谱（ion trap mass spectrometry，IT-MS）、飞行时间质谱（time of flight mass spectrometry，TOF-MS）和傅里叶变换-离子回旋共振质谱（Fourier-transform ion cyclotron resonance mass spectrometry，FT-ICR-MS）等多种类型的质谱仪串联，应用于小分子及大分子的检测。应用领域包括蛋白质、糖类、脂类等生物大分子的结构功能研究，分子间相互作用及代谢组学研究，中草药及其他天然产物中活性和毒性成分分析，药物及药物代谢物分析等方面。

（六）分子生物学技术

分子生物学（molecular biology）是从分子水平研究生物大分子的结构与功能，从而阐明生命现象的科学。分子生物学技术目前已广泛应用于生命科学的各个领域，在药物作用靶点的发现和高通量筛选，先导化合物的发现及其构效关系的研究，药效、毒理和药代动力学研究中，分子生物学技术都有广泛的应用前景。

在药物筛选中，除传统的整体动物、体外组织器官和细胞等水平的筛选方法以外，分子水平的筛选方法也越来越多地被采用。生物芯片（biochip，bioarray）是根据生物分子间特异相互作用，将生化分析过程集成于芯片表面，从而实现对 DNA、RNA、多肽、蛋白质及其他生物成分的高通量快速检测方法。利用基因芯片分析用药前后机体的不同组织和器官基因表达的差异，可快速高效地筛选药物。

应用生物技术鉴定中药的研究工作发展很快，已显示出该法具有灵敏度高、特异性强的优点。生物的性状是依靠 DNA 遗传给后代的，不同种的生物，甚至同种不同居群的生物，其 DNA 序列均不相同，这为用 DNA 分析技术鉴定中药提供了可能。依靠目前的生物技术，已能从生物中提取微量的 DNA，并采用多聚酶链式反应（polymerase chain reaction，PCR）测定 DNA 序列的差异，进行生物鉴别。

第三节　药物分析课程的学习要求

药物分析课程是在无机化学、有机化学、分析化学、药物化学、药理学、药剂学及其他相关课程的基础上开设的一门药学专业课程，是药学知识体系的重要组成部分。课程学习中主要是运用各种化学、物理化学及生物学的方法和技术，学习化学结构明确的化学药物或天然药物及其制剂，以及中药和生物药物及其制剂的质量控制方法，起到举一反三的作用。药物分析课程旨在培养学生具备明确的全面控制药品质量的观念和创新意识，具备药物分析学的基本知识、扎实的操作技能和分析问题、解决问题的实际工作能力，从而能够胜任药品研究、生产、流通、临床使用及监督管理过程中药物质量控制与质量分析工作。

表 1-2 列出了一些药物分析的教材。目前国内主要的药物分析教科书大都选取典型药物，以药物的结构为主线，在结构、性质和制备方法的基础上，介绍典型药物的分析方法。

表 1-2　常见的药物分析参考书籍

教材名	出版社	主编	出版时间
药物分析（第八版）	人民卫生出版社	杭太俊	2011 年 8 月
药物分析学（第二版）	高等教育出版社	曾　苏	2014 年 2 月
药物分析（第二版）	中国医药科技出版社	于治国　宋粉云	2010 年 9 月
工业药物分析（第二版）	高等教育出版社	贺浪冲	2012 年 5 月
体内药物分析（第二版）	中国医药科技出版社	李好枝	2011 年 8 月

学生通过本课程的学习和实践锻炼，应努力掌握以下几方面基本内容。

（1）药品质量标准体系及其主要内容。

（2）药物常见分析方法的原理和操作方法。

（3）典型药物、辅料和制剂的分析特点和主要方法。

（4）药品发现与开发过程中药物分析的特点和主要分析技术。

（5）药品生产过程质量控制的特点和主要分析技术。

（6）临床药物分析的特点和主要方法。

（7）非法添加物的分析。

在药物分析的学习过程中，同学们应注意掌握研究性的学习方法，既要重视药物分析专业知识的积累和药物分析基本操作技能的规范练习，又要勤于思考，培养独立思考意识；掌握典型药物的化学结构、理化特性、质量特征与分析方法选择之间的关系，加强创新能力、独立分析和解决药物分析实际问题能力的锻炼。值得注意的是，分析方法的内容大都在分析化学中学过，同学们在学习中要注意这些方法应用的特点，将分析方法与药物质量控制联系起来，在掌握典型药物质量控制方法的基础上，注意思考新药的发现与质量控制方法。

思　考　题

1. 试述产品质量发展的各个阶段与特征。
2. 试述药物分析的性质与任务。
3. 药物分析常用方法可以分为几类?各类方法的特点有哪些?

第二章　药品质量标准体系

1. 掌握：药品质量管理规范，我国药品质量标准的分类。
2. 熟悉：ChP 的沿革、基本结构及 ChP2015 概况。
3. 了解：主要国外药典的概况。

药品作为一种特殊的商品，其质量的合格与否直接关系到人民健康与生命安危，药品的质量主要体现在药品的安全性和有效性。一方面由于药品的生产企业众多，不同生产企业的生产工艺、技术水平和设备条件存在差异；另一方面药品在经营和使用单位的运输和贮藏环境也存在差异。这都会直接影响药品的质量。为了保证药品的安全性、有效性及质量可控性，各个国家制订了强制执行的、统一的质量监督标准，即药品质量标准。药品质量标准是国家为保证药品质量，对药品的质量指标、检验方法和生产工艺等所做的技术规定，是药品研究、生产、经营、使用及监督管理等各环节必须共同遵守的、具有强制性的技术准则和法律依据。依据国家药品标准，药品只有合格品和不合格品之分，能够达到国家药品质量标准的药品才是合格的药品，反之为不合格药品。本章将阐述药品的质量管理规范及我国药品质量标准的分类，并介绍 ChP 和主要国外药典概况。

第一节　药品质量管理规范

随着药物研究领域科学技术的发展，人们对药品质量提出了越来越严格的要求。药品的质量涉及药物研制、生产、储运、供应、调配和应用等各个环节，这些环节都会对药品的质量产生影响。因此需要建立健全的质量控制体系，对药物实施全程的质量监控，及时发现和解决药品生产过程中的质量问题，才能有效地保证药品在使用过程中的安全、有效。目前很多国家和国际组织都制定了药品质量的法律、法规及管理规范。

一、人用药品注册技术要求国际协调会（ICH）

1. ICH 成立的目的　不同国家对新药上市前需进行审批的实现时间是不同的。美国在 20 世纪 30 年代发生了磺胺酏剂事件，美国食品与药品管理局（Food and Drug Administration，FDA）开始对上市药品进行审批；日本政府在 20 世纪 50 年代才开始对上市药品进行注册；欧盟（European Union，EU）在 20 世纪 60 年代发生反应停（thalidomide）药害事件后，才认识到新一代合成药既有治疗作用，又存在潜在的风险性。于是，许多国家在 20 世纪 60、70 年代分别制定了产品注册的法规、条例和指导原则。随着制药工业趋向国际化并寻找新的全球市场，各国药品注册的技术要求不同，以至制药行业要在国际市场销售一个药品，需要长时间和昂贵的多次重复试验和重复申报，导致新药研究和开发的费用逐年提高，医疗费用也逐年上升。因此，为了降低药价并使新药能早日用于治疗患者，各国政府纷纷将“新药申报技术要求的合理化和一致化的问题”提到议事日程。

美国、日本和欧盟三方的政府药品注册部门和制药行业在1990年发起的ICH就是这样应运而生的。ICH以保护公众健康的利益，用科学、有效和经济的方式开发优质、安全和有效新药为原则。ICH使得三方成员国之间在人用药品注册技术上达成共识，为药品研发、审批和上市制定统一的指导原则，节约药品研发经费，缩短研究周期，提高新药的上市效率。

2. ICH的组成机构　包括指导委员会、专家工作组和秘书处，有六个参加单位，分别为：欧盟、欧洲制药工业协会联合会（European Federation of Pharmaceutical Industries and Associations，EFPIA）、日本厚生省（Ministry of Health and Welfare，Japan，MHW）、日本制药工业协会（Japan Pharmaceutical Manufacturers Association，JPMA）、FDA、美国药物研究和生产联合会（Pharmaceutical Research and Manufacturers of America，PRMA）。此外，世界卫生组织（World Health Organization，WHO）、欧洲自由贸易区（European Free Trade Area，EFTA）和加拿大卫生保健局（Canadian Health Protection Branch，CHPB）作为观察员；国际制药工业协会联合会（International Federation of Pharmaceutical Manufacturers and Associations，IFPMA）作为制药工业的保护组织参加协调会。ICH秘书处设在日内瓦IFPMA总部。

3. ICH协调的专题内容　主要分为以下四个方面。

（1）安全性（safety，以“S”表示）：包括药物的致癌性试验、遗传毒性试验、长期毒性试验、毒动学和药动学试验、生殖毒性试验、安全性药理试验、生物制品的临床前安全性试验、免疫毒性试验、抗癌药物的非临床试验、药物的光安全性试验和儿科药物的临床前安全性试验等11个方面的指南。

（2）有效性（efficacy，以“E”表示）：包括临床安全性的评价、临床试验研究的设计、剂量和药效、数据管理、安全警戒、种族影响因素数据分析、特殊人群试验、注意事项、数据统计、报告要求和GCP、生物标记物与采样方法、药物基因组学等18个方面的指南。

（3）质量（以“Q”表示）：包括稳定性试验、杂质研究、分析方法验证、药典方法、质量标准、生物技术产品质量和安全、原料药GMP、原料药的研究和开发及终生管理、药品研发、质量风险管理、药品质量体系等12个方面的指南。

（4）综合技术要求（multidisciplinary，以“M”表示）：包括药品注册申请技术文件（电子）的统一格式要求、药物词典的内容和格式要求、药物非临床安全性试验等8种技术指南。

4. ICH的作用　ICH成立以来，各成员国在制药领域的许多方面达成了共识，并在减少新药产品的开发及技术材料申报过程中的重复性工作方面取得了显著的成就。具体表现在以下几个方面：①促进了制药企业与当局的对话和合作；②三方成员国之间通过国际协调对药品注册取得了一致的规定；③公布了ICH的GCP和36个论题的ICH指导原则；④减少了三方成员国之间的重复研究，缩短了新药研究开发周期，减少了实验动物数量，节约了研究费用；⑤改进和规范了实验技术方法；⑥加强了成员国之间的合作关系；⑦对非成员国产生了积极的影响，并在世界范围内得到广泛的关注。

1997年，我国药政管理部门的领导和专家参加了在布鲁塞尔召开的ICH第四次大会，与美国FDA的官员和专家进行了双边会谈，与国际同行进行了广泛的交流。1998年3月，根据我国国情，原卫生部参照了WHO和ICH的GCP的指导原则，制定颁布了中国GCP。我国药品监督管理部门制定和推行的药品质量管理规范大多数是结合我国国情及制药行业特点，并参考ICH的技术要求而制定，其目的是促进我国药物的创新研究发展和药品生产技术水平的不断提高，实现真正的自主创新。

二、中华人民共和国药品管理法

我国宪法规定：“国家发展医疗卫生事业，发展现代医药和传统医药，鼓励和支持农村集体经济组织、国家企事业组织和街道组织举办各种医疗卫生设施，开展群众性卫生活动，保证人民健康”。以宪法为依据制定的《中华人民共和国药品管理法》（以下简称《药品管理法》）是药品管理方面的基本法律，是药品监督管理、药品质量控制的根本依据。《药品管理法》是新中国的第一个药品管理法，该法由中华人民共和国第六届全国人民代表大会常务委员会第七次会议于1984年9月20日通过，自1985年7月1日起实施。随着我国社会主义市场经济的建立和发展，药品管理工作出现了一些新情况和新问题。2001年2月28日第九届全国人民代表大会常务委员会第二十次会议通过了修订的《中华人民共和国药品管理法》，并于2002年9月1日起实施。修订的《药品管理法》共十章，分别为：总则、药品生产企业管理、药品经营企业管理、医疗机构的药剂管理、药品管理、药品包装的管理、药品价格和广告的管理、药品监督、法律责任和附则。现行版本为2015年4月23日十二届全国人大常委会第十四次会议修改。《药品管理法》的第三十二条明确规定：“药品必须符合国家药品质量标准；国务院药品监督管理部门颁布的《中华人民共和国药典》和国家药品标准为国家药品质量标准”。

三、药品质量管理规范

国家食品药品监督管理总局根据《药品管理法》制定了相关的管理规范（GLP、GCP、GMP、GSP等）。这些法规文件对药物的研制、生产、经营、使用和监督管理起到很好的推动作用。

1. GLP 为了提高药物非临床研究的质量，确保实验资料的真实性、完整性和可靠性，保障人民用药安全，并与国际上的新药管理相接轨，根据《药品管理法》有关条款的规定，国家食品药品监督管理总局制定了GLP。本规范适用于为申请药品注册而进行的非临床研究，即从事非临床研究的机构，包括安全性研究中心、安全性研究所、安全性研究室或研究组等，在进行药物研究过程中必须遵循本规范。

药物非临床研究是指为评价药品安全性，在实验室条件下，用实验系统进行的各种毒性试验，包括单独给药的毒性试验、反复给药的毒性试验、致癌试验、生殖毒性试验、致突变试验、依赖性试验、各种刺激性试验及与评价药物安全性有关的其他毒性试验。国家食品药品监督管理总局要求：自2007年1月1日起，未在国内上市销售的化学原料药及其制剂、生物制品；未在国内上市销售的从植物、动物、矿物等物质中提取的有效成分、有效部位及其制剂和从中药、天然药物中提取的有效成分及其制剂；中药注射剂的新药非临床安全性评价研究必须在经过GLP认证，符合GLP要求的实验室进行。

目前GLP的范围已经覆盖了与人类健康有关的所有实验室研究工作，并有进一步向与整个环境和生物圈有关的实验室研究工作扩展的趋势。

2. GCP 是国家药品监督管理部门对临床试验所做的标准化、规范化管理的规定，以保证药物临床试验过程规范，结果科学可靠，保护受试者的权益并保障其安全。

1998年3月2日原卫生部颁布了《药物临床试验管理规范（试行）》，国家食品药品监督管理局成立后对该规范进行了进一步的讨论和修改，并于2003年9月1日起正式实施。

临床试验是指任何在人体（患者或健康志愿者）进行的药物的系统性研究，以证实或发现试验药物的临床、药理和（或）其他药效学方面的作用、不良反应和/或吸收、分布、代谢及排泄，目的是确定试验药物的安全性和有效性。ICH将GCP定义为一套有关临床试验的设计、组织、实施、监查、稽查、记录、分析和报告的标准，该标准保证了试验结果的准确、可靠，并保证了受试者的权利、整体性和隐私权受到保护。我国对GCP的定义与此基本相同，即“药品临床试验管理规范是临床试验全过程的标准规定，包括方案设计、组织、实施监查、稽查、记录、分析总结和报告”。

3. GMP 是药品生产和质量管理的基本准则，适用于药品制剂生产的全过程和原料药生产中影响成品质量的关键工序。

根据《药品管理法》的规定，我国药品生产企业必须按照国务院药品监督管理部门制定的《药品生产质量管理规范》组织生产并实施认证制度。对药品生产企业实施 GMP 是保证药品质量、保证用药安全和促进我国制药工业与国际接轨的根本措施。GMP 是社会发展中医药实践经验教训的总结和人类智慧的结晶。自 1963 年美国国会颁布世界上第一部 GMP 以来，日本、英国、德国、法国、瑞士、澳大利亚、韩国、新西兰、马来西亚及中国台湾等 100 多个国家和地区，也先后制订和实施了 GMP。

我国于1982年由当时负责行业管理的中国医药公司制订了《药品生产管理规范（试行本）》。我国原卫生部于 1995 年 7 月 11 日下达卫药发（1995）第 53 号文件“关于开展药品 GMP 认证工作的通知”。同年，成立中国药品认证委员会（China Certification Committee for Drugs, CCCD）。1998 年原国家药品监督管理局成立后，建立了国家药品监督管理局药品认证管理中心，并于 1999 年 6 月 18 日颁发了《药品生产质量管理规范（1998 年修订）》，加大了实施药品 GMP 工作力度，确定了分剂型、分步骤、限期实施药品 GMP 的工作部署，1999～2002 年分别完成了血液制品、大输液、粉针剂和小容量注射剂的 GMP 认证工作。2001 年 2 月 28 日开始修订通过的《药品管理法》，首次以法律条文的形式明确了药品生产企业必须符合 GMP 的要求。在此基础上，原国家药品监督管理局发文要求，所有药品制剂和原料药生产企业必须在 2004 年 6 月 30 日前取得“药品 GMP 证书”，2004 年 7 月 1 日起，凡未取得药品制剂或原料药 GMP 证书的药品生产企业，一律停止生产。通过实施 GMP 认证提高了药品生产行业的准入门槛，优化了整个医药生产行业的产业结构，在提高药品质量的同时也提升了制药企业的管理水平和竞争能力。目前药品 GMP 于 2011 年 3 月 1 日起施行，新建药品生产企业及药品生产企业新建（改建、扩建）车间应符合新版药品 GMP 的要求。现有药品生产企业将给予不超过 5 年的过渡期，并依据产品风险程度，按类别分阶段达到新版药品 GMP 的要求。

国家食品药品监督管理总局要求药品生产企业结合自身实际，制订实施计划并组织实施。同时要求各级药品监督管理部门加强对企业的督促检查和指导。此外，国务院相关部门将加强沟通和协调，研究制定相关政策，推动新版药品 GMP 的顺利实施。

4. GSP　药品是一种特殊的商品，在生产经营过程中，由于内外因素的作用，随时都可能出现问题，因此，必须在所有环节上采取严格管理控制措施，才能从根本上保证药品质量。

GSP 是指在药品流通过程中，针对计划采购、购进验收、储存养护、销售及售后服务等环节而制定的防止质量事故的发生、保证药品符合质量标准的一整套管理标准和规程。其核心是通过严格的管理制度来约束企业的行为，对药品经营全过程进行质量控制，防止质量事故的发生，对售出药品实施有效的追踪，保证向用户提供合格的药品。

GSP 明确规定了药品经营和零售企业的管理职责，并对人员与培训、设施与设备、药品的购进、验收与检验、储运与储存、销售与服务等环节的质量管理提出了明确的要求。

我国政府在《药品管理法》中规定药品经营企业必须实施 GSP，为企业进入药品经营市场的资格设定了一个严格的标准，提高了药品经营的要求和难度。这样一方面可以促进企业提高药品经营质量管理水平，推动药品经营企业间兼并、联合、重组，引导其向规模化、集约化方向发展，从而有效改变目前我国药品经营企业中存在的数量多、规模小，分散经营，竞争能力和经济效益低下的状况，另一方面也有利于迅速提高医药行业的整体素质。

《药品管理法》规定实行药品认证制度，包括 GLP、GCP、GMP 和 GSP 认证等，在药品的研发、生产和经营的环节严格了准入的条件，提高了上述环节的质量要求，使药品质量控制和保证要求从质量设计（quality by design）、过程控制（quality by process）和终端检验（quality by test）三方面来实施，保障了患者用药的安全。GLP、GCP、GMP 和 GSP 等法规的实施对促进我国医药事业健康发展有重大意义。

第二节 我国药品质量标准分类

制定药品标准的根本目的是保证药品的安全性和有效性。《药品管理法》规定：药品必须符合国家标准。国家药品标准是药品应达到的最低标准，凡被国家药品标准收载的药品，其质量不符合标准规定的均不得出厂、不得销售、不得使用。国家设立了各级药品检验的法定机构（各级药品检验所），并要求药品生产企业、医药经销公司及医院等单位也必须建立药品质量检查部门，负责药品质量的检验及全面管理。

一、国家药品标准

1.《中华人民共和国药典》简称《中国药典》(ChP) 是由国家药品监督管理部门颁布，为保证药品质量、保证人民用药安全有效、维护和保障公众身体健康和用药合法权益而制定的药品法典。一般来说，ChP 收载疗效确切、被广泛应用、能批量生产、质量水平较高并有合理的质量监控手段的药品。ChP 目前收载的药品涵盖了基本药物、医疗保险目录品种和临床常用药品等，适合于临床用药的需求。

2. 其他药品标准

（1）局颁药品标准或部颁药品标准：为了促进药品生产，提高药品质量和保证用药安全，除 ChP 规定了全国药品标准外，还有《国家食品药品监督管理总局国家药品标准》（简称《局颁药品标准》），该标准是由原卫生部药政局发布，被称为《中华人民共和国卫生部药品标准》（简称《部颁药品标准》）。《国家食品药品监督管理局国家药品标准》也收载了国内已生产、疗效较好，需要统一标准但尚未载入药典的品种。现有《中华人民共和国卫生部药品标准》中药成方制剂 1～20 册，其中 16 册与 18 册为保护品种；《中华人民共和国卫生部药品标准》新药转正标准 1～17 册；《国家食品药品监督管理总局国家药品标准》新药转正标准 1～48 册；《国家食品药品监督管理局国家药品标准》国家中成药标准汇编（中成药地方标准升国家标准部分），按病种分册，如内科分册、肺科分册、外科分册等。上述标准，其性质与 ChP 相似，亦具有法律约束力，可作为药品生产、供应、使用、监督等部门检验药品质量的法定依据。

（2）药品注册标准：是指国家食品药品监督管理局批准给申请人特定药品的标准，生产该药品的药品生产企业必须执行该注册标准。药品注册标准不得低于 ChP 的规定。药品注册标准的项目及其检验方法的设定，应当符合 ChP 的基本要求、国家食品药品监督管理总局发布的技术指导原则及国家药品标准编写原则。

（3）临床试验用药品标准：根据《药品管理法》和《药品注册管理办法》的规定，研制新药，必须按照国务院药品监督管理部门的规定如实报送研制方法、质量指标、药理及毒理试验结果等有关资料和样品，经国务院药品监督管理部门批准后，方可进行临床试验。临床试验用药物应当在符合 GMP 的车间制备。制备过程应当严格执行 GMP 的要求。申请人对临床试验用药物的质量负责。申请人可以按照其拟定的临床试验用药品标准自行检验临床试验用药物，也可以委托本办法确定的药品检验所进行检验；疫苗类制品、血液制品、国家食品药品监督管理总局规定的其他生物制品，应当由国家食品药品监督管理总局指定的药品检验所进行检验。临床试验用药物检验合格后方可用于临床试验。药品监督管理部门可以对临床试验用药物抽查检验。临床试验用药品标准仅在临床试验期间有效，并且仅供研制单位与临床试验单位使用。

临床研究用药品标准和药品注册标准均需经过复核。药品标准复核，是指药品检验所对申报的药品标准中检验方法的可行性、科学性、设定的项目和指标能否控制药品质量等进行的实验室检验和审核工作。

（4）监测期药品标准：国家食品药品监督管理总局根据保护公众健康的要求，可以对批准生产的新药品种设立监测期。监测期自新药批准生产之日起计算，最长不得超过 5 年。监测期内的新药，国家食品药品监督管理总局不批准其他企业生产、改变剂型和进口。

二、企业药品标准

由药品生产企业自行制订并用于控制其药品质量的标准，称为企业药品标准或企业内部药品标准，它仅在本厂或本系统的管理上有约束力，属于非法定标准，不对外公开。企业药品标准一般有两种情况：一种是因为检验方法尚不够成熟，但能达到某种程度的质量控制；另一种是高于法定标准的要求，主要是增加了检验项目或提高了限度标准。企业药品标准，在企业竞争或严防假冒等方面均起到了重要作用。

第三节 中国药典

药典（pharmacopoeia）是记载药品标准和规格的国家法典。药典通常由专门的药典委员会组织编写，由政府颁布实施。世界上第一部药典是公元 659 年我国唐朝的《新修本草》，比国外最早的《佛罗伦萨药典》（1498 年）要早 839 年。

一、ChP 沿 革

自 1949 年新中国成立以来，我国已出版了十版药典，分别为：1953 年版、1963 年版、1977 年版、1985 年版、1990 年版、1995 年版、2000 年版、2005 年版、2010 年版、2015 年版。前九版药典的基本情况，见表 2-1。

表 2-1 前九版 ChP 基本概况

版次	主要内容	特点
1953	原卫生部编印发行，该版药典共收载品种 531 种，其中化学药 215 种，植物药与油脂类 65 种，动物药 13 种，抗生素 2 种，生物制品 25 种，各类制剂 211 种	仅一部，1957 年出版 ChP 1953 年版增补本
1963	原卫生部编印发行，该版药典共收载品种 1310 种，分一、二两部，各有凡例和有关的附录。一部收载中药材 446 种和中药成方制剂 197 种；二部收载化学药品 667 种	首次将中药列入药典，并单列成册
1977	原卫生部颁布，该版药典共收载品种 1925 种。一部收载中草药（包括少数民族药材）、中草药提取物、植物油脂及单味药制剂等 882 种，成方制剂（包括少数民族药成方）270 种，共 1152 种；二部收载化学药品、生物制品等 773 种	一部收载少数民族药材及成方
1985	该版药典共收载品种 1489 种。一部收载中药材、植物油脂及单味制剂 506 种，成方制剂 207 种，共 713 种；二部收载化学药品、生物制品等 776 种。1987 年 11 月出版 ChP1985 年版增补本，新增品种 23 种，修订品种 172 种、附录 21 项	药典委员会分设：中医、中药、医学与药理、化学药、生化药、药剂、抗生素、生物制品、放射性药品及名词 10 个专业组。 1985 年 7 月 1 日《药品管理法》正式执行。它明确"国务院卫生行政部门颁布的 ChP 和药品标准为国家药品标准"。1988 年 10 月，第一部英文版 ChP1985 年版正式出版，同年还出版了药典二部注释选编

续表

版次	主要内容	特点
1990	该版药典收载品种共计 1751 种。一部收载 784 种，其中中药材、植物油脂等 509 种，中药成方及单味制剂 275 种；二部收载化学药品、生物制品等 967 种	药典二部品种项下规定的“作用与用途”和“用法与用量”，分别改为“类别”和“剂量”，有关品种的红外光吸收图谱，收入《药品红外光谱集》另行出版，该版药典附录内不再刊印； 第五届药典委员会还完成了 ChP1985 年版增补本和英文版的编制等工作
1995	该版药典收载品种共计 2375 种。一部收载 920 种，其中中药材、植物油脂等 522 种，中药成方及单味制剂 398 种；二部收载 1455 种，包括化学药、抗生素、生化药、放射性药品、生物制品及辅料等。一部新增品种 142 种，二部新增品种 499 种	同期完成了 ChP1990 年版的增补本、英文版及二部注释和一部注释选编、《药品红外光谱集》(第一卷)、《临床用药须知》(第二版)、《中药彩色图集》、《中药薄层色谱彩色图集》及《中国药品通用名称》的编制工作
2000	该版药典共收载品种 2691 种，其中新增品种 399 种，修订品种 562 种。一部收载 992 种，二部收载 1699 种。附录作了较大幅度的改进和提高，一部新增 10 个，修订 31 个；二部新增 27 个，修订 32 个	二部附录中首次收载了药品标准分析方法验证要求等六项指导原则，现代分析技术在这版药典中得到进一步扩大应用；为了严谨起见，将“剂量”“注意”项内容移至《临床用药须知》
2005	该版药典共收载品种 3217 种，其中新增 525 种，修订 1032 种。一部收载 1146 种，其中新增 154 种、修订 453 种；二部收载 1970 种，其中新增 327 种、修订 522 种；三部收载 101 种，其中新增 44 种、修订 57 种	将《中国生物制品规程》并入药典，设为药典三部，并编制首部中成药《临床用药须知》。 该版药典对药品的安全性问题更加重视。药典一部增加了有害元素测定法和中药注射剂（injections）安全性检查法应用指导原则。药典二部增加了药品杂质分析指导原则、正电子类和锝 [^{99m}Tc] 放射性药品质量控制指导原则；有 126 个静脉注射剂增订了不溶性微粒（sub-visible particles）检查，增修订细菌内毒素（bacteial endotoxins）检查的品种达 112 种；残留溶剂测定法中引入国际间已协调统一的有关残留溶剂的限度要求，并有 24 种原料药增订了残留溶剂检查。药典三部增订了逆转录酶活性检查法、人血白蛋白铝残留量测定法等
2010	共收载品种 4567 种，其中新增 1386 种，修订 2237 种。药典一部收载品种 2165 种，其中新增 1019 种、修订 634 种；药典二部收载品种 2271 种，其中新增 330 种、修订 1500 种；药典三部收载品种 131 种，其中新增 37 种、修订 94 种	该版药典中现代分析技术得到进一步扩大应用，除在附录中扩大收载成熟的新技术方法外，品种正文中进一步扩大了对新技术的应用；药品的安全性保障得到进一步加强，除在凡例和附录中加强安全性检查总体要求外，在品种正文标准中增加或完善安全性检查项目；对药品质量可控性、有效性的技术保障得到进一步提升，除在附录中新增和修订相关的检查方法和指导原则外，在品种正文标准中增加或完善有效性检查项目；为适应药品监督管理的需要，制剂通则中新增了药用辅料总体要求；积极引入了国际协调组织在药品杂质控制、无菌检查法等方面的要求和限度。此外，该版药典也体现了对野生资源保护与中药可持续发展的理念，不再收载濒危野生药材

二、ChP2015 基本内容概况

ChP 的现行版为 2015 年版，于 2015 年 6 月 5 日经国家食品药品监督管理总局批准颁布，自 2015 年 12 月 1 日起实施。

本版药典完善了药典标准体系的建设，整体提升了质量控制的要求，进一步扩大了先进、成熟检测技术的应用，大幅增加了药用辅料的收载品种，进一步体现了 ChP 的引领作用和技术导向作用。

ChP 2015 年版由一部、二部、三部和四部构成，收载品种总计 5608 种，其中新增 1082 种。一部收载药材和饮片、植物油脂和提取物、成方制剂和单味制剂等，品种共计 2598 种，其中新增 440 种、修订 517 种，不收载 7 种。二部收载化学药品、抗生素、生化药品及放射性药品等，品种共计 2603 种，其中新增 492 种、修订 415 种，不收载 28 种。三部收载生物制品 137 种，其中新增 13 种、修订 105 种，不收载 6 种。为解决长期以来各部药典检测方法重复收录，方法间不协调、不统一、不规范的问题，本版药典对各部药典共性附录进行整合，将原附录更名为通则，包括制剂通则、检定方法、标准物质、试剂试药和指导原则。重新建立规范的编码体系，并首次将通则、药用辅料单独作为 ChP 四部。四部收载通则总计 317 个，其中制剂通则 38 个、检验方法 240 个、指导原则 30 个、标准物质和试液试药相关通则 9 个；药用辅料 270 种，其中新增 137 种、修订 97 种，不收载 2 种。

本版药典的特点主要体现在以下 8 个方面：

（1）收载品种显著增加：进一步扩大了收载品种的范围，基本实现了国家基本药物目录品种生物制品全覆盖，中药、化学药品覆盖率达到 90%以上。对部分标准不完善、多年无生产、临床不良反应多、剂型不合理的品种加大调整力度，本版药典不再收载 2010 年版药典品种共计 43 种。

（2）药典标准体系更加完善：将过去药典各部附录进行整合，归为本版药典四部。完善了以凡例为总体要求、通则为基本规定、正文为具体要求的药典标准体系。首次收载“国家药品标准物质制备”、“药包材通用要求”及“药用玻璃材料和容器”等指导原则，形成了涵盖原料药及其制剂、药用辅料、药包材、标准物质等更加全面、系统、规范的药典标准体系。

（3）现代分析技术的扩大应用：本版药典在保留常规检测方法的基础上，进一步扩大了对新技术、新方法的应用，以提高检测的灵敏度、专属性和稳定性。采用 LC-MS 法、分子生物学检测技术、高效液相色谱-电感耦合等离子体质谱法等用于中药的质量控制。采用超临界流体色谱法、临界点色谱法、粉末 X 射线衍射法等用于化学药物的质量控制。采用毛细管电泳分析测定重组单克隆抗体产品分子大小和异构体，采用 APLC 测定抗毒素抗血清制品分子大小分布等。在检测技术储备方面，建立了中药材 DNA 条形码分子鉴定法、色素测定法、中药中真菌毒素测定法、近红外分光光度法、基于基因芯片的药物评价技术等指导方法。

（4）药品安全性保障进一步提高：完善了“药材和饮片检定通则”、“炮制通则”和“药用辅料通则”；新增“国家药品标准物质通则”、“生物制品生产用原材料及辅料质量控制规程”、“人用疫苗总论”、“人用重组单克隆抗体制品总论”等，增订了微粒制剂、药品晶型研究及晶型质量控制、中药有害残留物限量制定等相关指导原则。一部制定了中药材及饮片中二氧化硫残留量限度标准，建立了珍珠、海藻等海洋类药物标准中有害元素限度标准，制定了人参、西洋参标准中有机氯等 16 种农药残留的检查，对柏子仁等 14 味易受黄曲霉毒素感染药材及饮片增加了“黄曲霉毒素”检查项目和限度标准。二部进一步加强了对有关物质（related substances）的控制，增强了对方法的系统适用性要求，同时还增加了约 500 个杂质的结构信息；增加对手性杂质的控制；静脉输液及滴眼液等增加渗透压摩尔浓度的检测，增加对注射剂与滴眼剂中抑菌剂的控制要求等。三部加强对生物制品生产用原材料及辅料的质量控制，规范防腐剂的使用，加强残留溶剂的控制；增加疫苗产品渗透压摩尔浓度测定，增订毒种主种子批全基因序列测定，严格细菌内毒素检查限度。

（5）药品有效性控制进一步完善：对检测方法进行了全面增修订。一部中部分中药材增加了专属性的显微鉴别检查、特征氨基酸含量测定等；在丹参等 30 多个标准中建立了特征图谱。二部采用离子色谱法检测硫酸盐或盐酸盐原料药中的酸根离子含量；采用专属性更强、准确度更高的方法测定制剂含量；增修订溶出度和释放度检查法，加强对口服固体制剂和缓控释制剂有效性的控制。

（6）药用辅料标准水平显著提高：本版药典收载药用辅料更加系列化、多规格化，以满足制剂生产的需求；增订可供注射用等级辅料 21 种；加强药用辅料安全性控制，如增加残留溶剂等控制要求；更加注重对辅料功能性控制，如增订多孔性、粉末细度、粉末流动、比表面积、黏度等检查项，并强化药用辅料标准适用性研究的要求。

（7）进一步强化药典标准导向作用：本版药典通过对品种的遴选和调整、先进检测方法的收载、技术指导原则的制定等，强化对药品质量控制的导向作用；同时，紧跟国际药品质量标准发展的趋势，兼顾我国药品生产的实际状况，在检查项目和限度设置方面，既要保障公众用药的安全性，又要满足公众用药的可及性，从而引导我国制药工业健康科学发展。

本版药典继续秉承保护野生资源和自然环境、坚持中药可持续发展、倡导绿色标准的理念，不再新增处方中含豹骨、羚羊角、龙骨、龙齿等濒危物种或化石的中成药品种；提倡检测试剂中具有毒性溶剂的替代使用，如取消含苯和汞试剂的使用，以减少对环境及实验人员的污染。

（8）药典制定更加公开透明、规范有序：本版药典编制工作始终坚持公开、公平、公正的原则。药典委员会常设机构首次将 ISO9001 质量管理体系引入药典编制全过程管理，通过持续改进和完善药典委员会的管理制度、规范药典编制工作程序，为保证药典编制工作质量保驾护航。国家药典委员会大力推进药品标准提高科研工作，保证药典编制的进度和质量。严格执行“中国药典编制工作程序”、完善专业委员会间沟通和协调、加强标准审核和公示环节工作，所有标准增修订内容均在国家药典委员会网站予以公布，并将反馈意见的专家审核结果对外发布。

本版药典在保持药典科学性、先进性和规范性的基础上，重点加强药品安全性和有效性的控制要求，充分借鉴国际先进的质量控制技术和经验，整体提升本版药典的水平，全面反映了我国当前医药发展和检测技术的现状，并将在推动我国药品质量提高、加快企业技术进步和产品升级换代，促进我国医药产业健康发展，提升《中国药典》权威性和国际影响力等方面继续发挥重要作用。

三、ChP2015 基本结构

ChP2015 年版由一部、二部、三部、四部及其增补本组成。一部收载中药，二部收载化学药品，三部收载生物制品。为解决以前药典检测方法重复收录，方法不统一、不规范的问题，本版药典首次将一部、二部、三部分别收载的附录，包括制剂通则、检验方法和指导原则进行整合，将原附录更名为通则，与药用辅料一并单列成卷，作为药典四部。各部内容分别包括凡例、正文（各论）和其引用的通则及索引等部分，现将各部分的含义进行简述。

（1）凡例：是为正确使用 ChP 进行药品质量检定的基本原则，是对 ChP 正文、通则与药品质量检定有关的共性问题的统一规定。凡例同正文一样具法律约束力，并对未载入本部药典的其他药品标准具同等效力。

凡例或通则中采用“除另有规定外”这一用语时表示存在与凡例或通则有关规定不一致的情况时则在正文中另作规定，并按此规定执行。

凡例的主要内容包括名称及编排，项目与要求，检验方法和限度，标准品、对照品、对照药材、对照提取物或参考品，计量，精确度，试药、试液与指示剂，动物试验，说明书、包装、标签等。这些类别与每部所收载的药品特征相适应，各部药典的项目类别和条目数有一定差异。

1）名称及编排：正文收载的药品中文名称通常按照《中国药品通用名称》收载的名称及其命名原则命名，ChP 收载的药品中文名称均为法定名称；本版药典收载的原料药英文名除另有规定外，均采用国际非专利药名（International Nonproprietary Names，INN）。有机药物的化学名称是根据中国化学会编撰的《有机化学命名原则》命名，母体的选定与国际纯粹与应用化学联合会（International Union of Pure and Applied Chemistry，IUPAC）的命名系统一致。药品化学结构式按照 WHO 推荐的“药品化学结构式书写指南”书写。正文按药品中文名称笔画顺序排列，通则包括制剂通则、通用检测方法和指导原则，按分类编码；索引分为按汉语拼音顺序排序的中文索引及英文名和中文名对照的索引。

2）项目与要求：ChP 在凡例中规定了正文中性状、鉴别、检查、含量测定、制剂规格、贮藏等项目的含义。

制剂的规格是指每一支、片或其他每一个单位制剂中含有主药的重量（或效价）或含量（%）或装量。注射液项下，如为“1ml∶10mg”，是指 1ml 中含有主药 10mg。

贮藏项下的规定，是对药品储存与保管的基本要求，以下列名词术语表示：①遮光是指用不透光的容器包装，如棕色容器或黑纸包裹的无色透明、半透明容器；②避光是指避免日光直射；③密闭是指将容器密闭，以防止尘土及异物进入；④密封是指将容器密封以防止风化、吸潮、挥发或异物进入；⑤熔封或严封是指将容器熔封或用适宜的材料严封，以防止空气与水分的侵入并防止污染；⑥阴凉处是指不超过 20℃；⑦凉暗处是指避光并不超过 20℃；⑧冷处是指 2～10℃；⑨常温是指 10～30℃。除另有规定外，贮藏项下未规定贮藏温度的一般是指常温。

3）检验方法和限度：本版药典正文收载的所有品种，均应按规定的方法进行检验。如采用其他方法，应将该方法与规定的方法做比较试验，根据试验结果掌握使用，但在仲裁时仍以本版药典规定的方法为准。本版药典中规定的各种纯度和限度数值及制剂的重（装）量差异，是包括上限和下限两个数值本身及中间数值。规定的这些数值不论是百分数还是绝对数字，其最后一位数字都是有效位。试验结果在运算过程中，可比规定的有效数字多保留一位数，而后根据有效数字的修约规则进舍至规定有效位。计算所得的最后数值或测定读数值均可按修约规则进舍至规定的有效位，取此数值与标准中规定的限度数值比较，以判断是否符合规定的限度。

原料药的含量（%），除另有注明者外，均按重量计。如规定上限为 100%以上时，是指用本药典规定的分析方法测定时可能达到的数值，它为药典规定的限度或允许偏差，并非真实含有量；如未规定上限时，是指不超过 101.0%。制剂的含量限度范围，是根据主药含量的多少、测定方法误差、生产过程不可避免偏差和储存期间可能产生降解的可接受程度而制定的，生产中应按标示量 100% 投料。如已知某一成分在生产或储存期间含量会降低，生产时可适当增加投料量，以保证在有效期内含量能符合规定。

4）标准品与对照品：标准品是指用于生物检定、抗生素或生化药品中含量或效价测定的标准物质，其特性量值一般按效价单位（或 μg）计；对照品是指采用理化方法进行鉴别、检查或含量测定时所用的标准物质，其特性量值一般按纯度（%）计。

标准品与对照品的建立或变更批号，应与国际标准品或原批号标准品或对照品进行对比，并经过协作标定。然后按照国家药品标准物质相应的工作程序进行技术审定，确认其质量能够满足既定用途后方可使用。

5）精确度：试验中供试品与试药等“称重”或“量取”的量，均以阿拉伯数字表示，其精确度可根据数值的有效数位来确定，如称取“0.1g”，是指称取重量可为 0.06～0.14g；称取“2g”，是指称取重量可为 1.5～2.5g；称取“2.0g”，是指称取重量可为 1.95～2.05g；称取“2.00g”，是指称取重量可为 1.995～2.005g。

“精密称定”是指称取重量应准确至所取重量的千分之一；“称定”是指称取重量应准确至所取重量的百分之一；“精密量取”是指量取体积的准确度应符合国家标准中对该体积移液管的精密度要求；“量取”是指可用量筒或按照量取体积的有效数位选用量具。取用量为“约”若干时，是指取用量不得超过规定量的±10%。

“恒重”，除另有规定外，是指供试品连续两次干燥或炽灼后称重的差异在 0.3mg 以下的重量；“干燥至恒重”的第二次及以后各次称重均应在规定条件下继续干燥 1h 后进行；“炽灼至恒重”的第二次称重应在继续炽灼 30min 后进行。

试验中规定“按干燥品（或无水物，或无溶剂）计算”时，除另有规定外，应取未经干燥（或未去水，或未去溶剂）的供试品进行试验，并将计算中的取用量按检查项下测得的干燥失重（或水分，或溶剂）扣除。

试验中的“空白试验”，是指在不加供试品或以等量溶剂替代供试液的情况下，按同法操作所得的结果；含量测定中的“并将滴定的结果用空白试验校正”，是指按供试品所耗滴定液的量（ml）与空白试验中所耗滴定液的量（ml）之差进行计算。

试验时的温度，未注明者，是指在室温下进行；温度高低对试验结果有显著影响者，除另有规定外，应以 25℃±2℃为准。

（2）正文：ChP 各品种项下收载的内容为标准正文。正文是根据药物自身的理化与生物学特性，按照批准的处方来源、生产工艺、贮藏运输条件等所制定的、用以检测药品质量是否达到用药要求并衡量其质量是否稳定均一的技术规定。其内容一般包括：品名（包括中文名、汉语拼音与英文名），有机物的结构式，分子式、分子量与 CAS 编号，来源，制法，性状，鉴别，理化检查，含量测定，类别，贮藏，标示等。

（3）通则：2015 年版 ChP 之前，制剂通则、通用检测方法、指导原则等统称为“附录”，放在药典各部的后面，同一个剂型，同一个检测方法各部各自表述，不尽相同。2015 年版 ChP 将上述内容整合优化后改称为“通则”。对于各部内容基本相同的条目，以文字统一为主，并进一步优化；对于名称相同但内容不同的条目，能统一的尽量统一，暂不能统一的兼顾各部的特点与习惯，予以保留，并分别表述；对于仅适用于个别品种的条目，予以删除，移至品种正文中表述。

2015 年版 ChP 共收载通则 317 条，其中制剂通则 38 条，检测方法通则 240 条，指导原则 30 条，试剂与标准物质 9 条。

制剂通则：2015 年版 ChP 进一步规范了剂型和亚剂型的定义和分类，各制剂的共性内容放入凡例或各剂型的前言中表述，加强了对制剂通用要求的统一，并对剂型的要求和检验项目进行了细化、增订或修订。2010 年版 ChP 一部、二部、三部剂型共收载 59 条，整合后为 37 条，其中整合优化 21 条，未作整合 16 条。对原“软膏剂、乳膏剂、糊剂”拆分为 0109“软膏剂、乳膏剂”和 0110“糊剂”两个剂型，原“气雾剂、喷雾剂、粉雾剂”拆分为 0111“吸入制剂”、0112“喷雾剂”和 0113“气雾剂”3 个剂型。

通用检测方法：2010 年版 ChP 一部、二部、三部通用检测方法共收载 410 条，2015 年版 ChP 整合后为 240 条。对各部共有但内容不完全相同的 63 条检测方法进行了整合优化，各部共有内容相同的 54 条检测方法未作整合，一部、三部独有的 123 条检测方法直接列入通则。

新增通用检测方法 26 条，15 条为全新检测方法，11 条为在原有检测方法基础上扩展的方法。4 条新增理化检测方法为：0412“电感耦合等离子体质谱法”，0421“拉曼光谱法”，0531“超临界流体色谱法”，0532“临界点色谱法”。新增生物活性测定法 2 条：1121“抑菌效力检查法”和 1146“组胺类物质检查法”。

指导原则是指导药品研究、生产、质量控制与储运的技术性文件，虽然不是强制性要求，但对于药品标准制（修）订和执行具有十分重要的意义。指导原则还是检测方法的技术储备，是国际药品检测新技术的应用阵地。2015 年版 ChP 特别重视指导原则的规划与编写，共收载指导原则 30 条，其中新增 15 条包括以下几类：作为检测技术储备的新增指导原则 5 条为：9106“基于基因芯片药物评价技术与方法指导原则”介绍了基因芯片技术用于药物有效性与安全性评价的原理、技术与方法；9107“中药材 DNA 条形码分子鉴定法指导原则”介绍了通过 PCR 扩增与 DNA 测序来鉴定中药材种属与品种的方法；9303“色素测定法指导原则”介绍了用 TLC、HPLC、高效液相色谱-质谱联用技术测定药品中添加的色素或染料；9304“中药中铝元素、铬元素、铁元素、钡元素测定指导原则”指导用户使用电感耦合等离子体质谱法或与离子色谱的联用技术测定中药中铝、铬、铁、钡等元素；9305“中药中真菌毒素测定指导原则”用 HPLC、高效液相色谱-质谱联用技术测定药品中污染的黄曲霉毒素、伏马菌素、T-2 毒素、赭曲霉毒素、呕吐毒素、玉米赤霉烯酮等真菌毒素。新增检测方法制订与验证指导原则 5 条：9012“生物样品定量分析方法验证”；9015“药品晶型研究及晶型质量控制”；9204“微生物鉴定指导原则”；

9302“中药有害残留物限量制定指导原则”；9601“药用辅料功能性指标研究指导原则”。新增设备与设施验证指导原则 2 条：9205“药品洁净实验室微生物监测和控制指导原则”和 9206“无菌检查用隔离系统验证指导原则”。新增通用指导原则 3 条：9621“药包材通用要求指导原则”；9622“药用玻璃材料和容器指导原则”；9901“国家药品标准物质制备指导原则”。

为方便读者的查阅与使用，指导新药研究与药品标准的制（修）订，2015 年版 ChP 编制了通则导引图。一部通则导引图以中药材、饮片，植物油脂、提取物，成方制剂分类表述；二部通则导引图以化学原料药，化学药制剂和药用辅料分类表述；三部通则导引图以疫苗及体内诊断制品，血液制品及抗毒素抗血清制品，重组技术及其他治疗性生物制品分类表述。

（4）索引：为了方便查找，ChP 附有中文索引和英文索引。查找 ChP 时，既可通过排在书前部按汉字笔画排布的目次查找，也可通过书后的中文索引或英文索引查找。

第四节 主要外国药典

目前世界范围内已经有几十个国家和地区出版了各自的药典。在这些药典当中有较大影响力并对我国药品的生产和质量管理具有参考价值的主要国外药典有：《美国药典》（Pharmacopoeia of the United States of America，简称为 United States Pharmacopoeia，缩写 USP）、《英国药典》（British Pharmacopoeia，BP）、《欧洲药典》（Eurpean Pharmacopoeia，EP）、《日本药局方》（Japanese Pharmacopoeia，JP）和《国际药典》等。现就其主要内容及特点介绍如下。

一、《美国药典》

《美国药典》是目前世界上唯一一部由非政府机构[（美国药典委员会）（The United States Pharmacopoeial Convention）]出版的法定药品汇编，现已在 131 个国家销售，一些没有法定药典的国家通常都采用 USP 作为本国的药品法定标准。

美国药典委员会于 1820 年 12 月 15 日出版了第 1 版 USP。美国药学会（American Pharmaceutical Association）于 1883 年出版了《非正式制剂的国家处方集》（The National Formulary of Unofficial Preparation）第 1 版，从 1906 年的第 4 版开始更改为“国家处方集”，即 NF。由于 USP 和 NF 在内容上经常需要交叉引用，从 1980 年起 USP 和 NF 合并为一册，即 USP20-NF15。USP 中提供关于原料药和制剂的质量标准。NF 中提供关于辅料的质量标准。1950 年以后每 5 年出一次修订版，从 2002 年（USP25 版）开始每年出一次修订版，现行版本为 USP39-NF34，2016 年 5 月 1 日起开始生效。

USP39-NF34 包含 4 卷及 2 个增补版。第一卷为绪言及 USP 凡例和通则。第二卷为英文名称 A-I 的药品的标准正文。第三卷为英文名称 J-Z 的药品的标准正文。第四卷为食品补充剂标准正文、辅料、NF 增订修订内容和注解说明，以及 NF 标准正文。

USP-NF 的内容主要包括凡例（general notices）、正文（monographs）、通则（general chapters）、附录（appendices）、试剂、索引等。其中凡例、正文和通则中的一般检查和含量测定具有法律效力。

1. USP 凡例 是为解释和适用 USP 的标准、检查、含量测定和其他规格提供简单的基本指导，避免在全书中重复说明。当“凡例”与正文各论规定不一致时，使用了“除非另有规定”这一修饰语，则应优先考虑该各论的规定；未加以特别说明的地方，“凡例”与药典的正文各论或附录一样具有法定约束力。

USP“凡例”分为十九项，依次为药典名称、法定名称与法定品种，相对原子量和化学式，缩略语，有效数字与允许量，通则，药典论坛，增补本，试剂标准，参照试剂，USP 参比标准品，效价单位，制剂成分与工艺，检查和含量测定，处方与配制，保存，包装，贮藏和标签，植物和动物药，重量、度量及浓度。

NF“凡例”分为书名、法定名称与法定品种，非特殊条件下的贮藏，其他均按USP凡例执行。

2. 正文 USP32-NF27收载的药物品种数为世界第一位，正文中各药品项下的质量标准中没有性状和药物类别的描述，药物的性状和溶解度（solubility）集中列于参考表项下。

原料药质量标准的内容包括：英文名、结构式、分子式、相对分子质量、化学名与CAS登记号、含量限度、包装和贮藏、USP参比标准品、鉴别、物理常数、检查、含量测定。

制剂质量标准的内容包括：英文名、含量限度、包装和贮藏、USP参比标准品、鉴别、检查、含量测定。

如为兽用品，在包装盒贮藏项之后，应给出标注（labeling）项。

3. 通则 主要包括以下3部分。一般试验和含量测定方法、一般信息和食品补充剂。通则编号1000以下的为FDA或其他法规制定部门强制实施的规定；通则编号1000以上的是作为一般信息发布的；通则编号2000以上者用于食品补充剂。

通则中涉及的品种有原料药、生物技术药物、辅料、活性制剂、生物制品、疫苗、血液制品、基因治疗与体细胞治疗药物、食品添加组分、食品添加产品等。

以原料药为例详细说明通则的组成。原料药通则分为一般试验和专属试验类。一般试验项下包括性状、鉴别、含量测定和杂质检查。其中鉴别试验有19项，含量测定有15项，杂质检查分为有机杂质和无机杂质各12项，残留溶剂的检查有3项。专属试验项下包括物理化学特性28项，设备6项与水含量测定方法4种。

4. 附录 由合并条款、组成和细则、章程和程序、USP政策及注意事项等5部分组成。与ChP中附录的内容有明显区别。

USP附录中还附有供试品分析检验参考的“一般信息”，除另有规定，一般不强制执行，如数据分析与处理，全自动放射性同位素标记化学试剂合成装置，灭菌性能生物指示剂，色差测定仪，药品中的杂质，制剂的体内外相关性，体内生物等效性指导原则，制剂通则，药物制剂的稳定性要求，药典分析方法验证等。

二、《英国药典》

《英国药典》（BP）2015年版（简称BP2015）共分为6卷，收载有药用物质、制剂和在药品实践中使用的物品，于2015年8月出版，其法定生效时间为2016年1月1日。其中一部分品种来源于英国本国，另外一部分品种来源于《欧洲药典》。BP2015分为6卷，共收载约3500个药品标准，第一卷和第二卷收载原料药物及药用辅料；第三卷收载制剂通则和药物制剂；第四版收载植物药物和辅助治疗药物、血液制品、免疫制品、放射性药品及手术用品；第五卷收载标准红外光谱及附录方法；第六卷收录兽药典。

1. 凡例 分为三部分。第一部分讲述《欧洲药典》品种（包含BP药典中所载入的欧洲药典品种）的标记；第二部分为适用于BP正文和附录的规定，共有31条，如法定标准、标准的表示、温度、称量和量取、恒重、浓度表示、水浴、试剂、指示剂、溶解度、鉴别、检查和含量测定与试验等；第三部分为EP的凡例，内容较第二部分丰富，如检查和含量测定项下内容更细化了，包括范围、计算、限量、杂质允许限量的表示、植物药和当量；该部分除列出了缩写和符号之外，还列出了用于药典的国际单位制（international system of units，SI）及其与其他单位的换算关系。

2. 正文 BP2010收载原料药质量标准的组成顺序为：英文名、结构式、分子式和分子质量、CA登记号、作用和用途、化学名称、含量限度、性状、鉴别、检查、含量测定、贮藏，最后列出了杂质的结构式和名称。制剂质量标准的组成顺序为：英文名、含量限度、性状、鉴别、检查、含量测定、贮藏和制剂类别。

3. 附录　共分 25 类，每类按内容分类，如第 2 类和第 3 类分别为光谱法和色谱法，前者组成为红外光谱和近红外光谱法、紫外可见分光光度法、核磁共振波谱法、原子发射和原子吸收光谱法、荧光分光光度法、X 射线荧光光谱法、质谱法和拉曼光谱法，后者由 TLC 法、GC 法、排阻色谱法、液相色谱法、纸色谱法、电泳法、毛细管电泳法、超临界流体色谱法、等电聚焦、肽图和氨基酸分析所组成。

三、《欧洲药典》

《欧洲药典》（EP），由欧洲药品质量管理局（European Directorate for the Quality of Medicines，简称 EDQM）起草和出版，是欧洲药品质量检测的唯一指导文献。所有药品的生产厂家在欧洲范围内推销和使用的过程中，必须遵循《欧洲药典》的质量标准。

1977 年，EDQM 出版和发行了第 1 版 EP，现行版为第 8 版 EP，于 2013 年 6 月出版，2014 年 1 月 1 日起开始生效。本版药典由 2 个基本卷（8.0）和 8 个非累积增补版构成（8.1～8.8），每卷包括一个完整的内容和索引表格。卷 1 和卷 2 共包括 2224 个专论，345 个通则（含插图或色谱图）和关于 2500 种试剂的说明。

除人用和兽用疫苗、免疫制剂、放射性药物、天然药物等制品外，EP 不收载制剂，均为原料药。人用原料药不仅数量多，覆盖面广，而且标准质量与水平也比较高，并在某些方面具有突出特点。如正文部分为法定标准，制剂通则项下的规定为指导性原则，制剂产品的质量需要符合各国药典或药品管理当局批准的质量标准要求；各论中有关物质检查，除广泛采用 TLC、HPLC 的杂质对照品对照外，对有些原料药还附有可能产生的杂质名称和化学结构式，甚至有的品种还绘制出色谱图，可以全面直观地了解各种杂质，以利于对检出杂质的判断；在鉴别项下规定首选和次选项目，可以避免鉴别项目设置过多，造成人力物力的浪费。这些规定在其他国家药典中均少见或根本没有。

EP 收载的附录，不仅包括各论中通用的检测方法，而且凡是与药品质量密切相关的项目和内容在附录中都有规定。在附录中，除了采用通用的检测方法外，收载的先进技术也比较多，如原子吸收光谱法、原子发射光谱法、质谱法、核磁共振法等，对色谱法还专门设立色谱分离技术附录。

EP 虽不收载制剂，但制订的制剂通则与制剂有关的检测方法很全面，并具有一定的特点。每个制剂通则总则中包含三项内容：定义（definition）、生产（production）和检查（test）。附录中与制剂有关的专项，根据不同内容和要求分别在三项内容中作出规定，如药品包装容器列在定义项下；非灭菌制剂微生物限度检查、非包衣片的脆碎度及抗压力的测定等设在生产项下；某些规定虽作为指导原则，但明确制造者应保证其产品符合该项要求；其他直接测定药品质量的专项，如溶出度、含量均匀度等，设在检查项下。

EP 的权威性和影响力正在不断扩大，参与制订和执行 EP 的国家在不断增加。2007 年欧洲 36 个国家和欧盟批准共同制定欧洲药典协定，申请上市许可证的药品必须符合 EP 标准；中国药典委员会于 1994 年成为欧洲药典委员会的观察员之一。至 2009 年，欧洲药典委员会共有包括欧盟在内的 14 个成员和包括 WHO 在内的 23 个观察员，其中有 8 个欧洲国家和包括中国与美国在内的 14 个非欧洲国家。

四、《日本药局方》

《日本药局方》（JP）由日本药局方编辑委员会编纂，日本厚生省颁布执行，现行版为第 17 版，于 2016 年 4 月 1 日起开始生效。JP17 分为两部。一部收载有凡例、制剂总则（制剂通则）、一般试验方法、医药品各论（主要为化学药品、抗生素、放射性药品及制剂）；二部收载通则、生药总则、制剂总则、一般实验方法、医药品各论（主要为生药、生物制品、调剂用附加剂等）、药品红外光谱集、一般信息等。索引置于最后。JP 的索引有药物的日本名索引、英文名索引和拉丁名索引三种。其中拉丁名索引用于生药品种。

原料药正文项下依次列出了日文名、英文名、结构式、相对分子质量和分子式、性状、鉴别、检查、含量测定和储法（保存条件和容器），少量品种列出了有效期限；制剂正文项下为日文名、英文名、含量限度、制法、性状、鉴别、检查、含量测定和储法。

思 考 题

1. 制订 ICH 的意义及 ICH 协调的专题内容是什么？
2. 简述我国药品质量标准的主要内容。
3. 简述 ChP 的基本结构与主要内容。
4. 简述 GLP、GCP、GMP、GSP 的概念。

第三章　药品质量标准的内容及其建立

1. 掌握：药品质量标准的主要内容，一般鉴别试验的方法、一般杂质的检查方法，限量计算。

2. 熟悉：专属鉴别方法、特殊杂质的检查方法，药品质量标准分析方法的验证项目及验证指标。

3. 了解：药品质量标准建立的一般原则。

第一节　概　　述

药品质量标准的研究制定，是新药研究的重要内容，也是对药品的质量（限度）、规格及检验方法所作的技术规定。其主要内容包括：药品的性状、鉴别、检查、含量测定等，用以检测药品质量是否达到用药要求，并衡量药品质量是否稳定均一。现行 ChP 为国家药品标准的重要组成部分，以下是 ChP2015 二部中收载的布洛芬的质量标准。

布洛芬

Buluofen

Ibuprofen

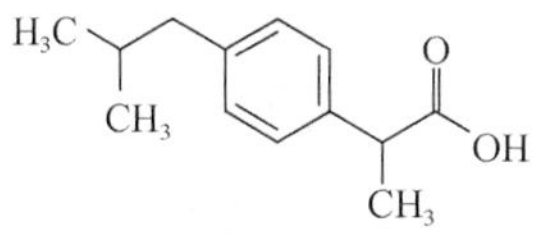

$CH_3H_{18}O_2$　　　　206.28

本品为 α-甲基-4-（2-甲基丙基）苯乙酸。按干燥品计算，含 $C_{13}H_{18}O_2$ 不得少于 98.5%。

性状　本品为白色结晶性粉末；稍有特异臭。

本品在乙醇、丙酮、三氯甲烷或乙醚中易溶，在水中几乎不溶；在氢氧化钠或碳酸钠试液中易溶。

熔点：本品的熔点（通则 0612 第一法）为 74.5～77.5℃。

鉴别　（1）取本品，加 0.4%氢氧化钠溶液制成每 1ml 中约含 0.25mg 的溶液，照紫外-可见分光光度法（通则 0401）测定，在 265nm 与 273nm 波长处有最大吸收，在 245nm 与 271nm 的波长处有最小吸收，在 259nm 的波长处有一肩峰。

（2）本品的红外光吸收图谱应与对照的图谱（光谱集 943 图）一致。

检查　氯化物：取本品 1.0g，加水 50ml，振摇 5min，滤过，取续滤液 25ml，依法检查（通则 0801），与标准氯化钠溶液 5.0ml 制成的对照液比较，不得更浓（0.010%）。

有关物质：取本品，用三氯甲烷制成每 1ml 中含 100mg 的溶液，作为供试品溶液；精密量取适量，用三氯甲烷定量稀释制成每 1ml 中含 1mg 的溶液，作为对照溶液。照 TLC 法（通则 0502）试验，吸取上述两种溶液各 5μl，分别点于同一硅胶 G 薄层板上，以正己烷-乙酸乙酯-冰醋酸（15∶5∶1）为展开剂，展开，晾干，喷以 1% 高锰酸钾的稀硫酸溶液，在 120℃加热 20min，置紫外光灯（365nm）下检视。供试品溶液如显杂质斑点，与对照溶液的主斑点比较，不得更深。

干燥失重：取本品，以五氧化二磷为干燥剂，在 60℃减压干燥至恒重，减失重量不得过 0.5%（通则 0831）。

炽灼残渣：不得过 0.1%（通则 0841）。

重金属：取本品 1.0g，加乙醇 22ml 溶解后，加醋酸盐缓冲液（pH3.5）2ml 与水适量使成 25ml，依法检查（通则 0821 第一法），含重金属不得过百万分之十。

含量测定：取本品约 0.5g，精密称定，加中性乙醇（对酚酞指示液显中性）50ml 溶解后，加酚酞指示液 3 滴，用氢氧化钠滴定液（0.1mol/L）滴定。每 1ml 氢氧化钠滴定液（0.1mol/L）相当于 20.63mg 的 $C_{13}H_{18}O_2$。

类别：解热镇痛、非甾体抗炎药。

贮藏：密封保存。

制剂：①布洛芬口服溶液；②布洛芬片；③布洛芬胶囊；④布洛芬混悬滴剂；⑤布洛芬缓释胶囊；⑥布洛芬糖浆。

各品种项下规定了该品种的质量要求项目及其试验方法与限度要求，其内涵主要体现药品的质量可控性、安全性和有效性三方面。根据品种和剂型的不同，化学药品按顺序可分别列有：①品名（包括中文名、汉语拼音和英文名）；②有机药物的结构式；③分子式与相对分子质量；④来源或有机药物的化学名称；⑤含量或效价规定；⑥处方；⑦制法；⑧性状；⑨鉴别；⑩检查；⑪含量或效价测定；⑫类别；⑬规格；⑭贮藏；⑮制剂等。以上内容并非每个品种均包括所有项目，如药物制剂品种不含结构式、分子式、相对分子质量、制剂等项目；原料药则不包含处方、制法、规格等项目。

现以化学药品为例，介绍药品质量研究与质量标准制定的主要内容。

一、药品名称

药品的名称包括中文名、汉语拼音名和英文名，以及有机药物的化学名称。新药名称的制订，原则上应先按 WHO 编订的国际非专利药品名称命名，确定命名后，再译成中文给出一个法定名称。外文名根据需要也可制订一个新的词干。对于天然药物中提取的有效成分的新药，可从该品的来源命名，对于化学药品的命名，要有结构依据，具体要求有如下几点。

1. 药品名称 应明确、简短、科学，不要使用代号及容易混淆或夸大疗效的名称。

2. 中文名称 尽量与外文名称相对应，可采取音译、意译或音意对应，一般以音译为主。ChP 正文收载的中文药品名称为法定名称，是按照《中国药品通用名称》收载的名称及其命名原则命名。此外，应避免采用可能给患者暗示的有关药理学、解剖学、生理学、病理学或治疗学的药品名称，如对乙酰氨基酚已经不能再命名为“扑热息痛”、地西泮也不再命名为“安定”。

3. 外文名（拉丁名或英文名） 应尽量采用 WHO 编订的国际非专利药品名称（INN）。没有 INN 名称的药物，可根据 INN 命名原则进行英文名命名。

INN 是 WHO 出版的不定期刊物，可作为制订新药名称时的参考。INN 的一个显著特点是结构相似、药理作用相同的同一类药物使用统一的词干。例如，头孢菌素类抗生素的名称使用统一的词干“cef-”，如 cefaclor（头孢克洛）、cefadroxil（头孢羟氨苄）、cefalexin（头孢氨苄）、cefradine（头孢拉定）、cefotaxime sodium（头孢噻肟钠）、ceftriaxone sodium（头孢曲松钠）等均为头孢菌素类抗生素。用此种命名法命名可以反映出药物的系统性。

4. 有机药物化学名称 应根据中国化学会编撰的《有机化学命名原则》命名，母体的选定应与IUPAC的命名系统一致。药品化学结构式应采用WHO推荐的“药品化学结构式书写指南”书写。

5. 天然药物提取物 其外文名称根据其植物来源命名者，中文名可结合其原植物属种命名，如青蒿素（artemisinin）、大黄酚（chrysophanol）；外文名不结合植物来源命名者，中文名可采用音译，如吗啡（morphinium）、阿米卡星（amikacin）。

6. 放射性药品 在药品名称中的核素后，加直角方括号标注核素符号及其质量数，如碘［^{131}I］化钠胶囊、锝［^{99m}Tc］焦磷酸盐注射液。

7. 药物制剂的命名 应将药品名称列于前，剂型列于后，如阿司匹林片、盐酸普鲁卡因注射液；对于注射用粉针剂，原则上命名为注射用××，如注射用氨苄西林钠；复方制剂一般在主药前加“复方”两字，如：复方××片；也可以同时使用几种药物的名称命名，如氯化钠葡萄糖注射液等，亦可采用缩字法命名，如酚咖片。

二、性 状

药品的性状（description）在一定程度上反映药品的质量。性状研究中应考察和记载药品的外观、臭、味、溶解度、物理常数及内在的稳定性等。

1. 外观性状 指药物的聚集状态，晶型，色泽及臭、味等性质，如药典对红霉素的描述为“本品为白色或类白色的结晶或粉末；无臭；微有引湿性”。药典对于二巯基丁二钠的描述为“本品为白色至微黄色的粉末；有类似蒜的特臭”。并注意在贮藏期内外观性状是否发生变化，如有变化，应如实描述，如遇光变色、易吸湿、风化、挥发等。如ChP2015对头孢呋辛钠外观性状的描述：本品为白色至微黄色粉末或结晶性粉末；无臭；有引湿性。

晶型为药物的重要特性。同一种药物，由于其晶胞的大小和形状的不同，结晶结构不同，而出现多晶现象。如果药物的晶型、细度或制成溶液后的颜色对药品质量与临床药效有较大影响时，须作严格控制，并在“检查”项下另作具体规定，如棕榈氯霉素混悬液须对A晶型进行限度检查。国家规定创新药必须每批作X射线衍射图，其余类新药尽量每批作X射线衍射图，以确定所报新药的晶型归属。对已知不同晶型的药品生物利用度不同者，应规定晶型并列入质量标准中，以保证其临床意义。

对于制剂的性状应重点考察其外形、颜色和（或）内部（内容物）特征，如片剂应描述片的形状、是什么颜色的压制片或包衣片，除去包衣后片芯的颜色等。制剂的性状可能因生产条件的正常波动而略有差异，只要不影响药品的质量，这些差异一般是允许的，但应在性状中有所体现。

2. 溶解度 在一定程度上反映了药品的纯度。通常考察药物在水及常用溶剂中的溶解度。常用的溶剂除水外，还有乙醇、乙醚、三氯甲烷、无机酸和碱溶液等，避免使用有毒、昂贵或不常用的溶剂。表示溶解度的术语应按照药典规定，采用“极易溶解、易溶、溶解、略溶、微溶、极微溶解、几乎不溶或不溶”来描述药品在不同溶剂中的溶解性能，见表3-1。药品标准性状项中溶解度的描述，按溶解度从大到小依次排列，溶解度相似的溶剂按极性从大到小排列，在酸或碱溶液中的溶解度列于最后。例如，磺胺嘧啶“在乙醇或丙酮中微溶，在水中几乎不溶；在氢氧化钠试液中易溶，在稀盐酸中溶解”。

表3-1 ChP有关溶解度的规定

溶解度术语	溶质量（g或ml）	溶剂量（ml）
极易溶解	1	<1
易溶	1	1～不到10
溶解	1	10～不到30

续表

溶解度术语	溶质量（g 或 ml）	溶剂量（ml）
略溶	1	30～不到 100
微溶	1	100～不到 1000
极微溶解	1	1000～不到 10 000
几乎不溶或不溶	1	≥10 000

ChP 测定溶解度的方法：除另有规定外，称取研成细粉的供试品或量取液体供试品，于 25℃±2℃一定容量的溶剂中，每隔 5min 强力振摇 30s，观察 30min 内的溶解情况，如无目视可见的溶质颗粒或液滴时，即视为完全溶解。

3. 物理常数 ChP 收载的物理常数主要有相对密度（relative density）、馏程（distillation range）、熔点（melting point）、凝点（freezing point）、比旋度（specific rotation）、折光率（refractive index）、黏度（viscosity）、吸收系数（absorption coefficient）、碘值、皂化值和酸值等，是鉴定药品质量的重要指标。其测定结果不仅对药品具有鉴别意义，也可反映药品的纯度，是评价药品质量的主要指标之一。建立质量标准时，采用哪些物理常数控制质量，则应根据不同药品的具体情况针对性地选定，测定时应按照 ChP2015 通则 0600 物理常数测定法进行测定。现将常用物理常数测定的方法、要求、注意事项等要点分别概述如下。

（1）熔点：是多数固体有机药物的重要物理常数。依照待测物质的性质不同，ChP2015 通则 0612 收载三种熔点测定法：第一法，用于测定易粉碎的固体药品；第二法，用于测定不易粉碎的固体药品（如脂肪、脂肪酸、石蜡、羊毛脂等）；第三法，测定凡士林或其他类似物质。各品种项下未注明时，均是指第一法。

选择测定熔点的药品应是在熔点以下遇热时晶型不转化，其初熔与全熔易于判断的品种。研究应详细记录初熔与全熔时的温度，并应在规定范围内。药品的熔点范围一般为 2～4℃，熔距一般不超过 2℃。对熔融时同时分解的药品，要记录熔融时的现象，如变色，产生气泡等。通常当供试品开始局部液化，毛细管中出现液滴或开始产生气泡时的温度作为初熔温度，至供试品固相消失全部液化时作为全熔温度。有时固相消失不明显，则以供试品分解并开始膨胀时的温度作为全熔温度。对某些药品无法分辨初熔与全熔现象时，可以记录其发生突变（如气泡很快上升，颜色明显变深）时的温度，作为熔融分解温度。常温下呈固体状态的原料药应考察其熔点或受热后的熔融、分解、软化等情况。结晶性原料药一般应有明确的熔点，对熔点难以判断或熔融时同时分解的品种及新药的熔点应同时采用 DSC 热分析方法进行比较研究。熔点在 200℃以上并同时分解的品种，一般不订入质量标准。

（2）吸收系数：是指在给定波长、溶剂和温度等条件下，吸光物质在单位浓度、单位液层厚度时的吸光度。有两种表示方式：摩尔吸收系数和百分吸收系数。后者是 ChP 收载的方法，它是指在一定波长下，溶液浓度为 1%（W/V），厚度为 1cm 时的吸光度，用 $E_{1cm}^{1\%}$ 表示。物质对光的选择性吸收波长及相应的吸收系数是该物质的物理常数，不但用于原料药的鉴别，也可作为采用紫外分光光度法进行含量测定时的计算依据。用本法测定时，百分吸收系数通常应大于 100，并注意仪器的校正和检定。

例 3-1：盐酸甲氧明吸收系数的测定

取本品，精密称定，加水溶解并定量稀释制成每 1ml 中约含 30μg 的溶液，照紫外-可见分光光度法（通则 0401），在 290nm 的波长处测定吸光度，吸收系数（$E_{1cm}^{1\%}$）为 133～141。

（3）比旋度：是手性化合物重要的物理常数，测定比旋度可以区别药物或检查某些药品的纯杂程度，也可用于测定含量。手性物质的旋光性（optical activity）与它的生物活性密切相关。有很多药物，其左旋体和右旋体的生物活性是不同的，如奎宁和奎尼丁的结构完全相同，奎宁是左旋体，主要用于治疗疟疾；奎尼丁是右旋体，临床上用于治疗心律不齐，心房颤动。再如，沙丁胺醇的左旋体平喘作用比右旋体大 80 倍。为了保证药品的质量，药典规定凡具有旋光性的药品都要作比旋度测定。测定时应注意温度、浓度和溶剂对比旋度的影响。

例 3-2：维生素 C 的比旋度测定

取本品，精密称定，加水溶解并定量稀释使成每 1ml 中约含 0.10g 的溶液，依法测定，比旋度为+20.5°～+21.5°。

（4）馏程：是指将 25ml 液体供试品蒸馏（ChP2015 通则 0611 馏程测定法），校正到标准大气压[101.3kPa（760mmHg）]下，自开始馏出第五滴算起，至供试品仅剩 3～4ml 或一定比例的容积馏出时的温度范围。某些液体药品具有一定的馏程，药品的纯度越高，其馏程越短，纯度不高的药品则馏程较长，测定馏程可区别或检查液体药品的纯杂程度。例如，ChP2015 收载的麻醉乙醚馏程的测定：本品的馏程（通则 0611）为 33.5～35.5°C，馏距在 1℃以内（供试品必须符合过氧化物检查项下的规定，才能进行本项试验）。

（5）凝点：是指一种物质由液体凝结为固体时，在短时间内停留不变的最高温度。某些药品具有一定的凝点，纯度变更，凝点也随之改变。测定凝点可以区别或检查药品的纯杂程度。需要指出的是，有些药品在一般冷却条件下不易凝固，需另用少量供试品在较低温度使其凝固后，取少量作为母晶加到供试品中，方能测出其凝点。例如，在测定尼可刹米凝点时，可先取少量供试品在约–20℃食盐水浴中凝固，取少量母晶加到要测定凝点的供试品管中，按规定方法便可顺利地测出其凝点。

（6）相对密度：是指在相同的温度、压力条件下，某物质的密度与水的密度之比。除另有规定外，温度为 20℃。纯物质的相对密度在特定条件下为不变的常数。相对密度会随纯度的变化而改变，因此测定药品的相对密度，可检查药品的纯杂程度。液体药品的相对密度，一般用比重瓶测定；测定易挥发液体的相对密度，可用韦氏比重秤，如麻醉乙醚、三氯甲烷的相对密度测定用韦氏比重秤法。

（7）折光率：是指光线在空气中行进的速度与在供试品中行进速度的比值，测定折光率可以区别不同的油类或检查某些药品的纯杂程度。ChP2015 收载的苯甲醇、苯丙醇、碘苯酯等油状液体药物的性状项下规定了折光率的测定。

（8）黏度：是指流体对流动产生阻抗能力的性质，用动力黏度、运动黏度或特性黏度表示。测定液体药品或药品溶液的黏度可以区别或检查其纯杂程度。ChP2015 通则 0633 收载三种黏度测定法，用平氏毛细管黏度计测定纯液体和低分子物质溶液的运动黏度或动力黏度；用旋转式黏度计测定混悬液和高聚物溶液的动力黏度；用乌氏毛细管黏度计测定高分子聚合物，如右旋糖苷及其制剂等的特性黏度。

三、贮　　藏

药品的贮藏条件及药品有效期都是通过药品稳定性试验来确定的。稳定性试验的目的是考察原料药或制剂在温度、湿度、光线的影响下随时间变化的规律，为药品的生产、包装、储存、运输条件提供科学依据，同时通过试验建立药品的有效期。药品稳定性试验按照 ChP2015 通则 9001 原料药与制剂稳定性试验指导原则进行。

稳定性试验包括影响因素试验、加速试验与长期试验。影响因素试验用 1 批原料药或 1 批制剂进行。加速试验与长期试验要求用 3 批供试品进行。原料药及常见药物制剂稳定性重点考察项目，见表 3-2。

表 3-2 原料药及常见药物制剂稳定性重点考察项目

剂型	稳定性重点考察项目
原料药	性状、熔点、含量、有关物质、吸湿性及根据品种性质选定的考察项目
片剂	性状、含量、有关物质、崩解时限或溶出度或释放度
胶囊剂	性状、含量、有关物质、崩解时限或溶出度或释放度、水分，软胶囊要检查内容物有无沉淀
颗粒剂	性状、含量、粒度、有关物质、溶化性或溶出度或释放度
口服溶液剂	性状、含量、澄清度、有关物质
注射剂	性状、含量、pH、可见异物（foreign insoluble matter）、有关物质，应考察无菌
眼用制剂	如为溶液，应考察性状、可见异物、含量、pH、有关物质；如为混悬液，还应考察粒度、再分散性；洗眼剂还应考察无菌；眼丸剂应考察粒度与无菌

1. 影响因素试验 此项试验是在比加速试验更激烈的条件下进行。原料药进行此项试验的目的是探讨药物的固有稳定性，了解影响其稳定性的因素及可能的降解途径与降解产物，为制剂生产工艺、包装、储存条件与建立降解产物的分析方法提供科学依据。药物制剂进行此项试验的目的是考察制剂处方的合理性与生产工艺及包装条件。

将供试品置适宜的开口容器中（如称量瓶或培养皿），摊成≤5mm 厚的薄层，疏松原料药摊成≤10mm 厚的薄层；制剂应除去包装，置适宜的容器中进行试验。

高温试验：供试品开口置适宜的洁净容器中，60℃下放置 10 日，于第 5 日和第 10 日取样，按稳定性重点考察项目进行检测。若供试品含量低于规定限度则在 40℃条件下同法进行试验。若 60℃无明显变化，不再进行 40℃试验。

（1）高湿试验：供试品开口置恒湿密闭容器中，在 25℃分别于相对湿度 90%±5%条件下放置 10 日，于第 5 日和第 10 日取样，按稳定性重点考察项目要求检测，同时准确称量试验前后供试品的重量，以考察供试品的吸湿潮解性能。若吸湿增重 5%以上，则在相对湿度 75%±5%条件下，同法进行试验；若吸湿增重 5%以下，且其他考察项目符合要求，则不再进行此项试验。恒湿条件可在密闭容器，如干燥器下部放置饱和盐溶液，根据不同相对湿度的要求，可以选择 NaCl 饱和溶液（相对湿度 75%±1%，15.5～60℃），KNO_3 饱和溶液（相对湿度 92.5%，25℃）。

（2）强光照射试验：供试品开口放在装有日光灯的光照箱或其他适宜的光照装置内，于照度为 4500lx±500lx 的条件下放置 10 日，于第 5 日和第 10 日取样，按稳定性重点考察项目进行检测，特别要注意供试品的外观变化。

2. 加速试验 此项试验是在加速条件下进行，目的是通过加速药物的化学或物理变化，探讨药物的稳定性，为制剂设计、包装、运输、储存提供必要的资料。供试品要求 3 批，按市售包装，在温度 40℃±2℃，相对湿度 75%±5%的条件下放置 6 个月。在试验期间第 1 个月、2 个月、3 个月、6 个月末分别取样一次，按稳定性重点考察项目检测。

3. 长期试验 是在接近药物的实际储存条件下进行，其目的是为制定药物的有效期提供依据。按市售包装，在温度 25℃±2℃，湿度 60%±10%的条件下放置 12 个月；或在温度 30℃±2℃，相对湿度 65%±5%的条件下放置 12 个月，每 3 个月取样一次，分别于 0 个月、3 个月、6 个月、9 个月、12 个月取样，按稳定性重点考察项目进行检测。

对温度特别敏感的药物，长期试验可在温度 6℃±2℃的条件下放置 12 个月，按上述时间要求进行检测，12 个月以后，仍需按规定继续考察，制订在低温储存条件下的有效期。

药品质量标准的制订，除了名称、性状、贮藏等内容，还包括鉴别（identification）、检查、和含量测定，下面分节讨论。

第二节　药品的鉴别

药品的鉴别是药品质量检验工作的首项任务，是根据药物的分子结构、理化性质，采用物理、化学、物理化学或生物学方法来判断药物的真伪，只有在药物鉴别无误的情况下，进行药物的杂质检查、含量测定等分析才有意义。ChP 凡例规定：鉴别项下规定的试验方法，是根据反映该药品某些物理、化学或生物学等特性所进行的药物鉴别试验，不完全代表对该药品化学结构的确证。因此《中国药典》和世界各国药典所收载的药品项下的鉴别试验方法，均为用来证实贮藏在有标签容器中的药物是否为其所标示的药物，而不是对未知物进行定性分析。这些试验方法虽有一定的专属性，但不足以确证其结构，因此不能赖以鉴别未知物。

在药品质量标准中，药物的鉴别包括性状观察和鉴别试验。性状反映了药物特有的物理性质，性状项下记述药品的外观、溶解度及物理常数等。鉴别试验则由确证药物理化特性的具体试验构成，包括用于区分药物类别的一般鉴别试验（general identification test）和能够证实具体药物的专属鉴别试验（specific identification test）。

一、鉴别试验的项目

鉴别项下规定的试验方法，仅适用于鉴别药物的真伪；对于原料药，还应结合性状项下的外观和物理常数进行确认。只有性状符合规定的供试品，方可继续对药品质量进行检查。

例 3-3：ChP 对地蒽酚的性状描述

本品为黄色至淡黄棕色结晶或粉末，无臭。本品在三氯甲烷中溶解，在乙醇中极微溶，在水中几乎不溶，在冰醋酸中微溶。

（一）一般鉴别试验

根据化学鉴别方法的专属性不同，鉴别试验可分为一般鉴别试验和专属鉴别试验。一般鉴别试验是依据某一类药物的化学结构或理化性质的特征，通过化学反应来鉴别药物的真伪。对无机药物是根据其组成的阴离子和阳离子的特殊反应；对有机药物则大都采用典型的官能团反应。因此，一般鉴别试验只能证实是某一类药物，而不能证实是哪一种药物。

一般鉴别试验收载于 ChP2015 通则 0301 项下，是依据某一类药物的化学结构或理化性质的特征，通过化学反应来鉴别药物的真伪。《中国药典》收载的一般鉴别试验所包括的项目有：丙二酰脲类、托烷生物碱类、芳香第一胺类、有机氟化物、无机金属盐类（钠盐、钾盐、锂盐、钙盐、钡盐、铵盐、铁盐、铝盐、锌盐、铜盐、银盐、汞盐、铋盐、锑盐、亚锡盐）、有机酸盐（水杨酸盐、枸橼酸盐、乳酸盐、苯甲酸盐、酒石酸盐）、无机酸盐（亚硫酸盐或亚硫酸氢盐、硫酸盐、硝酸盐、硼酸盐、碳酸盐与碳酸氢盐、乙酸盐、磷酸盐、氯化物、溴化物、碘化物）。下面介绍常用一般鉴别试验的原理与方法。

1. 水杨酸盐

（1）与三氯化铁反应：取供试品的中性或弱酸性稀溶液，加三氯化铁试液 1 滴，即显紫色。

测定原理：含酚羟基的水杨酸及其盐在中性或弱酸性条件下，可与三氯化铁试液反应，生成紫堇色配位化合物。其反应式为

$$6\,C_6H_4(OH)COOH + 4\,FeCl_3 \longrightarrow \left[\left(C_6H_4(O^-)COO^-\right)_2Fe\right]_3Fe + 12\,HCl$$

（2）与稀盐酸反应：取供试品溶液，加稀盐酸，即析出白色水杨酸沉淀；分离，沉淀在乙

酸铵试液中溶解。

测定原理：水杨酸盐加稀盐酸后，即析出游离水杨酸的白色沉淀，沉淀加乙酸铵试液生成可溶性的水杨酸铵。其反应式为

$$C_6H_4(OH)COONa + HCl \longrightarrow C_6H_4(OH)COOH\downarrow + NaCl$$

$$C_6H_4(OH)COOH + CH_3COONH_4 \longrightarrow C_6H_4(OH)COONH_4 + CH_3COOH$$

2. 酒石酸盐 ChP2015 通则 0301 中收载了两种鉴别酒石酸盐的方法。

（1）银镜反应鉴别法：取供试品的中性溶液，置洁净的试管中，加氨制硝酸银试液数滴，置水浴中加热，银即游离并附在试管内壁成银镜。

测定原理：酒石酸溶液中加氨制硝酸银试液，加热，即产生银镜反应。其反应式为

$$\begin{matrix}HO-CH-COOH\\ |\\ HO-CH-COOH\end{matrix} + 2\,Ag(NH_3)_2OH \xrightarrow{\triangle} 2\,Ag\downarrow + \begin{matrix}HO-C-CH_2OOMH_4\\ \|\\ HO-C-CH_2OOMH_4\end{matrix} + 2\,NH_3\uparrow + 2H_2O$$

（2）生成配位化合物鉴别法：取供试品溶液，加乙酸成酸性后，加硫酸亚铁试液 1 滴和过氧化氢试液 1 滴，俟溶液褪色后，用氢氧化钠试液碱化，溶液即显紫色。

测定原理：酒石酸盐在乙酸溶液中，加硫酸亚铁和过氧化氢试液，再加氢氧化钠试液碱化，生成紫色配位化合物。其反应式为

$$\begin{matrix}H\\ HO-C-COOH\\ \\ HO-C-COOH\\ H\end{matrix} + H_2O_2 \longrightarrow \begin{matrix}HO-C-COOH\\ \|\\ HO-C-COOH\end{matrix} + 2H_2O$$

$$2FeSO_4+H_2O_2+6CH_3COOH \longrightarrow 2Fe(CH_3COO)_3+2H_2SO_4+2H_2O$$

$$3\begin{matrix}HO-C-COOH\\ \|\\ HO-C-COOH\end{matrix} + Fe(CH_3COO)_3 + 6\,NaOH \longrightarrow$$

$$\left[Fe\left(\begin{matrix}HO-C-COO\\ \|\\ HO-C-COO\end{matrix}\right)_3\right]Na_3 + 3\,CH_3COONa + 6\,H_2O$$

3. 有机氟化物

（1）鉴别方法：取供试品约 7mg，照氧瓶燃烧法（通则 0703）进行有机破坏，用水 20ml 与 0.01mol/L 氢氧化钠溶液 6.5ml 为吸收液，待燃烧完毕后，充分振摇，取吸收液 2ml，加茜素氟蓝试液 0.5ml，再加 12%乙酸钠的稀乙酸溶液 0.2ml，用水稀释至 4ml，加硝酸亚铈试液 0.5ml，即显蓝紫色，同时做空白对照试验。

（2）测定原理：有机氟化物经氧瓶燃烧法破坏，被碱性溶液吸收成为无机氟化物，与茜素

氟蓝、硝酸亚铈在 pH4.3 溶液中形成蓝紫色络合物，其反应式如下

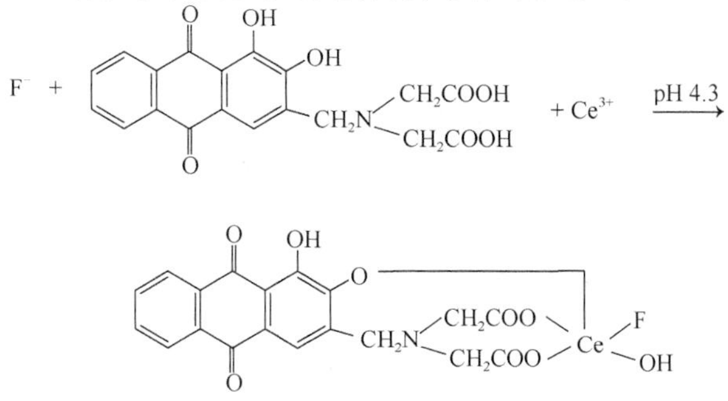

$F^- +$ [茜素氟蓝] $+ Ce^{3+} \xrightarrow{pH\ 4.3}$

蓝紫色络合物

4. 芳香第一胺类

（1）鉴别方法：取供试品约 50mg，加稀盐酸 1ml，必要时缓缓煮沸使溶解，加 0.1mol/L 亚硝酸钠溶液数滴，加与 0.1mol/L 亚硝酸钠溶液等体积的 1mol/L 脲溶液，振摇 1min，滴加碱性 *β*-萘酚试液数滴，视供试品不同，生成由粉红到猩红色沉淀。该反应又称为重氮化-偶合反应，用于具有游离芳伯氨基或潜在芳伯氨基药物的鉴别。

（2）测定原理：具有芳伯氨基的药物在酸性条件下与亚硝酸钠反应生成重氮盐，后者再在碱性条件下，与 *β*-萘酚偶合生成颜色鲜艳的偶氮染料。其反应过程为

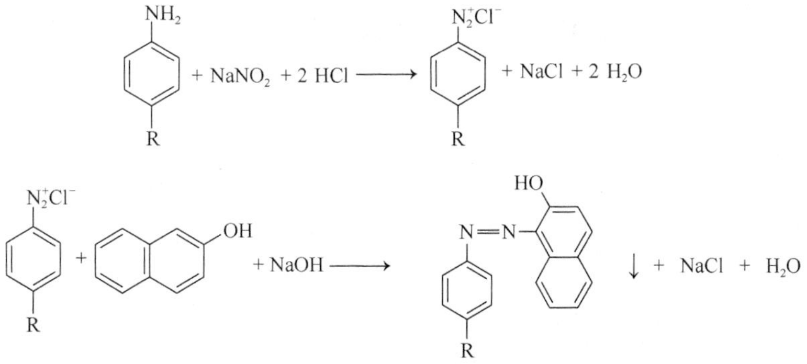

$$R\text{-}C_6H_4\text{-}NH_2 + NaNO_2 + 2\,HCl \longrightarrow R\text{-}C_6H_4\text{-}N_2^+Cl^- + NaCl + 2\,H_2O$$

$$R\text{-}C_6H_4\text{-}N_2^+Cl^- + \beta\text{-萘酚} + NaOH \longrightarrow R\text{-}C_6H_4\text{-}N{=}N\text{-}(2\text{-羟基萘基})\downarrow + NaCl + H_2O$$

ChP2015 在芳香第一胺类鉴别试验中，要求加与亚硝酸钠溶液等体积的脲，目的是消除过量亚硝酸钠对 *β*-萘酚的氧化反应。

$$CO(NH_2)_2 + 2NaNO_2 + 2HCl \longrightarrow CO_2\uparrow + 2N_2\uparrow + 2NaCl + 3H_2O$$

5. 托烷生物碱类

（1）鉴别方法：取供试品约 10mg，加发烟硝酸 5 滴，置水浴上蒸干，得黄色的残渣，放冷，加乙醇 2、3 滴湿润，加固体氢氧化钾一小粒，即显深紫色。

（2）测定原理：托烷生物碱类的酯键水解生成莨菪酸，莨菪酸与发烟硝酸共热转变为黄色的三硝基衍生物，与氢氧化钾醇溶液或固体氢氧化钾作用转变成醌型产物而呈深紫色。其反应式为

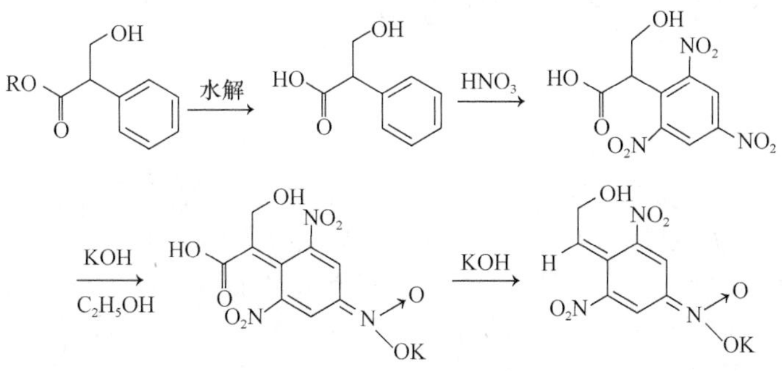

$$\text{RO-CO-CH(CH}_2\text{OH)-C}_6\text{H}_5 \xrightarrow{水解} \text{HO-CO-CH(CH}_2\text{OH)-C}_6\text{H}_5 \xrightarrow{HNO_3} \text{HO-CO-CH(CH}_2\text{OH)-C}_6\text{H}_2(NO_2)_3 \xrightarrow[C_2H_5OH]{KOH} \text{醌型产物}(=N(\rightarrow O)OK) \xrightarrow{KOH} \text{醌型产物}$$

后马托品具莨菪醇结构而不具莨菪酸结构，无此反应，可进行区别。该反应又称 Vitali 反应，是托烷生物碱类药物的特征反应。

6. 无机金属盐

（1）钠盐、钾盐、钙盐、钡盐的焰色反应。

鉴别方法：取铂丝，用盐酸湿润后，蘸取供试品，在无色火焰中燃烧，火焰即显各离子的特征颜色。钠离子显鲜黄色，钾离子显紫色，钙离子显砖红色。钡离子火焰即显黄绿色；通过绿色玻璃透视，火焰显蓝色。

测定原理：钠的火焰光谱的主要谱线有 589.0nm、589.6nm，故其燃烧的火焰显黄色。本反应灵敏，最低检出量为 0.1ng 钠离子。钾的火焰光谱的主要谱线有 766.49nm、769.90nm 等，由于人眼在此波长附近敏感度较差，故显紫色。如有钠盐混存，因钠焰灵敏度很高，遮盖了钾焰的紫色，需透过蓝色钴玻璃将钠焰的黄色滤去，此时火焰显粉红色。钙的火焰光谱的主要谱线有 622nm、554nm、442.67nm 与 602nm，其中 622nm 的谱线最强，故显砖红色。

ChP2015 通则规定钠盐、钾盐、钙盐、钡盐的鉴别除焰色反应外，还应符合相应的化学沉淀反应。例如，钠盐的焦锑酸钾反应：取供试品约 100mg，置 10ml 试管中，加水 2ml 溶解，加 15%碳酸钾溶液 2ml，加热至沸，应不得有沉淀生成；加焦锑酸钾试液 4ml，加热至沸；置冰水中冷却，必要时，用玻璃棒摩擦试管内壁，应有致密的沉淀生成。该反应的原理是钠离子与焦锑酸钾作用生成难溶的焦锑酸钠沉淀。由于反应中生成物的溶解度较大，所以反应后应置冰水浴中冷却，必要时，还需用玻璃棒摩擦试管壁，以促进沉淀的生成。其反应式为

$$2K_2H_2Sb_2O_7 + 4NaOH \longrightarrow K_4Sb_2O_7 + Na_4Sb_2O_7 + 4H_2O$$

（2）铵盐的鉴别反应如下所示。

1）石蕊试纸及硝酸亚汞试纸变色法：取供试品，加过量氢氧化钠试液，加热，即分解，发生氨臭；遇用水湿润的红色石蕊试纸，能使之变蓝，并能使硝酸亚汞试液湿润的滤纸显黑色。

测定原理：铵离子在碱性条件下，加热产生氨气，可使湿润的红色石蕊试纸变蓝色，使硝酸亚汞试纸变黑色。反应式为

$$NH_4^+ + OH^- \xrightarrow{\triangle} NH_3\uparrow + H_2O$$

$$2\,Hg_2(NO_3)_2 + 4\,NH_3 + H_2O \longrightarrow \left[\begin{array}{ccc} & Hg & \\ O & & NH_2 \\ & Hg & \end{array}\right] NO_3 + 2\,Hg + 3\,NH_4NO_3$$

2）碱性碘化汞钾沉淀法：取供试品溶液，加碱性碘化汞钾试液 1 滴，即生成红棕色沉淀。

测定原理：铵离子与碱性碘化汞钾反应产生红棕色沉淀。其反应式为

$$NH_3 + 2[HgI_4]^{2-} + 3\,OH^- \longrightarrow \left[\begin{array}{ccc} & Hg & \\ O & & NH_2 \\ & Hg & \end{array}\right] I\downarrow + 2\,H_2O + 7I^-$$

7. 无机酸根

（1）氯化物

1）鉴别方法 1：取供试品溶液，加稀硝酸使成酸性后，滴加硝酸银试液，即生成白色凝乳状沉淀；分离，沉淀加氨试液即溶解，再加稀硝酸酸化后，沉淀复生成。如供试品为生物碱或其他有机碱的盐酸盐，须先加氨试液使成碱性，将析出的沉淀滤过除去，取滤液进行试验。

2）鉴别方法 2：取供试品少量，置试管中，加等量的二氧化锰，混匀，加硫酸湿润，缓缓加热，即发生氯气，能使用水湿润的碘化钾淀粉试纸显蓝色。

（2）硫酸盐

1）鉴别方法 1：取供试品溶液，加氯化钡试液，即生成白色沉淀；分离，沉淀在盐酸或硝酸中均不溶解。

2）鉴别方法 2：取供试品溶液，加乙酸铅试液，即生成白色沉淀；分离，沉淀在乙酸铵试液或氢氧化钠试液中溶解。

3）鉴别方法 3：取供试品溶液，加盐酸，不生成白色沉淀（与硫代硫酸盐区别）。

（二）专属鉴别试验

一般鉴别试验是以某些类别药物的共同化学结构为依据，根据其相同的物理化学性质进行药物真伪的鉴别，以区别不同类别的药物。而专属鉴别试验，则是在一般鉴别试验的基础上，利用各种药物的化学结构差异，来鉴别药物，以区别同类药物或具有相同化学结构部分的各个药物单体，达到最终确证药物真伪的目的。例如，巴比妥类药物含有丙二酰脲母核，主要的区别在于 5，5-位取代基和 2-位取代基的不同：苯巴比妥含有苯环，司可巴比妥含有双键，硫喷妥钠含有硫原子，可根据这些取代基的性质，采用各自的专属反应进行鉴别。又如，甾体激素类药物含有环戊烷并多氢菲母核，主要的结构差别在 A 环和 D 环的取代基不同，可利用这些结构特征进行鉴别确证。

例 3-4：ChP2015 司可巴比妥钠的鉴别试验

（1）取本品 lg，加水 100ml 溶解后，加稀乙酸 5ml 强力搅拌，再加水 200ml，加热煮沸使溶解成澄清溶液（液面无油状物），放冷，静置待析出结晶，滤过，结晶在 70℃干燥后，依法测定（通则 0612 第一法），熔点约为 97℃。

（2）取本品 0.1g，加水 10ml 溶解后，加碘试液 2ml，所显棕黄色在 5min 内消失。

（3）本品的红外光吸收图谱应与对照的图谱（光谱集 137 图）一致。

（4）本品显丙二酰脲类的鉴别反应（通则 0301）。

二、常用鉴别试验的方法与特点

药物的鉴别方法要求专属性强，重现性好，灵敏度高，以及操作简便、快速等。原料药的鉴别试验常用的方法有化学反应法、色谱法和光谱法等，对一些特殊品种，如果用以上三类方法尚不能鉴别时，可采用其他方法，如粉末 X 射线衍射法鉴别矿物药的不同晶型等。制剂的鉴别试验，其方法要求同原料药，通常尽可能采用与原料药相同的方法，但需注意排除制剂中辅料的干扰，有些制剂的主药含量甚微，必须采用灵敏度高、专属性强、操作较简便的方法，如色谱法等。

1. 化学鉴别法　必须具有反应迅速、现象明显的特点才有实用价值，至于反应是否完全则不是主要的。化学鉴别法按照所观察反应现象的不同，分为呈色反应鉴别法、沉淀生成鉴别法、气体生成鉴别法、荧光反应鉴别法和制备衍生物测定熔点鉴别法等。

（1）呈色反应鉴别法：是指供试品溶液中加入适当的试剂溶液，在一定条件下进行反应，生成易于观测的有色产物。在鉴别试验中常用的呈色反应有如下几种。①三氯化铁呈色反应：具有此反应的药物，一般都含有酚羟基或水解后产生酚羟基；②异羟肟酸铁反应：一般多为芳酸及其酯类、酰胺类药物；③茚三酮呈色反应：一般含有脂肪氨基的药物；④重氮化-偶合显色反应：一般都有芳伯氨基或能产生芳伯氨基的药物；⑤氧化还原显色反应及其他颜色反应。

例 3-5：ChP2015 维生素 C 的鉴别

取本品 0.2g，加水 10ml 溶解后，分成两等份，在一份中加二氯靛酚钠试液 1、2 滴，试液的颜色即消失。

该反应是利用维生素 C 分子结构中的烯二醇基具有极强的还原性，可将有色的 2，6-二氯靛酚（酸性为红色，碱性为蓝色）还原成无色的酚亚胺。

（2）沉淀生成反应鉴别法：是指供试品溶液中加入适当的试剂溶液，在一定条件下进行反应，生成不同颜色的沉淀，有的具有特殊的沉淀形状。常用的沉淀反应，如丙二酰脲类的硝酸银反应；苯甲酸盐类的三氯化铁反应；含氮杂环类的生物碱沉淀剂反应等。乙酸去氧皮质酮为肾上腺皮质激素类药物，其 C17 位上的 α-醇酮基具有还原性，能还原氨制硝酸银生成黑色银沉淀，可用于鉴别。

（3）气体生成反应鉴别法：是在供试品溶液中加入适当的试剂，在一定条件下进行反应，观察所生成气体的鉴别方法。大多数的胺（铵）类药物、酰脲类药物及某些酰胺类药物可经强碱处理后，加热产生氨（胺）气；化学结构中含硫的药物可经强酸处理后，加热产生硫化氢气体；含碘有机药物经直火加热，可生成紫色碘蒸气；含乙酸酯和乙酰胺类药物，经硫酸水解后，加乙醇可产生乙酸乙酯的香味。

（4）荧光反应鉴别法：是将供试品溶解在适当溶剂中，直接观察或加入试剂反应后观察荧光的鉴别方法。本法灵敏度较高，专属性较强，如硫酸奎宁的稀硫酸溶液显蓝色荧光；维生素 B_1 的硫色素反应等。

（5）制备衍生物测定熔点法：测定熔点是一种简便、专属的鉴别方法。对于某些熔点过高、对热不稳定或熔点不敏锐的药物，可通过加入试剂使药物与试剂反应生成衍生物再测定熔点的方法予以鉴别。例如，ChP2015 盐酸丁卡因的鉴别：取本品约 0.1g，加 5%乙酸钠溶液 10ml 溶解后，加 25% 硫氰酸铵溶液 1ml，即析出白色结晶；滤过，结晶用水洗涤，在 80℃干燥，依法测定（通则 0612 第一法），熔点约为 131℃。但该法操作繁琐、费时，应用较少。

2. 光谱鉴别法

（1）紫外光谱鉴别法：多数有机药物分子中含有能吸收紫外可见光的基团而显示特征吸收光谱，可作为鉴别的依据，但因吸收光谱较为简单，曲线形状变化不大，用作鉴别的专属性远不如红外光谱。因此宜采用在指定溶剂中测定 2、3 个特定波长处的吸光度比值（峰值与峰值比或峰值与峰谷值比），以提高专属性。如能在文字叙述中明确测定的波长范围，则更为严谨。对于一个药物多个吸收峰的峰值相差较大时，采用单一浓度不易观察到全部吸收峰，可采用两种浓度的供试液分别测定其最大吸收波长。

例 3-6：地蒽酚的紫外光谱法鉴别（规定吸收波长和吸光度比值法）

取含量测定项下的溶液，照紫外-可见分光光度法（通则 0401），于 240 至 400nm 的波长范围内测定吸光度，在 257nm、289nm 与 356nm 的波长处有最大吸收。在 257nm 与 289nm 处吸光度的比值应为 1.06～1.10；在 356nm 与 289nm 处吸光度的比值应为 0.90～0.94。

例 3-7：氯贝丁酯的紫外光谱法鉴别（规定一定浓度的供试液在一定波长处有最大吸收）

取本品，加无水乙醇溶解并稀释制成每 1ml 中约含 0.10mg 的溶液Ⅰ与每 1ml 中含 10μg 的溶液Ⅱ，照紫外-可见分光光度法（通则 0401）测定，溶液Ⅱ在 226nm 的波长处有最大吸收；溶液Ⅰ在 280nm 与 288nm 的波长处有最大吸收。

用紫外光谱法鉴别药物时应注意溶剂的种类、溶液 pH 及溶液浓度对试验结果的影响。由于 ChP 采用核对吸收光谱的特征参数或吸光度比值，所以应注意仪器的校正和检定。吸收光谱完全相同的化合物却不一定是同一个化合物，因此，紫外光谱鉴别专属性差，不能单独使用，应与其他方法配合，如红外光谱法，才能对药物的真伪做出判断。

（2）红外光谱鉴别法：是一种专属性很强，应用较广（固体样品、液体样品、气体样品）的鉴别方法。除光学异构体和长链烷烃同系物外，几乎没有两种化合物具有完全相同的红外吸收光谱。因此，各国药典中广泛采用红外光谱法对药物进行鉴别。红外光谱法主要用于组分单一、结构明确的原料药，特别适合于用其他方法不易区分的同类药物，如磺胺类、甾体激素类和半合成抗生素类药品。

红外光谱鉴别各国药典主要采用标准图谱对照法或对照品对比法。标准图谱对照法，即按规定绘制供试品的红外光谱图，然后与《药品红外光谱集》中的对照图谱对比，对照关键谱带的有无及各谱带的相对强度，若供试品光谱图与对照光谱图关键谱带的峰型、峰位、相对强度均一致，通常判定两化合物为同一物质。对照品对比法，即按规定在相同测定条件下（如重结晶后），分别绘制供试品与对照品的红外光谱图，进行比对。

ChP 与 BP 一般采用标准图谱对照法。如 ChP 对××药物的鉴别试验："本品的红外光吸收图谱应与对照的图谱（光谱集××图）一致"。ChP 收载的光谱图，是用分辨率为 $2cm^{-1}$ 条件绘制，基线一般控制在 90%透光率以上，供试品取样量一般控制在使其最强吸收峰在 10%透光率以下。

红外光谱用于制剂鉴别时，通常采用溶剂提取法进行前处理。应选择适宜的溶剂，以尽可能减少辅料的干扰，避免导致可能的晶型转变，提取的样品经适当干燥后进行红外光谱鉴别。若辅料无干扰，待测成分的晶型不变化，可直接与原料药的标准光谱进行比对；若辅料无干扰，但待测成分的晶型有变化，此种情况可用对照品经同法处理后的光谱比对；若待测成分的晶型不变化，而辅料存在不同程度的干扰，此时可参照原料药的标准光谱，在指纹区内选择 3～5 个不受辅料干扰的待测成分的特征谱带作为鉴别的依据。鉴别时，实测谱带的波数误差应小于规定值的 0.5%；若待测成分的晶型有变化，辅料也存在干扰，此种情况一般不宜采用 IR 鉴别。

例 3-8：氨甲环酸片的红外光谱鉴别

取本品细粉适量（约相当于氨甲环酸 0.5g），加水 5ml，振摇 15min 使氨甲环酸溶解，滤过，取滤液，加乙醚 2ml，搅匀，再加甲醇 10ml，搅匀，放置至析出结晶，滤过，结晶在 105℃干燥后，测定其红外光吸收图谱应与对照的图谱（光谱集 409 图）一致。

3. 色谱鉴别法　是利用不同物质在不同色谱条件下，产生各自的特征色谱行为（R_f或保留时间）进行的鉴别试验。采用与对照品（或经确证的已知药品）在相同的条件下进行色谱分离，并进行比较，根据两者保留行为和检测结果是否一致来验证药品的真伪。此法操作较费时，一般在检查或含量测定项下已采用色谱法的情况下，采用此法鉴别。常用的方法有 TLC 鉴别法、HPLC 和 GC 鉴别法。

例 3-9：阿米卡星的 TLC 法鉴别试验

取本品和阿米卡星对照品各适量，分别加水制成每 1ml 中约含阿米卡星 5mg 的溶液，作为供试品溶液和对照品溶液；另取供试品溶液和对照品溶液，等量混合，作为混合溶液。照卡那霉素检查项下的 TLC 条件试验，以二氯甲烷-甲醇-浓氨溶液（25：40：30）为展开剂，展开，晾干，喷以 0.2%茚三酮的水饱和正丁醇溶液，在 100℃加热数分钟。供试品溶液所显主斑点的位置和颜色应与对照品溶液主斑点的位置和颜色相同，混合溶液显单一斑点。

三、鉴别试验选择的原则

药物的鉴别试验要求专属性强，重现性好，灵敏度高，操作简便等。制定药品质量标准时，可供鉴别试验的方法很多，选取并纳入质量标准的基本原则如下所示。

（1）方法要有一定的专属性、灵敏性，且便于推广。

（2）化学法与仪器法相结合，每种药品一般选用 2～4 种不同类型的方法进行鉴别，相互取长补短。

（3）尽可能采用药典中已收载的方法。

（4）原料药的鉴别应侧重于具有指纹性的光谱方法，制剂的鉴别应侧重于抗干扰的专属性色谱方法。

（5）注意参照含量测定法和杂质限量检查法制定鉴别方法。一种药品的质量标准是一个整体，利用整体提供的信息制定鉴别方法合理又简便，特别是引用色谱测定法和色谱检查法的资料进行鉴别是一种值得提倡的好方法。

药品鉴别应根据其结构特征进行试验方法的设计和建立，机制要明确，耐用性要好，并注意结构相似药物可能存在干扰和鉴别区分。对于手性药物，应特别注意立体构型的专属鉴别，如已制定比旋度测定或立体异构体检查项时，可不考虑鉴别方法的立体专属性。

第三节　药品的检查

药品质量标准中的检查项目是对药物的安全性、有效性、均一性和纯度四个方面所进行的实验分析，是按照药品批准的来源、处方、生产工艺、贮藏运输条件等所制定的质量控制指标。因此，药品的检查项目要结合生产工艺、供应和使用过程中可能的变化，有的放矢、全面研究，将能够反映药品质量稳定均一、有利于药品质量控制的项目和指标纳入质量标准，以保障药品的安全和有效。

一、药品检查的内容

ChP 凡例规定，质量标准的检查项下包括反映药品的安全性与有效性的试验方法和限度、均一性与纯度等制备工艺要求等内容。

1. 安全性检查　是指合格的药品在正常的用法和用量下，不应引起与用药目的无关和意外的严重不良反应。体现药品安全性的主要指标包括：热原、细菌内毒素、异常毒性、无菌、过敏性、升压或降压物质等。这些指标对于注射给药的药品质量控制尤其重要，大都采用生物检定法检查。

例 3-10：头孢拉定细菌内毒素检查

取本品，加 2.6%无内毒素碳酸钠溶液使溶解，依法检查（通则 1143），每 lmg 头孢拉定中含内毒素的量应小于 0.20EU （供注射用）。头孢拉定无菌检查：取本品，用 2.6%无菌碳酸钠溶液溶解并稀释后，经薄膜过滤法处理，依法检查（通则 1101），应符合规定（供无菌分装用）。

药品的安全性也指药物研发中所进行的急性毒性、长期毒性、致畸、致癌、致突变等实验考察；药品按规定的适应证、用法和用量使用后，人体产生的不良反应的情况。药品的这些安全性特征均须在药品上市销售前进行系统的研究确定，并在临床使用过程中注意跟踪考察和完善，因此这些内容不是药品质量标准中安全性检查控制的项目内容。

2. 有效性检查　药品内在的有效性是指在规定的适应证、用法和用量的条件下，能满足预防、治疗、诊断人的疾病，有目的地调节人的生理功能的要求。药品内在的有效性大多数情况下均是以动物试验为基础，并最终以临床疗效来评价。

与药品内在的有效性不同，药品质量控制的有效性则是指研究建立的药品标准所使用的分析检测方法必须有效地满足质量检定的专属灵敏、准确可靠的要求，所设置的项目和指标限度必须达到对药品的特定临床使用目标的有效控制。药品的有效性大都通过各种形式的药物制剂来实现，所以制剂的有效性检查尤为重要。制剂必须符合 ChP 中制剂通则的要求。制剂的有效性还可以通过 ChP 四部通则 0900 特性检查项目进行控制，如崩解时限、融变时限、溶出度、释放度、含量均匀度、最低装量、片剂脆碎度、粒度和粒度分布等。

3. 均一性检查　药品的均一性是指药物及其制剂按照批准的来源、处方、生产工艺、贮藏运输条件等所生产的每一批次的产品，都符合其质量标准的规定，满足用药的安全性和有效性要求。均一性检查主要是对制剂均匀程度的检查，如重量（或装量）差异、含量均匀度检查等。由于临床用药都是按单位剂量进行，制剂均一性不合格则有可能造成患者用药达不到目的，甚至危及生命安全。所以制剂的均一性检查是保障用药安全的重要措施。

例 3-11：华法林钠片含量均匀度的测定

取本品 1 片，置 50ml 量瓶（2.5mg 规格）或 100ml 量瓶（5mg 规格）中，加流动相适量，振摇使华法林钠溶解，用流动相稀释至刻度，摇匀，滤过，取续滤液照含量测定项下的方法测定含量，应符合规定（ChP2015 通则 0941）。

4. 纯度检查　药物的纯度是指药物的纯净程度，药品中的杂质是影响药物纯度的主要因素。纯度检查是指对药品中所含的杂质进行检查和控制，所以药物的纯度检查也称为杂质检查。任何影响药品纯度的物质均称为杂质，如果药物中所含杂质超过药品质量标准规定的限量，就有可能使药物的外观性状、物理常数发生变化，甚至影响药物的稳定性，降低活性，增加毒副作用。因此，药物中杂质的检查是药品质量标准检查项目中的一项重要内容。它包括选择合适的分析方法，准确的测定杂质的含量并综合药学、毒理及临床研究的结果确定杂质的合理限度。

值得注意的是，药物的纯度和化学试剂的纯度要求不同，化学试剂的纯度只考虑杂质可能引起的化学变化对使用所产生的影响，是根据它们的使用目的和范围来规定，并不考虑对生物体所产生的生理作用及不良反应。而药物的纯度是从用药的安全性、有效性及药物稳定性等方面考虑。如化学试剂规格的硫酸钡对可（酸）溶性钡盐不做检查，药用规格的硫酸钡要做酸溶性钡盐、重金属、砷盐等检查，如果存在可溶性钡盐可能导致医疗事故。因此，不能用化学试剂代替药品来使用。

二、杂质分类与杂质检查项目

药品质量标准中的杂质是指在按照经国家有关药品监督管理部门依法审查批准的规定工艺和规定原辅料生产的药品中，由其生产工艺或原辅料带入的杂质，或在储存过程中产生的杂质。药品按既定的工艺进行生产和正常贮藏过程中可能含有或产生需要控制的杂质，包括工艺杂质、降解产物、异构体和残留溶剂等。研究者应结合实际制订出能真实反映药品质量的杂质控制项目，以确保药品的安全有效。

（一）杂质分类

1. 按照来源分类　分为一般杂质和特殊杂质。一般杂质是指自然界中分布较广，在多种药物的生产和贮藏过程中容易引入的杂质，如酸、碱、水分、氯化物、硫酸盐、砷盐、重金属等。特殊杂质是指在个别药物的生产和贮藏过程中引入的杂质，如阿司匹林中的游离水杨酸，甲硝唑中的 2-甲基-5-硝基咪唑等。

2. 按照结构分类　可分为无机杂质和有机杂质。无机杂质，如氯化物、硫化物、氰化物、重金属等。有机杂质，如有机药物中引入的原料、中间体、副产物、分解产物、异构体和残留溶剂等。

3. 按照性质分类　可分为信号杂质和有害杂质。信号杂质一般本身无害，但其含量的多少可反映出药物的纯度水平，如果药物中信号杂质含量过高，提示该药的生产工艺和储存过程存在问题，如氯化物、硫酸盐等一般杂质属于信号杂质。有害杂质，如砷盐、重金属、氰化物对人体有害，在质量标准中需严格控制。

（二）杂质检查项目

药品质量标准中规定进行检查的杂质项目是指该药品在生产和贮藏过程中可能引入并需要控制的杂质。新药质量标准中的杂质检查项目应包括经研究和稳定性考察检出的，并在批量生产中出现的杂质和降解产物，并包括相应的限度。

1. 无机杂质　包括氯化物、硫酸盐、硫化物、铵盐、硒、氟、氰化物、砷盐、铁盐、重金属、酸碱度、溶液颜色、澄清度、干燥失重、水分、炽灼残渣等项目。具体制订时，应根据药品的生产工艺、起始原料情况确定检查项目，但对于无机毒性杂质，一般应在其质量标准中规定其检查项。

2. 有机杂质和有关物质 有机杂质包括合成中未反应完全的反应物及试剂、中间体、异构体、副产物和降解物，这类杂质的化学结构与活性成分的结构类似或具渊源关系，故通常又称之为有关物质。有关物质研究是药物质量研究中关键性的项目之一，其含量是反映药物纯度的直接指标。在新药的研究中，要尽可能确定有关物质的化学结构，必要时要做其药理、毒理试验，以保证药品的安全性。

3. 残留溶剂 由于某些有机溶剂具有致癌、致突变、有害健康及危害环境等特性，且残留溶剂亦在一定程度上反映精制等后处理工艺的可行性，故应对生产工艺中使用的有机溶剂在药物中的残留量进行研究；制剂工艺中若使用了有毒的有机溶剂，也应进行残留溶剂的检查。可参考 ChP 关于残留溶剂的要求，或参考 ICH 文件 Q3（残留溶剂指导原则）。对残留的毒性溶剂，应规定其检查项目。

4. 晶型 同一种药物，由于其晶胞的大小和形状的不同，结晶结构不同，而出现多晶现象，许多药物具有多晶型。物质的晶型不同，其物理性质会有不同，并可能对药品的生物利用度和稳定性产生影响，因此应对结晶性药物的晶型进行考察研究，确定是否存在多晶型现象；如确知研制的药品存在多晶型，则应确定其有效晶型，并对无效晶型进行控制。对药物多晶型的研究，可采用熔点测定、IR、X 射线粉末衍射法、热分析法等方法。

晶型对药品质量与临床药效的影响，20 世纪 50 年代末即被人们注意。不同晶型的药物其生物利用度有时有很大差异。例如，棕榈氯霉素有 A 型、B 型、C 型和无定型 4 种晶型，其中 A 型属于稳定型，它在肠道内很难被酯酶水解，所以难以被吸收，且溶出速度缓慢，生物利用度很低。B 型属于亚稳定型，易被酯酶水解，溶出速度比 A 型快，易被体内吸收，血药浓度几乎为 A 型的 7 倍，所以疗效很高。C 型为不稳定型，它可以转化为 A 型，溶出速度介于 A、B 型之间。但生产时 B 型产物中或多或少地存在着 A 型，因此必须要对产品中 A 型进行限量测定。在药品研发中如果没有对药物的晶型进行深入研究就盲目投产，则可能引起意想不到的质量问题。我国在 1975 年以前，生产的棕榈氯霉素全部为无效晶型。为此，研制的新药如为固体化合物，除水溶性高者外，一般均应作 X 射线衍射图。国家规定创新药品必须每批作 X 射线衍射图，其余类新药尽量每批作 X 射线衍射图，以确定所报新药的晶型。对已知不同晶型的药品生物利用度不同者，在质量标准中应规定其晶型，以保证其临床疗效。

5. 异构体 包括顺反异构体和光学异构体等。由于不同的异构体具有不同的药效或毒性，甚至产生相反的药理活性，因此需做不同异构体的检查，如头孢泊肟酯中头孢泊肟酯 B 异构体的检查；左氧氟沙星中光学异构体的检查等。

共存的异构体和抗生素多组分一般不作为杂质检查项目，作为共存物质，必要时，在质量标准中规定其比例，以保证生产用的原料药与申报注册时的一致性。但当共存物质为毒性杂质时，该物质就不再认为是共存物质。在单一对映体药物中，可能共存的其他对映体应作为杂质检查，并设比旋度项目；对消旋体药物的质量标准，必要时可以设旋光度（optical rotation）检查项目。

此外，药物粒度对药品生物利用度也会有影响，应加以控制，如灰黄霉素中粒度的检查。除降解产物和毒性杂质外，在原料中已控制的杂质，在制剂中一般不再控制。

总之，药品质量标准中杂质检查项目的确定应在充分的质量研究基础上，根据不同药物的特性确定，以达到控制产品质量的目的。新原料药和新制剂中的杂质，应按国家有关新药申报要求进行研究，也可参考 ICH 的文件 Q3A（新原料药中的杂质）和 Q3B（新制剂中的杂质）进行研究，并对杂质和降解产物进行安全性评价。对于含量在 0.1%及以上的杂质及含量在 0.1%以下的具有强烈生物作用的杂质或毒性杂质，予以定性或确证结构。对在稳定性试验中出现的降解产物，也应按上述要求进行研究。在新药质量标准的研究阶段，检查的项目应尽可能全面考察，但在制定该药品质量标准时应合理地确定其检查项目。例如，砷为毒性杂质，在进行新药研制的研究阶段，是必须检查的项目。但实际上许多药品的检查项下并没有砷盐的检查。根本原因是其含量极低（如小于百万分之一）或不含砷。对于此种药物，砷盐的检查项以不列入质量指标更为合理。即对在正常生产和储存中不易引入，或虽可引入，但含量甚微，不会影响药品质量和人体健康的杂质，可不做限量规定。对于危害人体健康，影响药物稳定性的杂质，必须严格控制其限量。

三、杂质限量

药物中的杂质虽然无效甚至有毒，但仍然允许有少量存在，这是因为要把药物中的杂质完全除掉，既不可能也没有必要。对于药物中存在的杂质在不影响疗效、不发生毒副作用的原则下，综合考虑杂质的安全性、生产的可行性、产品的稳定性，允许药物中含有一定限量的杂质。杂质限量是药物中所含杂质的最大允许量，通常用百分之几或百万分之几（parts per million，ppm）表示。

按照杂质限量的定义，杂质限量可按照下式计算：

$$杂质限量（\%）=\frac{杂质的最大允许量}{供试品量}\times 100\%$$

若供试品（S）中所含杂质的量是通过与一定量杂质标准溶液进行比较来确定的，那么杂质的最大允许量也就是杂质标准溶液的浓度（C）与体积（V）的乘积，因此，杂质限量（L）的计算可写成下式：

$$L(\%)=\frac{C\cdot V}{S}\times 100\%$$

例 3-12：乙酰唑胺中氯化物的检查

取本品 2.0g，加水 100ml，加热溶解后，迅速放冷，滤过。取滤液 25ml，依法检查氯化物（ChP 2015 年版通则 0801），与标准氯化钠 7.0ml（每 1ml 相当于 10mg 的 Cl）制成的对照液比较，不得更浓。请问氯化物的限量是多少？

$$L(\%)=\frac{C\cdot V}{S}\times 100\%=\frac{10\times 10^{-6}\times 7}{2\times \frac{25}{100}}\times 100\%=0.014\%$$

杂质限量的检查方法：药物中杂质限量的控制方法有两种，一是杂质的定量测定，二是杂质的限量检查（limit test），即此方法不需准确测定杂质含量，而只检查其是否超过规定限量。在药品质量标准中杂质的检查多数采用限量检查的方法。常用的限量检查方法有如下三种。

1. 对照品法　是指取一定量待检杂质的对照品溶液与一定量供试品溶液在相同条件下处理后，比较反应结果，从而判断供试品中所含杂质限量是否超过规定。使用本法检查药物杂质时，为使反应结果具有可比性，必须遵循平行操作原则，即供试液和对照液应在完全相同的条件下反应，所用的仪器应选玻璃质量较好、配对、无色（尤其管底）、管的刻度高低一致的纳氏比色管，加入的试剂、反应的温度、放置的时间等均应相同。ChP 中一般杂质检查大多采用这种方法。

例 3-13：对乙酰氨基酚中氯化物的检查

取本品 2.0g，加水 100ml，加热溶解后冷却，滤过，取滤液 25ml，依法检查氯化物，所发生的混浊与标准氯化钠溶液 5.0ml（每 1ml 相当于 10mg 的 Cl）制成的对照液比较，不得更浓，氯化物的限量是 0.01%。

2. 灵敏度法　是指在供试品溶液中加入试剂，在一定反应条件下，不得有正反应出现，即以检测条件下的灵敏度来控制杂质限量。该法不需用杂质对照品溶液对比。例如，纯化水中的氯化物检查：在 50ml 纯化水中加入硝酸及硝酸银试液，不发生浑浊为合格。该法是利用氯离子与银离子生成氯化银沉淀反应的灵敏度来控制纯化水中氯化物限量的。本法的特点是不需要对照物质。

3. 比较法 是指取供试品一定量依法检查，测得待检杂质的吸光度或旋光度等与规定值比较，不得更大。

例 3-14：盐酸甲氧明中酮胺的检查

取本品，加水制成每 1ml 中含 1.5mg 的溶液，在 347nm 波长处测定（$E_{1cm}^{1\%}$ 为 154），吸光度不得大于 0.06。本法的特点是不需要对照物质。

杂质限量的设置要合理，在确保用药安全有效的前提下，根据杂质的性质和当前的生产工艺水平，确定一个比较合理的标准。标准太低安全性无保障，标准太高生产成本过高不利于应用推广。制定质量标准中杂质的限度时，应考虑生产的可行性及批与批之间的正常波动，还要考虑药品本身的稳定性。由于创新药与仿制药在研究思路上的差异，杂质限度的确定方法也不同。对于创新药物，杂质限度确定的依据主要是已进行的临床前安全性研究中获得的结果，通常要求用于临床试验的样品杂质不得超过用于临床前安全性研究的样品；对于仿制药物，可以根据已有的标准制定相应的杂质限度；对于其他新药，可参照创新药物或仿制药物的要求进行。

ChP 规定杂质限度的制订应综合考虑如下因素：杂质及含一定限量杂质的药品的毒理学研究结果；给药途径；每日剂量；给药人群；杂质药理学可能的研究结果；原料药的来源；治疗周期；在保证安全有效的前提下，药品生产企业对生产高质量药品所需成本和消费者对药品价格的承受力。

四、杂质的检查

药品中杂质的检查方法包括化学法、光谱法、色谱法等，因药物结构及杂质的不同采用不同的检测方法。杂质检查分析方法应专属、灵敏，尽量采用现代分离分析手段，使主成分与杂质和降解产物均能分开，其检测限应满足限度检查的要求；对于需作定量检查的杂质，方法的定量限应满足相应的要求。无机杂质、残留溶剂等的检查应按 ChP2015 通则 0800 方法试验。有机杂质或有关物质的化学结构往往与主药相似，但不甚明确或虽结构明确，难以获得标准品或对照品，所以有关物质的检查首选色谱法，如 HPLC、GC 或毛细管电泳法。残留溶剂测定采用 GC 法，其研究方法和限度要求可参考药典和有机溶剂残留量研究的技术指导原则。

对杂质检查方法要研究其基本原理、专属性、灵敏度和试验条件的最佳化。在研究时，应采用几种不同的分离分析方法或不同测试条件以便比对结果，选择较佳的方法作为质量标准的检查方法。对于色谱法，还要研究其分离能力，必要时，有关操作注意事项可在质量标准中予以规定。在研究中可用该药的粗制品，或用成品加中间体的混合物，或将成品用强酸、强碱、光照、加热等进行处理，然后，在既定的条件下进行样品的色谱分离，以考察色谱法的适用性。

下面分别以一般杂质、特殊杂质为例介绍药品杂质的检查方法。

（一）一般杂质的检查方法

一般杂质是指自然界分布比较广泛，在多种药物的生产或储存过程中容易引入的杂质，如氯化物（chloride）、硫酸盐（sulfate）、铁盐（iron）、重金属（heavy metal）、砷盐（arsenic salt）等。它们的检查方法，为了避免在正文中重复，收载在 ChP2015 四部通则中。

1. 氯化物检查法 药物的生产过程中，常用到盐酸或将药物制成盐酸盐的形式；生产和储存过程中也极易引入氯化物。氯化物虽然对人体无害，但通过对氯化物的控制，同时也可控制与氯生成的副产物。其检查结果显示药品的纯度，能够反映生产过程是否正常。因此，氯化物常作为信号杂质在多数药物中需要检查。

1）检查原理：药物中的微量氯化物在硝酸酸性条件下与硝酸银反应，生成氯化银胶体微粒而显白色浑浊，与一定量的标准氯化钠溶液在相同条件下产生的氯化银浑浊比较，判断供试品中的氯化物是否符合限量规定。

$$Cl^- + Ag^+ \longrightarrow AgCl\downarrow \text{（白）}$$

2）检查方法：除另有规定外，取各药品项下规定量的供试品，加水溶解使成 25ml（溶液如显碱性，可滴加硝酸使成中性），再加稀硝酸 10ml；溶液如不澄清，应滤过；置 50ml 纳氏比色管中，加水使成约 40ml，摇匀，即得供试溶液。另取该品种项下规定量的标准氯化钠溶液（每 1ml 相当于 10μg 的 Cl），置 50ml 纳氏比色管中，加稀硝酸 10ml，加水使成 40ml，摇匀，即得对照溶液。于供试品溶液与对照溶液中，分别加入硝酸银试液 1.0ml，用水稀释使成 50ml，摇匀，在暗处放置 5min，同置黑色背景上，从比色管上方向下观察、比较，即得。

3）注意事项

a. 在测定条件下，氯化物浓度以 50ml 中 50～80μg 的 Cl 为宜，在此范围内混浊梯度明显，便于比较。相当于标准氯化钠溶液（每 1ml 相当于 10μg 的 Cl）取用量为 5.0～8.0ml，在设计检查方法时应根据氯化物的限量考虑供试品的取用量，使氯化物的含量在适宜的比浊范围内。

b. 在硝酸溶液中进行检查，加入硝酸可避免弱酸银盐，如碳酸银、磷酸银及氧化银沉淀的形成而干扰检查，同时还可加速氯化银沉淀的生成并产生较好的乳浊。酸度以 50ml 供试溶液中含稀硝酸 10ml 为宜。

c. 操作时，应当按照顺序进行，即先制成 40ml 水溶液，再加入硝酸银试液 1.0ml，以免在较大的氯化物浓度下产生较大颗粒的浑浊，沉积在底部影响比浊；为了避免光线使单质银析出，加硝酸银后应在暗处放置 5min；由于氯化银为白色浑浊，观察时应将比色管同置黑色背景上，自上而下观察。

d. 供试品溶液如不澄清，可用含硝酸的水洗涤滤纸中可能存在的氯化物，再过滤供试品溶液，使其澄清。判断洗净的方法是接收洗涤液加入硝酸银后，观察是否产生浑浊。

e. 供试品溶液如带颜色，可采用内消色法解决。取供试品溶液两份，分别置 50ml 纳氏比色管中，一份中加硝酸银试液 1.0ml，摇匀，放置 10min，如显浑浊，可反复滤过，至滤液完全澄清，再加规定量的标准氯化钠溶液与水适量使成 50ml，摇匀，在暗处放置 5min，作为对照溶液；另一份中加硝酸银试液 1.0ml 与水适量使成 50ml，摇匀，在暗处放置 5min，按上述方法与对照溶液比较，即得。对某些带有颜色的药物，也可根据其化学性质设计排除干扰的方法。如检查高锰酸钾中的氯化物，可先加乙醇适量使其还原褪色，再依法检查。

f. 检查有机氯杂质，可根据氯杂质结构，将有机氯结构转变为无机离子状态，再依法检查。若杂质为氯代脂烃或氯在环的侧链上，可在碱性溶液中加热使水解生成 Cl^-。若杂质中氯连接于环上，需进行有机破坏使其分解，如氧瓶燃烧法后，再依法检查。

2. 硫酸盐检查法　微量的硫酸盐杂质，也是一种信号杂质。

1）检查原理：药物中微量的硫酸盐在稀盐酸酸性条件下与氯化钡反应，生成硫酸钡微粒显白色浑浊，与一定量标准硫酸钾溶液（第 1ml 相当于 100μg 的 SO_4）在相同条件下产生的硫酸钡浑浊程度比较，判定供试品硫酸盐是否符合限量规定。

$$SO_4^{2-} + Ba^{2+} \longrightarrow BaSO_4\downarrow$$

2）检查方法：除另有规定外，取各品种项下规定量的供试品，加水溶解使成约 40ml（溶液如显碱性，可滴加盐酸使成中性）；溶液如不澄清，应滤过；置 50ml 纳氏比色管中，加稀盐酸 2ml，摇匀，即得供试品溶液。另取该品种项下规定量的标准硫酸钾溶液（每 1ml 相当于 100μg 的 SO_4^{2-}），置 50ml 纳氏比色管中，加水使成约 40ml，加稀盐酸 2ml，摇匀，即得对照溶液；于供试溶液与对照溶液中分别加入 25%氯化钡溶液 5ml，用水稀释至 50ml，充分摇匀，放置 10min，同置黑色背景上，从纳氏比色管上方向下观察、比较，即得。

3）注意事项

a. 本法适宜比浊浓度为 50ml 中 0.1～0.5mg 的 SO_4^{2-}，相当于标准硫酸盐溶液 1.0～5.0ml。

b. 供试溶液如带颜色，可采用内消色法。如果药物在水中不易溶解，可加入适量的有机溶剂将药物溶解后再依法检查，例如硫酸普拉睾酮钠中硫酸盐的检查，先用丙酮-水（1∶1）溶解样品后进行检查。

c. 盐酸可防止碳酸钡或磷酸钡等沉淀生成，影响比浊。但酸度过大可使硫酸钡溶解，降低检查灵敏度，50ml 供试品中含 2ml 稀盐酸为宜。

3. 铁盐检查法 微量铁盐的存在可能会加速药物的氧化和降解，因此要控制其限量。ChP 和 USP 均采用硫氰酸盐法，BP 采用巯基乙酸法检查（巯基乙酸还原 Fe^{3+}成 Fe^{2+}，在氨碱性溶液中进一步与 Fe^{2+}作用生成配位离子，于一定量标准铁溶液经同法处理后产生的颜色进行比较），两个方法相比较，后者的灵敏度较高，但试剂较贵。下面着重介绍硫氰酸盐法。

1）检查原理：铁盐在盐酸酸性溶液中与硫氰酸盐作用产生红色可溶性的硫氰酸铁配离子，与一定量标准铁溶液用同法处理后进行比色，判断供试品中的铁盐是否超过了限量。

$$Fe^{3+} + 6SCN^- \xrightarrow{H^+} [Fe(SCN)_6]^{3-}$$

2）检查方法：除另有规定外，取各品种项下规定量的供试品，加水溶解使成 25ml，移置 50ml 纳氏比色管中，加稀盐酸 4ml 与过硫酸铵 50mg，用水稀释使成 35ml 后，加 30%硫氰酸铵溶液 3ml，再加水适量稀释成 50ml，摇匀；如显色，立即与标准铁溶液一定量制成的对照溶液（取该品种项下规定量的标准铁溶液，置 50ml 纳氏比色管中，加水使成 25ml，加稀盐酸 4ml 与过硫酸铵 50mg，用水稀释使成 35ml，加 30%硫氰酸铵溶液 3ml，再加水适量稀释成 50ml，摇匀）比较，即得。如供试管与对照管色调不一致时，可分别移至分液漏斗中，各加正丁醇 20ml 提取，俟分层后，将正丁醇层移置 50ml 纳氏比色管中，再用正丁醇稀释至 25ml，比较，即得。

3）注意事项：

a. 本法适用于药品中微量铁盐的限量检查，在测定条件下，铁盐浓度以 50ml 中含 10～50μg 的 Fe^{3+}为宜，相当于标准铁溶液（每 1ml 相当于 10μg 的 Fe）取用量 1.0～5.0ml，在此范围内色泽梯度明显，易于区别。

b. 标准铁溶液用硫酸铁铵[$FeNH_4(SO_4)_2 \cdot 12H_2O$]配制，并加入硫酸防止铁盐水解，易于保存。标准铁储备液应存放在阴凉处，存放期如出现浑浊或其他异常情况时，不得使用。

c. 检查在盐酸酸性溶液中进行，加入盐酸可以防止 Fe^{3+}水解而干扰检查。酸度以 50ml 供试溶液中含稀盐酸 4ml 为宜。

d. 加入氧化剂过硫酸铵，可以氧化供试品中的 Fe^{2+}成 Fe^{3+}；同时可以防止由于光线使硫氰酸铁还原或分解褪色。

$$2Fe^{2+} + (NH_4)_2S_2O_8 \longrightarrow 2Fe^{3+} + (NH_4)_2SO_4 + SO_4^{2-}$$

e. 某些药物（如葡萄糖、糊精和硫酸镁等）在检查过程中加入硝酸处理，则不再加过硫酸铵，但硝酸中可能含有亚硝酸，能与硫氰酸根离子作用，生成红色亚硝酰硫氰化物影响比色。因此，剩余的硝酸必须加热煮沸除去。

f. 某些酸根阴离子（如 Cl^-、PO_4^{3-}、SO_4^{2-}、柠檬酸根离子）能与 Fe^{3+}形成有色配位化合物而干扰检查，可以适当增加酸度，增加硫氰酸铁的量，用正丁醇或异戊醇提取，分取醇层比色。这是因为硫氰酸铁配位离子在正丁醇等有机溶剂中溶解度大，提取后能增加颜色的深度，提高比色灵敏度，并能消除某些干扰物质的影响。此外，一些金属离子（如汞离子、银离子、钴离子、铋离子等）也可与 SCN^-反应生成有色沉淀而干扰检查，在设计时应予考虑。

g. 环状结构的有机药物，在试验条件下不溶解或对检查有干扰，须经炽灼破坏，使铁盐成三氧化二铁留于残渣，处理后再依法检查。

4. 重金属检查法 重金属是指在规定实验条件下能与硫代乙酰胺或硫化钠作用显色的金属杂质，包括银、铅、汞、铜、镉、铋、锑、锡、砷、镍、钴和锌等。药物中重金属的存在将影响药物的稳定性及用药的安全性。由于生产中遇到铅的机会较多，且铅在人体内易积蓄中毒，故以铅为代表检查重金属。根据实验条件与方法的不同，ChP2015 通则 0821 共收载三种重金属检查方法。

（1）第一法：又称硫代乙酰胺法，适用于溶于水、稀酸及乙醇的药物，是大多数药物采用的检查方法。

1）检查原理：硫代乙酰胺在弱酸性（pH3.5）条件下水解产生硫化氢，与药物中微量的重金属反应生成黄色到棕黑色的硫化物均匀混悬液，与一定量标准铅溶液经同法处理后所呈颜色进行比较，判断供试品中重金属是否符合限量规定。

$$CH_3CSNH_2 + H_2O \longrightarrow CH_3CONH_2 + H_2S$$
$$H_2S + Pb^{2+} \longrightarrow PbS\downarrow + 2H^+$$

2）检查方法：除另有规定外，取25ml纳氏比色管三支，甲管中加标准铅溶液一定量与乙酸盐缓冲液（pH3.5）2ml后，加水或各品种项下规定的溶剂稀释成25ml，乙管中加入按各品种项下规定的方法制成的供试品溶液25ml，丙管中加入与乙管相同量的供试品，加配制供试品溶液的溶剂适量使溶解，再加与甲管相同量的标准铅溶液与乙酸盐缓冲液（pH3.5）2ml后，用溶剂稀释成25ml；若供试品溶液带颜色，可在甲管中滴加少量的稀焦糖溶液或其他无干扰的有色溶液，使之与乙管、丙管一致；再在甲、乙、丙三管中分别加硫代乙酰胺试液各2ml，摇匀，放置2min，同置白纸上，自上向下透视，当丙管中显出的颜色不浅于甲管时，乙管中显示的颜色与甲管比较，不得更深。如丙管中显出的颜色浅于甲管，应取样按第二法重新检查。如在甲管中滴加稀焦糖溶液或其他无干扰的有色溶液，仍不能使颜色一致时，应取样按第二法检查。

本法用硝酸铅配制标准铅储备液，标准铅溶液临用前稀释而成，浓度为10μg/ml，适宜目视比色的浓度范围为每27ml溶液中含10～20μg的Pb，相当于标准铅溶液1～2ml。

3）注意事项

a. 供试品如有色，应在加硫代乙酰胺试液前在对照溶液管中滴加少量稀焦糖溶液或其他无干扰的有色溶液，使之与供试品溶液管的颜色一致，然后再加硫代乙酰胺试液比色。如按以上方法仍不能使两管颜色一致，可采用内消色法使对照溶液与供试品溶液的颜色一致。

b. 检查是在乙酸盐缓冲溶液（pH3.5）2ml中进行。在pH3～3.5时硫化铅沉淀较完全，若酸度增大，重金属离子与硫化氢呈色变浅，酸度太大时甚至不显色。

c. 供试品中若含微量高铁盐，在弱酸性溶液中易氧化硫化氢析出硫，产生浑浊，影响比色，可先加维生素C 0.5～1.0g，将Fe^{3+}还原成Fe^{2+}，消除干扰。

例3-15：ChP2015 葡萄糖酸亚铁中重金属的检查

取50ml纳氏比色管两支，甲管中加水适量，加稀乙酸2ml 与维生素C 1g，滴加稀焦糖溶液调节溶液颜色与供试品一致，加标准铅溶液 1.25ml，再加水使成 25ml，作为对照液；另取本品0.5g，加水20ml溶解后，量取5ml，置乙管中，加稀乙酸2ml、维生素C 1g、标准铅溶液1ml，加水适量使成25ml，作为供试液；甲乙两管中分别加硫化氢试液10ml，摇匀，在暗处放置10min；同置白纸上，自上面透视，乙管中显出的颜色与甲管比较，不得更深，含重金属不得过百万分之二十。

（2）第二法：又称炽灼后的硫代乙酰胺法，适用于含芳环、杂环，以及难溶于水、稀酸及乙醇的有机药物。

1）检查原理：重金属可能与芳环、杂环形成较牢的价键，需将供试品炽灼破坏，残渣加硝酸、硫酸进一步破坏，蒸干，加盐酸转变成易溶于水的氯化物，再按第一法进行检查。

2）检查方法：除另有规定外，当需改用第二法检查时，取各品种项下规定量的供试品，按炽灼残渣检查法（通则0841）进行炽灼处理，然后取遗留的残渣；或直接取炽灼残渣项下遗留的残渣；如供试品为溶液，则取各品种项下规定量的溶液，蒸发至干，再按上述方法处理后取遗留的残渣；加硝酸 0.5ml，蒸干，至氧化氮蒸气除尽后（或取供试品一定量，缓缓炽灼至完全炭化，放冷，加硫酸 0.5～1ml，使湿润，用低温加热至硫酸除尽后，加硝酸 0.5ml，蒸干，至氧化氮蒸气除尽后，放冷，在500～600℃炽灼使完全灰化），放冷，加盐酸2ml，置水浴上蒸干后加水 15ml，滴加氨试液至对酚酞指示液显微粉红色，再加乙酸盐缓冲液（pH3.5）2ml，微热溶解后，移置纳氏比色管中，加水稀释成 25ml，作为乙管；另取配制供试品溶液的试剂，置瓷皿中蒸干后，加乙酸盐缓冲液（pH3.5）2ml 与水 15ml，微热溶解后，移置纳氏比色管中，加标准硝酸铅溶液一定量，再用水稀释成 25ml，作为甲管；再在甲、乙两管中分别加硫代乙酰胺试液各 2ml，摇匀，放置 2min，同置白纸上，自上向下透视，乙管中显出的颜色与甲管比较，不得更深。

3）注意事项

a. 炽灼温度对重金属检查影响较大，温度越高，重金属损失越多，因此炽灼温度须控制在 500～600℃。

b. 含钠盐或氟的有机药物在炽灼时能腐蚀瓷坩埚而带入重金属，应改用石英坩埚、铂坩埚或硬质玻璃蒸发皿操作。例如，对氨基水杨酸钠中重金属的检查：取本品 1.0g，置铂坩埚中，依法检查（ChP2015 通则 0821 第二法），含重金属不得过百万分之十。

c. 炽灼残渣加硝酸处理后，必须蒸干，除尽氧化氮，否则亚硝酸会使 H_2S 氧化析出硫，影响比色检查。

（3）第三法：又称硫化钠法，适用于能溶于碱性水溶液，难溶于稀酸或在稀酸中生成沉淀的药物。磺胺类药物、巴比妥类药物用此法检查。

1）检查原理：在碱性介质中，以硫化钠为显色剂，使药物中微量的重金属生成硫化物的均匀混悬液，与一定量标准铅溶液经同法处理后所呈颜色进行比较。

$$Pb^{2+} + Na_2S \xrightarrow{NaOH} PbS\downarrow + 2Na^+$$

2）检查方法：除另有规定外，取供试品适量，加氢氧化钠试液 5ml 与水 20ml 溶解后，置纳氏比色管中，加硫化钠试液 5 滴，摇匀，与一定量的标准铅溶液同样处理后的颜色比较，不得更深。

3）注意事项：硫化钠试液对玻璃有一定的腐蚀性，久置会产生絮状物，应临用新制。

5. 砷盐检查法 砷盐多由药物生产过程所用无机试剂引入，砷为毒性杂质，须严格控制其限量。ChP 采用两种方法检查砷盐，古蔡氏（Gutzeit）法和二乙基二硫代氨基甲酸银（Ag-DDC）法。第一法是药品中砷盐的限量检查；第二法既可检查药品中砷盐限量，又可测定含量，可根据需要选用。

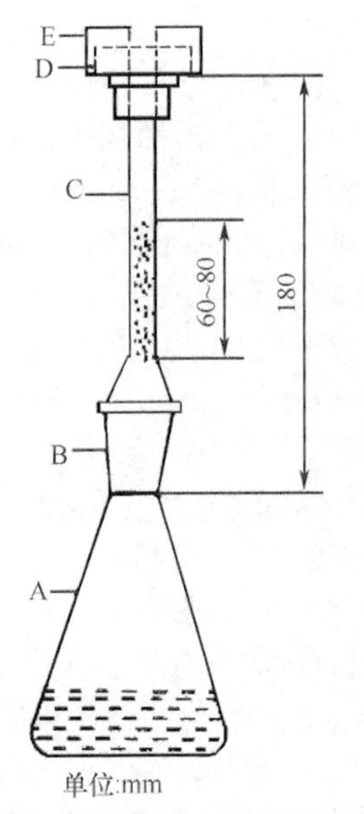

图 3-1 古蔡氏法检砷装置图

（1）第一法（古蔡氏法）

1）检查原理：金属锌与酸作用产生新生态氢，与药物中微量砷盐生成具有砷化氢气体，遇溴化汞试纸产生黄色至棕色的砷斑，与一定量标准砷溶液在同一条件下所产生的砷斑比较，判断供试品中的砷盐是否符合限量规定。

$$As^{3+} + 3Zn + 3H^+ \longrightarrow AsH_3\uparrow + 3Zn^{2+}$$

$$AsO_3^{3-} + 3Zn + 9H^+ \longrightarrow AsH_3\uparrow + 3Zn^{2+} + 3H_2O$$

$$AsH_3 + 3HgBr_2 \longrightarrow 3HBr + As(HgBr)_3\text{(黄色)}$$

$$AsH_3 + 2As(HgBr)_3 \longrightarrow 3AsH(HgBr)_2\text{(棕色)}$$

$$AsH_3 + As(HgBr)_3 \longrightarrow 3HBr + As_2Hg_3\text{(黑色)}$$

2）检查方法：检砷装置如图 3-1 所示。A 为 100ml 标准磨口锥形瓶；B 为中空的标准磨口塞，上连导气管 C（外径 8.0mm，内径 6.0mm），全长约 180mm；D 为具孔的有机玻璃旋塞，其上部为圆形平面，中央有一圆孔，孔径与导气管 C 的内径一致，其下部孔径与导气管 C 的外径相适应，将导气管 C 的顶端套入旋塞下部孔内，并使管壁与旋塞的圆孔相吻合，黏合固定；E 为中央具有圆孔

（孔径 6.0mm）的有机玻璃旋塞盖，与 D 紧密吻合。

测试时，于导气管 C 中装入乙酸铅棉花 60mg（装管高度为 60～80mm），再于旋塞 D 的顶端平面上放一片溴化汞试纸（试纸大小以能覆盖孔径而不露出平面外为宜），盖上旋塞盖 E 并旋紧，即得。

标准砷斑的制备：精密量取标准砷溶液 2ml，置 A 瓶中，加盐酸 5ml 与水 21ml，再加碘化钾试液 5ml 与酸性氯化亚锡试液 5 滴，在室温放置 10min 后，加锌粒 2g，立即将照上法装妥的导气管 C 密塞于 A 瓶上，并将 A 瓶置 25～40℃水浴中，反应 45min，取出溴化汞试纸，即得。若供试品需经有机破坏后再行检砷，则应取标准砷溶液代替供试品，照该品种项下规定的方法处理后，依法制备标准砷斑。

样品砷斑的制备：取按各品种项下规定方法制成的供试品溶液，置 A 瓶中，照标准砷斑的制备，自“再加碘化钾试液 5ml”起，依法操作。将生成的样品砷斑与标准砷斑比较，不得更深。

砷盐检查中，五价砷在酸性溶液中也能被还原为砷化氢，但速度较三价砷慢。药品中存在的微量砷盐以五价砷和三价砷两种价态存在，故先加入碘化钾和氯化亚锡使五价砷还原为三价砷，加快反应速度。碘化钾被氧化生成碘，碘被氯化亚锡还原成碘离子，碘离子可与反应中生成的锌离子形成稳定的配位离子$[ZnI_4]^{2-}$，有利于生成砷化氢的反应不断进行。氯化亚锡还可在锌粒表面形成锌锡齐，起去极化作用，使氢气均匀连续地发生，有利于砷斑的形成。碘化钾和氯化亚锡还可抑制锑化氢的形成（锑化氢能与溴化汞试纸作用生成灰色锑斑），在试验条件下，100μg 锑存在不干扰测定。

$$AsO_4^{3-} + 2I^- + 2H^+ \longrightarrow AsO_3^{3-} + I_2 + H_2O$$
$$AsO_4^{3-} + Sn^{2+} + 2H^+ \longrightarrow AsO_3^{3-} + Sn^{4+} + H_2O$$
$$I_2 + Sn^{2+} \longrightarrow 2I^- + Sn^{4+}$$
$$4I^- + Zn^{2+} \longrightarrow [ZnI_4]^{2-}$$

3）注意事项

a. 用三氧化二砷配制储备液，于临用前取储备液新鲜配制标准砷溶液，每 1ml 标准砷溶液相当于 1μg 的 As。ChP 制备标准砷斑采用 2ml 标准砷溶液（相当于 2μg 的 As），所得砷斑清晰，否则，砷斑颜色过深或过浅，均影响比色的正确性。

b. 供试品若为亚硫酸盐、硫代硫酸盐等，在酸性溶液中生成二氧化硫气体，与溴化汞试纸作用生成黑色硫化汞或金属汞，干扰砷斑检查。应先加硝酸处理，使氧化成硫酸盐，除去干扰。

例 3-16：硫代硫酸钠中砷盐的检查

取本品 0.20g，加水 5ml 溶解后，加硝酸 3ml，置水浴上，注意蒸干，残渣中加水数毫升，搅匀，滤过，滤渣用水洗净，合并滤液与洗液，蒸干后，加盐酸 5ml 与水 23ml 使溶解，依法检查（通则 0822 第一法），应符合规定（0.001%）。

c. 供试品若为铁盐，Fe^{3+}可消耗氯化亚锡、碘化钾等还原剂，并能氧化砷化氢，干扰测定。反应前应先加酸性氯化亚锡试液，将 Fe^{3+}还原为 Fe^{2+}，除去干扰后再依法检查。

d. 供试品若为环状结构的有机药物，因砷在分子中可能以共价键结合，需要进行有机破坏后依法检查，否则检出结果偏低或难以检出。ChP2015 采用碱破坏法，于供试品中加氢氧化钙或无水碳酸钠小火炽灼炭化，再于 500～600℃完全灰化后检查。

例 3-17：对氨基水杨酸钠中砷盐的检查

取无水碳酸钠约 1g，铺于铂坩埚底部与四周，另取本品 1.0g，置无水碳酸钠上，加水少量湿润，干燥后，先用小火灼烧使炭化，再在 500～600℃炽灼使完全灰化，放冷，加盐酸 5ml 与水 23ml 使溶解，依法检查（通则 0822 第一法），应符合规定（0.0002%）。

此外，也有用硝酸镁乙醇溶液进行灼烧破坏分解有机物，使砷生成非挥发性砷酸镁$[Mg_3(AsO_4)_2]$，残渣加盐酸溶解后依法检查。本法操作简便，易于灰化，有机药物破坏后砷能定量回收，但操作中需注意充分灰化，使硝酸镁完全分解为氧化镁。若有硝酸盐或亚硝酸盐残留，则在酸性液中能生成硝酸或亚硝酸，影响砷化氢的生成。

（2）第二法（二乙基二硫代氨基甲酸银法）

1）检查原理：金属锌与酸作用产生新生态氢，与药物中微量砷盐反应生成砷化氢气体，还原二乙基二硫代氨基甲酸银（Ag-DDC）为红色胶态银，与一定量的标准砷溶液在相同条件所呈颜色进行比较，或在 510nm 波长处测定吸光度进行比较。该法不仅可用于砷盐的限量检查，也可用作微量砷盐的含量测定。

$$AsH_3 + 6\,Ag\text{-}DDC + 3\,C_5H_5N \longrightarrow 6\,Ag + 3\,C_5H_5N \cdot HDDC + As(DDC)_3$$

2）检查方法：检砷装置如图 3-2 所示。A 为 100ml 标准磨口锥形瓶；B 为中空的标准磨口塞，上连导气管 C（一端外径为 8mm，内经为 6mm；另一端长为 180mm，外径 4mm，内径 1.6mm，尖端内径为 1mm）；D 为平底玻璃管（长 180mm，内径 10mm，于 5.0ml 处有一刻度）。

测试时，于导气管 C 中装入乙酸铅棉花 60mg（装管高度约 80mm），并于 D 管中精密加入二乙基二硫代氨基甲酸银试液 5ml。

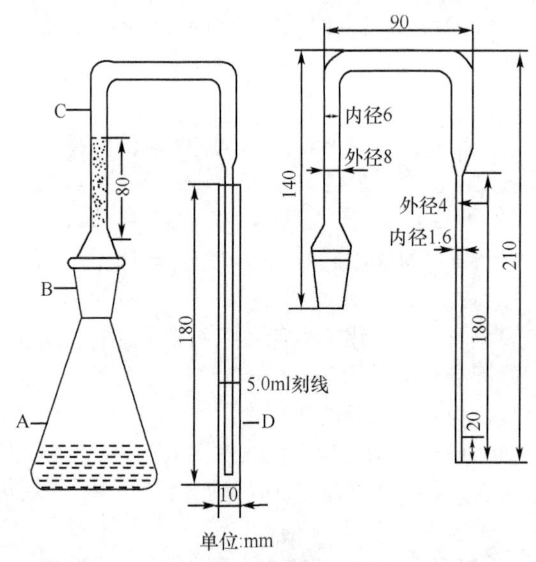

图 3-2　二乙基二硫代氨基甲酸银法检砷装置图

标准砷对照液的制备：精密量取标准砷溶液 2ml，置 A 瓶中，加盐酸 5ml 与水 21ml，再加碘化钾试液 5ml 与酸性氯化亚锡试液 5 滴，在室温放置 10min 后，加锌粒 2g，立即将导气管 C 与 A 瓶密塞，使生成的砷化氢气体导入 D 管中，并将 A 瓶置 25～40℃水浴中反应 45min，取出 D 管，添加三氯甲烷至刻度，混匀，即得。

供试品检查法：取照各品种项下规定方法制成的供试品试液，置 A 瓶中，照标准砷对照液的制备，自“再加碘化钾试液 5ml”起，依法操作。将所得溶液与标准砷对照液同置白色背景上，从 D 管上方向下观察、比较，所得溶液的颜色不得比标准砷对照液更深。必要时，可将所得溶液转移至 1cm 吸收池中，照药典紫外-可见分光光度法（通则 0401），在 510nm 波长处以二乙基二硫代氨基甲酸银试液作空白，测定吸光度，与标准砷对照液按同法测得的吸光度比较，即得。

3）注意事项

a. As 的浓度为 1～40μg/ml 线性关系良好，显色在 2h 内稳定，重现性好，可定量测定砷盐含量。

b. 锑化氢与 Ag-DDC 的反应灵敏度低，当溶液中加入 40%的氯化亚锡 3ml 和 15%碘化钾

5ml 时，500μg 的锑也不干扰测定。

c. 在第二法 Ag-DDC 法中，需要加入一定量的有机碱以中和反应中的二乙基二硫代氨基甲酸。USP 采用 0.5%的 Ag-DDC 的吡啶溶液，检测灵敏度高（0.5μg/30ml），但吡啶有恶臭。ChP2015 仅采用氯仿溶液，呈色灵敏度略虽低于吡啶，但呈色稳定性及试剂稳定性均好，低毒，无臭，与砷化氢产生的颜色在 510nm 波长处有最大吸收。

此外，对于含锑药物，如葡萄糖酸锑钠，多采用白田道夫（Betterdorff）法检查砷盐。方法原理是氯化亚锡在盐酸中将砷盐还原成棕褐色的胶态砷，与一定量标准砷溶液用同法处理后所得的颜色比较。

$$2As^{3+} + 3SnCl_2 + 6HCl \longrightarrow 2As\downarrow + 3SnCl_4 + 6H^+$$

该法简便快速，反应灵敏度以 As_2O_3 计为 20μg。少量二氯化汞的加入，能提高反应灵敏度达 2μg/10ml。

例 3-18：ChP2015 对葡萄糖酸锑钠中砷盐的检查方法

取本品 0.1g，置纳氏比色管中，加 0.01%二氯化汞溶液 0.3ml 与盐酸 9.2ml，再加氯化亚锡溶液（取氯化亚锡 22.5g，加盐酸 12ml，加热使溶解）0.5ml，混匀，静置 30min 后，如显色，与对照液（取每 1ml 中含 As 5μg 的溶液 0.3ml，加 0.01%二氯化汞溶液 0.3ml 与盐酸 8.9ml，再加氯化亚锡溶液 0.5ml，混匀，静置 30min）比较，不得更深（0.0015%）。

6. 残留溶剂（residual solvents）**检查法**　建立药品质量标准时，对毒性杂质和毒性残留有机溶剂应严格规定限度。药品中的残留溶剂是指在原料药或辅料的生产中，以及在制剂制备过程中使用的，但在工艺过程中未能完全去除的有机溶剂。ChP 按照毒性程度将残留有机溶剂分为四类（表 3-3），第一类有机溶剂毒性较大，具有致癌作用且对环境有害，应尽量避免使用；第二类有机溶剂对人体有一定毒性，应限量使用；第三类有机溶剂对人体健康危险性小，推荐使用。除另有规定外，第一类、二类、三类有机溶剂的残留量限度应符合规定要求；对其他溶剂，应根据生产工艺的特点，制定相应的限度，使其符合产品规范、GMP 或其他基本的质量要求。

表 3-3　药品中常见的残留溶剂及限度

第一类溶剂（应该避免使用）					
溶剂名称	限度（%）	溶剂名称	限度（%）	溶剂名称	限度（%）
苯	0.0002	四氯化碳	0.0004	1,2-二氯乙烷	0.0005
1,1-二氯乙烯	0.0008	1,1,1-三氯乙烷	0.150		
第二类溶剂（应该限制使用）					
溶剂名称	限度（%）	溶剂名称	限度（%）	溶剂名称	限度（%）
乙腈	0.041	氯苯	0.036	三氯甲烷	0.006
环己烷	0.388	1,2-二氯乙烯	0.187	二氯甲烷	0.060
1,2-二甲氧基乙烷	0.010	*N*，*N*-二甲基乙酰胺	0.109	*N*,*N*-二甲基甲酰胺	0.088
二氧六环	0.038	2-乙氧基乙醇	0.016	乙二醇	0.062
甲酰胺	0.022	正己烷	0.029	甲醇	0.300
2-甲氧基乙醇	0.005	甲基丁基酮	0.005	甲基环己烷	0.118
N-甲基吡咯烷酮	0.053	硝基甲烷	0.005	吡啶	0.020
四氢噻吩	0.016	四氢化萘	0.010	四氢呋喃	0.072
甲苯	0.089	1,1,2-三氯乙烯	0.008	二甲苯①	0.217
第三类溶剂（药品 GMP 或其他质量要求限制使用）					
溶剂名称	限度（%）	溶剂名称	限度（%）	溶剂名称	限度（%）
乙酸	0.500	丙酮	0.500	甲氧基苯	0.500

续表

第三类溶剂（药品GMP或其他质量要求限制使用）					
溶剂名称	限度（%）	溶剂名称	限度（%）	溶剂名称	限度（%）
正丁醇	0.500	仲丁醇	0.500	乙酸丁酯	0.500
叔丁基甲基醚	0.500	异丙基苯	0.500	二甲基亚砜	0.500
乙醇	0.500	乙酸乙酯	0.500	乙醚	0.500
甲酸乙酯	0.500	甲酸	0.500	正庚烷	0.500
乙酸异丁酯	0.500	乙酸异丙酯	0.500	乙酸甲酯	0.500
3-甲基-1-丁醇	0.500	丁酮	0.500	甲基异丁基酮	0.500
异丁醇	0.500	正戊烷	0.500	正戊醇	0.500
正丙醇	0.500	异丙醇	0.500	乙酸丙酯	0.500
第四类溶剂（尚无足够毒理学资料）②					
溶剂名称	限度（%）	溶剂名称	限度（%）	溶剂名称	限度（%）
1,1-二乙氧基丙烷		1,1-二甲氧基甲烷		2,2-二甲氧基丙烷	
异辛烷		异丙醚		甲基异丙基酮	
甲基四氢呋喃		石油醚		三氯乙酸	
三氟乙酸					

注：① 通常含有60%间二甲苯、14%对二甲苯、9%邻二甲苯和17%乙苯；

② 药品生产企业在使用时应提供该类溶剂在制剂中残留水平的合理性论证报告

ChP2015收载的残留溶剂GC测定方法有三种（通则0521）。可采用填充柱，也可采用毛细管柱，检测器通常使用火焰离子化检测器（FID），对含卤素元素的残留溶剂，如三氯甲烷等，采用电子捕获检测器（ECD）检测器，易得到高的灵敏度。采用FID时需加尾吹气，因为毛细管柱的柱内载气流量太低（常规柱为1～5ml/min），不能满足检测器的最佳操作条件，所以使用毛细管柱时要采用辅助气（尾吹气），即在色谱柱后增加一路载气直接进入检测器，就可保证检测器在高灵敏度状态下工作，尾吹气的另一个重要作用是消除检测器死体积的柱外效应。一般情况下，氮气（尾吹气+载气）、氢气和空气三者的比例接近或等于1∶1∶10时，FID的灵敏度最高。

7. 干燥失重（dry weight loss）**测定法** 干燥失重主要检查药物中的水分及其他挥发性物质。药物中若含有较多的水分，不仅使药物的含量降低，还会引起药物的水解或霉变，使药物变质失效，因此，需进行药物的干燥失重的测定。干燥失重是指药品在规定的条件下，经干燥后所减失的量，以百分率表示。干燥失重的量应恒重，ChP规定供试品连续两次干燥或炽灼后称重的差异在0.3mg以下即达到恒重，干燥至恒重的第二次及以后各次称重均应在规定的条件下继续干燥1h后进行。

通常是将样品置于相同条件下已干燥至恒重的扁形称量瓶中，除另有规定外，在105℃干燥至恒重，按下式计算：

$$\text{干燥失重\%}=\frac{\text{称量瓶与加入样品重}-\text{恒重后衡量瓶与样品重}}{\text{样品重}}\times 100\%$$

供试品干燥时，应平铺于扁形称量瓶中，其厚度不超过5mm；如为疏松物质，厚度不超过10mm；大颗粒结晶药物，应先研细至粒度约2mm。放入干燥箱进行干燥时，应将瓶盖取下，置称量瓶旁，或将瓶盖半开进行干燥。取出时，须将称量瓶盖好。置烘箱内干燥的供试品，应在干燥后取出置干燥器中放冷，然后称定重量。

含有较多结晶水的药物，在105℃不易除去结晶水，可提高干燥温度。例如，柠檬酸钠分子中含2个结晶水，在180℃下干燥；硫酸吗啡分子中含5个结晶水，在145℃下干燥1h；氢溴酸东莨菪碱含3个结晶水，操作中规定先在60℃干燥1h，除去吸附水，再在105℃干燥至恒重，除去结晶水。

某些药物中含有较大量的水分，熔点又较低，如直接在105℃干燥，供试品易融化，表面结成一层薄膜，使水分不易继续挥发。除另有规定外，应先将供试品在低于熔化温度 5～10℃的温度下干燥至大部分水分除去后，再按规定条件干燥。生物制品应先将供试品于较低的温度下干燥至大部分水分除去后，再按规定条件干燥。例如，硫代硫酸钠含 5 分子结晶水，理论含水量达 36.3%，但其在 48.2℃以上出现熔化现象，不便于直接高温加热。试验时采用先于 40～50℃加热，使结晶水缓缓释去；然后逐渐升高温度，在 105℃干燥至恒重的方式；USP 采用在 40～45℃减压干燥 16h 的方式；JP 采用先减压干燥 2h，再于 105℃干燥 3h 的方式。

采用减压干燥器（通常为室温）或恒温减压干燥器（温度应按各品种项下的规定设置。生物制品除另有规定外，温度 60℃）时，除另有规定外，压力应在 2.67kPa（20mmHg）以下。干燥器中常用的干燥剂有无水氯化钙、硅胶和五氧化二磷；恒温减压干燥器中常用的干燥剂为五氧化二磷。使用五氧化二磷时需将干燥剂铺于培养皿中，置于干燥器内。若发现干燥剂表层结块、出现液滴，应将表层刮去，另加新的五氧化二磷再使用；弃去的五氧化二磷不可倒入下水道，应埋入土中。五氧化二磷价格较贵，且不能反复使用。试验用硅胶为变色硅胶，其中加有氯化钴。无水氯化钴呈蓝色，吸水后含两分子结晶水时转变为淡红色，于 105℃下干燥后又可恢复为无水物。因此，变色硅胶具有使用方便、价廉、无腐蚀性且可重复使用的特点，为最常用的干燥剂。使用硫酸时，应将硫酸盛于培养皿或烧杯中，不能直接倾入干燥器。此外，干燥剂应及时更换，使其保持在有效状态。

8. 水分测定法　药物中的水分包括结晶水和吸附水。ChP 收载了五种水分测定方法，其中费休氏法和甲苯法在 USP 和 BP 中也均有收载。卡尔-费休法是 1935 年卡尔·费休（Karl Fischer）建立的测定物质中水分的定量方法，可以准确地测定药物中的结晶水、吸附水和游离水。美罗培南和氨苄西林钠分子中具有 *β*-内酰胺和酰胺结构，水分的存在会使其开环而变质，药典采用卡尔-费休法测定水分。

卡尔-费休法是根据碘和二氧化硫在吡啶和甲醇溶液中与水定量反应的原理来测定水分。所用仪器应干燥，并能避免空气中水分的侵入；测定应在干燥处进行。

$$I_2 + SO_2 + 3\,C_5H_5N + CH_3OH + H_2O \longrightarrow 2\,C_5H_5N^{+}(H)\,I^{-} + C_5H_5N^{+}(H)\,SO_4CH_3^{-}$$

根据消耗碘的量来测定水分的含量。

$$\text{供试品中水分含量}(\%) = \frac{(A-B)F}{W} \times 100\%$$

式中，*A* 为供试品所消耗卡尔-费休试液的体积（ml）；*B* 为空白所消耗卡尔-费休试液的体积（ml）；*F* 为每 1ml 卡尔-费休试液相当于水的重量（mg）；*W* 为供试品的重量（mg）。

上述反应中，无水吡啶与无水甲醇不仅参与反应，而且还起着溶剂的作用。无水吡啶能定量地吸收反应产物 HI 和 SO_3，形成氢碘酸吡啶和硫酸酐吡啶；但是硫酸酐吡啶不稳定，可与水发生副反应，加入无水甲醇可形成稳定的甲基硫酸氢吡啶。

卡尔-费休试液的配制：称取碘（置硫酸干燥器内 48h 以上）110g，置干燥的具塞锥形瓶中，加无水吡啶 160ml，注意冷却，振摇至碘全部溶解，加无水甲醇 300ml，称定重量，将锥形瓶置冰浴中冷却，在避免空气中水分侵入的条件下，通入干燥的二氧化硫至重量增加 72g，再加无水甲醇使成 1000ml，密塞，摇匀，于暗处放置 24h 后进行标定。

测定方法：取供试品适量（约消耗卡尔-费休试液 1～5ml），除另有规定外，加入无水甲醇 2～5ml，不断搅拌下，用卡尔-费休试液滴定至终点。另取无水甲醇 2～5ml，按同法进行空白试验。ChP 指示终点的方法有两个，一个是用卡尔-费休试液中碘的颜色变化指示终点，终点前，卡尔-费休试液显淡黄色，终点时呈红棕色；或用永停滴定法（通则 0701）指示终点。

9. 炽灼残渣检查法　炽灼残渣是指有机药物经炭化或挥发性无机药物加热分解后，高温炽灼，所产生的非挥发性无机杂质的硫酸盐。炽灼残渣检查用于控制有机药物经炭化或挥发性无机药物中非挥发性无机杂质。

1）方法：取供试品 1.0～2.0g 或各药品项下规定的重量，置已炽灼至恒重的坩埚（如供试品分子结构中含有碱金属或氟元素，则应使用铂坩埚）中，精密称定，缓缓炽灼至完全炭化，放冷；除另有规定外，加硫酸 0.5～1ml 使湿润，低温加热至硫酸蒸气除尽后，在 700～800℃炽灼使完全灰化，移置干燥器内，放冷，精密称定后，再在 700～800℃炽灼至恒重，即得。如需将残渣留作重金属检查，则炽灼温度必须控制在 500～600℃。

$$炽灼残渣(\%)=\frac{残渣及坩埚重-空坩埚重}{供试品重}\times 100\%$$

2）注意事项：供试品的取用量应根据炽灼残渣限量和称量误差决定。样品量过多，炭化和灰化时间太长；样品量过少，称量误差增大。一般应使炽灼残渣量为 1～2mg，残渣限量一般为 0.1%～0.2%。当限量为 0.1%，取样量约 1g；限量为 0.05%，取样约 2g；限量为 1%以上者，取样可在 1g 以下。

为了避免供试品炭化时骤然膨胀而逸出，可采用将坩埚斜置方式，缓缓加热，直至完全灰化（不产生烟雾）。在进行高温炉内炽灼操作前，务必蒸发除尽硫酸，以免硫酸蒸汽腐蚀炉膛，造成漏电事故。除尽硫酸蒸气，应低温加热，以防由于温度过高，供试品飞溅，而影响测定的结果。含氟的药品对瓷坩埚有腐蚀，应采用铂坩埚。一些重金属（如铅）于高温下易挥发，故若需将炽灼残渣留作重金属检查时，炽灼温度必须控制在 500～600℃。炽灼至恒重的第二次称重应在继续炽灼 30min 后进行。

瓷坩埚编号可采用蓝墨水与 $FeCl_3$ 溶液的混合液涂写、烘烤、恒重后使用。

10. 易炭化物（readily carbonizable substances）**检查法** 药物中存在的遇硫酸易炭化或易氧化而呈色的微量有机杂质称为易炭化物。这类杂质多为未知结构的化合物，用硫酸呈色的方法可以简便的控制它们的含量。ChP、USP 和 JP 中易炭化物的检查方法基本一样，均采用目视比色法。

方法：取两支内径一致的纳氏比色管：甲管中加入各品种项下规定的对照溶液 5ml；乙管中加硫酸[含 H_2SO_4 94.5%～95.5%（g/g）]5ml 后，分次缓缓加入规定量的供试品，振摇使溶解。除另有规定外，静置 15min 后，将甲乙两管同置白色背景前，平视观察，乙管中所显颜色不得较甲管更深。

供试品如为固体，应先研成细粉。如需加热才能溶解时，可取供试品与硫酸混合均匀，加热溶解后，放冷，再移入纳氏比色管中。

对照液主要有三类：①“溶液颜色检查”项下的不同色调色号的标准比色液；②由比色用氯化钴液、比色用重铬酸钾液和比色用硫酸铜液按规定方法配制成的对照液；③高锰酸钾液。

11. 溶液颜色检查法 药物溶液的颜色是否正常可以反映药物的纯度。ChP2015 通则 0901 中收载了三种检查药物溶液颜色的方法。

（1）第一法：将药物溶液的颜色与规定的标准比色液的颜色相比较，根据颜色的深浅来判断检查结果。

用比色用重铬酸钾液、比色用硫酸铜液和比色用氯化钴液按规定的比例制备各种色调标准储备液，然后用色调标准储备液和水按规定的比例制备各种色调色号标准比色液。

（2）第二法：通过控制药物溶液在某波长处的吸光度来检查药物溶液的颜色。

（3）第三法（色差计法）：用色差计直接测定药物溶液的三刺激值（在给定的三色系统中与待测色达到色匹配所需要的三个原刺激量），对其颜色进行定量表述和分析。供试品与标准比色液之间的颜色差异可以通过它们与水之间的色差值反映出来，也可以直接比较它们之间的色差值。

一般杂质的检查除上述各项外，还包括澄清度、甲醇等项目的检查，ChP 均有记载。

（二）特殊杂质的检查

药品中特殊杂质的研究是药物质量控制的重要部分，该研究可以为药物的工艺研究、质量研究、稳定性研究、药理毒理及临床研究提供重要信息，所以特殊杂质的研究直接体现创新药物的研究水平。

相对于一般杂质而言，特殊杂质是指在某药的生产和贮藏过程中，有可能引入的仅属某药特有的一些杂质，其中有些杂质的化学结构明确并有其标准品或对照品；有些特殊杂质的化学结构往往与主药相似，但不甚明确或虽结构明确，难以获得标准物质，这种杂质称为有关物质。有关物质研究是药品质量研究中关键性的项目之一，按照我国新药报批的要求，在新药的研究中，要尽可能搞清楚有关物质的化学结构，必要时要做其药理、毒理试验；对有关物质的检查方法，应采用有效的分离分析方法进行检测，通常首选色谱法。

1. 色谱法

（1）TLC：具有设备简单、操作简便、方法灵敏、分析速度快等优点，并可同时检测多个斑点，获得更多的杂质信息，被许多国家药典用于药物中杂质的检查。TLC 常用方法有：杂质对照品法、供试品溶液的自身稀释对照法（无杂质对照品）、杂质对照品法与供试品溶液自身稀释对照法并用。

例 3-19：泼尼松龙中有关物质的检查

取本品，加三氯甲烷-甲醇（9∶1）溶解并稀释制成每 1ml 中约含 3mg 的溶液，作为供试品溶液；精密量取 2ml，置 100ml 量瓶中，用三氯甲烷-甲醇（9∶1）稀释至刻度，摇匀，作为对照溶液。照薄层色谱法（通则 0502）试验，吸取上述两种溶液各 5μl，分别点于同一硅胶 G 薄层板上，以二氯甲烷-乙醚-甲醇-水（77∶12∶6∶0.4）为展开剂，展开，晾干，在 105℃干燥 10min，放冷，喷以碱性四氮唑蓝试液，立即检视。供试品溶液如显杂质斑点，不得多于 3 个，其颜色与对照溶液的主斑点比较，不得更深。

例 3-20：盐酸黄酮哌酯中有关物质的检查

取本品，加溶剂三氯甲烷-甲醇（1∶1）溶解并稀释制成每 1ml 中含 20mg 的溶液，作为供试品溶液；精密量取适量，加上述溶剂定量稀释制成每 1ml 中含 0.1mg 的溶液，作为对照溶液；另取 3-甲基黄酮-8-羧酸（杂质Ⅰ）对照品，精密称定，加上述溶剂溶解并定量稀释制成每 1ml 中含 0.10mg 的溶液，作为对照品溶液。照 TLC 法（通则 0502）试验，吸取上述三种溶液各 10μl，分别点于同一硅胶 GF_{254} 薄层板上，以环已烷-乙酸乙酯-甲醇-二乙胺（8∶2∶2 ∶1）为展开剂，展开，晾干，置紫外光灯（254nm）下检视，供试品溶液如显杂质斑点，不得多于 2 个，其中在与对照品溶液相同位置上所显杂质斑点的颜色与对照品溶液的主斑点比较，不得更深，另一杂质斑点颜色与对照溶液的主斑点比较，不得更深。

纸色谱法（paper chromatography，PC）是用纸作为载体的一种色谱法，由于纸色谱法较 TLC 法展开时间长，斑点易扩散，不能用强酸等腐蚀性显色剂，因此在杂质检查方面的应用不如 TLC 广泛。纸色谱法主要用于极性较大药物中的杂质检查，如 ChP2015 盐酸苯乙双胍中有关物质的检查采用该法。

（2）HPLC：具有分离效能高、专属性强、灵敏度高、操作简便等特点，不仅可以分离，而且可以准确地测定各组分的量，广泛应用于药物中特殊杂质的检查，特别是在药物使用本法测定含量时，可采用同一色谱条件进行杂质检查。ChP 常用的方法有：内标法（适用于有杂质对照品与合适内标物的情况）、外标法、加校正因子的主成分自身对照法（仅适用于已知杂质的控制）、不加校正因子的主成分自身对照法、面积归一化法。虽然面积归一化法不需要对照品，操作简便，但用于杂质检查时，测定误差较大，通常只用于粗略考察供试品中的杂质含量；除另有规定外，一般不宜用于微量杂质的检查。

例 3-21：红霉素 B、C 组分及有关物质的检查（加校正因子的主成分自身对照法）

取本品，用磷酸盐缓冲液（pH7.0）-甲醇（15∶1）定量稀释制成每 1ml 中约含 4mg 的溶液，作为供试品溶液；精密量取 5ml，置 100ml 量瓶中，用磷酸盐缓冲液（pH7.0）-甲醇（15∶1）稀释至刻度，摇匀，作为对照溶液。照红霉素 A 组分项下的色谱条件，取对照溶液 20μl 注入液相色谱仪，调节检测灵敏度，使主成分色谱峰的峰高约为满量程的 50%，精密量取供试品溶液与对照溶液各 20μl，分别注入液相色谱仪，记录色谱图至主成分峰保留时间的 3.5 倍。红霉素 B 按校正后的峰面积计算（乘以校正因子 0.7）和红霉素 C 峰面积均不得大于对照溶液主峰面积（5.0%）。供试品溶液色谱图中如有杂质峰，红霉素烯醇醚、杂质 I 按校正后的峰面积计算（分别乘以校正因子 0.09、0.15）和其他单个杂质峰面积均不得大于对照溶液主峰面积的 0.6 倍（3.0%）；其他各杂质峰面积的和不得大于对照溶液主峰面积（5.0%），供试品溶液色谱图中任何小于对照溶液主峰面积 0.01 倍的峰可忽略不计。

例 3-22：吡拉西坦中有关物质的检查（不加校正因子的主成分自身对照法）

取本品，加流动相溶解并稀释制成每 1ml 中约含 0.5mg 的溶液，作为供试品溶液；精密量取适量，用流动相定量稀释制成每 1ml 中约含 5μg 的溶液，作为对照溶液；照含量测定项下的色谱条件，取对照溶液 10μl，注入液相色谱仪，调节检测灵敏度，使主成分色谱峰的峰高约为满量程的 10%；再精密量取供试品溶液与对照溶液各 10μl，分别注入液相色谱仪，记录色谱图至主成分峰保留时间的 3 倍。供试品溶液的色谱图中如有杂质峰，各杂质峰面积的和不得大于对照溶液主峰面积的 0.5 倍（0.5%）。

例 3-23：甲硝唑中有关物质的检查（面积归一化法）

取本品约 100mg，置 100ml 量瓶中，加甲醇溶解并稀释至刻度，摇匀，精密量取适量，用流动相定量稀释制成每 1ml 中含 0.2mg 的溶液，作为供试品溶液；另取 2-甲基-5-硝基咪唑对照品约 20mg，置 100ml 量瓶中，加甲醇溶解并稀释至刻度，摇匀，作为对照品溶液。分别精密量取供试品溶液 2ml 与对照品溶液 1ml，置同一 100ml 量瓶中，用流动相稀释至刻度，摇匀，精密量取 5ml，置 50ml 量瓶中，用流动相稀释至刻度，摇匀，作为对照溶液。照 HPLC（通则 0512）试验，用十八烷基硅烷键合硅胶为填充剂；以甲醇-水（20∶80）为流动相；检测波长为 315nm。取对照溶液 20μl，注入液相色谱仪，理论板数按甲硝唑峰计算不低于 2000，甲硝唑峰与 2-甲基-5-硝基咪唑峰的分离度应大于 2.0。再精密量取供试品溶液和对照溶液各 20μl，分别注入液相色谱仪，记录色谱图至主成分峰保留时间的 2 倍。供试品溶液的色谱图中如有与 2-甲基-5-硝基咪唑保留时间一致的色谱峰，其峰面积不得大于对照溶液中甲硝唑峰面积的 0.5 倍（0.1%）；各杂质峰面积的和不得大于对照溶液中甲硝唑峰面积（0.2%）。

（3）GC 法：主要用于检查药物中挥发性杂质及有机溶剂的残留量。检查的方法同 HPLC，有内标法、外标法、面积归一化法及标准溶液加入法。ChP2015 乙醇中挥发性杂质的检查、氯贝丁酯中对氯酚和挥发性杂质的检查均采用该法。

2. 光谱法 是依据药物与杂质对光吸收性质的差异对药物中的杂质进行检查的方法。

（1）紫外-可见分光光度法：ChP 利用紫外-可见分光光度法检查药物中特殊杂质有以下几种方法。在某一波长处药物无吸收，而杂质有吸收，可测定该波长处的吸光度，控制杂质的限量，如盐酸甲氧明中酮胺、地蒽酚中二羟基蒽醌、两性霉素 B 中两性霉素 A 的检查等；药物和杂质紫外吸收光谱重叠，杂质的存在可以改变药物在两个波长处的吸光度比值，可通过测定供试品溶液的吸光度比值，控制杂质的量；根据杂质的紫外吸收特征，测定供试品吸光度的范围，控制药物的纯度。

例 3-24：苯丙醇中苯丙酮的检查

取本品，加乙醇制成每 1ml 中含 0.5mg 的溶液，照紫外-可见分光光度法（通则 0401）测定，247nm 处吸光度与 258nm 处吸光度的比值，不得过 0.79。

例 3-25：头孢噻吩钠中吸光度的检查

取本品，加水制成每 1ml 中含 20μg 的溶液，照紫外-可见分光光度法（通则 0401），在 237nm 的波长处测定，其吸光度为 0.65～0.72。

头孢噻吩钠是以发酵产生的头孢菌素 C 为原料，经保护性水解得 7-氨基头孢氨酸，与噻吩乙酰氯缩合，再与乙酸钠成盐。噻吩乙酰基在 237nm 有特征吸收，产品在精制过程中如未能有效地除去噻吩乙酰基，则会使 237nm 吸光度上升；或药物在放置的过程中若有部分产品降解，则吸光度下降。通过测定供试品 237nm 吸光度的上下限幅度，可达到在一定程度上控制产品纯度的目的。故 ChP 规定供试品在 237nm 波长处的吸光度为 0.65～0.72。

（2）IR 法：在杂质检查中主要用于药物中无效或低效晶型的检查。某些多晶型药物由于晶型结构不同，某些化学键的键长、键角发生不同程度的变化，可导致红外吸收光谱中的某些特征峰的频率、峰形和强度出现显著差异。利用这些差异，检查药物中低效或无效晶型杂质，结果可靠，方法简单。

（3）原子吸收分光光度法：灵敏度高，专属性强，主要用于金属杂质限量的检查。检查时为了消除背景对测定的影响，通常采用“标准加入法”，即在等量的供试品溶液中加入限量的待测杂质对照品。按下法操作：取供试品，按规定配制成供试品溶液；另取等量的供试品，加入限量的待测元素溶液，制备成对照品溶液。设对照品溶液读数为 a，供试品溶液读数为 b，则 b 相当于供试品溶液中待检元素的量，（$a-b$）相当于对照品溶液中加入的待检元素对照品的量，b 小于（$a-b$）时，表示符合规定。

例 3-26：碳酸锂中钠盐的检查

取本品 0.50g 两份，分别至 50ml 量瓶中，各加盐酸溶液（1→2）10ml 溶解后，一份中用水稀释至刻度，摇匀，作为供试品溶液；另一份中加标准氯化钠溶液 23ml，并用水稀释至刻度，摇匀，作为对照品溶液。照原子吸收分光光度法（通则 0406 第二法）在 589nm 的波长处测定，应符合规定（0.030%）。

（4）旋光法：比旋度的数值可反映药物的纯度，限定杂质的含量。例如，黄体酮在乙醇中的比旋光度为+186～+198°，若供试品的测定值不在此范围，说明纯度达不到要求。若药物本身没有旋光性，而杂质有，可通过限定药物溶液的旋光度来控制相应杂质的量。例如，硫酸阿托品中莨菪碱的检查，取本品，按干燥品计算，加水制成每 1ml 中 50mg 的溶液，依法测定，旋光度不得超过−0.40°。

除了色谱、光谱法，用于杂质检查的方法还有比色法、比浊法、滴定分析法及热分析法等。总之，杂质检查的方法应专属、灵敏，满足杂质限度检查的要求。

第四节　药品的含量测定

药品中所含特定成分的绝对质量占药品总质量的分数称为该成分的含量。药物的含量测定是运用化学、物理化学或生物化学的方法和技术，测定药物中主要有效成分的含量。用理化方法测定药物含量的，称为含量测定；以生物学方法（包括生物检定和微生物检定）或酶学方法测定药物效价的，称为效价测定（assay of potency）。药品的含量是评价药品质量的主要指标之一，必须在鉴别无误、杂质检查合格的基础上进行。

药物的含量测定方法要求准确、简便。通常对于化学原料药中活性药物成分（active pharmaceutical ingredient，API）含量测定方法的选择应强调测定结果的精密度；而对于制剂的含量测定则偏重于方法的选择性。这是因为化学 API 的纯度较高，含量限度要求严格，若方法的精密度较差，就无法以含量测定结果去评价药品质量的优劣；而制剂的含量限度一般要求较宽，但其成分复杂，辅料或制剂中其他共存成分可能干扰测定，故须选择专属性强的方法才能消除这些干扰，准确评价制剂的质量。

药品含量测定的方法主要包括滴定分析法、光谱分析法、色谱分析法和生物检定法等。如何选用合适的方法，如何验证方法的适应性及如何确定药品含量的限度是药品含量测定方法学研究的内容。

一、含量测定常用分析方法

1. 滴定分析法 又称为容量分析法。本法虽专属性不强，但其准确度高、精密度好、仪器设备简单、试验成本低、操作简便快速、不需要对照品，故广泛用于原料药的含量测定。ChP采用的滴定分析法有非水溶液滴定法（包括非水碱量法和非水酸量法）、酸碱滴定法、配位滴定法、沉淀滴定法（银量法）、氧化还原滴定法（包括碘量法、亚硝酸钠滴定法、高锰酸钾法、溴酸钾法、碘酸钾法及高碘酸钾法），其中应用最广的是非水碱量法。

2. 光谱分析法

（1）紫外-可见分光光度法：本法具有准确度较高、精密度较好、操作简便、快速等优点，但专属性不强。它主要用于原料药、单方制剂的含量测定，以及含量均匀度与溶出度的检查。

（2）荧光分析法（fluorometry）：本法具有灵敏度高、专属性强等优点，但干扰因素较多，且具荧光的物质较少，所以本法远不如紫外-可见分光光度法应用广泛。ChP2015 利血平片的含量测定及溶出度的测定采用荧光分光光度法。

（3）原子吸收分光光度法：本法专属性强、灵敏度高，当含金属元素的药物没有更为简便、可靠的定量方法时，可选用此法。ChP2015 口服补液盐（Ⅱ）中钾及总钠的测定，乳酸钠林格注射液、复方乳酸钠葡萄糖注射液中氯化钾、氯化钠、氯化钙的含量测定等均采用本法。

3. 色谱法 具有分离和分析的能力，具有高灵敏度和高选择性的特点，广泛应用于药物制剂的含量测定，尤其是复方制剂含量测定的首选方法。

（1）HPLC 法：色谱柱最常用的填充剂为十八烷基硅烷键合硅胶（octadecyl silane，ODS）、硅胶、氨基键合硅胶。如果分离效果不好，可改用其他柱。检测器以紫外检测器为主，此外蒸发光散射检测器也有应用。HPLC 法是目前应用最广泛的方法，除用于含量测定外，还可同时用于鉴别和杂质检查，在药典中的收载率大幅度上升。

（2）GC 法：主要用于一些挥发性较大的药品的含量测定，由于许多药物难以气化，故 GC 法远没有 HPLC 法应用广泛。ChP2015 收载的维生素 E 及其制剂、甲酚皂溶液、林旦乳膏等的含量测定采用本法。

4. 其他方法

（1）旋光法：主要用于含有手性碳原子但又不是消旋体的药物或其制剂的含量测定。ChP2015 葡萄糖注射液、葡萄糖氯化钠注射液中葡萄糖的含量测定，右旋糖酐 10、右旋糖酐 40、右旋糖酐 70 葡萄糖注射液中右旋糖酐 10、右旋糖酐 40、右旋糖酐 70 的含量测定均采用旋光法。

（2）抗生素微生物检定法：本法具有灵敏度高、样品用量少，测定结果较为直观，测定原理与临床要求相一致，能直接反映抗生素的医疗价值，故仍为抗生素含量测定方法之一。

（3）酶分析法：本法专属性强，精密度及准确度也较好，主要用于酶类药品的效价测定。ChP2015 收载的尿激酶、胃蛋白酶、糜蛋白酶、胰酶、胰蛋白酶、凝血酶等的效价测定均采用酶活力测定法。

（4）放射性药品检定法：放射性药品是指含有放射性核素供医学诊断和治疗用的一类特殊药品。放射性药品检定法可用于放射性诊断或治疗药品的鉴别、纯度检查、放射性浓度测定等。如高锝[^{99m}Tc]酸钠注射液、碘[^{131}I]化钠口服溶液、氙[^{133}Xe]注射液、胶体磷[^{32}P]酸铬注射液、磷[^{32}P]酸钠盐注射液、磷[^{32}P]酸钠盐口服溶液等的测定。

（5）氮测定法：对于结构复杂的含氮有机药物，当无适当的定量分析方法时，可采用氮测定法来测定其氮的含量，再根据含氮百分率来推算供试品的含量。例如，蛋白质含量测定法的第一法即为凯氏定氮法，即氮测定法。先用氮测定法求出其氮的含量（一般蛋白质含氮量约16%），再乘上换算系数 6.25 即可得蛋白质的含量。

二、含量测定方法的选择

含量测定方法的选择首先应有针对性，适用于被分析药品的理化和生物学特点，满足其质量控制的要求；其次应有依据，包括文献、理论及实验依据，使建立的方法符合分析规律；并尽量参考和采用药典收载的方法。对于新药的研制，其含量测定应选用原理不同的两种方法进行对照性测定，再择优纳入药品标准草案。有些药品，如疫苗类、血液制品等没有合适的含量测定法，对于这类药品应参照 ChP 中有关生物制品的有关规定进行检定及试验。建立质量标准时，含量测定方法选择的基本原则如下。

1. 化学原料药的测定　原料药要求纯度高，限度严格，其含量测定方法的选择着重考虑准确度高，因此首选滴定分析法。方法建立的要求：供试品的取样量应满足滴定精密度的要求；滴定终点应明确，可以用指示剂变色或电位法等确定；为了排除因加入试剂对测定的影响，可采用空白试验进行校正。UV 法由于专属性不强，准确度又不及容量分析法，一般不用于原料药的含量测定；若确需采用 UV 法测定含量时，最好用对照品比较法。GC 法用于具有一定挥发性原料药的测定，HPLC 法主要用于抗生素、甾体激素类药物和杂质干扰其他测定方法的原料药的含量测定。

2. 制剂含量测定　药物制剂一般含有辅料，复方制剂中还含有其他药物，且含量较低，因此其含量测定方法的选择除考虑准确度外，还要考虑方法的专属性和灵敏度，一般首选色谱法，在色谱法中应用较多的是 HPLC 法。当辅料或其他药物等不干扰测定时，也可选用 UV 法，UV 法测定时宜采用对照品比较法，以减少不同仪器间的误差。测定中应尽量避免使用易挥发、有毒及价格昂贵的有机溶剂，宜用水、各种缓冲液、稀酸、稀碱溶液作溶剂。

此外，酶类药物的效价测定首选酶分析法，放射性药品的含量测定首选放射性药品检定法等等。针对所研究药品的试验方法，应进行方法学验证，确认方法的可行性。

3. 含量测定方法的验证要求　创新药物的含量测定方法需要研究、建立并验证。即使是仿制药品，也应针对生产时的实际，如来源、处方、生产工艺和稳定性等情况，对分析方法进行研究和验证。对于其他类别的新药，虽有资料可查，但建立起来的分析方法不可能完全和文献报道相同，仍然需要对分析方法进行评价。分析方法的验证首先应包括对实验仪器设备等硬件条件的要求，在此基础上，进行药品质量分析检验方法的研究、建立及其验证。

从事药品质量标准研究用的实验室应符合国家药品监督管理部门颁布的 GMP 及其中有关“质量控制实验室管理”的特定要求，所用仪器设备均应按法定标准进行计量检定；所用试剂应符合相关试剂标准的规定；实验操作者应有良好的专业素质。药品的法定监督检验机构还应符合《药品检验所实验室质量管理规范》的要求。

药品含量测定时，不同的样品常采用不同的分析方法，因此方法的验证内容也各不相同。验证试验所用样品，一般均为原料药精制品（含量＞99.5%）或对照品。下面分别对滴定分析法、UV 法及色谱法的验证做一简要讨论。

（1）滴定分析法的验证：主要包括以下几点。①精密度：用原料药精制品考察方法的精密度，平行试验 5 个样本试验数据的相对标准差（relative standard deviation，RSD）一般应不大于 0.2%。②准确度：以回收率（测定值除以理论值）表示。常用原料精制品（含量＞99.5%）或对照品进行回收率试验。回收率一般为 99.7%～100.3%（n=5）。

（2）UV 法的验证：主要包括以下几点。①精密度：用适当浓度的精制品进行测定，其 RSD 一般不大于 1%（n=3～5）。②如果 UV 法测定制剂的含量，则要考察辅料对测定的干扰，即将一定量药物（标示量的 80%～120%）加到按处方比例配制的辅料中，混合均匀后，称取适量，按分析方法测定其回收率。回收率一般应在 98%～102%之间。③线性关系：用精制品配制一定浓度范围的对照品系列溶液，吸光度 A 一般在 0.2～0.7，浓度点 n=5。用浓度 C 对 A 作线性回归处理，得一直线方程，r 应达到 0.9999（n=5），方程的截距应接近于零。④灵敏度：以本法实际的最低检测浓度表示。

（3）HPLC 法的验证：主要包括以下几点。①精密度：要求 RSD＜2%。②准确度：要求回收率为 98%～102%。精密度及准确度的做法同 UV 法，要考察辅料是否对回收率有影响。一般要求做高、中、低三个浓度，每一浓度平行做三份，结果统计处理。③线性范围：用精制品配制一系列对照品溶液，浓度点 n 应为 5～7，用浓度 C 对峰高 h 或峰面积 A 或被测物的响应值之比进行回归处理，建立回归方程，r 应大于 0.999，截距应趋于零。④专属性：要考察辅料、有关物质或降解产物对主药的色谱峰是否有干扰，如有干扰应设法排除。⑤灵敏度：即检测限，以 S/N=3 时的最低检测浓度或最小检出量表示。

三、含量限度的制定

药品含量限度是指按规定的测定法测得药品应含“有效物质”的含量范围。凡规定有“含量（效价）测定”的药品，在其药品标准中，均应将其限度规定列在来源或 IUPAC 化学命名之后。

药品含量限度的制定，首先应基于对药品安全性和有效性的保证。其次，考虑生产工艺的实际，并兼顾流通和使用过程的影响，并应考虑分析方法的误差；实际药品的质量不得低于进行安全性和有效性试验样品的质量，否则需重新进行安全性和有效性的评价。

原料药的含量（%），除另有注明者外，均按重量计。如规定上限为 100%以上时，是指用药典规定的分析方法测定时可能达到的数值，它为药典规定的限度或允许偏差，并非真实含有量；如未规定上限时，是指不超过 101.0%。化学原料药的含量限度范围，大多数均规定为不得少于 98.5%。例如，阿司匹林，ChP 限度规定为：本品为 2-（乙酰氧基）苯甲酸。按干燥品计算，含 $C_9H_8O_4$ 不得少于 99.5%。

制剂的含量限度范围，是根据主药含量的多少、测定方法误差、生产过程不可避免偏差和储存期间可能产生降解的可接受程度而制定的，生产中应按标示量 100%投料。如已知某一成分在生产或储存期间含量会降低，生产时可适当增加投料量，以保证在有效期内含量能符合规定。制剂的含量限度，一般均按标示量计算，按标示量的百分数表示时，大多数均规定为处方量的 95.0%～105.0%。例如，阿司匹林片，因其化学性质基本稳定，制剂处方工艺简单，故含量限度规定为：本品含阿司匹林（$C_9H_8O_4$）应为标示量的 95.0%～105.0%。而盐酸异丙肾上腺素注射液（规格：2ml∶1mg）的含量限度规定为：本品为盐酸异丙肾上腺素的灭菌水溶液。含盐酸异丙肾上腺素（$C_{11}H_{17}NO_3 \cdot HCl$）应为标示量的 85.0%～110.0 %。

总之，药品的含量限度，应在确保安全有效的前提下，根据具体情况而定。标准太高，生产上难以达到；标准太低，药品质量无法保证。应本着既能保证药品质量，又能实现大生产的原则而合理地确定。

第五节　药品质量标准分析方法验证

药品质量标准分析方法验证的目的是证明采用的方法适合于相应检测要求。在建立药品质量标准时，分析方法需经验证；在药品生产工艺变更、制剂的组分变更、原分析方法进行修订时，质量标准分析方法也需进行验证。方法验证理由、过程和结果均应记载在药品质量标准起草说明或修订说明中。生物制品质量控制中采用的方法包括理化分析方法和生物学测定方法，其中理化分析方法的验证原则与化学药品基本相同，但在进行具体验证时还需要结合生物制品的特点考虑。相对于理化分析方法而言，生物学测定方法存在更多的影响因素。因此，本节内容不涉及生物学测定方法验证的内容。

一、验证内容及指标

药品质量标准需验证的分析项目有：鉴别试验、限量或定量检查、原料药或制剂中有效成分含量测定，以及制剂中其他成分（如防腐剂等，中药中其他残留物、添加剂等）的测定。药品溶出度、释放度等检查中，其溶出量等的测定方法也应进行必要验证。

（一）验证指标

药品质量标准验证指标有：准确度（accuracy）、精密度（precision，包括重复性、中间精密度和重现性）、专属性（specificity）、检测限（limit of detection，LOD）、定量限（limit of quantitation，LOQ）、线性（linearity）、范围和耐用性（durability）。在分析方法验证中，须采用标准物质进行试验。由于分析方法具有各自的特点，并随分析对象而变化，因此需要视具体方法拟订验证的指标。不同的检验项目对方法验证指标的要求不同，表 3-4 中列出了不同分析项目对验证指标的要求。

表 3-4　不同检验项目对验证指标的要求

项目内容	鉴别	杂质测定		含量测定及溶出量测定
		定量	限度	
准确度	−	+	−	+
精密度				
重复性	−	+	−	+
中间精密度	−	+①	−	+①
专属性②	+	+	+	+
检测限	−	−③	+	−
定量限	−	+	−	−
线性	−	+	−	+
范围	−	+	−	+
耐用性	+	+	+	+

注：① 已有重现性验证，不需验证中间精密度；
② 如一种方法不够专属，可用其他分析方法予以补充；
③ 视具体情况予以验证

1. 专属性　是指在其他成分（如杂质、降解产物、辅料等）存在下，采用的分析方法能准确测定被测物的能力。鉴别反应、杂质检查和含量测定方法，均应考察其专属性。如方法专属性不强，应采用多种不同原理的方法予以补充。

鉴别试验应能区分可能共存的物质或结构相似化合物。不含被测成分的供试品，以及结构相似或组分中的有关化合物，应均呈阴性反应。

含量测定和杂质测定中，色谱法和其他分离方法，应附代表性图谱，以说明方法的专属性，并应标明诸成分在图中的位置，色谱法中的分离度应符合要求。在杂质对照品可获得的情况下，对于含量测定，试样中可加入杂质或辅料，考察测定结果是否受干扰，并可与未加杂质或辅料的试样比较测定结果。对于多种杂质测定，可向试样中加入一定量的杂质，考察杂质之间能否得到分离。

对于干扰组分不清楚的，可采用不同的实验系统加以验证。例如，色谱方法中可采用不同极性固定相、不同极性流动相(展开剂)、不同检测波长、不同检测器或应用联用技术如 GC-MS、LC-MS、GC-IR 等来研究；通过剧烈条件下的人为破坏试验，比较空白样品、可能存在的干扰物质（中间体、副产物、降解物、原辅料等）、粗品、杂质对照品、破坏试验后样品等的实验结果，来确定方法的选择性或专属性。

2. 线性与范围 线性是指在设计的范围内，测定响应值与试样中被测物浓度呈比例关系的程度。范围是指分析方法能达到一定精密度、准确度和线性要求时的高低限浓度或量的区间，应在规定的范围内测定线性关系。可用同一对照品储备液经精密稀释，或分别精密称取对照品，制备一系列对照品溶液的方法进行测定，至少制备 5 份不同浓度的对照品溶液。以测得的响应信号对被测物的浓度作图，观察是否呈线性，再用最小二乘法进行线性回归。必要时，响应信号可经数学转换，再进行线性回归计算。或者可采用描述浓度响应关系的非线性模型。数据要求：应列出回归方程、相关系数和线性图（或其他数学模型）。

范围应根据分析方法的具体应用及其线性、准确度、精密度结果和要求确定。原料药和制剂含量测定，范围一般为测定浓度的 80%～120%；制剂含量均匀度检查，范围一般为测定浓度的 70%～130%；溶出度或释放度中的溶出量测定，范围一般为限度的±30%，如规定了限度范围，则应为下限的−20%～上限的+20%；杂质测定，范围应根据初步实际测定数据，拟订为规定限度的±20%。如果含量测定与杂质检查同时进行，用峰面积归一化法进行计算，则线性范围应为杂质规定限度的−20%～含量限度（或上限）的+20%。

在中药分析中，对于有毒的、具特殊功效或药理作用的成分，其验证范围应大于被限定含量的区间。

3. 精密度 是指在规定的条件下，同一份均匀供试品，经多次取样测定所得结果之间的接近程度。精密度一般用偏差、标准偏差（standard deviation，SD）或相对标准偏差（RSD）表示。若对同一供试品重复测定了 n 次，第 i 次的测定结果为 x_i，测定结果的平均值为 $\bar{x}$，则标准偏差的计算公式为

$$\mathrm{SD}=\sqrt{\frac{\sum(x_i-\bar{x})^2}{n-1}}$$

SD 的大小与所使用的单位及测定结果数值的大小有关，所以常使用相对标准偏差来表示精密度。相对标准偏差的计算公式为

$$\mathrm{RSD}=\frac{\mathrm{SD}}{\bar{x}}\times 100\%$$

SD、RSD 越小，说明测定结果精密度越好。方法的精密度好是准确度高的前提，但方法的精密度好，准确度不一定高，只有在消除了系统误差的前提下，精密度好，准确度也才高。

含量测定和杂质的定量测定应考察方法的精密度。方法精密度分为以下三个层次。

（1）重复性（repeatability）：在相同条件下，由同一个分析人员测定所得结果的精密度称为重复性。重复性要求在规定范围内至少用 9 次测定（3 种浓度/每种 3 个样品）或同一浓度时 6 个样品测定的结果进行评价。

（2）中间精密度（intermediate precision）：在同一个实验室，不同时间由不同分析人员用不同设备测定结果之间的精密度，称为中间精密度。中间精密度主要用来确定随机事件（如日期、分析者、仪器等）对精密度的影响。

（3）重现性（reproducibility）：在不同实验室由不同分析人员测定结果之间的精密度，称为重现性，是考察实验室之间的精密度。含量测定和杂质的定量测定应考察方法的精密度。建立药典分析方法时，应通过协同检验得出重现性的结果。

4. 准确度 是指采用该方法测定的结果与真实值或参考值接近的程度，一般用回收率（recovery）表示。准确度应在规定的范围内测定。

$$回收率(\%)=\frac{测得量}{加入量}\times 100\%$$

（1）含量测定方法的准确度：原料药采用对照品进行测定，或用本法所得结果与已知准确度的另一个方法测定的结果进行比较。制剂可在处方量空白辅料中，加入已知量被测物对照品进行测定。如不能得到制剂辅料的全部组分，可向待测制剂中加入已知量的被测物对照品进行测定，或用所建立方法的测定结果与已知准确度的另一种方法测定结果进行比较。准确度也可由所测定的精密度、线性和专属性推算出来。

（2）化学药杂质定量测定的准确度：可向原料药或制剂处方量空白辅料中加入已知量杂质进行测定。如不能得到杂质或降解产物对照品，可用所建立方法测定的结果与另一成熟的方法进行比较，如药典标准方法或经过验证的方法。在不能测得杂质或降解产物的校正因子或不能测得对主成分的相对校正因子的情况下，可用不加校正因子的主成分自身对照法计算杂质含量。应明确表明单个杂质和杂质总量相当于主成分的重量比（%）或面积比（%）。

（3）中药化学成分测定方法的准确度：可用对照品进行加样回收率测定，即向已知被测成分含量的供试品中再精密加入一定量的被测成分对照品，依法测定。用实测值与供试品中含有量之差，除以加入对照品量计算回收率。在加样回收试验中须注意对照品的加入量与供试品中被测成分含有量之和必须在标准曲线线性范围之内；加入对照品的量要适当，过小则引起较大的相对误差，过大则干扰成分相对减少，真实性差。

$$回收率(\%)=\frac{C-A}{B}\times 100\%$$

式中，A 为供试品所含被测成分量；B 为加入对照品量；C 为实测值。

（4）数据要求在规定范围内，取同一浓度（相当于 100%浓度水平）的供试品，至少测定 6 份样品的结果进行评价；或设计 3 种不同浓度，每种浓度分别制备 3 份供试品溶液进行测定，用 9 份样品的测定结果进行评价。对于化学药，一般中间浓度加入量与所取供试品中待测定成分量之比控制在 1∶1 左右，建议高浓度、中浓度、低浓度对照品加入量与所取供试品中待测定成分量之比控制在 1.2∶1、1∶1、0.8∶1 左右，应报告已知加入量的回收率（%），或测定结果平均值与真实值之差及其相对标准偏差或置信区间（置信度一般为 95%）；对于中药，一般中间浓度加入量与所取供试品中待测定成分量之比控制在 1∶1 左右，建议高浓度、中浓度、低浓度对照品加入量与所取供试品中待测定成分量之比控制在 1.5∶1、1∶1、0.5∶1 左右，应报告供试品取样量、供试品中含有量、对照品加入量、测定结果和回收率（%）计算值，以及回收率（%）的相对标准偏差（RSD）或置信区间。对于校正因子，应报告测定方法、测定结果和 RSD。样品中待测定成分含量和回收率限度关系可参考表 3-5。

表 3-5　样品中待测定成分含量和回收率限度

待测定成分含量（%）	回收率限度（%）
100	98～101
10	95～102
1	92～105
0.1	90～108
0.01	85～110
1μg/g（ppm）	80～115
1μg/g	75～120
10μg/kg（ppb）	70～125

5. 耐用性　是指在测定条件有小的变动时，测定结果不受影响的承受程度，为所建立的方法用于日常检验提供依据。开始研究分析方法时，就应考虑其耐用性。如果测定条件要求苛刻，则应在方法中写明，并注明可以接受变动的范围，可以先采用均匀设计确定主要影响因素，再通过单因素分析等确定变动范围。典型的变动因素有：被测溶液的稳定性、样品的提取次数、时间等。如 HPLC 法中典型的变动因素有：流动相的组成和 pH、不同品牌或不同批号的同类型色谱柱、柱温、流速等。GC 法变动因素有：不同品牌或批号的色谱柱、固定相、不同类型的担体、载气流速、柱温、进样口和检测器温度等。如果分析方法对分析参数变化是敏感的，则该分析参数就应适当控制或在方法中注明。

6. 检测限 是指试样中被测组分能被检测出的最低量。药品的鉴别试验和杂质检查方法，均应通过测试确定方法的检测限。检测限仅作为限度试验指标和定性鉴别的依据，没有定量意义。其常用的方法如下所示。

（1）直观法：非仪器分析的方法采用目视法确定检测限。用已知浓度的被测物，试验出能被可靠地检测出的最低浓度或量。如 TLC 法，可在薄层板上点加不同浓度的供试品溶液，展开后检视，以出现可观察斑点的最低浓度作为检测限。

（2）信噪比法：对能显示基线噪声的分析方法，可将已知低浓度试样测出的信号与空白样品测出的信号进行比较，计算出能被可靠地检测出的被测物质最低浓度或量。一般以信噪比（*S/N*）为 3∶1 或 2∶1 时相应浓度或注入仪器的量确定检测限。

7. 定量限 是指试样中被测物能被定量测定的最低量，其测定结果应符合准确度和精密度要求。对微量或痕量药物分析、定量测定药物杂质和降解产物时，应确定方法的定量限。常用信噪比确定定量限，一般以信噪比为 10∶1 时相应的浓度或注入仪器的量确定定量限。

通常，应针对质量标准研究项目的目的选择有效的质量研究方法。方法的选择要有依据，包括文献的、理论的及试验的依据。常规项目可采用药典收载的方法，视不同情况进行相应的方法验证工作，以保证所用方法的可行性；针对所研究药品的试验方法，应经过详细的方法学验证，确认方法的可行性。

（二）鉴别方法的验证

鉴别的目的在于判定被分析物是目标药物，而非其他物质，因此用于鉴别的分析方法要求具有较强的专属性。鉴别试验一般需要对方法的专属性和耐用性进行验证，必要时也包括检测限。

鉴别方法的专属性试验要求该方法能够正确鉴别出被测物质的特性，能与可能共存的物质或结构相似化合物相区分。不含被测成分的供试品，以及结构相似或组分中的有关化合物，应均呈负反应。通常设置 3 组实验：供试品组、阴性对照组（不含待鉴别成分的供试品组）、阳性对照组（对照标准物质，对于中药材或中成药鉴别通常设立对照品组和对照药材组），均按照供试品组的鉴别方法操作。供试品组中待鉴别成分的试验结果应与相应的阳性对照组一致，而阴性对照组不应有相应的响应值或响应结果。IR 法或 MS 法专属性强，可单独用作鉴别。否则，应采用 2 种或 2 种以上的不同方法，互相佐证。例如，仅以色谱保留时间作为鉴别，专属性欠佳；但用两种不同分离原理的色谱方法或用一种色谱方法与其他方法结合（如 HPLC/二极管阵列检测器、HPLC/化学法），则认为具有较好的专属性。

任何分析方法都需考察其耐用性。如化学鉴别法应考察温度、湿度、反应时间、溶液的酸碱度等对反应的影响；液相色谱法中应考察流动相的组成和 pH、不同厂牌或不同批号的同类型色谱柱、柱温、流速等对鉴别的影响；GC 法中应考察不同品牌或批号的色谱柱、固定相、不同类型的担体、柱温、进样口和检测器温度等对鉴别的影响。

检测限是指试样中被测物能被检测出的最低量，是鉴别试验的灵敏度指标。检测限越低，反应的灵敏度就越高。提高反应灵敏度的方法有：①加入与水不相混溶的有机溶剂提取浓集；②改进观察方法，如将目视观测溶液的颜色，改为分光光度法；或将观测生成的沉淀改为观察浑浊。反应灵敏度极高的试验，必须保证试剂的纯度和仪器的洁净，故应同时进行空白试验。反应不够灵敏、试验条件不易掌握的试验，可用对照品进行对照试验。该指标对微量药物的鉴别尤为重要。

（三）杂质检查方法的验证

在杂质检查方法研究时，应采用几种不同的分离分析方法或不同测试条件以便比对结果，选择较佳的方法作为质量标准的检查方法。杂质检查分析方法的建立，应考虑普遍适用性，所用的仪器和试验材料应容易获得。对于特殊试验材料，应在质量标准中写明。在杂质分析的研究阶段，可用可能存在的杂质、强制降解产物，分别或加入主成分中，配制供试溶液进行色谱分析，调整色谱条件，建立适用性要求，保证方法专属、灵敏。如不能得到杂质或降解产物对照品，可用所建立方法测定的结果与另一成熟的方法进行比较，如药典标准方法或经过验证的方法。在不能测得杂质或降解产物的校正因子或不能测得对主成分的相对校正因子的情况下，可用不加校正因子的主成分自身对照法计算杂质含量。应明确表明单个杂质和杂质总量相当于主成分的重量比（%）或面积比（%）。

（四）含量测定方法的验证

药品含量测定时，不同的样品常采用不同的分析方法，因此方法的验证内容也各不相同，如容量滴定分析法主要验证精密度与准确度；分光光度法除了验证精密度与准确度外，还要验证线性关系；HPLC 法则需对精密度、准确度、线性关系、专属性、灵敏度进行验证，且验证标准亦不同。如三种含量测定法精密度 RSD 要求分别为 0.2%、1.0%、2.0%。

二、质量标准分析方法验证示例

以阿司匹林质量标准中典型项目为例，说明药品质量标准分析方法的验证内容与验证方法。

1. 鉴别

（1）化学鉴别法：三氯化铁反应和水解反应需通过空白溶剂试验结果验证方法专属性，空白试验应显阴性反应；通过减少供试品取用量验证方法检测限，在检测限应出现阳性反应；通过改变试液的浓度、用量，溶液的酸碱度，加热温度及反应时间等条件验证方法的耐用性，要求在变动范围内均出现阳性反应。

（2）红外光谱法：通过比对供试品与对照品（或精制品，下同）的红外光谱图验证方法专属性，供试品与对照品的红外光谱应一致。

2. 检查

（1）溶液的澄清度：通过比对合成粗品和对照品试液结果验证方法的专属性，对照品应澄清而合成粗品应不澄清；通过合成粗品分离制备不溶物，并验证方法的检测限，即不溶物在 10ml 碳酸钠试液中的最大溶解量；通过改变碳酸钠试液的浓度、温度、用量验证方法的耐用性，要求在变动范围内均可检出。

（2）游离水杨酸因为所采用的 HPLC 法为定量分析方法，所以应验证方法的准确度、精密度、专属性、定量限、线性、范围、耐用性等多项内容。

1）专属性：通过分离测定阿司匹林、阿司匹林混合水杨酸，合成粗品，阿司匹林的高温、强酸、强碱、氧化降解产物，验证方法的专属性。要求在所选用的色谱条件下均能够获得良好分离。当用于其制剂中游离水杨酸的检测时，还应验证制剂辅料及其降解产物对测定无干扰。

2）定量限：通过配制不同浓度的水杨酸溶液，进样分析，以信噪比（S/N）为 10 时的浓度作为定量限，如测得水杨酸定量限为 1μg/ml 或 10ng（进样 10μl）。

3）线性与范围：以定量限的 10 倍浓度，即 10μg/ml 作为水杨酸对照品溶液，以水杨酸限度为 0.1%计算，应制成 10mg/ml 的阿司匹林供试品溶液。分别进样分析，阿司匹林色谱峰应未出现严重超载现象；按水杨酸峰计算，理论板数、分离度及拖尾因子均应符合规定的要求，则水杨酸对照溶液浓度设计合理。据此拟定水杨酸对照溶液浓度的范围为 8～10μg/ml，并可适当拓宽，如制成 4μg/ml、8μg/ml、10μg/ml、12μg/ml、16μg/ml、20μg/ml 系列水杨酸标准溶液，验证峰面积与浓度的线性，应符合要求。

4）准确度与精密度：取阿司匹林对照品 9 份，每份 0.1g，分置 10ml 容量瓶中，分别精密加入 0.1mg/ml 的水杨酸对照品溶液 0.8g、1.0g 和 1.2g（相当于水杨酸限度的 80%、100%和 120%）各 3 份，照拟定方法测定。根据水杨酸峰面积，按外标标准溶液加入法，计算水杨酸的回收率（准确度）、相对标准偏差（RSD，重复性）。另由不同人员于不同时间使用不同仪器测定，测得 RSD 即为中间精密度。

5）耐用性：取含水杨酸的阿司匹林对照品、合成粗品及降解产物溶液，改变色谱条件并于不同时间进样分析，验证方法耐用性。可改变的色谱条件，如流动相中乙腈、四氢呋喃和冰醋酸的比例；流动相的流速及 pH，测定时的柱温、色谱柱的厂牌、批号等。在不同条件下阿司匹林应能与水杨酸及其他杂质或降解产物获得良好分离，同时水杨酸的测定值的准确度和精密度应符合要求。如有哪项条件的变动对结果有显著影响，则应在标准中规定该条件的范围。

（3）溶出度：阿司匹林片溶出度采用 HPLC 法测定，色谱条件同含量测定项下。故方法学验证基本同含量测定项下，需补充验证的内容如下所示。

1）专属性：溶出介质及空白片剂的溶出液进样，溶剂峰或辅料峰对阿司匹林峰应无干扰。

2）线性与范围：根据片剂规格及溶出介质用量和溶出度限度（标示量的 80%），以及范围要求（限度的±20%），确定范围，并在此范围进行阿司匹林峰面积的线性验证。

3）准确度与精密度：取阿司匹林对照品及片剂辅料适量，制成拟定范围低、中、高 3 种浓度溶液各 3 份，进行回收率、重复性和中间精密度验证。

4）耐用性：取阿司匹林对照溶液及片剂溶出液，分别于不同时间测定，溶液应在一定时间内稳定，否则应说明完成测定的时间。

3. 含量测定

（1）酸碱滴定法：阿司匹林原料药采用酸碱滴定法测定含量，方法的建立与验证内容如下所示。

1）滴定曲线及终点指示：取阿司匹林对照品，照拟定方法测定。在记录滴定溶液颜色变化的同时使用电位滴定法记录滴定曲线。根据滴定突跃及其范围和指示剂的颜色变化区间确定终点指示方法。

2）准确度与精密度：取阿司匹林对照品 0.32g、0.40g 和 0.48g（分别相当于称样量 80%、100%、120%）各 3 份，精密称定，照拟定方法测定。计算 9 份对照品的平均含量及相对标准偏差（RSD）。平均含量与对照品标示含量的比值即为回收率（准确度），一般应为 99.7%～100.3%；RSD 一般应不大于 0.2%，可由不同人员于不同时间同法操作，经多因素方差分析计算中间精密度。

3）耐用性：取阿司匹林对照品，照拟定方法测定。通过改变溶剂（中性乙醇）、指示剂用量和放置不同时间测定，验证方法的耐用性。

（2）HPLC 法：阿司匹林片采用 HPLC 法测定含量，方法学验证内容基本同“游离水杨酸”检查。

1）专属性：取阿司匹林适量（如 10mg）数份，分别制成高温、强酸、强碱、氧化降解产物溶液适当体积（如 100ml），在拟定色谱条件下进样分析，阿司匹林主峰与各降解产物峰应基线分离。另取阿司匹林合成粗品、片剂辅料适量，同法测定。阿司匹林主峰与各有关物质及辅料峰基线分离。如有必要，可使用二极管阵列检测器（diode array detector，DAD）检测阿司匹林主峰的纯度。

2）线性与范围：以阿司匹林供试品溶液浓度为 0.1mg/ml（进样 10μl）确定范围应为 0.08～0.12mg/ml（相当于 80%～120%），制备系列阿司匹林标准溶液（浓度点 n 应为 5～7），分别测定。以峰面积为纵坐标（y）、阿司匹林浓度（mg/ml）为横坐标（x），用最小二乘法进行线性回归，求得回归方程。R 应大于 0.999，截距应趋于零。

3）准确度与精密度：取阿司匹林对照品分别相当于含量测定的 80%、100%和 120%各 3 份，分别加入处方量的混合辅料，照拟定方法测定。计算各模拟片粉样品的含量，根据加入量计算回收率（准确度）、重复性（精密度）和中间精密度（精密度）。要求回收率为 98.0%～102.0%，RSD 不大于 2.0%。

4）耐用性：取阿司匹林合成粗品溶液及降解产物溶液，照“游离水杨酸”检查的耐用性项下方法操作，阿司匹林主峰与各有关物质或降解产物峰应能获得基线分离。另取阿司匹林溶液，在不同色谱条件和不同时间进样测定，阿司匹林溶液应在一定时间内稳定，并且在不同的条件下测得的结果一致（准确度与精密度应符合要求）。

第六节　药品质量标准的制定

药品是特殊商品，其质量的优劣直接关系到人民健康与生命安危。药品的质量标准是国家对药品质量、规格及检验方法所作的技术规定，是药品生产、供应、使用、检验和药政管理部门共同遵循的法定依据。一个完整的、有科学性的药品质量标准的制定，应是药品各项研究工作的综合，需要各方面的协作和配合。在制定过程中，同时还要结合我国实际情况，制定出一个既符合中国国情又有较高水平的药品质量标准。

制定药品质量标准，必须坚持质量第一，充分体现“安全有效、技术先进、经济合理、不断完善”的原则。

质量标准主要由检测项目、分析方法和限度三方面内容组成。在全面、有针对性的质量研究基础上，充分考虑药品的安全性和有效性，以及生产、流通、使用各个环节的影响，确定控制产品质量的项目和限度，制订出合理的、可行的，并能反映产品特征的和质量变化情况的质量标准，有效地控制产品批间质量的一致性及验证生产工艺的稳定性。

一、药品质量标准建立的一般原则

（一）安全性与有效性

安全（毒副作用小）和有效（疗效确切）是药品必须具备的两个基本条件，是药品质量优劣的充分体现。凡影响药品安全性和有效性的因素，均应在制订时仔细研究，并纳入标准中。如药物的毒副反应一方面是由药物本身造成的；另一方面可能是由引入的杂质所造成的。因此进行新药研究时，除进行相关的药效学试验外，还需进行毒理学试验，以确认药品自身无严重毒副作用，保证用药的安全。同时要对可能产生的杂质进行深入研究，对毒性较大的杂质应严格控制。药物的晶型及异构体可能对生物利用度及临床疗效有较大影响，应着重研究。

（二）先进性

在制定药品质量标准时，既要强调方法的可行性，又要强调技术的先进性，应尽可能采用国际上较为先进的方法和技术，但又不能脱离我国的国情。如果所研究的新药国外已有标准，国内标准要尽量达到或超过国外的标准。

检验方法的选择，应根据“准确、灵敏、简便、快速”的原则，强调方法的适用性，并注意吸收国内科研成果和国外先进经验；既要考虑当前国内实际条件，又要反应新技术的应用和发展，进一步完善和提高检测水平。对于某些抗生素、生化药品和必须采用生物法测定的品种，在不断改进生物测定法的同时，也可采用化学和仪器分析的方法控制其纯度。

（三）针对性与合理性

要从生产、流通、使用的各个环节去考察影响药品质量的因素，有针对性地规定检测项目，切实加强对药品内在质量的控制。检测项目中限度的制订，应密切结合实际，保证药品在生产、储存、销售和使用过程中的质量，并可能全面符合规定。

（四）规范性

制定药品质量标准，尤其是新药的质量标准，要按照国家食品药品监督管理总局制订的基本原则，基本要求和一般的研究规则进行。

总之，经过细致的质量研究工作，在确保人民用药安全有效的原则下，制定出既能确保药品质量，又能符合生产实际水平的药品质量标准。同时还应充分认识到，一个药品的质量标准，随着科学技术和生产水平的不断发展与提高，也将相应地提高。如原有的质量标准不足以控制药品质量时，可以修订某项指标、补充新的内容、增删某些项目，甚至可以改进一些检验技术。所以，一个药品的质量标准仅在某一历史阶段有效，而不是固定不变的，药品质量标准的制订是一项长期的不断完善的研究工作，它在新药的研制和对老药的再评价中均具有相当重要的意义。

二、质量标准项目和限度的确定

（一）质量标准项目确定的一般原则

质量标准项目的设置既要有通用性，又要有针对性（针对药品自身的特点），并能灵敏地反映产品质量的变化情况，既不要求多求全，也不要随意删减。

一般来说，原料药质量标准中的项目主要包括：药品名称（通用名、汉语拼音名、英文名）、化学结构式、分子式、分子质量、化学名，含量限度，性状、理化性质，鉴别，检查（纯度检查及与产品质量相关的检查项等），含量（效价）测定，类别，贮藏，制剂，有效期等项内容。其中检查项主要包括：酸碱度（主要对盐类及可溶性原料药）、溶液的澄清度与颜色（主要对抗生素类或供注射用原料药）、一般性杂质（氯化物、硫酸盐、重金属、炽灼残渣、砷盐等）、有关物质、有机溶剂残留、干燥失重或水分等。其他项目可根据具体产品的理化性质和质量控制的特点设置。①多晶型药物，如果试验结果显示不同晶型产品的生物活性不同，则需要考虑在质量标准中对晶型进行限定。②手性药物，则需要考虑对异构体杂质进行控制。对消旋体药物，若已有单一异构体上市，应进行旋光度或比旋度检查。③直接分装的无菌粉末，则需考虑对原料药的无菌、细菌内毒素或热原、异常毒性、升压物质、降压物质等进行控制等。

制剂质量标准中的项目主要包括：药品名称（通用名、汉语拼音名、英文名），含量限度，性状，鉴别，检查（与制剂生产工艺有关的及与剂型相关的质量检查项等），含量（效价）测定，类别，规格，贮藏，有效期等项内容。其中口服固体制剂的检查项主要有溶出度、释放度（缓释、控释及肠溶制剂）等；注射剂的检查项主要有 pH、溶液的澄清度与颜色、澄明度、有关物质、重金属（大输液）、干燥失重或水分（注射用粉末或冻干品）、无菌、细菌内毒素或热原等。其他项目可根据具体制剂的生产工艺及其质量控制的特点设置。例如，脂质体，在生产过程中需要用到限制性的有机溶剂，如果在产品中有残留，则需考虑对其进行控制；另还应根据脂质体的特点，设置载药量、包封率、泄漏率等检查项。

（二）质量标准限度确定的一般原则

质量标准限度的确定首先应基于对药品安全性和有效性的考虑，并应考虑分析方法的误差。在保证产品安全有效的前提下，可以考虑生产工艺的实际情况，以及兼顾流通和使用过程的影响。研发者必须要注意工业化生产规模产品与进行安全性、有效性研究样品质量的一致性，也就是说，实际生产产品的质量不能低于进行安全性和有效性试验样品的质量，否则要重新进行安全性和有效性的评价。

质量标准中需要确定限度的项目主要包括：主药的含量和与含量相关的项目（如旋光度或比旋度、熔点等），纯度检查项（影响产品安全性的项目：有机溶剂残留、一般性杂质和特殊杂质等）和有关产品品质的项目等（包括酸碱度、溶液的澄清度与颜色、溶出度、释放度等）。

ChP 对一些常规检查项的限度已经进行了规定，研发者可以参考，如一般杂质（氯化物、硫酸盐、重金属、炽灼残渣、砷盐等）、溶出度、释放度等。对有关药品品质的项目，其限度应尽量体现工艺的稳定性，并考虑测定方法的误差。对特殊杂质，则需要有限度确定的试验的或文献的依据；还应考虑给药途径、给药剂量和临床使用情况等；具体要求可参阅“化学药物杂质研究的技术指导原则”、“化学药物有机溶剂残留量研究的技术指导原则”等相关的技术指导原则。对化学结构不清楚的或尚未完全弄清楚的杂质，在没有适宜的理化方法进行检查时，可采用 ChP2015 通则规定的一些方法对其进行间接控制，如异常毒性、细菌内毒素或热原、升压物质、降压物质，以及无菌检查等等。限度按照药典的规定及临床用药情况确定。

药品质量标准和产品是一一对应的，所用的分析方法应经过方法学验证，应符合“准确、灵敏、简便、快速”的原则，而且要有一定的适用性和重现性，同时还应考虑原料药和其制剂质量标准的关联性。

三、药品检验的基本程序

药品检验工作的根本目的就是保证人民用药安全、有效。药品检验的基本程序一般为取样、检验、留样、报告。

1. 取样　是指从一批产品中，按取样规则抽取一定数量具有代表性的样品，供检验用。取样时，应先检查品名、批号、数量、包装等情况，符合要求后方可取样。取样必须具有科学性、真实性和代表性。因此取样的基本原则是均匀、合理。一次取得的样品至少可供3次检验用。取样时必须填写取样记录，取样容器和被取样包装均应贴上标签。

2. 检验　是根据药品质量标准对样品进行检测，首先看性状是否符合要求，再进行鉴别、检查、含量测定。药品质量标准中的检验项目是相互联系的，判断药品是否符合要求，也应综合检品的性状、物理常数、鉴别、检查和含量测定的检验结果综合考虑。检验的记录应真实、完整、简明、具体；字迹应清晰，色调一致，不得任意涂改，若写错时，在错误的地方划上单线或双线，在旁边改正重写，并签名盖章。

检验分析时，除另有规定，对每一批供试品，定性分析检验一般取1份样品进行试验，定量分析一般取2份样品进行平行试验。若分析方法精密度较差，应适当增加平行测定的次数，如水分测定费休氏法。

3. 留样　接收检品检验必须留样，留样数量应不少于一次检验量，且应保持检品原包装。剩余检验样品由检验人员填写留样记录，注明数量和留样日期，清点登记、签封后、入库保存。留样检品按规定条件储存，超过留样期的及时处理。对毒、麻、精神药品、放射性药品的剩余检品，其保管、调用、销毁均应按国家特殊药品管理规定办理。易腐败、易霉变、易挥发及开封后无保留价值的药品，可在检验卡上注明情况后不再留样。一般留样检品保存1年，进口检品保存2年，中药材保存半年，医院制剂保存三个月。对注册申报药材质量标准检品留样保存2年。留样期内失效者不再继续保存。

4. 检验报告　是对药品质量做出的技术鉴定，是具有法律效力的技术文件；药检人员应本着严肃负责的态度，根据检验记录，认真填写检验结果，经逐级审核后，签发“药品检验报告书”。药品检验报告书要做到：依据准确，数据无误，结论明确，文字简洁，书写清晰，格式规范；每一张药品检验报告书只针对一个批号。全部项目检验完毕后，应明确写出检验报告，并根据检验结果得出明确的结论。通常只有两种结论：全面检验后，各项指标均符合药品标准规定；全面检验后，不符合规定，并明确不符合规定的具体项目。

剩余检品、原始记录、检验报告书，均应经核对人员逐项核对，负责人审核。

思　考　题

1. 药品质量标准的主要内容有哪些？
2. 鉴别试验的种类有哪些？常用的一般鉴别试验有哪些？
3. 简述紫外光谱、TLC在药物鉴别中的应用。
4. 药品中一般杂质的检查内容有哪些？杂质的检查方法有哪些？
5. 说明药品质量标准分析方法的验证项目及验证指标。

第四章　药物分析方法

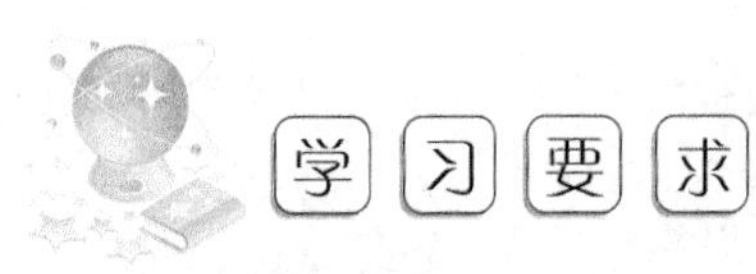

1. 掌握：各药物分析方法在药物的鉴别、检查和含量测定中的应用。
2. 熟悉：药物分析中物理学、化学、光谱学和色谱学等分析方法的原理及测定方法。
3. 了解：联用方法和生物学方法的应用。

在药物质量标准控制体系的建立中，针对药物的鉴别、检查、含量测定等，需结合药物的结构特征，采用物理分析法、化学分析法、光谱分析法、色谱分析法和生物学方法等，检测药物的质量是否达到用药要求，同时 ChP 对相关的方法进行了规定。

第一节　物理分析法

药物分析中的物理分析方法主要是指药物相关物理常数（physical constant）的测定方法。药物的物理常数是表征药物物理性质的特征常数，是评价药物质量的重要指标。药物物理常数不仅可以鉴别药物的真伪，也可反映药物的纯度。在 ChP2015 附录中收载了相对密度、馏程、熔点、凝点、旋光度、折光率、黏度、吸收系数、碘值、皂化值和酸值等物理常数的测定方法。

一、熔点测定法

熔点是指一种物质按照规定方法测定，由固体熔化成液体的温度、熔融同时分解的温度或在熔化时自初熔至全熔的一段温度，是多数固体有机药物的重要物理常数。测定熔点的药品，应是遇热晶型不转化，其初熔点和终熔点容易分辨的药品，一般药物中含有杂质将使熔点降低。因此熔点不仅可以用来鉴别药品，而且可以反映药品的纯杂程度。

依照待测物质的性质不同，熔点测定方法分为三种：第一法测定易粉碎的固体药品；第二法测定不易粉碎的固体药品（如脂肪、脂肪酸、石蜡和羊毛脂等）；第三法测定凡士林或其他类似物质。各品种项下未注明测定方法时，均是指第一法。

第一法测定易粉碎固体药品：取供试品适量，研成细粉，除另有规定外，应按照各品种项下干燥失重的条件进行干燥。若该品种为不检查干燥失重，熔点范围低限在 135℃以上、受热不分解的供试品，可采用 105℃干燥；熔点在 135℃以下或受热分解的供试品，可在五氧化二磷干燥器中干燥过夜或用其他适宜的干燥方法干燥，如恒温减压干燥。

分取供试品适量，置熔点测定用毛细管（毛细管，由中性硬质玻璃管制成，长 9cm 以上，内径 0.9～1.1mm，壁厚 0.10～0.15mm，一端熔封；当所用温度计浸入传温液 6cm 以上时，管长应适当增加，使露出液面 3cm 以上）中，轻击管壁或借助长短适宜的洁净玻璃管，垂直放在表面皿或其他适宜的硬质物体上，将毛细管自上口放入使自由落下，反复数次，使粉末紧密集结在毛细管的熔封端。装入供试品的高度为 3mm。另将温度计（分浸型，具有 0.5℃刻度，经熔点测定用对照品校正）放入盛装传温液（熔点在 80℃以下者，用水；熔点为 80～200℃者，

用黏度不小于 $50mm^2/s$ 的硅油；熔点高于 200℃者，用黏度不小于 $100mm^2/s$ 的硅油）的容器中，使温度计汞球部的底端与容器的底部距离 2.5cm 以上（用内加热的容器，温度计汞球与加热器上表面距离 2.5cm 以上）；加入传温液以使传温液受热后的液面恰在温度计的分浸线处。将传温液加热，俟温度上升至较规定的熔点低限约低 10℃时，将装有供试品的毛细管浸入传温液，贴附在温度计上（可用橡皮圈或毛细管夹固定），位置须使毛细管的内容物恰在温度计汞球中部；继续加热，调节升温速率为每分钟上升 1.0～1.5℃，加热时须不断搅拌使传温液温度保持均匀，记录供试品在初熔至全熔时的温度，重复测定 3 次，取其平均值，即得。

"初熔"是指供试品在毛细管内开始局部液化出现明显液滴时的温度。

"全熔"是指供试品全部液化时的温度。

测定熔融同时分解的供试品时，方法如上所述，但调节升温速率使每分钟上升 2.5～3.0℃；供试品开始局部液化时（或开始产生气泡时）的温度作为初熔温度；供试品固相消失全部液化时的温度作为全熔温度。遇有固相消失不明显时，应以供试品分解物开始膨胀上升时的温度作为全熔温度。某些药品无法分辨其初熔、全熔时，可以其发生突变时的温度作为熔点。

影响熔点测定的主要因素有如下几点。

（1）毛细管内径：毛细管内装入供试品的量对熔点测定结果有影响，若内径过大，全熔温度会偏高 0.2～0.4℃。ChP 规定采用内径为 0.9～1.1mm 的毛细管。

（2）传温液：采用不同传温液测定药物熔点时，得到的结果可能会不一致。因此，必须按 ChP 规定：供试品熔点在 80℃以下者，用水；供试品熔点在 80℃以上者，用硅油或液状石蜡。

（3）温度计必须经过熔点测定用对照品校正后使用，否则结果不准确。

例 4-1：ChP2015 吡罗昔康的鉴别

本品的熔点（通则 0612）为 198～202℃，熔融时同时分解。

二、比旋度测定法

具有手性结构的很多药物，其对映体在人体内的药理活性等存在一定差异，甚至起相反的作用，如异丙肾上腺素的左旋体是 β-受体激动剂，而右旋体则是受体拮抗剂。因此，为了保证药品的安全，ChP2015 规定：具有旋光性的药物应测定比旋度。测定比旋度不仅可以区别或检查某些药品的纯杂程度，亦可用以测定含量。

（一）基本概念

平面偏振光通过含有某些光学活性化合物的液体或溶液时，偏振光的平面会向左或向右旋转，这种使偏振光的振动平面发生旋转的性质称为旋光性。具有旋光性的物质使偏振光的振动平面旋转的角度称为旋光度，通常用"α"表示。使偏振光向右旋转者（顺时针方向）为右旋，以符号"+"表示；使偏振光向左旋转者（反时针方向）为左旋，以符号"–"表示。在一定波长与温度下，偏振光透过长 1dm 且每 1ml 中含有旋光性物质 1g 的溶液时测定的旋光度称为比旋度（specific rotation），用 $[\alpha]_\lambda^t$ 表示。t 为测定时的温度，λ 为测定时光的波长，ChP2015 规定采用钠光谱的 D 线（589.3nm）为光源，除另有规定外，温度为 20℃时测定。计算公式为

$$[\alpha]_D^t = \frac{\alpha}{lc}$$

式中，$[\alpha]_D^t$ 为比旋度；α 为旋光度；l 为测定管长度，dm；c 为溶液的浓度，g/ml。

若所测定的旋光物质为纯液态，可直接测定，计算公式为

$$[\alpha]_D^t = \frac{\alpha}{ld}$$

式中，d 为溶液的相对密度。

当所测物质为溶液时，溶剂不同对物质的旋光度有影响，因此采用非水溶剂时，需注明所

用溶剂的名称。

（二）测定方法

ChP2015 规定，测定旋光度时，用读数至 0.01°并用标准石英旋光管进行检定后的旋光计进行测定。测定时，用供试液体或溶液冲洗测定管数次，再缓缓注入供试液体或溶液适量（注意勿产生气泡），置于旋光计内检测读数，同法读取旋光度 3 次，取 3 次平均值，计算比旋度。

（1）纯液体样品测定时以干燥的空白测定管校正仪器零点，溶液样品则用空白溶剂校正仪器零点。

（2）配制溶液及测定时，均应调节温度至 20℃±0.5℃（或各药品项下规定的温度）。

（3）供试品溶液应不显混浊或不含有混悬的微粒，如有上述情形时，应预先滤过。

（三）应用

1. 药物的鉴别 分子结构中含有手性碳原子的药物，具有旋光性质，在一定条件下，此药物具有特定的比旋度，因此可以用比旋度值鉴别药物。

例 4-2：ChP2015 辛伐他汀的鉴别

辛伐他汀分子中有 7 个手性 C 原子，具有较强旋光性，所以可以采用测定比旋度法来进行鉴别。取本品，精密称定，加乙腈溶解并定量稀释制成每 1ml 中约含 5mg 的溶液，在 25℃时依法测定（通则 0621），比旋度为 +285°～+298°。

2. 用于检查药物的纯度 在杂质检查中的应用，如硫酸阿托品中检查莨菪碱。硫酸阿托品为消旋体，无旋光性，而莨菪碱为左旋体。ChP2015 规定，硫酸阿托品供试品溶液（50mg/ml）的旋光度不得超过–0.40°，以控制莨菪碱的量。

三、折光率测定法

当光线从一种透明介质进入另一种透明介质时，由于两种介质的密度不同，光线在两种介质中的传播速度不同，使得光线在两种介质的界面上发生折射。折光率是指光线在空气中行进的速度与在供试品中行进速度的比值。根据折射定律，折光率是光线入射角的正弦与折射角的正弦的比值，即

$$n=\frac{\sin i}{\sin r}$$

式中，n 为折光率；$\sin i$ 为光线入射角的正弦；$\sin r$ 为光线折射角的正弦。

折光率是物质的一种重要的物理常数，可用于油类液体药物的鉴别，也可用于检查某些药物的纯杂程度。物质的折光率因温度或入射光波长的不同而会发生改变，透光物质的温度升高，折光率变小；入射光的波长越短，折光率越大。ChP2015 规定采用钠光谱 D 线（589.3nm）为光源，除另有规定外，供试品温度为 20℃。

测定方法：折光率采用折光计测定，折光计读数需能读至 0.0001，测量范围 1.3～1.7。在测定前，仪器读数应用校正用棱镜或水进行校正，水的折光率在 20℃时为 1.3330，25℃时为 1.3325。测定时温度应调至 20℃±0.5℃（或各品种项下规定的温度），测量后再重复读数 2 次，3 次读数的平均值即为供试品的折光率。

例 4-3：ChP2015 十一烯酸的性状检查

本品的折光率（通则 0622）在 25℃时为 1.448～1.450。

四、吸收系数法

吸收系数是在给定的波长、溶剂和温度等条件下，吸光物质在单位浓度、单位液层厚度时

的吸光度称为吸收系数。吸收系数是吸光物质的重要物理常数，表明物质对某一特定波长光的吸收能力。不同物质对同一波长的单色光，可有不同吸收系数，吸收系数越大，表明该物质的吸光能力越强。依此可用于药物的鉴别、纯度检查，以及作为紫外-可见分光光度法进行含量测定时的计算依据。

吸收系数有以下两种表示方法。

1. 摩尔吸收系数　是指在一定波长时，溶液浓度为 1mol/L，厚度为 1cm 的吸光度，用 ε 表示。

2. 百分吸收系数　是指在一定波长时，溶液质量浓度为 1%（W/V），厚度为 1cm 的吸光度，用 $E_{1cm}^{1\%}$ 表示。ChP 采用百分吸收系数。

根据朗伯-比尔定律：

$$E_{1cm}^{1\%} = \frac{A}{C \times l}$$

式中，A 为吸光度；c 为物质的百分浓度；l 为液层厚度。

通过实验测定物质的吸光度 A，就可计算得到该物质的百分吸收系数。

测定方法：采用紫外-可见分光光度计测定。按照 ChP 通则紫外-可见分光光度法项下的仪器校正和检定方法进行校正后，取干燥的供试品适量，用规定的溶剂配制成吸光度为 0.6～0.8 的浓度，以配制供试品溶液的溶剂为空白，在规定的波长处测定吸光度值，计算，即得。

例 4-4：ChP2015 马来酸氯苯那敏的性状检查

吸收系数　取本品，精密称定，加盐酸溶液（稀盐酸 1ml 加水至 100ml）溶解并定量稀释制成每 1ml 中约含 20μg 的溶液，照紫外-可见分光光度法（通则 0401），在 264nm 的波长处测定吸光度，吸收系数（$E_{1cm}^{1\%}$）为 212～222。

五、热分析法

热分析法是在程序控制温度下，精确记录待测物质理化性质与温度的关系，研究其受热过程中所发生的晶型转变、熔融、升华、吸附等物理变化和脱水、热分解、氧化还原等化学变化，可广泛应用于物质的多晶型、物相转化、结晶水、结晶溶剂、热分解，以及药物的纯度、稳定性等的研究。热分析法类型有多种，在药物分析中常用的是热重分析法（thermogravimetric analysis）、差热分析法（differential thermal analysis，DTA）、差示扫描量热法（differential scanning calorimetry，DSC）等。

（一）热重分析法

热重分析法（TGA）是在程序控制温度下，测量物质的重量与温度关系的一种技术。记录的重量变化与温度或时间的关系曲线称为热重曲线（TG 曲线，图 4-1）热重曲线以质量为纵坐标，温度为横坐标。图中 AB 为平台，表示 TGA 曲线中重量不变的部分；B 点为起始温度（T_i），是指积累重量变化达到天平能检测程度时的温度；C 点为终止温度（T_f），是指积累重量变化达到最大时的温度；T_f–T_i（B、C 点间温度差）为反应区间。当被测物质在加热过程中有升华、气化、分解出气体或失去结晶水时，被测的物质质量就会发生变化，测定曲线上平台之间的质量差值，就可计算出样品在相应温度范围内减失质量的百分率。如从 $CaC_2O_4 \cdot H_2O$ 的 TGA 曲线可知，温度为 100～200℃失掉 1 摩尔水（失重 12.5%）；为 400～500℃每摩尔 CaC_2O_4 分解出 1mol CO（失重 12.5%）；

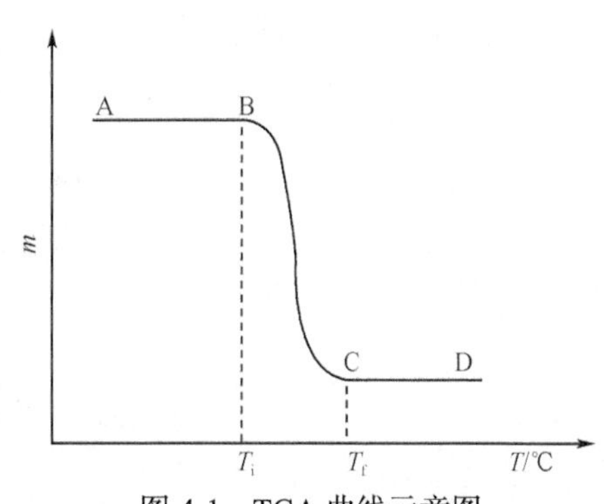

图 4-1　TGA 曲线示意图

最后为 600～800℃ 失重为 $CaCO_3$ 分解成 CaO 和 CO_2 的过程。

热重分析法可以区分药物中所含的水分是吸附水还是结晶水，也使用于贵重药物或在空气中容易氧化的药物的干燥失重测定。

（二）差热分析法

差热分析法（DTA）是在程序控制温度下，测量供试品与参比物之间的温度差 ΔT 与温度（或时间）关系的一种技术。差热分析法是基于物质在加热或冷却过程中会发生熔化、凝固、晶型转变、分解等物理或化学变化，这些变化将伴随着热效应的产生，必定会影响温度的变化。选择一种具有相似热熔的惰性物质（在加热过程中不发生相变和化学变化的物质）作为参比物质，与供试品一起置于一个可控制的加热器中，按一定程序升温，记录的温度差与温度或时间的关系曲线称为 DTA 曲线（图 4-2）。若供试品无热效应产生，则供试品与参比物质之间的温度差（ΔT）为恒定的值，此时测得的是一条平滑的直线，称为基线，如 *AB* 及 *DE*；若供试品发生变化产生热效应，在 DTA 曲线上就有峰出现，若供试品产生吸热反应，则温度低于参比物质，ΔT 为负值，峰顶向下；反之，峰顶向上。在 DTA 曲线中物理变化常得到尖峰，而化学变化则峰形较宽。

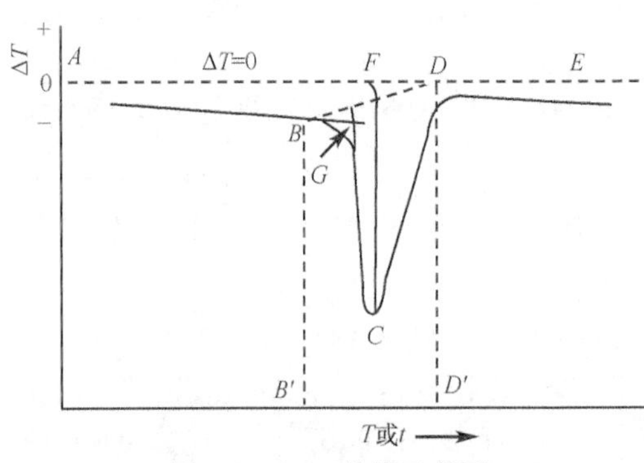

图 4-2　DTA 曲线示意图

DTA 曲线的吸热和放热峰的个数、形状和位置与相应的温度可用来鉴别药物、测定熔点等，也可用于药物纯度的检查。

（三）差示扫描量热法

差示扫描量热法（DSC）是在程序控制温度下，测量输给供试品和参比物的热量差与温度（或时间）关系的一种技术。即在整个分析过程中，需要维持供试品与参比物质的温度相同，测定的是维持在相同温度条件下所需的热量差。当供试品发生吸热变化时，温度要下降，必须补充较参比物质更多的热量才能使供试品温度与参比物质相同；反之，当供试品发生放热反应时，温度升高，则供给的热量应较参比物质为少。记录输给供试品与参比物的热量差与温度或时间的关系曲线称为 DSC 曲线。DSC 曲线与 DTA 曲线的形状极为相似，横坐标均为温度（或时间），不同之处在于 DSC 曲线的纵坐标为 dQ/dT。在两者的曲线上，随供试品不同而显示不同的吸热峰或放热峰，DSC 法较 DTA 法更适用于测量物质在物理变化或化学变化中焓的改变。差示扫描量热法同样可用于药物熔点和水分的测定，药物的鉴别和药物纯度的检查等。

此外 DSC 和 DTA 均可用于药物中无效或低效晶型的检查。不同晶型的物质，其熔点往往不同，在 DSC 曲线上熔化吸热峰的位置也就不同，因此应用 DSC 和 DTA 不仅可以检查有无其他晶型存在，还可以测定不同晶型药物的比率，达到控制无效晶型含量的目的。

第二节　化学分析法

化学分析法是依赖于特定的化学反应及其计量关系来对物质进行分析的方法。在药物分析中，化学分析法广泛应用于药物的鉴别、杂质检查及含量测定。

一、化学鉴别法

化学鉴别法是基于待鉴别药物的特定化学性质而建立，要求反应迅速、现象明显、原理明确。按照反应现象的不同，化学鉴别法包括呈色反应鉴别法、生成沉淀鉴别法、荧光反应鉴别法、生成气体鉴别法和生成物熔点测定法等。

1. 呈色反应鉴别法 在供试品溶液中加入适当的试剂，在一定条件下进行反应，观察反应过程前后颜色变化的鉴别方法。颜色变化可以是加入试剂后，溶液颜色发生新的变化；也可以是加入试剂后，药物溶液颜色发生褪色。如酚羟基与三氯化铁的呈色反应、芳香第一胺的重氮化-偶合反应等是加入一定试剂后，溶液颜色发生明显变化，以此用与鉴别药物。但司可巴比妥钠与碘试液的反应现象则是溶液所显棕黄色在 5min 内消失。

2. 生成沉淀鉴别法 在供试品溶液中加入适当的试剂，在一定条件下进行反应，观察生成不同颜色沉淀的鉴别方法，如还原性基团的银镜反应、生物碱类药物与生物碱沉淀剂的反应等。

3. 荧光反应鉴别法 药物本身在适当溶剂中或与一定试剂反应后，可发出荧光的鉴别方法，如硫酸奎宁在稀硫酸溶液中即显蓝色荧光；维生素 B_1 在碱性溶液中与铁氰化钾反应生成硫色素，在正丁醇溶液中即显蓝色荧光。

4. 生成气体鉴别法 在供试品溶液中加入适当的试剂，在一定条件下进行反应，观察产物中有气体生成的鉴别方法。如大多数胺（铵）类药物、酰脲类药物及某些酰胺类药物，加强碱并经加热处理后，可产生氨（胺）气，有特殊臭味，含乙酸酯和乙酰胺类药物，经硫酸水解后，加乙醇可产生乙酸乙酯的香味。

5. 生成物熔点测定法 测定熔点是一种简便、专属性较强的鉴别方法。对于某些熔点过高、对热不稳定或熔点不敏锐的药物，可通过加入试剂使药物与试剂反应生成衍生物再测定熔点的方法予以鉴别。由于熔点与药物纯度有关，本法一般需经洗涤、干燥后方可测定熔点，故样品用量较大，操作复杂费时，但专属性较强，目前仍可采用。

二、滴定分析法

滴定分析法，也称为容量分析法，是将已知准确浓度的滴定液，滴加到待测药物溶液中，直至滴定液与被测药物按化学计量关系定量反应完全为止，然后根据滴定液的浓度和消耗的体积计算待测药物的含量。

（一）基本原理与应用

常见的滴定分析的要点及应用，见表 4-1。

表 4-1 各类滴定分析方法的要点及应用

方法一	酸碱滴定法
要点	酸碱滴定法是以酸碱中和反应为基础的滴定分析方法。 基本反应：$H^+ + OH^- = H_2O$ 滴定终点：指示剂变色 （指示剂的变色范围全部或部分区域落在滴定突跃范围内的指示剂都可以用来指示滴定终点） 常用的酸碱指示剂有如下几种。 酸性指示剂：甲基橙、溴酚蓝、甲基红等。 碱性指示剂：酚酞、百里酚酞等。 应用对象：$C \cdot K_a \geqslant 10^{-8}$ 的弱酸性药物或者 $C \cdot K_b \geqslant 10^{-8}$ 的弱碱性药物

续表

方法一	酸碱滴定法
应用	例：ChP2015 氯贝丁酯原料药的含量测定 方法：剩余滴定法 水解溶液：定量过量的 NaOH 溶液（0.5mol/L） 滴定液：盐酸滴定液（0.5mol/L） 指示剂：酚酞 滴定度：每 1ml NaOH 滴定液（0.5mol/L）相当于 121.4mg 的氯贝丁酯。
方法二	氧化还原滴定法
要点	氧化还原滴定法是以溶液中氧化剂和还原剂之间的电子转移为基础的滴定分析方法。 经典方法——碘量法 原理：是利用 I_2 的氧化性和 I^- 的还原性为基础的氧化还原方法。 应用对象：具有氧化性与还原性的药物。 1. 直接碘量法　一些还原性物质可用 I_2 标准溶液直接滴定。 条件：只能在酸性、中性、弱碱性条件下进行，避免曝光和放置时间长。 指示剂：淀粉 例：$I_2+SO_3^{2-}+H_2O=2I^-+SO_4^{2-}+2H^+$ 2.间接碘量法：①某些还原性物质可与定量过量的 I_2 液反应，待反应完全后，再用 $Na_2S_2O_3$ 标准溶液滴定剩余的 I_2，称为剩余碘量法。②某些氧化性物质可用 I^- 还原，定量置换出 I_2，然后用 $Na_2S_2O_3$ 标准溶液滴定置换出的 I_2，称为置换碘量法。 条件：只能在弱酸性、中性、弱碱性条件下进行 滴定终点：$I_2+2S_2O_3^{2-}=2I^-+S_4O_6^{2-}$ 指示剂：淀粉
应用	例：ChP2015 右旋糖酐 20 葡萄糖注射液中葡萄糖含量的测定 方法：剩余碘量法（加入定量过量的 0.05mol/L 碘滴定液 25ml） 滴定液：硫代硫酸钠滴定液（0.1mol/L） 指示剂：淀粉，近终点时加入，滴定至蓝色消失。 滴定度：每 1ml 碘滴定液（0.05mol/L）相当于 9.909mg 的 $C_6H_{12}O_6 \cdot H_2O$
方法三	配位滴定法
要点	配位滴定法是以配位反应为基础的滴定分析法。常采用乙二胺四乙酸（EDTA）为滴定剂，EDTA 可与大多数金属离子形成 1 : 1 型稳定的配位化合物，故与一元酸碱滴定法类似。 常用指示剂：铬黑 T 滴定条件：$\lg_c K'_{MY} \geqslant 6$ 应用对象：大多数金属离子
应用	例：ChP2015 葡萄糖酸钙口服溶液的含量测定 滴定液：乙二胺四乙酸二钠滴定液（0.05mol/L） 指示剂：钙紫红素 滴定终点：溶液自紫色转变为纯蓝色 滴定度：每 1ml 乙二胺四乙酸二钠滴定液（0.05mol/L）相当于 22.42mg 的 $C_{12}H_{22}CaO_4 \cdot H_2O$
方法四	沉淀滴定法
要点	沉淀滴定法是以沉淀反应为基础的滴定分析法。 银量法：利用生成难溶性银盐反应来进行测定的方法。 例如：$Ag^++Cl^-=AgCl$ 指示滴定终点的方法： 1. 莫尔法用铬酸钾作指示剂。 原理：$Ag^++Cl^-=AgCl\downarrow$（白色） $2Ag^++CrO_4^{2-}=Ag_2CrO_4\downarrow$（砖红色）

续表

方法四	沉淀滴定法
要点	条件：中性或弱碱性溶液中 方法：以 K_2CrO_4 为指示剂，用 $AgNO_3$ 标准溶液直接滴定含 Cl^- 或 Br^- 的溶液。 滴定终点：沉淀颜色由白色变为砖红色。 2. 佛尔哈德法用铁铵矾[$NH_4Fe(SO_4)_2 \cdot 12H_2O$ 作指示剂。 （1）直接滴定法 原理：$Ag^+ + SCN^- = AgSCN\downarrow$（白色） $Fe^{3+} + SCN^- = FeSCN^{2+}\downarrow$（红色） 条件：酸性条件下 方法：用铁铵矾作指示剂，用 NH_4SCN（或 KSCN、NaSCN）标准溶液滴定含有 Ag^+ 的溶液。 滴定终点：白色转变为红色 （2）返滴定法 方法：在含卤素离子的酸性溶液中，先加入一定量过量的 $AgNO_3$ 标准溶液，再加铁铵矾，以 NH_4SCN 标准溶液滴定过剩的 Ag^+，直到出现红色为止。
应用	例：ChP2015 普罗碘铵注射液的含量测定 方法：莫尔法 滴定液：硝酸银滴定液（0.1mol/L） 指示剂：铬酸钾指示液 滴定终点：出现橘红色沉淀 滴定度：每 1ml 硝酸银滴定液（0.1mol/L）相当于 21.51mg 的 $C_9H_{24}I_2N_2O$
方法五	非水滴定法
要点	非水滴定法是在非水溶剂中进行的滴定分析方法。在药物分析中应用最广泛的是非水溶液酸碱滴定法，是利用非水溶剂的特点来改变物质的酸碱相对强度，增加弱酸或弱碱性化合物相对的酸度或碱度，从而进行滴定的分析方法。 1. 碱量法　以冰醋酸为溶剂，高氯酸为滴定液，结晶紫为指示剂测定弱碱性化合物及盐类。 2. 酸量法　以甲醇钠为滴定液，麝香草酚蓝作指示剂，乙二胺等为溶剂滴定弱酸性化合物及盐类。 应用对象：主要用于测定有机碱及其氢卤酸盐、磷酸盐、硫酸盐或有机酸盐及有机碱金属盐类药物的含量，也可用于测定某些有机弱酸的含量。
应用	例：ChP2015 葵氟奋乃静原料药的含量测定 溶剂：冰醋酸 滴定液：高氯酸滴定液（0.1mol/L） 指示剂：结晶紫指示液 滴定终点：溶液显蓝绿色 滴定度：每 1ml 高氯酸滴定液（0.1mol/L）相当于 29.59mg 的 $C_{32}H_{44}F_3N_3O_2S$。

滴定分析法主要用于组分含量在 1%以上的常量分析，具有准确度高、仪器简单、操作简便快速的优点，在药物分析中广泛应用于有关物质检查和含量测定等。

（二）滴定分析法的有关计算

1. 滴定度（titer，*T*）　是指每 1ml 规定浓度的滴定液相当于被测物的质量，ChP2015 中用毫克（mg）表示。例如，采用非水溶液滴定法测定马来酸曲美布汀的含量时，规定每 1ml 的高氯酸滴定液（0.1mol/L）相当 50.35mg 的 $C_{22}H_{29}NO_5 \cdot C_4H_4O_4$。

2. 滴定度的计算　在容量分析中，被测药物（A）与滴定剂（B）之间按一定的物质的量比进行反应，反应式可表示为

$$a\mathrm{A} + b\mathrm{B} \longrightarrow cC + dD$$

滴定度可按下式计算

$$T(\text{mg/ ml}) = m \times \frac{a}{b} \times M$$

式中，m 为滴定液的摩尔浓度，mol/L；a 为被测药物的摩尔数；b 为滴定剂的摩尔数；M 为被测药物的毫摩尔质量（分子质量，以 mg/mmol 表示）

滴定度表示单位体积（V_B=1ml）的滴定液相当于被测药物的量 $W_A = M_B \times \frac{a}{b} \times M_A$，单位为 mg/ml。使用 T 可使滴定结果的计算简化，$W_A=T \times V_B$，因此被各国药典所采用。

例 4-5：用酸碱滴定法测定水杨酸的含量时，ChP2015 规定每 1ml 氢氧化钠滴定液（0.1mol/L）相当于 13.81mg 的 $C_7H_6O_3$。

水杨酸的分子质量为 138.12，滴定时氢氧化钠与水杨酸反应的物质的量之比为 1∶1，即 a/b=1，则

$$T = m \times \frac{a}{b} \times M = 0.1 \times \frac{1}{1} \times 138.12 = 13.814\text{mg/ml}$$

3. 含量的计算 应用滴定分析法测定药物含量时，常用的方法有两种：直接滴定法和剩余滴定法。

（1）直接滴定法：是用滴定液直接滴定被测药物，被测药物的百分含量计算式为

$$含量=\frac{T \times V}{W} \times 100\%$$

式中，W 为供试品的质量；V 为消耗滴定液的体积；T 为滴定度。

在 ChP 收载的滴定分析法中，各品种项下均给出了滴定度值。可根据供试品的称取量、滴定液消耗的体积、滴定度的值即可计算出被测药物的百分含量。

在实际滴定过程中，所配制的滴定液摩尔浓度可能与药典中规定的摩尔浓度不一致，此时，就不能直接用药典上给出的滴定度（T），需乘上滴定液浓度的校正因子（F），换算成实际的滴定度（T'），即

$$T' = T \times F$$

$$F = \frac{实际摩尔浓度}{规定摩尔浓度}$$

被测药物的百分含量计算公式为

$$含量(\%) = \frac{T' \times V}{W} \times 100\% = \frac{T \times F \times V}{W} \times 100\%$$

（2）剩余滴定法：也称返滴定法。本法需先加入定量过量的滴定液 A，使其与被测药物定量反应，待反应完成后，再用另一滴定液 B 回滴反应后剩余的滴定液 A。为减少操作误差，本法常需做空白试验校正，百分含量计算公式为

$$含量(\%) = \frac{T_A \times F_B \times (V_0 - V)}{W} \times 100\%$$

式中，V_0 为空白试验时消耗滴定液 B 的体积；V 为供试品测定时消耗的滴定液 B 的体积；F_B 为滴定液 B 的浓度校正因子；T_A 为滴定液 A 的滴定度；W 为供试品的取样量。

第三节　光谱分析法

一、紫外-可见分光光度法

紫外-可见分光光度法是基于物质分子对紫外-可见光区（190～800nm）的电磁波的吸收特性

而建立的光谱分析法，具有操作简单、灵敏度高、准确度高、应用广泛等特点。物质的紫外-可见吸收光谱具有与结构相关的特征性，因此，紫外-可见分光光度法可用于药物的鉴别、检查和含量测定。

（一）紫外-可见吸收光谱的产生

紫外-可见吸收光谱是由于物质分子吸收波长为 190～400nm（紫外光区）和波长为 400～800nm（可见光区）的光的电磁辐射能正好与该分子的基态与激发态的能量差相等，使分子中外层价电子发生能级跃迁，从基态跃迁至激发态而产生的吸收光谱，属于电子光谱。以波长为横坐标、吸光度为纵坐标绘制的吸收曲线即为紫外-可见吸收光谱。由于分子的结构不同，所含的化学键类型不同，电子发生跃迁的能量差就不同，发生各种电子跃迁的几率也不同，故而产生的紫外-可见吸收光谱也不同。依此可采用紫外-可见分光光度法对物质进行定性、定量分析。

（二）紫外-可见分光光度法在药物分析中的应用

1. 鉴别　具有芳环或不饱和共振结构的有机药物在紫外-可见光区都有明显的吸收，能产生特征的吸收光谱，因此药物的紫外-可见光谱特征值，如吸收光谱的形状、吸收强度和相应的吸收系数值、吸收峰（谷）对应的波长、吸收峰的数目等均可作为鉴别的依据。但由于有机分子的选择吸收的波长和强度，主要取决于分子中的生色团和助色团及其共振情况，故紫外-可见吸收光谱的形状通常都较为简单，曲线形状变化不大，因此，结构相同的化合物具有相同的吸收光谱，但吸收光谱相同却不一定是同一种物质。即紫外-可见光谱应用于药物鉴别的专属性不如红外光谱，通常须与其他化学方法或光谱方法配合，才能对药物的真伪作出判别。常用方法有如下几种。

（1）测定最大吸收波长，或同时测定最小吸收波长。

例 4-6：ChP2015 布洛芬的鉴别

取本品，加 0.4%氢氧化钠溶液制成每 1ml 中约含 0.25mg 的溶液，照紫外-可见分光光度法测定，在 265nm 与 273nm 的波长处有最大吸收，在 245nm 与 271nm 的波长处有最小吸收，在 259nm 的波长处有一肩峰。

（2）规定一定浓度的供试液在最大波长处的吸光度。

例 4-7：ChP2015 卡马西平的鉴别

取本品，加乙醇溶解并稀释制成每 1ml 中含 10μg 的溶液，照紫外-可见分光光度法（通则 0401）测定，在 238nm 与 285nm 的波长处有最大吸收，在 285nm 波长处的吸光度为 0.47～0.51。

（3）规定最大吸收波长和吸收系数。

例 4-8：ChP2015 齐多夫定的鉴别

取本品，加水溶解并定量稀释制成每 1ml 中含 10μg 的溶液，照紫外-可见分光光度法（通则 0401）测定，在 267nm 的波长处有最大吸收。在 267nm 波长处的吸收系数（$E_{1cm}^{1\%}$）应为 361～399。

（4）规定吸收波长和吸光度的比值。

例 4-9：ChP2015 丙酸倍氯米松的鉴别

取本品，精密称定，加乙醇溶解并定量稀释制成每 1ml 中含 20μg 的溶液，照紫外-可见分光光度法（通则 0401）测定，在 239nm 的波长处有最大吸收，吸光度为 0.57～0.60；在 239 与 263nm 的波长处有最大吸收，吸光度比值应为 2.25～2.45。

（5）经化学处理后，测定其反应产物的吸收光谱特性。

例 4-10：ChP2015 苯妥英钠的鉴别

取本品约 10mg，加高锰酸钾 10mg，氢氧化钠 0.25g 与水 10ml，小火加热 5min，放冷，取上清液 5ml，加正庚烷 20ml，振摇提取，静置分层后，取正庚烷提取液，照紫外-可见分光光度法（通则 0401）测定，在 248nm 的波长处有最大吸收。

以上方法可以单个使用，也可以几个结合使用以提高方法的专属性。

2. 杂质检查 利用紫外-可见分光光度法检查药物中特殊杂质有以下几种方法。

（1）在某一波长处药物无吸收而杂质有吸收，可测定该波长处的吸光度，以控制杂质的限量。

例 4-11：地蒽酚中有关物质二羟基蒽醌的检查

取本品，加三氯甲烷制成 1ml 中约含有 0.10mg 的溶液，照紫外-可见分光光度法（通则 0401），在 432nm 的波长处测定吸光度，不得过 0.12。

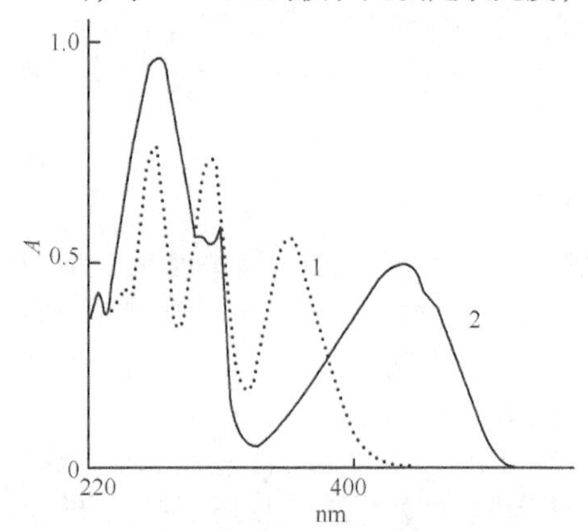

图 4-3 地蒽酚和二羟基蒽醌的紫外吸收光谱

1.0.001%地蒽酚（氯仿溶液）；2.0.0009%二羟基蒽醌（氯仿溶液）

二羟基地蒽醌的氯仿溶液在 432nm 处有最大吸收，而地蒽酚在该波长处几乎无吸收（图 4-3），ChP2015 规定 0.01%的地蒽酚氯仿溶液在 432nm 波长处的吸光度不得过 0.12，即控制二羟基地蒽醌的量不大于 2.4%。

（2）药物和杂质紫外吸收光谱重叠，杂质的存在可以改变药物在两个波长处的吸光度比值，可通过测定供试品溶液的吸光度比值，控制杂质的量。

例 4-12：ChP2015 碘苷中的 5-碘尿嘧啶的检查

取本品，加 0.01mol/L 氢氧化钠溶液溶解并定量稀释制成每 1ml 中约含 30μg 的溶液，照紫外-可见分光光度法（通则 0401），在 303nm 与 279nm 的波长处测定吸光度，303nm 波长处的吸光度与 279nm 波长处的吸光度的比值应不得过 0.40。

（3）根据杂质的紫外吸收特征，测定供试品吸光度的范围，从而控制药物的纯度。

例 4-13：ChP2015 头孢噻吩钠中吸光度的检查：取本品，加水制成每 1ml 中含 20μg 的溶液，照紫外-可见分光光度法（通则 0401），在 237nm 波长处测定，其吸光度为 0.65～0.72。

头孢噻吩钠是以发酵产生的头孢菌素 C 为原料，经保护性水解得 7-氨基头孢氨酸，与噻吩乙酰氯缩合，再与乙酸钠合成盐。噻吩乙酰基在 237nm 有特征吸收，产品在精制过程中如未能有效的除去噻吩乙酰基，则会使 237nm 吸光度上升；或药物在放置的过程中若有部分产品降解，则吸光度下降。通过测定供试品 237nm 吸光度的上下限幅度，可达到在一定程度上控制产品纯度的目的。

3. 含量测定 朗伯-比尔定律是分光光度法进行药物定量测定的基本定律。当一束平行单色光照射被测物质溶液时，在一定的浓度范围内，溶液的吸光度与吸光物质的浓度和液层的厚度成正比，可表示为

$$A=-\lg T=Ecl$$

式中，A 为吸光度；T 为透光率；E 为吸收系数，ChP2015 用 $E_{1\text{cm}}^{1\%}$ 表示；c 为被测物质溶液的浓度，g/100ml；l 为液层的厚度。

常用的测定法有如下几种。

（1）对照品比较法：按各品种项下的方法，分别配制供试品溶液和对照品溶液，在规定的波长处测定供试品溶液和对照品溶液的吸光度后，按下式计算供试品中被测溶液的浓度。一般情况下，对照品溶液中所含被测成分的量应为供试品溶液中被测成分规定量的 100%±10%，所用溶剂也应完全一致。

$$c_X = \frac{A_X}{A_R} c_R$$

式中，c_X为供试品溶液的浓度；A_X为供试品溶液的吸光度；c_R为对照品溶液的浓度；A_R为对照品溶液的吸光度。

原料药的百分含量可用下式计算：

$$含量\% = \frac{c_X \times D}{W} \times 100\% = \frac{c_R \times \frac{A_X}{A_R} \times D}{W} \times 100\%$$

式中，D为供试品溶液的稀释体积；W为供试品取样量，其他同上式。

固体制剂的标示量的百分含量可按下式计算：

$$标示量\% = \frac{c_X \times D \times \overline{W}}{W \times B} \times 100\%$$

式中，$\overline{W}$为单位制剂的平均重量（或装量）；B为制剂的标示量；其他同上式。

采用对照品比较法，可以消除或降低不同仪器、不同实验室、不同环境下测定的变异性，提高检验的可信性。

例 4-14：ChP2015 二氟尼柳片的含量测定

取本品 20 片，精密称定，研细，精密称取适量（约相当于二氟尼柳 0.1g），置 100ml 量瓶中，加 0.1mol/L 的盐酸乙醇溶液适量，超声使二氟尼柳溶解，放冷，用 0.1mol/L 的盐酸乙醇溶液稀释至刻度，摇匀，滤过，精密量取续滤液 5ml，置 100ml 量瓶中，用 0.1mol/L 盐酸乙醇溶液稀释至刻度，摇匀，作为供试品溶液，照紫外-可见分光光度法（通则 0401），在 315nm 的波长处测定吸光度；另取二氟尼柳对照品适量，精密称定，加 0.1mol/L 盐酸乙醇溶液溶解并定量稀释制成每 1ml 中约含 50μg 的溶液，作为对照品溶液，同法测定。计算，即得。

（2）吸收系数法：按各品种项下的方法配制供试品溶液，在规定的波长处测定其吸光度，再以该品种在规定条件下的吸收系数计算供试品的浓度。

$$c_X = \frac{A_X}{E_{1cm}^{1\%} \times 100}$$

式中，c_X为供试品溶液的浓度，g/ml；A_X为供试品溶液的吸光度；$E_{1cm}^{1\%}$为供试品中被测成分的百分吸收系数；100 为浓度换算因数，是将 g/100ml 换算成 g/ml。

本法不需要对照品，但不能消除仪器、操作人员、操作时间等不同而造成的误差，且仪器的精度对测定结果有较大影响。因此用本法测定时，吸收系数通常应大于 100，并注意仪器的校正和检定。

例 4-15：ChP2015 卡比多巴片的含量测定

取本品 20 片，精密称定，研细，精密称取适量（约相当于卡比多巴 50mg），置 100ml 量瓶中，加 0.1mol/L 的盐酸溶液适量，振摇使卡比多巴溶解，并稀释至刻度，摇匀，滤过，精密量取续滤液 5ml，置 50ml 量瓶中，用 0.1mol/L 盐酸溶液稀释至刻度，摇匀，照紫外-可见分光光度法（通则 0401），在 281nm 的波长处测定吸光度，按 $C_{10}H_{14}N_2O_4$ 的吸收系数（$E_{1cm}^{1\%}$）为 123 计算，即得。

（3）计算分光光度法：有多种，使用时应按各品种项下规定的方法进行。但吸光度处在吸收曲线的陡然上升或下降的部位测定时，波长的微小变化可能对测定结果造成显著影响，故对照品和供试品的测定条件应尽可能一致。计算分光光度法一般不宜用作含量测定。

（4）比色法：供试品本身在紫外-可见光区没有强吸收，或在紫外区虽有吸收，但为了避免干扰或提高灵敏度，可加入适当的显色剂使反应产物的最大吸收波长移至可见光区后测定，这种测定方法称为比色法。

用比色法测定时，由于显色时影响显色深浅的因素较多，应取供试品与对照品或标准品同时操作。除另有规定外，比色法所用的空白是指用同体积的溶剂代替对照品或供试品溶液，然后依次加入等量的相应试剂，并经同法处理。在规定的波长处测定对照品和供试品溶液的吸光度后，按对照品比较法计算供试品浓度与含量。

当吸光度和浓度关系不呈良好线性时，应取数份梯度量的对照品溶液，用溶剂补充至同一体积，显色后测定各份溶液的吸光度，然后以吸光度与相应的浓度绘制标准曲线或计算回归方程，再根据供试品的吸光度在标准曲线上查得或用回归方程求得供试品溶液的浓度，并计算含量。

（三）仪器的校正和检定

为保证测定结果的准确性，紫外-可见分光光度计需定期对波长、吸光度的准确度和杂散光进行校正和检定。

1. 波长 由于环境因素对机械部分的影响，仪器的波长经常会略有变动，因此除应定期对所用的仪器进行全面检定外，还应于测定前校正测定波长。常用汞灯中的较强谱线 237.83nm、253.65nm、275.28nm、296.73nm、313.16nm、334.15nm、365.02nm、404.66nm、435.83nm、546.07nm 与 576.96nm；或用仪器中氘灯的 486.02nm 与 656.10nm 谱线进行校正；钬玻璃在波长 279.4nm，287.5nm、333.7nm、360.9nm、418.5nm、460.0nm、484.5nm、536.2nm 与 637.5nm 处有尖锐吸收峰，也可作波长校正用，但因来源不同或随着时间推移会有微小的变化，使用时应注意；近年来，常使用高氯酸钬溶液校正双光束仪器，以 10%高氯酸溶液为溶剂，配制含氧化钬（Ho_2O_3）4%的溶液，该溶液的吸收峰波长为 241.13nm、278.10nm、287.18nm、333.44nm、345.47nm、361.31nm、416.28nm、451.30nm、485.29nm、536.64nm 和 640.52nm。仪器波长的允许误差为：紫外光区±1nm，500nm 附近±2nm。

2. 吸收光的准确度 可用重铬酸钾的硫酸溶液检定。取在 120℃干燥至恒重的基准重铬酸钾约 60mg，精密称定，用 0.005mol/L 硫酸溶液溶解并稀释至 1000ml，在规定的波长处测定并计算其吸收系数，并与规定的吸收系数比较，应符合表 4-2 中的规定。

表 4-2 检定用重铬酸钾的硫酸溶液在规定波长下的吸收系数

波长（nm）	235（λ_{min}）	257（λ_{max}）	313（λ_{min}）	350（λ_{max}）
吸收系数 $E_{1cm}^{1\%}$ 的规定值	124.5	144.0	48.62	106.6
吸收系数 $E_{1cm}^{1\%}$ 的允许范围	123.0～126.0	142.8～146.2	47.0～50.3	105.5～108.5

3. 杂散光的检查 杂散光是一些不在谱带范围内且与所需波长相隔较远的光，一般来源于光学仪器表面的瑕疵。杂散光的检查可按表 4-3 所列的试剂和浓度，配制成水溶液，置 1cm 石英吸收池中，在规定的波长处测定透光率，应符合表 4-3 中的规定值。

表 4-3 杂散光检查所用试剂、波长及要求

试剂	浓度[%，(g/ml)]	测定用波长（nm）	透光率（%）
碘化钠	1.00	220	<0.8
亚硝酸钠	5.00	340	<0.8

（四）对溶剂的要求

含杂原子的有机溶剂通常具有很强的末端吸收。因此，当作溶剂使用时，它们的使用范围均不能小于截止使用波长，如甲醇、乙醇的截止使用波长为 205nm。另外，当溶剂不纯时，也可能增加干扰吸收。因此，在测定供试品前，应先检查所用的溶剂在供试品所用的波长附近是否符合要求，即将溶剂置 1cm 石英吸收池中，以空气为空白（空白光路中不置任何物质）测定其吸光度。溶剂和吸收池的吸光度为 220～240nm，不得超过 0.40；吸光度为 241～250nm 不得超过 0.20；吸光度为 251～300nm 不得超过 0.10；吸光度为 300nm 以上时不得超过 0.05。

二、荧光分析法

荧光分析法是利用物质发射荧光的特性进行分析的光谱分析法。其主要特点是：①灵敏度高，一般比紫外-可见分光光度法高 2～4 个数量级，可达 10^{-12}～10^{-10}g/ml；②在低浓度溶液中进行测定，当溶液中荧光物质浓度较高时，溶液会有“自熄灭”作用，同时由于在液面附近的溶液会吸收激发光，使荧光强度下降，导致荧光强度与浓度不成正比；③易受干扰，由于荧光法灵敏度高，对环境因素敏感，故干扰因素较多，因此必须做空白试验。荧光分析法可用于测定芳香族及具有芳香结构的大分子杂环类药物，其中包括多环胺类、维生素类、蛋白质类、氨基酸类、甾体激素，以及中草药中的许多有效成分，可作鉴别及含量测定。

（一）荧光的产生

物质分子受到紫外-可见光的照射后被激发，由原来的能级跃迁至第一电子激发态或第二电子激发态的不同振动能级，在激发态的不同振动能级间，物质分子和它们周围的同类分子或其他分子发生碰撞而消耗一部分能量，迅速降落至第一电子激发态的最低振动能级，当物质分子从第一电子激发态的最低振动能级返回至基态时，将以光的形式释放出多余的能量，所发生的光即是荧光，其产生的发射光谱即是荧光光谱。由于产生荧光的能量小于吸收光的能量，故荧光的波长长于激发光的波长，发射光谱相对于激发光谱向长波方向移动。因此依据物质的激发光谱和发射光谱，可用于该物质的定性分析。当激发光强度、波长、所用溶剂及温度等条件固定时，物质在一定浓度范围内，其发射光强度与溶液中该物质的浓度成正比关系，可用于该物质的含量测定。

（二）荧光分析法在药物分析中的应用

1. 鉴别　有些药物自身能产生荧光，在可见光或紫外光照射下，显特定颜色的荧光，可直接用于药物的定性鉴别。有些药物无荧光或荧光较弱，可加入荧光衍生化试剂，经衍生化后转化为荧光物质，亦可用于药物的定性鉴别。还有些药物的荧光特性随介质的改变而改变，可利用改变介质的酸碱性或添加其他试剂引起荧光特性的改变，从而用于药物的定性鉴别。采用荧光分析法鉴别中药材，通常可直接观察，或将中药材中能产生荧光的有效成分提取出来后，制成供试品溶液，置 254nm 或 365nm 紫外灯下进行鉴别。

例 4-16：ChP2015 马来酸麦角新碱的鉴别

本品的水溶液显蓝色荧光。

例 4-17：ChP2015 乙琥胺的鉴别

取本品约 0.1g，加间苯二酚约 0.2g 与硫酸 2 滴，在约 140℃加热 5min，加水 5ml，滴加 20%氢氧化钠溶液使成碱性，取此液数滴，滴入 5ml 水中，即显黄绿色荧光。

例 4-18：ChP2015 丁酸氢化可的松

取本品约 4mg，加硫酸 2ml 使溶解，即显黄色至棕黄色，并带绿色荧光。置 254nm 或 365nm 紫外灯下进行鉴别。

例 4-19：ChP2015 珍珠的鉴别

取本品，置紫外光灯（365nm）下观察，显浅蓝色或亮黄绿色荧光，通常环周部分较明亮。

例 4-20：ChP2015 茜草的鉴别

取本品粉末 0.2g，加乙醚 5ml，振摇数分钟，滤过，滤液加氢氧化钠试液 1ml，振摇，静置使分层，水层显红色；醚层无色，置紫外光灯（365nm）下观察，显天蓝色荧光。

2. 含量测定 荧光分析法是在一定条件下，测定对照品溶液荧光强度与其浓度的线性关系。当线性关系良好时，可在每次测定前，用一定浓度的对照品溶液校正仪器的灵敏度；然后在相同的条件下，分别读取对照品溶液及其试剂空白的荧光强度与供试品溶液及其试剂空白的荧光强度，用下式计算供试品浓度。

$$c_x = \frac{R_x - R_{xb}}{R_r - R_{rb}} \times c_r$$

式中，c_x 为供试品溶液的浓度；c_r 为对照品溶液的浓度；R_x 为供试品溶液的荧光强度；R_{xb} 为供试品溶液试剂空白的荧光强度；R_r 为对照品溶液的荧光强度；R_{rb} 为对照品溶液试剂空白的荧光强度。

因荧光分析法中的浓度与荧光强度的线性较窄，故（R_x-R_{xb}）/（R_r-R_{rb}）应控制在 0.5～2 为宜，如若超过，应在调节溶液浓度后再进行测定。当浓度与荧光强度明显偏离线性时，应改用标准曲线法进行含量测定。

例 4-21：ChP2015 利血平片的含量测定

避光操作。取本品 20 片，如为糖衣片除去包衣，精密称定，研细，精密称取适量（约相当于利血平 0.5mg），置 100ml 棕色量瓶中，加热水 10ml，摇匀，加三氯甲烷 10ml，振摇，用乙醇定量稀释制成每 1ml 中约含利血平 2μg 的溶液，作为供试品溶液；另精密称取利血平对照品 10mg，置 100ml 棕色量瓶中，加三氯甲烷 10ml 使利血平溶解，用乙醇稀释至刻度，摇匀，作为对照品溶液。精密量取对照品溶液与供试品溶液各 5ml，分别置具塞试管中，加五氧化二钒试液 2.0ml，激烈振摇后，在 30℃放置 1h，照荧光分析法（通则 0405），在激发光 400nm 波长、发射光 500nm 波长处测定荧光强度，计算，即得。

三、红外分光光度（IR）法

IR 法是依据物质对中红外区（波长为 2.5～25μm，波数 400～4000cm^{-1}）的电磁辐射的特征吸收而建立的光谱分析法。物质分子吸收该区的红外线得到的吸收光谱称为红外吸收光谱。由于红外光谱具有高度的特征性，可用于分子结构的基础研究，以及化学组成的分析，但应用最广泛的还是有机化合物的结构鉴定。它在药物分析中主要应用于药物的鉴别和杂质检查。

（一）红外光谱的产生

红外区的电磁辐射能量较低，不足以使分子产生电子能级的跃迁，只能引起分子的振动和转动，当物质分子中某个基团的振动频率和红外光的频率一致时，分子吸收红外光的能量，从原来的基态振动能级跃迁到能量较高的振动能级，而振动能级的跃迁会伴随着许多转动能级的跃迁，故红外光谱也称为振-转光谱。由于物质分子发生振动和转动能级跃迁所需的能量较低，几乎所有的有机化合物在红外区均有吸收。而且分子中不同官能团，在发生振动和转动能级跃迁时所需的能量各不相同，产生的吸收带其波长（波数）位置就成为鉴定分子中官能团特征的依据，其吸收强度则是定量检测的依据。

（二）IR 法在药物分析中的应用

1. 鉴别 在用红外光谱进行鉴别试验时，ChP2015 采用标准图谱对照法。即按指定条件测定供试品红外吸收光谱图，测得红外吸收光谱图与《药品红外光谱集》中的相应标准图谱对比，如果峰位、峰形、相对强度都一致时，即为同一药物。例如，中国药典对阿司匹林的鉴别试验："本品的红外光吸收图谱应与对照的图谱（光谱集 5 图）一致"。USP34 主要采用对照品法，如阿莫西林的鉴别试验："取本品，经干燥后用溴化钾压片法测定，所得的图谱与 USP 阿莫西林对照品的图谱一致”。JP（15）采用规定条件下测定一定波数处的特征吸收峰，如劳拉西泮定的测定：“取本品，经干燥后用溴化钾压片法测定，其红外吸收图谱中 3440cm^{-1}、3220cm^{-1}、1695cm^{-1}、1614cm^{-1}、1324cm^{-1}、1132cm^{-1} 及 828cm^{-1} 波数附近有吸收”。

ChP 收载的光谱图，系用分辨率为 2cm^{-1} 条件绘制，基线一般控制在 90%透光率以上，供试品取样量一般控制在使其最强吸收峰在 10%透光率以下。供试品的制备通常采用压片法、糊法、膜法、溶液法和气体吸收法等，其中压片法是固体药物最常用的方法。

压片法：取供试品 1mg，置玛瑙研钵中，加入干燥的溴化钾或氯化钾细粉约 200mg，充分研磨混匀，移置于直径为 13mm 的压模中（也可采用其他直径的压模制片，样品与分散剂的用量可相应调整以制得浓度合适的片），使铺布均匀，抽真空约 2min 后，加压至 0.8～1mPa，保持 2～5min，除去真空，取出制成的供试片，目视检查应均匀透明，无明显颗粒。将供试片置于仪器的样品光路中，并扣除用同法制成的空白溴化钾或氯化钾片的背景，绘制光谱图。要求空白片的光谱图的基线应大于 75%透光率；除在 3440cm^{-1} 及 1630cm^{-1} 附近因残留或附着水而呈现一定的吸收峰外，其他区域不应出现大于基线 3%透光率的吸收谱带。压片时，若样品（包括盐酸盐）与溴化钾之间不发生离子交换反应，则采用溴化钾作为制片基质。否则，盐酸盐样品制片时必须使用氯化钾基质。

（1）原料药鉴别：除另有规定外，应按照国家药典委员会编订的《药品红外光谱集》各卷收载的光谱图所规定的方法制备样品。其具体操作技术参见《药品红外光谱集》的说明。

采用固体制样技术时，最常碰到的问题是多晶现象，固体样品的晶型不同，其红外光谱往往也会产生差异。当供试品的实测光谱与《药品红外光谱集》所收载的标准光谱不一致时，在排除各种可能影响光谱的外在或人为因素后，应按该药品光谱图中备注的方法或各品种项下规定的方法进行预处理，再绘制光谱，比对。如未规定该品种供药用的晶型或预处理方法，则可使用对照品，并采用适当的溶剂对供试品与对照品在相同的条件下同时进行重结晶，然后依法绘制光谱，比对。如已规定特定的药用晶型，则应采用相应晶型的对照品依法比对。

（2）制剂的鉴别：USP、BP 现已广泛采用红外光谱法鉴别制剂，ChP2015 收载了部分制剂的红外光谱鉴别法。与原料药的红外光谱鉴别法相比，制剂的鉴别一般需采取提取分离、经适当干燥后再压片绘制图谱。即品种鉴别项下应明确规定制剂的前处理方法，通常采用溶剂提取法。提取时应选择适宜的溶剂，以尽可能减少辅料的干扰，避免导致可能的晶型转变。提取的样品再经适当干燥后依法进行红外光谱鉴别。

例 4-22：ChP2015 布洛芬片的鉴别

取本品 5 片，研细，加丙酮 20ml 使布洛芬溶解，滤过，取滤液挥干，真空干燥后测定。本品的红外光吸收图谱应与对照的图谱（光谱集 943 图一致）。

例 4-23：ChP2015 磷酸氯喹片的鉴别

取本品细粉适量（约相当于磷酸氯喹 0.5g），置分液漏斗中，加水 25ml 溶解后，加氢氧化钠试液 5ml、乙醚 50ml 振摇提取，醚层用水洗涤后通过置有无水硫酸钠的漏斗滤过，滤液置水浴上蒸干，残渣用五氧化二磷为干燥剂减压干燥至析出结晶，其红外光吸收图谱应与氯喹的对照图谱（光谱集 672 图）一致。

药物制剂经提取处理并依法绘制光谱图后，比对时应注意以下四种情况：①辅料无干扰，待测成分的晶型不变化，此时可直接与原料药的标准光谱进行比对。②辅料无干扰，但待测成分的晶型有变化，此种情况可用对照品经同法处理后的光谱比对。③待测成分的晶型无变化，而辅料存在不同程度的干扰，此时可参照原料药的标准光谱，在指纹区内选择 3～5 个不受辅料干扰的待测成分的特征谱带作为鉴别的依据。鉴别时，实测谱带的波数误差应小于规定值的 ±5cm^{-1}（0.5%）。④待测成分的晶型有变化，辅料也存在干扰，此种情况一般不宜采用红外光谱鉴别。

（3）注意事项：① 对于具有同质异晶现象的药品，一般采取选用有效晶型的图谱或分别比较，如棕榈氯霉素的鉴别试验："取本品（A 晶型或 B 晶型），用糊法测定，其红外光吸收图谱应与同晶型对照的图谱（光谱集 37 图或 38 图）一致。"②由于各种型号的仪器性能不同，供试品制备时研磨程度的差异或吸收程度不同等原因，均会影响光谱的性状。因此进行光谱比对时，应考虑各种因素可能造成的影响，如二氧化碳和水汽等的大气干扰，必要时，采取适当措施（如采用干燥氮气吹扫）加以改善。③仪器间分辨率的差异及不同的操作条件（如狭缝程序，扫描速度等），可能影响药品光谱图的判断。为了便于比对，在比对所测药品的光谱图与光谱集所收载的药品的光谱图时，宜首先在测定药品所用的仪器上录制聚苯乙烯薄膜的光谱图，并与光谱集收载的聚苯乙烯薄膜的光谱图加以比较。④ 本法对于多组分药物或存在多晶现象而又无可重复转晶方法的药物不适用。

2. 杂质检查 主要用于药物中无效或低效晶型的检查。某些多晶型药物由于其晶型结构不同，一些化学键的键长、键角等发生不同程度的变化，从而导致红外吸收光谱中某些特征峰的频率、峰形和强度出现显著差异。利用这些差异，可以检查药物中低效（或无效）晶型杂质。

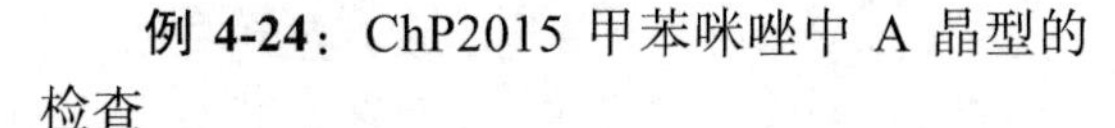

例 4-24：ChP2015 甲苯咪唑中 A 晶型的检查

取本品与含 A 晶型为 10%的甲苯咪唑对照品各约 25mg，分别加液状石蜡 0.3ml，研磨均匀，制成厚度约 0.15mm 的石蜡糊片，同时制成厚度相同的空白液状石蜡糊片作参比，照 IR 法（0402）测定，并调节供试品与对照品在 803cm^{-1} 波数处的透光率为 90%～95%，分别记录 620～803cm^{-1} 波数处的红外吸收光谱图谱。在约 620cm^{-1} 和 803cm^{-1} 波数处的最小吸收峰间连接一基线，再在约 640cm^{-1} 和 662cm^{-1} 波数处吸光度之比，不得大于含 A 晶型为 10%的甲苯咪唑对照品在该波数处的吸光度之比（图 4-4）。

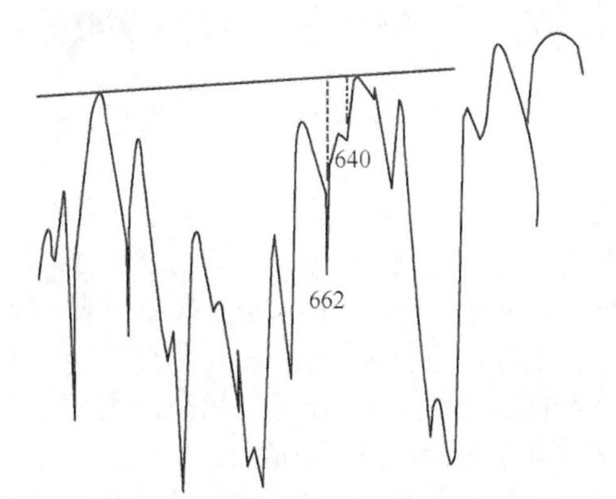

图 4-4 甲苯咪唑中 A 晶型检查的红外吸收光谱图

甲苯咪唑有 A、B、C 三种晶型，C 晶型为有效晶型，A 晶型为无效晶型，B 晶型疗效有待证明，药物中存在的混晶主要是 A 晶型。检查是利用 A 晶型在 640cm^{-1} 有强吸收，C 晶型有弱吸收；A 晶型在 662cm^{-1} 有弱吸收，C 晶型有强吸收。当供试品中有 A 晶型时，在上述两波数处吸光度比值发生改变，因此规定供试品在约 640cm^{-1} 和 662cm^{-1} 波数处吸光度之比，不得大于含 A 晶型为 10%的甲苯咪唑对照品在该波数处的吸光度之比，控制 A 晶型的量。

四、原子吸收分光光度法

原子吸收分光光度法（AAS）是基于被测元素的基态原子对由该元素作为阴极的空心阴极灯发出的特征谱线的吸收程度进行定量分析的方法。其测量对象是金属元素和部分非金属元素。原子吸收分光光度法具有准确度高（火焰原子吸收法的相对误差＜1%，石墨炉原子吸收法为 3%～5%）、检测限低（火焰原子吸收法的检测限可达 10^{-9}g/ml，石墨炉原子吸收法的检测限可达 10^{-13}～10^{-10}g/ml）、干扰小、快速简便、易于自动化等优点，在药物分析中主要用于药物中金属杂质的限度检查，也可用于药物的含量测定。

来自药品原材料、辅料及生产设备中重金属及其他微量的金属元素，对人体有一定伤害，因此在药物的杂质检查中需进行检查，如 ChP2015 雷米普利中钯离子的检查，维生素 C 中铁离子和铜离子的检查，醋氨已酸锌中镉盐、铅盐和砷盐的检查等均采用原子吸收分光光度法进行检查。

在中草药中的重金属及有害元素的残留检查中，原子吸收分光光度法的应用更为广泛。

例 4-25：ChP2015 丹参中重金属及有害元素的检查：照铅、镉、砷、汞、铜测定法（通则 2321 原子吸收分光光度法）测定，铅不得过 5mg/kg；镉不得过 0.3mg/kg；砷不得过 2mg/kg；汞不得过 0.2mg/kg；铜不得过 20mg/kg。

采用原子吸收分光光度法进行药物中微量金属元素的限度检查时，为消除背景对测定的干扰，可采用“标准加入法”。即取供试品溶液 4 份，除第一份外，其余 3 份分别精密加入不同浓度的待测元素的对照品溶液，稀释至一定体积后，分别测定吸光度，将吸光度读数与相应的待测元素加入量作图，延长此直线至与含量轴的延长线相交，此交点与原点间的距离即相当于供试品溶液取用量中待测元素的含量。

例 4-26：ChP2015 碱式碳酸铋中铜盐的限度检查

取本品 2.0g 两份，分别置 50ml 量瓶中，各加硝酸 6ml 溶解后，一份用水稀释至刻度，摇匀，作为供试品溶液；另一份加标准铜溶液（精密量取铜元素标准溶液适量，用水定量稀释制成每 1ml 含铜 10μg 的溶液）5ml，同法操作，作为对照品溶液。照原子吸收分光光度法（通则 0406 第二法），在 324.7nm 的波长处分别测定，应符合规定（0.0025%）。

五、电感耦合等离子体原子发射光谱法

电感耦合等离子体原子发射光谱法（inductively coupled plasma atomic emission spectrometry，ICP-AES）是以等离子体为激发光源的原子发射光谱进行分析的方法。该方法优于原子吸收分光光度法之处在于可进行多元素的同时测定，且线性范围宽和基体效应小，现已广泛应用于地矿、水质、食品、环境、生物、医药等物料中从痕量到常量元素的精密分析，如采用 ICP-AES 技术较好的测定了中药大花红景天中有害微量元素铅、砷、汞和镉的含量。

ICP-AES 基本原理：样品由载气（氩气）引入雾化系统进行雾化后，以气溶胶形式进入等离子体的中心通道，在高温和惰性气体中被充分蒸发、原子化、电离和激发，发射出所含元素的特征谱线。根据各元素特征谱线的存在与否，鉴别样品中是否含有某种元素（定性分析）；根据特征谱线强度测定样品中相应元素的含量（定量分析）。

六、X 射线衍射法

X 射线是一种波长介于紫外线与 γ 射线之间的电磁波，波长为 0.01～10nm。1895 年由德国物理学家 W.K.伦琴发现，故又称伦琴射线。X 射线波长短、能量大，对物质具有较强的穿透作用。1912 年德国科学家劳厄成功地发现晶体对 X 射线的衍射现象，1913 年英国晶体学家布拉格父子推导出 X 射线衍射最基本公式——布拉格方程（下式），并利用 X 射线衍射法测定了氯化钠和氯化钾的晶体结构。

$$2d_{hkl}\sin\theta=n\lambda\ (n=1,\ 2,\ 3,\ \cdots)$$

式中，d_{hkl} 为面间距（*hkl* 为晶面指数）；*n* 为衍射级数；λ 为 X 射线的波长；θ 为掠射角。

X 射线衍射法（Xray diffraction，XRD）是一种研究物质晶体结构的分析方法。当 X 射线照射晶体结构时，将受到晶体点阵排列的不同原子或分子所衍射。化合物的晶体无论是单晶还是多晶，都有其特定的 X 射线衍射图。衍射极大点（或线）间的距离及其相对强度可用以进行结晶物质的定性或定量分析。常用的 X 射线衍射法有：粉末 X 射线衍射法，即当 X 射线波长 λ 已知时（选用固定波长 λ 的 X 射线），采用细粉末或细粒多晶体的线状样品，可从一堆任意取向的晶体中，从每一 θ 角符合布拉格方程的反射面得到反射，测出 θ 后，利用布拉格公式即可确定点阵平面间距 *d* 及相对衍射强度，与标准数据进行比较，可用于结晶物质的鉴别和纯度检查；单晶法 X 射线衍射法，即测定时单晶样品保持不变动（θ 不变），以辐射束的波长作为变量来保证晶体中一切晶面都满足布拉格方程条件，故选用的是连续 X 射线束，主要用于结晶

物质的相对分子质量和晶体结构的测定。

在 ChP2015 中蒙脱石的鉴别采用了粉末 X 射线衍射法，要求供试品的 X 射线粉末衍射图谱应与对照品图谱中的蒙脱石特征峰[衍射角（2θ）分别约为 5.8°、19.8°和 61.9°]一致。

第四节　色谱分析法

色谱分析法是依据混合物中被分离组分在两相中的物理化学性质差异（如吸附、分配差异），将各组分从混合物中分离后再选择性对待测组分进行分析的方法。该方法具有分离效率高、分析速度快、灵敏度高、专属性强等特点，是目前分析复杂混合物最有效的方法。因此在药物分析中有广泛应用，也是首选的方法。常有的色谱分析法有薄层色谱法、气相色谱法和高效液相色谱法。

一、薄层色谱（TLC）法

TLC 法是将吸附剂（固定相）涂布于平板上，将试样与对照品溶液点在同一薄板的一端，在密闭的容器中用适当的溶剂（流动相）展开，利用流动相的毛细现象推动组分迁移，显色后样品斑点与对照品斑点进行比较，用于定性鉴别和含量测定。TLC 法具有设备简单、操作简便、分析速度快、专属性好、兼具分离鉴定双重功能等特点，故在药物分析中主要用于药物鉴别和杂质检查。

（一）药物鉴别

采用 TLC 法进行药物鉴别时一般采用对照品比较法，即采用与供试品溶液同浓度的对照品溶液，在同一块薄层板上点样、展开与检视，供试品溶液所显主斑点的颜色（或荧光）与位置与对照品溶液的主斑点一致，而且主斑点的大小与颜色的深浅也应大致相同。也可采用供试品与对照品等体积混合，应显示单一、紧密的斑点；或选用与供试品化学结构相似的药物对照品与供试品溶液的主斑点比较，两者的比移值（R_f）应不同，或将上述两种溶液等体积混合，应显示两个清晰分离的斑点。除采用对照品比较外，中药及其他制剂的鉴别，还常使用对照药材进行比较。

在进行药物鉴别时，应按照各品种项下要求进行系统适应性试验，使斑点的比移值和分离效能符合规定。必要时考察灵敏度。

比移值：系指从基线至展开斑点中心的距离与从基线至展开剂前沿的距离的比值。

$$\text{比移值}(R_f)=\frac{\text{从基线至展开斑点中心的距离}}{\text{基线至展开剂前沿的距离}}$$

在一定色谱条件下，R_f为常数，其值为 0～1。

分离度（或称分离效能）：鉴别时，供试品与标准物质色谱中的斑点均应清晰分离。分离效果用分离度表示。分离度（R）为相邻两斑点的斑点中心至原点的距离之差与两斑点的宽度总和之半的比值。

$$R=\frac{2(d_2-d_1)}{(W_1+W_2)}$$

式中，d_2为相邻两峰中后一峰与原点的距离；d_1为相邻两峰中前一峰与原点的距离；W_1和 W_2为相邻两峰各自的峰宽。除另有规定外，分离度应大于 1.0。

例 4-27：ChP2015 醋酸泼尼松片的鉴别

取本品的细粉适量（约相当于醋酸泼尼松 0.1g），加三氯甲烷 50ml，搅拌使乙酸泼尼松溶解，滤过，取滤液作为供试品溶液；另取醋酸泼尼松对照品，加三氯甲烷溶解并稀释制成每 1ml 中约含 2mg 的溶液，作为对照品溶液。照 TLC 法（通则 0502）试验，吸取上述两种溶液各 5μl，分别点于同一硅胶 G 薄层板上，以二氯甲烷-乙醚-甲醇-水（385：60：15：2）为展开剂，展开，晾干，在 105℃干燥 10min，放冷，喷以碱性四氮唑蓝试液，立即检视。供试品溶液所显主斑点的位置和颜色应与对照品溶液的主斑点相同。

例 4-28：ChP2015 人参的鉴别

取本品粉末 1g，加三氯甲烷 40ml，加热回流 1h，弃去三氯甲烷液，药渣挥干溶剂，加水 0.5ml 搅拌湿润，加水饱和正丁醇 10ml，超声处理 30min，吸取上清液加 3 倍量氨试液，摇匀，放置分层，取上层液蒸干，残渣加甲醇 1ml 使溶解，作为供试品溶液。另取人参对照药材 1g，同法制成对照药材溶液。再取人参皂苷 Rb1 对照品、人参皂苷 Re 对照品、人参皂苷 Rf 对照品及人参皂苷 Rg1 对照品，加甲醇制成每 1ml 各含 2mg 的混合溶液，作为对照品溶液。照 TLC 法（通则 0502）试验，吸取上述三种溶液各 1～2μl，分别点于同一硅胶 G 薄层板上，以三氯甲烷-乙酸乙酯-甲醇-水（15：40：22：10）10℃以下放置的下层溶液为展开剂，展开，取出，晾干，喷以 10%硫酸乙醇溶液，在 105℃加热至斑点显色清晰，分别置日光和紫外光灯（365nm）下检视。供试品色谱中，在与对照药材色谱和对照品色谱相应位置上，分别显相同颜色的斑点或荧光斑点。

人参的鉴别方法中选用了人参对照药材为对照品可以增加方法的专属性，同时可以与同科同属类似植物相区别，避免采用其他含有人参皂苷成分药材替代人参而不能鉴别出来的情况发生。

（二）杂质检查

TLC 法具有简便、快速、灵敏度高，又不需要特殊设备的特点，广泛应用于杂质检查。常用的方法有如下几种。

1. 杂质对照品法　适用于已知杂质并能制备杂质对照品的情况。

方法：根据杂质限量，取供试品溶液和一定浓度的杂质对照品溶液，分别在同一薄层板上点样，经展开、定位、检查。供试品中所含杂质的斑点与对照品溶液所显主斑点的颜色比较，判断药物中杂质含量是否符合规定。

例 4-29：ChP2015 卡比马唑中甲巯咪唑的检查

取本品，加三氯甲烷溶解并稀释制成每 1ml 中约含 10mg 的溶液，作为供试品溶液。另取甲巯咪唑对照品，加三氯甲烷溶解并稀释制成每 1ml 中约含 50μg 的溶液，作为对照品溶液。照 TLC 法（通则 0502）试验，吸取上述两种溶液各 10μl，分别点于同一硅胶 G 薄层板上，以三氯甲烷-丙酮（4：1）为展开剂，展开，晾干，喷以稀碘化铋钾试液使显色。供试品溶液如显与对照品溶液相应的杂质斑点，其颜色与对照品溶液的主斑点比较，不得更深（0.5%）。

2. 供试品溶液自身稀释对照法　适用于杂质的结构不能确定，或无杂质对照品的情况。该法仅限于杂质斑点的颜色与主成分斑点的颜色相同或相近的情况。

方法：将供试品溶液按限量要求稀释至一定浓度作为对照溶液，与供试品溶液分别点样于同一薄层板上，经展开、斑点定位、检查。供试品溶液中所显杂质斑点不得深于对照溶液所显主斑点的颜色，判断药物中杂质限量是否符合规定。若供试品中有多个杂质存在时，可以配制几种限量的对照品溶液，加以比较。

例 4-30：ChP2015 盐酸马普替林中有关物质的检查

取本品，加甲醇溶解并稀释制成每 1ml 中约含 20mg 的溶液，作为供试品溶液；分别精密量取适量，用甲醇稀释制成每 1ml 中约含 0.2mg、0.1mg 与 0.05mg 的溶液作为对照溶液（1）、对照溶液（2）与对照溶液（3）。照 TLC 法（通则 0502）试验，吸取上述四种溶液各 15μl，分别点于同一硅胶 G 薄层板（预先用三氯甲烷展开，并在 100℃干燥 30min）上，以异丁醇-乙酸乙酯-2mol/L 氢氧化铵溶液（6∶3∶1）为展开剂（层析缸底部放一盛有浓氨溶液 4ml 的小烧杯，加入展开剂并预先平衡 1h），展开，晾干，将薄层板置浓盐酸蒸气中熏 30min，取出，置紫外光灯（254nm）下照射 10min 后，在紫外光灯（365nm）下检视。供试品溶液如显杂质斑点，不得多于 2 个，其颜色与对照溶液（1）、（2）所显的主斑点比较，杂质总量不得过 1.0%。

3. 杂质对照品与供试品溶液自身稀释对照并用法 当药物中存在多个杂质时，若已知杂质有对照品，则采用杂质对照品法检查；共存的未知杂质或没有对照品的杂质，则可同时采用供试品溶液自身稀释对照法检查。

例 4-31：ChP2015 盐酸黄酮哌酯中有关物质的检查

取本品，加溶剂三氯甲烷-甲醇（1∶1）溶解并稀释制成每 1ml 中含 20mg 的溶液，作为供试品溶液；精密量取适量，加上述溶剂定量稀释制成每 1ml 中含 0.1mg 的溶液，作为对照溶液；另取 3-甲基黄酮-8-羧酸（杂质Ⅰ）对照品，精密称定，加上述溶剂溶解并定量稀释制成每 1ml 中含 0.1mg 的溶液，作为对照品溶液。照 TLC 法（通则 0502）试验，吸取上述三种溶液各 10μl，分别点于同一硅胶 GF254 薄层板上，以环己烷-乙酸乙酯-甲醇-二乙胺（8∶2∶2∶1）为展开剂，展开，晾干，置紫外光灯（254nm）下检视，供试品溶液如显杂质斑点，不得多于 2 个，其中在与对照品溶液相同位置上所显杂质斑点的颜色与对照品溶液的主斑点比较，不得更深，另一杂质斑点颜色与对照溶液的主斑点比较，不得更深。

二、高效液相色谱（HPLC）法

HPLC 是采用高压输液泵将规定的流动相泵入装有填充剂的色谱柱，对供试品进行分离测定的色谱方法。注入的供试品，由流动相带入色谱柱内，各组分在柱内被分离，并进入检测器检测，由积分仪或数据处理系统记录和处理色谱信号。该方法具有选择性好、灵敏度高、分离效能好、应用范围广泛等特点，现已是药物分析中应用最广泛、发展最快的方法。HPLC 法在药物分析中可用于药物的鉴别、杂质检查及含量测定。

（一）对仪器的一般要求和色谱条件

HPLC 仪由高压输液泵、进样器、色谱柱、检测器、积分仪或数据处理系统组成。

1. 色谱柱 HPLC 法中常使用反相色谱系统，常用的色谱柱填充剂为非极性的化学键合硅胶，以十八烷基硅烷键合硅胶最为常用，辛基硅烷键合硅胶和其他类型硅烷键合硅胶等也有使用。正相色谱系统使用极性填充剂；离子交换色谱系统使用离子交换填充剂；分子排阻色谱系统使用凝胶或高分子多孔微球等填充剂；对映异构体的分离通常使用手性填充剂。

除另有规定外，普通分析柱的填充剂粒径一般为 3～10μm，粒径更小（约 2μm）的填充剂常用于填装微径柱。

以硅胶为载体的键合填充剂的使用温度通常不超过 40℃，为改善分离效果可适当提高色谱柱的使用温度，但应不超过 60℃。流动相的 pH 应为 2～8。当 pH 小于 2 时，与硅胶相连的化学键合相会解离脱落。当 pH 大于 8 时，可使载体硅胶溶解。当色谱系统中需使用 pH 大于 8 的流动相时，应选用耐碱的填充剂；当 pH 小于 2 时，应选用耐酸的填充剂。

2. 检测器 最常用的检测器为紫外检测器，包括二极管阵列检测器。其他常用的检测器有荧光检测器、蒸发光散射检测器、示差折光检测器、电化学检测器和质谱检测器等。其中，紫外、荧光和电化学检测器为选择性检测器，其响应值不仅与供试品溶液的浓度有关，还与化合物的结构有关；蒸发光散射检测器和示差折光检测器为通用型检测器，对所有化合物均有响应；二极管阵列检测器可以同时记录供试品的吸收光谱，故可用于供试品的光谱鉴定和色谱峰的纯度检查。

不同的检测器，对流动相的要求不同。紫外检测器所用流动相应符合紫外-可见分光光度法（通则 0401）项下对溶剂的要求；采用低波长检测时，还应考虑有机溶剂的截止使用波长，并选用色谱级有机溶剂。蒸发光散射检测器和质谱检测器不得使用含不挥发性盐的流动相。

3. 流动相　反相色谱系统的流动相常用甲醇-水系统和乙腈-水系统。用紫外末端波长检测时，宜选用乙腈-水系统。流动性中应尽可能不用缓冲盐，如需用时，应尽可能选用较低浓度缓冲盐。用十八烷基硅烷键合硅胶色谱柱时，流动相中有机溶剂一般不低于 5%，否则 C18 链的随机卷曲将导致组分保留值变化，柱效下降，色谱系统不稳定。

（二）系统适用性试验

色谱系统适用性试验通常包括理论板数、分离度、拖尾因子和重复性等四个参数。其中，分离度、理论板数、灵敏度及重复性是系统适用性实验中尤为重要的参数。

按各品种正文项下要求对色谱系统进行适用性试验，即用规定的对照品溶液或系统适用性试验溶液在规定的色谱系统进行试验，必要时，可对色谱系统进行适当调整，以符合要求。

1. 理论板数（*n*）　用于评价色谱柱的分离效能。由于不同物质在同一色谱柱上的色谱行为不同，采用理论板数作为衡量色谱柱效能的指标时，应指明测定物质，一般为待测物质或内标物质的理论板数。

在规定的色谱条件下，注入供试品溶液或各品种项下规定的内标物质溶液。记录色谱图。测出供试品主成分色谱峰或内标物质色谱峰的保留时间 t_R 和峰宽（W）或半高峰宽（$W_{1/2}$），按下式计算色谱柱的理论塔板数：

$$n=16\left(\frac{t_R}{W}\right)^2 \text{ 或 } n=5.54\left(\frac{t_R}{W_{1/2}}\right)^2$$

计算色谱柱理论板数，t_R、W、$W_{1/2}$ 可用时间或长度计，但应取相同单位。

2. 分离度（*R*）　用于评价待测物质与被分离物质之间的分离程度，是衡量色谱系统分离效能的关键指标。可以通过测定待测物质与已知杂质的分离度，也可以通过测定待测物质与某一指标性成分（内标物质或其他难分离物质）的分离度，或将供试品或对照品用适当的方法降解，通过测定待测物质与某一降解产物的分离度，对色谱系统分离效能进行评价和调整。

无论是定性鉴别还是定量测定，均要求待测物质色谱峰与内标物质色谱峰或特定的杂质对照色谱峰及其他色谱峰之间有较好的分离度。除另有规定外，待测物质色谱峰与相邻色谱峰之间的分离度应大于 1.5。分离度计算公式如下：

$$R=\frac{2\times(t_{R2}-t_{R1})}{W_1+W_2} \text{ 或 } R=\frac{2\times(t_{R2}-t_{R1})}{1.70\times(W_{1,h/2}+W_{2,h/2})}$$

式中，t_{R2} 为相邻两峰中后一峰的保留时间；t_{R1} 为相邻两峰中前一峰的保留时间；W_1、W_2 及 $W_{1,h/2}$、$W_{2,h/2}$ 分别为此相邻两峰的峰宽及半高峰宽（图 4-5）。

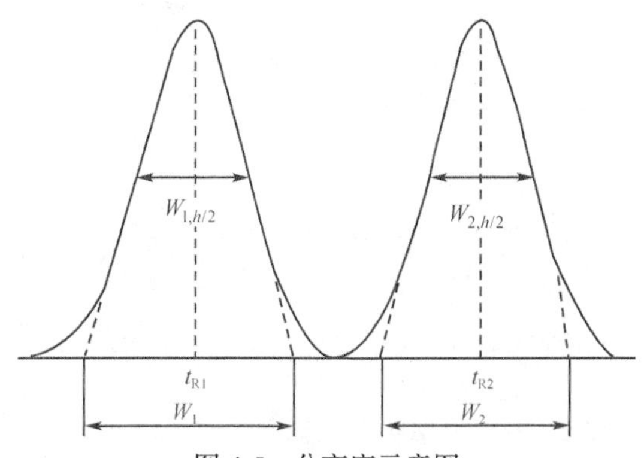

图 4-5　分离度示意图

当测定结果有异议时，色谱柱的理论塔板数（n）和分离度（R）均以峰宽（W）的计算结果为准。

3. 灵敏度 用于评价色谱系统检测微量物质的能力，通常以信噪比（S/N）来表示。通过测定一系列不同浓度的供试品或对照品溶液来测定信噪比。定量测定时，信噪比应不小于 10；定性测定时，信噪比应不小于 3。系统适用性试验中可以设置灵敏度实验溶液来评价色谱系统的检测能力。

4. 拖尾因子（T） 用于评价色谱峰的对称性，为保证分离效果和测量精度，应检查待测峰的拖尾因子是否符合各品种项下的规定。拖尾因子计算公式为

$$T=\frac{W_{0.05h}}{2d_1}$$

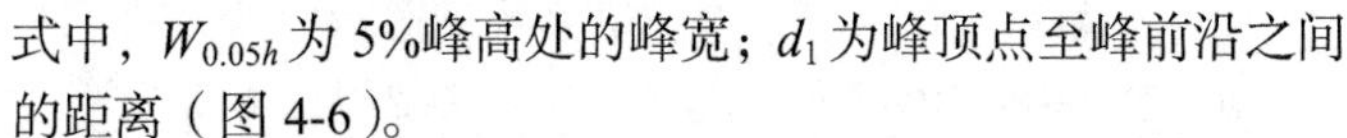

式中，$W_{0.05h}$ 为 5%峰高处的峰宽；d_1 为峰顶点至峰前沿之间的距离（图 4-6）。

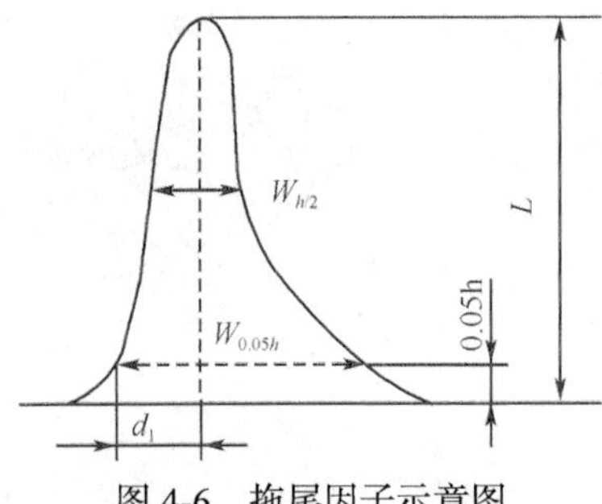

图 4-6 拖尾因子示意图

以峰高作定量参数时，除另有规定外，T 应为 0.95～1.05。峰面积法测定时，若拖尾严重，会影响基线和色谱峰起止的判断和峰面积积分的准确性，此时需对各品种项下的拖尾因子作出规定。

5. 重复性 用于评价色谱系统连续进样时响应值的重复性能。采用外标法时，通常取各品种项下的对照品溶液，连续进样 5 次，除另有规定外，其峰面积测量值的相对标准偏差应不大于 2.0%；采用内标法时，通常配制相当于 80%、100%和 120%的对照品溶液，加入规定量的内标溶液，配成 3 种不同浓度的溶液，分别至少进样 2 次，计算平均校正因子，其相对标准偏差应不大于 2.0%。

（三）HPLC 法在药物分析中的运用

1. 鉴别 HPLC 法进行药物鉴别时，采用供试品与对照品在相同色谱条件下进行分离，根据两者保留行为和检测结果是否一致来进行判别，即要求供试品和对照品色谱峰的保留时间应一致。因不受药物气化和热不稳定性的影响，适合于大多数药物的鉴别。一般规定按供试品含量测定项下的 HPLC 条件进行试验。如果含量测定方法为内标法时，可要求供试品溶液和对照品色谱图中药物峰的保留时间与内标物峰的保留时间比值应一致。

例 4-32：ChP2015 罗红霉素的鉴别

在含量测定项下记录的色谱图中，供试品溶液主峰的保留时间应与对照品溶液主峰的保留时间一致。

2. 杂质检查

（1）外标法：适用于有杂质对照品，且能够精确进样的情况。

方法：配制供试品溶液和对照品溶液，精密量取一定量，分别注入仪器，测定对照品和供试品中杂质的峰面积，按外标法计算杂质的量。按下式计算：

$$含量(c_x)=c_R\times\frac{A_x}{A_R}$$

式中，c_x 为杂质的浓度；c_R 为杂质对照品的浓度；A_x 为杂质的峰面积；A_R 为杂质对照品的峰面积。

由于微量注射器不易精确控制进样量，当采用外标法测定时，以手动进样器定量环或自动进样器进样为宜。

例 4-33：ChP2015 卡比多巴中有关物质甲基多巴的检查

取本品，精密称定，加 0.1mol/L 盐酸溶液溶解并定量稀释制成每 1ml 中约含 5mg 的溶液，

作为供试品溶液（临用新制）。另精密称取甲基多巴对照品约 5mg，置 200ml 量瓶中，精密加供试品溶液 1ml，加 0.1mol/L 盐酸溶液使甲基多巴溶解并稀释至刻度，摇匀，作为对照溶液。照 HPLC 法（通则 0512）试验，用十八烷基硅烷键合硅胶为填充剂，以 0.05mol/L 磷酸二氢钠溶液（用磷酸调节 pH 至 2.7）-乙醇（95∶5）为流动相在 280nm 波长处检测。理论塔板数按卡比多巴峰计算不低于 5000，甲基多巴峰与卡比多巴峰的分离度应大于 4.0。精密量取供试品溶液与对照溶液各 20μl，分别注入液相色谱仪，记录色谱图至主成分峰保留时间的 8 倍。供试品溶液色谱图中如显甲基多巴峰，按外标法以峰面积计算，不得过 0.5%；杂质总量不得过 1.0%。

（2）内标法：适用于有杂质对照品与合适内标物的情况。

方法：精密称取杂质对照品和内标物质，混合配成校正因子测定用的对照溶液。取一定量进样，记录色谱图。测量杂质对照品和内标物质的峰面积，按下式计算校正因子：

$$\text{校正因子}(f)=\frac{A_S / c_S}{A_R / c_R}$$

式中，A_s 为内标物质的峰面积；c_s 为内标物质的浓度；A_R 为杂质对照品的峰面积；c_R 为杂质对照品的浓度。

再取各品种项下含有内标物质的供试品溶液，进样分析，测量供试品中杂质和内标物质的峰面积，按下式计算含量：

$$\text{含量}(c_X)=f\times\frac{A_X}{A_S' / c_S'}$$

式中，c_x 为供试品中杂质的浓度；A_x 为供试品中杂质的峰面积；c_s' 为内标物质的浓度；A_s' 为内标物质的峰面积；f 为校正因子。

采用内标法，可避免因供试品前处理及进样体积误差对测定结果的影响。

（3）加校正因子的主成分自身对照法：适用于对已知杂质的控制。进行杂质检查时，可以不用杂质对照品；但在建立方法时，需要用杂质对照品。

方法：精密称取药物对照品和杂质对照品各适量，配制测定杂质校正因子的溶液，进样，记录色谱图，按下式计算杂质相对于药物的校正因子（f）。

$$\text{校正因子}(f)=\frac{A_S / c_S}{A_R / c_R}$$

式中，A_s 为药物对照品的峰面积；c_s 为药物对照品浓度；A_R 为杂质对照品的峰面积；c_R 为杂质对照品的浓度。

此校正因子可直接载入质量标准中，用于校正杂质的实测面积，测定时不用杂质对照品，通常以主成分为参照，采用相对保留时间定位，其数据一并载入各品种项下。

测定杂质含量时，按各品种项下规定的杂质限度，将供试品溶液稀释成与杂质限度相当的溶液，作为对照溶液，进样、调节检测灵敏度，使对照溶液的主成分色谱峰的峰高约为满量程的 10%～25%或其峰面积满足杂质限量测定要求（通常含量低于 0.5%的杂质，其峰面积的 RSD 应小于 10%；含量为 0.5%～2%的杂质，其峰面积 RSD 应小于 5%；含量大于 2%的杂质，其峰面积应 RSD 小于 2%）。然后，取供试品溶液和对照溶液适量，分别进样，除另有规定外，供试品溶液的记录时间，应为主成分色谱峰保留时间的 2 倍，测量供试品溶液色谱图上各杂质的峰面积，分别乘以相应的校正因子后与对照溶液主成分的峰面积比较，计算各杂质的含量。

$$\text{含量}(c_X)=f\times\frac{A_X}{A_S' / c_S'}$$

式中，c_x 为杂质的浓度；A_x 为供试品中杂质的峰面积；c_s' 为对照溶液中药物的浓度；A_s' 为对照溶液药物主成分的峰面积。

本法的优点是既省去了杂质对照品，又考虑到了杂质与主成分相应因子的不同所引起的测定误差，准确度较好。

例 4-34：ChP2015 乳酸环丙沙星注射液中有关物质的检查

精密量取本品适量，用流动相 A 定量稀释制成每 1ml 中约含环丙沙星 0.5mg 的溶液，作为供试品溶液；照环丙沙星项下的方法测定，供试品溶液的色谱图中如有杂质峰（除乙二胺四乙酸峰外），杂质 A（262nm 检测）按外标法以峰面积计算，不得过标示量的 0.3%。杂质 C（278nm 检测）按校正后的峰面积计算（乘以校正因子 0.6），不得大于对照溶液主峰面积的 2.5 倍（0.5%）；杂质 B、D 和 E（278nm 检测）按校正后的峰面积计算（分别乘以校正因子 0.7、1.4 和 6.7），均不得大于对照溶液主峰面积（0.2%）；其他单个杂质（278nm 检测）峰面积不得大于对照溶液主峰面积（0.2%）；各杂质（278nm 检测）校正后峰面积的和不得大于对照溶液主峰面积的 3.5 倍（0.7%）

（4）不加校正因子的主成分自身对照法：适用于没有杂质对照品的情况。

方法：按照各品种项下规定的杂质限量，将供试品溶液稀释成与杂质限度相当的溶液作为对照品溶液，进样，调节检测灵敏度。取供试品溶液和对照溶液，分别进样，将供试品溶液色谱图上各杂质的峰面积与对照溶液主成分的峰面积比较，计算杂质含量。

例 4-35：ChP2015 艾司唑仑中有关物质的检查

取本品，加流动相溶解并稀释制成每 1ml 中含 0.2mg 的溶液，作为供试品溶液，精密量取适量，用流动相稀释制成每 1ml 中约含 2μg 的溶液，作为对照溶液，照 HPLC 法（通则 0512）测定。用十八烷基硅烷键合硅胶为填充剂；以甲醇-水（65∶35）为流动相；在 223nm 波长处检测。理论塔板数按艾司唑仑峰计算不低于 2000。精密量取对照溶液与供试品溶液各 20μl，分别注入液相色谱仪，记录色谱图至主成分色谱峰保留时间的 3 倍。供试品溶液色谱图中如有杂质峰，各杂质峰面积的和不得大于对照溶液主峰面积的 0.5 倍（0.5%）。

（5）面积归一化法：通常只适用于粗略考察供试品中的杂质。

方法：配制一定浓度的供试品溶液，进样分析，记录色谱图。测量各峰的面积和色谱图上除溶剂峰以外的总色谱峰面积，计算各峰面积占总峰面积的百分率。

该法操作简便，不需要对照品。但是当杂质与药物的吸收程度不一致时，测定误差较大。故峰面积归一化法一般不宜用于微量杂质的检查。

3. 含量测定 定量测定时，根据供试品或仪器的具体情况采用峰面积法或峰高法，目前大多采用峰面积法。测定供试品中主成分的含量时，常用以下两种方法。

（1）内标法：按各品种项下的规定，精密称（量）取药物对照品和内标物质，分别配成溶液，精密量取各溶液适量，混合配成校正因子测定用的对照溶液。取一定量注入仪器，记录色谱图。测量对照品和内标物质的峰面积（或峰高），按下式计算校正因子：

$$\text{校正因子}(f)=\frac{A_s/c_s}{A_R/c_R}$$

式中，A_s 为内标物质的峰面积（或峰高）；c_s 为内标物质的浓度；A_R 为对照品的峰面积（或峰高）；c_R 为对照品的浓度。

再取各品种项下含有内标物质的供试品溶液，进样分析，测量供试品中待测组分和内标物质的峰面积（或峰高），按下式计算含量：

$$\text{含量}(c_x)=f\times\frac{A_x}{A_s'/c_s'}$$

式中，c_x 为供试品中的浓度；A_x 为供试品的峰面积（或峰高）；c_s' 和 A_s' 分别为内标物质的浓度和峰面积（或峰高）。

采用内标法，可避免因样品前处理及进样体积误差对结果的影响。

（2）外标法：按各品种项下规定，精密称（量）取对照品和供试品，配制成溶液，分别精密取一定量，注入仪器，记录色谱图，测量对照品溶液和供试品溶液中待测组分的峰面积（或峰高），按下式计算含量：

$$含量(c_x)=c_R\times\frac{A_x}{A_R}$$

式中，各符号意义同上。

例 4-36：ChP2015 阿莫西林片的含量测定

ChP2015 阿莫西林片的含量测定采用 HPLC 法测定，并规定本品含阿莫西林（按 $C_{16}H1_9N_3O_6S$ 计）应为标示量的 90.0%～110.0%。

色谱条件与系统适用性试验：用十八烷基硅烷键合硅胶为填充剂；以 0.05mol/L 磷酸二氢钾溶液（用 2mol/L 氢氧化钾溶液调节 pH 至 5.0）-乙腈（97.5 : 2.5）为流动相；检测波长为 254nm。取阿莫西林系统适用性对照品约 25mg，置 50ml 量瓶中，用流动相溶解并稀释至刻度，摇匀，取 20μl 注入液相色谱仪，记录的色谱图应与标准图谱一致。

测定法：取本品 10 片，精密称定，研细，精密称取适量（约相当于阿莫西林，按 $C_{16}H_{19}N_3O_6S$ 计 0.125g），加流动相溶解并定量稀释制成每 1ml 中约含阿莫西林（按 $C_{16}H_{19}N_3O_6S$ 计）0.5mg 的溶液，滤过，取续滤液，作为供试品溶液，精密量取 20μl 注入液相色谱仪，记录色谱图；另取阿莫西林对照品适量，同法测定，按外标法以峰面积计算，即得。

标示量计算：

$$标示量(\%)=\frac{c_R\times\frac{A_x}{A_R}\times D\times\bar{W}}{W\times B}\times100\%$$

式中，A_x、A_R 及 c_R 的意义同上；D 为供试品溶液的稀释体积（D=50ml）；W 为供试品取样量；$\bar{W}$ 为平均片重；B 为制剂的标示量。

三、气相色谱（GC）法

GC 法是采用气体为流动相（载气）流经装有填充剂的色谱柱进行分离测定的色谱方法。待测物质或其衍生物气化后，被载气带入色谱柱进行分离，各组分先后进入检测器，用数据处理系统记录色谱信号。GC 法具有高选择性、高分离效能、高灵敏度、分析速度快等特点，适合于热稳定性好、容易气化的药物。

（一）对仪器的一般要求

所用的仪器为 GC 仪，由载气源、进样部分、色谱柱、柱温箱、检测器和数据处理系统等组成。

1. 载气源　GC 法的流动相为气体，称为载气，氦、氮和氢气可用载气。一般根据供试品的性质和检测器种类选择载气，除另有规定外，常用载气为氮气。

2. 进样部分　进样方式一般可采用溶液直接进样、自动进样或顶空进样。溶液直接进样采用微量注射器、微量进样阀或有分流装置的气化室进样；采用溶液直接进样或自动进样时，进样口温度应高于柱温 30～50℃；进样量一般为数微升；柱径越细，进样量应越少；采用毛细管柱时，一般应分流以免过载。顶空进样适用于固体和液体供试品中挥发性组分的分离和测定。

3. 色谱柱　为填充柱或毛细管柱。填充柱的材质为不锈钢或玻璃，内径为 2～4mm，柱长为 2～4m，内装吸附剂、高分子多孔小球或涂渍固定液的载体，粒径为 0.18～0.25mm、0.15～0.18mm 或 0.125～0.15mm。常用载体为经酸洗并硅烷化处理的硅藻土或高分子多孔小球，常用固定液有甲基聚硅氧烷、聚乙二醇等。毛细管柱的材质为玻璃或石英、内壁或载体经涂渍或交联固定液，内径一般为 0.25mm、0.32mm 或 0.53mm，柱长为 5～60m，固定液膜厚 0.1～5.0μm，常用的固定液有甲基聚硅氧烷、不同比例组成的苯基甲基聚硅氧烷、聚乙二醇等。新填充柱和毛细管柱在使用前需老化处理，以除去残留溶剂及流失的物质，色谱柱如长期未用，使用前应老化处理，使基线稳定。

4. 柱温箱 由于柱温箱温度的波动会影响色谱分析结果的重现性，因此柱温箱控温精度应在±1℃，且温度波动小于每小时 0.1℃。温度控制系统分为恒温和程序升温两种。

5. 检测器 适合 GC 法的检测器有火焰离子化检测器（FID）、热导检测器（TCD）、氮磷检测器（NPD）、火焰光度检测器（FPD）、电子捕获检测器（ECD）和质谱检测器（MS）等。火焰离子化检测器对碳氢化合物相应良好，适合检测大多数的药物；氮磷检测器对含氮、磷元素的化合物灵敏度高；火焰光度检测器对含磷、硫元素的化合物灵敏度高；电子捕获检测器适于含卤素的化合物；质谱检测器还能给出供试品某个成分相应的结构信息，可用于结构确证。除另有规定外，一般用火焰离子化检测器，用氢气作为燃气，空气作为助燃气。在使用火焰离子化检测器时，检测器温度一般应高于柱温，并不得低于 150℃，以免水汽凝结，通常为 250～350℃。

ChP 中各品种项下规定的色谱条件，除检测器种类、固定液品种及特殊指定的色谱柱材料不得改变外，其余，如色谱柱内径、长度、载体牌号、粒度、固定液涂布浓度、载气流速、柱温、进样量、检测器的灵敏度等，均可适当改变，以适应具体品种并符合系统适用性试验的要求。

（二）系统适用性试验

系统适用性试验除另有规定外，应照 HPLC 法（通则 0512）项下的规定。

（三）GC 法在药物分析中的应用

GC 法在药物分析中除应用于热稳定性好，易挥发药物的鉴别、含量测定外，还主要应用于药物中易挥发物质的检查、残留溶剂的检查、农药残留的检查等。

1. 杂质的检查

例 4-37：甲芬那酸中 2，3-二甲基苯胺的检查

取本品适量，精密称定，加二氯甲烷-甲醇（3∶1）溶液溶解并定量稀释制成每 1ml 中约含 25mg 的溶液，作为供试品溶液；另取 2，3-二甲基苯胺适量，精密称定，加二氯甲烷-甲醇（3∶1）溶解并定量稀释制成每 1ml 中约含 2.5μg 的溶液，作为对照品溶液。照 GC 法（通则 0521）试验，以聚乙二醇为固定液的毛细管柱为色谱柱，对照品溶液采用恒温 150℃，维持至 2，3-二甲基苯胺峰出峰后，以每分钟 70℃的速率升温至 220℃，维持 20min；进样口温度为 250℃；检测器温度为 260℃。精密量取对照品溶液与供试品溶液各 1μl，分别注入 GC 仪，记录色谱图。供试品溶液如有与 2，3-二甲基苯胺保留时间一致的色谱峰，其峰面积不得大于对照品溶液中 2，3-二甲基苯胺峰面积（0.01%）。

2，3-二甲基苯胺是甲芬那酸的生产原料，也是危险标记为 14 的毒害品，采用比色、TLC 法、HPLC 法检测均存在一定缺陷，ChP 采用 GC 法检测，专属性更强、灵敏度更高。

2. 残留溶剂的检查

例 4-38：左羟丙哌嗪中残留溶剂的检查

取本品约 0.3g，精密称定，置顶空瓶中，加入氯化钠约 1.0g，精密加入二甲基亚砜 5ml，密封，作为供试品溶液；精密称取丙酮、二氯甲烷、三氯甲烷、甲苯各适量，用二甲基亚砜定量稀释制成每 1ml 中分别约含 300μg、36μg、3.6μg 与 53μg 的混合溶液，精密量取 5ml，置顶空瓶中，加入氯化钠约 1.0g，密封，作为对照品溶液。照残留溶剂测定法（通则 0861 第二法）试验，以 6%氰丙基苯基-94%二甲基硅氧烷为固定液（或极性相近）；起始温度为 50℃，维持 10min，以每分钟 20℃的速率升温至 150℃，维持 5min；检测器温度为 250℃；进样口温度为

250℃。顶空瓶平衡温度为 80℃，平衡时间为 20min。取对照品溶液顶空进样 1.0ml，各成分峰之间的分离度均应符合要求。再取供试品溶液与对照品溶液分别顶空进样 1.0ml，记录色谱图。按外标法以峰面积计算，丙酮、二氯甲烷、三氯甲烷和甲苯的残留量均应符合规定。

3. 含量测定

（1）外标法：同 HPLC 法。

（2）内标法：同 HPLC 法。

（3）标准加入法：精密称（量）取待测成分对照品适量，配制成适当浓度的对照品溶液，取一定量，精密加入到供试品溶液中，根据外标法或内标法测定主成分含量，再扣除加入的对照品溶液含量，即得供试品溶液中主成分含量也可按下述公式进行计算，加入对照品溶液前后校正因子应相同，即

$$\frac{A_{is}}{A_x}=\frac{c_x+\Delta c_x}{c_x}$$

则待测组分的浓度 c_x 可通过如下公式进行计算

$$c_x=\frac{\Delta c}{\left(\frac{A_{is}}{A_x}\right)-1}$$

式中，c_x 为供试品中组分 X 的浓度；A_x 为供试品中 X 的色谱峰面积；Δc_x 为所加入的已知浓度的待测组分对照品的浓度；A_{is} 为加入对照品后组分 X 的色谱峰面积。

由于 GC 法的进样量一般仅为数微升，为减小进样误差，尤其当采用手工进样时，由于留针时间和室温等对进样量也有影响，故最好采用内标法定量；当采用自动进样器时，由于进样重复性提高，在保证分析误差的前提下，也可采用外标法定量。当采用顶空进样时，由于供试品和对照品处于不完全相同的基质中，故可采用标准溶液加入法以消除基质效应的影响，当标准溶液加入法与其他定量方法结果不一致时，应以标准加入法结果为准。

第五节　色谱联用技术

色谱法是目前分离复杂混合物最有效的方法，但其定性能力较差，通常是利用各组分在色谱柱上的保留特性来定性，对未知化合物的定性则较困难。而一些波谱技术，如红外光谱、紫外光谱、质谱、磁共振波谱等具有很好的对未知物的结构进行鉴定的功能，但是又不具备分离能力，对复杂混合物无法实现直接的结构确认。因此将色谱法与波谱法联用，可快速实现复杂混合物的分离与鉴定。本节主要介绍 GC-MS、LC-MS 和 LC-NMR。

一、GC-MS　技　术

GC-MS 技术始于 20 世纪 50 年代，经过几十年的探索与发展，这一技术日臻完善，是目前所有联用技术中发展最完善，也是复杂混合物定性、定量分析的主要手段之一。

（一）工作原理

GC-MS 仪主要由色谱系统、接口、质谱系统、数据处理系统组成。供试品经 GC 系统分离后，按其不同的保留时间随载气流出色谱柱，经接口进入质谱仪的离子源，各组分分子在离子源中离子化后被电离为带电离子，进入质量分析器，各碎片离子按质荷比的差异进行分离后形成不同强度的离子流，检测器将收集的离子流经过放大器放大并记录下来，经数据处理系统检索核对，即可迅速鉴别样品。

在 GC-MS 系统中，质谱离子源的真空度一般在 10^{-3}Pa，而 GC 柱出口压力却高达 105Pa，两者柱压差较大，因此必须通过一个接口，使两者的压力基本匹配才能实现联用。故 GC-MS 联用的关键技术是接口技术，常见的有直接导入型、分流型和浓缩型三种。目前最常用的是毛细管直接导入型接口。这种接口技术是在毛细管柱出口连接一根金属毛细管，从色谱柱流出组分和载气通过金属毛细管直接引入质谱仪的离子源，在离子源的作用场，由于载气氦气是惰性气体不发生电离，而待测组分却会形成带电粒子，这些带电粒子在电场作用下加速向质量分析器运动，而载气却由于不受电场影响，被真空泵抽走。接口只起保护插入端毛细管和保持温度的作用。使用这种接口的载气限于氦气或氢气。当 GC 仪出口流量高于 2ml/min 时，质谱仪的检测灵敏度会下降。一般使用这种接口，GC 仪的流量在 0.7～1.0ml/min。

（二）定性分析

GC-MS 的定性一般采用谱库检索方式。GC-MS 仪均附有化合物质谱图库和质谱图搜索系统，它能将实验所得的质谱图与图库的质谱图进行比对，并按配率次序列出若干可能化合物的结构和名称，也能给出可能化合物的标准质谱图，从而实现对未知组分的定性鉴别。最常用的质谱谱库包括美国国家标准与技术局（NIST）的谱库检索系统和 wiley 数据库，两者是现今应使用最广泛的质谱库系统。使用时注意这些参考图谱难免会有疏漏，一个化合物也可能存在多张图谱，而且应注意实测谱图的来源、所用仪器类型及操作条件的差异。

（三）定量分析

经色谱分离后的组分分子进入离子源后被电离成的离子所产生的离子流信号，经放大后与组分的流出时间所作的色谱图，称为总离子流（TIC）色谱图。与普通的 GC 图类似，反映总离子流强度随扫描时间的变化情况。TIC 通过全扫描方式获得，因此图谱中干扰较多，难以应用于组分的定量分析，但可以获得每个色谱峰的质谱图。将每次全离子扫描得到的质谱图中某一个质荷比的离子的强度叠加得到的离子强度作纵坐标，以时间为横坐标，即得到被检测离子的强度随扫描时间变化的曲线，称为质量色谱图。利用选择离子检测（SIM）方式可以消除大量未选定离子的影响，使得非常复杂的总离子流色谱图变得十分简单，从而可以快速搜索目标化合物，识别化合物类型。选择离子监测模式下获得的质量色谱图可以很好地完成化合物定量，尤其是化合物难以分离时优势更为明显，因为该模式下可以同时分别获得多个离子的质量色谱图，所以产生不同质荷比离子的化合物即使在色谱柱上不能完全分离，甚至同时出峰，也能实现，同时准确定量。此种方式一般可将检测灵敏度提高 2、3 个数量级，达到 pg 级水平。

（四）应用

GC-MS 适用于复杂混合物体系中挥发性物质或者低沸点对热稳定的化合物的定性和定量分析，也可经衍生化后再进行分析。与传统的 GC 相比，其不仅能对未知物进行结构鉴定，对不能完全分离的物质准确定量，而且还可以判断色谱峰纯度。目前，GC-MS 已在药物中挥发性成分的分析、天然药物的质量控制、杂质检查、溶剂残留、农药残留、药物及其代谢物分析等领域得到了广发应用。

二、LC-MS 技 术

LC-MS 技术是将 HPLC 对复杂样品的高分离能力，与 MS 具有高选择性、高灵敏度及能够提供相对分子质量与结构信息的优点结合起来，弥补了传统液相定性能力较弱的不足。而且与 GC-MS 相比较，LC-MS 不受样品的极性和热稳定性等的限制，大大拓宽了样品的分析范围。目前，LC-MS 技术在药物分析、食品分析和环境分析等许多领域得到了广泛的应用，对体内药物及代谢物、药物合成中间体、生物大分子等进行定性鉴定和定量测定。

（一）工作原理

LC-MS 仪主要由液相色谱仪、接口、质谱仪、数据处理系统组成。供试品注入色谱仪后，经色谱柱分离，各组分按保留时间顺序随流动相先后流出色谱柱，通过接口进入质谱仪中的离子源，在离子源中组分分子被离子化，然后离子在加速电压作用下进入质量分析器进行质量分离。分离后的离子按质量的大小，先后由收集器收集，并记录质谱图。根据质谱峰的位置和强度可对样品的成分和其结构进行分析。

将 LC 和 MS 连接起来，接口是关键，因为 LC 是液相分离技术，而 MS 是在真空条件下工作的方法，因而难以相互匹配。LC-MS 联用的主要困难如表 4-4 所示。

表 4-4　LC-MS 联用存在的主要困难

HPLC	MS
高压液相操作	要求高真空
液体进入离子源转变为大量气体	只允许有限的气体进入离子传输系统
质量范围无限制	测定质量取决于 *m/z* 和质谱仪的类型
常使用无机盐缓冲剂	需采用挥发性缓冲盐

为了实现 LC 与 MS 的联用，人们进行了长期的努力，已研发了 20 多种技术，其中大气压电离（atmospheric pressure ionization，API）技术成功解决了在大气压条件下，使样品电离并有效进入 MS 进行分析，从而真正实现了 HPLC 和 MS 的联用，在商品化 LC-MS 中广泛使用。它包括大气压腔和离子传输区两部分，大气压腔的作用是雾化流动相、去除溶剂和使待测物离子化，离子传输区的作用是将待测物离子传至质谱的真空区。因此 API 不仅是一种很好的接口技术，同时也是一种离子化方式，包括电喷雾离子化（electrospray ionization，ESI）、离子喷雾离子化（ionspray ionization，ISI）、大气压化学离子化（atmospheric pressure chemical ionization，APCI）等。

1. 电喷雾离子化　带有样品的流动相通过一终端加有几千伏高压的针尖喷口喷出，生成带电液滴，经干燥气除去溶剂后，带电离子通过毛细管或者小孔直接进入质量分析器。ESI 的特征之一是可生成高度带电的离子而不发生碎裂，这样可将质荷比降低到各种不同类型的质量分析仪都能检测的程度。同时 ESI 可允许流速高达 1ml/min，但随流速增加，其灵敏度显著降低，但流速为 10μl/min，灵敏度最佳。

ESI 具有极为广泛的应用领域，适合于中等极性到强极性化合物分子的测定，农药及化工产品的中间体和杂质鉴定，大分子的蛋白和肽类的相对分子质量测定，氨基酸测序及结构研究，以及分子生物学等许多重要的研究和生产领域。

2. 离子喷雾离子化（ISI）　是在电子喷雾的基础上，利用气体辅助进行喷雾。ESI 和 ISP 主要用以分析碱性（如胺等）或酸性（如羧酸）化合物。

3. 大气压化离子化（APCI）　以喷雾探针为进样渠道，色谱柱后流出物经过喷雾探针中心的毛细管流入，被其外部雾化气套管的氮气流（雾化气）雾化成气态，经由带有几千伏高压的放电电极离子化，产生的试剂气离子与待测化合物分子发生离子-分子反应，形成单电荷离子，正离子通常是 $(M+H)^+$，负离子则是 $(M-H)^-$。与 ESI 相比，APCI 对溶剂选择、流速、和添加物的依赖性较小，能在高达 2ml/min 下进行，常用于分析小分子或弱极性化合物。

（二）LC-MS 分析条件的选择与优化

1. 色谱柱　填料的选择可根据被分析化合物的性质进行选择，常用的仍然是 C18 和 C8 柱。色谱柱一般为 50～100mm 甚至更短的短柱，以便缩短分析时间，满足高通量测定的要求。柱内径的选择与分离效果、离子源的流速限度和离子化效率有关。在最常用的 API 质谱中，流动相流速越大，离子化效率越低；而一定内径的 HPLC 柱又要求适当的流速方可保证分离效率。内径越小，出峰越快，因此最好选微径柱，如 3mm、2mm 或 1mm 的，既能保证离子化效率，又能在低流速下很快分析。当然如果能满足分析灵敏度的要求，采用内径 4.6mm 的普通色谱柱也是非常实用的选择。

2. 流动相 ESI 和 APCI 分析常用的流动相为甲醇、乙腈、水及它们不同比例的混合物。需要调节 pH 使用缓冲溶液时，可用甲酸、乙酸、甲酸铵、乙酸铵、碳酸氢铵、氨水等具有挥发性的试剂，避免使用任何无机盐、卤酸盐、硫酸盐、磷酸盐等无机酸金属盐、表面活性剂及其他不可热分解为气体的化合物，慎用三氟乙酸、氢氟酸和三乙胺。一般而言，采用正离子方式检测，流动相 pH 要低些；采用负离子方式检测，pH 要高些。缓冲液除对离子化有影响外，还影响 LC 的峰形，以至产生定量误差。有时流动相加乙酸铵可适合大部分测定要求。流动相中缓冲液的浓度应控制在 20mmol/L 以内，酸则控制在 0.1%以内。流动相中所用试剂纯度级别均为色谱级。

流动相流速对 API-MS 分析的灵敏度有重要影响。一般而言，ESI 源流动相流速使用范围为 3～1000μl/min，APCI 源使用范围为 200～2000μl/min。尽管目前 ESI 和 APCI 质谱的最大流速已能提高到 2000μl/min 和 4000μl/min，但是为了保持仪器的最佳工作状态，仍然常选择低流速。流速的选择要根据柱内径和仪器接口的要求，常用 20～1000μl/min 的流速。

3. 离子检测模式 一般的仪器中，ESI 和 APCI 接口都有正负离子测定模式可供选择，选择的原则如下所示。

（1）正离子模式：适合于碱性样品，如含有赖氨酸、精氨酸和组氨酸的肽类。可用乙酸或甲酸对样品加以酸化。如果样品的 p*K* 是已知的，则 pH 至少低于 p*K* 两个单位。

（2）负离子模式：适合于酸性样品，如含有谷氨酸和天冬氨酸的肽类。可用氨水或三乙胺对样品进行碱化。pH 至少高于 p*K* 两个单位。

样品中含有仲氨基或叔氨基时可优先考虑使用正离子模式，如果样品中含有较多的强负电性基团，如含氯、含溴和多个羟基时可尝试使用负离子模式。有些酸碱性并不明确的化合物则要进行预试验方可决定，此时也可优先选用 APCI 正离子模式进行测定。

（三）LC-MS 在药物分析中的应用

LC-MS 联用技术具有的高灵敏度、高选择性及高专属性的特点，使得其可以适用于具有从弱极性至强极性，从小分子至大分子的不同化合物的定量与定性分析。目前，LC-MS 联用技术在药物中有关物质的鉴定、药物代谢产物的鉴定、中药中化学成分的鉴定、药物制剂及食品中非法添加物的鉴定、药物动力学研究与生物等效性分析，以及复杂生物样品中蛋白质和多肽的分析等方面的应用越来越广泛，已成为现代药物分析手段中必不可少的部分。

例 4-39：LC-MS 法分析盐酸克林霉素中的有关物质

盐酸克林霉素是盐酸林可霉素 7 位羟基被氯原子取代而得到的 1 种半合成衍生物，由于其合成工艺有很多，其原料中可能含有的杂质为林可霉素、克林霉素 B 和 7-表克林霉素及其他未知杂质。本例建立了适合盐酸克林霉素中有关物质研究的 LC-MS 方法，获得了主成分和杂质的紫外检测色谱、质谱母离子和子离子等的信息，据此对样品中的有关物质进行了结构推定。

色谱条件如下。色谱柱：Diamonsil C18（250mm×4.6mm，5μm）；流动相：乙腈-四氢呋喃-水-无水甲酸（18∶3∶79∶0.2），氨水调 pH 至 5.45±0.02；流速：1.0ml/min；柱温为室温；检测波长 210nm。

质谱条件：电喷雾电离源（ESI），正离子模式采集；源温 80℃；锥孔电压 35V。经 LC-MS 的总离子流色谱图可知，盐酸克林霉素中可检测到 6 个有关物质峰，经质谱检测解析其中组分 2、组分 3、组分 4 为 ChP2015 上规定的需要检测的林可霉素、克林霉素 B 和 7-表克林霉素三个有关物质，并对其余三个药典未规定的有关物质进行了结构推定。

结构解析：质谱检测得到组分 1 和组分 2 的$[M+H]^+$峰均为 407，表明两者分子质量为 406，与林可霉素分子质量相同，其$[M+H]^+$ m/z 407 在一定能量下，发生重排，产生 m/z 359、m/z 126

的碎片。*m/z* 359 碎片离子是准分子离子经裂解脱去 1 个中性分子 CH_3SH 而得，*m/z* 126 为母核特征碎片离子$[C_8H_{15}N]^+$，即克林霉素吡咯环的特征峰，通过液相色谱与盐酸林可霉素原料保留时间对照，组分 2 可确认为林可霉素。组分 1 的质谱图中的碎片离子信息显示组分 1 同林可霉素具有相同的裂解方式，主要特征碎片离子相同，因此鉴定组分 1 为林可霉素的异构体。根据林可霉素的分子结构推断该异构体可能为林可霉素 7 位-OH 异构化所得。

组分 3 的$[M+H]^+$峰为 411，表明其分子质量为 410，与克林霉素 B 分子质量相符。质谱图中准分子离子$[M+H]^+$的同位素峰位 *m/z* 413，由两者丰度比例关系可知组分 3 中含有氯原子。$[M+H]^+$经裂解脱去 1 个中性分子 CH_3SH 生成 *m/z* 363 特征碎片离子。*m/z* 112 为母核特征碎片离子，即吡咯环$[C_7H_{13}N]^+$的峰。与克林霉素相应碎片$[C_8H_{15}N]^+$比较，少 1 个 CH_2，表明吡咯环上的 3 位为乙基而非丙基，因此证明组分 3 为克林霉素 B。

组分 4 的$[M+H]^+$峰为 425，表明分子质量为 424，为克林霉素的异构体。并对组分 4 进行制备液相色谱分离富集，HR-ESI-MS 检测$[M+H]^+$峰的质荷比为 425.1879，通过波谱分析确定结构为 7-表克林霉素。

组分 5 的相对分子质量与克林霉素相同，与克林霉素的质谱图对比，两者都产生$[M-CH_3SH]^+$377 和$[C_8H_{15}N]^+$126 的特征碎片离子峰，由此推断组分 5 为克林霉素的同分异构体。由于克林霉素含有多个手性碳，因此组分 5 的具体结构需进一步研究确定。

组分 6 的分子质量为 422，具有典型的氯元素同位素峰（424），质谱图中显示其裂解途径与克林霉素相同，再结合克林霉素的结构，推断组分 6 为克林霉素脱去 2 个 H 发生消去反应生成的去氢克林霉素。

三、HPLC-NMR

磁共振（NMR）是获得有机物详细结构信息的有力手段，能提供不同分子结构上的细微差别，包括同分异构化合物和立体异构化合物。但 NMR 分析方法要求样品为纯品，这就必须在使用磁共振分析前作大量的分离、纯化工作，不利于样品的快速分析。将具有强分离能力 HPLC 与 NMR 连接起来可实现样品的快速分离与结构鉴定这一分析方法已成为可能并得以迅速发展，目前已在药物代谢产物的研究、天然产物结构鉴定、药物杂质检查等领域得到应用。

（一）HPLC-NMR 在实际应用中面临的主要技术问题

1. 灵敏度 NMR 与能和 HPLC 联用的检测器相比，NMR 的灵敏度是较低的，虽然可以通过信号的累加来提高灵敏度，但却延长了采集信号的时间，而 HPLC 流出物的出峰时间是很短的，这显然很不匹配。这也是制约 HPLC-NMR 发展的主要问题之一。目前有两个途径：①采取适当的工作模式，如使用停留模式可以有效地提高信号强度；②使用高频仪器。随着 NMR 技术的不断发展，仪器检测限也不断的降低，高场强 NMR 的运用，以及软件滤波、消噪技术的发展，都极大地提高了 NMR 的灵敏度。

2. 流动相溶剂峰的 NMR 信号抑制 HPLC 进行分离时，所用的流动相一般都是双相系统（如水-甲醇，水-乙腈），这些洗脱液都是含 ^1H 的溶剂，这些溶剂产生的 ^1H-NMR 信号很强，任何化合物的 ^1H-NMR 信号都会被淹没在溶剂峰中，这对实验结果会产生严重的影响。如果使用梯度洗脱，溶剂峰问题更明显，因为许多溶剂的化学位移会随着其浓度的变化发生较大的移动。因此要从高浓度的洗脱液中检测到微小的样品信号，就需要抑制流动相溶剂质子的信号。常用的方法有：①通过不同频道进行多重预饱和；②通过单通道使用成形脉冲进行预饱和；③通过脉冲梯度场进行相位差；④使用 WET（water suppression ehanced through T1 effect）序列。实验中一般最常用的是 WET 溶剂抑制技术，这项技术可以同时抑制两种以上溶剂峰到基线，并且同时抑制质子信号和 13C 卫星峰，从而消除了溶剂峰的干扰，提高样品中微量代谢物信号的强度，降低实验中对氘代试剂的依赖，不仅可得到连续流动模式停流模式实验下样品的一维核磁图谱，而且还能在停流模式下得到样品的二维核磁图谱。近年来由于毛细管 HPLC 的发展，溶剂的消耗量大为减少，在实验中有可能完全使用氘代试剂作为洗脱剂，不必使用溶剂抑制。

（二）工作模式

1. 连续流动模式 是 HPLC 在运行的同时，样品的 NMR 信号采集同时进行，并被切成不同的时间片段，每一片段内采集出的 NMR 信号被自动编号储存。一系列时间片段采集的图谱和时间构成一个类二维图谱。每个色谱峰都对应 NMR 的相应位置，由 NMR 图谱中样品峰的 δ 值及偶合常数的大小可用来推断化合物结构信息。在正常的流速下，每个组分的采集时间有限，将导致很低的 NMR 信噪比，因此是分析高浓度样品的理想模式，可用于复杂样品中含量较大成分的测定，但不适合于低含量样品。此外，如果采用梯度洗脱，NMR 溶剂峰位置会随溶剂组成而变化，使溶剂峰抑制难度增加，图谱质量下降，因此也不适合进行梯度洗脱。

2. 直接停流模式 当样品色谱峰最高点到达 NMR 液槽的中心位置时，暂停压力泵使色谱峰在流动液槽中停止不前，进行 NMR 信号采集。等测出该色谱峰 NMR 图谱后，LC-NMR 系统继续运行，直至下一个色谱峰进入流动液槽，再进行同样的操作。这种模式是目前应用最多的一种模式。在该模式下，待测组分停留在流动液槽中进行检测，得到的信号比连续流动模式强，因此，适合于低浓度样品的检测。但这种方法也有局限性，当样品中某个色谱峰在流动液槽中测试时，其余色谱峰暂停在柱中，这样不可避免地造成色谱峰的扩散，降低了分辨率。因此，这种模式适合分析组分较少的混合样品。

3. 峰存储模式 当欲分析的样品组分较多而各组分的含量较低时，为避免由于多次暂停 LC 分离而带来的峰扩散现象，可采用峰存储模式。这种模式是当 UV 检测到被色谱分离出来的色谱峰时，将流出物分别导入 UV 检测器与 NMR 探头间各个储存流分的套圈管中，至分离全部完成后再进行 NMR 检测。该模式不中断色谱过程，并且可对各个色谱峰按任意顺序进行检测。峰存储模式适合于组分较多而各组分的含量较低时使用。但也要注意一些成分可能因长时间储存发生降解或者异构化，影响结果准确性。

第六节 生物分析法

生物药物是与化学药物、中药并驾齐驱的三大类药物之一。生物药物质量检定内容主要是化学成分的分析和生物活性的鉴定。其中应用的分析方法除了常用的化学分析法、光谱分析法、色谱分析法外，还依据药物的来源、结构性质等特征应用了生物学方面的一些方法，包括酶分析法、电泳法、免疫分析法等。

一、酶分析法

酶分析法在生物药物分析中的应用主要有两个方面：①以酶为分析对象，即根据需要对生物药物生产过程中所使用的酶和酶类药物中所含的酶进行酶的含量或酶活力的测定，称为酶活力测定法；②利用酶特点，以酶作为分析工具或分析试剂，用于测定生物药物样品中酶以外其他物质的含量，如底物、辅酶、抑制剂和激动剂等，称为酶法分析。两者的检测对象虽有所不同，但原理和方法都是以酶能专一而高效地催化某化学反应为基础，通过对酶反应速度的测定或对生成物等浓度的测定而检测相应物质的含量。ChP2015 中酶类药物的测定大多采用酶活力测定法。

（一）酶的活力单位和比活力

由于酶是一种蛋白质催化剂，其催化活性易受环境因素的影响，在储存过程中会失活，所以一般很难得到非常纯的酶。故酶的量一般用酶的活性单位或酶活力来表示。酶的活性是指酶催化一定化学反应的能力。酶的活性单位指的是在一定条件下，单位时间内底物的减少量或产物的增加量。即酶量的多少以酶的催化能力来度量，实际上是通过测定酶催化反应的速度来表达。两者之间的关系是酶催化的反应速度越大，酶的活力就越大，反之就越低。所以测定酶的活力就是测定酶所催化的化学反应的速度。

酶的活力单位（国际单位 IU）是指在 25℃下，以最适的底物浓度，最适的缓冲液离子强度及最适的 pH 等条件下，每分钟能转化一个微摩尔底物的酶量定义为一个活性单位。即 1IU=1μmol/min。

酶的比活力也称为比活性，代表酶制剂的纯度，是指每毫克蛋白质所含的酶单位数（单位数/毫克蛋白）。酶的比活性是酶的生产和研究过程中经常应用的基本数据，用来比较每单位重量酶蛋白的催化能力，比活性越高，表示酶纯度越高。

（二）酶活力的一般测定法

酶活力常用的测定方法有取样测定法和连续测定法。

1. 取样测定法　是指在酶反应开始后一段时间，采用适当方法停止酶促反应，测定这段时间内底物的减少量或产物的生成量，计算酶促反应的平均速度。此方法中通常通过添加酶的变性剂来停止酶反应，如 5%的三氯乙酸，3%的高氯酸或其他酸、碱、醇类等。常用的检测方法有紫外-可见分光光度法、荧光分析法等。取样测定法的优点几乎所有的酶反应都可根据产物或底物的化学性质找出具体的测定方法，而且不需要特殊的仪器。

2. 连续测定法　是指每隔一定时间（2～60s），连续多次测定酶反应过程中某一反应产物或底物量随时间变化的数据，求出酶反应初速度，间接计算酶活性浓度的方法。常用的检测方法有紫外-可见分光光度法、荧光分析法、旋光法、电化学测定法、酶偶联测定法、离子选择性电极测定法等。连续测定法与取样测定法相比，测定结果准确度更高。

例 4-40：ChP2015 门冬酰胺酶的效价测定

酶活力对照品溶液的制备：取经 105℃干燥至恒重的硫酸铵适量，精密称定，加水溶解并定量稀释制成 0.0015mol/L 的溶液。供试品溶液的制备：取本品约 0.1g，精密称定，加磷酸盐缓冲液（取 0.1mol/L 磷酸氢二钠溶液适量，用 0.1mol/L 磷酸二氢钠溶液调节 pH 至 8.0）溶解并定量稀释制成每 1ml 中约含 5 单位的溶液。

测定法：取试管 3 支（14cm×1.2cm），各加入用上述磷酸盐缓冲液配制的 0.33%门冬酰胺溶液 1.9ml，于 37℃水浴中预热 3min，分别于第一管（t_0）中加入 25%三氯乙酸溶液 0.5ml，第 2、第 3 管（t）中各精密加入供试品溶液 0.1ml，置 37℃水浴中，准确反应 15min，立即于第一管（t_0）中精密加入供试品溶液 0.1ml，第 2、第 3 管（t）中各加入 25%三氯乙酸溶液 0.5ml，摇匀，分别作为空白反应液（t_0）和反应液（t）。精密量取 t_0、t 和对照品溶液各 0.5ml，置试管中，各加水 7.0ml 与碘化汞钾溶液（取碘化汞 23g、碘化钾 16g，加水至 100ml，临用前与 20%氢氧化钠溶液等体积混合）1.0ml，混匀，另取试管一支，加水 7.5ml 与碘化汞钾 1.0ml 作为空白对照管，室温放置 15min，照紫外-可见分光光度法（通则 0401），在 450nm 的波长处分别测定 t_0 吸光度 A_0、t 吸光度 A_t 和对照品溶液吸光度 A_s，以 A_t 的平均值，按下式计算：

$$效价(单位/mg)=\frac{(A_t-A_0)\times 5\times 稀释倍数\times F}{A_s\times 样品量(mg)}$$

式中，5 为反应常数；F 为对照品溶液浓度的校正值。

效价单位定义：在上述条件下，一个门冬酰胺单位相当于每分钟分解门冬酰胺产生 1μmol 氨所需的酶量。

蛋白质含量：取本品约 20mg，精密称定。照蛋白质含量测定法（通则 0731 第一法）测定，即得。

比活：由测得的效价和蛋白质含量计算每 1mg 蛋白中含门冬酰胺活力的单位数。

二、电 泳 法

电泳法是指利用溶液中带有不同量电荷的阳离子或阴离子，在外加电场中使供试品组分以不同的迁移速度向对应的电极移动，实现分离并通过适宜的检测方法记录或计算，达到测定目的的分析方法。电泳法可对氨基酸、多肽、蛋白质、核苷酸、核酸类药物进行分离、鉴定等。按支持介质的不同可分为：纸电泳法（paper electrophoresis）、乙酸纤维素薄膜电泳法（cellulose acetate elecctrophoresis）、琼脂糖凝胶电泳法（agar gel electrophoresis）、聚丙烯酰胺凝胶电泳法（polyacrylamide gel electrophoresis，PAGE）、SDS-聚丙烯酰胺凝胶电泳法（SDS-PAGE）。

（一）纸电泳法

纸电泳法以色谱滤纸作为支持介质，根据电泳现象在渗透了缓冲液的滤纸加上电场使物质移动的电泳法。适用于检测核苷酸等性质相似的物质。

（二）乙酸纤维素薄膜电泳

乙酸纤维素薄膜电泳以乙酸纤维素薄膜作为支持介质，主要依据被分离物中各组分所带电荷量的差异进行分离。乙酸纤维素薄膜电泳法操作简单、快速、灵敏度高，价廉，适用于血清蛋白、免疫球蛋白、脂蛋白、糖蛋白、类固醇激素及同工酶等的检测，已成为分析检验技术中的常规技术。

（三）琼脂糖凝胶电泳法

琼脂糖凝胶电泳法以琼脂糖作为支持介质。琼脂糖是有琼脂分离制备的链状多糖，其结构单元是 D-半乳糖和 3，6-脱水-L-半乳糖。许多琼脂糖链互相盘绕形成绳状琼脂糖束，构成大网孔型的凝胶。这种网络结构具有分子筛作用，使带电颗粒的分离不仅依赖净电荷的性质和数量，还可凭借分子大小进一步分离，从而提高了分辨能力。琼脂糖凝胶电泳法与其他电泳法最主要的区别是：兼有分子筛和电泳的双重作用，适用于免疫复合物、核酸与核蛋白等的分离、鉴定和纯化。

例 4-41：ChP2015 肝素钠乳膏的鉴别

取本品适量（约相当于肝素钠 700 单位），加 60%乙醇溶液 10ml，水浴加热使溶解，于 4℃的冰箱中放置约 5h，取出，滤过，取滤液作为供试品溶液；另取肝素钠标准品，加水溶解并稀释制成每 1ml 中含 200 单位的标准品溶液。取标准品溶液与供试品溶液各 2μl，照琼脂糖凝胶电泳法（通则 0541 第三法）试验，供试品溶液与对照品溶液所显电泳条带的迁移距离的比值应为 0.9～1.1。

（四）聚丙烯酰胺凝胶电泳法

聚丙烯酰胺凝胶电泳法以聚丙烯酰胺凝胶作为支持介质。聚丙烯酰胺是由丙烯酰胺单体和少量的交联剂甲叉双丙烯酰胺，在催化剂作用下聚合交联而成的三维网状结构的凝胶。单体的浓度或单体与交联剂比例的不同，其凝胶孔径就不同。使用聚丙烯酰胺凝胶作为支持介质进行电泳，可以使生物大分子在电泳过程中保持其天然的形状和电荷，它们的分离是依据其电泳迁移率的不同和凝胶的分子筛作用，因而可以得到较高的分辨率，尤其是在电泳分离后仍能保持蛋白质和酶等生物大分子的生物活性，对于生物大分子的鉴定有重要意义。

（五）SDS-聚丙烯酰胺凝胶电泳法

SDS-聚丙烯酰胺凝胶电泳法是一种变性的聚丙烯酰胺凝胶电泳方法。其原理是根据大多数蛋白质都能与阴离子表面活性剂十二烷基硫酸钠（SDS）按重量比结合成复合物，使蛋白质分子所带的负电荷远远超过天然蛋白质分子的净电荷，消除了不同蛋白质分子的电荷效应，使蛋白质按分子大小分离。因此 SDS-PAGE 法在生物药物中广泛应用来鉴定蛋白质分离样品的纯化程度、蛋白质的相对分子质量测定等。

例 4-42：ChP2015 乌司他丁溶液中的分子质量测定

取本品适量，用水稀释制成每 1ml 中含 2mg 蛋白的溶液，加入等体积的供试品缓冲液，混匀，置水浴中 5min，放冷，作为供试品溶液；另取分子质量标准品（分子质量为 10 000～100 000 标准蛋白质）适量，加供试品缓冲液使成每 1μl 中含 1μg 的溶液，置水浴中 5min，放冷，作为分子质量标准品溶液。照电泳法（通则 0541 第五法还原型）测定，分离胶浓度为 12.5%，考马斯亮蓝染色。分子质量应为 37 000～43 000。

三、免疫分析法

免疫分析法（immunoassay，IA）是指以抗原-抗体之间专一特异性反应而建立起来的一种高选择性的分析方法，具有很高的灵敏度和能快速提供检测结果等优点，在生物药物分析中应用越来越广泛。

（一）生物制品的鉴别

1. 免疫印迹法　是以供试品与特异性抗体结合后，抗体再与酶标抗体特异性结合，通过酶学反应的显色，对供试品的抗原特性性进行检查。免疫印迹法分三个阶段进行。第一阶段为 SDS-聚丙烯酰胺凝胶电泳：抗原等蛋白样品经 SDS 处理后带负电荷，在聚丙烯酰胺凝胶中从阴极向阳极泳动，相对分子质量越小，泳动速度就越快，此阶段分离效果肉眼不可见（只有在染色后才显出电泳区带）。第二阶段为电转移：将在凝胶中已经分离的条带转移至硝酸纤维素膜上，选用低电压（100V）和大电流（1～2A），通电 45min 转移即可完成。此阶段分离的蛋白质条带肉眼仍不可见。第三阶段为酶免疫定位：将印有蛋白质条带的硝酸纤维素膜（相当于包被了抗原的固相载体）依次与特异性抗体和酶标第二抗体作用后，加入能形成不溶性显色物的酶反应底物，使区带染色。阳性反应的条带应清晰可辨，并可根据 SDS-PAGE 时加入的相对分子质量标准，确定各组分的相对分子质量。本法综合了 SDS-PAGE 的高分辨力和 ELISA 法的高特异性和敏感性，是一个有效的分析手段。不仅广泛应用于分析抗原组分及其免疫活性的测定，也可用于生物制品的鉴别。

例 4-43：ChP2015 注射用重组人干扰素 α2a（酵母）的成品检定中的鉴别试验

要求按免疫印迹法（通则 3401）或免疫斑点法（通则 3402）测定，应为阳性。

2. 免疫斑点法　与免疫印迹法均系供试品与特异性抗体结合后，抗体再与酶标抗体特异性结合，通过酶学反应的显色，对供试品的抗原特异性进行鉴别。两者区别在于，免疫斑点法是直接在硝酸纤维素膜上进行酶学反应。

3. 免疫双扩散法　是指抗原与抗体在同一凝胶中扩散的方法，是观察可溶性抗原与相应抗体反应和抗原抗体鉴定的最基本方法之一。其原理为相应的抗原与抗体，在琼脂凝胶板上的相应孔内，分别向周围自由扩散。在抗原和抗体孔之间，扩散的抗原与抗体相遇而发生特异性反应，并于两者浓度比例合适处形成肉眼可见的沉淀线，证明有抗原和抗体反应发生。若将待检抗体做系列倍比稀释，根据沉淀线逐渐消失的情况可测定抗体效价。

例 4-44：ChP2015 伤寒 Vi 多糖疫苗原液检定中的鉴别试验

要求采用免疫双扩散法（通则 3403），本品与伤寒 Vi 血清 48h 内应形成明显沉淀线，而与伤寒 O 血清不形成沉淀线。

4. 免疫电泳法　是将供试品通过电泳分离成区带的各抗原，然后与相应的抗体进行双向免疫扩散，当二者比例合适时形成可见的沉淀弧；将沉淀弧与已知标准抗原、抗体生成的沉淀弧的位置和形状进行比较，即可分析供试品中的成分及其性质。此法在微量的基础上具有分辨率高、灵敏度高、时间短的优点，是很理想的分离和鉴定蛋白质混合物的方法。

例 4-45：ChP2015 人血白蛋白的成品检定中的鉴别试验

采用免疫电泳法（通则 3404），与正常人血清或血浆比较，主要沉淀线应为白蛋白。

（二）免疫活性的测定

生物药物免疫活性测定常用的方法是酶联免疫吸附分析法（enzyme-linked immunosorbent assay，ELISA），简称酶联免疫法，或者 ELISA 法。即采用抗原与抗体的特异反应将待测物与酶连接，然后通过酶与底物产生颜色反应，用于定性或定量测定。测定的对象可以是大分子抗原和特异性抗体等，具有快速、灵敏、简便、载体易于标准化等优点。

ELISA 法的实验步骤包括：包被、洗涤、与特异性抗体反应、与酶联抗体反应及显色和测定等。测定方法中有 3 种必要的试剂：①固相的抗原或抗体（免疫吸附剂）；②酶标记的抗原或抗体（标记物）；③酶作用的底物（显色剂）。即测量时，抗原或抗体先结合到固相载体表面，并保持其免疫活性；然后，另将抗原或抗体与某种酶连接成酶标抗原或抗体，这种酶标抗原或抗体既保留其免疫活性，又保留酶的活性；在测定时，把受检标本（测定其中的抗体或抗原）和酶标抗原或抗体按不同的步骤与固相载体表面的抗原或抗体起反应；用洗涤的方法使固相载体上形成的抗原抗体复合物与其他物质分开，最后结合在固相载体上的酶量与标本中受检物质的量成一定的比例；加入酶反应的底物后，底物被酶催化变为有色产物，产物的量与标本中受检物质的量直接相关，故可根据颜色反应的深浅来进行定性或定量分析。这种有色产物可用肉眼、光学显微镜、电子显微镜观察，也可以用分光光度计（酶标仪）加以测定。

例 4-46：ChP2015 注射用重组人促红素（CHO 细胞）中成品检定的生物活性检定

体外法采用的是按酶联免疫法试剂盒说明书测定，应为标示量的 80%～120%。

思 考 题

1. 简述可用于药物熔点测定的方法及原理。
2. 简述紫外-可见分光光度法用于药物鉴别的几种方法。
3. 简述 TLC 法用于杂质检查的方法及其适用条件。
4. 简述 HPLC 法的色谱系统性试验的内容与要求。
5. 简述 GC-MS 用于药物定性与定量分析的方法。

第五章　化学药物分析

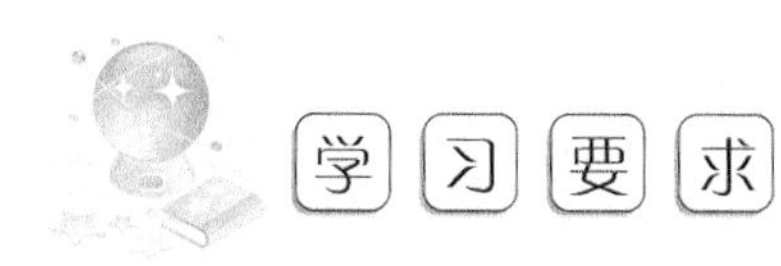

1. 掌握：各类化学药物的基本结构和主要的理化性质；结构、性质与分析方法之间的关系；代表性药物的化学鉴别方法和含量测定方法。

2. 熟悉：各类药物中的有关物质及检查方法。

3. 了解：各类药物的其他鉴别方法和体内药物分析与应用。

医药工业从生产角度可分为原料药生产和制剂加工两大类；原料药生产按来源可分为天然药物和化学药物，按生产方式可分为天然提取药物、生物合成药物和化学合成药物三大类。化学药物在常用药品中占主流地位，因此也是制药工业的基础。

化学药物的合成历史悠久，可追溯到 19 世纪，经典案例是利用植物提取物水杨酸与乙酸酐反应得到了至今仍在广泛使用的药物阿司匹林。随着科学技术的不断进步，新的化学药物不断问世，形成了种类繁多的庞大群体，由此也产生了众多的分类方法。化学药物根据作用对象的不同可分为抗感染药物、神经系统药物、呼吸系统药物、消化系统药物、心血管系统药物、血管和血液系统药物、镇痛药、化学治疗药、抗过敏药、抗炎药、免疫系统药、治疗糖尿病药、减肥药、利尿药等；根据化学结构的不同常分为巴比妥类、芳酸及其酯类（aromatic acid drugs and their esters）、芳香胺类、杂环类、维生素类、甾体激素类和抗生素类等。本章将遵循化学结构分类法进行讲解，由于抗生素类将在其他章节作专门讲解，在此不作叙述。

第一节　芳酸及其酯类药物

芳酸及其酯类药物是在结构上具有苯环和羧基的化合物，羧基可呈游离态，如水杨酸、阿司匹林、布洛芬、甲芬那酸等；羧基也可呈酯或呈盐，如双氯芬酸钠、双水杨酯等。本类药物主要包括水杨酸类、苯甲酸类及其他芳酸类等。

一、水杨酸类药物

（一）化学结构与理化性质

ChP2015 收载的水杨酸类药物有用于消毒防腐的水杨酸，用于解热、消炎镇痛的阿司匹林和贝诺酯，用于治疗结核病的对氨基水杨酸钠等，其结构与性质见表 5-1。

1. 典型药物的结构和性状

表 5-1　水杨酸类典型药物

药品名称	结构式/分子式/分子质量	性状
水杨酸（salicylic acid）	COOH OH $C_7H_6O_3$，138.12	白色细微的针状结晶或白色结晶性粉末；无臭或几乎无臭，味微甜，水溶液显酸性反应；在乙醇或乙醚中易溶，在沸水中溶解，在三氯甲烷中略溶，在水中微溶

续表

药品名称	结构式/分子式/分子质量	性状
阿司匹林（aspirin）	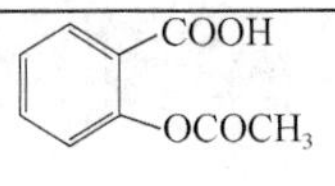 $C_9H_8O_4$，180.16	白色结晶或结晶性粉末；无臭或微带乙酸臭，味微酸；遇湿气即缓缓水解；在乙醇中易溶，在三氯甲烷或乙醚中溶解，在水或无水乙醚中微溶，在氢氧化钠溶液或碳酸钠溶液中溶解，但同时分解
贝诺酯（benorilate）	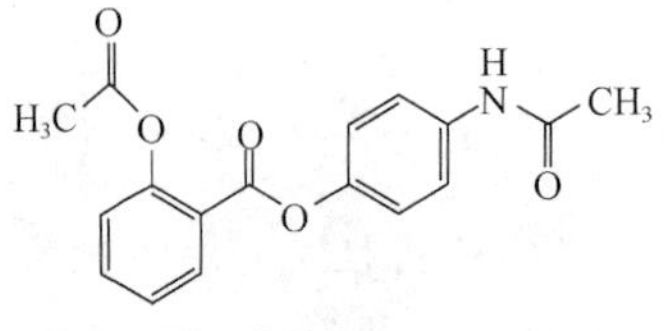 $C_{17}H_{15}NO_5$，313.31	白色结晶或结晶性粉末；无臭，无味；在沸乙醇中易溶，在沸甲醇中溶解，在甲醇或乙醇中微溶，在水中不溶
对氨基水杨酸钠（sodium aminosalicylate）	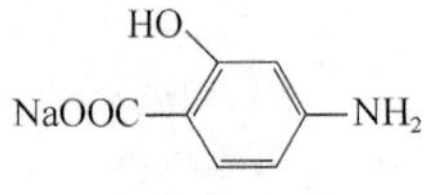 $C_7H_6NNaO_3$，211.14	白色或类白色的结晶或结晶性粉末；无臭、味甜带咸；在水中易溶，在乙醇中略溶，在乙醚中不溶

2. 理化性质

（1）酸性：水杨酸（$pK_a = 2.95$）和阿司匹林（$pK_a = 3.49$）的结构中具有游离羧基，可与碱发生中和反应，可用于鉴别及含量测定。

（2）酚羟基：水杨酸和对氨基水杨酸钠的结构中具有酚羟基，与氯化铁试液作用显色，可用于鉴别。

（3）芳伯氨基：对氨基水杨酸钠的结构中具有芳伯氨基，可发生重氮化-偶合反应，生成红色偶氮化合物，可用于鉴别。

（4）酯键：阿司匹林和贝诺酯的结构中具有酯键，在碱性条件下易水解产生酚羟基和羧酸，常利用其水解产物的特殊性质进行鉴别。

（二）鉴别

1. 三氯化铁反应 在中性或弱酸性条件下，水杨酸与三氯化铁试液作用，生成紫堇色的配位化合物。反应适宜的 pH 为 4～6。以水杨酸为例，反应式如下：

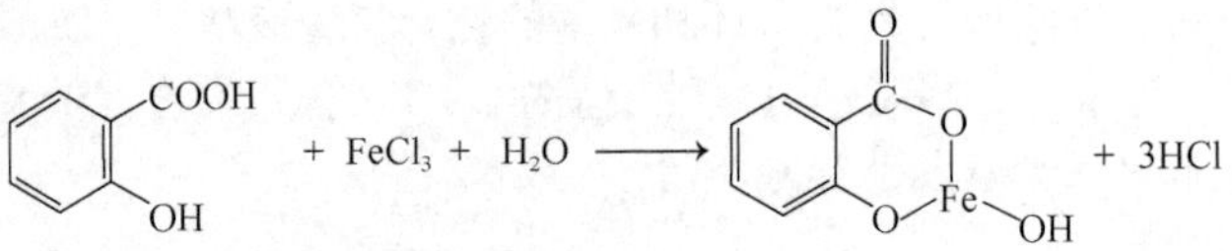

$$\text{水杨酸} + FeCl_3 + H_2O \longrightarrow \text{水杨酸铁配合物} + 3HCl$$

阿司匹林和贝诺酯的分子结构中均无游离酚羟基，与三氯化铁试液不发生显色反应，但加入 NaOH 试液加热使其水解，产生具有酚羟基的水杨酸，则可与三氯化铁试液作用，显示紫堇色。

2. 芳伯氨基反应 对氨基水杨酸钠和贝诺酯的水解产物对氨基酚的分子结构中具有芳香伯胺，在酸性溶液中与亚硝酸钠作用，生成重氮盐，再加入碱性 *β*-萘酚，生成猩红色的偶氮化合物沉淀。以对氨基水杨酸钠为例，反应式如下：

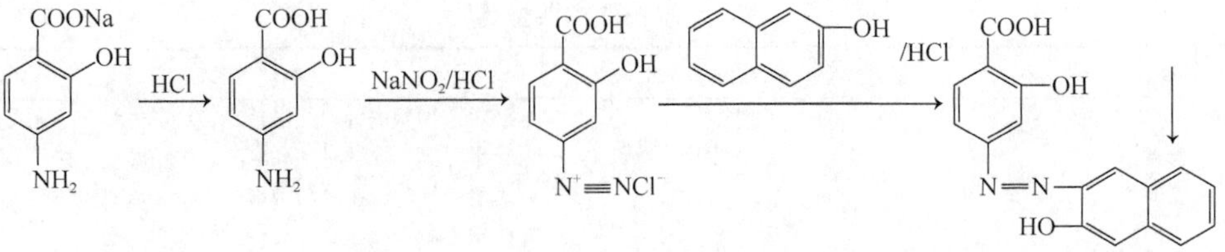

$$\xrightarrow{HCl} \quad \xrightarrow{NaNO_2/HCl} \quad N^+{\equiv}NCl^- \quad \xrightarrow{\beta\text{-萘酚}/HCl} \quad N{=}N$$

3. 水解反应 阿司匹林与碳酸钠试液混合后加热水解，生成水杨酸钠及乙酸钠，加过量稀硫酸酸化后，有水杨酸白色沉淀析出，并产生乙酸的臭气。

4. 红外光谱法 水杨酸、阿司匹林、贝诺酯、对氨基水杨酸钠均采用红外分光光度法鉴别，其红外吸收图谱应与对照图谱一致。

5. 紫外光谱法 1ml 含贝诺酯约 7.5μg 的无水乙醇溶液，在 240nm 波长处有最大吸收；在 240nm 波长处测定吸光度，按干燥品计算，吸收系数（$E_{1cm}^{1\%}$）为 730～760。

（三）检查

1. 阿司匹林的杂质检查 一般来说，药物杂质检查的内容应根据药物的生产工艺及稳定性来确定，阿司匹林的制备反应式如下：

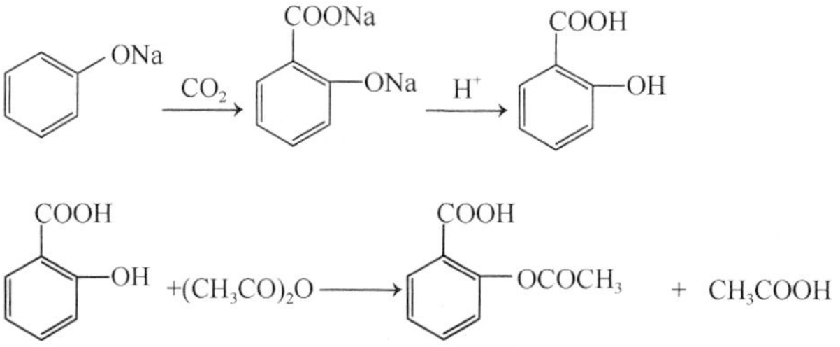

在阿司匹林的制备过程中，会含有未完全反应的原料、中间体及副产物，在贮藏过程中还可能产生水解产物，因此 ChP2015 在阿司匹林项下规定了溶液澄清度、游离水杨酸、易炭化物等检查项。

（1）溶液的澄清度：检查的是碳酸钠试液中的不溶物。原料中带入的酚类物质，生产过程中原料水杨酸精制时由于温度过高发生脱羧反应生成的苯酚类及酯类杂质，均不溶于碳酸钠试液。而阿司匹林分子结构具有羧基，显酸性，可溶于碳酸钠溶液。它利用杂质与阿司匹林溶解行为的差异控制限量。

（2）游离水杨酸：阿司匹林结构中无酚羟基，不能与高铁盐作用，而水杨酸可与高铁盐反应生成紫堇色。与一定量水杨酸对照液生成的颜色比较，控制游离水杨酸的限量，其限量为 0.1%。

（3）易炭化物：检查能被硫酸炭化显色的低分子有机杂质。炭化后如显色，与对照液（取比色用氯化钴液 0.25ml、比色用重铬酸钾液 0.25ml、比色用硫酸铜液 0.40ml，加水使成 5ml）比较，不得更深。

2. 对氨基水杨酸钠的特殊杂质检查

（1）合成工艺与杂质的产生：对氨基水杨酸钠需要检查特殊杂质间氨基酚。间氨基酚首先可能来自于生产过程，作为对氨基水杨酸钠的合成中间体，若反应不完全，易带入产品中；其次可能来自于运输储存过程，对氨基水杨酸钠不稳定，置日光中或遇热受潮时，易发生脱羧反应生成间氨基酚。间氨基酚易被氧化成二苯醌型化合物继而氧化生成棕色的联苯醌化合物，不仅使药物变色，且对人体有毒，故在检查项下进行限量控制。

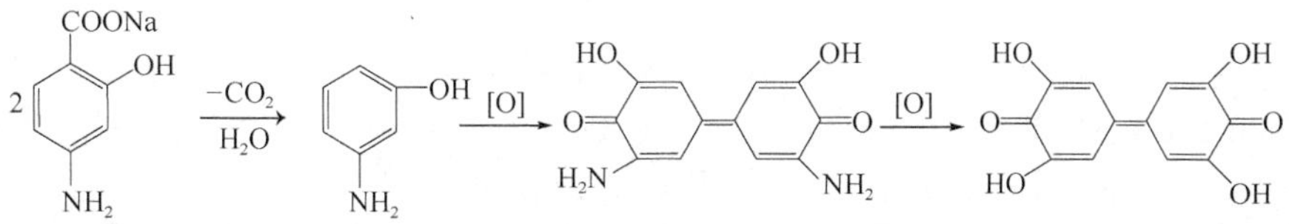

（2）检查方法与原理：ChP2015 采用 HPLC 法检查有关物质，规定间氨基酚按外标法以峰面积计算不得过 0.25%，其他单个杂质峰面积不得大于对照溶液主峰面积的 0.1 倍（0.1%），其他杂质峰面积的和不得大于对照溶液主峰面积（1.0%）。

（四）含量测定

水杨酸类药物含量测定采用酸碱滴定法。

（1）直接滴定法：利用阿司匹林游离羧基的酸性，以标准碱滴定液直接滴定。

例 5-1：阿司匹林含量测定

$$\text{C}_6\text{H}_4(\text{COOH})(\text{OCOCH}_3) + \text{NaOH} \longrightarrow \text{C}_6\text{H}_4(\text{COONa})(\text{OCOCH}_3) + \text{H}_2\text{O}$$

取本品约 0.4g，精密称定，加中性乙醇（对酚酞指示液显中性）20ml 溶解后，加酚酞指示液 3 滴，用氢氧化钠滴定液（0.1mol/L）滴定。每 1ml 氢氧化钠滴定液（0.1mol/L）相当于 18.02mg 的 $C_9H_8O_4$。

测定过程中应注意：①滴定时应稍快进行，不断振摇，防止局部碱浓度过大而使药物水解；②如含有杂质水杨酸，应在限度内使用此法，否则会消耗 NaOH 而使结果偏大；③为防止阿司匹林中的酯结构在滴定时水解，致使测定结果偏高，故不用水做溶剂，而用中性乙醇溶液溶解样品进行滴定，还可增强待测物的酸性。

（2）两步滴定法：用于阿司匹林片和阿司匹林肠溶片的含量测定。片剂中除了含有少量酒石酸或枸橼酸作为稳定剂外，制剂工艺过程中可能有水解产物（水杨酸、乙酸）产生，因此不能采用直接滴定法。而采用先中和与供试品共存的酸，再将阿司匹林在碱性条件下水解后测定的两步滴定法。

第一步中和：精密称取片粉加入中性乙醇溶解后，以酚酞为指示剂，滴加氢氧化钠滴定液至溶液显粉红色。

第二步水解与测定：在中和后的供试品溶液中，加入定量过量的氢氧化钠滴定液置水浴上加热使酯结构水解，迅速放冷至室温，再用硫酸滴定液滴定剩余的碱，并将滴定的结果用空白试验校正。

阿司匹林与氢氧化钠反应的摩尔比为 1∶1，阿司匹林的分子质量为 180.16，因此：

$$T = \frac{cM}{n} = \frac{0.1 \times 180.16}{1} = 18.02(\text{mg/ml})$$

$$\text{标示量\%} = \frac{\frac{T(V_0 - V)F}{W} \times \overline{W}}{\text{标示量}} \times 100\%$$

式中，V_0 和 V 分别为空白试验和样品测定时消耗硫酸滴定液的体积，ml；c 为硫酸滴定液的实际浓度，mg/ml；W 为供试品取样量，mg；$\overline{W}$ 为平均片重，mg；标示量为制剂的规格。

（3）水解后剩余量滴定法：利用阿司匹林酯在碱性溶液中易于水解的性质，加入定量过量的氢氧化钠滴定液，加热使酯水解，剩余的碱用酸溶液回滴，并将滴定的结果用空白试验校正。

取本品约 1.5g，精密称定，置烧瓶中，加氢氧化钠滴定液（0.5mol/L）50.0ml，混合，缓缓煮沸 10min，加酚酞指示液，用硫酸滴定液（0.25mol/L）滴定，并将滴定结果用空白试验校正。每 1ml 氢氧化钠滴定液（0.5mol/L）相当于 45.04mg 的 $C_9H_8O_4$。

测定过程中应注意：①碱液受热易吸收 CO_2，用酸回滴时会影响结果；②可以不用准确标定的氢氧化钠滴定液，只需精密加入即可（只需将 NaOH 与阿司匹林的换算关系 1∶2 转换成 H_2SO_4 与阿司匹林的换算关系 1∶1 即可）。

（4）亚硝酸钠滴定法：对氨基水杨酸钠具有芳伯氨基，能在盐酸存在下与亚硝酸钠定量地发生重氮化反应，生成重氮盐。因此，ChP2015 采用亚硝酸钠滴定法（重氮化法）和永停法指示终点测定含量。

二、苯甲酸类药物

（一）化学结构与理化性质

ChP2015 收载的本类药物有用于消毒防腐的苯甲酸及其钠盐，用于抗痛风病的丙磺舒等，其结构和性质见表 5-2。

1. 典型药物的结构和性状

表 5-2　苯甲酸类典型药物

药物名称	结构式/分子式/分子质量	性状
苯甲酸（benzoic acid）	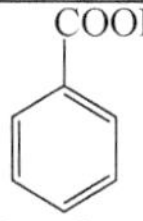 COOH（苯环） $C_7H_6O_2$，122.12	白色有丝光的鳞片或针状结晶或结晶性粉末，质轻；无臭或微臭，在空气中微有挥发性；水溶液显酸性；在乙醇、三氯甲烷或乙醚中易溶，在沸水中溶解，在水中微溶
苯甲酸钠（sodium benzoate）	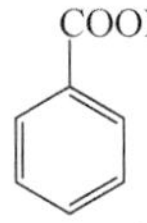 COONa（苯环） $C_7H_5O_2Na$，144.10	白色颗粒、粉末或结晶性粉末；无臭或微带臭气，味微甜带咸；在水中易溶，在乙醇中略溶
丙磺舒（probenecid）	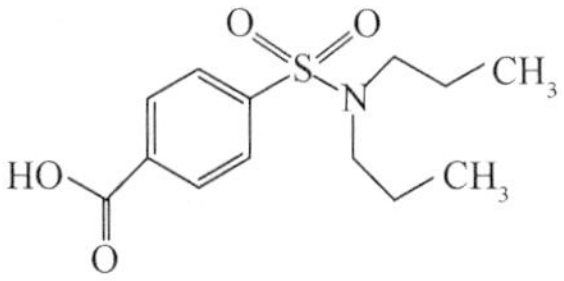 HO、O、O、S、O、N、CH_3、CH_3（结构式） $C_{13}H_{19}NO_4S$，285.36	白色结晶性粉末；无臭，味微苦；在丙酮中溶解，在乙醇或三氯甲烷中略溶，在水中几乎不溶，在稀氢氧化钠溶液中溶解，在稀酸中几乎不溶

2. 理化性质

（1）酸性：苯甲酸和丙磺舒的结构中具有游离羧基，可利用其酸性，可用酸碱滴定法测定含量。

（2）三氯化铁反应：此类药物大多数可与三氯化铁试液作用，生成带有特殊颜色的铁盐沉淀，可用于鉴别。

（3）易分解性：某些药物在一定条件下可发生分解，其分解产物可发生特殊反应，可用于鉴别及含量测定。

（二）鉴别

1. 三氯化铁反应　苯甲酸、苯甲酸钠盐水溶液和苯甲酸钠的中性溶液，可与三氯化铁试液生成碱式苯甲酸铁盐的赭色沉淀，加入稀盐酸，生成白色沉淀。反应式如下所示：

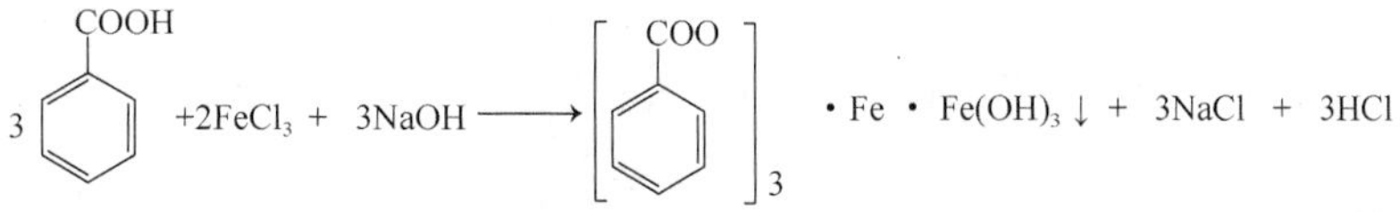

$$3\,C_6H_5COOH + 2FeCl_3 + 3NaOH \longrightarrow \left[C_6H_5COO\right]_3 \cdot Fe \cdot Fe(OH)_3\downarrow + 3NaCl + 3HCl$$

丙磺舒加少量的 NaOH 试液使生成钠盐后，在 pH 为 5.6～6.0 的水溶液中与三氯化铁试液反应，即生成米黄色沉淀。

2. 分解产物的反应　苯甲酸钠可分解成苯甲酸，苯甲酸具有升华性，可用于鉴别。例如，将苯甲酸钠置于干燥试管中，加硫酸后，加热，不炭化，但析出苯甲酸，随即在试管内壁上端凝结成白色升华物。

丙磺舒为含硫药物，加碱熔融后分解生成亚硫酸盐，加硝酸氧化为硫酸盐，可采用硫酸盐的特征反应进行鉴别。

例 5-2：ChP2015 丙磺舒的鉴别方法

取本品约 0.1g，加氢氧化钠 1 粒，小火加热熔融数分钟，放冷，残渣加硝酸数滴，再加盐酸溶解使成酸性，加水少许稀释，滤过，滤液显硫酸盐的鉴别反应。

3. 紫外光谱法 取丙磺舒，用含盐酸的乙醇[盐酸溶液（9→1000）2ml，加乙醇制成 100ml 溶解，制成 1ml 中含 20μg 丙磺舒的溶液，用分光光度法测定，在 225nm 与 249nm 波长处有最大吸收，249nm 波长处的吸光度约为 0.67。

4. 红外光谱法 苯甲酸、苯甲酸钠、丙磺舒均采用 IR 法鉴别，其红外吸收图谱应与对照图谱一致。

（三）检查

苯甲酸类药物需要进行氯化物、硫酸盐、有关物质与干燥失重等一般杂质的检查。现以丙磺舒为例进行说明。

1. 氯化物 取本品 1.6g，加水 100ml 与硝酸 1ml，置水浴上加热 5min，时时振摇，放冷，滤过；取滤液 25ml，依法检查，与标准氯化钠溶液 7.0ml 制成的对照液比较，不得更浓（0.018%）。

2. 硫酸盐 取上述氯化物检查项下剩余的滤液 25ml，依法检查，与标准硫酸钾溶液 1.0ml 制成的对照液比较，不得更浓（0.025%）。

3. 有关物质 取本品适量，加流动相溶解并定量稀释制成每 1ml 中含 6μg 的溶液，作为供试品溶液；精密量取 1ml，置 100ml 量瓶中，用流动相稀释至刻度，摇匀，作为对照溶液。按照含量测定项下的色谱条件，精密量取对照溶液与供试品溶液各 20μl，分别注入液相色谱仪，记录色谱图至主成分峰保留时间的 5 倍。供试品溶液色谱图中如有杂质峰，单个杂质峰面积不得大于对照溶液主峰面积的 0.5 倍（0.5%），各杂质峰面积的和不得大于对照溶液主峰面积的 2 倍（2.0%）。

4. 干燥失重 取本品，在 105℃干燥至恒重，减失重量不得过 0.5%。

（四）含量测定

1. 双相滴定法 苯甲酸钠易溶于水，溶液呈碱性，但碱性太弱，滴定终点的 pH 突跃不明显，并且滴定过程中析出的游离酸不溶于水，不利于终点的正确判断。双相滴定法可克服这些缺点，适用于有机酸的水溶性盐类药物的含量测定。原理：滴定在水和与水不相混溶的有机溶剂两相中进行，反应中生成的苯甲酸不断被萃取入有机溶剂层，减小苯甲酸在水中的浓度，使滴定反应完全，终点清晰。滴定中要强力振摇。

例 5-3：苯甲酸钠的含量测定方法

取本品约 1.5g，精密称定，置分液漏斗中，加水 25ml、乙醚 50ml 与甲基橙指示液 2 滴，用盐酸滴定液（0.5mol/L）滴定，随滴随振摇，至水层显橙红色；分离水层，置具塞锥形瓶中，乙醚层用水 5ml 洗涤，洗液并入锥形瓶中，加乙醚 20ml，继续用盐酸滴定液（0.5mol/L）滴定，随滴随振摇，至水层显持续的橙红色。每 1ml 盐酸滴定液（0.5mol/L）相当于 72.06mg 的 $C_7H_5O_2Na$。

2. 非水溶液滴定法 利用苯甲酸钠的弱碱性进行测定。

例 5-4：ChP2015 采用非水碱量法测定其含量

取本品，经 105℃干燥至恒重，取约 0.12g，精密称定，加冰醋酸 20ml 使溶解，加结晶紫指示液 1 滴，用高氯酸滴定液（0.1mol/L）滴定至溶液显绿色，并将滴定的结果用空白试验校正。每 1ml 高氯酸滴定液（0.1mol/L）相当于 14.41mg 的 $C_7H_5NaO_2$。

3. HPLC 法

例 5-5：ChP2015 对丙磺舒采用 HPLC 法测定

色谱条件与系统适用性试验：用十八烷基硅烷键合硅胶为填充剂；以 0.05mol/L 磷酸二氢钠（加 1%冰醋酸，用磷酸调节 pH 至 3.0）-乙腈（50∶50）为流动相；检测波长为 245nm。理论板数按丙磺舒峰计算不低于 3000。

测定法：取本品适量，精密称定，加流动相溶解并定量稀释成每 1ml 含 60μg 样品的溶液，精密量取 20μl，注入液相色谱仪，记录色谱图；另取丙磺舒对照品，同法测定。按外标法以峰面积计算含量。

三、其他芳酸类药物

其他芳酸类药物以布洛芬和氯贝丁酯为例。

（一）化学结构与理化性质

1. 典型药物的结构与性状　ChP2015 收载的其他芳酸类药物有非甾体抗炎药布洛芬和用于降血脂的氯贝丁酯等药物，典型药物如表 5-3 所示。

表 5-3　其他芳酸类典型药物

药物名称	结构式/分子式/分子质量	性状
布洛芬（ibuprofen）	$(H_3C)_2CHCH_2-C_6H_4-CH(CH_3)-OOHC$ $C_{13}H_{18}O_2$，206.28	白色结晶性粉末，在乙醇、丙酮、三氯甲烷或乙醚中易溶，在水中几乎不溶，在氢氧化钠或碳酸钠试液中易溶
氯贝丁酯（clofibrate）	$Cl-C_6H_4-O-C(CH_3)_2-COOC_2H_5$ $C_{12}H_{15}ClO_3$，242.70	无色或黄色的澄清油状液体，在乙醇、丙酮、三氯甲烷、乙醚或石油醚中易溶，在水中几乎不溶

2. 理化性质　异羟肟酸铁反应。本类药物为脂肪酸及其酯，其酯与盐酸羟胺及氯化铁试液作用，生成带有颜色的异羟肟酸铁，可用于鉴别。

（二）鉴别

1. 异羟肟酸铁反应

（1）氯贝丁酯：分子结构中含有酯基，在碱性溶液中可与盐酸羟胺作用生成异羟肟酸盐，在弱酸性条件下与氯化铁作用生成紫色的异羟肟酸铁。其反应式如下：

$$Cl-C_6H_4-O-C(CH_3)_2-COOC_2H_5+NH_2OH\cdot HCl+2KOH \longrightarrow Cl-C_6H_4-O-C(CH_3)_2-C(=O)-NHOK+C_2H_5OH+KCl+H_2O$$

$$Cl-C_6H_4-O-C(CH_3)_2-C(=O)-NHOK + 1/3Fe^{3+} \longrightarrow Cl-C_6H_4-O-C(CH_3)_2-C(=O\cdots Fe/3)(HN-O) + K^+$$

（2）布洛芬：加氯化亚砜生成酰氯，与乙醇酯化后也呈异羟肟酸铁反应，生成红色至暗米色的异羟肟酸铁。其反应式如下所示：

$$\text{(COOH)}\,\text{HC}-\text{CH}_3\text{-C}_6\text{H}_4\text{-CH}_2\text{CH(CH}_3)_2 \xrightarrow[\text{SOCl}_2]{\text{C}_2\text{H}_5\text{OH}} \text{(COOC}_2\text{H}_5)\,\text{HC}-\text{CH}_3\text{-C}_6\text{H}_4\text{-CH}_2\text{CH(CH}_3)_2 \xrightarrow[\text{NaOH}]{\text{NH}_2\text{OH}\cdot\text{HCl}} \text{(CONHONa)}\,\text{HC}-\text{CH}_3\text{-C}_6\text{H}_4\text{-CH}_2\text{CH(CH}_3)_2 \xrightarrow[\text{HCl}]{\text{FeCl}_3} [\text{(CONHO)}\,\text{HC}-\text{CH}_3\text{-C}_6\text{H}_4\text{-CH}_2\text{CH(CH}_3)_2]_3\cdot\text{Fe}$$

2. 水解产物的反应 氯贝丁酯水解生成乙醇，与二硫化碳、钼酸铵作用生成紫色配合物。另一水解产物对氯苯氧异丁酸为白色晶体，乙醇重结晶后，熔点为120～123℃。其反应式如下所示：

$$\text{Cl-C}_6\text{H}_4\text{-O-C(CH}_3)_2\text{-COOC}_2\text{H}_5 + \text{H}_2\text{O} \longrightarrow \text{Cl-C}_6\text{H}_4\text{-O-C(CH}_3)_2\text{-COOH} + \text{C}_2\text{H}_5\text{OH}$$

$$\text{C}_2\text{H}_5\text{OH} + \text{KOH} + \text{CS}_2 \longrightarrow \text{CH}_3\text{CH}_2\text{OC(=S)-SK} + \text{H}_2\text{O}$$

$$2\text{CH}_3\text{CH}_2\text{OC(=S)-SK} + \text{H}_2\text{SO}_4 + \text{MoO}_3 \longrightarrow (\text{CH}_3\text{CH}_2\text{OC(=S)-SH})_2\cdot\text{MoO}_3 + \text{K}_2\text{SO}_4$$

（三）检查

1. 布洛芬的杂质检查

（1）氯化物：取本品1.0g，加水50ml，振摇5min，滤过，取续滤液25ml，依法检查，与标准氯化钠溶液5.0ml制成的对照液比较，不得更浓（0.010%）。

（2）有关物质：ChP2015采用TLC法主成分自身对照法检查布洛芬中的有关物质。

检查方法：取供试品，加三氯甲烷制成1ml含100mg的溶液，为供试品溶液，精密量取适量，加三氯甲烷稀释成1ml含1.0mg的溶液，为对照溶液。取供试品溶液与对照溶液各5μl，点于同一硅胶G薄层板上，以正己烷-乙酸乙酯-冰醋酸（15：5：1）为展开剂，展开后，喷1%$KMnO_4$的稀酸溶液，于120℃加热20min，在紫外灯（365nm）下检视。供试品溶液如显杂质斑点，不得深于对照溶液的主斑点（杂质限量1.0%）。

2. 氯贝丁酯的杂质检查 氯贝丁酯的合成工艺如下：

$$\text{Cl-C}_6\text{H}_4\text{-OH} \xrightarrow[\text{（缩合）（水解）}]{\text{CH}_3\text{COCH}_3,\ \text{CHCl}_3,\text{NaOH}} \text{Cl-C}_6\text{H}_4\text{-O-C(CH}_3)_2\text{-COONa} \xrightarrow{\text{HCl}}$$

$$\text{Cl-C}_6\text{H}_4\text{-O-C(CH}_3)_2\text{-COOH} \xrightarrow[\text{（酯化）}]{\text{C}_2\text{H}_5\text{OH, H}_2\text{SO}_4} \text{Cl-C}_6\text{H}_4\text{-O-C(CH}_3)_2\text{-COOC}_2\text{H}_5$$

氯贝丁酯在生产过程中的中间体为对氯苯氧异丁酸，在放置过程中也可能分解产生对氯苯氧异丁酸；另外制备中加入的盐酸、硫酸均可影响成品的酸度。所以，需要对其控制酸度。除此之外，起始原料为对氯酚，成品中常有微量存在，因其毒性大，ChP2015采用GC法检查对氯酚。在制备过程中试剂等挥发性杂质的检查也采用GC法。各项检查方法如下所示。

（1）对氯酚

1）色谱条件：玻璃色谱柱，长2m，以甲基硅橡胶（SE-30）为固定液，涂布浓度为5%，柱温为160℃，载气为氮气；检测器为氢火焰离子检测器。

2）对照品溶液：0.0025%对氯酚的三氯甲烷溶液。

3）供试品溶液：取本品10g，加氢氧化钠试液20ml，振摇提取，分取下层液，用水5ml振摇洗涤后，留作挥发性物质检查用。上述水洗液并入碱性提取液中，用三氯甲烷振摇洗涤2

次，每次 5ml，弃去三氯甲烷液，加稀盐酸使呈酸性，用三氯甲烷提取 2 次，每次 5ml，合并三氯甲烷提取液，并加三氯甲烷稀释成 10ml，即得。

4）测定方法：取对照品溶液和供试品溶液各一定量，分别注入气相色谱仪，供试品溶液中对氯酚峰面积应小于对照品溶液中对氯酚峰面积，限度为 0.0025%。

（2）挥发性杂质：GC 条件与检查对氯酚的条件相同。

供试品溶液：取对氯酚项下经碱液洗涤后的本品适量，经无水硫酸钠干燥后，作为供试品。称取适量，用三氯甲烷稀释制成 1ml 中含 10mg 的溶液作为供试溶液。测定方法：取预试溶液适量，注入 GC 仪，调节检测灵敏度或进样量，使仪器适合测定；取供试品溶液注入 GC 仪，记录色谱图至主成分峰保留时间的 2 倍。供试品如出现杂质峰，各杂质峰面积的和不得大于总峰面积的 0.5%。

（四）含量测定

1. 布洛芬含量测定　布洛芬结构中含羧基，遇碱发生中和反应，可采用直接酸碱滴定法测定含量。测定方法：取供试品约 0.5g，精密称定，加中性乙醇（对酚酞指示液显中性）50ml 后，加酚酞指示液 3 滴，用氢氧化钠滴定液（0.1mol/L）滴定。每 1ml 氢氧化钠滴定液（0.1mol/L）相当于 20.63mg 的 $C_{13}H_{18}O_2$。

2. 氯贝丁酯含量测定　取本品 2g，精密称定，置锥形瓶中，加中性乙醇（对酚酞指示液显中性）10ml 与酚酞指示液数滴，滴加氢氧化钠滴定液（0.1mol/L）至显粉红色，再精密加氢氧化钠滴定液（0.5mol/L）20ml，加热回流 1h 至油珠完全消失，放冷，用新沸过的冷水洗涤冷凝管，洗液并入锥形瓶中，加酚酞指示液数滴，用盐酸滴定液（0.5mol/L）滴定，并将滴定的结果用空白试验校正。每 1ml 氢氧化钠滴定液（0.5mol/L）相当于 121.4mg 的 $C_{12}H_{16}ClO_3$。

第二节　芳胺与巴比妥类药物

一、芳胺类药物

芳胺类药物是氨基直接取代在芳环上的药物。其基本结构有两类：对氨基苯甲酸酯类和酰胺类。其基本结构通式分别为

$R_1HN-C_6H_4-C(=O)-OR_2$　　$R_1-C_6H_4-NH-C(=O)-OR_2$

对氨基苯甲酸酯类　　对氨基苯甲酸酰胺类

（一）化学结构与理化性质

1. 典型药物的结构和性状　对氨基苯甲酸酯类药物典型药物有盐酸普鲁卡因、盐酸丁卡因等局部麻醉药。酰胺类典型药物有对乙酰氨基酚、盐酸利多卡因和马来酸依那普利等。典型药物如表 5-4 所示。

表 5-4　芳胺类典型药物

类别	药物名称	结构式/分子式/分子质量	性状
对氨基苯甲酸酯类	盐酸普鲁卡因（procaine hydrochloride）	$H_2N-C_6H_4-COO-CH_2CH_2-N(CH_2CH_3)_2 \cdot HCl$ $C_{13}H_{20}N_2O_2 \cdot HCl$，272.77	白色结晶或结晶性粉末；无臭。在水中易溶，在乙醇中略溶，在三氯甲烷中微溶，在乙醚中几乎不溶。熔点为 154～157℃

续表

类别	药物名称	结构式/分子式/分子质量	性状
对氨基苯甲酸酯类	盐酸丁卡因（tetracaine hydrochloride）	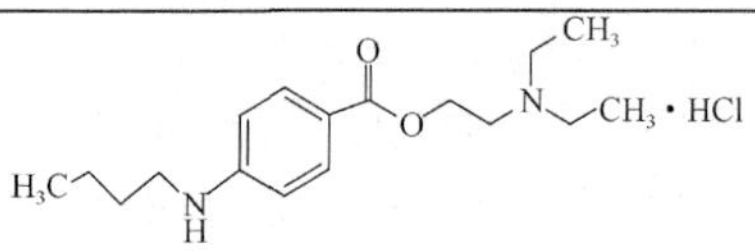 $C_{15}H_{24}N_2O_2 \cdot HCl$，300.83	白色结晶或结晶性粉末；无臭。在水中易溶，在乙醇中溶解，在乙醚中不溶。熔点为147～150℃
酰胺类	对乙酰氨基酚（paracetamol）	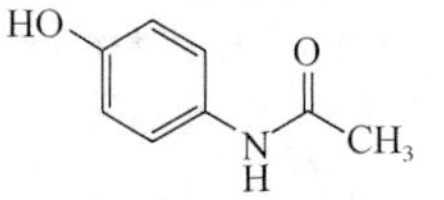 $C_8H_9NO_2$，151.16	白色结晶或结晶性粉末；无臭。在热水或乙醇中易溶，在丙酮中溶解，在水中略溶。熔点为168～172℃
	盐酸利多卡因（lidocaine hydrochloride）	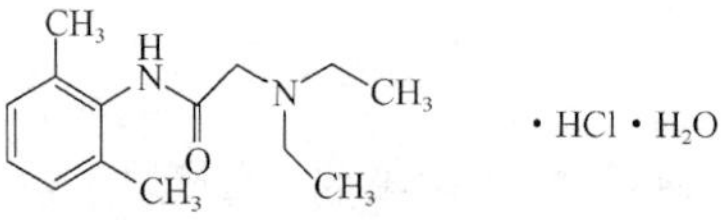 $C_{14}H_{22}N_2O \cdot HCl \cdot H_2O$，288.82	白色结晶性粉末；无臭。在水或乙醇中易溶，在三氯甲烷中溶解，在乙醚中不溶。熔点为75～79℃
	马来酸依那普利（enalapril maleate）	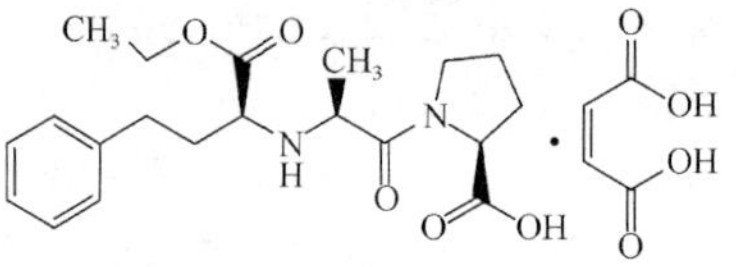 $C_{20}H_{28}N_2O_5 \cdot C_4H_4O_4$，492.52	白色或类白色结晶性粉末；无臭，微有引湿性。在甲醇中易溶，在水中略溶，在乙醇或丙酮中微溶，在三氯甲烷中几乎不溶。50mg/ml 甲醇溶液比旋度为−41.0°～−43.5°

2. 理化性质

（1）对氨基苯甲酸酯类

1）芳伯氨基特性：大多数对氨基苯甲酸酯类药物具有芳伯氨基，可发生重氮化-偶合反应；可与芳醛发生缩合反应，生成 Schiff 碱；易氧化变色等。盐酸丁卡因无此特性。

2）水解性：分子结构中的酯键或酰胺键易水解，光线、热或碱性条件可以加速水解。

3）弱碱性：分子结构多具有脂烃胺侧链，具有弱碱性，能与生物碱沉淀剂发生沉淀反应。在冰醋酸等非水溶剂中与高氯酸定量反应，此性质可用于该类药物的含量测定。

4）光吸收特性：本类药物都有苯环等共轭结构，在紫外光区有特征吸收；苯环、氨基、羟基、羧基等具有特征的红外吸收。

（2）酰胺类

1）水解后呈芳伯氨基特性：分子结构中的酰胺键可以水解为芳伯氨基，发生芳伯氨基特征反应。对乙酰氨基酚、醋氨苯砜水解速率较快。盐酸利多卡因与盐酸辛可卡因在酰氨基邻位存在两个甲基，由于空间位阻影响，水解较难。

2）弱碱性：利多卡因和辛可卡因具有脂烃胺侧链且为叔胺氮原子，显弱碱性，可与生物碱沉淀试剂发生沉淀反应。

3）酚羟基特性：对乙酰氨基酚结构具有酚羟基，可与三氯化铁反应呈色。

4）与重金属离子发生沉淀反应：盐酸利多卡因、盐酸辛可卡因等结构中的酰氨基可与铜离子或钴离子发生反应，生成有色的配位化合物沉淀。

5）光吸收特性：本类药物都有苯环等共轭结构，在紫外光区有特征吸收。苯环、羰基、氨基等具有特征红外吸收。

（二）鉴别

1. 芳香第一胺反应 该反应又称为重氮化-偶合反应。分子结构中具有芳伯氨基或潜在芳伯氨基的药物，在酸性条件下与亚硝酸钠反应生成重氮盐，后者再在碱性条件下，与 *β*-萘酚偶合生成颜色鲜艳的偶氮染料。其反应式如下：

$$H_2N-C_6H_4-COOCH_2CH_2N(C_2H_5)_2 + NaNO_2 + 2HCl \longrightarrow Cl^-\,N_2^+-C_6H_4-COOCH_2CH_2N(C_2H_5)_2 + NaCl + H_2O$$

$$Cl^-\,N_2^+-C_6H_4-COOCH_2CH_2N(C_2H_5)_2 + C_{10}H_7OH\ (\beta\text{-萘酚}) + NaOH \longrightarrow (C_2H_5)_2NCH_2CH_2OOC-C_6H_4-N{=}N-C_{10}H_6OH\downarrow + NaCl + H_2O$$

苯佐卡因、盐酸普鲁卡因在盐酸溶液中，可直接与亚硝酸钠发生重氮化-偶合反应；对乙酰氨基酚和醋氨苯砜在盐酸或硫酸中加热水解后，与亚硝酸钠发生重氮化反应。盐酸丁卡因分子结构中不具有芳伯氨基，无此反应，但其分子结构中的芳香仲胺在酸性溶液中与亚硝酸钠反应，生成*N*-亚硝基化合物的乳白色沉淀，可与具有芳伯氨基的同类药物区别。

例 5-6：如 ChP2015 中芳香第一胺类鉴别

取供试品 50mg，加稀盐酸 1ml，必要时缓缓煮沸使溶解，加 0.1mol/L 亚硝酸钠溶液数滴，加与 0.1mol/L 亚硝酸钠溶液等体积的 0.1mol/L 脲溶液，震摇 1min，滴加碱性*β*-萘酚试液数滴，视供试品不同，生成由粉红到猩红色沉淀。

2. 水解反应　芳胺药物中的酰胺基或侧链中的酯键易于水解，如盐酸普鲁卡因与苯佐卡因利用其水解产物的特性可进行鉴别。这是因为盐酸普鲁卡因的水溶液与氢氧化钠溶液作用生成普鲁卡因的白色沉淀，加热时普鲁卡因沉淀熔化为油状物，继续加热，普鲁卡因的酯键水解，生成对氨基苯甲酸钠和二乙氨基乙醇。前者溶于水，后者为碱性气体，可使湿润的红色石蕊试纸变为蓝色。溶液放冷后，加盐酸酸化时，会析出对氨基苯甲酸的白色沉淀，此沉淀能溶于过量的盐酸。其反应式如下：

$$H_2N-C_6H_4-COOCH_2CH_2N(C_2H_5)_2\cdot HCl \xrightarrow{NaOH} H_2N-C_6H_4-COOCH_2CH_2N(C_2H_5)_2\downarrow$$

$$\xrightarrow{NaOH} H_2N-C_6H_4-COONa + HOCH_2CH_2N(C_2H_5)_2\uparrow$$

$$H_2N-C_6H_4-COONa \xrightarrow{HCl} H_2N-C_6H_4-COOH\downarrow \xrightarrow{HCl} HCl\cdot H_2N-C_6H_4-COOH$$

3. 与重金属离子的反应　分子结构中含有芳酰胺的盐酸利多卡因或含有脂烃胺基的盐酸丁卡因、盐酸普鲁卡因等均可与重金属盐形成沉淀。例如，盐酸利多卡因的水溶液加硫酸铜试液与碳酸钠试液，即显蓝紫色；加氯仿振摇后放置，氯仿层显黄色。

例 5-7：ChP2015 中盐酸利多卡因的鉴别

取本品 0.2g，加水 20ml 溶解后，取溶液 2ml，加硫酸铜试液 0.2ml 与碳酸钠试液 1ml，即显蓝紫色；加三氯甲烷 2ml，振摇后放置，三氯甲烷层显黄色。

4. 制备衍生物测熔点　是国内外药典常采用的鉴别方法之一，本类药物常见的衍生物有三硝基苯酚衍生物、硫氰酸盐衍生物等。

5. 氯离子反应 盐酸盐药物的水溶液均显氯化物的鉴别反应,包括两个反应。①沉淀反应:取供试品溶液,加硝酸使成酸性后,加硝酸银试液,即生成白色凝乳状沉淀;分离,沉淀加氨试液即溶解,再加硝酸,沉淀复析出。②氧化还原反应:取供试品少量,置试管中,加等量的二氧化锰,混匀,加硫酸润湿,缓缓加热,即产生氯气,能使润湿的碘化钾淀粉试纸显蓝色。

6. 紫外光谱法 本类药物分子结构中均具有苯环,因此具有紫外吸收光谱特征,可用于药物的鉴别。

例 5-8:ChP2015 盐酸辛可卡因的鉴别

取本品,精密称定,按干燥品计算,加 0.01mol/L 盐酸溶液溶解并定量稀释制成每 1ml 中约含 0.40mg 的溶液,照紫外-可见分光光度法测定,在 263nm 与 271nm 的波长处有最大吸收;其吸光度分别为 0.53～0.58 与 0.43～0.48。

7. 红外光谱法 本类药物的官能团在红外光区有特征吸收,各国药典均采用红外吸收光谱法鉴别。

例 5-9:ChP2015 盐酸普鲁卡因的红外鉴别

规定供试品的红外光吸收光谱应与对照图谱一致。

8. HPLC 法 本类药物的一些制剂,用 HPLC 法测定含量的同时,可用 HPLC 法进行鉴别。ChP2015 中对乙酰氨基酚的泡腾片、注射液、滴剂,盐酸利多卡因的注射液、胶浆(Ⅰ),盐酸普鲁卡因注射液均用该法进行鉴别。

(三)检查

1. 盐酸普鲁卡因中对氨基苯甲酸的检查 盐酸普鲁卡因分子结构中的酯键,易发生水解反应,生成对氨基苯甲酸。对氨基苯甲酸经长期储存或高温加热,可进一步脱羧转化为苯胺,苯胺又可被氧化为有色物质,导致药物疗效下降,而且毒性增加。因此 ChP2015 盐酸普鲁卡因及其制剂均采用 HPLC 法检查对氨基苯甲酸。

2. 对乙酰氨基酚的特殊杂质检查 对乙酰氨基酚的合成可以对硝基氯苯为原料,水解制得对硝基酚,经还原生成对氨基酚,再用冰醋酸酰化后制得。也有采用以酚为原料经亚硝化及还原反应制成对氨基酚的路线来生产本品。

根据对乙酰氨基酚的合成工艺及性质,ChP2015 除控制酸度、氯化物、硫酸盐、干燥失重、炽灼残渣、重金属等一般杂质外,还需检查乙醇溶液的澄清度与颜色、对氨基酚及有关物质、对氯苯乙酰胺等特殊杂质。

(1)乙醇溶液的澄清度与颜色:对乙酰氨基酚的合成工艺中使用铁粉作为还原剂,如带入成品中,可使乙醇溶液产生浑浊;中间体对氨基酚易被氧化为有色的醌式产物,在乙醇中呈橙红色或棕色。为控制还原剂及氧化产物的量,需进行乙醇溶液的澄清度与颜色检查。

(2)对氨基酚及有关物质:在合成过程中,由于对氨基酚乙酰化不完全或对乙酰氨基酚贮藏不当发生水解,均可在成品中引入对氨基酚。除此之外,合成中还易引入副产物、降解产物,如对氯苯乙酰胺、偶氮苯、氧化偶氮苯、苯醌和醌亚胺等。

(四)含量测定

1. 亚硝酸钠滴定法 若药物分子结构中具有芳伯氨基,在酸性溶液中即可与亚硝酸钠定量的发生重氮化反应,可利用消耗的亚硝酸钠的量计算药物的含量,如盐酸普鲁卡因、苯佐卡因、磺胺类药物等,ChP2015 均采用亚硝酸钠滴定法测定含量。其反应原理:

$$Ar-NH_2+NaNO_2+2HCl \longrightarrow Ar-N_2^+Cl^-+NaCl+2H_2O$$

例 5-10:盐酸普鲁卡因的含量测定

取本品约 0.6g,精密称定,照永停滴定法,在 15～25℃用亚硝酸钠滴定液(0.1mol/L)滴定。每 1ml 亚硝酸钠滴定液(0.1mol/L)相当于 27.28mg 的 $C_{13}H_{20}N_2O_2 \cdot HCl$。

注意事项：①滴定前加溴化钾 2g 作为催化剂，可加快滴定反应速率；②为避免亚硝酸钠在酸性条件下形成的亚硝酸挥发和分解，滴定时应将滴定管尖端插入液面下 2/3 处。

2. 非水碱量法　本类药物分子结构多具有脂烃胺侧链，具有弱碱性，在冰醋酸等非水溶剂中可与高氯酸定量反应，可用非水碱量法测定含量。

例 5-11：ChP2015 盐酸辛可卡因的含量测定

取本品约 0.2g，精密称定，加冰醋酸 20ml 与乙酸酐 20ml 溶解后，照电位滴定法，用高氯酸滴定液（0.1mol/L）滴定，并将滴定的结果用空白试验校正。每 1ml 高氯酸滴定液（0.1mol/L）相当于 32.49mg 的 $C_{18}H_{28}N_2O·HCl$。

3. 紫外分光光度法　对乙酰氨基酚在 0.4%氢氧化钠溶液中，于 257nm 波长处有最大吸收，其紫外吸收特征可用于原料及部分制剂的含量测定。与亚硝酸钠滴定法相比，该法灵敏度高、操作简便，因此被国内外药典广泛收载。ChP2015 采用吸收系数定量，测定对乙酰氨基酚原料、片剂、咀嚼片、栓剂、胶囊及颗粒的含量。

例 5-12：如对乙酰氨基酚的含量测定

取本品约 40mg，精密称定，置 250ml 量瓶中，加 0.4%氢氧化钠溶液 50ml 溶解后，加水至刻度，摇匀，精密量取 5ml，置 100ml 量瓶中，加 0.4%氢氧化钠溶液 10ml，加水至刻度，摇匀，照紫外-可见分光光度法，在 257nm 的波长处测定吸光度，按 $C_8H_9NO_2$ 的吸收系数（$E_{1cm}^{1\%}$）为 715 计算，即得。

本法为吸收系数法，测定结果按下式计算

$$含量\%=\frac{\frac{A}{715\times1\times100}\times\frac{100}{5}\times250\times10^3}{W}\times100\%$$

式中，A 为供试品溶液的吸光度；W 为供试品的取样量，mg。

4. HPLC 法　HPLC 法兼具分离与定量测定的特点，尤其适合于药物制剂或微量药物混合物的测定。目前国内外药典越来越广泛地采用该法进行本类药物含量测定。ChP2015 收载的盐酸利多卡因及其注射液、胶浆（Ⅰ），对乙酰氨基酚的泡腾片、注射液、滴剂及凝胶，盐酸辛可卡因注射液、盐酸普鲁卡因注射液的含量测定均采用此法。

二、巴比妥类药物

巴比妥类药物是一类常见的环状酰脲类镇静、催眠药。其基本结构通式为

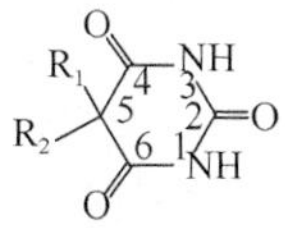

巴比妥类药物的基本结构可以分为两部分：一部分是母核巴比妥酸的环状丙二酰脲结构，为该类药物共同部分，决定巴比妥类药物的共性，可以此与其他类药物相区别。另一部分是取代基部分，取代基不同，具有不同的理化性质，这些理化性质可用于各种巴比妥类药物之间的相互区别。

（一）化学结构与理化性质

1. 典型药物的结构与性状　巴比妥类药物作为镇静、催眠药，由于不良反应比较大，目前在临床上已很大程度上被苯二氮䓬类药物所替代。不过，在全身麻醉或癫痫的治疗中仍会使用巴比妥类药物。典型药物如表 5-5 所示。

表 5-5　巴比妥类典型药物

药物名称	结构式/分子式/分子质量	性状
苯巴比妥（phenobarbital）	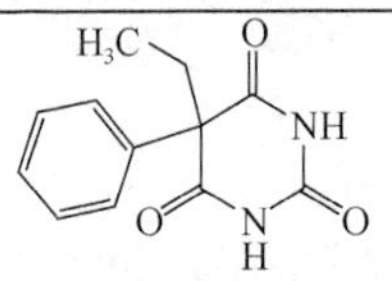 $C_{12}H_{12}N_2O_3$，232.24	白色有光泽的结晶性粉末；无臭；饱和水溶液显酸性反应。在乙醇或乙醚中溶解，在三氯甲烷中略溶，在水中极微溶解；在氢氧化钠或碳酸钠溶液中溶解。熔点为174.5～178℃
司可巴比妥钠（secobarbital sodium）	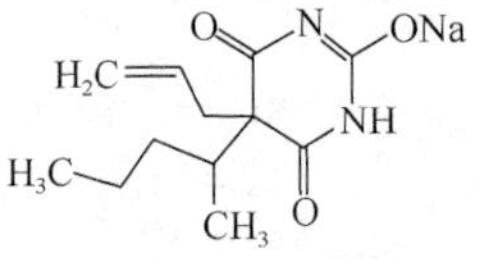 $C_{12}H_{17}N_2NaO_3$，260.27	白色粉末；无臭；有引湿性。在水中极易溶解，在乙醇中溶解，在乙醚中不溶
异戊巴比妥（amobarbital）	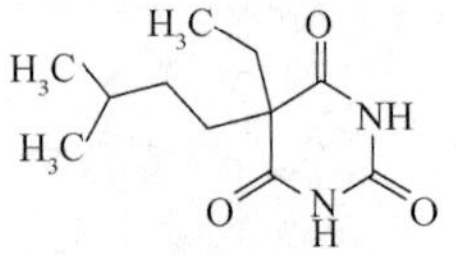 $C_{11}H_{18}N_2O_3$，226.28	白色结晶性粉末；无臭。在乙醇或乙醚中易溶，在三氯甲烷中溶解，在水中极微溶解；在氢氧化钠或碳酸钠溶液中溶解。熔点为157～160℃
硫喷妥钠（thiopental sodium）	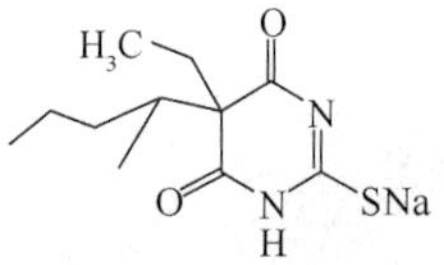 $C_8H_{11}N_2O_2SNa$，264.32	淡黄色粉末；有吸湿性。在水中易溶，在乙醇中溶解

2. 理化性质

（1）弱酸性：巴比妥类药物母核环状结构中含有 1，3-二酰亚胺基团（—CO—NH—CO—），易发生酮式-烯醇式互变异构，在水溶液中可以发生二级电离显弱酸性。

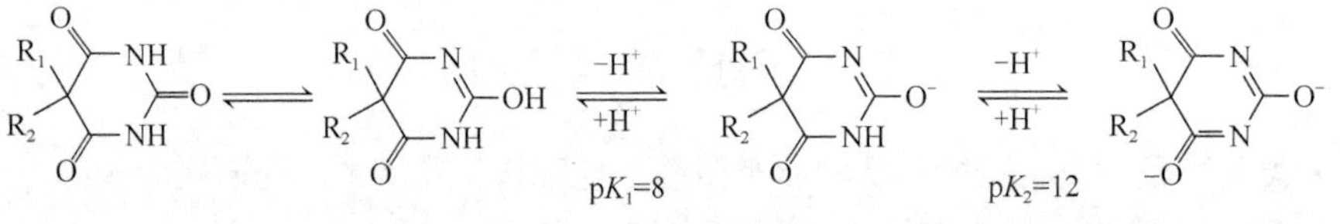

$$\text{(酮式)} \rightleftharpoons \text{(烯醇式)} \underset{+H^+}{\overset{-H^+}{\rightleftharpoons}} \ (pK_1=8) \ \underset{+H^+}{\overset{-H^+}{\rightleftharpoons}} \ (pK_2=12)$$

因此巴比妥类药物显弱酸性（pK_a为 7.3～8.4），故可与强碱反应生成水溶性的盐类，其钠盐水溶液呈碱性，加酸酸化后，析出结晶性的游离巴比妥类药物，可用有机溶剂将其提取出来。此性质可用于巴比妥类药物的分离、鉴别、检查和含量测定。

（2）水解反应：巴比妥类药物的分子结构中含有酰亚胺结构，与碱液共沸即水解，释放出氨气，使湿润的红色石蕊试纸变蓝。该反应可用于苯巴比妥、异戊巴比妥和巴比妥的鉴别。其反应式如下所示：

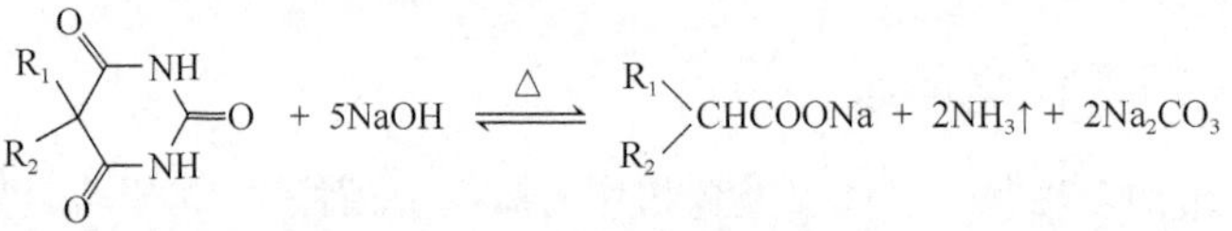

$$\text{(巴比妥类)} + 5NaOH \xrightarrow{\triangle} \begin{matrix} R_1 \\ R_2 \end{matrix}\!\!>CHCOONa + 2NH_3\uparrow + 2Na_2CO_3$$

（3）与重金属离子的反应：巴比妥类药物分子结构中的丙二酰脲基团在适宜的 pH 溶液中，能与某些重金属离子，如银盐、铜盐、钴盐、汞盐等络合而呈色或产生有色沉淀，依据此性质，可对本类药物进行鉴别和含量测定。

（4）紫外吸收光谱特征：巴比妥类药物的紫外吸收性质和其电离级数有关。在酸性溶液中，无明显的紫外吸收；在 pH=10 的碱性溶液中，发生一级电离，形成共轭体系结构，在 240nm 波长处有最大吸收；在 pH=13 的强碱性溶液中，5，5-二取代巴比妥类药物发生二级电离，共轭体系增大，吸收峰红移至 255nm；1，5，5-三取代巴比妥类药物，因 1 位取代基的存在，不发生二级电离，最大吸收波长仍位于 240nm。硫代巴比妥类则不同，在酸性或碱性溶液中，均有较明显的紫外吸收，利用紫外吸收特性用于注射用硫喷妥钠的含量测定。

（二）鉴别

1. 丙二酰脲类反应　是巴比妥类药物母核的反应，是本类药物共有的反应。但是，专属性不强，含有酰亚胺结构的其他类药物，如磺胺，也有此反应。ChP2015 中苯巴比妥、异戊巴比妥及其钠盐、司可巴比妥钠均用该反应鉴别。

丙二酰脲类的鉴别反应包括与银盐的反应和与铜盐的反应，具体如下所示。

（1）与银盐的反应：取供试品约 0.1g，加碳酸钠试液 1ml 与水 10ml，振摇 2min，滤过，滤液中逐滴加入硝酸银试液，即生成白色沉淀，振摇，沉淀即溶解；继续滴加过量的硝酸银试液，沉淀不再溶解。

（2）与铜盐的反应：取供试品约 50mg，加吡啶溶液（1→10）5ml，溶解后，加铜吡啶试液 1ml，即显紫色或生成紫色沉淀。

2. 取代基或元素的反应

（1）丙烯基的鉴别试验：司可巴比妥钠分子结构中含有丙烯基，具有还原性。ChP2015 利用其可使碘试液褪色进行鉴别，方法为：取本品 0.10g，加水 10ml 溶解后，加碘试液 2ml，所显棕黄色应在 5min 内消失。

（2）芳环取代基的鉴别试验

1）亚硝酸钠-硫酸反应：苯巴比妥与亚硝酸钠-硫酸反应，生成橙黄色产物，并随即变为橙红色，可能是苯环上发生了亚硝基化反应。本试验可用于苯巴比妥与其他不含芳环取代基的本类药物的区别。

例 5-13：ChP2015 中对苯巴比妥的鉴别

取本品约 10mg，加硫酸 2 滴与亚硝酸钠约 5mg，混合，即显橙黄色，随即转橙红色。

2）甲醛-硫酸反应：苯巴比妥与甲醛-硫酸反应，生成玫瑰红色产物。

例 5-14：ChP2015 中对苯巴比妥的鉴别

取本品 50mg，置试管中，加甲醛试液 1ml，加热煮沸，冷却，沿管壁缓缓加硫酸 0.5ml，使成两液层，置水浴中加热，接界面显玫瑰红色。

3）硝化反应：含芳香取代基的巴比妥类药物，与硝酸钾及硫酸共热，可发生硝化反应，生成黄色硝基化合物。

（3）硫元素的鉴别试验：含有硫元素的硫代巴比妥类药物，在氢氧化钠溶液中与铅离子反应生成白色沉淀，加热后，沉淀转变为黑色的硫化铅，可用于硫代巴比妥类药物的鉴别，亦可用于硫代巴比妥类药物与其他巴比妥类药物的区别。

例 5-15：ChP2015 对注射用硫喷妥钠的鉴别

取本品约 0.2g，加氢氧化钠试液 5ml 与醋酸铅试液 2ml，生成白色沉淀；加热后，沉淀变为黑色。

3. 显微结晶　巴比妥类药物可根据药物本身或其反应产物的特殊晶型，进行鉴别。此法亦适用于生物样品中微量巴比妥类药物的检验。

（1）药物本身的晶型：取药物或从酸性溶液中，用有机溶剂提取，经酸化，提取，挥干的残渣少许，置于载玻片上，加 10%NaOH 一滴，再加 10%H_2SO_4一滴，生成相应巴比妥类药物的特殊结晶。显微镜下观察，巴比妥为长方形结晶，苯巴比妥先球状，后针晶。

（2）反应产物的晶型：该类药物与铜-吡啶试液反应，巴比妥为十字形紫色结晶，苯巴比妥为浅紫色细小不规则或似菱形的结晶。

4. 熔点测定 可以对药物进行鉴别，也能反映药物的纯度。ChP2015 利用熔点测定法鉴别苯巴比妥及其钠盐，异戊巴比妥及其钠盐，司可巴比妥钠及注射用硫喷妥钠等。

5. 钠盐的鉴别反应 该类药物的钠盐，可利用钠盐的特征反应进行鉴别。

6. 红外光谱法 是一种有效并可靠的定性分析手段，多国药典均采用 IR 法鉴别该类药物，如 ChP2015 中苯巴比妥钠即用此法进行鉴别。

（三）检查

一般来说，药物杂质检查的内容应根据药物的生产工艺及稳定性来确定，现以苯巴比妥为例说明杂质的检查方法。苯巴比妥合成工艺如下：

$$C_6H_5-CH_2CONH_2 \xrightarrow[C_2H_5OH,\ H_2SO_4]{水解、酯化} C_6H_5-CH_2COOC_2H_5 \xrightarrow[O=C(OC_2H_5)_2,\ C_2H_5ONa]{缩合}$$

$$C_6H_5-C(COOC_2H_5)=C(COOC_2H_5)-ONa \xrightarrow{水解、酯化} C_6H_5-CH(COOC_2H_5)_2\ (Ⅰ) \xrightarrow[C_2H_5Br]{乙基化} C_6H_5-C(C_2H_5)(COOC_2H_5)_2$$

$$\xrightarrow[O=C(NH_2)_2,\ C_2H_5ONa]{环合} (Ⅱ) \xrightarrow{酸析} 苯巴比妥$$

苯巴比妥中的特殊杂质主要是中间体Ⅰ、Ⅱ以及副反应产物，ChP2015 通过酸度、乙醇溶液的澄清度、中性或碱性物质、有关物质等的控制进行检查。

1. 酸度 本项检查主要用于控制副产物苯基丙二酰脲。当中间体Ⅱ的乙基化反应进行不完全时，会与尿素缩合生成苯丙二酰脲。该分子酸性较苯巴比妥强，能使甲基橙指示剂显红色。

2. 乙醇溶液的澄清度 本项检查主要用于控制苯巴比妥酸，利用其在乙醇溶液中溶解度小的性质进行检查。其方法为：取供试品 1.0g，加乙醇 5ml，加热回流 3min，溶液应澄清。

3. 中性或碱性物质 这类杂质主要是中间体Ⅰ的副产物 2-苯基丁酰胺、2-苯基丁酰脲或分解产物。这些物质不溶于氢氧化钠试液而溶于醚，利用这一特性，将它们从主成分中分离、提取出来，再称重以确定是否超过规定的限量。

（四）含量测定

巴比妥类药物的含量测定，各国药典采用的方法有银量法、溴量法、酸碱滴定法、提取重量法、UV 法、HPLC 法及 GC 法等。

1. 银量法 是利用巴比妥类药物与银盐反应的性质。在滴定过程中，巴比妥类药物首先与银离子反应形成可溶性的一银盐，当被测巴比妥类药物完全形成一银盐后，继续用硝酸银滴定液滴定，稍过量的银离子与巴比妥类药物形成难溶性的二银盐白色沉淀，使溶液变混浊，以此指示滴定终点。ChP2015 中苯巴比妥钠及其制剂、异戊巴比妥及其制剂、异戊巴比妥钠及其制剂、苯巴比妥的含量测定均采用银量法。

例 5-16：ChP2015 中对苯巴比妥的含量测定

取本品约 0.2g，精密称定，加甲醇 40ml 使溶解，再加新制的 3%无水碳酸钠溶液 15ml，照电位滴定法，用硝酸银滴定液（0.1mol/L）滴定。每 1ml 硝酸银滴定液（0.1mol/L）相当于 23.22mg 的 $C_{12}H_{22}N_2O_3$。

2. 溴量法　取代基中含有双键的巴比妥类药物，如司可巴比妥钠，其不饱和键可与溴定量地发生加成反应，故可采用溴量法进行测定。

例 5-17：ChP2015 采用溴量法测定司可巴比妥钠及其胶囊的含量

测定原理可用下列反应式表示：

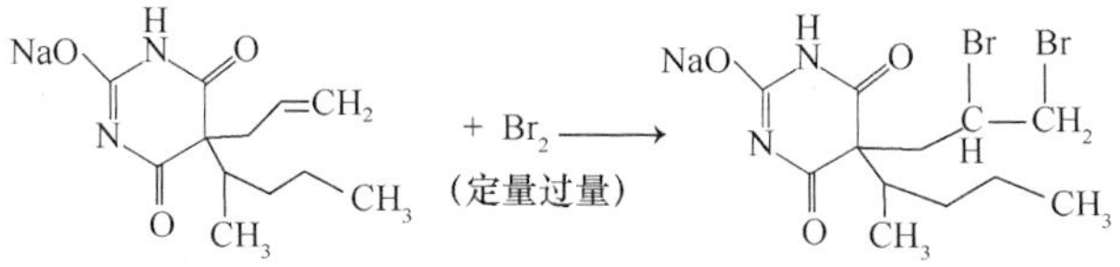

$$+\ Br_2 \xrightarrow{\text{(定量过量)}}$$

$$\underset{\text{(剩余)}}{Br_2} + 2KI \longrightarrow 2KBr + I_2$$

$$I_2 + 2Na_2S_2O_3 \longrightarrow 2NaI + Na_2S_4O_6$$

取本品约 0.1g，精密称定，置 250ml 碘瓶中，加水 10ml，振摇使溶解，精密加入溴滴定液（0.05mol/L）25ml，再加盐酸 5ml，立即密塞并振摇 1min，在暗处静置 15min 后，注意微开瓶塞，加入碘化钾试液 10ml，立即密塞，摇匀后，用硫代硫酸钠滴定液（0.1mol/L）滴定，至近终点时，加淀粉指示液，继续滴定至蓝色消失，并将滴定结果用空白试验校正，即得。由上述反应式可知，司可巴比妥钠与溴反应的摩尔比为 1∶1，司可巴比妥钠的分子质量为 260.27，因此

$$T=\frac{CM}{n}=\frac{0.05\times 260.27}{1}=13.01(\text{mg/ml})$$

即每 1ml 溴滴定液（0.05mol/L）相当于 13.01mg 的司可巴比妥钠（$C_{12}H_{17}N_2NaO_3$）。

本法为剩余滴定法，测定结果按下式计算：

$$\text{含量}\%=\frac{13.01\times 10^{-3}\times (V_0-V)\times \dfrac{c}{0.1}}{W}\times 100\%$$

式中，V_0 和 V 分别为空白试验和样品测定时消耗硫代硫酸钠滴定液的体积，ml；c 为硫代硫酸钠滴定液的实际浓度，mol/L；W 为供试品的取样量，g。

3. 非水酸量法　基于巴比妥类药物的弱酸性，可用非水酸量法测定含量。非水酸量法主要用于测定有机弱酸的含量，有机弱酸在碱性溶剂中可显著地增强其酸度。常用的碱性溶剂为二甲基甲酰胺，常用的滴定液有甲醇钾、甲醇钠或甲醇锂滴定液，常用指示剂为麝香草酚酞，也可用电位法（玻璃-饱和甘汞电极系统）指示终点。在滴定过程中，应注意防止溶剂和碱滴定液吸收空气中的二氧化碳和水蒸气，并防止滴定液中溶剂的挥发，因此滴定宜在隔绝二氧化碳条件下进行，并将滴定结果用空白试验校正。

4. UV 法　巴比妥类药物在酸性介质中几乎不电离，无明显的紫外吸收，但在碱性介质中电离为具有紫外吸收特征的结构，因此可采用 UV 法测定含量。

5. HPLC 法

例 5-18：ChP2015 采用 HPLC 法对苯巴比妥片进行含量测定

色谱条件与系统适用性试验：用辛烷基硅烷键合硅胶为填充剂；以乙腈-水（30∶70）为流动相；检测波长为 220nm。理论板数按苯巴比妥峰计算不低于 2000，苯巴比妥与相邻色谱峰的分离度应符合要求。

测定法：取本品20片，精密称定，研细，精密称取适量（约相当于苯巴比妥30mg），置50ml量瓶中，加流动相适量，超声处理20min使苯巴比妥溶解，放冷，用流动相稀释至刻度，摇匀，滤过，精密量取续滤液1ml，置10ml量瓶中，用流动相稀释至刻度，摇匀，精密量取10μl注入液相色谱仪，记录色谱图。另取苯巴比妥对照品，精密称定，加流动相溶解并定量稀释制成每1ml中约含苯巴比妥60μg的溶液，同法测定，按外标法以峰面积计算，即得。

测定结果按下式计算：

$$
\text{标示量}\% = \frac{\dfrac{c_R \times \dfrac{A_X}{A_R} \times D \times V}{W} \times \overline{W}}{\text{标示量}} \times 100\% = \frac{\dfrac{c_R \times \dfrac{A_X}{A_R} \times \dfrac{10}{1} \times 50 \times 10^{-3}}{W} \overline{W}}{\text{标示量}} \times 100\%
$$

式中，c_R为对照品溶液的浓度，μg/ml；A_X、A_R分别为供试品溶液、对照品溶液的峰面积；V为供试品溶液的体积，ml；D为溶液的稀释倍数；W为供试品的取样量，mg；$\overline{W}$为平均片重，mg/片；标示量为制剂的规格，mg/片。

6. GC法 GC法具有灵敏度高、专属性强的特点，亦可用于巴比妥类药物的含量测定。USP（38）收载的戊巴比妥口服溶液、司可巴比妥钠口服溶液、司可巴比妥钠胶囊及司可巴比妥钠与异戊巴比妥钠胶囊采用该法测定含量。

第三节 杂环类药物

碳环中夹杂有非碳元素原子的环状有机化合物，称为杂环化合物，其中非碳元素原子称为杂原子，一般为氧、氮、硫等。自然界中存在的具有生理活性的化合物，有不少为杂环化合物，如某些生物碱、维生素、抗生素等；在化学合成药物中，杂环类化合物亦占有相当的数量，并已成为现代药物中应用最多、最广的一大类药物。本节所介绍的是化学合成的杂环类药物。一些天然的杂环类药物，以及可以合并于生物碱、维生素、抗生素类的化学合成的杂环类药物，则分别在相关章节中讲解。

一、化学结构与理化性质

杂环类药物按其所具有的杂原子种类、数目及环状（环的元数、环数多少、饱和与否、并合情况）的差异可分成许多不同大类，如呋喃类、吡唑酮类、咪唑、吡啶类、嘧啶类、嘌呤类、哌嗪类、苯并噻嗪类，以及苯并二氮杂䓬类等。而各大类又可根据环上取代基的类型、数目、位置的不同而衍生出众多的同系列药物。本节仅就应用比较广泛的三类杂环化合物中几种典型的药物予以重点叙述，包括吡啶类（以异烟肼，硝苯地平为主）、苯并噻嗪类（以氯丙嗪，奋乃静为主）和苯并二氮杂䓬类（以地西泮、氯氮䓬为主）。其典型药物如表5-6所示。

表5-6 杂环类典型药物

类别	药物名称	结构式/分子式/分子质量	性状
吡啶类	异烟肼（isoniazid）	$C_6H_7N_3O$，137.14	无色结晶，或白色至类白色的结晶性粉末；遇光渐变质；在水中易溶，在乙醇中微溶，在乙醚中极微溶解。熔点为170～173℃

续表

类别	药物名称	结构式/分子式/分子质量	性状
	硝苯地平（nifedipine）	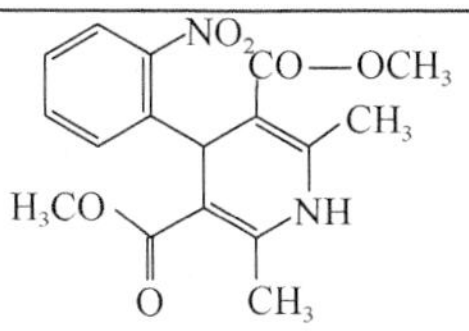 $C_{17}H_{18}O_6$，346.34	黄色结晶性粉末；遇光不稳定；在丙酮或三氯甲烷中易溶，在乙醇中略溶，在水中几乎不溶。熔点为 171～175℃
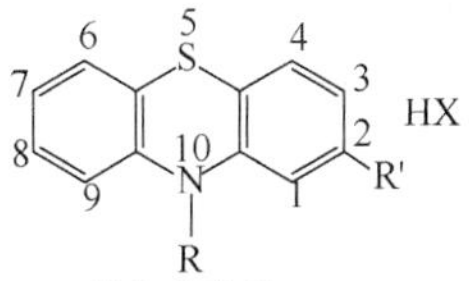 苯并噻嗪类	盐酸氯丙嗪（chlorpromazine hydrochloride）	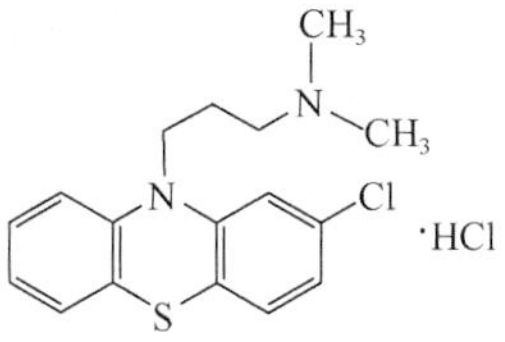 $C_{17}H_{19}C_{l}N_2S·HCl$，355.33	白色或乳白色结晶性粉末；有引湿性；遇光渐变色；在水、乙醇或三氯甲烷中易溶，在乙醚中不溶；水溶液显酸性反应。UV（5μg/ml，0.1mol/L HCl）λ_{max}254nm 与 306nm，$E_{1cm}^{1\%}$（254nm）890～960。熔点为 194～198℃
	奋乃静（羟哌氯丙嗪，perphenazine）	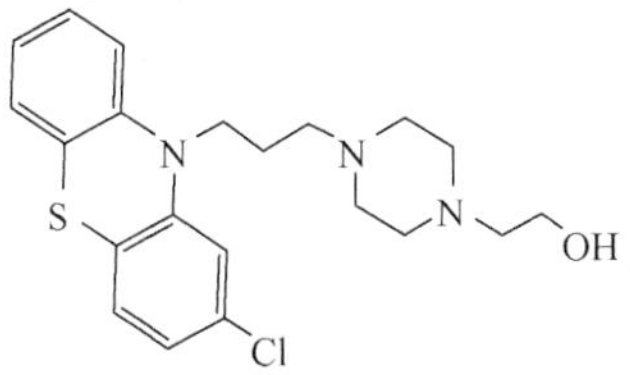 $C_{21}H_{26}ClN_3OS$，403.97	白色或淡黄色的结晶性粉末；在三氯甲烷中极易溶解，在乙醇中溶解，在水中几乎不溶；在稀盐酸中溶解。UV（10μg/ml，甲醇）λ_{max}257nm 与 313nm，A_{313}/A_{257} =0.120～0.128。熔点为 94～100℃
苯并二氮杂䓬类	地西泮（diazepam）	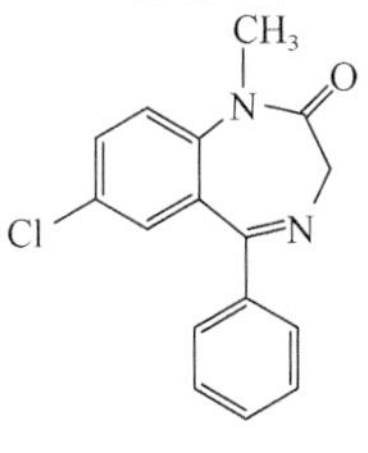 $C_{16}H_{13}C_{l}N_2O$，284.74	白色或类白色的结晶性粉末；在丙酮或三氯甲烷中易溶，在乙醇中溶解，在水中几乎不溶。UV（10μg/ml，0.5%硫酸甲醇溶液）$E_{1cm}^{1\%}$（λ_{max}284nm）440～468。熔点为 130～134℃
	氯氮䓬（chlordiazepoxide）	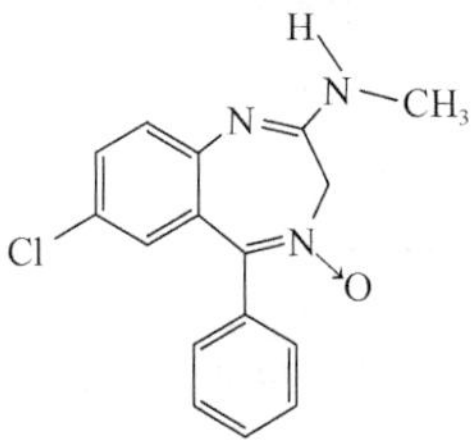 $C_{16}H_{14}C_{l}N_3O$，299.76	淡黄色结晶性粉末；在乙醚、三氯甲烷或二氯甲烷中溶解，在水中微溶。UV（7μg/ml，0.lmol/L HC1）λ_{max}245nm 与 308nm：$E_{1cm}^{1\%}$（15μg/ml，308nm）309～329。熔点为 239～243℃

1. 吡啶类药物

（1）弱碱性：本类药物吡啶环母核上的氮原子为弱碱性氮原子，吡啶环的 pK_b 为 8.8（水中）。该类药物可以和一些沉淀试剂如重金属离子等发生沉淀反应。

（2）还原性：异烟肼的分子结构中，吡啶环 γ 位上被酰肼取代，酰肼基具有较强的还原性，可被不同的氧化剂氧化，也可与某些含羰基的化合物发生缩合反应。

（3）吡啶环的特性：吡啶类药物分子结构中均含有 β 或 γ 位被羧基衍生物所取代的吡啶环，异烟肼结构中的吡啶环 α、α'位未取代，而 β 或 γ 位被羧基衍生物所取代；硝苯地平结构中的吡啶环 β、β'位被甲酸甲酯所取代，其吡啶环可发生开环反应。

2. 苯并噻嗪类药物

（1）碱性：本类药物母核上氮原子的碱性极弱，10 位侧链上烃胺（二甲氨基）或哌嗪基碱性较强，临床上多使用其盐酸盐，可用非水溶液滴定法测定含量。

（2）与氧化剂氧化呈色：苯并噻嗪类药物中的杂蒽母环上硫原子具有还原性，遇硫酸、硝酸、过氧化氢及氯化铁等氧化剂，药物可被氧化成自由基型产物和非离子型产物等，随着取代基的不同，而呈不同的颜色。

（3）与金属离子配位呈色：本类药物分子结构中的二价硫可与金属钯离子形成有色配合物，其氧化产物砜和亚砜则无此反应。利用此性质可进行药物的鉴别和含量测定，专属性强，可消除氧化产物的干扰。

（4）紫外吸收光谱特征：本类药物的母核为三环共轭的 π 系统，有较强的紫外吸收，可用于鉴别与含量测定。

3. 苯并二氮杂䓬类药物

（1）弱碱性：本类药物结构中二氮杂䓬环为七元环，环上的氮原子具有弱碱性，可采用非水溶液滴定法进行测定。

（2）水解性：在强酸性溶液中，本类药物可水解，形成相应的二苯甲酮衍生物，这也是本类药物的主要有关物质。其水解产物所呈现的某些特性，也可用于本类药物的鉴别和含量测定。

（3）紫外吸收光谱特性：本类药物均含有较大的共轭体系，具有较强的紫外吸收。

二、鉴　　别

1. 吡啶类药物

（1）沉淀形成反应：吡啶环含叔胺氮原子，呈碱性，可与重金属盐类（氯化汞、硫酸铜、碘化铋钾）及苦味酸等试剂形成沉淀。如异烟肼可与氯化汞形成白色沉淀，反应式如下：

$$C_5H_4N{-}C(=O){-}NH{-}NH_2 + HgCl_2 \longrightarrow [C_5H_4N{-}C(=O){-}NH{-}NH_2]_2HgCl_2\downarrow$$

（2）酰胺基还原反应：异烟肼与氨制硝酸银试液反应，生成金属银黑色浑浊和气泡（氮气），并在玻璃试管壁上产生银镜，异烟肼被氧化为异烟酸铵。其反应式如下所示：

$$C_5H_4N{-}C(=O){-}NH{-}NH_2 + 4\,AgNO_3 + 5\,NH_3\cdot H_2O \longrightarrow C_5H_4N{-}C(=O){-}ONH_4 + 4\,Ag\downarrow + N_2\uparrow + 4\,NH_4NO_3 + 4\,H_2O$$

例 5-19：ChP2015 酰胺基还原反应鉴别异烟肼

取本品约 l0mg，置试管中，加水 2ml 溶解后，加氨制硝酸银试液 lml，即发生气泡与黑色浑浊，并在试管壁上生成银镜。

（3）二氢吡啶的解离反应：二氢吡啶类药物的丙酮或甲醇溶液与碱作用，二氢吡啶环 1，4-位氢均可发生解离，形成 p-π 共轭而发生颜色变化。

例 5-20：ChP2015 用硝苯地平的鉴别

取本品约 25mg，加丙酮 1ml 溶解，加 20%氢氧化钠溶液 3～5 滴，振摇，溶液显橙红色。

2. 苯并噻嗪类药物

（1）氧化显色反应：苯并噻嗪为一良好的电子供给体，当其遇到不同的氧化剂，如硫酸、硝酸、氯化铁试液及过氧化氢等，由于相继失去电子及经历不同的氧化阶段，会形成一些自由基型产物和非离子型产物（如砜、亚砜、3-羟基吩噻嗪等），随着取代基的不同，各药物的氧化产物呈不同的颜色，可用于药物的鉴别和含量测定。ChP2015 据此对上述药物进行鉴别。例如，盐酸异丙嗪的水溶液加硝酸后，即生成红色沉淀；加热，沉淀即溶解，溶液由红色转变为橙黄色。盐酸氯丙嗪加硝酸即显红色，渐变淡黄色。

（2）氯化物的鉴别反应：盐酸氯丙嗪、盐酸异丙嗪和盐酸硫利哒嗪均为盐酸盐，应显氯化物的特征反应。

（3）紫外光谱法：苯并噻嗪类药物具有三环共轭的 π 体系，有较强的紫外吸收。一般具有三个吸收峰值，即 204～209nm（205nm 附近）、250～265nm（254nm 附近）和 300～325nm（300nm 附近），最强峰多为 250～265nm。各药物取代基的不同会引起最大吸收峰发生位移。

例 5-21：ChP2015 用紫外吸收光谱鉴别盐酸氯丙嗪

取本品，加盐酸溶液（9→1000）制成每 1ml 中含 5μg 的溶液，照紫外-可见分光光度法测定，在 254nm 与 306nm 的波长处有最大吸收，在 254nm 的波长处吸光度约为 0.46。

3. 苯并二氮杂䓬类药物

（1）水解后呈芳伯胺反应：氯氮䓬的盐酸溶液（1→2），缓缓加热煮沸，放冷，加亚硝酸钠和碱性 *β*-萘酚试液，生成橙红色沉淀，而后者放置颜色变暗。其反应如下：

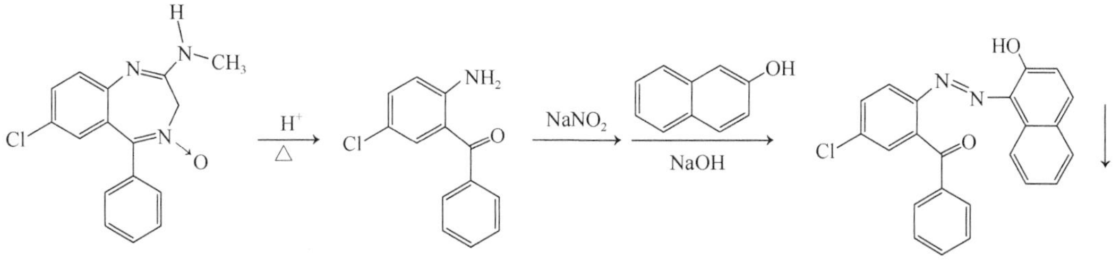

例 5-22：ChP2015 氯氮䓬的鉴别

取本品约 10mg，加盐酸溶液（1→2）15ml，缓缓煮沸 15min，放冷；溶液显芳香第一胺类的鉴别反应。

（2）硫酸-荧光反应：苯并二氮杂䓬类药物溶于硫酸后，在紫外光（365nm）下，显不同颜色的荧光。如地西泮为黄绿色；氯氮䓬为黄色。若在稀硫酸中，其荧光颜色略有差别：地西泮为黄色；氯氮䓬为紫色。

例 5-23：ChP2015 地西泮的鉴别

取本品约 10mg，加硫酸 3ml，振摇使溶解，在紫外光灯（365nm）下检视，显黄绿色荧光。

（3）分解产物的反应：本类药物大多为有机氯化合物，用氧瓶燃烧法破坏，生成氯化氢，以 5%氢氧化钠溶液吸收，加硝酸酸化，显氯化物反应。ChP2015 用此法鉴别地西泮。

三、检　　查

1. 吡啶类药物

（1）异烟肼中游离肼的检查：异烟肼是一种稳定性较差的药物，其中的游离肼是制备时由原料引入，或在贮藏过程中降解而产生。而肼又是一种诱变剂和致癌物质，因此，国内外药典规定了异烟肼及其制剂中游离肼的限量检查。常用的方法有 TLC 法、HPLC 法、比浊法等。ChP2015 采用 TLC 法对异烟肼中游离肼进行检查。

（2）硝苯地平有关物质的检查：二氢吡啶类药物遇光极不稳定，分子内部发生光化学歧化作用，降解为硝苯地平衍生物及/或亚硝苯地平衍生物。在生产和贮藏过程中都有可能引入包括上述光分解物在内的有关物质。因此，国内外药典标准中均规定对二氢吡啶类药物在避光的条件下进行有关物质检查，ChP2015 采用 HPLC 法。

2. 苯并噻嗪类药物

盐酸氯丙嗪的有关物质的检查

例 5-24：ChP2015 盐酸氯丙嗪的有关物质检查

避光操作，取本品 20mg，置 50ml 量瓶中，加流动相溶解并稀释至刻度，摇匀，作为供试品溶液；精密量取适量，用流动相定量稀释制成每 1ml 中含 2μg 的溶液，作为对照溶液。照 HPLC 法试验，用辛烷基硅烷键合硅胶为填充柱；以乙腈-0.5%三氟乙酸（用四甲基乙二胺调节 pH 至 5.3）（50∶50）为流动相；检测波长为 254nm。精密量取对照品溶液与供试品溶液各 10μl，分别注入液相色谱仪，记录色谱图至主成分峰保留时间的 4 倍。供试品溶液的色谱图中如有杂质峰，单个杂质峰面积不得大于对照溶液主峰面积（0.5%），各杂质峰的面积的和不得大于对照溶液主峰面积的 2 倍（1.0%）。

由于杂质对照品不易获得，以主成分自身对照法控制有关物质；流动相中的乙腈具有扫尾作用；三氟乙酸作为离子对试剂可增强盐酸氯丙嗪的保留。

3. 苯并二氮杂䓬类药物 以地西泮为例进行说明。

地西泮中有关物质的检查：地西泮在合成过程中，*N'*甲基化不完全时，会能引入 *N*-去甲基苯甲二氮䓬（Ⅰ）等杂质；在储存过程中，亦可能因分解而产生 2-甲氨基-5-氯-二苯甲酮（Ⅱ）等杂质。

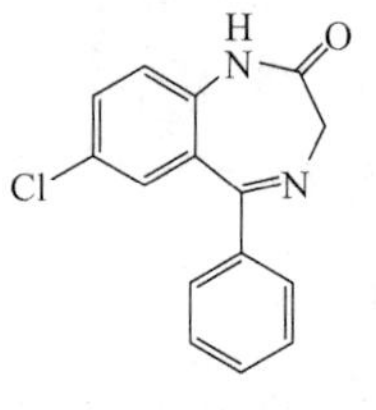

N-去甲基苯甲二氮䓬(Ⅰ) 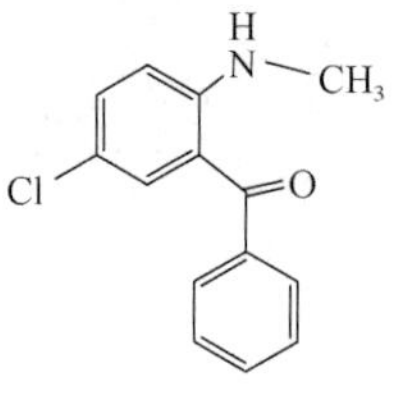　　　　2-甲氨基-5-氯-二苯甲酮(Ⅱ)

为控制药物的纯度，国内外药典均要求检查以上杂质。ChP2015 采用 HPLC 法测定地西泮中的有关物质。

例 5-25：ChP2015 地西泮有关物质检查方法

取本品，加甲醇制成 1ml 中含地西泮 0.1mg 的溶液作为供试品溶液；精密量取供试品溶液 1ml，置 200ml 量瓶中，用甲醇稀释至刻度，摇匀，作为对照品溶液。照 HPLC 法试验，用十八烷基硅烷键合硅胶为填充剂；以甲醇-水（70∶30）为流动相；检测波长为 254nm。理论塔板数按地西泮峰计算不低于 1500。精密量取对照溶液与供试品溶液各 10μl，分别注入液相色谱仪，记录色谱图至主成分峰保留时间的 4 倍。供试品溶液色谱图中如有杂质峰，各杂质峰面积的和不得大于对照液主峰面积的 0.6 倍（0.3%）。

四、含 量 测 定

杂化类药物的含量测定方法有酸碱滴定法、银量法、溴量法、碘量法、铈量法、亚硝酸钠滴定法、非水溶液滴定法、UV 法、HPLC 法、GC 法等，本节介绍非水滴定法及铈量法在杂化类药物分析中的应用。

（一）非水滴定法

具有碱性基团的化合物，如胺类、氨基酸类、含氮杂环化合物、某些有机碱的盐及弱酸盐等，大都可用高氯酸滴定液，采用非水碱量法进行滴定。应用示例如下。

例 5-26：ChP2015 氯氮䓬的含量测定

取本品约 0.3g，精密称定，加冰醋酸 20ml 溶解后，加结晶紫指示液 1 滴，用高氯酸滴定液（0.1mol/L）滴定至溶液显蓝色，并将滴定的结果用空白试验校正。每 1ml 高氯酸滴定液（0.1mol/L）相当于 29.89mg 的 $C_{16}H_{14}ClN_3O$。

例 5-27：ChP2015 盐酸氯丙嗪的含量测定

取本品约 0.2g，精密称定，加冰醋酸 10ml 与乙酸酐 30ml 溶解后，照电位滴定法，用高氯酸滴定液（0.1mol/L）滴定，并将滴定的结果用空白试验校正。每 1ml 氯酸滴定液（0.1mol/L）相当于 35.53mg 的 $C_{17}H_{19}ClN_2S \cdot HCl$。

（二）铈量法

铈量法是基于某些药物具有还原性，在酸性介质中可以用硫酸铈滴定液直接滴定，从而计算出药物的含量，是药物分析中常用的氧化还原方法之一。二氢吡啶类、苯并噻嗪类药物在酸性介质中对硫酸铈具有还原性，可采用铈量法进行含量测定。

1. 二氢吡啶类药物　ChP2015 采用铈量法测定硝苯地平、尼群地平等药物的含量。硝苯地平与硫酸铈反应的化学计量摩尔比为 1∶2，反应式如下：

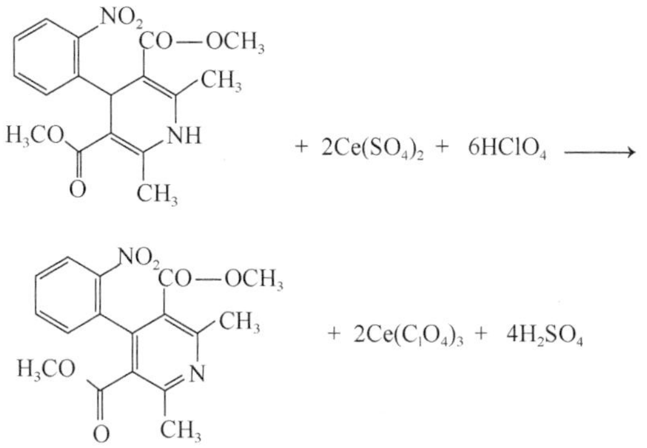

NO_2, $CO—OCH_3$, CH_3, H_3CO, NH, O, CH_3　$+ 2Ce(SO_4)_2 + 6HClO_4 \longrightarrow$

NO_2, $CO—OCH_3$, CH_3, H_3CO, N, O, CH_3　$+ 2Ce(ClO_4)_3 + 4H_2SO_4$

用邻二氮菲指示液指示终点。终点时，微过量的 Ce^{4+}将指示剂中的 Fe^{2+}氧化成 Fe^{3+}，使橙红色配合物离子呈淡蓝色或无色配位化合物离子，以指示终点的到达。

例 5-28：硝苯地平的测定法

取本品约 0.4g，精密称定，加无水乙醇 50ml，微热使溶解，加高氯酸溶液（取 70%高氯酸 8.5ml，加水至 100ml）50ml、邻二氮菲指示液 3 滴，立即用硫酸铈滴定液（0.1mol/L）滴定，至近终点时，在水浴中加热至 50℃左右，继续缓缓滴定至橙红色消失，并将滴定结果用空白试验校正。每 1ml 硫酸铈滴定液（0.1mol/L）相当于 17.32mg 的硝苯地平（$C_{17}H_{18}N_2O_6$）。

2. 吩噻嗪类药物　硫酸铈滴定时，先失去一个电子形成一种红色的自由基离子，达到化学计量点时，溶液中的吩噻嗪类药物均失去两个电子，而红色消褪，借以用药物自身颜色变化指示终点。此法也可采用电位法或永停滴定法指示终点。其反应简式如下：

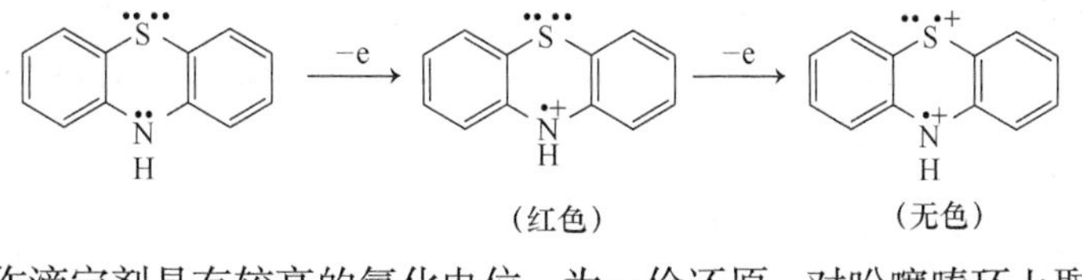

S, N, H　$\xrightarrow{-e}$　S, N^{+}, H（红色）　$\xrightarrow{-e}$　S^{+}, N^{+}, H（无色）

由于硫酸铈作滴定剂具有较高的氧化电位，为一价还原，对吩噻嗪环上取代基没有副反应等特点，因此该法专属性比较强。该法既可用于原料药，也可用于片剂的含量测定。

第四节　生物碱类药物

一、典型药物结构与性质

生物碱（alkaloids）是一类含氮的有机化合物，多数存在于植物体内，少数存在于动物体内，大多呈碱性，故被称为生物碱。

生物碱类药物结构复杂，种类繁多，根据化学结构可将生物碱类药物分为苯烃胺类、托烷类、喹啉类、异喹啉类、吲哚类和黄嘌呤类等六类。常用的药物有盐酸麻黄碱（ephedrine hydrochloride）、硫酸阿托品（atropine sulfate）、氢溴酸山莨菪碱（anisodamine hydrobromide）、硫酸奎宁（quinine sulfate）、盐酸吗啡、磷酸可待因、咖啡因等。以下重点介绍这六类药物的结构、性质、鉴别、检查和含量测定等有关内容。

（一）苯烃胺类

此类生物碱又称有机胺类生物碱，其结构特点为氮原子不在环状结构内，典型药物有盐酸麻黄碱、盐酸伪麻黄碱（pseudoephedrine hydrochloride）、秋水仙碱（colchicine）。现以盐酸麻黄碱和盐酸伪麻黄碱为例进行讨论。其化学结构与理化性质如下所示：

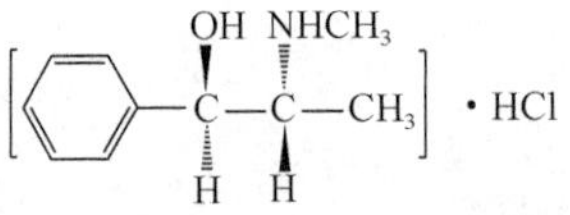

OH NHCH$_3$ · HCl　　OH NHCH$_3$ · HCl

盐酸麻黄碱 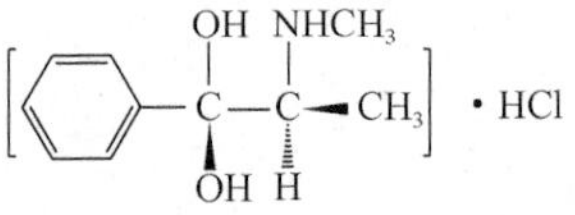　　盐酸伪麻黄碱

（1）性状：盐酸麻黄碱为白色针状结晶或结晶性粉末；无臭，味苦；在水中易溶，在乙醇中溶解，在三氯甲烷或乙醚中不溶。盐酸伪麻黄碱为白色针状结晶或结晶性粉末；无臭，味苦；在水中易溶，在乙醇中微溶，在三氯甲烷或乙醚中不溶。

（2）碱性：麻黄碱和伪麻黄碱具有苯烃胺结构，其氮原子均为仲胺，碱性较强，易与酸成盐。

（3）旋光性：侧链上具有不对称碳原子，麻黄草中存在的麻黄碱为左旋体；伪麻黄碱为右旋体。盐酸麻黄碱的比旋度为–33.0～–35.5°，伪麻黄碱的比旋度为+61.0～+62.5°。

（4）紫外吸收特征：麻黄碱和伪麻黄碱结构中含有芳环和不饱和双键结构，在紫外光区有特征吸收，可供鉴别和含量测定。如每 1ml 含盐酸伪麻黄碱 0.5mg 溶液，在 251nm、257nm 和 263nm 波长处有最大吸收。

（5）氨基醇结构：能与 $CuSO_4$ 发生类似双缩脲的显色反应。

（二）托烷类

托烷类（莨菪烷类）是由莨菪烷衍生物莨菪醇与莨菪酸缩合而成的酯类化合物，典型药物有硫酸阿托品、氢溴酸山莨菪碱、氢溴酸东莨菪碱（scopolamine hydrobromide）。现以硫酸阿托品和氢溴酸山莨菪碱为例进行讨论。其化学结构与理化性质如下所示：

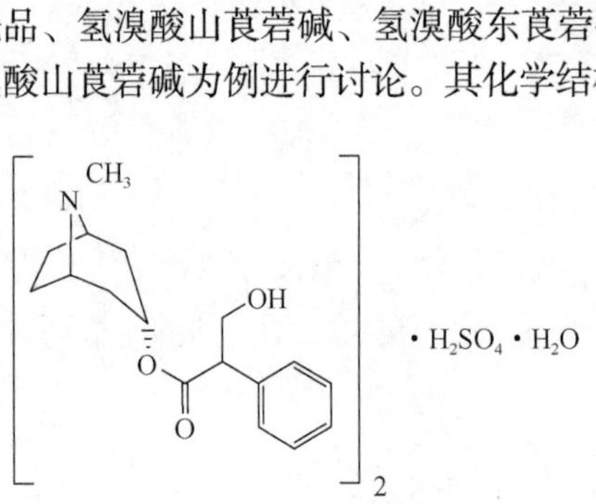

$\cdot H_2SO_4 \cdot H_2O$　　$\cdot HBr$

硫酸阿托品 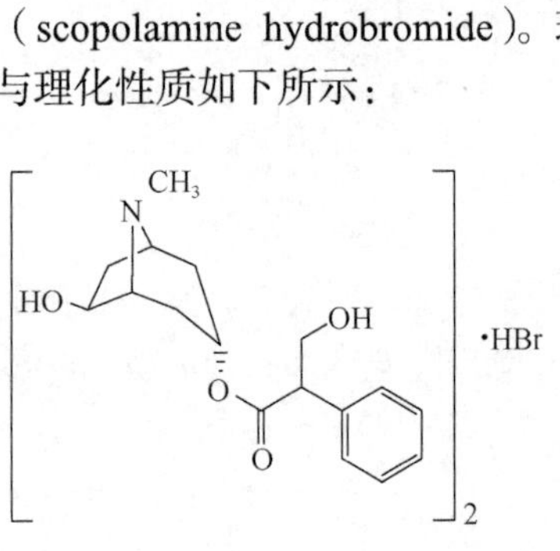　　氢溴酸山莨菪碱

（1）性状：硫酸阿托品为无色结晶或结晶性粉末，无臭，极易溶于水，在乙醇中易溶；氢溴酸山莨菪碱为白色结晶或结晶性粉末，无臭，极易溶于水，在乙醇中易溶，在丙酮中微溶。

（2）水解性和碱性：阿托品和山莨菪碱是由莨菪醇和莨菪酸形成的酯类化合物，易发生水解。结构中氮原子位于五元脂环内，故碱性较强，易与酸成盐。

（3）旋光性：氢溴酸山莨菪碱结构中有不对称碳原子，呈左旋体，比旋度为−9.0～−11.5°，而阿托品虽有不对称碳原子，但为消旋体，无旋光性。

（三）喹啉类

喹啉类生物碱药物主要有硫酸奎宁、硫酸奎尼丁（quinidine sulfate）、硫酸伯氨奎（primaquine diphosphate）、磷酸氯奎（chloroquine phosphate）和喜树碱（camptothecin）等。以硫酸奎宁和硫酸奎宁丁为例进行讨论。其化学结构与理化性质如下所示：

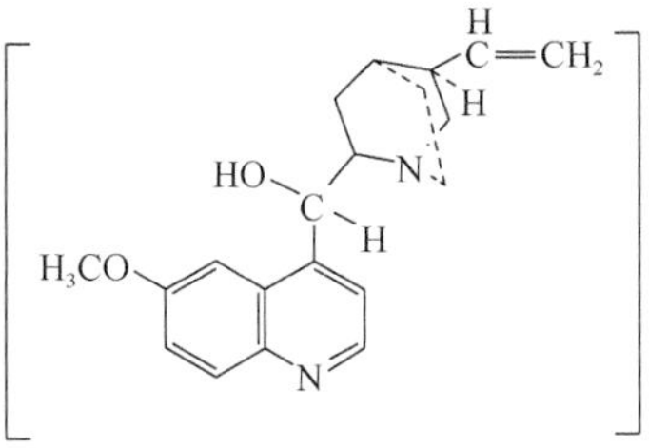

$$\left[\text{quinine}\right]_2 \cdot H_2SO_4 \cdot 2H_2O$$

硫酸奎宁

$$\left[\text{quinidine}\right]_2 \cdot H_2SO_4 \cdot 2H_2O$$

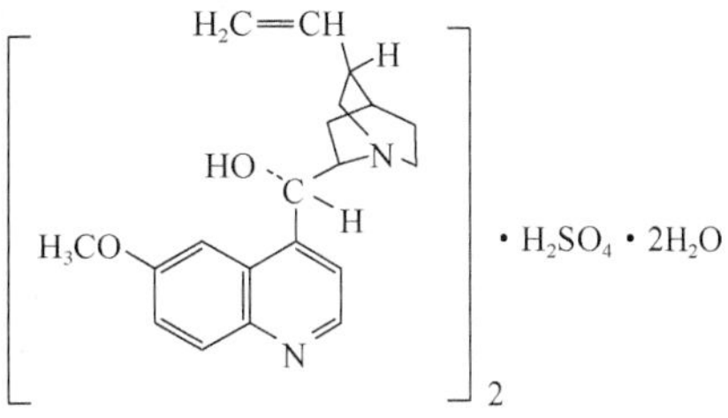

硫酸奎尼丁

（1）性状：硫酸奎宁为白色细微的针状结晶，易压缩，无臭，味极苦，遇光渐变色，在三氯甲烷-无水乙醇（2∶1）的混合液中易溶，在水、乙醇、三氯甲烷或乙醚中微溶。硫酸奎尼丁为白色细针状结晶，无臭，味极苦，遇光渐变色，在沸水中易溶，水中微溶，在三氯甲烷、乙醇中溶解，几乎不溶于乙醚。

（2）碱性：奎宁或奎尼丁结构中包括喹啉环和喹核碱两部分，各含一个氮原子，其中喹核碱含脂环氮，碱性强，可以与硫酸成盐。喹啉环上氮系芳环氮，碱性较弱，不能与硫酸成盐。因此两分子的奎宁或奎尼丁与一分子二元酸成盐。

（3）旋光性：硫酸奎宁和硫酸奎尼丁的分子式完全相同，但喹核碱部分立体结构不同，前者为左旋体，后者为右旋体，每1ml含硫酸奎宁或硫酸奎尼丁20mg的水溶液，比旋度分别为−237～−244°和+275～+290°，其生理活性也迥然不同。

（四）吗啡碱类（异喹啉类）

这类生物碱结构复杂，数目繁多，生理活性广泛，常用的药物有吗啡、可待因、罂粟碱（papaverine）、那可汀（*L*-*α*-narcotin）和小檗碱（berberine）等。现以盐酸吗啡和磷酸可待因为例进行讨论。其化学结构与理化性质如下所示：

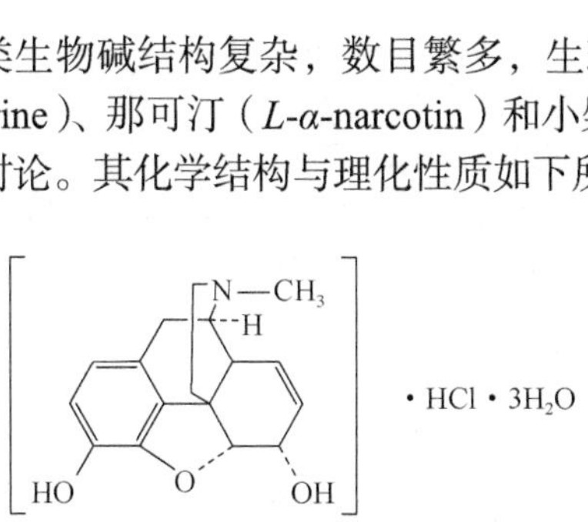

$$\left[\text{morphine}\right] \cdot HCl \cdot 3H_2O$$

盐酸吗啡

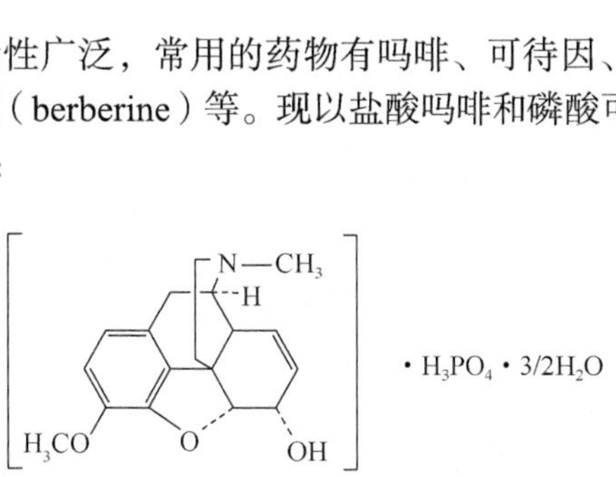

$$\left[\text{codeine}\right] \cdot H_3PO_4 \cdot 3/2H_2O$$

磷酸可待因

（1）性状：盐酸吗啡为白色有丝光的针状结晶或结晶性粉末，无臭，遇光易变质，在水中溶解，在乙醇中略溶，在三氯甲烷或乙醚中几乎不溶。磷酸可待因为白色细微针状结晶性粉末，无臭，有风化性，水溶液显酸性反应，在水中易溶，在乙醇中微溶，在三氯甲烷或乙醚中极微溶。

（2）酸碱两性：吗啡分子中含有酚羟基和叔胺基团，属酸碱两性生物碱，但碱性略强于酸性，既可溶于氢氧化钠水溶液又可溶于盐酸水溶液。可待因分子中仅有叔胺基团，无酚羟基，碱性较吗啡稍强，不能溶于氢氧化钠水溶液。

（五）吲哚类

吲哚类生物碱数目较多，大多数结构复杂而有显著或重要的生理活性，如利血平（reserpine）、长春碱（vinblastine）、长春新碱（vincristine）、麦角新碱（ergometrine）、毒扁豆碱（eserine）和钩藤碱（rhynchophylline）等。现以利血平为例进行讨论。其化学结构与理化性质如下所示：

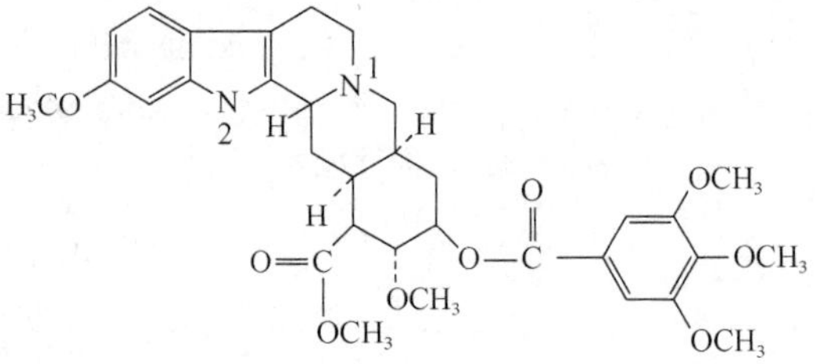

利血平

（1）性状：利血平为白色或淡黄褐色结晶或结晶性粉末，无臭，几乎无味，遇光渐变深，在三氯甲烷中易溶，在丙酮或苯中微溶，在水、甲醇、乙醇或乙醚中几乎不溶。

（2）碱性：利血平结构中含有两个碱性强弱不同的氮原子，利血平酯环叔胺氮（N_1）由于受立体效应的影响，碱性极弱，不能与酸结合成稳定的盐，而以游离状态存在。

（3）还原性和荧光性：利血平在光照和氧气存在情况下极易被氧化，氧化产物为 3，4-二去氢利血平，为黄色，并有黄绿色荧光，进一步氧化为 3，4，5，6-四去氢利血平，有蓝色荧光，再进一步氧化则生成无荧光的褐色和黄色聚合物。

（4）其他性质：利血平含有酯的结构，与碱接触或受热易水解。利血平在三氯甲烷中易溶，因此测定其比旋度时，用三氯甲烷作溶剂，比旋度为−115～−131°。

（六）黄嘌呤类

黄嘌呤类生物碱结构中含有黄嘌呤基本母核，数目较多，最常用药物有咖啡因（caffeine）和茶碱（theophylline）等。其化学结构与理化性质如下所示：

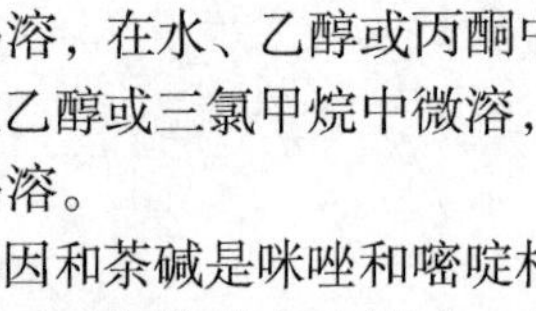

咖啡因 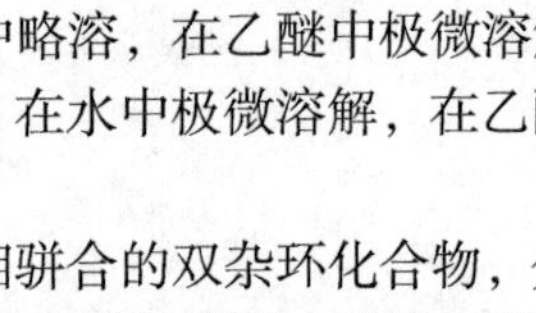　　茶碱

（1）性状：咖啡因为白色或带极微黄绿色、有丝光的针状结晶，无臭，无味，有风化性，在热水或三氯甲烷中易溶，在水、乙醇或丙酮中略溶，在乙醚中极微溶解。茶碱为白色结晶性粉末，无臭，味苦，在乙醇或三氯甲烷中微溶，在水中极微溶解，在乙醚中几乎不溶，在氢氧化钾溶液或氨溶液中易溶。

（2）酸碱性：咖啡因和茶碱是咪唑和嘧啶相骈合的双杂环化合物，分子结构中虽含有四个氮原子，但两个氮原子受到邻位羰基的影响，几乎不显碱性，不易与酸结合成盐。茶碱氮原子上的氢可解离，呈弱酸性，可与碱成盐，如与乙二胺形成的盐为氨茶碱，是临床常用的平滑肌松弛药和利尿药。

二、鉴　　别

（一）一般鉴别试验

1. 熔点测定法　大多数的生物碱或其盐类都是晶形或非晶形的固体，或本身为无色结晶而其盐为有色结晶，具有一定的熔点。由于结晶条件、测定条件不同，可出现差异；或由于药物本身熔点太高，不易测准；以及由于药物之间熔点相近，易于混淆等，可采用测定衍生物熔点的方法。ChP2015 中对盐酸麻黄碱、磷酸可待因等生物碱的鉴别均采用熔点法。

2. 旋光法　具有手性碳的生物碱可利用旋光性鉴别，如氢溴酸东莨菪碱。

3. 显色反应　大多数生物碱可与生物碱显色试剂反应产生不同的颜色，可作鉴别。常用的显色试剂有浓硫酸、浓硝酸、钼硫酸、硒硫酸、甲醛硫酸和溴水等。

4. 沉淀反应　生物碱类药物在酸性水溶液中，常可与重金属盐类（碘化铋钾、碘化汞钾、碘-碘化钾、二氯化汞等）和大分子酸类（磷钼酸、硅钨酸等）沉淀剂反应生成不溶于水的盐类、复盐或络合盐沉淀，用于生物碱类药物的鉴别。

例 5-29：如 ChP2015 咖啡因的鉴别方法

取本品的饱和水溶液 5ml，加碘试液 5 滴，不生成沉淀；再加稀盐酸 3 滴，即生成红棕色的沉淀，并能在稍过量的氢氧化钠试液中溶解。

5. HPLC 法　ChP2015 中对一些生物碱药物采取 HPLC 法进行鉴别（如磷酸可待因片），要求供试品溶液主峰的保留时间应与对照品溶液主峰的保留时间一致。

6. 紫外光谱法　生物碱类药物分子结构中大多含有能产生紫外吸收的芳环或双键结构，因此可以采用紫外吸收光谱法进行该类药物的鉴别。常用的方法有比较吸收峰或吸收谷（λ_{max}、λ_{min}）的位置或两者比值；比较最大吸收系数（E_{max}）或最大吸收波长处的吸光度；比较与对照吸收光谱的一致性等。

例 5-30：ChP2015 中秋水仙碱的鉴别方法

取本品，用乙醇稀释制成 1ml 中含 10μg 的溶液，在 243nm 与 350nm 波长处测定吸光度，243nm 波长处的吸光度与 350nm 波长处的吸光度比值应为 1.7～1.9。

7. 红外光谱法　红外吸收光谱较紫外吸收光谱丰富，能反映分子结构的细微特征，准确度高，专属性强。ChP2015 中收载的利用该法进行鉴别的生物碱有茶碱、氨茶碱吗啡、阿托品、秋水仙碱等。

（二）特征鉴别试验

1. 双缩脲反应　是芳环侧链具有氨基醇结构的特征反应。盐酸麻黄碱和伪麻黄碱在碱性溶液中与硫酸铜反应，Cu^{2+}与仲胺基形成紫堇色配位化合物，加入乙醚后，无水铜配位化合物及其有 2 个结晶水的铜配位化合物进入醚层，呈紫红色，具有 4 个结晶水的铜配位化合物则溶于水层呈蓝色。其反应式如下所示：

$$2\left[C_6H_5-\underset{H}{\overset{OH}{C}}-\underset{H}{\overset{NHCH_3}{C}}-CH_3\right]\cdot HCl + CuSO_4 + 4NaOH \longrightarrow$$

$$\left[\begin{matrix} H_3C-NH-\underset{H}{\overset{CH_3}{C}}-\underset{OH}{\overset{H}{C}}-C_6H_5 \\ Cu \\ H_3C-\underset{H}{N}-\overset{H}{\underset{CH_3}{C}}-\overset{OH}{\underset{H}{C}}-C_6H_5 \end{matrix}\right](OH)_2 + Na_2SO_4 + 2NaCl + 2H_2O$$

2. Vitali 反应　是托烷生物碱的特征反应。硫酸阿托品和氢溴酸山莨菪碱等托烷类药物均显莨菪酸结构反应，与发烟硝酸共热，生成黄色的三硝基（或二硝基）衍生物（硝化反应），冷却后，加氢氧化钾少许，即显深紫色。其反应式如下所示：

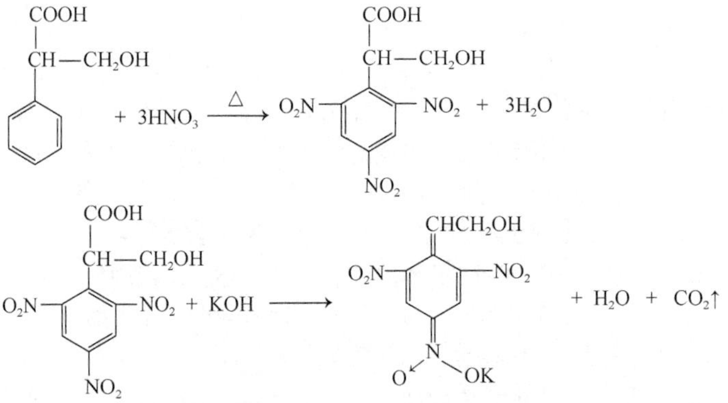

3. Thalleioqllin 反应 是含氧喹啉（喹啉环上含氧）衍生物的特征反应。硫酸奎宁和硫酸奎尼丁都显绿奎宁反应，在药物的微酸性水溶液中，滴加微过量的溴水或氯水（氧化），再加入过量的氨水溶液，即显翠绿色。

4. Marquis 反应 是吗啡生物碱的特征反应。取盐酸吗啡加甲醛硫酸试液（Marquis 试液）1 滴，即显紫堇色。

5. 官能团反应 ①与香草醛反应：利血平结构中吲哚环上的 β 位氢原子较活泼，与新制香草醛试液缩合，显玫瑰红色；②与对-二甲氨基苯甲醛反应：利血平加对-二甲氨基苯甲醛、冰醋酸与硫酸混匀，即显绿色，再加冰醋酸 1ml，转变为红色。

6. 紫脲酸铵反应 是系黄嘌呤类生物碱的特征反应。咖啡因和茶碱中加盐酸与氯酸钾，在水浴上蒸干，遇氨气即生成四甲基紫脲酸铵，显紫色，加氢氧化钠试液，紫色即消失。其反应式如下所示：

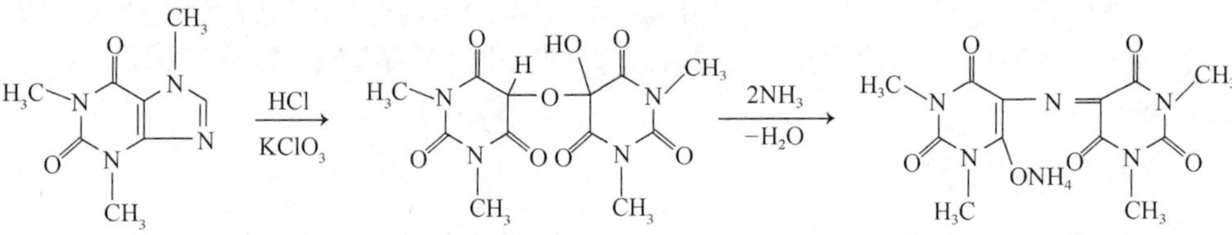

7. 还原反应 是盐酸吗啡与磷酸可待因的区分反应。吗啡结构中含有酚羟基而具有弱还原性，其水溶液加稀铁氰化钾试液，吗啡被氧化生成伪吗啡，而铁氰化钾被还原为亚铁氰化钾，再与试液中的三氯化铁反应生成普鲁士蓝。可待因无还原性，不能还原铁氰化钾，故此反应可用于区分吗啡与磷酸可待因。

三、检　　查

生物碱类药物一般通过植物提取来制备，常伴有其他生物碱。另外，生物碱类药物多数具有光学活性。然而，其他生物碱及光学异构体常具有特殊而且显著的生理活性或毒性。为了保证用药安全，必须对生物碱类药物中的这些特殊杂质加以严格控制。因此，多个国家的药典规定对生物碱类药物中的有关物质、其他生物碱、旋光性杂质、残留溶剂等进行检查。

（一）有关物质的检查

1. HPLC 法 ChP2015 生物碱类药物中有关物质的检查方法主要为高效液相色谱法。

例 5-31：如 ChP2015 茶碱中有关物质的检查

取本品，加流动相溶解并稀释制成每 1ml 中含 2mg 的溶液，作为供试品溶液；精密量取适量，用流动相定量稀释制成每 1ml 中含 10μg 的溶液，作为对照溶液；另取茶碱对照品和可可碱对照品各适量，加流动相溶解并稀释制成每 1ml 中各含 10μg 的溶液，作为系统适用性试验溶液。照 HPLC 法试验，用十八烷基硅烷键合硅胶为填充剂；以乙酸盐缓冲液（取乙酸钠 1.36g，加水 100ml 使溶解，加冰醋酸 5ml，再加水稀释至 1000ml，摇匀）-乙腈（93∶7）为流动相；检测波长为 271nm。取系统适用性试验溶液 20μl，注入液相色谱仪，记录色谱图，理论板数按茶碱峰计算不低于 5000，可可碱峰与茶碱峰的分离度应大于 2.0。取对照溶液 20μl，注入液相色谱仪，调节检测灵敏度，使主成分的峰高约为满量程的 20%，精密量取供试品溶液与对照溶液各 20μl，分别注入液相色谱仪，记录色谱图至主成分峰保留时间的 3 倍。供试品溶液的色谱图中如有杂质峰，单个杂质峰面积不得大于对照溶液主峰面积的 0.2 倍（0.1%），各杂质峰面积的和不得大于对照溶液主峰面积（0.5%）。

2. TLC 法 ChP2015 硫酸奎尼丁、马来酸麦角新碱、咖啡因等药物采用 TLC 法检查有关物质。

（二）其他生物碱的检查

1. TLC 法 ChP2015 采用 TLC 法检查硫酸奎宁中的其他金鸡纳碱、氢溴酸山莨菪碱中的其他生物碱。

2. 沉淀反应 在氢溴酸东莨菪碱的水溶液中加入氨试液，因东莨菪碱的碱性较强，不会游离析出，溶液不发生浑浊；当溶液中存在碱性较弱的其他生物碱杂质时，溶液显浑浊。在氢溴酸东莨菪碱的水溶液中加入氢氧化钾试液，东莨菪碱游离析出，则溶液显浑浊；东莨菪碱在碱性条件下进一步水解生成异东莨菪醇和莨菪酸，前者在水中溶解，后者生成钾盐也溶于水，溶液浑浊消失。

3. 显色反应 吗啡在酸性溶液中加热，可脱水，经分子重排生成阿扑吗啡。阿扑吗啡在碳酸氢钠碱性条件下被碘氧化，生成水溶性的绿色化合物。此产物能溶于乙醚呈红色，水中残留的产物仍呈绿色。

（三）旋光性杂质的检查

阿托品由左旋体莨菪碱经消旋化制得，无旋光性。若消旋化不完全，则会引入毒性较大的莨菪碱成为旋光性杂质。利用莨菪碱具有左旋性，ChP2015 采用旋光法对硫酸阿托品中的莨菪碱进行限量检查：取本品，按干燥品计算，加水溶解并制成每 1ml 中含 50mg 的溶液，依法测定，旋光度不得过−0.40°。

（四）残留溶剂的检查

用于提取生物碱的有机溶剂，常常残留在生物碱类药物中。ChP2015 采用气相色谱法对秋水仙碱中残留的乙酸乙酯与三氯甲烷进行限量检查。

（五）不溶物、易氧化物及氧化产物的检查

1. 不溶物的检查 硫酸奎宁与硫酸奎尼丁在制备过程中可能引入无机盐及其他生物碱等杂质，可利用药物与杂质在溶解行为方面的差异对其进行检查。

2. 易氧化物的检查 氢溴酸东莨菪碱在制备过程中可能引入还原性杂质，可通过使高锰酸钾溶液褪色的反应对其进行检查。

3. 氧化产物的检查 利血平在生产或运输过程中，在光照或有氧存在的条件下易氧化变质，可利用药物与氧化产物在光吸收特性方面的差异，采用紫外分光光度法对其进行检查。

四、含量测定

根据生物碱类药物的结构特点，该类药物常用的含量测定方法有非水溶液滴定法、提取酸碱滴定法、酸性染料比色法、UV 法、GC 法和 HPLC 法。本节结合药物化学结构、理化性质

等方面的特点，主要介绍生物碱类药物最常用的几种含量测定方法。

（一）非水溶液滴定法

非水溶液滴定法是在非水溶剂中进行的酸碱滴定法，主要用来测定有机碱及其氢卤酸盐、磷酸盐、硫酸盐及有机酸碱金属盐类药物的含量，也用于测定某些有机弱酸的含量。

1. 基本原理 采用非水溶液滴定法测定本类药物时，地西泮和氯氮䓬为游离碱，直接与高氯酸反应。实际上是一个置换滴定，即强酸（$HClO_4$）置换出与有机弱碱结合的较弱的酸（HA）。其反应原理可用下列通式表示：

$$BH^+ \cdot A^- + HClO_4 \longrightarrow BH^+ \cdot ClO_4^- + HA$$

式中，$BH^+ \cdot A^-$表示有机弱碱盐；HA 表示被置换出的弱酸。

由于被置换出的 HA 的酸性强弱不同，因而对滴定反应的影响也不同。当 HA 酸性较强时，根据化学反应平衡的原理，反应不能定量完成，必须采取措施，除去或降低滴定反应产生的 HA 的酸性，使反应顺利地完成。因此，必须根据不同情况采用相应的测定条件。

2. 一般方法 除另有规定外，精密称取供试品适量[约消耗高氯酸滴定液（0.1mol/L）8ml]，加冰醋酸 10～30ml 使溶解（必要时可温热，放冷），加各品种项下规定的指示液 1、2 滴（或以电位滴定法指示终点），用高氯酸滴定液（0.lmol/L）滴定。终点颜色应以电位滴定时的突跃点为准，并将滴定结果用空白试验校正。

3. 问题讨论

（1）非水溶剂的种类

1）酸性溶剂：有机弱碱在酸性溶剂中可显著地增强其相对碱度，最常用的酸性溶剂为冰醋酸。

2）碱性溶剂：有机弱酸在碱性溶剂中可显著地增强其相对酸度，最常用的碱性溶剂为二甲基甲酰胺。

3）两性溶剂：兼有酸、碱两种性能，最常用的为甲醇。

4）惰性溶剂：这一类溶剂没有酸碱性，如甲苯、三氯甲烷、丙酮等。

（2）酸根的影响：有机弱碱盐类药物非水溶液滴定时被置换出的酸类（HA），在乙酸介质中的酸性以下列排序递减：

高氯酸＞氢溴酸＞硫酸＞盐酸＞硝酸＞磷酸＞有机酸

由于在非水介质中，高氯酸的酸性最强。因此，有机弱碱的盐均用高氯酸滴定。若在滴定过程中被置换出 HA，其酸性较强时，则反应将不能进行到底。如测定杂环类药物的氢卤酸盐时，由于被置换出的氢卤酸的酸性相当强，影响滴定终点，不能直接滴定，需要进行处理。一般处理方法是：加入定量的乙酸汞冰醋酸溶液，使其生成在乙酸中难解离的卤化汞，以消除氢卤酸对滴定的干扰与不良影响：

$$2B \cdot HX + Hg(OAc)_2 \longrightarrow 2B \cdot HOAc + HgX_2$$

当乙酸汞加入量不足时，滴定终点仍不准确，而使测定结果偏低，稍过量的乙酸汞（1～3倍）并不影响测定结果。

供试品如为磷酸盐，可以直接滴定；硫酸盐也可直接滴定，但滴定至其成为硫酸氢盐为止。硫酸盐滴定时，目视终点常灵敏度较差；以电位滴定法指示终点时，电位突跃也不够明显，用较大量的乙酸酐代替冰醋酸作为溶剂，可以提高终点的灵敏度。

供试品如为硝酸盐时，因硝酸可使指示剂褪色，终点极难观察。遇此情况应以电位滴定法指示终点为宜。

（3）滴定剂的稳定性：本类药物非水溶液滴定法所用的溶剂为乙酸，具有挥发性，且膨胀系数较大，因此温度和储存条件影响滴定剂的浓度。

若滴定供试品与标定高氯酸滴定液时的温度差超过 10℃，则应重新标定；若未超过 10℃，则可根据下式将高氯酸滴定液的浓度加以校正。

$$N_1 = N_0/[1+0.0011(t_1-t_0)]$$

式中，0.0011 为冰醋酸的体积膨胀系数；t_0 为标定高氯酸滴定液时的温度；t_1 为滴定供试时的温度；N_0 为 t_0 时高氯酸滴定液的浓度；N_1 为 t_1 时高氯酸滴定液的浓度。

（4）终点指示方法：非水溶液滴定法的终点确定，常用电位滴定法和指示剂法。

电位滴定时用玻璃电极为指示电极，饱和甘汞电极（玻璃套管内装氯化钾的饱和无水甲醇溶液）为参比电极。

采用高氯酸滴定液滴定时，常用的指示剂为结晶紫（crystal violet）、橙黄Ⅳ（orange Ⅳ）、萘酚苯甲醇（naphtholbenzein）、喹哪啶红（quinaldine red）、孔雀绿（malachite green）等。指示剂的终点颜色变化，均需要用电位滴定法来确定。在以冰醋酸作溶剂，用高氯酸滴定碱性药物时，结晶紫的酸式色为黄色，碱式色为紫色，而且不同的酸度下变色极为复杂。由碱性区域到酸性区域的颜色变化为紫、蓝紫、蓝绿、绿、黄。滴定不同强度碱性药物时，终点颜色也不同。滴定碱性较强的药物时，应该以蓝色为终点，如硫酸阿托品和氢溴酸东莨菪碱等。碱性次之的以蓝绿色或绿色为终点，如硫酸奎宁和地西泮等。碱性较弱的应以黄绿色或黄色为终点，如硝西泮。

（5）其他干扰：制剂中其他成分对非水溶液滴定法通常均有干扰。为了消除干扰，对于杂环碱性药物，大都可以经碱化处理，有机溶剂提取分离出游离碱后，再用高氯酸滴定液滴定。

4. 适用范围　本法主要用于 $pK_b>8$ 的有机弱碱性药物及其盐类的含量测定。如有机弱碱，它们的有机酸盐、氢卤酸盐、磷酸盐、硫酸盐、硝酸盐及有机酸的碱金属盐。

对于碱性较弱的杂环类药物，只要选择合适的溶剂、滴定剂和终点指示的方法，可使 pK_b 为 8～13 的弱碱性杂环类药物采用本法滴定。

一般来说，当杂环类药物的 pK_b 为 8～10 时，宜选冰醋酸作为溶剂；pK_b 为 10～12 时，宜选冰醋酸与乙酸酐的混合溶液作为溶剂；$pK_b>12$ 时，应用乙酸酐作为溶剂。

其原因是：当碱性药物的 $pK_b>10$ 时，在冰醋酸中没有足以辨认的滴定突跃，不能滴定。在冰醋酸中加入不同量的乙酸酐为溶剂，随着醋酐量的不断增加，甚至以乙酸酐为溶剂，由于乙酸酐解离生成的乙酸酐合乙酰离子[$CH_3CO^+ \cdot (CH_3CO)_2O$]比乙酸合质子[$H^+ \cdot CH_3COOH$]的酸性更强，更有利于碱性药物的碱性增强，使突跃显著增大，而获得满意的滴定结果。

另外，在冰醋酸中加入不同量的甲酸，也能使滴定突跃显著增大，使一些碱性极弱的杂环类药物获得满意的测定结果。

5. 应用示例

（1）游离弱碱性药物测定：吡啶类和苯并二氮杂䓬类药物，临床上多以游离碱状态作为药用，如异烟肼、地西泮及氯氮䓬等。这些药物分子结构中氮原子具有弱碱性，可用非水溶液滴定法直接测定其含量。由于这些药物的碱性强弱不同，因此测定时所采用的溶剂、指示剂及指示终点的方法也不尽相同。

（2）卤酸盐类药物的测定：吩噻嗪类药物，临床上使用的多为其盐酸盐，如盐酸氯丙嗪、盐酸氟奋乃静、盐酸硫利哒嗪等。当这些药物溶于冰醋酸时，由于氢卤酸在冰醋酸中酸性较强，对测定有干扰。必须先加入过量的醋酸汞冰醋酸溶液，使氢卤酸形成难电离的卤化汞，而药物则转变成可测定的乙酸盐，然后再用高氯酸滴定液滴定，即可获得满意的结果。

（3）硫酸盐的测定：硫酸为二元酸，在水溶液中能完成二级离解，生成 SO_4^{2-}，但在冰醋酸介质中，只能离解为 HSO_4^-，不再发生二级离解。因此，生物碱的硫酸盐，在冰醋酸的介质中只能被滴定至生物碱的硫酸氢盐。其反应式如下所示：

$$(BH^+)_2 \cdot SO_4^{2-} + HClO_4 \longrightarrow BH^+ \cdot ClO_4^- + BH^+ \cdot HSO_4^-$$

测定生物碱硫酸盐时，应注意分子中氮原子的碱性强弱，方能正确地进行结果计算，并能正确地理解各测定方法项下滴定度的由来。举例阐明如下。

1）硫酸阿托品的测定：硫酸阿托品分子结构可简写为（BH^+）$_2$·SO_4，在用高氯酸滴定时的反应式而可以根据 1mol 的硫酸阿托品消耗 1mol 的高氯酸的关系计算含量。每 1ml 的高氯酸滴定液（0.1mol/L）相当于 67.68mg 的（$C_{17}H_{23}NO_2$）$_2$·H_2SO_4。

2）硫酸奎宁原料药的测定：奎宁分子结构中，喹核碱的碱性较强，可以与硫酸成盐，而喹啉环的碱性极弱，不能与硫酸成盐而始终保持游离状态。其结构简式可表示为（QH^+）$_2$·SO_4^{2-}，用高氯酸滴定，此时，1mol 的硫酸奎宁可消耗 3mol 的高氯酸。每 1ml 的高氯酸滴定液（0.1mol/L）相当于 24.9mg 的（$C_{20}H_{24}N_2O_2$）$_2$·H_2SO_4。

3）硫酸奎宁片的测定：取本品片粉加氯化钠与氢氧化钠溶液混匀，精密加氯仿振摇，静置，分取氯仿液，取续滤液加乙酸酐与二甲基黄指示液，用高氯酸滴定液滴定，至溶液显玫瑰红色。

片剂中硫酸奎宁经强碱溶液碱化，生成奎宁游离碱，再与高氯酸反应。其反应式如下所示：

$$(QH^+)_2 \cdot SO_4^{2-} + 2NaOH \longrightarrow 2Q + Na_2SO_4 + 2H_2O$$

$$2Q + 4HClO_4 \longrightarrow 2[(QH_2^{2+}) \cdot (ClO_4)_2]$$

因此，1mol 的硫酸奎宁可消耗 4mol 的高氯酸。故片剂分析的滴定度不同于原料药的滴定度。

每 1ml 的高氯酸滴定液（0.1mol/L）相当于 19.57mg 的（$C_{20}H_{24}N_2O_2$）$_2$·H_2SO_4·$2H_2O$。

（4）硝酸盐的测定：硝酸在冰醋酸介质中虽为弱酸，但是它具有氧化性，可以使指示剂变色，所以采用非水溶液滴定法测定生物碱硝酸盐时，一般不用指示剂而用电位法指示终点，如硝酸士的宁的含量测定。

（5）磷酸盐的测定：磷酸在冰醋酸介质中的酸性极弱，不影响滴定反应的定量完成，可在冰醋酸中用 $HClO_4$ 进行滴定，如磷酸可待因的含量测定。

（6）有机酸盐的测定　在冰醋酸介质中，有机酸的酸性极弱，不影响滴定反应的定量完成，可在冰醋酸中用 $HClO_4$ 进行滴定，如马来酸麦角新碱的含量测定。

（二）酸性染料比色法

1. 基本原理　在适当的 pH 介质中，生物碱类药物（B）可与氢离子结合成盐（BH^+），一些酸性染料（如磺酸酞类的指示剂：溴麝香草酚蓝、溴甲酚绿等）在此介质中能解离为阴离子（In^-），同时，阳离子和阴离子又能定量地结合成有色的离子对化合物，即离子对

$$BH^+ + In^- \longrightarrow (BH^+ \cdot In^-)$$

BH^+和 In^-均溶于水相（aq），而组成离子对的复合物易溶于有机相（org）中，可表示为

$$(BH^+)_{aq} + (In^-)_{aq} \longrightarrow (BH^+ \cdot In^-)_{aq} \longrightarrow (BH^+ \cdot In^-)_{org}$$

离子对被合适的有机溶剂提取后，形成有色溶液，可供比色测定；药物的对照品按同法测定，按对照品比较法计算生物碱的含量。因本法中使用的阴离子为酸性染料，故称为酸性染料比色法。

酸性染料比色法测定生物碱类药物含量的关键是离子对的定量形成与定量萃取。由以上示意式可知，水相的 pH、生物碱的性质、酸性染料的性质、有机溶剂的性质等是影响酸性染料比色法的重要因素。

2. 测定条件的选择

（1）水相 pH 的选择：在影响酸性染料比色法的因素中，水相 pH 最为重要。如果 pH 过低，H^+浓度高，抑制酸性染料的离解，使 In^-浓度过低，影响离子对的形成；如果 pH 过高，H^+浓度低，生物碱多呈游离状态，使 BH^+浓度过低，也影响离子对的形成。为了准确测定生物碱类药物的含量，水相的 pH 应能使生物碱定量形成阳离子（BH^+）、酸性染料形成足够的阴离子

（In^-），并定量生成溶于有机溶剂的离子对，过量的酸性染料则继续保留在水相。

水相的 pH 可依据生物碱和酸性染料的 p*K* 及离子对在两相中的分配系数进行选择。

（2）酸性染料的选择：酸性染料应能与生物碱定量结合，生成的离子对在有机相中应具有足够大的溶解度，且在最大吸收波长处应有较高的吸光度。此外，酸性染料在有机相中应不溶或很少溶解。

可用于本法的酸性染料较多，常用磺酸酞类指示剂，包括溴麝香草酚蓝（bromothymol blue）、溴酚蓝（bromophenol blue）、溴甲酚绿（bromocresol green）、溴甲酚紫（bromocresol purple）、甲基橙（methyl orange）等。溴麝香草酚蓝与生物碱生成的离子对具有极高的有机溶剂提取常数（lg*K* 为 8.0），故被认为是最好的酸性染料。

酸性染料的浓度对测定结果影响不大，有足够量即可。增加酸性染料的浓度，可以提高测定的灵敏度。但如果浓度太高，则易产生严重的乳化层，且不易去除，往往影响测定结果。

（3）有机溶剂的选择：有机溶剂应与水不相混溶，具有高的离子对提取率，不溶或极少溶解酸性染料，所形成的离子对溶液在最大吸收波长处有高的吸光度。

常用的有机溶剂有三氯甲烷、二氯甲烷、二氯乙烯和乙醚等。其中，三氯甲烷能与离子对形成氢键，选择性好，在水中的溶解度小，且混溶的微量水分易于除去，是较理想的溶剂，最为常用。

（4）有机相中水分的影响：用有机溶剂提取有色离子对时应严防水分的混入。因为有机溶剂中的微量水分会使有机溶剂发生混浊，影响比色；另一方面，水中过量的酸性染料会干扰测定。因此，常在有机相中加入脱水剂或经干燥滤纸滤过，以除去其中的微量水分。

（5）共存物的影响：酸性染料中的有色杂质如果混入提取的有机相中将干扰测定。可在加入供试品前，将缓冲液与酸性染料的混合液用所选有机溶剂提取，以除去酸性染料中的有色杂质的干扰。强酸可改变体系的 pH；碱性物质不但可改变体系的 pH，还可能与酸性染料发生反应，它们对测定均有干扰。制剂中的赋形剂等一般不干扰测定。

（三）HPLC 法

HPLC 法在生物碱类药物的含量测定中应用越来越广泛，利用本法可以有效地分离和测定本类药物及其分解物，如 ChP2015 中规定磷酸可待因片的含量测定。

（四）UV 法

大多数生物碱及其有关合成物，在分子结构中都含有不同数量的不饱和双键结构或含有芳香苯环，故有特征吸收。吸收系数可作这些药物含量测定，也可采用比较法定量，可消除测定中各种误差，使准确度更高。

利血平为仲胺类生物碱，氮上的氢原子可以和亚硝酸中的亚硝基（$-N=O$）双键发生加成反应，生成黄色的 *N*-亚硝基仲胺类化合物。用利血平对照品同时测定吸收度，计算含量。

第五节 维生素类药物

维生素（vitamin）是维持人体正常代谢功能所必需的微量营养物质。维生素类药物主要用于治疗维生素缺乏症和营养补充。从结构上看，它们不属于同一类化合物。其中有些是醇、酚或酯，有些则是醛、胺或酸类，它们各自具有不同的理化性质和生理作用。维生素按其溶解性可分为水溶性和脂溶性两大类。水溶性维生素有维生素 B_1、维生素 B_2、维生素 B_{12}、维生素 C 等，脂溶性维生素有维生素 A、维生素 D、维生素 E、维生素 K 等。

本节主要介绍脂溶性的维生素 A（vitamin A）、维生素 E（vitamin E），以及水溶性的维生

素 B_1（vitamin B_1）、维生素 C（vitamine C）四种常用的维生素类药物。

一、维 生 素 A

维生素 A 的结构为具有一个共轭多烯醇侧链的环己烯，因而具有许多立体异构体。天然维生素 A 主要是全反式维生素 A，另外尚有多种无生物活性的其他异构体，维生素 A 主要包括维生素 A_1（视黄醇，retinol）、维生素 A_2（去氢维生素 A，dehydroretinol）和维生素 A_3（去水维生素 A，anhydroretinol）等。其中维生素 A_1 活性最高，维生素 A_2 的生物活性是维生素 A_1 的 30%～40%，维生素 A_3 的生物活性是维生素 A_1 的 0.4%，故通常所说的维生素 A 是指维生素 A_1。

（一）化学结构与理化性质

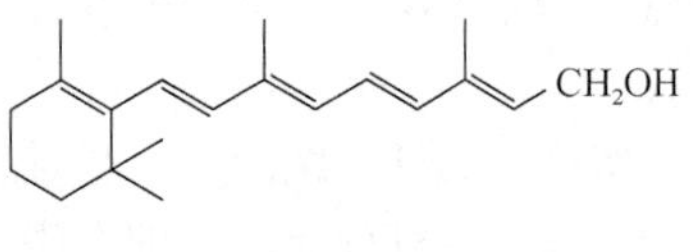

维生素A_1 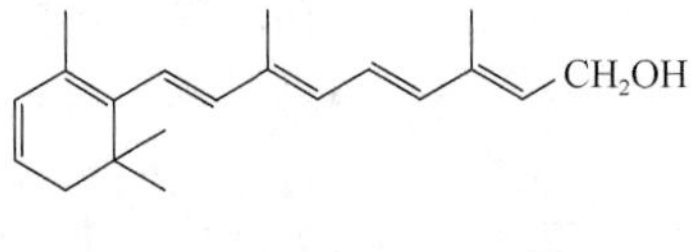　　维生素A_2 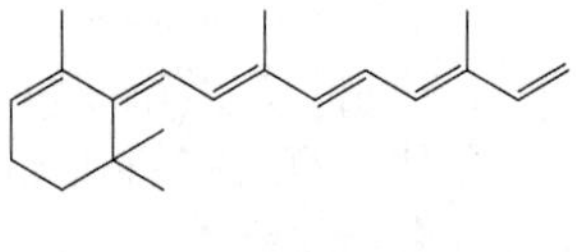　　维生素A_3

1. 溶解性　维生素 A 不溶于水；在乙醇中微溶；与环己烷、乙醚、氯仿等能任意混溶。

2. 紫外吸收特征　维生素 A 分子中具有共轭体系，在波长 325～328nm 处有最大吸收。

3. 不稳定性　维生素 A 分子中有多个不饱和键，性质不稳定，容易被空气中的氧或氧化剂氧化，也容易被紫外光裂解，生成无生物活性的环氧化物维生素 A 醛或维生素 A 酸。

4. 与三氯化锑呈色　维生素 A 在三氯甲烷中能与三氯化锑试剂作用，产生不稳定的蓝色，可以据此进行鉴别或用比色法测定含量。

（二）鉴别

1. 三氯化锑反应（Carr-Price 反应）　维生素 A 在饱和无水氯化锑的无醇氯仿溶液中，即显蓝色，渐变成紫红色。

方法：取本品 1 滴，加氯仿 10ml 振摇使溶解，取出 2 滴，加氯仿 2ml 与 25%三氯化锑的氯仿溶液 0.5ml，立即显蓝色，逐渐变成紫红色。注意反应需在无水、无醇条件下进行。

2. 紫外吸收光谱法　其无水乙醇溶液在波长 326nm 处有最大吸收。当在盐酸催化下加热生成脱水维生素A，后者比维生素A多一个共轭双键，使其最大吸收峰红移，同时在350～390nm 波长处出现 3 个尖锐的吸收峰：分别在 348nm、367nm 和 389nm 波长处。

（三）含量测定

ChP2015 中维生素 A 的含量测定方法有 UV 法（第一法）和 HPLC 法（第二法）。

1. UV 法　是 ChP2015 及很多国家药典规定的维生素 A 含量测定的法定方法。ChP2015 收载的维生素 A、维生素 A 软胶囊均采用本法测定含量。

（1）三点校正法的建立：维生素 A 在 325～328nm 波长处具有最大吸收，可用于含量测定。但维生素 A 原料中常混有杂质，这些杂质均在 310～340nm 波长处有吸收，所以干扰维生素 A 的测定。因此，在测定维生素 A 的含量时，为排除这些杂质的干扰，采用“三点校正法”测定含量，即在三个波长处测得吸光度后，在规定的条件下以校正公式进行校正，再计算维生素 A 的真实含量。

（2）测定原理：本法的原理主要基于以下两点。①杂质的无关吸收在 310～340nm 的波长处几乎呈一条直线，且随波长的增加吸光度下降；②物质对光的吸收具有加和性，即在某一样品的吸收曲线上，各波长的吸光度是维生素 A 与杂质吸光度的代数和，因而吸收曲线也是两者吸收的叠加。

（3）直接测定法：本法适用于纯度高的维生素 A 乙酸酯的含量测定。

方法：取供试品适量，精密称定，加环己烷溶解并定量稀释制成每 1ml 中含 9～15 单位的溶液，照紫外-可见分光光度法，测定其吸收峰的波长，并按表 5-7 中所列各波长处测定吸光度，计算各吸光度与 328nm 波长处吸光度的比值和 328nm 波长处的 $E_{1cm}^{1\%}$ 值。

表 5-7　ChP2015 规定的各波长处的吸光度比值

波长（nm）	吸光度比值
300	0.555
316	0.907
328	1.000
340	0.811
360	0.299

1）如果吸收峰波长为 326～329nm，且所测得各波长吸光度比值均不超过规定值的±0.02，可用下式计算含量：每 1g 供试品中含有的维生素 A 的单位= $E_{1cm}^{1\%}$（328nm）×1900。

2）如果吸收峰波长为 326～329nm，且所测得各波长吸光度比值有一个以上超过规定值的±0.02，应按下式求出校正后的吸光度，然后再计算含量：

$$A_{328（校正）}=3.52×（2A_{328}-A_{316}-A_{340}）$$

如果在 328nm 波长处的校正吸光度与未校正吸光度相差不超过± 3.0%，则不用校正，仍以未经校正的吸光度计算含量。

如果校正吸光度与未校正吸光度相差为–15%～–3%，则以校正吸光度计算含量。

如果校正吸光度超出未校正吸光度的–15%～–3%，或者吸收峰波长不是 326～329nm，则供试品须按皂化法测定。

（4）皂化法：本法适用于维生素 A 醇的含量测定。

方法：精密称取供试品适量（约相当于维生素 A 总量 500 单位以上，重量不多于 2g），置皂化瓶中，加乙醇 30ml 与 50%氢氧化钾溶液 3ml，置水浴中煮沸回流 30min，冷却后，自冷凝管顶端加水 10ml 冲洗冷凝管内部管壁，将皂化液移至分液漏斗中（分液漏斗活塞涂以甘油淀粉作为润滑剂），皂化瓶用水 60～100ml 分数次洗涤，洗液并入分液漏斗中，用不含过氧化物的乙醚振摇提取 4 次，每次振摇约 5min，第一次 60ml，以后各次 40ml，合并乙醚液，用水洗涤数次，每次约 100ml，洗涤应缓缓旋动，避免乳化，直至水层遇酚酞指示液不再显红色，乙醚液用铺有脱脂棉与无水硫酸钠的滤器滤过，滤器用乙醚洗涤，洗液与乙醚液合并，放入 250ml 量瓶中，用乙醚稀释至刻度，摇匀；精密量取适量，置蒸发皿内，微温挥去乙醚，迅速加异丙醇溶解并定量稀释制成每 1ml 中含维生素 A 9～15 单位，照紫外-可见分光光度法，在 300nm、310nm、325nm 与 334nm 四个波长处测定吸光度，并测定吸收峰的波长。吸收峰的波长应为 323～327nm，且 300nm 波长处的吸光度与 325nm 波长处的吸光度的比值应不超过 0.73，按下式计算校正吸光度：

$$A_{325（校正）}=6.815A_{325}-2.555A_{310}-4.260A_{334}$$

每 1g 供试品中含有的维生素 A 的单位= $E_{1cm}^{1\%}$（325nm，校正）×1830

如果校正吸光度为未校正吸光度的 97%～103%，则仍以未经校正的吸光度计算含量。

如果吸收峰的波长不是 323～327nm，或 300nm 波长处的吸光度与 325nm 波长处的吸光度的比值超过 0.73，则应色谱分离后，照上述方法测定。

2. HPLC 法　具有分离分析功能，可排除维生素 A 中共存物质的干扰。ChP2015 采用 HPLC 法作为维生素 AD 软胶囊和维生素 AD 滴剂中的维生素 A 的含量测定方法。本法适用于维生素 A 乙酸酯原料及其制剂中维生素 A 的含量测定。

3. 三氯化锑比色法　维生素 A 在氯仿中于无水、无醇条件下能与三氯化锑试剂反应，产生不稳定的蓝色，在 618～620nm 的波长处有最大吸收，可用于维生素 A 的比色法测定。该法操作简便、快速，目前仍为食品或饲料中维生素 A 含量测定的常用方法。本法应在无水条件下进行，否则三氯化锑水解产生 SbOCl 而使溶液浑浊，影响比色。

二、维生素 E

维生素 E 是与生殖功能有关的一类维生素的总称，它们都是苯并二氢吡喃衍生物，在苯环上有一个酚羟基，故这类化合物又叫生育酚（tocopherol）。维生素 E 类已知有 8 种，即 α、β、γ、δ、ε、ξ_1、ξ_2 和η-生育酚，各异构体显示不同的生理活性，其中以 α-异构体的生理活性最强。

（一）化学结构与理化性质

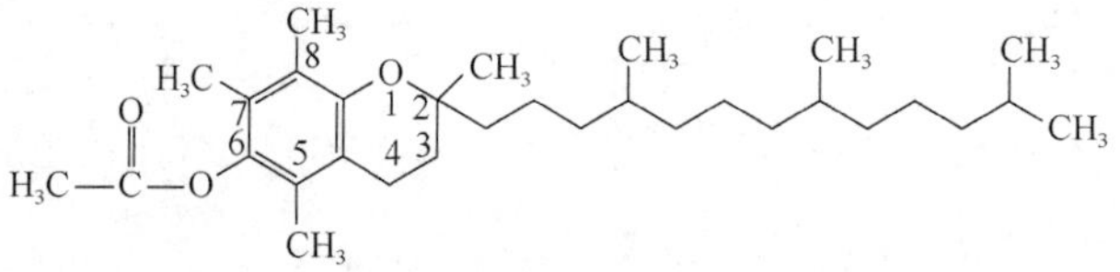

1. 溶解性 维生素 E 为微黄色至黄色或黄绿色澄清的黏稠液体，在无水乙醇、丙酮、乙醚或植物油中易溶，在水中不溶。

2. 水解性 维生素 E 苯环上有乙酰化的酚羟基，在酸性或碱性溶液中加热可水解生成游离生育酚。

3. 还原性 维生素 E 在无氧条件下对热稳定，加热 200℃也不破坏，但对氧十分敏感，遇光、空气可被氧化，其氧化产物为 α-生育醌和 α-生育酚二聚体。维生素 E 的水解产物游离生育酚，在有氧或其他氧化剂存在时，则进一步氧化生成有色的醌型化合物。尤其是在碱性条件下，氧化反应更易发生。所以游离生育酚暴露于空气和日光中，极易氧化变色，应避光保存。

4. 紫外吸收光谱特征 维生素 E 结构中苯环上有酚羟基，故有紫外吸收，其无水乙醇溶液在 284nm 的波长处有最大吸收，百分吸收系数为 41.0～45.0。

（二）鉴别

1. 硝酸反应 维生素 E 在硝酸酸性条件下，水解生成生育酚，生育酚被硝酸氧化生成生育红而显橙红色。ChP2015 中维生素 E 及其各种制剂均用该反应鉴别。如维生素 E 的鉴别：取本品约 30mg，加无水乙醇 10ml 溶解后，加硝酸 2ml，摇匀，在 75℃加热约 15min，溶液显橙红色。反应式如下所示：

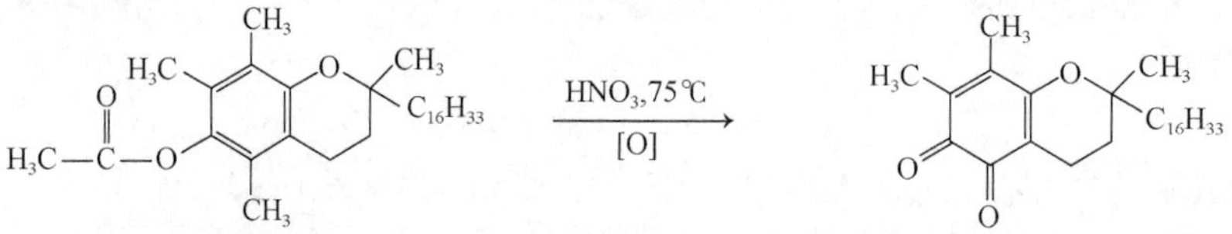

$\xrightarrow[\text{[O]}]{HNO_3, 75℃}$

维生素E　　　　生育酚(橙红色)

2. 三氯化铁反应 维生素 E 在碱性溶液中加热水解生成游离α-维生素 E 并被三氯化铁氧化为对-生育醌，同时生成亚铁离子，后者与联吡啶生成血红色配离子。

取本品约 10mg，加乙醇制 KOH 试液 2ml，煮沸 5min，放冷，加水 4ml 与乙醚 10ml，振摇，静置使分层；取乙醚液 2ml，加 2，2′-联吡啶的乙醇液（0.5→100）数滴与 $FeCl_3$ 的乙醇液（0.2→100）数滴，应显血红色。反应式如下所示：

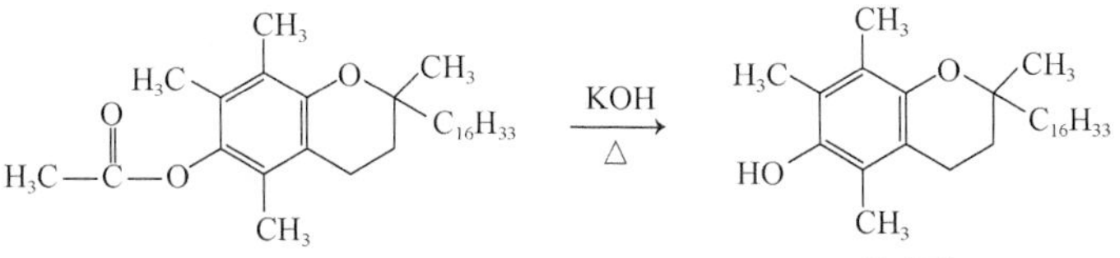

α-生育酚

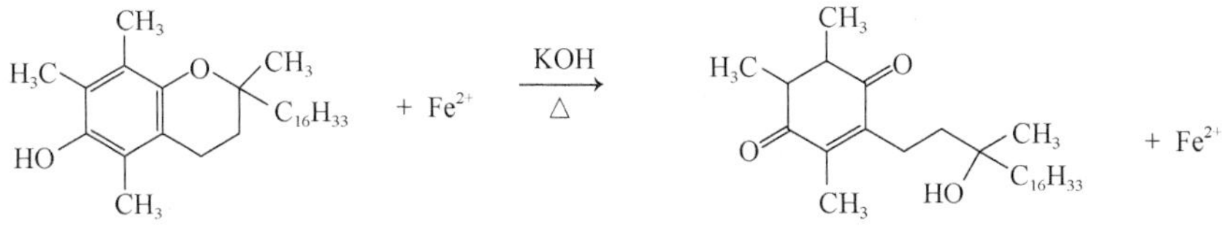

对-生育醌

（三）检查

1. 生育酚（天然型） 天然维生素 E 采用硫酸铈滴定法检查游离的生育酚。

游离生育酚具有还原性，可被硫酸铈定量氧化。在一定条件下控制消耗硫酸铈滴定液（0.01mol/L）的体积控制游离生育酚的限量。方法为：取本品 0.10g，加无水乙醇 5ml 溶解后，加二苯胺试液 1 滴，用硫酸铈滴定液（0.01mol/L）滴定，消耗硫酸铈滴定液（0.01mol/L）不得过 1.0ml。

滴定反应的摩尔比为 1∶2，生育酚的分子质量为 430.7，每 1ml 硫酸铈滴定液（0.01mol/L）相当于 2.154mg 的游离生育酚。维生素 E 中游离生育酚的限量为 2.15%。

2. 有关物质（合成型） 合成维生素 E 是以 1，2，4-三甲苯为原料合成的三甲氢醌与以柠檬醛为原料合成的植醇缩合环合而得。合成步骤繁多，合成过程中会残存 *α*-生育酚及其他杂质，ChP2015 采用 GC 法进行检查。

取本品，用正己烷稀释制成每 1ml 中约含 2.5mg 的溶液，作为供试品溶液；精密量取适量，用正己烷稀释制成每 1ml 中约含 25μg 的溶液，作为对照溶液。照含量测定项下的色谱条件，取对照溶液 1μl 注入气相色谱仪，调节检测灵敏度，使主成分色谱峰的峰高约为满量程的 30%。再精密量取供试品溶液与对照溶液各 1μl，分别注入气相色谱仪，记录色谱图至主成分峰保留时间的 2 倍。供试品溶液色谱图中如有杂质峰，*α*-生育酚（相对保留时间约为 0.87）的峰面积不得大于对照溶液主峰面积（1.0%），其他单个杂质峰面积不得大于对照溶液主峰面积的 1.5 倍（1.5%），各杂质峰面积的和不得大于对照溶液主峰面积的 2.5 倍（2.5%）。

（四）含量测定

1. GC 法 维生素 E 的沸点虽高达 350℃，但仍可不需经衍生化直接用 GC 法测定含量，ChP2015 采用 GC 法测定维生素 E 及其制剂的含量，内标法定量。

色谱条件与系统适用性试验：用硅酮（OV-17）为固定相，涂布浓度为 2%的填充柱，或用 100%二甲基聚硅氧烷为固定液的毛细管柱；柱温为 265℃。理论板数按维生素 E 峰计算应不低于 500（填充柱）或 5000（毛细管柱），维生素 E 色谱峰与内标物质色谱峰的分离度应符合要求。

校正因子测定：取正三十二烷适量，加正己烷溶解并稀释成每 1ml 中含 1.0mg 的溶液，作为内标溶液。另取维生素 E 对照品约 20mg，精密称定，置棕色具塞瓶中，精密加入内标溶液 10ml，密塞，振摇使溶解，取 1～3μl 注入气相色谱仪，计算校正因子。

$$校正因子(f)=\frac{A_S/c_S}{A_R/c_R}$$

式中，A_S 为内标物质的峰面积或峰高；A_R 为对照品的峰面积或峰高；c_S 为内标物质的浓度；c_R 为对照品的浓度。

测定法：取本品约20mg，精密称定，置棕色具塞瓶中，精密加内标溶液10ml，密塞，振摇使溶解，作为供试品溶液，取1～3μl注入气相色谱仪，测定，计算，即得。

2. HPLC法 JP采用HPLC法测定DL-*α*-生育酚含量，外标法定量。

色谱条件与系统适用性试验：色谱柱为内径4mm，长15～30cm的不锈钢柱，填充粒径5～10μm的十八烷基硅烷键合硅胶为固定相；流动相为甲醇-水（49∶1）；紫外检测器，检测波长为292nm。生育酚与醋酸生育酚两峰的分离度应大于2.6，生育酚先出峰。峰高的RSD应小于0.8%。

测定法：取维生素E供试品和生育酚对照品各约0.05g，精密称定，分别溶于无水乙醇中，并准确稀释至50.0ml，即得供试品溶液和对照品溶液；精密吸取两种溶液各20μl，注入高效液相色谱仪，记录色谱图，分别测量生育酚的峰高H_x和H_r，按下式计算含量：

$$供试品中生育酚的含量（mg）= m_r \times (H_x/H_r)$$

式中，m_r为生育酚对照品的量，mg；H_x和H_r分别为供试品和对照品中生育酚的峰高。

三、维 生 素 B_1

维生素B_1，亦称盐酸硫胺（thiamine hydrochloride），广泛存在于各种食物中，如谷物、蔬菜、牛奶、鸡蛋等。本品具有维持糖代谢及神经传导与消化正常功能的作用，主要用于治疗维生素B_1缺乏病、多发性神经炎和胃肠道疾病。ChP2015收载有维生素B_1及其片剂和注射液。

（一）化学结构与理化性质

维生素 B_1是由氨基嘧啶环和噻唑环通过亚甲基连接而成的季铵类化合物，噻唑环上季铵及嘧啶环上氨基，为两个碱性基团，可与酸成盐。化学名称为氯化4-甲基-3［（2-甲基-4-氨基-5-嘧啶基）甲基］-5-（2-羟基乙基）噻唑鎓盐酸盐。其结构如下：

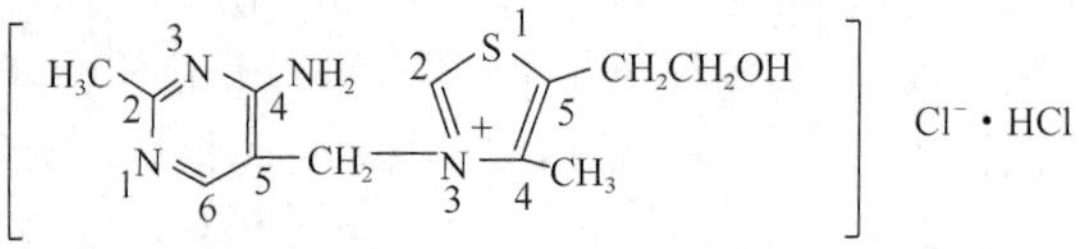

$Cl^- \cdot HCl$

1. 溶解性 维生素B_1在水中易溶，在乙醇中微溶，在乙醚中不溶，其水溶液显酸性。

2. 硫色素反应 噻唑环在碱性介质中开环，再与嘧啶环上的氨基环合，经铁氰化钾等氧化剂氧化成具有荧光的硫色素，后者溶于正丁醇或异丁醇中显蓝色荧光。

3. 紫外吸收光谱 维生素B_1具有芳杂环共轭结构，其盐酸溶液（9→1000）在246nm的波长处有最大吸收，百分吸收系数为406～436，可用于鉴别和含量测定。

4. 与生物碱沉淀试剂反应 分子中含有两个杂环（嘧啶环和噻唑环），故可与某些生物碱沉淀试剂反应生成组成恒定的沉淀，可用于鉴别和含量测定。

5. 氯化物的特性 维生素B_1为盐酸盐，故本品的水溶液显氯化物的鉴别反应。

（二）鉴别

1. 硫色素反应 为维生素B_1所特有的专属性反应，ChP2015用该反应鉴别维生素B_1及其制剂。如维生素B_1的鉴别：取本品约5mg，加氢氧化钠试液2.5ml溶解后，加铁氰化钾试液0.5ml与正丁醇5ml，强力振摇2min，放置使分层，上方的醇层显强烈的蓝色荧光；加酸使成酸性，荧光即消失；再加碱使成碱性，荧光又重现。

2. 氯化物反应 本品的水溶液显氯化物的鉴别反应。

3. 红外光谱法 ChP2015采用IR法鉴别维生素B_1。方法为：取本品适量，加水溶解，水浴蒸干，在105℃干燥2h后用IR法进行测定。

（三）检查

1. 总氯量 取本品约0.2g，精密称定，加水20ml溶解后，加稀乙酸2ml与溴酚蓝指示液8～10滴，用硝酸银滴定液（0.1mol/L）滴定至显蓝紫色。每1ml硝酸银滴定液（0.1mol/L）相当于3.54mg的氯。按干燥品计算，含总氯量应为20.6%～21.2%。

2. 有关物质 维生素B_1原料及其制剂均采用HPLC法进行有关物质的检查。维生素B_1原料中有关物质的检查方法为：取本品，精密称定，用流动相溶解并稀释制成每1ml中约含1mg的溶液作为供试品溶液；精密量取1ml，置100ml量瓶中，用流动相稀释至刻度，摇匀，作为对照溶液；用十八烷基硅烷键合硅胶为填充剂，以甲醇-乙腈-0.02mol/L庚烷磺酸钠溶液（含1%三乙胺，用磷酸调节pH至5.5）（9∶9∶82）为流动相，检测波长为254nm，理论板数按维生素B_1峰计算不低于2000，维生素B_1峰与前后峰的分离度均应符合要求。取对照溶液20μl注入液相色谱仪，调节检测灵敏度，使主成分色谱峰的峰高约为满量程的20%。再精密量取供试品溶液与对照溶液各20μl，分别注入液相色谱仪，记录色谱图至主成分峰保留时间的3倍。供试品溶液色谱图中如有杂质峰，各杂质峰面积的和不得大于对照溶液主峰面积的0.5倍（0.5%）。

（四）含量测定

维生素B_1及制剂常用的含量测定方法有电位滴定法、UV法等。

1. 电位滴定法 维生素B_1的测定：取本品约0.12g，精密称定，加冰醋酸20ml微热使溶解，放冷，加乙酸酐30ml，照电位滴定法，用高氯酸滴定液（0.1mol/L）滴定，并将滴定的结果用空白试验校正。每1ml高氯酸滴定液（0.1mol/L）相当于16.86mg的$C_{12}H_{17}ClN_4OS \cdot HCl$。

2. UV法 维生素B_1片的测定：取本品20片，精密称定，研细，精密称取适量（约相当于维生素$B_1$25mg），置100ml量瓶中，加盐酸溶液（9→1000）约70ml，振摇15min使维生素B_1溶解，加上述溶剂稀释至刻度，摇匀，用干燥滤纸滤过，精密量取续滤液5ml，置另一个100ml量瓶中，再加上述溶剂稀释至刻度，摇匀，照紫外-可见分光光度法，在246nm的波长处测定吸光度，按$C_{12}H_{17}ClN_4OS \cdot HCl$的百分吸收系数为421计算，即得。

四、维 生 素 C

维生素C在化学结构上和糖类十分相似，有四种光学异构体，其中以*L*-构型右旋体的生物活性最强。ChP及美、英、日等国家的药典收载的均为*L*-型。

（一）化学结构与理化性质

维生素C分子结构中具有二烯醇结构和内酯环，且有两个手性碳原子（C_4、C_5），因此不仅使维生素C性质极为活泼，且具旋光性。

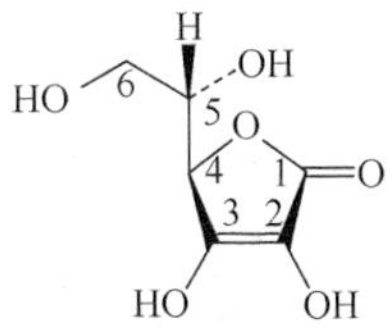

1. 溶解性 维生素C在水中易溶，在乙醇中微溶，在三氯甲烷或乙醚中不溶，其水溶液呈酸性。

2. 酸性 维生素C分子结构中的烯二醇基，尤其C_3-OH由于受共轭效应的影响，酸性较强（$pK_1 = 4.17$），C_2-OH的酸性较弱（$pK_2 = 11.57$），故维生素C一般表现为一元酸，可与碳酸氢钠作用生成钠盐。

3. 旋光性 分子中有 2 个手性碳，故有 4 个光学异构体，其中 *L*(+)-维生素 C 活性最强。本品水溶液的比旋度为+20.5 至+21.5°。

4. 还原性 分子中的烯二醇基具极强的还原性，易被氧化成二酮基而成为去氢维生素 C，加氢又可还原为维生素 C。在碱性溶液或强酸性溶液中能被进一步水解为二酮古洛糖酸而失去活性，此反应为不可逆反应。

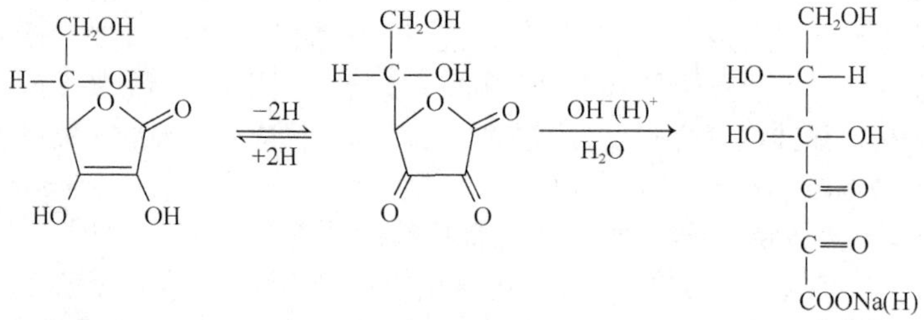

CH_2OH
H—C—OH
O O
HO OH

−2H
+2H

CH_2OH
H—C—OH
O O
O O

$OH^-(H)^+$
H_2O

CH_2OH
HO—C—H
HO—C—OH
C=O
C=O
COONa(H)

L-维生素C
（有生物活性）

L-去氢维生素C
（有生物活性）

L-二酮古洛糖酸
（无生物活性）

5. 水解性 双键使内酯环变得较稳定，因此维生素 C 和碳酸钠作用可生成单钠盐，不导致水解发生；但在强碱中，内酯环可水解，生成酮酸盐。其反应式如下：

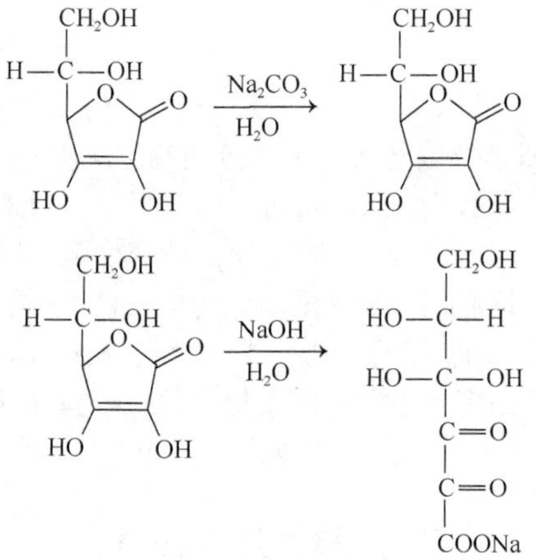

CH_2OH
H—C—OH
O O
HO OH

Na_2CO_3
H_2O

CH_2OH
H—C—OH
O O
HO OH

CH_2OH
H—C—OH
O O
HO OH

NaOH
H_2O

CH_2OH
HO—C—H
HO—C—OH
C=O
C=O
COONa

6. 糖类的性质 维生素 C 的化学结构与糖类相似，具有糖类的性质和反应。

7. 紫外吸收光谱特征 维生素 C 具有共轭双键，其稀盐酸溶液在 243nm 波长处有最大吸收，百分吸收系数为 560，可用于鉴别和含量测定。若在中性或碱性条件下，则红移至 265nm 波长处。

（二）鉴别

1. 与硝酸银反应 维生素 C 分子中有烯二醇基，具有强还原性，可还原硝酸银为黑色金属银沉淀。ChP2015 采用该法鉴别。其反应式如下：

CH_2OH
H—C—OH
O O
HO OH

$+ 2AgNO_3 \longrightarrow$

CH_2OH
H—C—OH
O O
O O

$+ 2HNO_3 + 2Ag\downarrow$

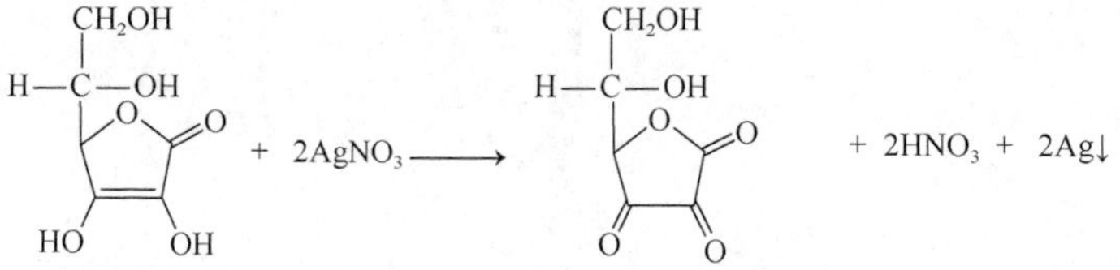

2. 与 2，6-二氯靛酚反应 2，6-二氯靛酚为一染料，其氧化型在酸性介质中为玫瑰红色，碱性介质中为蓝色。与维生素 C 反应，被还原成无色的酚亚胺。ChP2015 采用该法鉴别。其反应式如下：

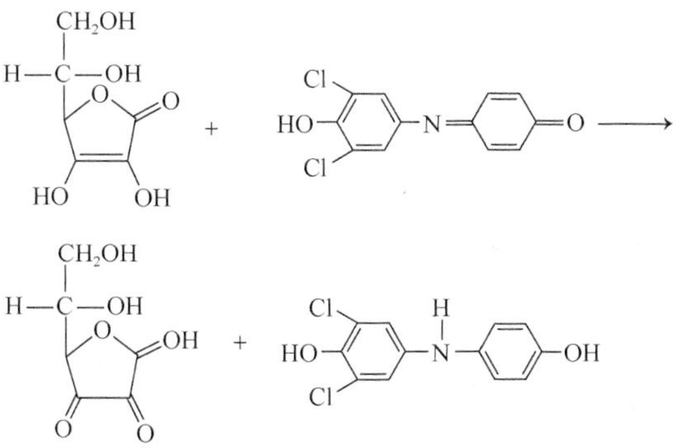

3. 与其他氧化剂反应　维生素 C 还可被亚甲蓝、碱性酒石酸铜试液、磷钼酸等氧化剂氧化为去氢维生素 C，同时维生素 C 可使其试剂褪色，产生沉淀或呈现颜色。

4. TLC 法　ChP2015 维生素 C 片、泡腾片、泡腾颗粒、注射液、颗粒均用 TLC 法鉴别。

例 5-32：ChP2015 维生素 C 片的鉴别

取本品细粉适量（约相当于维生素 C 10mg），加水 10ml，振摇使维生素 C 溶解，滤过，取滤液作为供试品溶液；另取维生素 C 对照品，加水溶解并稀释制成 1ml 中约含 1mg 的溶液，作为对照品溶液。照 TLC 试验，吸取上述两种溶液各 2μl，分别点于同一硅胶 GF_{254} 薄层板上，以乙酸乙酯-乙醇-水（5：4：1）为展开剂，展开，晾干，立即（1h 内）置紫外灯（254nm）下检视。供试品溶液所显主斑点的位置和颜色应与对照品溶液的主斑点相同。

（三）检查

1. 溶液澄清度和颜色检查　维生素 C 及其制剂在储存期间易变色，且颜色随储存时间的延长而逐渐加深。这是因为维生素 C 的水溶液在高于或低于 pH5～6 时，受空气、光线和温度的影响，分子中的内酯环可发生水解，并进一步发生脱羧反应生成糠醛聚合呈色。为保证产品质量，须控制有色杂质的量。

2. 铁、铜离子的检查

（1）铁离子：取本品 5.0g 两份，精密称定，分别置 25ml 量瓶中，一份中加 0.1mol/L 硝酸溶液溶解并稀释至刻度，摇匀，作为供试品溶液（B）；另一份中加标准铁溶液（精密称取硫酸铁铵 863mg，置 1000ml 量瓶中，加 1mol/L 硫酸溶液 25ml，加水稀释至刻度，摇匀，精密量取 10ml，置 100ml 量瓶中，加水稀释至刻度，摇匀）1.0ml，加 0.1mol/L 硝酸溶液溶解并稀释至刻度，摇匀，作为对照品溶液（A）。照原子吸收分光光度法，在 248.3nm 的波长处分别测定，应符合规定［若 A 和 B 溶液测得吸光度分别为 a 和 b，则要求 $b<(a-b)$］。

（2）铜离子：取本品 2.0g 两份，精密称定，分别置 25ml 量瓶中，一份中加 0.1mol/L 硝酸溶液溶解并稀释至刻度，摇匀，作为供试品溶液（B）；另一份中加标准铜溶液（精密称取硫酸铜 393mg，置 1000ml 量瓶中，加水溶解并稀释至刻度，摇匀，精密量取 10ml，置 100ml 量瓶中，加水稀释至刻度，摇匀）1.0ml，加 0.1mol/L 硝酸溶液溶解并稀释至刻度，摇匀，作为对照品溶液（A）。照原子吸收分光光度法，在 324.8nm 的波长处分别测定，应符合规定（要求同铁离子检查）。

（四）含量测定

维生素 C 的含量测定大多是基于其强还原性，可被不同氧化剂定量氧化。因滴定分析法简便、快速、结果准确，被各国药典所采用，如碘量法、2，6-二氯靛酚滴定法等。

1. 碘量法　维生素 C 在乙酸酸性条件下，可被碘定量氧化。根据消耗碘滴定液的体积，即可计算维生素 C 的含量。

方法：取本品 0.2g，精密称定，加新沸过的冷水 100ml 与稀乙酸 10ml 使溶解，加淀粉指示液 1ml，立即用碘滴定液（0.05mol/L）滴定，至溶液显蓝色并在 30s 内不褪。每 1ml 碘滴定液（0.05mol/L）相当于 8.806mg 的 $C_6H_8O_6$。

2. 2，6-二氯靛酚滴定法 2，6-二氯靛酚是一种染料，其氧化型在酸性溶液中为红色，碱性溶液中显蓝色。当与维生素 C 作用后，即转变为无色的酚亚胺（还原型）。因此，维生素 C 在酸性溶液中，可用 2，6-二氯靛酚标准滴定液滴定至溶液显玫瑰红色为终点，无须另加指示剂。

第六节 甾体激素类药物

甾体激素类药物是指具有甾体结构的激素类药物，是临床上一类较为重要的药物。其根据结构和药理性质的不同可以分为四类：肾上腺皮质激素类、雄性激素类及蛋白同化激素类、孕激素类和雌性激素类。甾体激素类药物的母体结构为环戊烷并多氢菲，共有 A、B、C、D 四个环，其基本母核及编号如下：

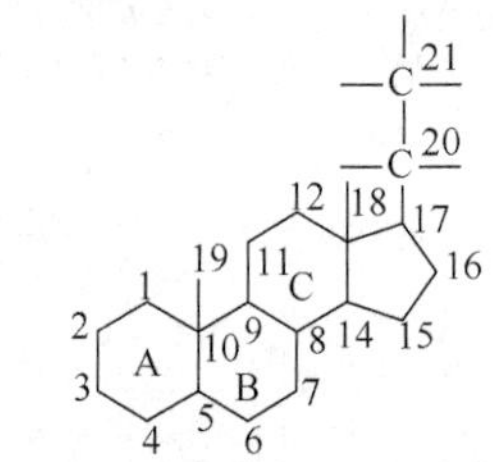

一、典型药物结构与性质

（一）典型药物

甾体激素类药物常用于临床的有醋酸地塞米松、氢化可的松、丙酸睾酮、黄体酮、炔雌醇等药物。典型药物如表 5-8 所示。

表 5-8 甾体激素类典型药物

类别	药物名称	结构式/分子式/分子质量	性状
肾上腺皮质激素类	醋酸地塞米松（dexamethasone acetate）	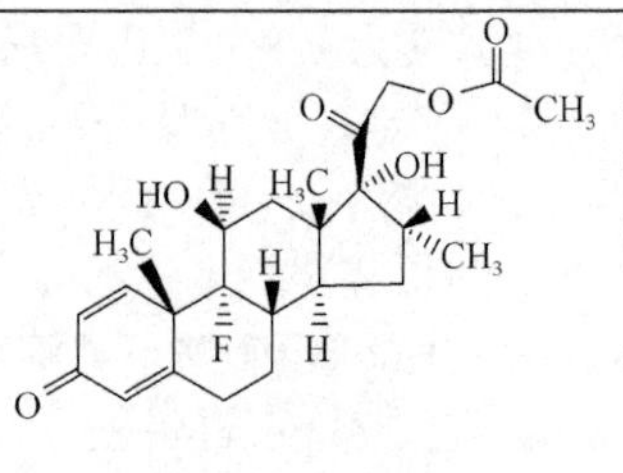 $C_{24}H_{31}FO_6$，434.50	白色或类白色的结晶或结晶性粉末；无臭。在丙酮中易溶，在甲醇或无水乙醇中溶解，在乙醇或三氯甲烷中略溶，在乙醚中极微溶解，在水中不溶。10mg/ml 二氧六环溶液比旋度为+82°～+88°。15μg/ml 的乙醇溶液，在 240nm 的波长处 $E_{1cm}^{1\%}$ 为 343～371
	氢化可的松（hydrocortisone）	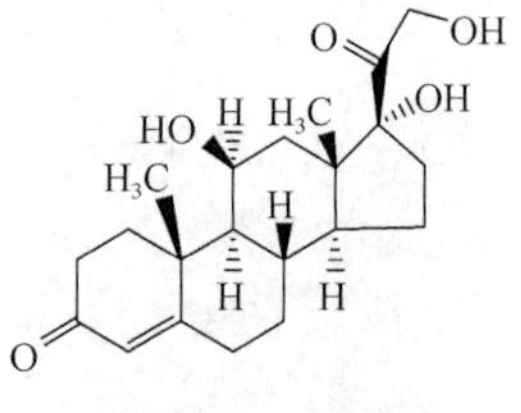 $C_{21}H_{30}O_5$，362.47	白色或类白色的结晶性粉末；无臭；遇光渐变质。在乙醇或丙酮中略溶，在三氯甲烷中微溶，在乙醚中几乎不溶，在水中不溶。10mg/ml 无水乙醇溶液比旋度为+162°～+169°。15μg/ml 的乙醇溶液在 242nm 的波长处 $E_{1cm}^{1\%}$ 为 422～448

续表

类别	药物名称	结构式/分子式/分子质量	性状
雄性激素类	丙酸睾酮（testosterone propionate）	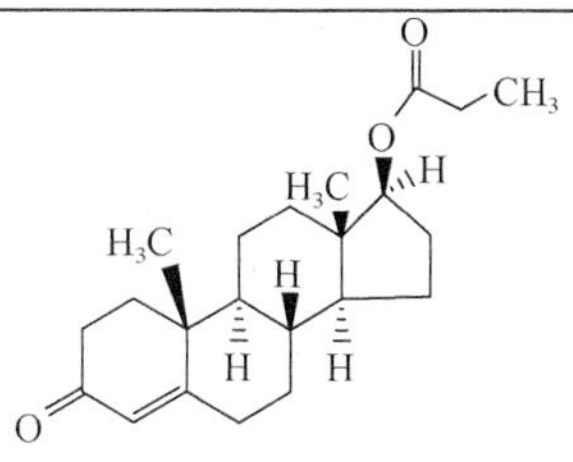 $C_{22}H_{32}O_3$，344.49	白色结晶或类白色结晶性粉末；无臭。在三氯甲烷中极易溶解，在甲醇、乙醇或乙醚中易溶，在乙酸乙酯中溶解，在植物油中略溶，在水中不溶。10mg/ml 的乙醇溶液比旋度为+84°～+90°。熔点为 118～123℃
孕激素类	黄体酮（progesterone）	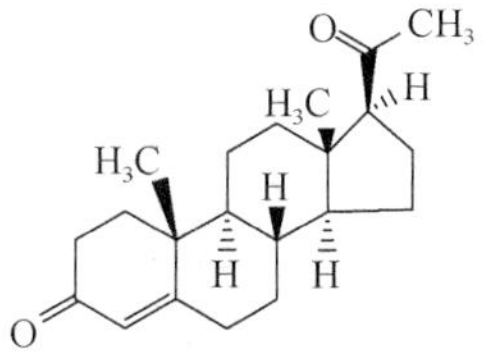 $C_{21}H_{30}O_2$，314.47	白色或类白色的结晶性粉末；无臭。在三氯甲烷中极易溶解，在乙醇、乙醚或植物油中溶解，在水中不溶。10mg/ml 乙醇溶液，在 25℃时，比旋度为+186°～+198°。熔点为 128～131℃
雌激素类	炔雌醇（ethinylestradiol）	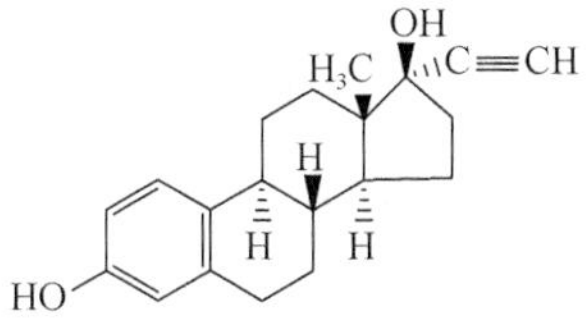 $C_{20}H_{24}O_2$，296.41	白色或类白色的结晶性粉末；无臭。在乙醇、丙醇或乙醚中易溶，在三氯甲烷中溶解，在水中不溶。10mg/ml 吡啶溶液比旋度为−26°～−31°。熔点为 180～186℃

（二）主要理化性质

1. 还原性　醋酸地塞米松、可的松、泼尼松等皮质激素均有 17 位上的 *α*-醇酮基结构，具有还原性，能与氨制硝酸银试液和四氮唑盐等氧化剂反应。

2. 缩合性　3 位羰基或 20 位羰基可与羰基试剂异烟肼等缩合生成异烟腙而呈黄色。

3. 乙炔基反应　某些雌激素或避孕药含有乙炔基，可与硝酸银试液生成白色沉淀。

4. 紫外吸收性质　甾体激素类药物结构中含有 Δ^4-3-酮基、苯环或其他共轭体系，在紫外区有特征吸收，可进行药物的鉴别或含量测定。

5. 成酯或酯的水解反应　甾体激素类药物 21 位大多成酯或为羟基，可利用酯的水解反应或成酯反应进行鉴别。

二、鉴　　别

1. C17-α-醇酮基反应　皮质激素类药物 C_{17} 位上有 *α*-醇酮基，*α*-醇酮基有还原性，能与碱性酒石酸铜试液、氨制硝酸银试液和四氮唑盐试液等反应呈色，用于鉴别。

例 5-33：ChP2015 中醋酸地塞米松的鉴别

取供试品约 10mg，加甲醇 1ml，微热溶解后，加热的碱性酒石酸铜试液 1ml，即生成红色沉淀。

2. 酮基的呈色反应　本类药物结构中含有酮基，如 C_3-酮基和 C_{20}-酮基，可以和异烟肼、硫酸苯肼、2，4 二硝基苯肼等羰基试剂反应，生成黄色的腙而用于鉴别。

例 5-34：ChP2015 中黄体酮的鉴别

取本品约 0.5mg，置小试管中，加异烟肼约 1mg，加入甲醇 1ml 溶解后，加稀盐酸 1 滴，即显黄色。

3. 甲酮基的呈色反应 甾体激素类药物分子结构中含有甲酮基时，能与硝普钠、芳香醛等反应显色。

例 5-35：ChP2015 中黄体酮的鉴别

取本品约 5mg，加甲醇 0.2ml 溶解后，加硝普钠的细粉约 3mg、碳酸钠与乙酸铵各约 50mg，摇匀，放置 10～30min，应显蓝紫色。而其他常用甾体呈现淡橙色或不呈色。此反应为黄体酮的灵敏、专属的鉴别方法，可与其他甾体激素类药物相区别。

4. 酚羟基的反应 雌激素 C_3 上有酚羟基，可与重氮苯磺酸反应生成红色偶氮染料。

5. 炔基的沉淀反应 具有炔基的甾体激素药物，如炔雌醇、炔诺酮等，遇硝酸银试液，即生成白色的炔银沉淀，可用于鉴别。

例 5-36：ChP2015 中炔雌醇的鉴别

取本品 10mg，加乙醇 1ml 溶解后，加硝酸银试液 5、6 滴，即生成白色沉淀。

6. 卤素的反应 有的甾体激素类药物在 C_6、C_9 或其他位置上有氟或氯取代，鉴别时需对取代的卤原子进行确认。由于卤原子与药物是以共价键连接的，因此需先采用氧瓶燃烧或回流水解法将有机结合的卤原子转换为无机离子后再进行鉴别。

7. 酯的反应 某些药物 C_{17} 或 C_{21} 位上的羟基成酯，如醋酸泼尼松、醋酸甲地孕酮等。药物中酯结构的鉴别，一般先水解，生成相应的羧酸，再根据羧酸的性质进行鉴别。

例 5-37：ChP2015 中醋酸地塞米松的鉴别

取本品约 50mg，加乙醇制氢氧化钾试液 2ml，置水浴中加热 5min，放冷，加硫酸溶液（1→2）2ml 缓缓煮沸 1min，即产生乙酸乙酯的香气。

8. 紫外光谱法 甾体激素类药物结构中有 Δ^4-3-酮基、苯环或其他共轭结构，在紫外区有特征吸收，可通过比对最大吸收波长、最大吸收波长处的吸收度或某两个吸收波长处的比值对药物进行鉴别。

9. 红外光谱法 甾体激素类药物的结构复杂，有的药物之间结构上仅有微小的差别，仅靠化学鉴别法难以区别。红外光谱法特征性强，为本类药物鉴别的可靠手段。ChP 及外国药典中，几乎所有的甾体激素类药物都采用 IR 法进行鉴别。

三、检　　查

甾体激素药物多由其他甾体化合物或结构类似的其他甾体激素经结构改造而来，因而可能带来原料、中间体、异构体、降解产物及试剂和溶剂等杂质。甾体激素类药物在纯度检查时，除一般杂质外，检查其特殊杂质“其他甾体”的限度是一个重要的项目。此外，有些甾体激素还规定有其他检查项目，如检查地塞米松磷酸钠、氢化可的松磷酸钠中游离磷酸；检查地塞米松磷酸钠中残留溶剂甲醇和丙酮；检查醋酸地塞米松、醋酸氟轻松、泼尼松龙等药物中的硒。

1. 其他甾体检查 其他甾体是药物中存在的具有甾体结构的其他物质，可能是合成的原料、中间体、副产物及降解产物等，其结构一般是未知的。其他甾体和药物的结构类似，一般采用色谱法进行检查，如 TLC 法、HPLC 法等。

例 5-38：ChP2015 中氢化可的松有关物质的检查

取本品，加氯仿-甲醇（9∶1）制成每 1ml 中含有 3.0mg 的溶液，作为供试品溶液；精密量取适量，加氯仿-甲醇（9∶1）稀释制成每 1ml 中含 60μg 的溶液，作为对照溶液。照 TLC 法实验，吸取上述两种试液各 5μl，分别点于同一硅胶 GF_{254} 薄层板上，以二氯甲烷-乙醚-甲醇-水（385∶60∶30∶2）为展开剂，展开后，晾干，在 105℃干燥 10min，放冷，喷以碱性四氮唑蓝试液，立即检视。供试品溶液如显杂质斑点，不得多于 3 个，其颜色与对照溶液的主斑点比较，不得更深。

2. 游离磷酸盐 是在甾体激素类药物制备过程中，由磷酸酯化时残存的过量磷酸盐。采用钼蓝比色法检查。利用在酸性溶液中磷酸盐与钼酸铵作用，生成磷钼酸铵，再经还原形成磷钼酸蓝（钼蓝）在 740nm 波长处有最大吸收。

3. 甲醇和丙酮　某些甾体激素类药物在生产工艺中使用大量的甲醇和丙酮，甲醇对人体有害，ChP 规定作甲醇和丙酮残留量检查。规定采用 GC 法测定时不得出现甲醇峰，该法测定甲醇时检测限为 3.1mg。丙酮则采用外标法测定，规定其质量百分比不得超过 5.0%。

4. 硒的检查　有的甾体激素类药物，如醋酸氟轻松、醋酸地塞米松、醋酸曲安奈德等，生产中使用二氧化硒脱氢，药物中可能引入杂质硒。硒对人体有害，所以需检查这些甾体激素药物中的硒。检查原理是利用氧瓶燃烧法进行有机破坏，使硒转化为高价氧化物（SeO_3），以硝酸溶液吸收；再用盐酸羟胺将 Se^{6+}还原为 Se^{4+}；在 pH=2.0±0.2 的条件下与二氨基萘试液作用，生成 4，5-苯并硒二唑，经环己烷提取后，在 378nm 波长处有最大吸收。通过测定供试品溶液和对照品溶液的吸光度进行比较，规定供试品溶液的吸光度不得大于硒对照液的吸光度，如醋酸地塞米松中硒的检查：取供试品 0.10g，依硒检查法进行。

四、含量测定

1. HPLC 法　ChP2015 收载的甾体激素原料和制剂中，绝大多数采用 HPLC 法。在 HPLC 法中，以反相色谱用于甾体激素的含量测定最为广泛。

例 5-39：ChP2015 醋酸地塞米松的含量测定

色谱条件与系统适用性试验：用十八烷基硅烷键合硅胶为填充剂；以乙腈-水（40∶60）为流动相；检测波长为 240nm。取有关物质项下的对照溶液 20μl 注入液相色谱仪，出峰顺序依次为地塞米松与醋酸地塞米松，地塞米松峰与醋酸地塞米松峰的分离度应大于 20.0。

测定法：取本品，精密称定，加甲醇溶解并定量稀释制成每 lml 中约含 50μg 的溶液，作为供试品溶液，精密量取 20μl 注入液相色谱仪，记录色谱图；另取醋酸地塞米松对照品，同法测定。按外标法以峰面积计算，即得。

2. 紫外分光光度法　肾上腺皮质激素、雄性激素与蛋白同化激素、孕激素和口服避孕药，均具有 Δ^4-3-酮基，在 240nm 附近有最大吸收，而雌激素的苯环则在 280nm 附近有最大吸收，这些特征吸收可用于甾体激素类药物的含量测定，吸收系数法或对照品比较法定量。

3. 比色法　甾体激素类药物能够与某些试剂发生呈色反应，利用此性质可采用比色法进行含量测定。甾体激素类药物常含有结构相似的甾体杂质、溶液 pH、氧气、光线、温度等都会对比色法造成干扰。因此很多药物现已改用 HPLC 法测定，只有少数药物制剂采用比色法进行含量测定。

（1）四氮唑比色法：肾上腺皮质激素具有 C_{17}-α-醇酮基，呈还原性，能在强碱性条件下将四氮唑盐定量还原为有色甲臜，在一定波长处有最大吸收，可用比色法测定含量。常用四氮唑盐包括：2，3，5-三苯基氯化四氮唑（TTC）和 3，3′-二甲氧苯基-双-4，4′-（3，5-二苯基）氯化四氮唑，两者也分别称为红四氮唑（RT）和蓝四氮唑（BT）。

（2）异烟肼比色法：该类药物结构中的酮基在酸性条件下可与羰基试剂异烟肼缩合，生成黄色的异烟腙，在 240nm 波长处有最大吸收，可用于进行含量测定。

（3）Kober 反应比色法：Kober 反应是指雌激素与硫酸-乙醇共热呈色，用水或稀硫酸稀释后重新加热发生颜色改变，并在 515nm 附近有最大吸收。可用于雌激素类药物的比色测定。这可能是由于雌激素与硫酸作用通过质子化、重排、去氢等作用然后转变为发色团（λ_{max}=465nm），共轭系统较长，再进一步形成吸收光谱向红移的发色团（λ_{max}=515nm）。将 Kober 反应用于雌激素制剂的含量测定时，呈色强度和稳定性受到试剂浓度、组成、反应时间和温度影响，同时还受制剂中稳定剂、赋形剂、溶剂等干扰，使测定结果重现性差。故将反应所用试剂改进为铁-酚试剂。

铁-酚试剂（铁-柯柏试剂）的组成包括硫酸亚铁铵、硫酸、过氧化氢、苯酚。其中亚铁盐可以加快反应速度，提高反应灵敏度，使反应进行完全。苯酚可以加快反应速度，并消除荧光物质干扰。

4. 硝酸银-氢氧化钠滴定法 炔雌醇和炔诺孕酮等药物含有炔基，遇硝酸银试液，生成白色的炔银沉淀和硝酸，生成的硝酸可用氢氧化钠滴定，从而测定药物含量。

第七节 合成抗菌类药物

合成抗菌药是一类抑制或杀灭病原微生物的药物（化学治疗剂）。由于细菌、病毒等各种病原微生物所致的感染性疾病遍布临床各科，因此在人类与感染性疾病的斗争中，合成抗菌药物得到了广泛的应用，抗菌药物的分析成为医药界关注的热点。合成抗菌药物包括喹诺酮类、磺胺类、抗结核药、抗真菌药等。本节主要讲解磺胺类和喹诺酮类药物的理化性质、鉴别反应、杂质检查及含量测定方法。

一、磺胺类药物

磺胺类药物是对氨基苯磺酸胺的衍生物。其母体结构中磺酸氨基上的一个氢原子被其他基团取代后的衍生物，称为 N_1 取代物，如磺胺嘧啶、磺胺林、磺胺多辛、磺胺异噁唑和磺胺甲噁唑等。其分子结构中的芳伯氨基是进行化学鉴别和含量测定的重要基团。磺胺母体结构中对位氨基上的一个氢原子被其他基团取代后的衍生物，称为 N_4 取代物，母体结构中 N_1 和 N_4 上各有一个氢原子被取代的衍生物，称为 N_1、N_4 取代物，如酞磺胺噻唑等，这两类药物较为少用。

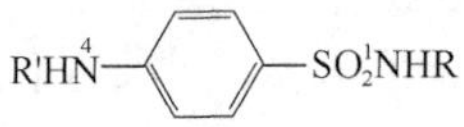

R'HN(4)—C6H4—SO2(1)NHR

（一）化学结构与理化性质

1. 化学结构 常用的磺胺药物有磺胺甲噁唑、磺胺异噁唑、磺胺嘧啶、磺胺多辛等，它们均为 N_1 取代物，其结构如下：

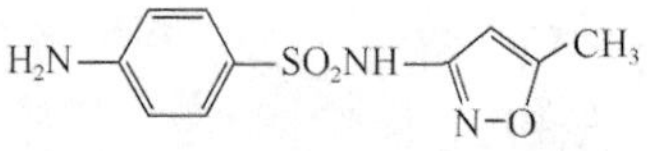

磺胺甲噁唑(sulfamethoxazole)

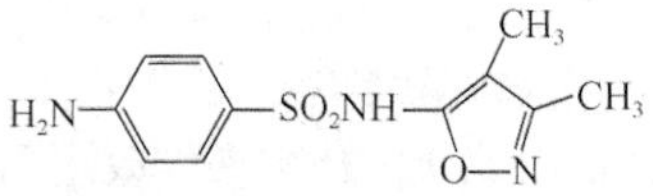

磺胺异噁唑(sulfafurazole)

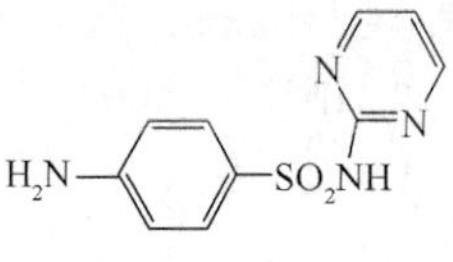

磺胺嘧啶(sulfadiazine)

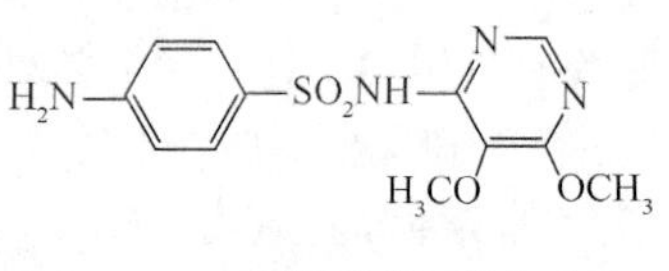

磺胺多辛(sulfadoxine)

2. 理化性质

（1）性状：本类药物多为白色或类白色结晶性粉末，在水中几乎不溶，溶于稀盐酸或氢氧化钠溶液。如磺胺嘧啶为白色或类白色的结晶或粉末；遇光分解色渐变暗；在乙醇或丙酮中微溶，在水中几乎不溶，易溶于氢氧化钠试液或氨试液中，也易溶解在稀盐酸中。

（2）熔融变色：不同的磺胺类药物以直火加热熔融后，可呈现不同的颜色，产生不同的分解产物。如磺胺可显紫蓝色，磺胺嘧啶可显红棕色，磺胺脒可显玫瑰紫色，磺胺醋酰可显棕色等。

（3）具有酸碱两性：本类药物中，凡 N_4 未被取代而形成-NH_2，显示弱碱性；受磺酰基吸电子效应的影响，磺酰氨基上的氢原子比较活泼，即具有一定的酸性。因此上述四个典型的磺胺类药物均为两性化合物，可溶于酸性或碱性溶液中。

（4）芳伯氨基反应：磺胺类药物一般含有游离的芳伯氨基，在酸性条件下可与亚硝酸钠发生重氮化反应，生成重氮盐，进一步与碱性β-萘酚偶合，产生橙黄色或猩红色沉淀。此外，芳伯氨基还可以与多种芳醛（如对二甲氨基苯甲醛、香草醛和水杨醛等）在酸性溶液中缩合生成有色的希夫碱。

（5）磺酰胺基的反应：磺胺类药物还可以和一些金属离子，如铜盐或钴盐等反应，生成金属取代物的沉淀。其中，铜盐沉淀的颜色，随N_1取代基的不同而异，有的还有颜色变化过程，常用于磺胺类药物的鉴别。

（6）N_1和N_4上取代基的反应：主要是N_1上取代的反应，取代基为含氮杂环的可与生物碱沉淀剂反应生成沉淀，还可发生溴代反应。

（二）鉴别

磺胺类药物的N_1取代物分子中存在芳伯氨基和磺酸亚氨基的特点，普遍采用芳伯胺鉴别反应和生成铜盐的反应进行鉴别。由于化学鉴别法专属性不强，还必须用红外光谱法配合进行鉴别。

1. 铜盐反应　磺胺类药物N_1取代物分子中的磺酸亚氨基呈酸性，能与氢氧化钠试液作用生成易溶于水的钠盐，磺胺类药物的钠盐可与铜盐反应，生成相应的铜盐沉淀，如磺胺嘧啶铜、磺胺二甲嘧啶铜等。

磺胺类药物与铜盐反应形成沉淀的原理如下：

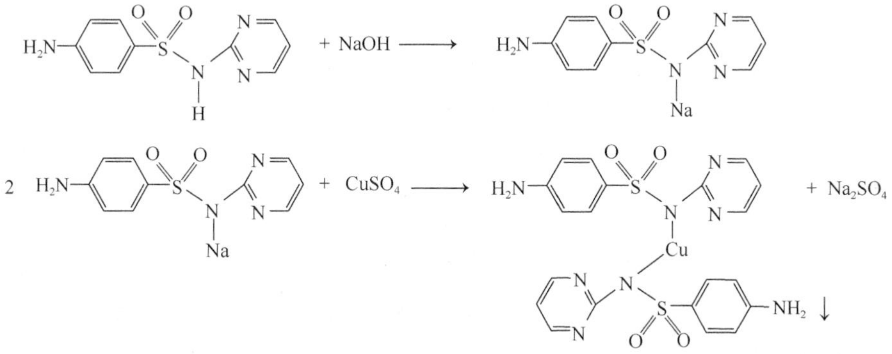

铜盐沉淀的颜色随N_1取代基的不同而异，有的在放置过程中还发生颜色变化，如表5-9所示。可以根据此性质鉴别磺胺类药物，并可初步区别结构类似的磺胺药。

表5-9　磺胺类药物与铜盐的反应

药物名称	加入硫酸铜试液后的现象
磺胺甲噁唑	生成草绿色沉淀
磺胺异噁唑	呈淡棕色，放置析出暗绿色絮状沉淀
磺胺嘧啶	生成黄绿色沉淀，放置后变为紫色
磺胺多辛	生成黄绿色沉淀，放置后变为淡蓝色

2. 重氮化-偶合反应　磺胺药的N_1取代物分子中含有芳伯氨基，可在盐酸存在下与亚硝酸钠溶液于低温下发生重氮化反应，生成重氮盐，重氮盐在碱性溶液中与β-萘酚偶合生成由橙黄色到猩红色的偶氮染料。不仅ChP采用此法鉴别磺胺类药物，美国、英国、日本等国家药典也广泛采用此法鉴别磺胺类药物。

3. 芳伯氨基与芳醛的缩合反应　本类药物的芳伯氨基可和芳醛（如对二甲氨基苯甲醛、香草醛、水杨醛等）在酸性溶液中缩合为有色的希夫碱，如与对二甲氨基苯甲醛在酸性溶液中生成黄色希夫碱。

4. N_1 取代基的反应 磺胺嘧啶和磺胺甲噁唑 N_1 上均为含氮杂环取代，有一定碱性，可以和有机碱沉淀剂生成沉淀，如磺胺嘧啶可和碘化铋钾试液、碘-碘化钾试液生成红棕色沉淀。

5. 红外光谱法 IR 法具有指纹性，可以鉴别磺胺类药物的特征官能团。ChP2015 采用 IR 法对所收载的磺胺类药物进行鉴别。

（三）检查

磺胺类药物大多需要进行酸度、碱性溶液的澄清度与颜色、氯化物等一般杂质的检查，还需要进行特殊杂质的检查，磺胺类药物的特殊杂质检查一般采用 TLC 法。

氯化物：取本品 2.0g，加水 100ml，振摇，滤过；分取滤液 25ml 依法检查，与标准氯化钠溶液 5.0ml 制成的对照液比较，不得更浓（0.01%）。

硫酸盐：取氯化物项下剩余的滤液 25ml 依法检查，与标准硫酸钾溶液 1.0ml 制成的对照液比较，不得更浓（0.02%）。

干燥失重：取本品，在 105℃干燥至恒重，减失重量不得过 0.5%。

重金属：取本品 1.0g，依法检查，含重金属不得超过百万分之十。

（四）含量测定

1. 亚硝酸钠滴定法 磺胺嘧啶钠、磺胺嘧啶锌、磺胺甲噁唑、磺胺多辛和磺胺醋酰钠等原料药和制剂及磺胺嘧啶原料药均可采用亚硝酸钠滴定法测定含量。

测定原理：利用磺胺类药物的 N_1 取代物分子中含有芳伯氨基，可在盐酸介质中，0～5℃低温状态下与亚硝酸盐发生重氮化反应，测定磺胺类药物的含量。其反应式如下所示：

$$H_2N-C_6H_4-SO_2NHR + NaNO_2 + 2HCl \longrightarrow$$

$$N\equiv\overset{+}{N}(Cl^-)-C_6H_4-SO_2NHR + NaCl_2 + H_2O$$

2. 非水溶液滴定法 磺胺异噁唑虽含有芳伯氨基，但按一般重氮化方法滴定时，亚硝酸钠不与其按一定的计量关系反应，因此不能定量测定。利用该化合物的磺酰胺基具有酸性的特点，ChP2015 采用非水酸量法测定其含量，以二甲基甲酰胺为溶剂，偶氮紫为指示剂，用甲醇钠标准滴定溶液滴定。

测定方法：取供试品约 0.5g，精密称定，加二甲基甲酰胺 40ml 溶解后，加偶氮紫指示液 3 滴，用甲醇钠滴定液（0.1mol/L）滴定，至溶液恰显蓝色，并将滴定的结果用空白试验校正。1ml 甲醇钠滴定液（0.1mol/L）相当于 26.73mg 的 $C_{11}H_{13}N_3O_3S$。

二、喹诺酮类药物

喹诺酮类药物是一类化学合成抗菌药，主要是由吡啶酮酸并联苯环、吡啶环或嘧啶环等芳香环组成的化合物，按其母核结构特征可分为萘啶羧酸类、吡啶并嘧啶羧酸类、喹啉羧酸类及噌啉羧酸类。其中噌啉羧酸类药物仅有西诺沙星，因其临床很少使用，因此喹诺酮类药物也可分为 3 种结构类型。第一代主要有萘啶酸；第二代主要有吡哌酸，因疗效不佳现已少用；第三代主要有诺氟沙星、氧氟沙星、培氟沙星、环丙沙星等，本代药物的分子中均有氟原子，因此称为氟喹诺酮；第四代主要有加替沙星、莫西沙星、司帕沙星及左氧氟沙星。

喹诺酮类药物结构通式如下：

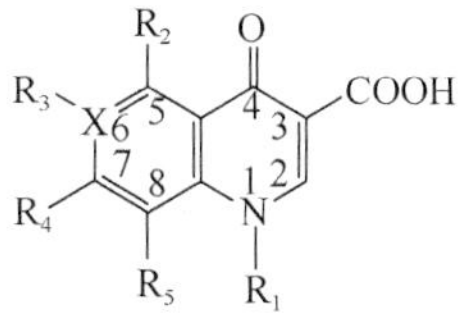

（一）化学结构与理化性质

1. 化学结构　几种常用喹诺酮类药物结构如下：

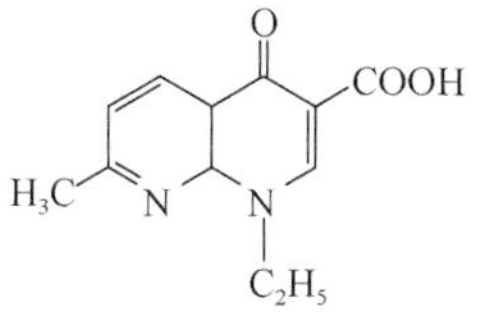

萘啶酸(nalidixic acid)

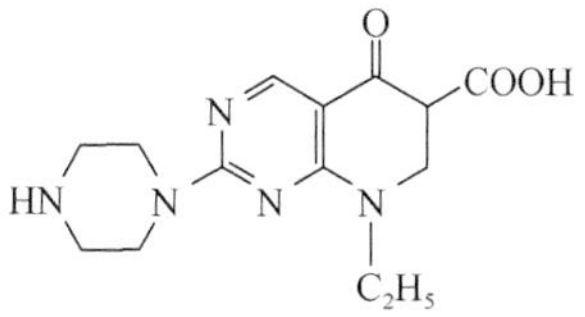

吡哌酸(pipemidic acid)

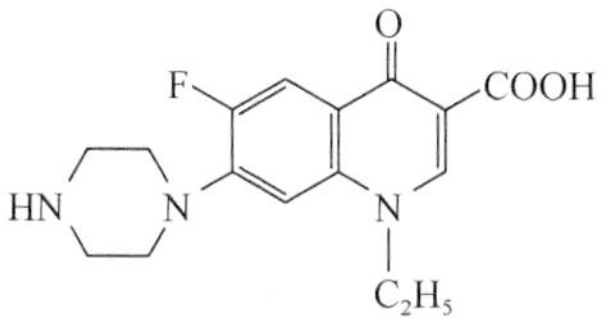

诺氟沙星(norfloxacin)

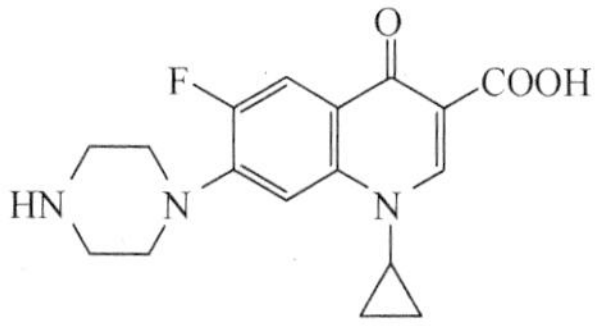

环丙沙星(ciprofloxacin)

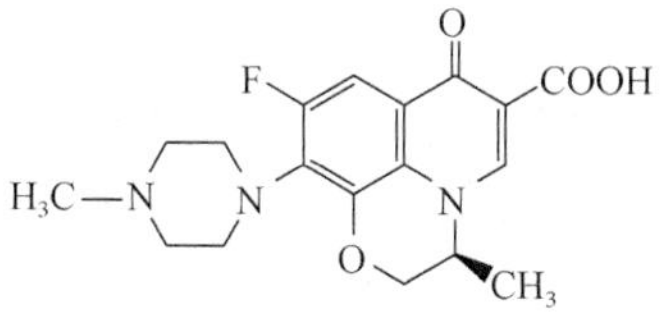

左氧氟沙星(levofloxacin)

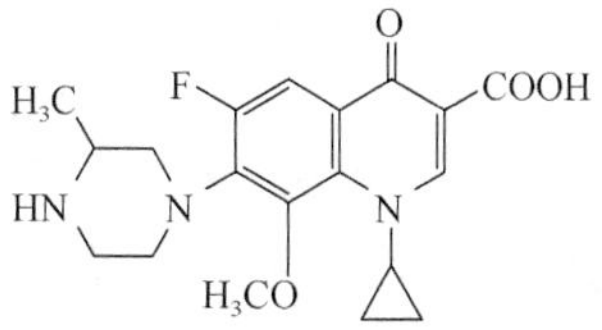

加替沙星(gatifloxacin)

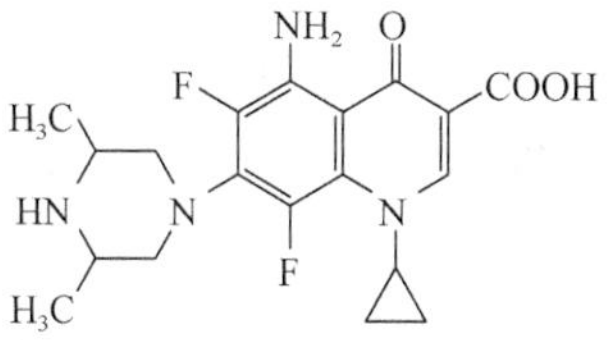

司帕沙星(sparfloxacin)

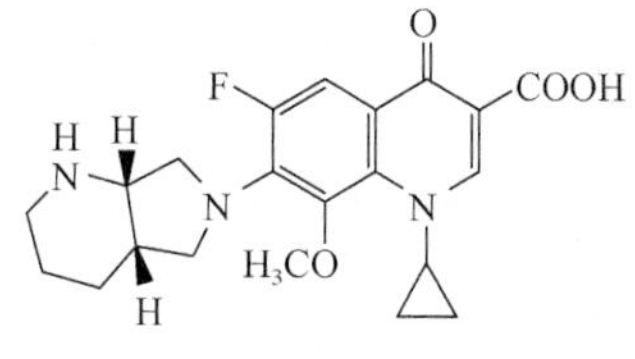

莫西沙星(moxifloxacin)

2. 理化性质

（1）性状：喹诺酮类药物一般为类白色或淡黄色结晶，如诺氟沙星为类白色至淡黄色结晶性粉末，环丙沙星为白色至微黄色结晶性粉末。

（2）酸碱两性：喹诺酮类药物分子因含有羧基而显酸性，同时又含有碱性氮原子而显碱性，所以喹诺酮类药物显酸碱两性，如环丙沙星可与盐酸成盐，也可与氢氧化钠反应生成钠盐。

（3）溶解性：在水和乙醇中溶解度较小，在碱性和酸性水溶液中有一定溶解度，如诺氟沙星，25℃时，在水中溶解度约为 0.027%，乙醇中溶解度约 0.076%。喹诺酮类药物成盐后可在水中溶解，如盐酸环丙沙星在水中溶解，在甲醇中微溶，在乙醇中极微溶解，在三氯甲烷中几乎不溶。

（4）紫外吸收光谱特征：分子结构中具有共轭系统，在紫外区有特征吸收，利用此性质可进行鉴别或含量测定。如吡哌酸盐酸溶液在 275nm 波长处有最大吸收；左氧氟沙星盐酸溶液，在 226nm 与 294nm 的波长处有最大吸收，在 263nm 的波长处有最小吸收。

（5）旋光性：左氧氟沙星具有旋光性，氧氟沙星和环丙沙星等无旋光性。

（6）分解反应：喹诺酮类抗菌药遇光照可分解，对患者会产生光毒性反应，因此使用前后均应注意避光。

（7）与金属离子反应：结构中 3、4 位为羧基和酮羰基的喹诺酮类药物，极易和金属离子（如钙、镁、铁和锌）形成螯合物，降低药物的抗菌活性。这类药物不宜和牛奶等含钙和铁离子的食物或药品同时服用；同时长时间使用会使体内的金属离子流失，尤其是对妇女、老人和儿童可引起缺钙、缺锌和贫血等不良反应。

（二）鉴别

1. 与丙二酸的反应 喹诺酮类药物为叔胺化合物，与丙二酸在酸酐共热时有红棕色、红色、紫色或蓝色呈现。此反应对叔胺有选择性。

操作方法：取本品 10mg，置干燥试管中，加丙二酸约 10mg，加酸酐 10 滴，在水浴中加热 10min，溶液显红棕色。

2. 紫外光谱法 喹诺酮类药物分子结构中具有共轭系统，在紫外区有最大吸收波长，可以用来进行鉴别。ChP2015 利用紫外光谱法对多种喹诺酮类药物进行鉴别，如左氧氟沙星、甲磺酸培氟沙星、司帕沙星等。

3. TLC 法 ChP2015 对氧氟沙星、诺氟沙星和氟罗沙星用本法鉴别。

操作方法：取本品与氟罗沙星对照品适量，分别加二氯甲烷-甲醇（4∶1）制成每 1ml 中含 1mg 的溶液，作为供试品溶液与对照品溶液；另取氟罗沙星对照品与氧氟沙星对照品适量，加二氯甲烷-甲醇（4∶1）制成每 1ml 中约含氟罗沙星 1mg 和氧氟沙星 1mg 的混合溶液，作为系统适用性溶液。按照 TLC 法试验，吸取上述三种溶液各 2μl，分别点于同一硅胶 GF_{254} 薄层板上，以乙酸乙酯-甲醇-浓氨溶液（5∶6∶2）为展开剂，展开，取出，晾干，置紫外光灯（254nm）下检视，系统适用性溶液应显示两个清晰分离的斑点，供试品溶液所显主斑点的位置与荧光应与对照品溶液主斑点的位置与荧光相同。

4. HPLC 法 利用 HPLC 图中的药物保留时间，可以对喹诺酮类药物进行鉴别。ChP2015 规定：喹诺酮类药物含量测定项下的供试品主峰应与相应对照品主峰的保留时间一致。

5. 红外光谱法 利用喹诺酮类药物的红外特征吸收峰，可对此类药物进行鉴别。ChP2015 规定：喹诺酮类药物红外吸收光谱图应与对照图谱一致。

（三）检查

喹诺酮类药物有关物质的来源主要有两个途径：一是工艺杂质，即生产中可能带入的起始原料、试剂、中间体、副产物和异构体等；二是降解产物，即药物在储存、运输、使用过程中由于自身性质不稳定而产生的各种杂质。

ChP2015 检查喹诺酮类药物有关物质主要采用 HPLC 法，如氧氟沙星、左氧氟沙星、加替沙星、环丙沙星和诺氟沙星的有关物质等，采用 C18 柱，流动相梯度洗脱，紫外检测的方法。

（四）含量测定

1. 非水溶液滴定法 喹诺酮类药物具有酸碱两性的性质，而且大部分该类药物为疏水性，在 pH 为 6～8 时水溶性比较差，不能在水溶液中直接滴定。用非水溶剂将供试品溶解，在溶剂的作用下增强了弱碱（酸）的强度，从而在非水介质中能进行滴定，其中以碱量法最常用。

2. UV 法 喹诺酮类药物分子结构中具有共轭系统，在紫外区有特征吸收。而且它们又具有酸碱两性特征，在碱性溶液或酸性溶液中皆可溶解，并且稳定性良好。因此，可利用吸收系数法或对照品对照法进行含量测定，具有灵敏度高、精密度好的特点，可用于本类药物及其制剂的含量测定。

3. HPLC 法　色谱条件与系统适用性试验如下所示。用十八烷基硅烷键合硅胶为填充剂；以乙酸铵高氯酸钠溶液（取乙酸铵 4.0g 和高氯酸钠 7.0g，加水 1300ml 使溶解，用磷酸调节 pH 至 2.2）-乙腈（85：15）为流动相；检测波长为 294nm。称取左氧氟沙星对照品、环丙沙星对照品和杂质对照品适量，加 0.1mol/L 盐酸溶液溶解并稀释制成每 1ml 中约含左氧氟沙星 0.1mg，环丙沙星和杂质各 5μg 的混合溶液，取 10μl 注入液相色谱仪，记录色谱图，左氧氟沙星峰的保留时间约为 15min，左氧氟沙星峰与杂质峰和左氧氟沙星峰与环丙沙星峰之间的分离度应分别大于 2.0 与 2.5。

思　考　题

1. 阿司匹林及其片剂为何采用不同含量测定方法？如果片剂也采用原料药的分析方法，会产生什么影响？

2. 苯甲酸中的含量测定为何采用双相滴定法？其双相体系由哪两相构成？滴定反应采用什么指示剂？

3. 如何区别硫喷妥钠、苯巴比妥、司可巴比妥和异戊巴比妥？

4. 用亚硝酸钠滴定法滴定芳胺类药物时，为什么要加溴化钾？解释其作用原理。

5. 简述杂环类药物的分类，以及典型药物的鉴别。

6. 异烟肼常用的鉴别方法是什么？试述其反应原理与反应现象。

7. 用 TLC 法鉴别生物碱类药物常需加入碱性试剂，其目的是什么？

8. 试述酸性染料比色法的基本原理及主要试验条件。

9. 维生素 A 具有什么样的结构特点？简述三氯化锑反应原理。

10. 简述铈量法测定维生素 E 的原理。应采用何种滴定介质？为什么？

11. 常采用哪些官能团的呈色反应进行甾体激素药物的鉴别？

12. 四氮唑盐比色法的原理是什么？该方法受到哪些因素的影响？

13. 磺胺类药物的酸性来自何种基团？如何应用此性质进行鉴别？

14. 磺胺类药物的铜盐反应中，加硫酸铜试液前应先做成钠盐，如何不使碱过量？如过量会造成什么后果？

15. 试述用亚硝酸钠法测定磺胺类药物含量的反应原理及判断滴定终点的方法。

第六章　抗生素类药物分析

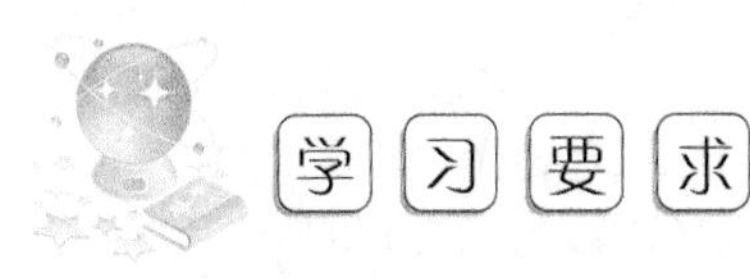

1. 掌握：β-内酰胺类抗生素（β-lactam antibiotics）、氨基糖苷类抗生素（aminoglycoside antibiotics）、四环素类抗生素（tetracycline antibiotics）和大环内酯类抗生素的基本结构，理化性质及其与分析方法之间的关系，β-内酰胺类抗生素、氨基糖苷类抗生素常用鉴别方法的原理与特点。

2. 熟悉：四类药物的含量测定、杂质检查项目与方法，四环素类和大环内酯类抗生素常用的鉴别方法。

3. 了解：各类抗生素类药物的其他分析项目与方法。

抗生素是由微生物（包括细菌、真菌、放线菌属）或高等动植物在生命过程中产生的一类次级代谢产物，能干扰其他生物细胞功能的化学物质。现临床常用的抗生素有300余种，是通过生物合成（发酵）、化学全合成或半合成而制得的，是临床上常用的一类重要药物。

与化学合成药物相比，抗生素类药物主要有以下特点。①活性组分易发生变异：多组分是抗生素的首要特性，主要表现为同系物多，如庆大霉素有四个主要组分（庆大霉素 C_1、庆大霉素 C_2、庆大霉素 C_{1a}、庆大霉素 C_{2a}）；异构体多，如半合成β-内酰胺类抗生素、氨基糖苷类抗生素具有旋光性，均存在光学异构体；微生物菌株的变化、发酵条件改变等均可导致产品质量发生变化，如组分的组成或比例改变。②稳定性差：抗生素分子结构中常含有活泼基团，其分解产物常使其疗效降低或失效，有些甚至引起毒副作用。如β-内酰胺类抗生素的β-内酰胺环易水解，链霉素结构中的醛基易氧化等。③化学纯度较低：由于生物发酵过程不易控制，可能引入无机盐、糖类、热原、杂蛋白等杂质；另外由于抗生素的不稳定性，由降解、聚合及异构化等产生的杂质常是抗生素类药物中主要的杂质来源。

抗生素类药物种类繁多，按化学结构可分为β-内酰胺类、氨基糖苷类、四环素类、大环内酯类、多肽多烯类和其他类。本章重点介绍β-内酰胺类、氨基糖苷类、四环素类和大环内酯类抗生素的分析。

第一节　β-内酰胺类抗生素

β-内酰胺类抗生素是指分子结构中含有β-内酰胺环的一类抗生素，是目前品种最多的一类抗生素。本类抗生素包括青霉素类（penicillins）、头孢菌素类（cephalosporins），氧头孢烯类（oxacephems）和单环β-内酰胺类抗生素（monocyclic β-lactam antibiotics）。

一、典型药物的结构与性质

（一）化学结构

青霉素类和头孢菌素类分子结构均由母核与酰胺侧链（RCO-）构成。青霉素类的母核为6-氨基青霉烷酸（6-aminopenicillanic acid，6-APA），由氢化噻唑环与β-内酰胺环并合而成；头孢菌素类的母核为 7-氨基头孢菌烷酸（7-aminocephalosporanic acid，7-ACA），由氢化噻嗪环与 *β*-内酰胺环并合而成。其基本结构如下：

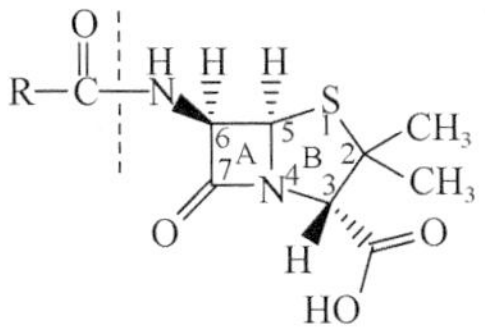

侧链 母核:6-氨基青霉烷酸(6-APA)
A. *β*-内酰胺环
B. 氢化噻唑环

青霉素类(penicillins)

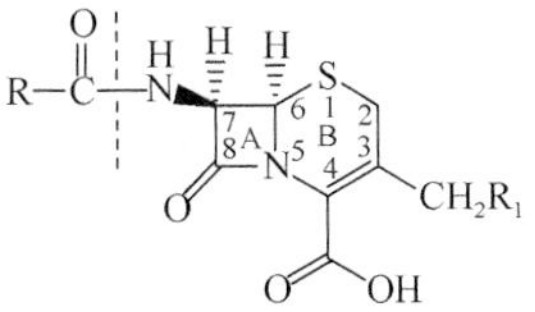

侧链 母核:7-氨基头孢菌烷酸(7-ACA)
A. *β*-内酰胺环
B. 氢化噻嗪环

头孢菌素类(cephalosporins)

由于侧链取代基 R 及头孢菌素类母核 C_3 上 R_1 的不同，构成不同的青霉素类和头孢菌素类药物，常见的青霉素类和头孢菌素类药物及结构，见表 6-1 和表 6-2。

表 6-1　常见的青霉素类药物

药物名称	取代基 R
青霉素钠（钾） [benzylpenicillin sodium （potassium）]	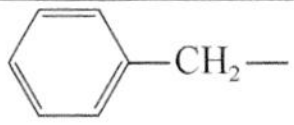 C_6H_5—CH_2—
氨苄西林 （ampicillin）	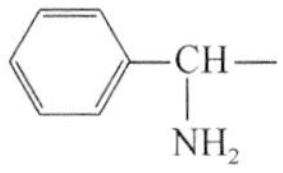 C_6H_5—CH(NH_2)—
阿莫西林 （amoxicillin）	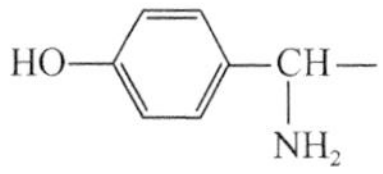 HO—C_6H_4—CH(NH_2)—
苯唑西林钠 （oxacillin sodium）	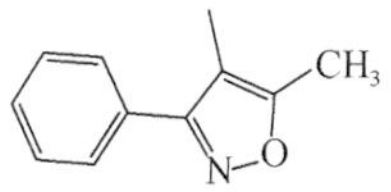 5-甲基-3-苯基异噁唑-4-基（CH_3，N—O）
哌拉西林 （piperacillin）	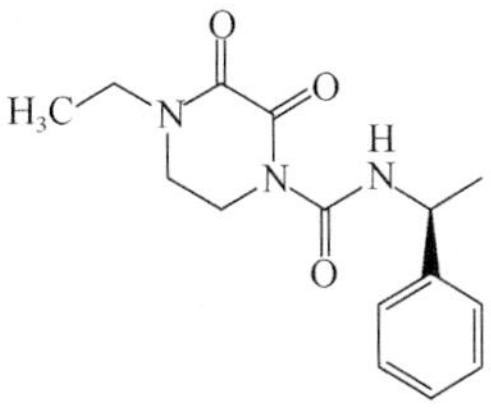 H_3C，N，O，O，N，H，N，O（哌嗪二酮结构）
氯唑西林钠 （cloxacillin sodium）	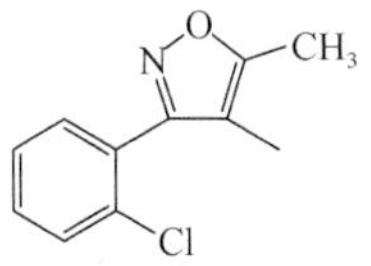 3-(2-氯苯基)-5-甲基异噁唑-4-基（N，O，CH_3，Cl）
青霉素 V 钾 （phenoxymethylpenicillin potassium）	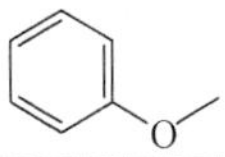 C_6H_5—O—CH_2—

表 6-2　常见的头孢菌素类药物

药物名称	取代基 R	取代基 R_1
头孢丙烯 （cefprozil）	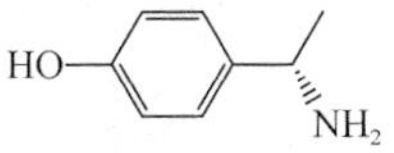 HO—C_6H_4—CH(NH_2)—	H_3C—CH=CH—
头孢氨苄 （cefalexin）	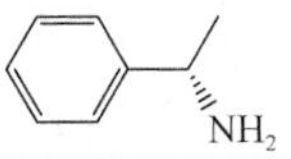 C_6H_5—CH(NH_2)—	H

续表

药物名称	取代基 R	取代基 R_1
头孢羟氨苄 (cefadroxil)	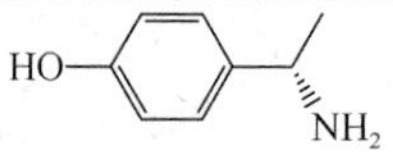	H
头孢他啶 (ceftazidime)	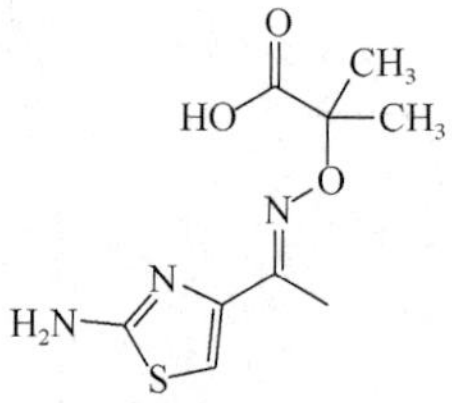	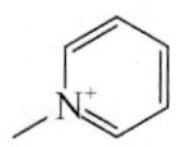
头孢曲松钠 (ceftriaxone sodium)	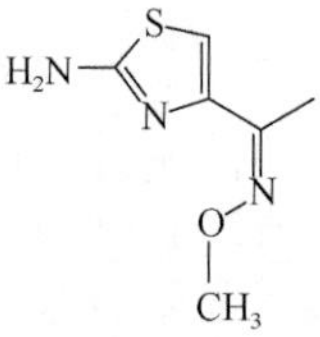	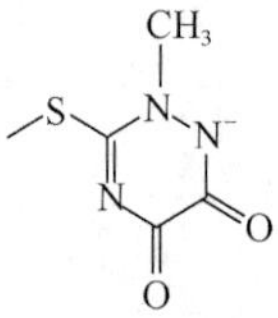
头孢拉定 (cefradine)	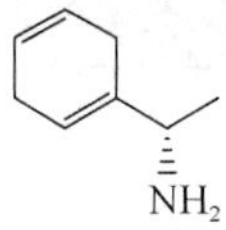	H
头孢哌酮 (cefoperazone)	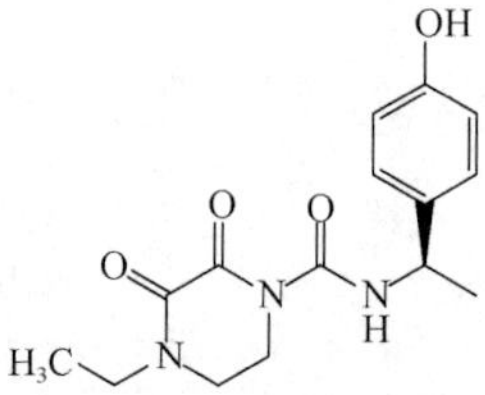	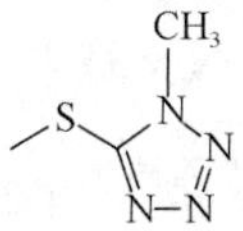
头孢噻肟钠 (cefotaxime sodium)	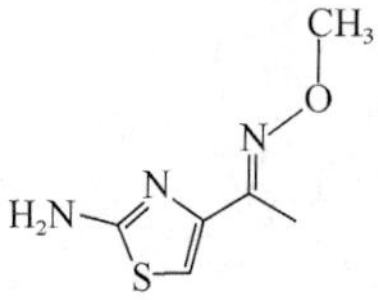	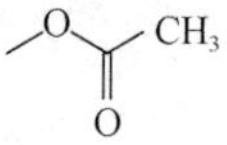
头孢噻吩钠 (cefalotin sodium)	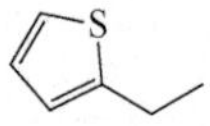	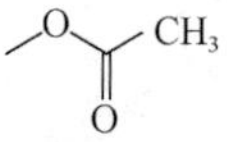
头孢地尼 (cefdinir)	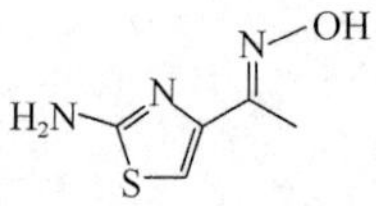	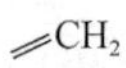 CH_2
头孢呋辛酯 (cefuroxime axetil)	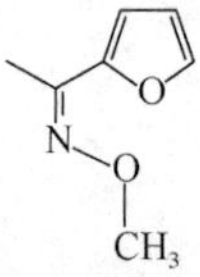	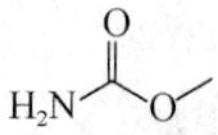
头孢替唑钠 (ceftezole sodium)	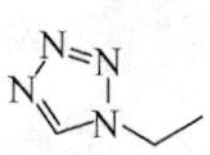	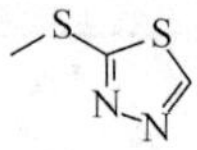
头孢唑林钠 (cefazolin sodium)	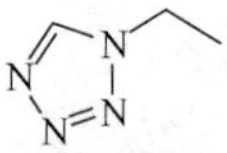	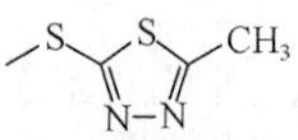
头孢硫脒 (cefathiamidine)	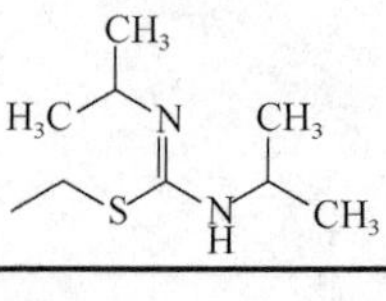	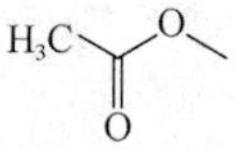

（二）性质

1. 酸性　青霉素类和头孢菌素类分子中的游离羧基具有较强的酸性，大多青霉素类化合物的 pK_a 为 2.5～2.8，能与无机碱成盐（如青霉素钠、青霉素 V 钾）或与某些有机碱成盐（如普鲁卡因青霉素），也可成酯（如头孢呋辛酯、头孢泊肟酯）。

2. 溶解性　青霉素的碱金属盐易溶于水，遇酸析出白色沉淀；而有机碱盐难溶于水，易溶于有机溶剂。

3. 旋光性　青霉素类分子结构中含有三个手性碳原子，头孢菌素类含有两个手性碳原子，故均具有旋光性。各国药典对 *β*-内酰胺类药物均规定有比旋度的限度，如 ChP2015 规定头孢克洛水溶液的比旋度为+105°～+120°（4mg/ml），阿莫西林的比旋度为+290°～+315°（2mg/ml）。

4. 紫外吸收光谱特征　青霉素分子中的母核无共轭体系，但其侧链多含有共轭体系；头孢菌素类分子的母核（O=C—N—C=C—）和侧链均有共轭体系，因此有紫外吸收。如 ChP2015 规定头孢曲松钠的水溶液在 241nm 波长处吸收系数（$E_{1cm}^{1\%}$）为 495～545。

5. *β*-内酰胺环的不稳定性　*β*-内酰胺环为四元环，具有较大的张力，易水解开环，是本类药物的不稳定部分，但其稳定性与含水量和纯度有很大关系。青霉素类和头孢菌素类在干燥条件下均较稳定，室温条件下密封保存可储存 3 年以上，而其水溶液很不稳定，放置后即会很快失活。青霉素水溶液在 pH6～6.8 时较稳定，但在酸、碱、青霉素酶、羟胺、某些金属离子（铜、铅、汞和银）或氧化剂等作用下，易发生水解和分子重排，导致 *β*-内酰胺环的破坏而失去抗菌活性，如青霉素的降解反应如图 6-1 所示。

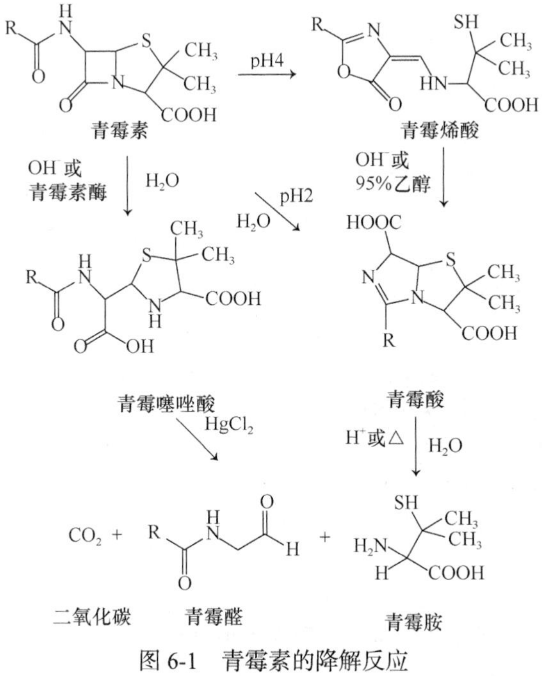

图 6-1　青霉素的降解反应

二、鉴别试验

（一）色谱法

本类药物主要采用 HPLC 法测定含量，因此相应药物的鉴别亦采用 HPLC 法，供试品溶液主峰应与对照品溶液主峰保留时间（t_R）一致。鉴别试验中既有 HPLC 法又有 TLC 法的，可选做一种。

（二）光谱法

1. 红外光谱法 反映分子的结构特征，专属性强，各国药典对 *β*-内酰胺类抗生素几乎均采用本法鉴别。该类抗生素共有的特征峰主要有：*β*-内酰胺环羰基的伸缩振动（1750～1800cm^{-1}），仲酰胺羰基的伸缩振动（1680cm^{-1}）和氨基的 N-H 伸缩与弯曲振动（3300cm^{-1}、1525cm^{-1}），羧酸离子的伸缩振动（1600cm^{-1}、1410cm^{-1}）。如《药品红外光谱集》收载的头孢氨苄的红外光谱图（图 6-2）。

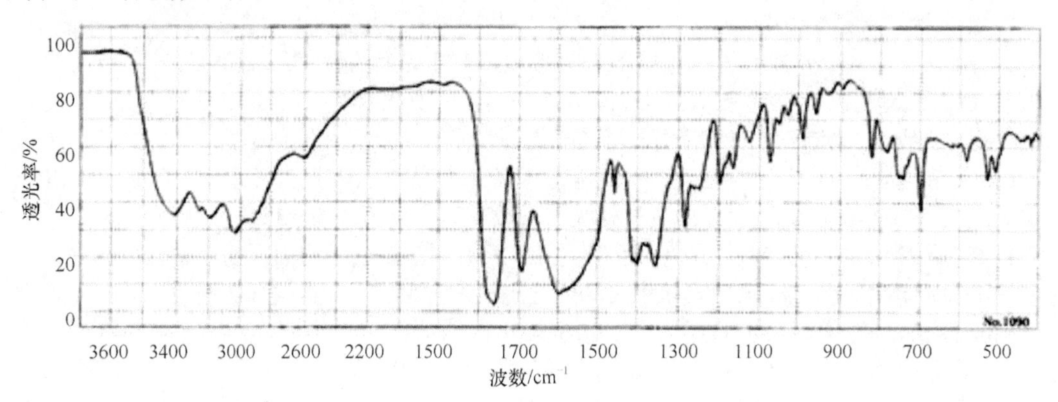

$\cdot H_2O$

波数cm^{-1}	归属	波数cm^{-1}	归属
3410~2600	酰胺和胺盐$\upsilon_{N—H}$	1600,1400	羧酸离子υCOO^-
1760	*β*-内酰胺环$\upsilon_{c=o}$	1250	酚羟基$\upsilon_{c—o}$
1690	仲酰胺$\upsilon_{c—o}$		

图 6-2 头孢氨苄的红外光谱图（KBr 压片法）

2. 紫外光谱法 头孢菌素类药物在紫外光区有特征吸收，ChP2015 采用紫外吸收光谱（UV）法鉴别部分头孢菌素类原料及制剂。

例 6-1：头孢地尼胶囊的鉴别

取本品适量，加水溶解并稀释制成每 1ml 中约含 16μg 的溶液，照紫外-可见分光光度法（通则 0401）测定，在 272nm 的波长处有最大吸收。

（三）化学鉴别法

1. 异羟肟酸铁反应 *β*-内酰胺类抗生素在碱性溶液中与羟胺作用，*β*-内酰胺环开环生成异羟肟酸，在稀酸中与高价铁离子呈色。其反应式如下：

$$\xrightarrow[NaOH,C_2H_5OH]{H_2NOH \cdot HCl}$$

$$\xrightarrow[H^+]{FeNH_4(SO_4)_2}$$

不同的结构生成产物的颜色不同，可用于本类药物的鉴别。如哌拉西林钠呈棕色，磺苄西林钠呈赤褐色，氨苄西林呈紫红色，普鲁卡因青霉素呈紫红色；头孢哌酮呈红棕色，头孢氨苄呈红褐色，头孢噻吩钠呈红色。ChP2015 收载的头孢哌酮、哌拉西林（钠）、拉氧头孢钠、磺苄西林钠等用该法鉴别。

例 6-2：哌拉西林的鉴别

取本品 10mg，加水 2ml 与盐酸羟胺溶液[取 34.8%盐酸羟胺溶液 1 份，乙酸钠-氢氧化钠溶液（取乙酸钠 10.3g 与氢氧化钠 86.5g，加水溶解使成 1000ml）1 份与乙醇 4 份，混匀]3ml，振摇溶解后，放置 5min，加酸性硫酸铁铵试液 1ml，摇匀，显红棕色。

2. 三氯化铁反应　头孢羟氨苄分子结构中具有酚羟基，能与三氯化铁反应显色，ChP2015 用该反应鉴别头孢羟氨苄及其片剂、胶囊、颗粒。

例 6-3：头孢羟氨苄的鉴别

取本品适量，加水适量，超声使溶解并稀释制成每 1ml 中约含 12.5mg 的溶液，取溶液 1ml，加三氯化铁试液 3 滴，即显棕黄色。

3. 茚三酮反应　本类药物具有类似 *α*-氨基酸结构，可与茚三酮反应显蓝紫色，反应式如下。ChP2015 用 TLC 法鉴别头孢克洛、头孢拉定、氨苄西林时，以茚三酮为显色剂（或添加于展开剂中）。

R′　O　6-APA(7-ACA)　NH$_2$　+ 2　OH　OH　O　O　△　OH　O　N　O　O

水合茚三酮　　　　蓝紫色缩合物

4. 钾、钠盐的焰色反应　本类药物中，很多是以钾盐或钠盐形式供临床使用，因而可利用钾、钠离子的焰色反应进行鉴别。

三、检　　查

（一）高分子杂质

药物所致的过敏反应是抗生素药物常见的临床不良反应之一，尤其以 *β*-内酰胺类抗生素最为严重。抗生素所致速发型过敏反应主要与药物中存在的高分子杂质有关。抗生素药物中的高分子杂质是药物中分子质量大于药物本身的杂质的总称，分子质量一般在 1000～5000Da，个别可达 10 000Da。

高分子杂质按其来源分为外源性和内源性杂质。外源性杂质主要来自发酵工艺，包括蛋白、多肽、多糖类及其与抗生素形成的结合物，如青霉素中的青霉噻唑蛋白、青霉噻唑多肽等。内源性杂质来自于生产及储存过程，或因使用不当而产生，是指药物的自身聚合物。随着抗生素生产工艺及纯化技术的不断改进和提高，*β*-内酰胺类抗生素中的外源性杂质显著降低。因此，对内源性聚合物的控制是高分子杂质控制的重点。抗生素聚合物的免疫原性通常较弱，但作为多价半抗原，可引发速发型过敏反应。ChP2015 采用分子排阻色谱法进行聚合物的检查。

例 6-4：头孢拉定中头孢拉定聚合物的检查

照分子排阻色谱法（通则 0514）测定。

色谱条件与系统适用性试验：用葡聚糖凝胶 G-10（40～120μm）为填充剂，玻璃柱内径 1.0～1.4cm，柱长 30～45cm。以 pH8.0 的 0.2mol/L 磷酸盐缓冲液[0.2mol/L 磷酸氢二钠溶液–0.2mol/L 磷酸二氢钠溶液（95：5）]为流动相 A，以水为流动相 B，流速为每分钟 1.0～1.5ml，检测波长为 254nm。量取 0.2mg/ml 蓝色葡聚糖 2000 溶液 100～200μl，注入液相色谱仪，分别以流动相 A、B 进行测定，记录色谱图。按蓝色葡聚糖 2000 峰计算理论板数均不低于 400，拖尾因子均应小于 2.0。在两种流动相系统中蓝色葡聚糖 2000 峰的保留时间比值应为 0.93～1.07，对照溶液主峰与供试品溶液中聚合物峰与相应色谱系统中蓝色葡聚糖 2000 峰的保留时间的比值均应为 0.93～1.07。称取头孢拉定约 0.2g，置 10ml 量瓶中，加 2%无水碳酸钠溶液 4ml 使溶解后，加 0.6mg/ml 的蓝色葡聚糖 2000 溶液 5ml，用水稀释至刻度，摇匀。量取 100～200μl 注入液相色谱仪，用流动相 A 进行测定，记录色谱图。高聚体的峰高与单体与高聚体之间的谷高比应大于 2.0。另以流动相 B 为流动相，精密量取对照溶液 100～200μl，连续进样 5 次，峰面积的相对标准偏差应不大于 5.0%（对照溶液进行测定前，先用含 0.2mol/L 氢氧化钠与 0.5mol/L 氯化钠的混合溶液 200～400ml 冲洗凝胶柱，再用水冲洗至中性）。

对照溶液的制备：取头孢拉定对照品适量，精密称定，加水溶解并定量稀释制成每 1ml 中约含 10μg 的溶液。

测定法：取本品约 0.2g，精密称定，置 10ml 量瓶中，加 2%无水碳酸钠溶液 4ml，使溶解后，用水稀释至刻度，摇匀。立即精密量取 100～200μl 注入液相色谱仪，以流动相 A 为流动相进行测定，记录色谱图。另精密量取对照溶液 100～200μl 注入液相色谱仪，以流动相 B 为流动相进行测定，记录色谱图。按外标法以头孢拉定峰面积计算，头孢拉定聚合物的量不得过 0.05%。

（二）有关物质

本类药物多为半合成类抗生素，在合成工艺中或储存期间可能引入原料、中间体、副产物、异构体、降解产物等杂质，ChP2015 收载的大多数原料及制剂均采用 HPLC 法检查“有关物质”。如头孢氨苄在合成过程中容易引入α-苯甘氨酸和 7-氨基去乙酰氧基头孢烷酸，另外生产中的一些副反应产物也会混杂在产品中，ChP2015 通过 HPLC 法检查有关物质控制这些杂质的限量。

例 6-5：头孢氨苄有关物质检查

精密称取本品适量，加流动相 A 溶解并稀释制成每 1ml 中约含 1.0mg 的溶液，作为供试品溶液；精密量取 1ml，置 100ml 量瓶中，用流动相 A 稀释至刻度，摇匀，作为对照溶液；取 7-氨基去乙酰氧基头孢烷酸对照品和 α-苯甘氨酸对照品各约 10mg，精密称定，置同一 100ml 量瓶中，加 pH7.0 磷酸盐缓冲液约 20ml 超声使溶解，再加流动相 A 稀释至刻度，摇匀。精密量取 2.0ml，置 20ml 量瓶中，用流动相 A 稀释至刻度，摇匀，作为杂质对照品溶液。照 HPLC 法（通则 0512）测定，用十八烷基硅烷键合硅胶为填充剂；流动相 A 为 0.2mol/L 磷酸二氢钠溶液（用氢氧化钠试液调节 pH 至 5.0），流动相 B 为甲醇，按表 6-3 进行线性梯度洗脱；检测波长为 220nm，取杂质对照品溶液 20μl 注入液相色谱仪，记录色谱图，7-氨基去乙酰氧基头孢烷酸峰与 α-苯甘氨酸峰的分离度应符合要求；取供试品溶液适量，在 80℃水浴中加热 60min，冷却，取 20μl 注入液相色谱仪，记录色谱图，头孢氨苄峰与相邻杂质峰的分离度应符合要求。精密量取供试品溶液、对照溶液及杂质对照品溶液各 20μl，分别注入液相色谱仪，供试品溶液色谱图中如有杂质峰，7-氨基去乙酰氧基头孢烷酸峰与 α-苯甘氨酸峰按外标法以峰面积计算，均不得过 1.0%；其他单个杂质的峰面积不得大于对照溶液主峰面积的 1.5 倍（1.5%），其他各杂质峰面积的和不得大于对照溶液主峰面积的 2.5 倍（2.5%），供试品溶液色谱图中小于对照溶液主峰面积 0.05 倍的峰忽略不计。

表 6-3　头孢氨苄有关物质检查流动相表

时间（min）	流动相 A（%）	流动相 B（%）
0	98	2
1	98	2
20	70	30
23	98	2
30	98	2

（三）异构体

本类药物通常存在不同异构体，ChP2015 采用 HPLC 法检查头孢丙烯、头孢呋辛酯、头孢泊肟酯和拉氧头孢钠中“异构体”的相对含量，如规定头孢丙烯中头孢丙烯（*E*）异构体的含量与头孢丙烯（*Z*）、（*E*）异构体含量和之比应为 0.06～0.11；头孢泊肟酯中头孢泊肟酯异构体 B 峰面积与头孢泊肟酯 A、B 峰面积和之比应为 0.50～0.60。

头孢呋辛酯是头孢呋辛的酯类前体药物，属半合成第二代头孢菌素，在体内羧酸酯经酯酶水解后形成头孢呋辛起抗菌作用。头孢呋辛酯是由两个差向异构体头孢呋辛酯 A 和头孢呋辛酯 B 组成的混合物。其结构如下：

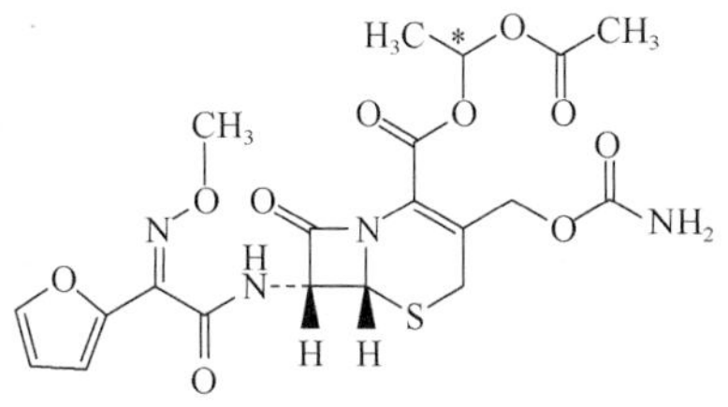

头孢呋辛酯A和B为C*的差向异构体

头孢呋辛酯的主要杂质是热降解产生的头孢呋辛酯 Δ^3-异构体，光降解产生的头孢呋辛酯 *E* 异构体，以及其他各种合成中带入的副产物和其他杂质。各种杂质的结构如下：

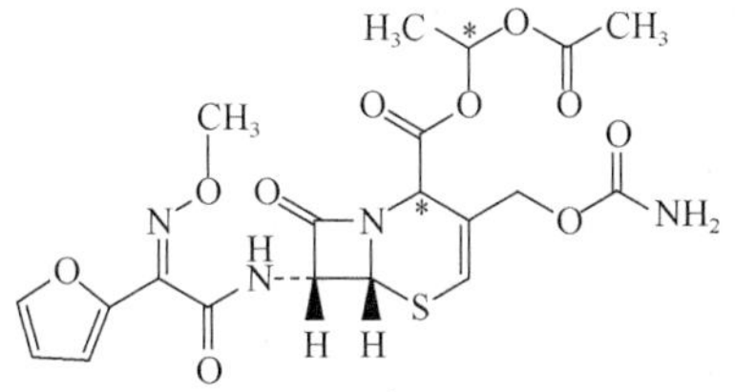

杂质1:Δ^3-异构体

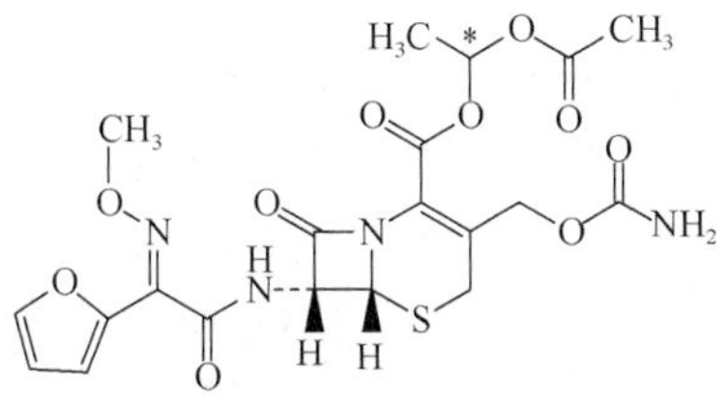

杂质2:*E*-异构体(两个*E*-异构体为C*的差向异构体)

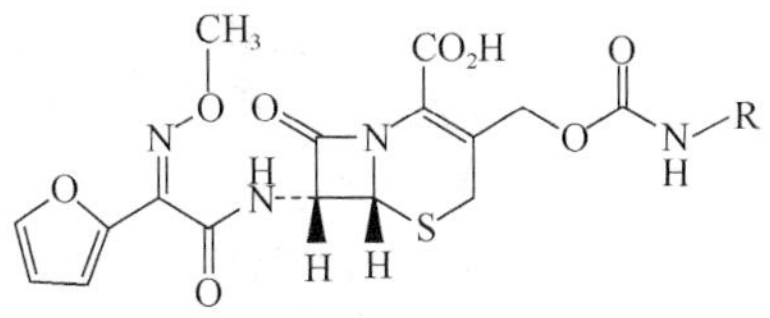

杂质3:R = CO—CCl_3　　　　杂质4:R = H,头孢呋辛

例 6-6：头孢呋辛酯中“异构体”的检查

色谱条件与系统适用性试验：用十八烷基硅烷键合硅胶为填充剂；以 0.2mol/L 磷酸二氢铵溶液-甲醇（62∶38）为流动相；检测波长为 278nm。取头孢呋辛酯对照品适量，加流动相溶解并稀释制成每 1ml 中约含 0.2mg 的溶液，在 60℃水浴中加热至少 1h，冷却，得含头孢呋辛酯Δ^3-异构体的溶液；另取头孢呋辛酯对照品适量，加流动相溶解并稀释制成每 1ml 中约含 0.2mg 的溶液，经紫外光照射 24h，得含头孢呋辛酯 *E* 异构体的溶液。取上述两种溶液各 20μl，分别

注入液相色谱仪，记录色谱图。头孢呋辛酯A、头孢呋辛酯B异构体、Δ^3-异构体与E异构体峰的相对保留时间分别约为1.0、0.9、1.2与1.7和2.1。头孢呋辛酯A、头孢呋辛酯B异构体之间，头孢呋辛酯A异构体与Δ^3-异构体之间的分离度均应符合要求。

测定法：取本品适量，精密称定（约相当于头孢呋辛 25mg），置 100ml 量瓶中，加甲醇5ml溶解，再用流动相稀释至刻度，摇匀，立即精密量取20μl注入液相色谱仪，记录色谱图。另取头孢呋辛酯对照品适量，同法测定，按外标法以头孢呋辛酯两个主峰面积计算供试品中$C_{16}H_{16}N_4O_8S$的含量。供试品溶液色谱图中，头孢呋辛酯A异构体峰面积与头孢呋辛酯A、头孢呋辛酯B异构体峰面积和之比应为0.48～0.55。

（四）残留溶剂

半合成类抗生素在合成工艺中引入多种不同的有机溶剂，需进行检查，如阿莫西林需检查丙酮与二氯甲烷（GC法）；头孢曲松钠需检查甲醇、乙醇、丙酮与乙酸乙酯（GC法）；头孢呋辛钠需检查甲醇、乙醇、丙酮、异丙醇、二氯甲烷、正丙醇、四氢呋喃、正丁醇、乙酸乙酯、环已烷与甲基异丁基酮（GC法）；头孢他啶需检查吡啶（HPLC法）。

（五）2-乙基己酸

半合成β-内酰胺类抗生素在制备过程中，通常采用游离酸与2-乙基己酸钠作用生成钠盐，并在2-乙基己酸中直接析出钠盐结晶，因而在产品中常残留2-乙基己酸，ChP2015采用GC法检查β-内酰胺类药物中的2-乙基己酸（通则0873）。

例6-7：β-内酰胺类药物中2-乙基己酸的检查

色谱条件与系统适用性试验：用聚乙二醇（PEG-20M）或极性相似的毛细管柱；柱温为150℃；进样口温度为200℃；检测器温度为300℃。2-乙基己酸峰的理论塔板数应不低于5000，各色谱峰之间的分离度应大于2.0。取对照品溶液连续进样5次，2-乙基己酸峰与内标峰面积之比的相对标准偏差应不大于5%。

内标溶液的制备：称取3-环己丙酸约100mg，置100ml量瓶中，用环己烷溶解并稀释至刻度，摇匀，即得。

供试品溶液的制备：精密称取供试品约0.3g，加33%盐酸溶液4.0ml使溶解，精密加入内标溶液1ml，剧烈振摇1min，静置使分层（如有必要，可离心），取上层溶液作为供试品溶液。必要时可进行二次提取：分取出下层溶液，精密加入内标溶液1ml，剧烈振摇1min，静置使分层（如有必要，可离心），弃去下层溶液，合并上清液，作为供试品溶液。

对照品溶液的制备：精密称取2-乙基己酸对照品75mg，置50ml量瓶中，用内标溶液溶解并稀释至刻度，摇匀。精密量取1ml，加33%盐酸溶液4.0ml，剧烈振摇1min，静置使分层（如有必要，可离心），取上层溶液作为对照品溶液。如供试品溶液进行二次提取，对照品也相应进行二次提取。分取出下层溶液，加入内标溶液1ml，再剧烈振摇1min，静置使分层（如有必要，可离心），弃去下层溶液，作为对照品溶液。

测定法：取对照品溶液与供试品溶液各 1μl，分别注入气相色谱仪，记录色谱图，按照以下公式计算2-乙基己酸含量（%）。

$$2-乙基己酸含量(\%)=\frac{A_T \times I_R \times M_R \times 0.02}{A_R \times I_T \times M_T}\times 100\%$$

式中，A_T为供试品溶液色谱图中2-乙基己酸的峰面积；A_R为对照品溶液色谱图中2-乙基己酸的峰面积；I_T为供试品溶液色谱图中内标的峰面积；I_R为对照品溶液色谱图中内标的峰面积；M_T为供试品的重量，g；M_R为2-乙基己酸对照品的重量，g。

ChP2015收载的头孢地嗪钠、头孢呋辛钠、头孢孟多酯钠、头孢噻吩钠、阿莫西林钠、苯唑西林钠、氨苄西林钠和氯唑西林钠均需检查2-乙基己酸。

（六）吸光度

本类药物中的杂质含量也可以通过测定杂质吸光度来控制。ChP2015 青霉素钾、青霉素钠、青霉素V钾、头孢噻肟钠、头孢哌酮钠、头孢孟多酯钠和头孢尼西钠均要测定杂质吸光度。

例 6-8：青霉素钠的吸光度检查

取本品，精密称定，加水溶解并定量稀释制成每 1ml 中约含 1.80mg 的溶液，照紫外-可见分光光度法（通则 0401），在 280nm 与 325nm 波长处测定，吸光度均不得大于 0.10；在 264nm 波长处有最大吸收，吸光度应为 0.80～0.88。

（七）结晶性

固态物质分为结晶质和非结晶质两大类。本类药物的结晶性会影响其疗效，因此，ChP2015 对青霉素钾、青霉素钠、青霉素V钾、头孢硫脒、头孢羟氨苄、头孢唑肟钠、头孢拉定、头孢呋辛酯、头孢曲松钠、头孢地尼和头孢丙烯等规定了结晶性检查。可用下列方法检查物质的结晶性（通则 0981）。

第一法（偏光显微镜法）：许多晶体具有光学各向异性，当光线通过这些透明晶体时会发生双折射现象。取供试品颗粒少许，置载玻片上，加液状石蜡适量使晶粒浸没其中，在偏光显微镜下检视，当转动载物台时，应呈现双折射和消光位等各品种项下规定的晶体光学性质。

第二法（X 射线粉末衍射法）：结晶质呈现特征的衍射图（尖锐的衍射峰），而非晶质的衍射图呈弥散状。测定方法见 X 射线衍射法（通则 0451）。

（八）水分

水分是影响本类药物稳定性的重要因素，所以本类药物均需对水分（或干燥失重）进行检查。

例 6-9：头孢他啶中水分的检查

取本品，照水分测定法（通则 0832 第一法）测定，含水分不得过 6.0%。

（九）其他特殊杂质的检查

1. *N*，*N*-二甲基苯胺　青霉素 G 裂解产生的特殊杂质。ChP2015 采用 GC 法检查氨苄西林中的 *N*，*N*-二甲基苯胺，限量为百万分之二十。

2. N-甲基吡咯烷　是盐酸头孢吡肟 3-（1-甲基吡咯烷基）甲基脱落而产生，如 ChP2015 盐酸头孢吡肟中 N-甲基吡咯烷的检查采用 HPLC 法（通则 0512）。

3. 头孢氨苄　头孢拉定在合成工艺中可引入头孢氨苄，ChP2015 采用 HPLC 法检查，含头孢氨苄按无水物计，不得过 5.0%。

4. 头孢孟多　头孢孟多酯钠在合成工艺中可引入头孢孟多，ChP2015 采用 HPLC 法检查，含头孢孟多不得过总含量的 9.5%。

四、含量测定

HPLC 法能较好地分离供试品中可能存在的降解产物、未除尽的原料及中间体等杂质，并能准确定量，目前各国药典普遍采用本法测定本类药物的含量。

HPLC 法

ChP2015 除磺苄西林钠、注射用磺苄西林钠采用抗生素微生物检定法测定含量外，其他药物及制剂均采用 HPLC 法测定含量。

例 6-10：氯唑西林钠的含量测定

色谱条件与系统适用性试验：用十八烷基硅烷键合硅胶为填充剂；以 0.02mol/L 磷酸二氢钾溶液（用氢氧化钠试液调节 pH 为 5.0）-乙腈（75∶25）为流动相；检测波长为 225nm。取氯唑西林对照品与氟氯西林对照品各适量，加流动相溶解并稀释制成每 1ml 中各约含 0.1mg 的溶液，取 20μl 注入液相色谱仪，记录色谱图，氯唑西林峰与氟氯西林峰之间的分离度应大于 2.5。氯唑西林峰的拖尾因子不得过 1.5。

测定法：取本品适量，精密称定，加流动相溶解并定量稀释制成每 1ml 中约含 0.1mg 的溶液，作为供试品溶液，精密量取 20μl 注入液相色谱仪，记录色谱图；另取氯唑西林对照品适量，同法测定，按外标法以峰面积计算供试品中 $C_{19}H_{18}ClN_3O_5S$ 含量。

此外，利用本类药物*β*-内酰胺环的不稳定性，ChP 曾采用碘量法、汞量法、酸碱滴定法、硫醇汞盐法测定本类药物的含量。

第二节　氨基糖苷类抗生素

氨基糖苷类抗生素是以碱性环己多元醇为苷元，与氨基糖缩合而成的苷类。本类药物显碱性，故临床应用的多为硫酸盐。本类药物主要有硫酸链霉素（streptomycin sulfate）、硫酸庆大霉素（gentamycin sulfate）、硫酸巴龙霉素（paromomycin sulfate）、硫酸核糖霉素（ribostamycin sulfate）、硫酸新霉素（neomycin sulfate）、硫酸西索米星（sisomicin sulfate）、硫酸小诺米星（micronomicin sulfate）、硫酸奈替米星（netilmicin sulfate）、硫酸依替米星（etimicin sulfate）、硫酸卡那霉素（kanamycin sulfate）、妥布霉素（tobramycin）和阿米卡星（amikacin）等。

一、典型药物的结构与性质

（一）化学结构

链霉素为一分子链霉胍和一分子链霉双糖胺结合而成的碱性苷，其中链霉双糖胺由链霉糖与 *N*-甲基-*L*-葡萄糖胺所组成，结构式如下。

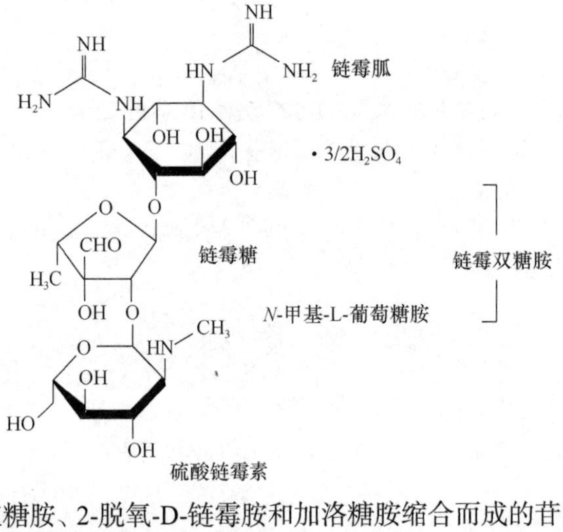

链霉胍
$\cdot 3/2H_2SO_4$
链霉糖
链霉双糖胺
N-甲基-L-葡萄糖胺

硫酸链霉素

庆大霉素是由绛红糖胺、2-脱氧-D-链霉胺和加洛糖胺缩合而成的苷。临床应用的是庆大霉素 C 复合物的硫酸盐，主要成分为 C_1、C_{1a}、C_2、C_{2a}（表 6-4），在庆大霉素 C 组分混合物中，C_1、C_2、C_{1a} 三者结构相似，仅在绛红糖胺 C-6′位及其氨基上甲基化程度不同，C_{2a} 与 C_2 系对映异构体。其结构式如下：

表 6-4　庆大霉素主要成分基团表

庆大霉素	R_1	R_2	R_3
C_1	CH_3	CH_3	H
C_{1a}	H	H	H
C_2	H	H	H
C_{2a}	H	H	CH_3

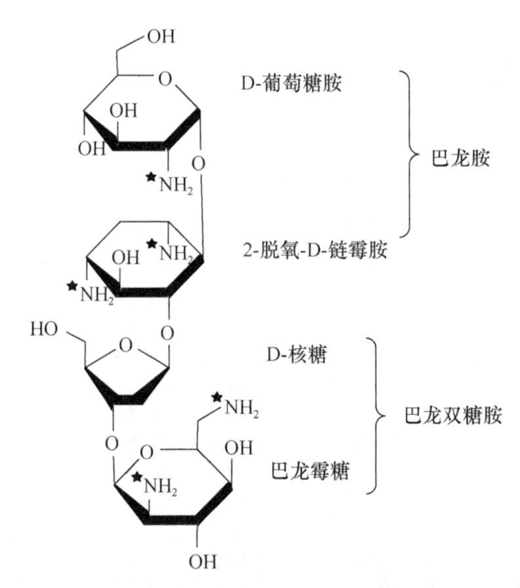

巴龙霉素亦以 2-脱氧-D-链霉胺为苷元，并与一分子 D-葡萄糖胺缩合成巴龙胺，再与一分子巴龙双糖胺缩合而成的碱性糖苷，巴龙双糖胺由核糖与巴龙霉糖组成。

硫酸阿米卡星的化学结构如下：

$C_{22}H_{43}N_5O_{13}$　$1.8H_2SO_4$　762.15

$C_{22}H_{43}N_5O_{13}$　$2\ H_2SO_4$　781.76

（二）性质

本类抗生素的分子中具有某些共同或相近的基本结构。例如，庆大霉素及其衍生物（西索米星、依替米星、奈替米星、小诺米星等）、巴龙霉素及核糖霉素、卡那霉素及阿米卡星等分子中的氨基环醇（2-脱氧-D-链霉胺）与链霉素中的链霉胍结构相近；D-核糖（巴龙霉素、核糖霉素）与链霉糖相似；胺基己糖（D-葡萄糖胺）与链霉素中*N*-甲基葡萄糖胺结构相似。因此，本类药物具有相似的性质。

1. 溶解性与碱性 本类抗生素都含有氨基糖和氨基环醇，分子中含有多个羟基，也称为多羟基抗生素；另外分子中有多个碱性基团，能和很多无机酸成盐，如链霉素分子中有三个碱性中心，其中两个是链霉胍的强碱性胍基（pK_a=11.5），一个是葡萄糖胺上的甲氨基（pK_a=7.7），庆大霉素分子中也有五个碱性基团。因此本类抗生素属于碱性、水溶性抗生素，都能以分子中的碱性基团与矿酸或有机酸成盐，临床上多用其硫酸盐。其硫酸盐易溶于水，不溶于乙醇、三氯甲烷、乙醚等有机溶剂。

2. 旋光性 本类抗生素分子中含有多个手性碳原子，具有旋光性。如硫酸阿米卡星的比旋度为+76°至+84°（水）；硫酸庆大霉素的比旋度为+107°至+121°（水）；奈替米星的比旋度为+88°至+96°（水）；硫酸巴龙霉素的比旋度为+50°至+55°（水）。

3. 稳定性 本类药物中不稳定的结构是分子中的苷键，如链霉素在干燥状态下很稳定，干燥品在 pH3～7，温度低于 25℃时最稳定。链霉素的硫酸盐水溶液，一般以 pH5～7.5 最为稳定，过酸或过碱条件下易水解失效。

链霉胍与链霉双糖胺间的苷键结合较弱，链霉糖与*N*-甲基-L-葡萄糖胺间的苷键结合较牢。因此在酸性条件下，链霉素水解为链霉胍和链霉双糖胺，进一步水解则得*N*-甲基-L-葡萄糖胺。其反应式如下：

$C_{21}H_{39}N_7O_{12}$ $\xrightarrow[H_2O]{H^+}$ 链霉胍 + 链霉双糖胺；链霉双糖胺 $\xrightarrow{H_2O}$ 链霉糖 + *N*-甲基-L-葡萄糖胺

碱性也能使链霉素水解为链霉胍及链霉双糖胺，并使链霉糖部分发生分子重排，生成麦芽酚（maltol），这一性质为链霉素所特有，可用于鉴别和定量。

由于链霉糖部分有醛基，与醛基起反应的试剂也可破坏链霉素，主要有半胱氨酸、羟胺等；各种氧化剂，如 $KMnO_4$、$KClO_4$、H_2O_2 等可以氧化醛基；也可被还原剂如维生素 C、葡萄糖等还原成伯醇基，即成为双氢链霉素，毒性增加。

硫酸庆大霉素、硫酸阿米卡星等对光、热、空气均较稳定，水溶液亦稳定，pH2～12 时，100℃加热 30min 活性无明显变化。

4. 紫外吸收光谱特征 链霉素在 230nm 波长处有紫外吸收。庆大霉素、阿米卡星在紫外光区无吸收。

二、鉴别试验

（一）化学鉴别法

1. 茚三酮反应　本类抗生素中的氨基糖苷具有 *α*-羟基胺结构，具有 *α*-氨基酸的性质，可与茚三酮缩合成蓝紫色化合物。ChP2015 用该反应鉴别硫酸小诺米星及其制剂、硫酸妥布霉素注射液。

例 6-11：硫酸妥布霉素注射液的鉴别

取本品约 1ml，加 0.2%茚三酮溶液约 1ml，直火缓缓加热约 3min，应呈紫色。其反应原理如下：

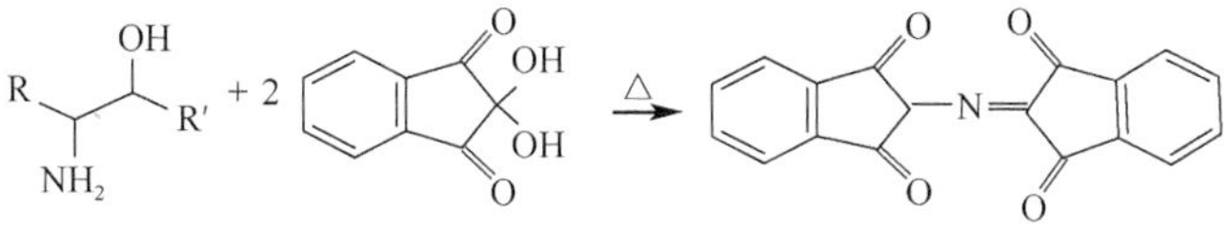

α-羟基胺　　水合茚三酮　　蓝紫色缩合物

2. *N*-甲基葡萄糖胺反应　本类药物经水解产生葡萄糖胺衍生物，在碱性溶液中与乙酰丙酮缩合成吡咯衍生物（Ⅰ），再与对二甲氨基苯甲醛的酸性醇溶液（Ehrlich 试剂）反应，生成樱桃红色缩合物（Ⅱ）。ChP2015 用该反应鉴别硫酸新霉素及其制剂。

例 6-12：硫酸新霉素的鉴别

取本品约 10mg，加水 1ml 溶解后，加盐酸溶液（9→100）2ml，在水浴中加热 10min，加 8%氢氧化钠溶液 2ml 与 2%乙酰丙酮水溶液 1ml，置水浴中加热 5min，冷却后，加对二甲氨基苯甲醛试液 1ml，即显樱桃红色。反应原理如下：

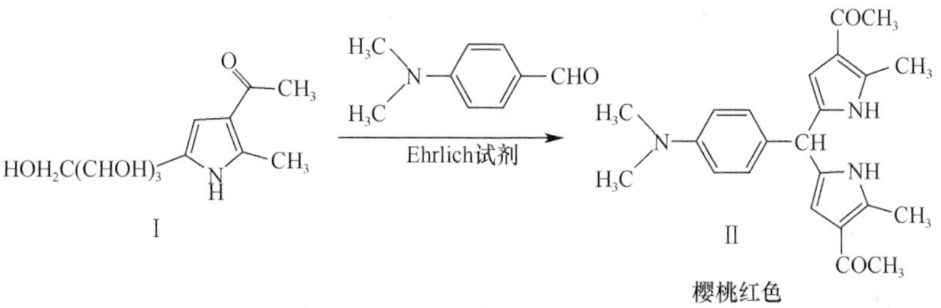

Ⅰ　　Ehrlich试剂　　Ⅱ　樱桃红色

3. Molisch 反应　本类抗生素在硫酸作用下，经水解、脱水生成糠醛（五碳糖）或羟甲基糠醛（六碳糖），遇 *α*-萘酚或蒽酮显蓝紫色。ChP2015 用该反应鉴别阿米卡星、硫酸卡那霉素及其制剂。

例 6-13：阿米卡星的鉴别

取本品约 10mg，加水 1ml 溶解后，加 0.1%蒽酮的硫酸溶液 4ml，即显蓝紫色。反应原理如下：

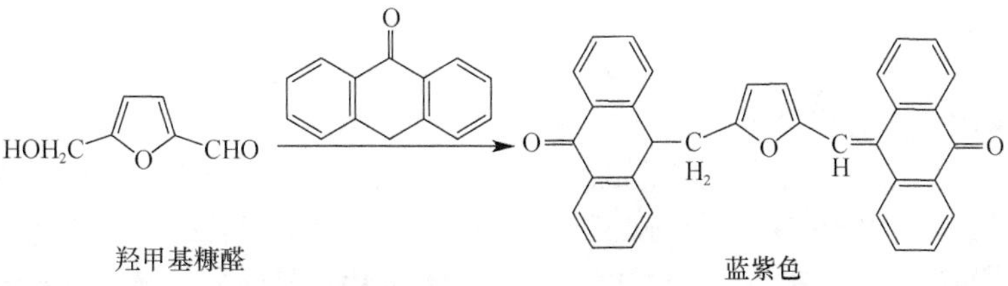

羟甲基糠醛　　蓝紫色

4. 麦芽酚反应　此反应为链霉素的特征反应。链霉素在碱性溶液中，链霉糖经分子重排形成六元环，然后消除 *N*-甲基葡萄糖胺及链霉胍生成麦芽酚（*α*-甲基-*β*-羟基-*γ*-吡喃酮），麦芽酚在微酸性溶液中与三价铁离子形成紫红色配位化合物，ChP2015 用于硫酸链霉素的鉴别。

例 6-14：硫酸链霉素的鉴别

取本品约 20mg，加水 5ml 溶解后，加氢氧化钠试液 0.3ml，置水浴上加热 5min，加硫酸铁铵溶液（取硫酸铁铵 0.1g，加 0.5mol/L 硫酸溶液 5ml 使溶解）0.5ml，即显紫红色。反应原理如下：

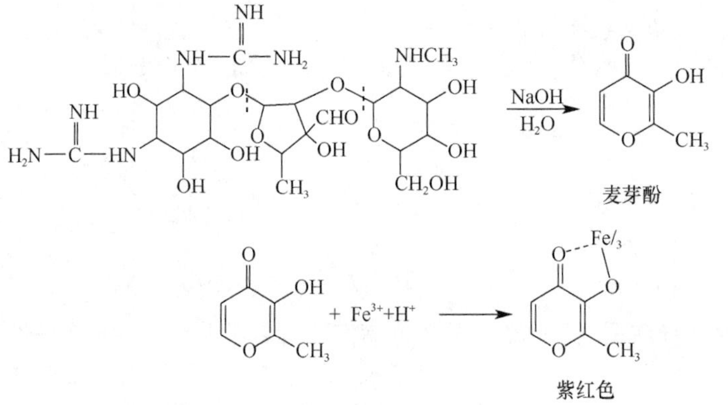

NH
NH—C—NH$_2$ NHCH$_3$
HO O O OH NaOH/H$_2$O OH
NH CHO O
H$_2$N—C—HN OH OH OH O CH$_3$
OH CH$_3$ CH$_2$OH
麦芽酚

O Fe/$_3$
OH + Fe^{3+}+H^+ ⟶ O
O CH$_3$ O CH$_3$
紫红色

5. 坂口反应 此反应为链霉素水解产物链霉胍的特征反应。链霉素的水溶液加氢氧化钠试液，水解生成链霉胍，链霉胍、8-羟基喹啉分别与次溴酸钠反应，其各自产物再相互作用生成橙红色化合物。ChP2015 用该反应鉴别硫酸链霉素。

例 6-15：硫酸链霉素的鉴别

取本品约 0.5mg，加水 4ml 溶解后，加氢氧化钠试液 2.5ml 与 0.1% 8-羟基喹啉的乙醇溶液 1ml，放冷至约 15℃，加次溴酸钠试液 3 滴，即显橙红色。反应原理如下：

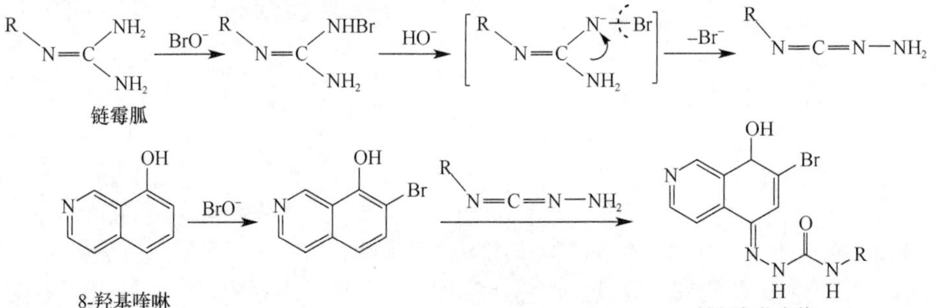

R NH$_2$ BrO$^-$ R NHBr HO$^-$ [R N$^-$—Br] −Br$^-$ R
N=C N=C N=C N=C=N—NH$_2$
NH$_2$ NH$_2$ NH$_2$
链霉胍

OH OH R OH
N BrO$^-$ N Br N=C=N—NH$_2$ N Br
O
N N N R
H H
8-羟基喹啉 橙红色化合物

6. 硫酸盐反应 本类药物多为硫酸盐，各国药典均用硫酸盐的反应鉴别本类药物。

（二）色谱法

本类药物大多采用 HPLC 法或 TLC 法鉴别。当 HPLC 法和 TLC 法同时出现时，一般两项选做一项。TLC 法鉴别该类药物时，多以硅胶为薄层板，三氯甲烷-甲醇-氨水为展开剂，茚三酮或碘蒸气为显色剂。

例 6-16：硫酸庆大霉素的鉴别（TLC 法）

取本品与庆大霉素标准品，分别加水制成每 1ml 中含 2.5mg 的溶液，照 TLC 法（通则 0502）试验，吸取上述两种溶液各 2μl，分别点于同一硅胶 G 薄层板（临用前于 105℃活化 2h）上；另取三氯甲烷-甲醇-氨溶液（1∶1∶1）混合振摇，放置 1h，分取下层混合液为展开剂，展开，取出于 20～25℃晾干，置碘蒸气中显色，供试品溶液所显主斑点数、位置和颜色应与标准品溶液斑点数、位置和颜色相同。

（三）光谱法

1. 红光光谱法　国内外药典均采用IR法鉴别本类药物。

2. 紫外光谱法　本类药物分子大多无紫外吸收，其鉴别试验中很少采用UV法。但BP（2010），采用UV法鉴别庆大霉素。

例6-17：硫酸庆大霉素的鉴别（UV法）

取本品约10mg，加水1ml和40%硫酸溶液5ml；在水浴中加热100min，冷却，用水稀释至25ml。取该溶液进行紫外扫描，在240～330nm波长处应无最大吸收。

三、检　　查

（一）有关物质

本类抗生素中大多采用HPLC法进行有关物质的检查，紫外检测器检测或蒸发光散射检测器检测。

例6-18：阿米卡星中有关物质的检查

取本品适量，加流动相A溶解并稀释制成每1ml中约含5.0mg的溶液，作为供试品溶液；精密量取适量，用流动相A稀释制成每1ml中约含50μg的溶液，作为对照溶液；照HPLC法（通则0512）试验，用十八烷基硅烷键合硅胶为填充剂（Spursil柱，4.6mm×250mm，5μm或效能相当的色谱柱）；取辛烷磺酸钠1.8g和无水硫酸钠20.0g，加pH3.0的0.2mol/L磷酸盐缓冲液（0.2mol/L磷酸二氢钾溶液，用0.2mol/L磷酸溶液调节pH至3.0）50ml和水900ml溶解，加乙腈50ml，混匀，作为流动相A；取辛烷磺酸钠1.8g和无水硫酸钠20.0g，加pH3.0的0.2mol/L磷酸盐缓冲液（0.2mol/L磷酸二氢钾溶液，用0.2mol/L磷酸溶液调节pH至3.0）50ml和水850ml溶解，加乙腈100ml，混匀，作为流动相B，流速为1.3ml/min；按表6-5进行线性梯度洗脱；柱温为40℃；检测波长200nm。取阿米卡星对照品适量，加流动相溶解并稀释制成每1ml中约含5.0mg的溶液，取10μl注入液相色谱仪，记录色谱图，阿米卡星峰的保留时间应在20～30min之间（必要时适当调整流动相A和流动相B的比例），阿米卡星峰和杂质B峰（相对保留时间约为0.92）间的分离度应符合要求。精密量取供试品溶液和对照品溶液各10μl，分别注入液相色谱仪，记录色谱图。供试品溶液色谱图中如有杂质峰，杂质F（相对保留时间约为0.89）、杂质A（相对保留时间约为1.60，必要时用杂质A对照品确认）和杂质H（相对保留时间约为2.44）均不得大于对照溶液主峰面积（1.0%），杂质B和杂质E（相对保留时间约为1.41）均不得大于对照溶液主峰面积的0.5倍（0.5%），其他单个杂质峰面积不得大于对照溶液主峰面积（1.0%），各杂质峰面积的和不得大于对照溶液主峰面积的3倍（3%）。

表6-5　阿米卡星有关物质检查流动相梯度程序

时间（min）	流动相A（%）	流动相B（%）
0	50	50
30	50	50
60	0	100
70	0	100
71	50	50
100	50	50

阿米卡星是将卡那霉素进行结构修饰而获得的半合成氨基糖苷类抗生素，即在卡那霉素A分子的链霉胺部分引入氨基羟丁酰基侧链而得到；杂质A是其结构修饰过程中的副产物。

（二）硫酸盐测定

本类抗生素多制成硫酸盐，但过量的酸可影响含量或引起药物的水解，故各国药典均在成品中检查酸度与硫酸盐。硫酸盐的检查采用 HPLC 法或 EDTA 滴定法。

1. EDTA 滴定法 本法为剩余滴定法。药物中的硫酸根与定量过量的氯化钡滴定液反应生成硫酸钡沉淀，剩余的氯化钡滴定液再用 EDTA 滴定以测定硫酸盐的量。ChP2015 收载的硫酸小诺米星、硫酸卡那霉素、硫酸阿米卡星、硫酸链霉素和硫酸新霉素均采用此法测定硫酸盐。

例 6-19：硫酸小诺米星中硫酸盐的测定

取本品约 0.125g，精密称定，加水 100ml 使溶解，用浓氨溶液调节 pH 至 11.0，精密加氯化钡滴定液（0.1mol/L）10ml 及酞紫指示液 5 滴，用乙二胺四乙酸二钠滴定液（0.05mol/L）滴定，注意保持滴定过程中的 pH 为 11.0，滴定至紫色开始消褪，加乙醇 50ml，继续滴定至紫蓝色消失，并将滴定的结果用空白试验校正。每 1ml 氯化钡滴定液（0.1mol/L）相当于 9.606mg 硫酸盐（SO_4），按无水物计算，含硫酸盐应为 32.0%～37.0%。

2. HPLC 法 ChP2015 中用此法测定硫酸盐含量的药物有硫酸西索米星、硫酸奈替米星及硫酸依替米星，测定时使用蒸发光散射检测器。

例 6-20：硫酸西索米星中硫酸盐的测定

精密量取硫酸滴定液适量，用水定量稀释制成每 1ml 中约含硫酸盐 0.075mg、0.15mg、0.30mg 的溶液作为对照品溶液（1）、（2）、（3）。照有关物质项下的色谱条件，精密量取对照品溶液（1）、（2）、（3）各 20μl，分别注入液相色谱仪，记录色谱图，以对照品溶液浓度的对数值与相应的峰面积的对数值计算线性回归方程，相关系数（*r*）应不小于 0.99；另精密称取本品适量，加水溶解并定量稀释制成每 1ml 中约含 0.5mg 的溶液，作为供试品溶液，同法测定，用线性回归方程计算供试品中 SO_4 的含量。按无水物计算，应为 32.5%～36.0%。

（三）组分测定

本类抗生素多为同系物组成的混合物，同系物的效价、毒性各不相同，为保证药品的质量，必须控制各组分的相对含量。例如，庆大霉素是庆大霉素 C 组分的复合物，由于发酵菌种不同或工艺略有差别，不同生产厂家产品各组分含量不完全一致，各组分的抗菌活性无明显差异，但其毒副作用和耐药性各不相同，进而导致因各组分的比例不同影响产品的效价和临床疗效。

以庆大霉素 C 为例。因庆大霉素无紫外吸收，当采用紫外检测器时，应进行柱前衍生化处理。利用庆大霉素结构中的氨基与邻苯二醛（o-phthaldehyde，OPA）及巯基乙酸（thioglycollic acid）在 pH10.4 的硼酸盐缓冲液中反应，生成异吲哚衍生物，在 330nm 的波长处有强吸收，以供检测。采用 HPLC 法测定时，以庚烷磺酸钠为反离子，采用离子对色谱法进行测定。衍生化反应如下：

$$R{-}NH_2 + C_6H_4(CHO)_2 + HSCH_2COOH \xrightarrow{OH^-} \text{(isoindole: 1-}SCH_2COOH\text{, N}{-}R\text{)}$$

由于衍生化的方法较为繁琐，ChP2005 改用蒸发光散射检测器检测，ChP2015 仍沿用该法。蒸发光散射检测器为通用型检测器，对所有的化合物均有响应，对无紫外吸收化合物的检测有独特的优势。

例 6-21：硫酸庆大霉素 C 组分测定

照 HPLC 法（通则 0512）测定。

色谱条件与系统适用性试验：用十八烷基键合硅胶为填充剂（pH 为 0.8～8.0）；以 0.2mol/L 三氟乙酸-甲醇（96∶4）为流动相；流速为 0.6～0.8ml/min；蒸发光散射检测器（高温型不分

流模式：漂移管温度为 105～110℃，载气流量为 2.5L/min；低温型分流模式：漂移管温度为 45～55℃，载气压力 350kPa）测定。取庆大霉素标准品、小诺米星标准品和西索米星对照品各适量，分别加流动相溶解并稀释制成每 1ml 中约含庆大霉素总 C 组分 2.5mg、小诺米星 0.1mg 和西索米星 25μg 的溶液，分别量取 20μl 注入液相色谱仪，庆大霉素标准品溶液色谱图应与标准图谱一致，西索米星峰和庆大霉素 C_{1a} 之间，庆大霉素 C_2 峰、小诺米星峰和庆大霉素 C_{2a} 峰之间的分离度均应符合规定；西索米星对照品溶液色谱图中主成分峰峰高的信噪比应大于 20；精密量取小诺米星标准品溶液 20μl，连续进样 5 次，峰面积的相对标准偏差应符合要求。

测定法：精密称取庆大霉素标准品适量，加流动相溶解并定量稀释制成每 1ml 中约含庆大霉素总 C 组分 1.0mg、2.5mg 和 5.0mg 的溶液作为标准品溶液（1）、标准品溶液（2）和标准品溶液（3）。精密量取上述三种溶液各 20μl，分别注入液相色谱仪，记录色谱图，计算标准品溶液各组分浓度的对数值与相应的峰面积对数值的线性回归方程，相关系数（r）应不小于 0.99；另精密称取本品适量，加流动相溶解并定量稀释制成每 1ml 中约含庆大霉素 2.5mg 的溶液，同法测定，用庆大霉素各组分的线性回归方程分别计算供试品中对应组分的量（C_{tC_x}），并按下面公式计算出各组分的含量（%，mg/mg），C_1 应为 14%～22%，C_{1a} 应为 10%～23%，C_{2a}+C_2 应为 17%～36%，四个组分总含量不得低于 50.0%。

$$C_x(\%)=\frac{C_{tC_x}}{\frac{m_t}{V_t}}\times 100\%$$

式中，C_x 为庆大霉素各组分的含量（%，mg/mg）；C_{tC_x} 为由回归方程计算出的各组分的含量（mg/ml）；m_t 为供试品重量（mg）；V_t 为体积（ml）。

四、含 量 测 定

本类抗生素的效价测定主要有微生物检定法和 HPLC 法。微生物检定法是经典的抗生素含量测定方法，但该方法操作费事，而且由于生产的菌种不同，不同厂家产品的组分比例也不同，因此测定结果差别较大。HPLC 法测定含量时，由于本类抗生素多数无紫外吸收，不能直接用紫外或荧光检测器，需进行柱前或柱后衍生化，或采用电化学检测器、蒸发光散射检测器。

例 6-22：硫酸庆大霉素微生物检定法测定含量

精密称取本品适量，加灭菌水定量制成每 1ml 中约含 1000 单位的溶液，照抗生素微生物检定法（通则 1201）测定，可信限率不得大于 7%，1000 庆大霉素单位相当于 1mg 庆大霉素。

例 6-23：阿米卡星、硫酸阿卡米星 HPLC 法测定含量（紫外检测器检测）

照 HPLC 法（通则 0512）测定。

色谱条件与系统适用性试验：用十八烷基硅烷键合硅胶为填充剂（Spursil 柱，4.6mm×250mm，5μm 或效能相当的色谱柱）；取辛烷磺酸钠 1.8g 和无水硫酸钠 20.0g，加 pH3.0 的 0.2mol/L 磷酸盐缓冲液（0.2mol/L 磷酸二氢钾溶液，用 0.2mol/L 磷酸溶液调节 pH 至 3.0）50ml 和水 875ml 溶解，加乙腈 75ml，混匀，作为流动相，流速为 1.3ml/min；柱温为 40℃；检测波长 200nm。取阿米卡星对照品溶液 10μl 注入液相色谱仪，记录色谱图，阿米卡星峰的保留时间应为 20～30min，阿米卡星峰和相邻杂质峰间的分离度应符合要求。

测定法：取本品适量，精密称定，加流动相溶解并稀释制成每 1ml 中约含 2.5mg 的溶液，作为供试品溶液，精密量取 10μl 注入液相色谱仪，记录色谱图；另取阿米卡星对照品适量，同法测定。按外标法以峰面积计算，即得。1mg 的 $C_{22}H_{43}N_5O_{13}$ 相当于 1000 阿米卡星单位。

ChP2015 收载的硫酸卡那霉素采用 HPLC 法、蒸发光散射检测器测定含量；硫酸依替米星采用 HPLC 法、电化学检测器或蒸发光散射检测器检测。

例 6-24：硫酸依替米星的含量测定（蒸发光散射检测器）

第二法　照 HPLC 法（通则 0512）测定。

色谱条件与系统适用性条件：用十八烷基硅烷键合硅胶为填充剂（pH 为 0.8～8.0）；以 0.2mol/L 三氟乙酸-甲醇（84∶16）为流动相；流速为 0.5ml/min；用蒸发光散射检测器检测（参考条件：漂移管温度 100℃，载气流速为 2.6L/min）。取依替米星对照品和奈替米星标准品各适量，加水溶解并稀释制成每 1ml 中各含 0.2mg 的混合溶液，取 20μl 注入液相色谱仪，记录色谱图，依替米星峰和奈替米星峰之间的分离度应大于 1.2。

测定法：取依替米星对照品适量，精密称定，分别加水溶解并定量稀释制成每 1ml 中约含依替米星 1.0mg、0.5mg 和 0.25mg 的溶液作为对照品溶液（1）、对照品溶液（2）、对照品溶液（3）。精密量取上述三种溶液各 20μl，分别注入液相色谱仪，记录色谱图，以对照品溶液浓度的对数值对相应的峰面积的对数值计算线性回归方程，相关系数（r）应不小于 0.99；另取本品适量，精密称定，加水溶解并定量稀释制成每 1ml 中约含依替米星 0.5mg 的溶液，同法测定，用线性回归方程计算供试品中 $C_{21}H_{43}N_5O_7$ 的含量。

第三节　四环素类抗生素

四环素类抗生素是四并苯或萘并萘的衍生物，因分子中含有四个六元环，因此统称为四环素类抗生素。

一、典型药物的结构与性质

（一）化学结构

四环素类抗生素的基本结构如下：

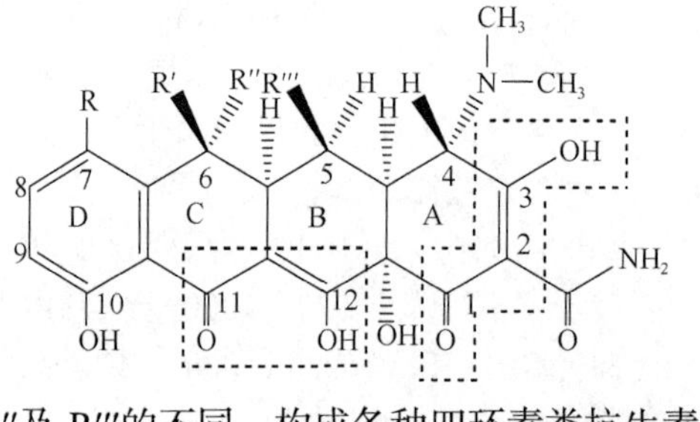

由于取代基 R、R′、R″及 R‴的不同，构成各种四环素类抗生素药物。ChP2015 收载的四环素类药物，见表 6-6。

表 6-6　ChP 收载的四环素类药物

名称	R	R′	R″	R‴
盐酸四环素（tetracycline hydrochloride，TC）	H	CH_3	OH	H
盐酸金霉素（chlortetracycline hydrochloride，CTC）	Cl	CH_3	OH	H
盐酸土霉素（oxytetracycline hydrochloride，OTC）	H	CH_3	OH	OH
盐酸多西环素（doxycycline hydrochloride，DOXC）	H	CH_3	H	OH
盐酸美他环素（metacycline hydrochloride，METC）	H	$=CH_2$		OH
盐酸米诺环素（minocycline hydrochloride，MINC）	$N(CH_3)_2$	H	H	H

（二）性质

1. 酸碱性与溶解性　本类抗生素药物母核 C_4 位上的二甲氨基[—N（CH_3）$_2$]显弱碱性；C_{10} 位上的酚羟基（—OH）和两个含有酮基和烯醇基的共轭双键系统显弱酸性，因此四环素类抗生素是两性化合物。遇酸及碱，均能生成相应的盐，临床上应用的多为盐酸盐。

本类药物多为黄色结晶性粉末，具有引湿性。其游离碱在水中溶解度很小，且溶解度与溶液的 pH 值有关，在 pH4.5～7.2 时难溶；当 pH 高于 8 或低于 4 时，溶解度增加。其盐酸盐易溶于水，难溶于三氯甲烷，乙醚等有机溶剂。

2. 稳定性　本类抗生素在干燥条件下稳定，但对酸、碱、光照和氧化剂（包括空气中氧）均不稳定，易被破坏，导致抗菌活性降低、毒副作用增高。其水溶液随 pH 的不同，可发生差向异构化、降解等反应。

（1）差向异构化反应：在弱酸性（pH2.0～6.0）溶液中，四环素类抗生素由于 A 环上手性碳原子 C_4 构型的改变，会发生差向异构化，形成差向四环素类。该反应是可逆反应，达到平衡时溶液中差向化合物的含量可达 40%～60%。一些阴离子，如磷酸根、乙酸根、柠檬酸根等离子的存在，可加速差向异构化反应。四环素类的差向异构化反应可用下式表示：

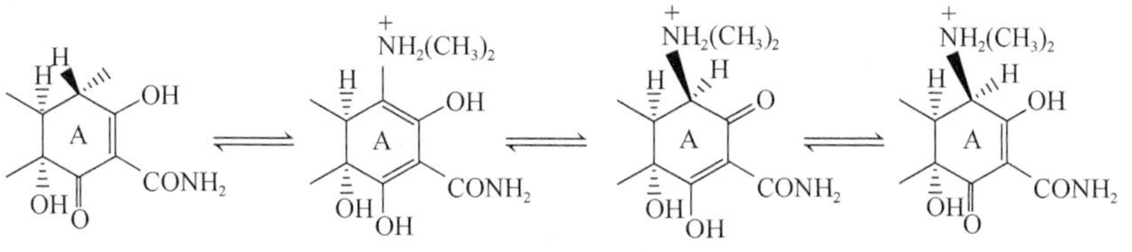

四环素类　　差向四环素类

四环素、金霉素很容易发生差向异构化，产生差向四环素（4-epitetracyline，ETC）和差向金霉素（具有蓝色荧光）。因金霉素的 C_7 上的氯原子具空间排斥作用，使差向异构化反应比四环素更易发生。当四环素类结构中存在 C_5-羟基（R''为羟基）时，可以与 C_4-二甲氨基形成氢键而不易发生差向异构化反应，如土霉素、多西环素、美他环素。

（2）酸性降解：在酸性（pH＜2.0）条件下，四环素类抗生素 C_6 上的羟基和相邻 C_{5a} 上的氢发生反式消除反应，生成脱水四环素类（anhydrotetracycline，ATC）。其反应原理如下：

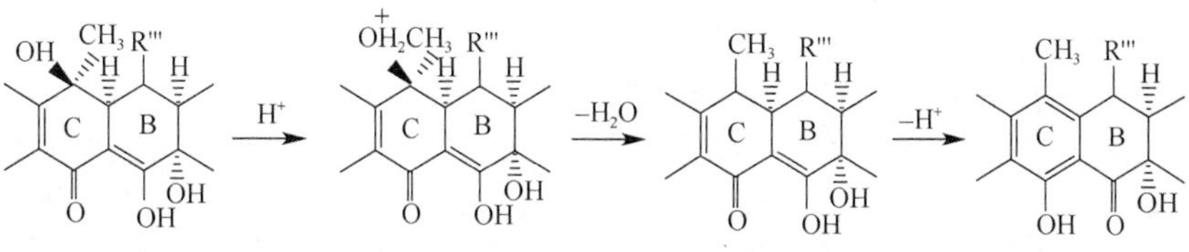

四环素类　　脱水四环素类

在脱水四环素类分子中，共轭双键增多，色泽加深，对光的吸收程度增大。金霉素在酸性溶液中也会发生消除反应生成脱水金霉素。脱水四环素、脱水金霉素为橙黄色，分别在 445nm 及 435nm 波长处有最大吸收。脱水四环素亦可形成差向异构体，称差向脱水四环素（4-epianhydro- tetracycline，EATC），为砖红色。

（3）碱性降解：在碱性条件下，C_6 上羟基在 OH^- 的作用下形成氧负离子，向 C_{11} 发生分子内亲核进攻，经电子转移，C 环破裂，生成无活性的具有内酯结构的异四环素类。其反应原理如下：

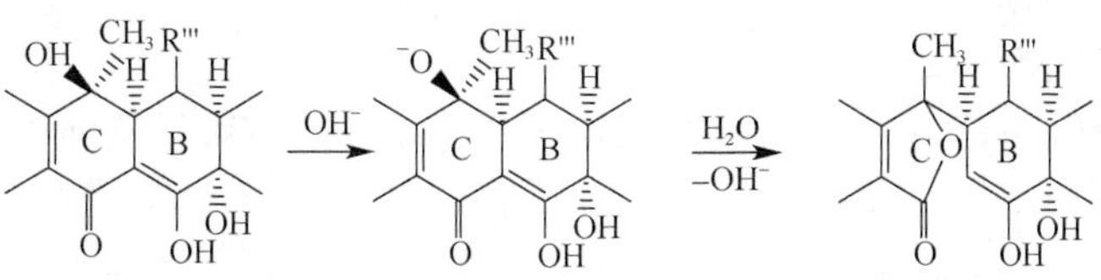

四环素类　　异四环素类

3. 与金属离子形成配位化合物 四环素类药物结构中的酚羟基和烯醇羟基，能与多种金属离子形成不溶性盐类或有色配位化合物，如与二价钙或镁离子形成不溶性的钙盐或镁盐、与三价铁或铝离子形成可溶性红色或黄色配合物，可用于鉴别或比色法含量测定。

4. 旋光性 四环素类抗生素分子中具有多个手性碳原子，具有旋光性。ChP2015 在其性状项下多收载比旋度的测定，见表 6-7。

表 6-7 ChP2015 收载四环素类药物的比旋度

药物	溶剂	浓度（mg/ml）	$[\alpha]_D^{20}$
盐酸土霉素	盐酸溶液（9→1000）	10	−188°～−200°
盐酸四环素	0.01mol/L 盐酸溶液	10	−240°～−258°
盐酸多西环素	盐酸溶液（9→100）的甲醇溶液（1→100）	10	−105°～−120°（25℃）
盐酸金霉素	水	5	−235°～−250°（避光放置 30min，25℃测定）

5. 紫外吸收和荧光性质 四环素类抗生素分子中有共轭双键系统，在紫外光区有特征吸收。如 ChP2015 中盐酸多西环素的甲醇溶液在 269nm 和 354nm 的波长处有最大吸收，在 234nm 和 296nm 的波长处有最小吸收。在紫外光照射下产生荧光，它们的降解产物也具有荧光。例如，土霉素经碱降解后呈绿色荧光，加热，荧光转为蓝色，在 TLC 法鉴别中常将这一性质用于斑点检出。

二、鉴别试验

（一）色谱法

ChP2015 所收载的本类抗生素均采用 HPLC 法鉴别。在含量测定项下记录的色谱图中，供试品溶液主峰的保留时间应与对照品溶液主峰的保留时间一致。其中，盐酸土霉素同时给出了 TLC 法和 HPLC 法，可任选其一进行鉴别。

例 6-25：盐酸土霉素的鉴别

（1）取本品与土霉素对照品，分别加甲醇溶解并稀释制成每 1ml 中约含 1mg 的溶液，作为供试品溶液与对照品溶液；另取土霉素与盐酸四环素对照品，加甲醇溶解并稀释制成每 1ml 中各约含 1mg 的混合溶液，照 TLC 法（通则 0502）试验，吸取上述三种溶液各 1μl，分别点于同一硅胶 G（H）F254 薄层板①上，以水-甲醇-二氯甲烷（6∶35∶59）溶液作为展开剂，展开，晾干，置紫外光灯（365nm）下检视，混合溶液应显两个完全分离的斑点，供试品溶液所显主斑点的位置和荧光应与对照品溶液主斑点的位置和荧光相同。

（2）在含量测定项下记录的色谱图中，供试品溶液主峰的保留时间应与对照品溶液主峰的保留时间一致。

（二）光谱法

1. 紫外光谱法 本类抗生素分子结构中含有多个共轭系统，在紫外光区有特征吸收，可用于鉴别，多以甲醇或水为溶剂。ChP2015 收载的盐酸多西环素及其制剂、盐酸美他环素及其制剂均采用 UV 法鉴别。

例 6-26：盐酸多西环素的鉴别

取本品适量，加甲醇溶解并稀释制成每 1ml 中含 20μg 的溶液，照紫外-可见分光光度法（通

---

①G（H）F254 板，用 10%乙二胺四乙酸二钠溶液（10mol/L 氢氧化钠溶液调节 pH 至 7.0）10ml 均匀喷在板上，平放晾干，110℃干燥 1h 后备用。

则 0401）测定，在 269nm 和 354nm 的波长处有最大吸收，在 234nm 和 296nm 的波长处有最小吸收。

2. 红外光谱法　各国药典均利用本类药物的红外吸收光谱特征进行鉴别。ChP2015 中，除盐酸土霉素外，其余的四环素类原料均采用 IR 法鉴别。

（三）化学鉴别法

1. 显色反应　四环素类抗生素与硫酸反应，不同药物产生不同颜色，如盐酸四环素呈深紫色；盐酸土霉素呈深朱红色，加水变为黄色；盐酸金霉素呈蓝色，渐变为橄榄绿色，加水变为金黄色或棕黄色；据此可区别各种四环素类抗生素。

2. 与金属离子反应　本类抗生素分子中含有酚羟基、酮基及共轭烯醇结构，能与多价金属离子生成盐类或配位化合物，如盐酸四环素与三氯化铁形成红棕色配位化合物，可供鉴别。

例 6-27：盐酸四环素的鉴别

取本品约 0.5mg，加硫酸 2ml，即显深紫色，再加三氯化铁试液 1 滴，溶液变为红棕色。

3. 氯化物的鉴别反应　本类抗生素多为盐酸盐，其水溶液显氯化物鉴别（1）的反应（通则 0301）。

三、检　　查

（一）有关物质

四环素类抗生素中的有关物质主要是指在生产和贮藏过程中引入的异构体、降解产物等，包括差向四环素（ETC）、脱水四环素（ATC）、差向脱水四环素（EATC）等。这些杂质的存在不仅使抗菌活性降低，而且有些患者出现恶心、呕吐、糖尿、蛋白尿及酸中毒等急性或亚急性不良反应，是引起临床上不良反应的主要物质。因此各国药典均采用 HPLC 法控制本类药物中有关物质的限量。

例 6-28：盐酸四环素中有关物质的检查

色谱条件与系统适用性试验：用十八烷基硅烷键合硅胶为填充剂；以乙酸铵溶液[0.15mol/L 乙酸铵溶液-0.01mol/L 乙二胺四乙酸二钠溶液-三乙胺（100：10：1），用乙酸调节 pH 至 8.5）]-乙腈（83：17）为流动相；检测波长为 280nm。取 4-差向四环素对照品、土霉素对照品、差向脱水四环素对照品、盐酸金霉素对照品及脱水四环素对照品各约 3mg 与盐酸四环素对照品约 48mg，置 100ml 量瓶中，加 0.1mol/L 盐酸溶液 10ml 使溶解后，用水稀释至刻度，摇匀，作为系统适用性试验溶液，取 10μl 注入液相色谱仪，记录色谱图，出峰顺序为 4-差向四环素、土霉素、差向脱水四环素、四环素、金霉素、脱水四环素，四环素峰的保留时间约为 14min。4-差向四环素峰、土霉素峰、差向脱水四环素峰、四环素峰、金霉素峰间的分离度应符合要求，金霉素及脱水四环素峰间的分离度应大于 1.0。

测定法：临用新制。取本品，加 0.01mol/L 盐酸溶液溶解并稀释制成每 1ml 中约含 0.8mg 的溶液，作为供试品溶液；精密量取 2ml，置 100ml 量瓶中，用 0.01mol/L 盐酸溶液稀释至刻度，摇匀，作为对照溶液。取对照溶液 2ml，置 100ml 量瓶中，用 0.01mol/L 盐酸溶液稀释至刻度，摇匀，作为灵敏度溶液。照含量测定项下的色谱条件试验，量取灵敏度溶液 10μl 注入液相色谱仪，记录色谱图，主成分色谱峰峰高的信噪比应大于 10。再精密量取供试品溶液与对照溶液各 10μl，分别注入液相色谱仪，记录色谱图至主成分峰保留时间的 2.5 倍，供试品溶液色谱图中如有杂质峰，土霉素、4-差向四环素、盐酸金霉素、脱水四环素和差向脱水四环素按校正后的峰面积（分别乘以校正因子 1.0、1.42、1.39、0.48 和 0.62），分别不得大于对照溶液主峰面积的 0.25 倍（0.5%）、1.5 倍（3.0%）、0.5 倍（1.0%）、0.25 倍（0.5%）、0.25 倍（0.5%），其他各杂质峰面积的和不得大于对照溶液主峰面积的 0.5 倍（1.0%）。供试品溶液色谱图中小于灵敏度溶液主峰面积的峰忽略不计。

本品中的有关物质主要是4-差向四环素、土霉素、脱水四环素、差向脱水四环素和盐酸金霉素等，采用HPLC法的加校正因子的主成分自身对照法检查。由于杂质的响应差异较大，所以峰面积需要用校正因子校正后，再与对照溶液主峰面积进行比较。本法流动相的pH为8.5，因此应使用耐碱填料的色谱柱。

（二）杂质吸光度

杂质吸光度检查主要是为了控制本类药物中的异构体、降解产物等杂质。四环素类抗生素多为黄色结晶性粉末，其水溶液的最大吸收波长在250～350nm波长处，在430nm波长以上无吸收。而异构体，降解产物颜色较深。如差向四环素为淡黄色，但不稳定易变为黑色，脱水四环素为橙红色，差向脱水四环素为砖红色。所以，ChP2015通过限制其在430～530nm波长处的吸光度，以控制有色杂质的量。ChP2015四环素类抗生素杂质吸光度检查条件及限度要求，见表6-8。

表6-8　四环素类抗生素杂质吸光度检查的条件及限度

药物	溶剂	浓度（mg/ml）	测定波长（nm）	吸光度（限度）	备注
盐酸土霉素	0.1mol/L 盐酸甲醇溶液（1→100）	2.0	430	≤0.50	1h内
	0.1mol/L 盐酸甲醇溶液（1→100）	10	490	≤0.20	
盐酸四环素（供注射用）	0.8%氢氧化钠溶液	10	530	≤0.12	温度为20～25℃，采用4cm吸收池，自加溶剂起5min时测定
盐酸多西环素	盐酸溶液（9→100）的甲醇溶液（1→100）	10	490	≤0.12	
盐酸多西环素片	盐酸溶液（9→100）的甲醇溶液（1→100）	9	490	≤0.20	
盐酸金霉素	水	5	460	≤0.40	
盐酸美他环素	1mol/L 盐酸甲醇溶液（1→100）	10	490	≤0.20	

四、含 量 测 定

HPLC法分离效能高，可有效地分离异构体、降解产物等杂质，使测定结果更加准确，因此目前各国药典对四环素类抗生素的含量测定多采用HPLC法。

例6-29：盐酸金霉素眼膏的含量测定

取本品约2.5g（相当于盐酸金霉素12.5mg），精密称定，置分液漏斗中，加石油醚（沸程90～120℃）30ml，振摇使基质溶解，再精密加入0.01mol/L盐酸溶液50ml，振摇15min，静置分层，取水层，置50ml量瓶中，加0.01mol/L盐酸溶液稀释至刻度，摇匀，滤过，取续滤液作为供试品溶液；另取盐酸金霉素对照品约25mg，精密称定，置100ml量瓶中，加0.01mol/L盐酸溶液溶解并稀释至刻度，摇匀，作为对照品溶液。照盐酸金霉素项下的方法测定，即得。

本法为反相HPLC法，由于一般化学键合相色谱柱使用的pH范围为2.0～8.0，本法流动相的pH<2.0，因此应使用耐酸填料的色谱柱。为消除眼膏剂基质的影响，本法加石油醚使基质溶解，再用0.01mol/L盐酸溶液提取金霉素进行测定。

第四节　大环内酯类抗生素

大环内酯类抗生素是由链霉菌产生的一类弱碱性抗生素，其结构特征为分子中含有一个内酯结构的 14～16 元大环。通过内酯环上的羟基和去氧氨基糖或 6-去氧糖缩合成碱性苷。常见的大环内酯类抗生素包括：十四元大环内酯类有红霉素（erythromycin）、罗红霉素（roxithromycin）、克拉霉素（clarithromycine）；十五元大环内酯类：阿奇霉素（azithromycin）；十六元大环内酯类：乙酰螺旋霉素（acetylspiramycin）、麦白霉素（meleumycin）、交沙霉素（josamycine）、吉他霉素（kitasamycin）等。

一、典型药物的结构与性质

（一）化学结构

这类抗生素的特点之一是化学结构上成系列的多组分，表现在药物的有效成分的多组分性（表 6-9）。如红霉素的结构如下：

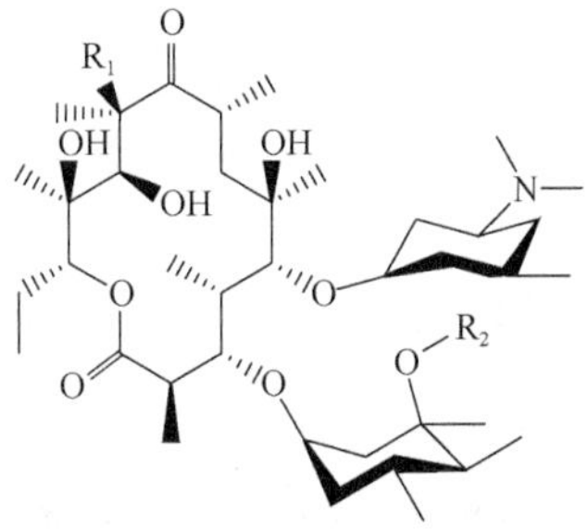

表 6-9　红霉素基团表

红霉素	分子式	分子质量	R_1	R_2
A	$C_{37}H_{67}NO_{13}$	733.94	OH	CH_3
B	$C_{37}H_{67}NO_{12}$	717.94	H	CH_3
C	$C_{36}H_{65}NO_{13}$	719.90	OH	H

阿奇霉素是由十五元氮杂内酯环与去氧氨基糖和红霉素缩合而成的苷，其结构如下：

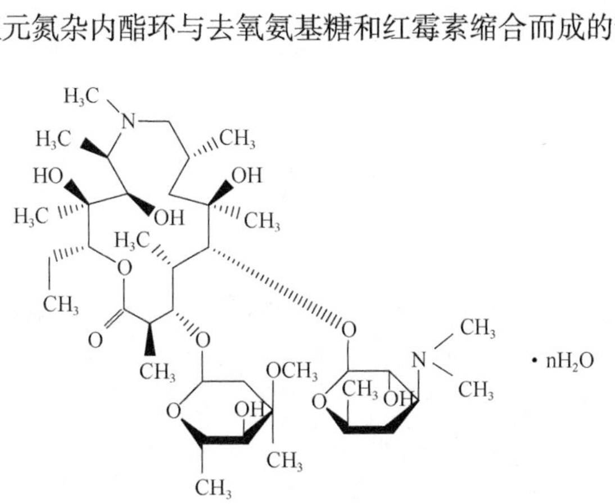

$\cdot nH_2O$

乙酰螺旋霉素为单乙酰螺旋霉素Ⅱ、单乙酰螺旋霉素Ⅲ、双乙酰螺旋霉素Ⅱ、双乙酰螺旋霉素Ⅲ四个组分为主的混合物，其结构如下：

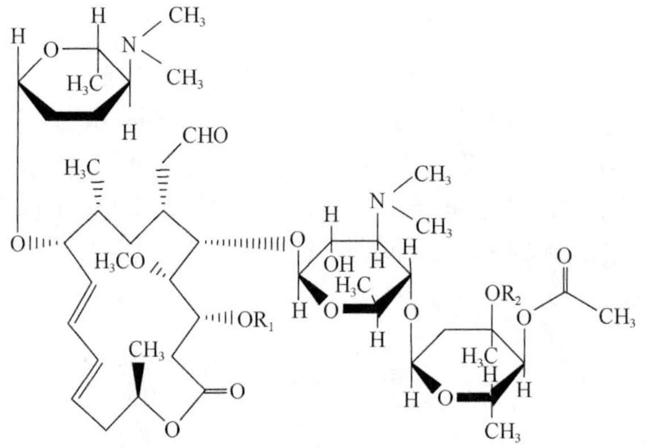

单乙酰螺旋霉素Ⅱ：R_1= $COCH_3$　　R_2= H
单乙酰螺旋霉素Ⅲ：R_1= $COCH_2CH_3$　　R_2= H
双乙酰螺旋霉素Ⅱ：R_1= $COCH_3$　　R_2= $COCH_3$
双乙酰螺旋霉素Ⅲ：R_1= $COCH_2CH_3$　　R_2= $COCH_3$

（二）性质

1. 碱性　本类药物具有氨基糖结构，阿奇霉素内酯环上有叔氮原子，具有碱性。

2. 溶解性　本类药物在水中几乎不溶，在甲醇、乙醇或丙酮中溶解。

3. 旋光性　本类药物分子结构中有不对称碳原子，具有旋光性。ChP2015 在其性状项下多收载比旋度的测定，见表 6-10。

表 6-10　ChP2015 收载大环内酯类药物的比旋度

药物	溶剂	浓度（mg/ml）	$[\alpha]_D^{20}$
红霉素	无水乙醇	20	−71°～−78°（放置 30min 测定）
罗红霉素	无水乙醇	20	−82°～−87°
克拉霉素	三氯甲烷	10	−89°～−95°
阿奇霉素	无水乙醇	20	−45°～−49°
交沙霉素	无水乙醇	10	−67°～−73°

4. 紫外吸收　本类药物紫外吸收多在紫外末端区，缺乏分析化学上可被利用的特征紫外吸收区位。

二、鉴 别 试 验

（一）色谱法

本类药物鉴别可采用 HPLC 法和 TLC 法，鉴别试验中既有 HPLC 法又有 TLC 法的，可选做一种。

1. TLC 法　ChP2015 所收载的本类抗生素中采用 TLC 法鉴别的有阿奇霉素、乙酰螺旋霉素和交沙霉素。

例 6-30：阿奇霉素的鉴别

取本品，加无水乙醇溶解并稀释制成每 1ml 中约含 5mg 的溶液，作为供试品溶液；取阿奇霉素对照品适量，加无水乙醇溶液并稀释制成每 1ml 中约含 5mg 的溶液，作为对照品溶液；照 TLC 法（通则 0502）试验，吸取上述溶液各 2μl，分别点于同一硅胶 G 薄层板上，以乙酸乙酯-正己烷-二乙胺（10∶10∶2）为展开剂，展开，晾干，喷以显色剂（取钼酸钠 2.5g、硫酸铈 1g，加 10%硫酸溶液溶解并稀释至 100ml），置 105℃加热数分钟，供试品溶液所显主斑点的位置和颜色与对照品溶液主斑点的位置和颜色相同。

2. HPLC 法　ChP2015 所收载的本类抗生素中采用 HPLC 法鉴别的有红霉素、阿奇霉素、克拉霉素、罗红霉素、麦白霉素和交沙霉素。在含量测定项下记录的色谱图中，供试品溶液主峰的保留时间应与对照品溶液主峰的保留时间一致。

（二）光谱法

1. 紫外光谱法　本类抗生素药物紫外吸收多在紫外末端区，缺乏分析化学上可被利用的特征紫外吸收区位，仅麦白霉素、交沙霉素采用紫外光谱法鉴别。

例 6-31：麦白霉素的鉴别

取本品，加无水乙醇溶解并稀释制成每 1ml 中约含 16μg 的溶液，照紫外-可见分光光度法（通则 0401）测定，在 232nm 的波长处有最大吸收。

2. 红外光谱法　ChP2015 中，红霉素、阿奇霉素、克拉霉素、罗红霉素和交沙霉素利用本类药物的红外吸收光谱特征进行鉴别。

例 6-32：阿奇霉素的鉴别

本品的红外吸收图谱应与对照的图谱（光谱集 772 图）或与对照品图谱一致。（如不一致时，可取本品与对照品各适量，分别溶于丙酮中，于室温挥发至干， 测定。）

（三）化学鉴别法

显色反应　交沙霉素、吉他霉素与硫酸反应，分别生成红棕色和红褐色配合物，可用于鉴别。

例 6-33：交沙霉素的鉴别

取本品 2mg，加硫酸 5ml，缓缓摇匀，即显红棕色。

三、检　查

（一）有关物质

本类药物的有关物质检查采用 HPLC 法，主要采用加校正因子的主成分自身对照法检查。

例 6-34：红霉素的有关物质检查

取本品约 40mg，置 10ml 量瓶中，加甲醇 4ml 使溶解，用 pH8.0 磷酸盐溶液（取磷酸氢二钾 11.5g，加水 900ml 使溶解，用 10%磷酸溶液调节 pH 至 8.0，用水稀释成 1000ml）稀释至刻度，摇匀，作为供试品溶液；精密量取 1ml，置 100ml 量瓶中，用上述 pH8.0 磷酸盐溶液-甲醇（3∶2）稀释至刻度，摇匀，作为对照溶液；精密量取对照溶液适量，用 pH8.0 磷酸盐溶液-甲醇（3∶2）定量稀释制成每 1ml 中约含 4μg 的溶液，作为灵敏度溶液。照红霉素组分检查项下的色谱条件，量取灵敏度溶液 100μl 注入液相色谱仪，记录色谱图，主成分色谱峰高的信噪比应大于 10。精密量取供试品溶液和对照溶液各 100μl，分别注入液相色谱仪，记录色谱图（图 6-3）。供试品溶液色谱图中如有杂质峰，杂质 C 峰面积不得大于对照溶液主峰面积的 3 倍（3%），杂质 E 与杂质 F 校正后的峰面积（乘以校正因子 0.08）均不得大于对照溶液主峰面积的 2 倍（2%），杂质 D 校正后的峰面积（乘以校正因子 2）不得大于对照溶液主峰面积的 2 倍（2%），杂质 A、杂质 B 及其他单个杂质的峰面积均不得大于对照溶液主峰面积的 2 倍（2%），各杂质校正后的峰面积之和不得大于对照溶液主峰面积的 7 倍（7%）。供试品溶液色谱图中小于灵敏度溶液主峰面积的峰忽略不计。

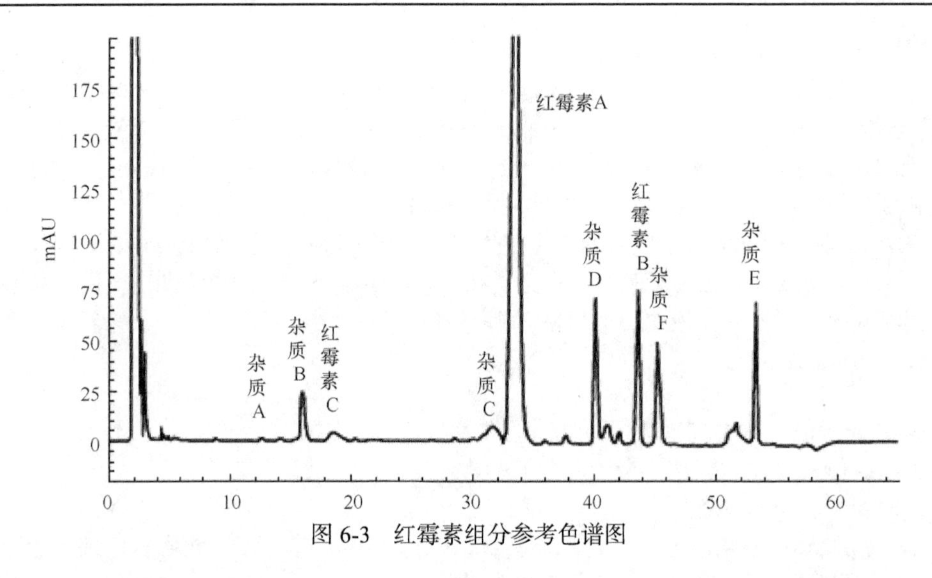

图 6-3 红霉素组分参考色谱图

(二)组分检查

药物有效成分的多组分性是本类抗生素的特点，ChP2015 采用 HPLC 法进行组分测定。

例 6-35：乙酰螺旋霉素的组分测定

照 HPLC 法（通则 0512）测定。

色谱条件与系统适用性试验：用十八烷基硅烷键合硅胶为填充剂；以乙腈-0.1mol/L 醋酸铵溶液（60∶40）（用乙酸调节 pH 至 7.2±0.1）为流动相；检测波长为 232nm。取标准品溶液 10μl，注入液相色谱仪，记录的色谱图应与标准图谱一致。

测定法：取本品适量，精密称定，加流动相溶解并定量稀释制成每 1ml 中约含 1mg 的溶液，作为供试品溶液，精密量取 10μl 注入液相色谱仪，记录色谱图，乙酰螺旋霉素各组分的出峰顺序依次为：单乙酰螺旋霉素Ⅱ、单乙酰螺旋霉素Ⅲ、双乙酰螺旋霉素Ⅱ和双乙酰螺旋霉素Ⅲ。量取峰面积，按下式计算，含单、双乙酰螺旋霉素（Ⅱ+Ⅲ）均应不得少于 35%。

$$\text{单乙酰螺旋霉素(Ⅱ+Ⅲ)含量\%} = \frac{A_{\text{单Ⅱ}} + A_{\text{单Ⅲ}}}{A_{\text{单Ⅱ}} + A_{\text{单Ⅲ}} + A_{\text{双Ⅱ}} + A_{\text{双Ⅲ}}} \times 100\%$$

$$\text{双乙酰螺旋霉素(Ⅱ+Ⅲ)含量\%} = \frac{A_{\text{双Ⅱ}} + A_{\text{双Ⅲ}}}{A_{\text{单Ⅱ}} + A_{\text{单Ⅲ}} + A_{\text{双Ⅱ}} + A_{\text{双Ⅲ}}} \times 100\%$$

式中，$A_{\text{单Ⅱ}}$ 为单乙酰螺旋霉素Ⅱ的峰面积；$A_{\text{单Ⅲ}}$ 为单乙酰螺旋霉素Ⅲ的峰面积；$A_{\text{双Ⅱ}}$ 为双乙酰螺旋霉素Ⅱ的峰面积；$A_{\text{双Ⅲ}}$ 为双乙酰螺旋霉素Ⅲ的峰面积；

另取乙酰螺旋霉素标准品适量，同法测定，按外标法以峰面积计算出乙酰螺旋霉素四个组分的总含量，应不得少于 75%。

$$\text{乙酰螺旋霉素四个组分的总含量\%} = \frac{A_T W_S P}{A_S W_T} \times 100\%$$

式中，A_T 为供试品色谱图中乙酰螺旋霉素四个组分峰的总面积；A_S 为标准品色谱图中乙酰螺旋霉素四个组分峰的总面积；W_T 为供试品的重量；W_S 为标准品的重量；P 为标准品四个组分的百分含量总和。

四、含 量 测 定

本类抗生素的含量测定方法主要有微生物检定法、比色法、荧光分光光度法、TLC 法和

HPLC 法。ChP2015 中多采用 HPLC 法测定原料及其制剂的含量。

例 6-36：红霉素微生物检定法测定含量

精密称取本品适量，加乙醇（10mg 加乙醇 1ml）溶解后，用灭菌水定量制成每 1ml 中约含 1000 单位的溶液，照抗生素微生物检定法（通则 1201）测定，可信限率不得大于 7%。1000 红霉素单位相当于 1mg 的 $C_{37}H_{67}NO_{13}$。

例 6-37：阿奇霉素 HPLC 法测定含量

照 HPLC 法（通则 0512）测定。

色谱条件与系统适用性试验：用十八烷基硅烷键合硅胶为填充剂；以磷酸盐缓冲液（取 0.05mol/L 磷酸氢二钾溶液，用 20%磷酸溶液调节 pH 至 8.2）-乙腈（45∶55）为流动相；检测波长为 210nm。取阿奇霉素系统适用性对照品适量，加乙腈溶解并稀释制成每 1ml 中含 10mg 的溶液，取 50μl 注入液相色谱仪，记录的色谱图应与标准图谱一致。

测定法：取本品适量，精密称定，加乙腈溶解并定量稀释制成每 1ml 中约含 1mg 的溶液，作为供试品溶液，精密量取 50μl 注入液相色谱仪，记录色谱图；另取阿奇霉素对照品适量，同法测定。按外标法以峰面积计算，即得。

思 考 题

1. 比较抗生素类药物含量测定的微生物检定法与理化测定法的优缺点？
2. 氨基糖苷类药物的结构特点与鉴别反应。
3. β-内酰胺类抗生素的结构特点与性质。

第七章　生化药物与生物制品分析

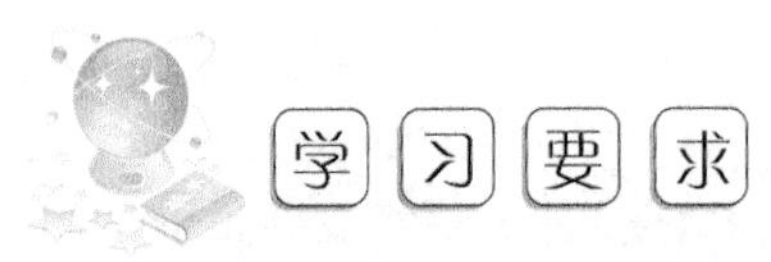

1. 掌握：生化药物的鉴别、检查和含量测定，生物制品检定的内容和方法。
2. 熟悉：生化药物和生物制品定义和种类。
3. 了解：生化药物和生物制品的全程质量控制的特点。

运用生物学、医学和生物化学等的研究成果，综合利用物理学、化学、生物技术和药学等学科的原理和方法，以生物体、生物组织、细胞和体液等为原料制造的一类用于预防、治疗和诊断的制品统称为生物药物（biopharmaceutics 或 biopharmaceuticals）。广义的生物药物包括从动物、植物和微生物等生物体中直接制取的各种天然活性物质及人工合成或半合成的天然物质类似物。生物药物具有针对性强、药理活性高等优点，但原料中的有效物质含量低、稳定性差、易腐败。与化学药物和中药相比，生物药物具有特定的生理功能，因此生物药物不仅要有理化检验指标，而且要有生物活性检验指标。

生物药物分析有以下特点。

1. 相对分子质量不是定值　除氨基酸、核苷酸、辅酶及甾体激素等属化学结构明确的小分子化合物外，大部分为大分子的物质（如蛋白质、多肽、核酸和多糖类等），其相对分子质量一般几千至几十万。对大分子的生化药物而言，即使组分相同，往往由于相对分子质量不同而产生不同的生理活性。例如，肝素是由D-硫酸氨基葡萄糖和葡萄糖醛酸组成的酸性黏多糖，能明显延长血凝时间，有抗凝血作用；而低分子量肝素，其抗凝活性低于肝素。所以，生物药物常需进行相对分子质量的测定。

2. 需检查生物活性　在制备生物药物时，常因工艺条件的变化，导致有效成分失活。因此，除了用通常采用的理化法检验外，尚需用生物检定法进行检定，以证实其生物活性。

3. 需做安全性检查　由于生物药物的来源特殊，生产工艺复杂，易引入特殊杂质，故常需做安全性检查，如热原检查、过敏试验和异常毒性试验等。

4. 需做效价测定　大部分生化药物可通过含量测定，以表明其主药的含量。但对生物制品来说，含量测定不能表明其生物活性，所以需要做效价测定。

5. 结构确证难　在大分子生物药物中，由于有效结构或相对分子质量不确定，其结构的确证很难沿用常规方法加以证实，往往还要用生化法，如氨基酸序列、肽图等加以证实。

按来源和生产方法不同，生物药物主要包括生化药物、生物合成药物（biosynthetic drugs）和生物制品。基于生化药物和生物制品在临床使用的品种日益增多，本章概要介绍生化药物的分析及生物制品的检定方法和特点，生化药物分析和生物制品检定过程中相同或相似的地方，不再重复叙述。

第一节　生物药物的全程质量控制

生物药物的生产不同于一般的化学药物，它来源于生物体包括细菌和细胞，制造过程涉及生物材料和生物学特征，产品工艺存在易变性和安全性问题。不同的生物药物具有自身独特的工艺流程与检定方法。为此，必须针对具体的品种，进行原材料、生产过程（包括培养和纯化工艺过程）和最终产品的全程质量控制。

生物药物的质量控制应包括安全性、有效性和可控性。各种需要控制的物质，是指该品种按规定工艺进行生产和贮藏过程中需要控制的成分，包括非目标成分（如残留溶剂、残留宿主细胞蛋白质）及目标成分的聚合物和降解产物等。

为保证生物药物临床使用的安全性和有效性，必须严格遵守 GMP 标准，对药品生产和检定过程进行全程质量控制。药品标准，尤其是 ChP，是药品生产、供应、使用和监督部门共同遵守的法定技术标准，也是药品生产和临床用药水平的重要标准。

（1）生产过程中如采用有机溶剂或其他物质进行提取、纯化或灭活处理等，生产的后续工艺应能有效去除，去除工艺应经验证，残留量应符合残留溶剂测定法的相关规定。

（2）除另有规定外，生物药物有效性的检测应包括有效成分含量和效力的测定。

（3）各品种中每项质量指标均应有相应的检测方法，以及明确的限度或要求。

（4）除另有规定外，可量化的质量标准应设定限度范围。

（5）复溶冻干制品的稀释剂应符合最新版药典的规定。若药典中未收载的稀释剂，其制备工艺和质量标准应经国务院药品监督管理部门批准。

第二节　生化药物的分析

生化药物是指从动物、植物及微生物提取的，亦可用生物-化学半合成或用现代生物技术制得的生命基本物质，如氨基酸、多肽、蛋白质、酶、辅酶、多糖、核苷酸、脂和生物胺等，以及其衍生物、降解物及大分子的结构修饰物等。ChP2015 二部收载的生化药物有氨基酸、多肽、蛋白质、酶、辅酶、多糖、脂质、核酸和生物胺等。

一、生化药物的种类

根据结构和功能不同，生化药物分为以下几类。

1. 氨基酸及其衍生物　是生命基本组成单位，人体健康的基本营养成分，如苯丙氨酸、半胱氨酸、色氨酸、丙氨酸、*N*-乙酰-L-半胱氨酸、L-半胱氨酸乙酯盐酸盐和复合氨基酸注射液等。

2. 核酸及其衍生物　是生命的基本物质，临床用于治疗病毒、心血管、脑损伤和缺氧等，如 RNA（包括 iRNA-免疫核糖核酸）、DNA（脱氧核糖核酸）和 cAMP 等。此外，还有 6-巯基嘌呤、5-氟尿嘧啶、环胞苷和无环鸟苷等。

3. 酶与辅酶　参与一切代谢，是生物体内催化剂，往往有生物活性。助消化酶类，如胃蛋白酶、胰蛋白酶和胰淀粉酶等；蛋白水解酶类，如糜蛋白酶、菠萝蛋白酶等；凝血酶及抗栓酶，如凝血酶（猪、牛血）、尿激酶等；抗肿瘤酶类，如 L-天门冬酰胺、甲硫氨酸酶等；其他酶类，如细胞色素 C、超氧化物歧化酶（SOD）等；辅酶，如 CoA、CoQ_{10} 等。

4. 多肽和蛋白　氨基酸残基组成肽链和由肽链组成生命的基本物质蛋白，是国内外新崛起一类新品种。垂体多肽，如促肾上腺皮质激素、促胃液素等；消化道多肽，如促胰液素、胃泌素等；下丘脑多肽，如促甲状腺素释放激素、促性腺激素释放激素等；脑多肽，由人及动物脑和脑脊液中分离出来的多肽、蛋氨酸脑啡肽和亮氨酸脑啡肽等；激肽类，如血管紧张肽Ⅰ、Ⅱ、Ⅲ等活性肽。猪或牛的纤维蛋白原、纤维蛋白等。

5. 多糖、脂　为机体代谢提供能源、碳源，亦是细胞结构主要组成部分。多糖类药物，如肝素、硫酸软骨素等；类肝素（酸性黏多糖）、右旋糖苷、人参多糖、黄芪多糖、红花多糖等。脂类药物，如卵磷脂、脑磷脂、胆固醇、前列腺素系列等。

二、生化药物的鉴别试验

生化药物的鉴别主要包括理化鉴别法、生化鉴别法和生物鉴别法等。

（一）理化鉴别法

1. 化学法 氨基酸类、酶类和生物胺等生化药物，分子中的某些结构易与酸、碱、重金属或有机试剂等发生化学反应而形成特殊状态或特殊颜色，可以此鉴别。

例 7-1：门冬酰胺的鉴别

取本品约 1g，加 10%氢氧化钠溶液 5ml，微热至沸，产生的蒸汽有氨臭并能使湿润的红色石蕊试纸变蓝色。

取本品约 1mg，加水 5ml 溶解后，加茚三酮约 5mg，加热，溶液显紫色。

例 7-2：胃蛋白酶的鉴别

取本品的水溶液，加 5%鞣酸或 25%氯化钡溶液，即生成沉淀。

例 7-3：盐酸多巴胺或盐酸多巴胺注射液的鉴别

取本品约 10mg，加水 1ml 溶解后，加三氯化铁试液 1 滴，溶液显墨绿色；滴加 1%氨溶液，即转变成紫红色。

例 7-4：重酒石酸去甲肾上腺素的鉴别

取本品约 10mg，加水 lml 溶解后，加三氯化铁试液 1 滴，振摇，即显翠绿色；再缓缓加碳酸氢钠试液，即显蓝色，最后变成红色。

取本品约 1mg，加酒石酸氢钾的饱和溶液 10ml 溶解，加碘试液 1ml，放置 5min 后，加硫代硫酸钠试液 2ml，溶液为无色或仅显微红色或淡紫色（与肾上腺素或异丙肾上腺素的区别）。

取本品约 50mg，加水 lml 溶解后，加 10%氯化钾溶液 lml，在 10min 内应析出结晶性沉淀。

2. 紫外光谱法 核苷酸类药物，如盐酸阿糖胞苷、碘苷，生物胺盐酸多巴胺及盐酸多巴胺注射液的最大或最小吸收在紫外区内，可以根据此法鉴别。

例 7-5：盐酸阿糖胞苷的鉴别

取本品适量，加盐酸溶液（9→1000）溶解并稀释制成每 1ml 中约含 10μg 的溶液，照紫外-可见分光光度法（通则 0401）测定，在 280nm 的波长处有最大吸收，在 241nm 的波长处有最小吸收。

例 7-6：盐酸多巴胺或盐酸多巴胺注射液的鉴别

取本品，加 0.5%硫酸溶液制成每 lml 中约含 30μg 的溶液，照紫外-可见分光光度法（通则 0401）测定，在 280nm 的波长处有最大吸收。

3. 红外光谱法 大多数生化药物可用红外光谱法鉴别，要求红外光吸收图谱应与对照图谱一致。如辅酶 Q_{10} 的鉴别，本品的红外光吸收图谱应与对照图谱（红外光吸收图谱集 1046 图）一致。

4. HPLC 法 根据供试品和对照品保留时间一致加以鉴别，方法大多与含量测定相同。

例 7-7：硫酸软骨素钠的鉴别

在含量测定项下记录的色谱图中，供试品溶液中三个主峰的保留时间应与对照品溶液中软骨素二糖、6-硫酸化软骨素二糖和 4-硫酸化软骨素二糖的保留时间一致。

（二）生化鉴别法

1. 酶法 在 ChP2015 中，对酶类药物，如尿激酶、玻璃酸酶等均采用专属性的酶活力测定法来进行鉴别和检定。

例 7-8：尿激酶的鉴别

取效价测定项下的供试品溶液，用巴比妥-氯化钠缓冲液（pH7.8）稀释成每 1ml 中含 20

单位的溶液，吸取 1ml，加牛纤维蛋白原溶液 0.3ml，再依次加入牛纤维蛋白溶酶原溶液 0.2ml 与牛凝血酶溶液 0.2ml，迅速摇匀，立即置 37℃±0.5℃恒温水浴中保温，立即计时。应在 30～45s 内凝结，且凝块在 15min 内重新溶解。以 0.9%氯化钠溶液作空白，同法操作，凝块在 2h 内不溶（试剂的配制同效价测定）。

2. 电泳法　是指利用溶液中带有不同量电荷的阳离子或阴离子，在外加电场中使供试品组分以不同的迁移速度向对应的电极移动，实现分离并通过适宜的检测方法记录或计算，达到测定目的的分析方法。生物药品在鉴别中利用电泳技术，以供试品中主成分的迁移距离与对照品一致加以鉴别。

例 7-9：肝素钠乳膏的鉴别

取本品适量（约相当于肝素钠 70 单位），加 60%乙醇溶液 10ml，水浴加热使溶解，于 4℃的冰箱中放置约 5h，取出，滤过，取续滤液作为供试品溶液；另取肝素钠标准品，加水溶解并稀释制成每 lml 中含 200 单位的标准品溶液。取标准品溶液与供试品溶液各 2μ1，照电泳法（通则 0541 第三法）试验，供试品溶液与对照品溶液所显电泳条带的迁移距离的比值应为 0.9～1.1。

（三）生物鉴别法

生物鉴别法是指利用细胞、血清或动物对某种药物产生的特殊反应，对该药物加以鉴别。

例 7-10：玻璃酸酶的鉴别

取健康豚鼠 1 只，分别于背部两处皮内注射 0.25%亚甲蓝的氯化钠注射液 0.1ml，作为对照，另两处皮内注射用上述溶液制成的每 1ml 中含本品 10 单位的溶液 0.1ml，四处注射位置须交叉排列，相互间的距离应大于 3cm，注射后 5min，处死动物，将皮剥下，自反面观察亚甲蓝的扩散现象，供试品溶液所致的蓝色圈应大于对照所致的蓝色圈。

三、生化药物的杂质检查

生化药物中的杂质检查包括一般杂质检查、特殊杂质检查和安全性检查。一般杂质是指在自然界中分布较广，在多种药物的生产和贮藏过程中容易引入的杂质，如酸、碱、水分、氯化物、硫酸盐、砷盐和重金属等，检查方法同化学药物。安全性检查、肽图、相对分子质量分布等内容与方法均与生物制品类似，具体内容参见本章第三节。本节主要介绍生化药物的特殊杂质检查。

（一）氨基酸及其衍生物

氨基酸及其衍生物中特殊杂质主要是其他氨基酸、有关物质和氨基酸比值等的检查，检查方法有 TLC 法、HPLC 法和氨基酸分析法。

例 7-11：亮氨酸中其他氨基酸的检查

取本品适量，加水溶解并稀释制成每 1ml 中约含 20mg 的溶液，作为供试品溶液；精密量取 1ml，置 200ml 量瓶中，用水稀释至刻度，摇匀，作为对照溶液；另取亮氨酸对照品与缬氨酸对照品各适量，置同一量瓶中，加水溶解并稀释制成每 1ml 中各约含 0.4mg 的溶液，作为系统适用性试验溶液。照 TLC 法（通则 0502）试验，吸取上述三种溶液各 5μl，分别点于同一硅胶 G 薄层板上，以正丁醇-水-冰醋酸（3∶1∶1）为展开剂，展开后，晾干，喷以茚三酮的丙酮溶液（1→50），在 80℃加热至斑点出现，立即检视。对照溶液应显一个清晰的斑点，系统适用性试验溶液应显两个完全分离的斑点。供试品溶液如显杂质斑点，其颜色与对照溶液的主斑点比较，不得更深（0.5%）。

例 7-12：甘氨酰谷氨酰胺中有关物质的检查

用氨基键合硅胶为填充剂；以 0.05mol/L 磷酸二氢钠溶液（用磷酸调节 pH 为 4.5）-乙腈（35∶65）为流动相；检测波长为 210nm。理论板数按甘氨酰谷氨酰胺峰计算不低于 2000。取本品

50mg，置 50ml 量瓶中，加浓过氧化氢溶液 5ml，放置 30min，用流动相稀释至刻度，作为系统适用性溶液。取 20μl 注入液相色谱仪，记录色谱图。甘氨酰谷氨酰胺峰与相邻杂质峰间的分离度应符合要求。

取本品适量，加流动相溶解并稀释制成每 1ml 中约含 1.0mg 的溶液，作为供试品溶液；另取环-（甘氨酰-谷氨酰胺）对照品、焦谷氨酸对照品适量，分别精密称定，加流动相溶解并稀释制成每 1ml 中各含 0.5mg 的溶液，作为对照品溶液；分别精密量取供试品溶液和对照品溶液 1ml，置同一 100ml 量瓶中，用流动相稀释至刻度，摇匀，作为对照溶液。取对照溶液 20μl 注入液相色谱仪，调节检测灵敏度，使甘氨酰谷氨酰胺色谱峰的峰高为满量程的 10%～20%，再精密量取供试品溶液和对照溶液各 20μl，分别注入液相色谱仪，记录色谱图至主成分峰保留时间的 2.5 倍。供试品溶液的色谱图中如有杂质峰，环-（甘氨酰-谷氨酰胺）、焦谷氨酸峰面积应不得大于对照溶液中环-（甘氨酰-谷氨酰胺）、焦谷氨酸的峰面积（0.5%）；其他单个未知杂质峰面积不得大于对照溶液中甘氨酰谷氨酰胺峰面积的 0.5 倍（0.5%）；其他未知杂质峰面积的和不得大于对照溶液中甘氨酰谷氨酰胺峰面积（1.0%）。

例 7-13：鲑降钙素中氨基酸比值的检查

取本品，加盐酸溶液（1→2），于 110℃水解 16h 后，照适宜的氨基酸分析方法测定。以门冬氨酸、谷氨酸、脯氨酸、甘氨酸、缬氨酸、亮氨酸、组氨酸、精氨酸和赖氨酸的摩尔数总和除以 20 作为 1，计算各氨基酸的相对比值，应符合以下规定：门冬氨酸 1.8～2.2，谷氨酸 2.7～3.3，脯氨酸 1.7～2.3，甘氨酸 2.7～3.3，缬氨酸 0.9～1.1，亮氨酸 4.5～5.3，组氨酸 0.9～1.1，精氨酸 0.9～1.1，赖氨酸 1.8～2.2，丝氨酸 3.2～4.2，苏氨酸 4.2～5.2，酪氨酸 0.7～1.1，半胱氨酸 1.4～2.1。

（二）核酸及其衍生物

核酸及其衍生物的特殊杂质是药品中某些物质和有关物质，常用的检查方法为 UV 法和 HPLC 法。

例 7-14：碘苷中 5-碘尿嘧啶的检测

取含量测定项下的溶液，照紫外-可见分光光度法（通则 0401），在 303nm 与 279nm 的波长处测定吸光度，303nm 波长处的吸光度与 279nm 波长处的吸光度的比值应不得过 0.40。

例 7-15：氟尿嘧啶中有关物质的检查

取本品，加流动相溶解并稀释制成每 1ml 中约含 0.10mg 的溶液，作为供试品溶液；精密量取适量，加流动相定量稀释制成每 1ml 中约含 0.25μg 的溶液，作为对照溶液；照 HPLC 法（通则 0512）试验。用十八烷基硅烷键合硅胶为填充剂，以水（用 0.05mol/L 磷酸溶液调节 pH 至 3.5）-甲醇（95∶5）为流动相，检测波长为 265nm。理论板数按氟尿嘧啶峰计算不低于 2500，氟尿嘧啶峰与相邻杂质峰的分离度应符合要求。取对照溶液 20μl 注入液相色谱仪，调节检测灵敏度，使主成分色谱峰的峰高约为满量程的 10%。再精密量取供试品溶液与对照溶液各 20μl，分别注入液相色谱仪，记录色谱图至主成分峰保留时间的 5 倍。供试品溶液色谱图中如有杂质峰，单个杂质峰面积不得大于对照溶液主峰面积的 2 倍（0.5%），各杂质峰面积的和不得大于对照溶液主峰面积的 3 倍（0.75%）。

（三）酶和辅酶

酶和辅酶中特殊杂质检查主要可分为三类，即脂肪含量限度检查、其他酶类含量限度检查和大分子活性物质含量限度检查。

例 7-16：胰酶中脂肪含量限度检查

取本品 10g，置具塞锥形瓶中，加乙醚 10ml 密塞，时时旋动，放置约 2h 后，将乙醚液倾泻至用乙醚湿润的滤纸上，滤过，残渣用乙醚 10ml 照上法处理，再用乙醚 5ml 洗涤残渣，合并滤液及洗液至已恒重的蒸发皿中，使乙醚自然挥散后，在105℃干燥2h，精密称定，遗留脂肪不得过20mg。

例7-17：胰蛋白酶中糜蛋白酶的检查

底物溶液的制备：取*N*-乙酰-L-酪氨酸乙酯23.7mg，置100ml量瓶中，加磷酸盐缓冲液（取0.067mol/L磷酸二氢钾溶液38.9ml与0.067mol/L磷酸氢二钠溶液61.1ml，混合，pH为7.0）50ml，温热使溶解，冷却后再稀释至刻度，摇匀。冰冻保存，但不得反复冻融。

供试品溶液的制备：取本品适量，精密称定，加0.001mol/L盐酸溶液溶解并定量稀释制成每1ml中含0.25mg的溶液。

测定法：取底物溶液2.0ml、0.001mol/L盐酸溶液0.2ml与上述磷酸盐缓冲液（pH7.0）1ml，混匀，作为空白。精密量取供试品溶液0.2ml，加底物溶液（预热至25℃±0.5℃）3.0ml，立即计时并摇匀，使比色池内的温度保持在25℃±0.5℃，照紫外-可见分光光度法（通则0401），在237nm的波长处，每隔30s读取吸光度，共5min，每30s钟吸光度的变化率应恒定，且恒定时间不得少于3min。以吸光度为纵坐标，时间为横坐标，作图，取在3min内成直线部分的吸光度，按下式计算，每2500单位胰蛋白酶中不得多于50单位的糜蛋白酶。

$$P = [(A_2 - A_1)/0.0075T] \times \left[2500/\left(W \times \text{供试品效价(u/ mg)}\right)\right]$$

式中，P为每2500胰蛋白酶单位中含糜蛋白酶的量，单位；A_2为直线上开始的吸光度；A_1为直线上终止的吸光度；T为A_2至A_1读数的时间，min；W为测定液中含供试品的量，mg；0.0075为在上述条件下，吸光度每分钟改变0.0075，即相当于1个糜蛋白酶单位。

例7-18：抑肽酶中活性物质蛋白质含量限度检查

取本品，加水溶解并制成每1ml中含5单位的溶液，作为供试品溶液；另取经112℃加热2h处理过的抑肽酶适量，加水溶解并制成每1ml中含5单位的溶液，作为系统适用性试验溶液。照分子排阻色谱法（通则0514）测定，以亲水的改性硅胶为填充剂（如TSK-G4000SWxl柱，7. 8mm×30cm，8μm），用3根色谱柱串联，以3mol/L乙酸溶液为流动相，流速为每分钟1.0ml，检测波长为280nm，柱温为35℃。取系统适用性试验溶液100μl，注入液相色谱仪，记录色谱图，二聚体峰相对抑肽酶峰的保留时间约为0.9；二聚体峰与抑肽酶峰间的分离度应大于1.0；抑肽酶主峰的拖尾因子不得大于2.5。取供试品溶液100μl，注入液相色谱仪，记录色谱图，保留时间小于抑肽酶主峰的均为高分子蛋白质峰，按峰面积归一化法计算，高分子蛋白质峰的总量不得大于1.0%。

（四）多肽和蛋白质

蛋白质中特殊杂质主要是相关蛋白质和高分子蛋白质，检查方法大多采用HPLC归一化法，根据不同的检查内容选择不同的色谱柱，如胰岛素中相关蛋白质的检查采用的是ODS色谱柱；高分子蛋白质以亲水硅胶为填充剂、分子排阻色谱法检查。

（五）多糖和脂

多糖类药物中特殊杂质主要为核酸、蛋白质及有关物质等，检查方法分别是UV法、蛋白质测定法和HPLC法。

例7-19：肝素钠中核酸、蛋白质及有关物质的检查

（1）核酸：取本品，精密称定，加水溶解并定量稀释制成每1ml中含4mg的溶液，照紫外-可见分光光度法（通则0401），在260nm的波长处测定吸光度，不得过0.10。

（2）蛋白质：取本品适量，精密称定，加水溶解并定量稀释制成每1ml中约含30mg的溶液，作为供试品溶液；另取牛血清白蛋白对照品适量，精密称定，分别加水溶解并定量稀释制成每1ml中各含0μg、10μg、20μg、30μg、40μg与50μg的溶液，作为对照品溶液，照蛋白质含量测定法（通则0731第二法）测定。按干燥品计算，本品含蛋白质不得过0.5%。

（3）有关物质：取本品适量，精密称定，加水溶解并定量稀释制成每 1ml 中约含 100mg 的溶液，涡旋混合至完全溶解，精密量取 0.5ml，加 1mol/L 盐酸溶液 0.25ml 和 25%亚硝酸钠溶液 0.05ml，振摇混匀，反应 40min，加 1mol/L 氢氧化钠溶液 0.2ml 终止反应，作为供试品溶液；另取肝素对照品 250mg，精密称定，精密加水 2ml，涡旋混匀至完全溶解，作为对照品溶液（1）；精密量取对照品溶液（1）1.2ml，加 2%硫酸皮肤素对照品 0.15ml 与 2%多硫酸软骨素对照品 0.15ml，作为对照品溶液（2）；取对照品溶液（2）0.1ml，用水稀释至 1ml，作为对照品溶液（3）；取对照品溶液（1）0.4ml，加水 0.1ml，混匀，加 1mol/L 盐酸溶液 0.25ml 和 25%亚硝酸钠溶液 0.05ml，振摇混匀，反应 40min，加 1mol/L 氢氧化钠溶液 0.2ml 终止反应，作为对照品溶液（4）；精密量取对照品溶液（2）0.5ml，加 1mol/L 盐酸溶液 0.25ml 和 25%亚硝酸钠溶液 0.05ml，振摇混匀，反应 40min，加 1mol/L 氢氧化钠溶液 0.2ml 终止反应，作为对照品溶液（5）。照 HPLC 法（通则 0512）测定，以烷醇季铵为功能基的乙基乙烯基苯-二乙烯基苯聚合物树脂为填充剂（AS11-HC 阴离子交换柱，2mm×250mm，与 AG11-HC 保护柱，2mm×50mm，或其他适宜的色谱柱）；以 0.04%磷酸二氢钠溶液（用磷酸调节 pH 至 3.0，0.45μm 滤膜过滤，临用前脱气）为流动相 A，以高氯酸钠-磷酸盐溶液（取高氯酸钠 140g，用 0.04%磷酸二氢钠溶液溶解并稀释至 1000ml，用磷酸调节 pH 至 3.0，0.45μm 滤膜过滤，临用前脱气）为流动相 B；流速为每分钟 0.22ml；检测波长为 202nm。按表 7-1 进行线性梯度洗脱。精密量取对照品溶液（4）、对照品溶液（5）各 20μ1，分别注入液相色谱仪，记录色谱图，对照品溶液（4）色谱图中应不出现肝素峰，对照品溶液（5）色谱图中硫酸皮肤素与多硫酸软骨素色谱峰的分离度不得小于 3.0。精密量取供试品溶液 20μl，注入液相色谱仪，记录色谱图。供试品溶液色谱图中硫酸皮肤素的峰面积不得大于对照品溶液（5）中硫酸皮肤素的峰面积（2.0%）；除硫酸皮肤素峰外，不得出现其他色谱峰。

表 7-1 流动相梯度洗脱表

时间（min）	流动相 A（%）	流动相 B（%）
0～10	75	25
10～35	75～0	25～100
35～40	0	100

四、含量和效价测定

化学结构明确的生化药物，如氨基酸、核酸和辅酶等药物的含量测定方法通常采用化学法或仪器法，如氨基酸及衍生物的含量测定大多采用滴定法；辅酶 Q_{10} 的含量测定采用 HPLC 法；氟尿嘧啶采用紫外-可见分光光度法。酶类药物需测定酶活力。

（一）化学法

1. 非水溶液滴定法 氨基酸分子中含有弱碱性基团，可以在非水溶剂中，以高氯酸滴定测定其含量。

例 7-20：亮氨酸的含量测定

取本品约 0.1g，精密称定，加无水甲酸 1ml 溶解后，加冰醋酸 25ml，照电位滴定法（通则 0701），用高氯酸滴定液（0.1mol/L）滴定，并将滴定的结果用空白试验校正。每 1ml 高氯酸滴定液（0.1mol/L）相当于 13.12mg 的 $C_6H_{13}NO_2$。

2. 碘量法 乙酰半胱氨酸中的巯基有还原性，可用碘滴定液进行滴定，测定其含量。

例 7-21：乙酰半胱氨酸的含量测定

取本品约 0.3g，精密称定，加水 30ml 溶解后，在 20～25℃；用碘滴定液（0.05mol/L）迅速滴定至溶液显微黄色，并在 30s 内不褪。每 1ml 碘滴定液（0.05mol/L）相当于 16.32mg 的 $C_5H_9NO_3S$。

（二）紫外-可见分光光度法

核酸及其衍生物分子结构中含有共轭基团，可以紫外-可见分光光度法测定其含量，常用方法为吸收系数法和对照品比较法。

例 7-22：氟尿嘧啶的含量测定

取本品，精密称定，加 0.1mol/L 盐酸溶液溶解并定量稀释制成每 1ml 中约含 10μg 的溶液，作为供试品溶液，照紫外-可见分光光度法（通则 0401），在 265nm 的波长处测定吸光度，按 $C_4H_3FN_2O_2$ 的吸收系数（$E_{1cm}^{1\%}$）为 552 计算，即得。

（三）HPLC 法

随着生化药物研究的不断发展，HPLC 在生化药物分析中的优势也逐渐突显出来。其常用方法为内标法、外标法和归一化法。

例 7-23：辅酶 Q_{10} 含量测定

色谱条件与系统适用性试验：用十八烷基硅烷键合硅胶为填充剂；以甲醇-无水乙醇（1∶1）为流动相；柱温 35℃；检测波长为 275nm。取辅酶 Q_{10} 对照品和辅酶 Q_9 适量，用无水乙醇溶解并制成每 1ml 中各约含 0.2mg 的混合溶液，取 20μl 注入液相色谱仪，辅酶 Q_9 峰与辅酶 Q_{10} 峰的分离度应大于 4，理论板数按辅酶 Q_{10} 峰计算不低于 3000。

测定法：取本品 20mg，精密称定，加无水乙醇约 40ml，在 50℃水浴中振摇溶解，放冷后，移至 100ml 量瓶中，用无水乙醇稀释至刻度，摇匀，作为供试品溶液，精密量取 20μl，注入液相色谱仪，记录色谱图；另取辅酶 Q_{10} 对照品适量，同法测定。按外标法以峰面积计算，即得。

（四）酶活力测定法

酶类药物往往具有生物活性，理化法测定结果不能表征其活性，因此要进行酶活力测定。酶活力的大小可用在一定条件下，酶催化某一化学反应的速度来表示，酶催化反应速度越大，酶活力越高，反之活力越低。测定酶活力实际就是测定酶促反应的速度。酶促反应速度可用单位时间内、单位体积中底物的减少量或产物的增加量来表示。在一般的酶促反应体系中，底物往往是过量的，测定初速度时，底物减少量占总量的极少部分，不易准确检测，而产物则是从无到有，只要测定方法灵敏，就可准确测定。因此一般以测定产物的增量来表示酶促反应速度较为合适。

例 7-24：胃蛋白酶活力测定

对照品溶液的制备：精密称取酪氨酸对照品适量，加盐酸溶液（取 1mol/L 盐酸溶液 65ml，加水至 1000ml）溶解并定量稀释制成每 1ml 中含 0.5mg 的溶液。

供试品溶液的制备：取本品适量，精密称定，加上述盐酸溶液溶解并定量稀释制成每 1ml 中含 0.2～0.4 单位的溶液。

测定法：取试管 6 支，其中 3 支各精密加入对照品溶液 1ml，另 3 支各精密加入供试品溶液 1ml，置 37℃±0.5℃水浴中，保温 5min，精密加入预热至 37℃±0.5℃的血红蛋白试液 5ml，摇匀，并准确计时，在 37℃±0.5℃水浴中反应 10min，立即精密加入 5%三氯乙酸溶液 5ml，摇匀，滤过，取续滤液备用。另取试管 2 支，各精密加入血红蛋白试液 5ml，置 37℃±0.5℃水浴中保温 10min，再精密加入 5%三氯乙酸溶液 5ml，其中 1 支加供试品溶液 1ml，另 1 支加上述盐酸溶液 1ml，摇匀，滤过，取续滤液，分别作为供试品和对照品的空白对照，照紫外-可见分光光度法（通则 0401），在 275nm 的波长处测定吸光度，算出平均值 $\bar{A}$ 和 $\bar{A}_s$，按下式计算。

$$每1g含胃蛋白酶的量(单位) = \frac{\bar{A} \times W_s \times n}{\bar{A}_s \times W \times 10 \times 181.19}$$

式中，$\overline{A}_S$为对照品的平均吸光度；$\overline{A}$为供试品的平均吸光度；W_s为每 1ml 对照品溶液中含酪氨酸的量，μg；W为供试品取样量，g；n为供试品稀释倍数。

在上述条件下，每分钟能催化水解血红蛋白生成 1μmol/L 酪氨酸的酶量，为一个蛋白酶活力的单位。

第三节　生物制品的分析

生物制品是以微生物、细胞、动物或人源组织和体液等为起始原材料，用生物学技术制成，用于预防、治疗和诊断人类疾病的制剂，如疫苗、血液制品、生物技术药物、微生态制剂、免疫调节剂和诊断制品等。生物制品国家标准收载于 ChP2015 三部。

一、生物制品的种类

ChP2015 根据生物制品的用途将其分为三大类：预防类、治疗类、诊断类。预防类生物制品：细菌类疫苗、病毒类疫苗和联合疫苗等；治疗类生物制品：抗毒素及抗血清、血液制品及生物技术制品等；诊断类生物制品包括体内诊断类和体外诊断类（国家法定用于血源筛查的体外诊断试剂）。另外，根据所采用的材料、制法或用途，生物制品分为以下几类。

（一）疫苗类药物

疫苗是以病原微生物或其组成成分、代谢产物为起始材料，采用生物技术制备而成，用于预防和治疗人类相应疾病的生物制品。疫苗按组成成分和生产工艺可分为以下类型。

1. 灭活疫苗　病原微生物经培养、增殖，用理化方法灭活后制成的疫苗，如百日咳疫苗、甲型肝炎灭活疫苗。

2. 减毒活疫苗　采用病原微生物的自然弱毒株或经培养传代等方式减毒处理后获得致病力减弱、免疫原性良好的病原微生物减毒株制成的疫苗，如皮内注射用卡介苗、麻疹减毒活疫苗等。

3. 亚单位疫苗　病原微生物经培养后，提取、纯化其主要保护性抗原成分制成的疫苗，如 A 群脑膜炎球菌多糖疫苗等。

4. 基因工程重组蛋白疫苗　采用基因重组技术将编码病原微生物保护性抗原的基因重组到细菌（如大肠埃希菌）、酵母或细胞，经培养、增殖后，提取、纯化所表达的保护性抗原制成的疫苗，如重组乙型肝炎疫苗等。

5. 其他类疫苗　由不同病原微生物抗原混合制成的疫苗为联合疫苗，如吸附百白破联合疫苗。由同种病原微生物不同血清型的抗原混合制成的疫苗为多价疫苗，如双价肾综合征出血热灭活疫苗。由病原微生物的保护性抗原组分与蛋白质载体结合制成的疫苗为结合疫苗，如 A 群 C 群脑膜炎球菌多糖结合疫苗。

（二）抗毒素及抗血清类药物

用细菌类毒素或毒素免疫马或其他大动物所取得的免疫血清叫抗毒素或抗毒血清，如白喉抗毒素、破伤风抗毒素、多价气性坏疽抗毒素和肉毒抗毒素等。用细菌或病毒本身免疫马或其他大动物所取得的免疫血清叫抗菌或抗病毒血清，如抗蝮蛇毒血清、抗五步蛇毒血清、抗眼镜蛇毒血清和抗银环蛇毒血清等。

（三）血液制品

由健康人血浆或经特异免疫的人血浆，经分离、提纯或由重组 DNA 技术制成的血浆蛋白组分，以及血液细胞有形成分统称为血液制品，如人血白蛋白、人免疫球蛋白、人凝血因子和人纤维蛋白原等。

（四）重组 DAN 制品

重组 DNA 制品是指采用重组 DNA 技术，对编码所需蛋白质的基因进行遗传修饰，利用质粒或病毒载体将目的基因导入适当的宿主细胞，表达并翻译成蛋白质，经过提取和纯化等步骤制备而成的具有生物学活性的蛋白质制品，用于疾病的预防和治疗。

1. 细胞因子类 如重组人干扰素（IFN-α1b、IFN-α2a、IFN-α2b、IFN-γ）、重组人白介素-11、重组人促红素、重组人粒细胞刺激因子等等。

2. 生长因子类 如重组人表皮生长因子、重组牛碱性成纤维细胞生长因子等。

3. 激素类 如重组人生长激素、重组人胰岛素。

4. 酶类 如注射用重组链激酶。

5. 单克隆抗体 如尼妥珠单抗注射液。

（五）诊断制品

用于检测相应的抗原、抗体或机体免疫状态的制品，分为体内诊断制品和体外诊断制品。

1. 体内诊断制品 由变态反应原或有关抗原材料制成的免疫诊断制剂，如结核菌素纯蛋白衍生物、卡介菌纯蛋白衍生物、布氏菌纯蛋白衍生物、锡克试验毒素。

2. 体外诊断制品 由特定抗原、抗体或有关生物物质制成的免疫诊断试剂或诊断试剂盒，如乙型肝炎病毒表面抗原诊断试剂盒、人类免疫缺陷病毒抗体诊断试剂盒、梅毒螺旋体抗体诊断试剂盒、抗 A 抗 B 血型定型试剂等。

二、生物制品的检定

生物制品的检定内容和方法收载于正文（各论）中“检定”项下，包括原液检定、半成品检定和成品检定。生物制品的检定大致分为鉴别试验、理化检定、安全检定和生物活性检定几个方面。

（一）鉴别试验

采用高度特异的、基于分子结构和（或）其他专属性的分析方法，对供试品进行鉴别。根据制品的性质，可选择适宜的方法，如毛细管区带电泳（CZE）、离子交换高效液相色谱法（IEX-HPLC）、肽图、生物和（或）免疫学方法中的一种或一种以上，对供试品进行鉴别。测定结果应在规定的范围内，必要时应将供试品与对照品比较。以下介绍几种在生物制品成品检定中常用的免疫学鉴别法。

1. 免疫印迹法和免疫斑点法 原理相同，以供试品与特异性抗体结合后，抗体再与酶标抗体特异性结合，通过酶学反应的显色，对供试品的抗原特异性进行检查。

例 7-25：注射用重组人干扰素 α1b 的鉴别

取硝酸纤维素膜，用 EBM 缓冲液浸泡 15min，将供试品、阴性对照液（可用等量的人血白蛋白）及阳性对照品点在膜上，上样量应大于 10ng。室温干燥 60min。取出硝酸纤维素膜，浸入封闭液（10%新生牛血清的 TTBS 缓冲液，或其他适宜的封闭液）封闭 60min。弃去液体，加入 TTBS 缓冲液 10ml，摇动加入适量的供试品抗体，室温过夜。硝酸纤维素膜用 TTBS 缓冲液淋洗 1 次，再用 TTBS 缓冲液浸洗 3 次，每次 8min。弃去液体，更换 TTBS 缓冲液 10ml，摇动加入适量的生物素标记的第二抗体，室温放置 40min。硝酸纤维素膜用 TTBS 缓冲液淋洗 1 次，再用 TTBS 缓冲液浸洗 3 次，每次 8min。弃去液体，更换 TTBS 缓冲液 10ml，摇动加入适量的亲和素溶液和生物素标记过的辣根过氧化物酶溶液，室温放置 60min。硝酸纤维素膜

TTBS 缓冲液淋洗 1 次，再用 TTBS 缓冲液浸洗 4 次，每次 8min。弃去液体，加入适量底物缓冲液置于室温避光条件下显色，显色程度适当时水洗终止反应。供试品应为阳性。

2. 免疫双扩散法 在琼脂糖凝胶板上按一定距离打数个小孔，在相邻的两孔内分别加入抗原与抗体，若抗原、抗体互相对应，浓度、比例适当，则一定时间后，在抗原与抗体孔之间形成免疫复合物沉淀线，以此对供试品的特异性进行检查。

例 7-26：人免疫球蛋白的鉴别

将完全溶胀的 1.5%琼脂糖凝胶溶液倾倒于水平板上（每平方厘米加 0.19 琼脂糖），凝固后，打孔，直径 3mm，孔距 3mm（方阵形）。中央孔加入抗血清，周边孔加入供试品溶液，并留 1 孔加入相应阳性对照血清。每孔加样 20μl，然后置水平湿盒中，37℃水平扩散 24h。用生理盐水充分浸泡琼脂糖胶板，以除去未结合蛋白质。将浸泡好的琼脂糖凝胶板放入 0.5%氨基黑溶液中染色。用脱色液脱色至背景无色，沉淀线呈清晰蓝色为止。

3. 免疫电泳法 将供试品通过电泳分离呈区带的各抗原，然后与相应的抗体进行双相免疫扩散，当两者比例合适时形成可见的沉淀弧。将沉淀弧与已知标准抗原、抗体生成的沉淀弧的位置和性状进行比较，即可分析供试品中的成分及其性质。

例 7-27：人血白蛋白的鉴别

将 1.5%琼脂糖凝胶溶液倾倒于大小适宜的水平玻板，厚度约 3mm，静置，待凝胶凝固成无气泡的均匀薄层后，于琼脂糖凝胶板负极 1/3 处的上下各打 1 孔，孔径 3mm，孔距 10～15mm。测定孔加供试品溶液 10μl 和溴酚蓝指示液 1 滴，对照孔加正常人血清或人血浆 10μl 和溴酚蓝指示液 1 滴。用 3 层滤纸搭桥和巴比妥缓冲液（电泳缓冲液）接触，100V 恒压电泳约 2h（指示剂迁移到前沿）。电泳结束后，在两孔之间距离约两端 3～5mm 处挖宽 3mm 槽，向槽中加入血清抗体或人血浆抗体，槽满但不溢出。放湿盒中 37℃扩散 24h。扩散完毕后，用生理盐水充分浸泡琼脂糖胶板，以除去未结合蛋白质。将浸泡好的琼脂糖凝胶板放入 0.5%氨基黑溶液中染色，再用脱色液脱色至背景基本无色。与正常人血清或血浆比较，主要沉淀线应为白蛋白。

4. 酶联免疫法 让抗体与酶复合物结合，然后通过显色来检测。

例 7-28：抗五步蛇毒血清的鉴别

取供试品溶液及对照品溶液，分别以 100μl/孔加至酶标板内，供试品溶液及对照品溶液均做双孔，用封口膜封好，2～8℃放置 16～20h；用洗涤液洗板 3 次，用封闭液以 200μl/孔加至酶标板内，用封口膜封好，37℃放置 1h；将封闭好的酶标板用洗涤液洗板 3 次，用稀释液按 1∶2000 稀释辣根过氧化物酶标记的兔抗马 IgG 抗体，以 100μl/孔加至酶标板内，用封口膜封好，37℃放置 1h；用洗涤液洗板 6 次，以 100μl/孔加入底物液，室温避光放置 5～15min；以 100μl/孔加入终止液终止反应。用酶标仪在 450nm 波长处测定吸光度。取 4 种阴性对照中吸光度最高的计算 Cutoff 值。供试品吸光度应大于 Cutoff 值。

（二）理化检定

1. 物理检查

（1）外观：可直观、初步反映生物制品的质量。通过特定的人工光源进行目测，对类型不同的生物制品，有不同的要求，如人免疫球蛋白，应为无色或淡黄色澄明液体，可带乳光，不应出现浑浊。冻干人免疫球蛋白，应为白色或灰白色的疏松体，无融化迹象；复溶后应为无色或淡黄色澄明液体，可带乳光，不应出现浑浊。静注人免疫球蛋白（pH4），应为无色或淡黄色澄明液体，可带乳光，不应出现浑浊。

（2）渗透压摩尔浓度：输液、营养液、电解质或渗透利尿药等制剂，应在药品说明书上表明其渗透压摩尔浓度，以便临床医生根据实际需要对所用制剂进行适当处置。渗透压摩尔浓度的单位，通常以每千克溶剂中溶质的毫渗透压摩尔来表示，常采用测量溶液的冰点下降来间接测定其渗透压摩尔浓度。

具体操作：取适量新沸放冷的水调节渗透压摩尔浓度测定仪零点，然后选择两种标准溶液（供试品溶液的渗透压摩尔浓度应介于两者之间）校正仪器，测定供试品溶液的渗透压摩尔浓度或冰点下降值。

ChP2015 对不同药物的渗透压摩尔浓度做了相应规定。例如，静注人免疫球蛋白（pH4）：应不低于 240mOsmol/kg（通则 0632）；尼妥珠单抗注射液：依法检查（通则 0632），应为 240～360mOsmol/kg；注射用重组人白介素-11：依法检查（通则 0632），应符合批准的要求。

（3）装量：制剂通则各剂型项下，规定了不同剂型的装量检查法，如眼用制剂和注射剂均采用容量法检查装量，凝胶剂和涂剂采用重量法或容量法检查装量，均应符合规定。如重组人表皮生长因子滴眼液（酵母），依法检查（通则 0942），应符合规定；尼妥珠单抗注射液，依法检查（通则 0102），应符合规定；重组人表皮生长因子凝胶（酵母），依法检查（通则 0114），应符合规定；重组人表皮生长因子外用溶液，依法检查（通则 0118），应符合规定。

（4）可见异物：检查法有灯检法和光散射法。一般常用灯检法，灯检法不适用的品种，如用深色透明容器包装或液体色泽较深（一般深于各标准比色液 7 号）的品种可选用光散射法；混悬液、乳状液型注射液和滴眼液不能使用光散射法。

供试品中不得检出金属屑、玻璃屑、长度超过 2mm 的纤维、最大粒径超过 2mm 的块状物，以及静置一定时间后轻轻旋转时肉眼可见的烟雾状微粒沉积物、无法计数的微粒群或摇不散的沉淀，以及在规定时间内较难计数的蛋白质絮状物等明显可见异物。例如，重组人干扰素 α1a 滴眼液，依法检查（通则 0904），应符合规定；人免疫球蛋白，依法检查（通则 0904），除允许有可摇散的沉淀外，其余应符合规定。

（5）不溶性微粒：静脉注射液（溶液型注射液、注射用无菌粉末、注射用浓溶液）及供静脉注射用无菌原料药，在可见异物检查符合规定后，检查不溶性微粒的大小和数量。常用方法包括光阻法和显微计数法。当光阻法测定结果不符合规定或供试品不适用于光阻法测定时，应采用显微计数法进行测定，并以显微计数法的测定结果作为判定依据。

标示量为 100ml 或 100ml 以上的静脉用注射液，除另有规定外，每 1ml 中含 10μm 及以上的微粒数不得过 12 粒，含 25μm 及以上的微粒数不得过 2 粒。标示量为 100ml 以下的静脉用注射液、静脉注射用无菌粉末、注射用浓溶液及供注射用无菌原料药，除另有规定外，每个供试品容器（份）中含 10μm 及以上的微粒数不得过 3000 粒，含 25μm 及以上的微粒数不得过 300 粒。例如，静注乙型肝炎人免疫球蛋白（pH4），依法检查（通则 0903 第一法），应符合规定。

2. 化学检定

（1）pH：如静注乙型肝炎人免疫球蛋白（pH4），用生理盐水将供试品蛋白质含量稀释成 10g/L，依法检查（通则 0631），pH 应为 3.8～4.4；注射用重组人干扰素 α1b，应为 6.5～7.5（通则 0631）。

（2）纯度：通常采用电泳法和 HPLC 法。ChP2015 三部收载毛细管电泳法和区带电泳法，其中区带电泳法包括乙酸纤维素薄膜电泳法、琼脂糖凝胶电泳法、SDS-聚丙烯酰胺凝胶电泳法和等电聚焦电泳法。如人血白蛋白、人免疫球蛋白、抗人 T 细胞猪免疫蛋白和抗人 T 细胞兔免疫蛋白等采用乙酸纤维素薄膜电泳法进行纯度分析；重组人干扰素（IFN-α1b、IFN-α2a、IFN-α2b、IFN-γ）、重组人白介素-2、重组人促红素和重组人粒细胞刺激因子等采用 SDS-PAGE 进行纯度分析。

例 7-29：注射用鼠神经生长因子的纯度检查

1）电泳法：依法测定（通则 0541 第五法）。用非还原型 SDS-聚丙烯酰胺凝胶电泳法，分离胶浓度为 15%，加样量应不低于 10μg（考马斯亮蓝 R250 染色法）。经扫描仪扫描，纯度应不低于 98.0%。

2）HPLC 法：依法测定（通则 0512）。色谱柱以适合分离分子质量为 5～60kD 蛋白质的色谱用凝胶为填充剂；流动相为0.25mol/L磷酸盐缓冲液（含0.15mol/L磷酸氢二钠溶液和0.1mol/L磷酸二氢钠溶液）-乙腈（85∶15）；上样量应不低于20μg，在波长280nm处检测，以鼠神经生长因子色谱峰计算的理论板数应不低于1000。按面积归一化法计算，鼠神经生长因子主峰面积应不低于总面积的95%。

（3）分子量分布：对于大分子生物制品而言，即使组分相同，往往由于相对分子质量不同而产生不同的生理活性。所以，生物制品常常需要进行相对分子质量的测定。常用方法有凝胶色谱法、SDS-PAGE法等。

例7-30：伤寒Vi多糖疫苗

多糖分子的K_D在0.25以前的洗脱液多糖回收率应在50%以上。

取供试品约1ml（含多糖抗原3～5mg），加至已标定的色谱柱中，用流动相洗脱，流速为每小时15～20ml，用组分收集器收集洗脱液，每管3～5ml。测定每管洗脱液中*O*-乙酰基的含量，求出*O*-乙酰基含量最高时的洗脱体积，即为多糖主峰峰顶洗脱体积V_e。按下式计算供试品分配系数

$$K_D=(V_e-V_o)/(V_i-V_o)$$

式中，K_D为供试品分配系数；V_e为供试品洗脱体积，ml；V_o为空流体积，ml；V_i为柱床体积，ml。

然后，按下式计算供试品在$K_D \leqslant 0.25$的多糖回收率

$$R_x(\%)=A_x/A_t\times 100$$

式中，R_x为$K_D \leqslant 0.25$的供试品的多糖回收率；A_x为供试品在$K_D \leqslant 0.25$各管洗脱液等体积合并液的*O*-乙酰基的含量；A_t为所有管洗脱液等体积合并液的*O*-乙酰基的含量。

色谱柱固定相为琼脂糖4B凝胶或琼脂糖CL-4B凝胶。

色谱柱的标定：量取蓝色葡聚糖2000溶液1ml与维生素B_{12}溶液0.2ml，混匀后加至已平衡的色谱柱中，以流动相洗脱，流速每小时15～20ml，检测波长206nm，用组分收集器收集洗脱液，记录色谱图，色谱图中第一个色谱峰为蓝色葡聚糖2000峰，峰顶的洗脱液体积为空流体积V_0；第二个色谱峰为维生素B_{12}峰，峰顶的洗脱液体积为柱床体积V_i。

（三）安全检定

来自生物体的生物制品由于自身独特的大分子结构，高效的生物活性，以及制造、纯化、贮藏过程带来的潜在的危险因素，使安全检查成为生物制品质量标准中的一个必不可少的检查项目，是保证临床用药安全、有效的重要指标。

1. 检查对象　主要包括主要原材料、原液、半成品和成品四方面。

（1）主要原材料：如人血白蛋白“制造”项下“原料血浆”规定如下所示。血浆的采集和质量应符合“血液制品生产用人血浆”的规定；组分Ⅳ沉淀为原料时，应符合本品种附录“组分Ⅳ沉淀原料质量标准”；组分Ⅳ沉淀应冻存于−30℃以下，运输温度不得超过−15℃，低温冰冻保存期限不得超过1年；组分Ⅴ沉淀应冻存于−30℃以下，应规定其有效期。

用于生产的菌、病毒种，投产前必须按药典或有关规定要求，进行毒理、特异性等试验，检查其生物学活性是否存在异常；用于生产血液制品的血浆，采血前必须对献血者进行严格的体检，采集血后还应进行必要的复查，以防止含有病原物质（如HIV等）的血液投入生产。

（2）原液和半成品检定：如流感全病毒灭活疫苗“单价原液检定”项下“病毒灭活验证试验”规定如下所示。将病毒灭活后的尿囊液样品做10倍系列稀释，取原倍、10-1及10-2倍稀释的病毒液分组接种鸡胚尿囊腔，每组接种10枚9～11日龄鸡胚，每胚接种0.2ml，置33～35℃培养72h；24h内死亡的不计数，每组鸡胚须至少存货80%；自存活的鸡胚中每胚取0.5ml尿囊液，接种混合后，再盲传一代，每组各接种10枚胚，每胚接种0.2ml，经33～35℃培养72h后，取尿囊液进行血凝试验，结果应不出现血凝反应。

在生产过程中，主要检查对活菌、活毒或毒素的处理是否完善，半成品是否有杂菌或有害物质的污染。

（3）成品检定：如重组人粒细胞刺激因子注射液“成品检定”项下包括无菌检查、细菌内毒素检查和异常毒性检查等安全性检查内容。

成品在分装后，必须进行出厂前安全检查，以确保生物制品的安全性。根据具体制品品种，制定相应的检查内容和方法，如无菌检查、异常毒性检查、热原试验和热稳定性试验等等。

2. 检查内容

（1）无菌检查：是用于确定要求无菌的生物制品包括相关辅料等是否无菌的一种方法。由于要求无菌的生物制品一般是在无菌（生产用菌种除外）条件下制造、纯化的，且多采用杀菌剂、加热、过滤等方法除菌，而不能高温灭菌，因此，生物制品质量标准中无菌检查项目就显得十分重要。

无菌检查应在无菌条件下进行，试验环境必须达到无菌检查的要求，检验全过程应严格遵守无菌操作，防止微生物污染，防止污染的措施不得影响供试品中微生物的检出。单向流空气区、工作台面及环境应定期按医药工业洁净室（区）悬浮粒子、浮游菌和沉降菌的测试方法的现行国家标准进行洁净度确认。隔离系统应定期按相关要求进行验证，其内部环境的洁净度须符合无菌检查的要求。日常检验还需对试验环境进行监控。

无菌检查法包括薄膜过滤法和直接接种法。只要供试品性质允许，应采用薄膜过滤法。供试品无菌检查所采用的检查方法和检验条件，应与方法适用性试验确认的方法相同。

1）薄膜过滤法：一般采用封闭式的薄膜过滤器。无菌检查用的滤膜孔径应不大于 0.45μm，直径约为 50mm。

水溶液供试品：取规定量，直接滤过，或混合至含不少于 100ml 适宜稀释液的无菌容器中，混匀，立即滤过。如供试品具有抑菌作用，须用冲洗液冲洗滤膜，冲洗次数一般不少于 3 次，所用的冲洗量、冲洗方法同方法适用性试验。生物样品冲洗，2 份滤器中加入 100ml 硫乙醇酸盐流体培养液，1 份滤器中加入 100ml 胰酪大豆胨液体培养基。

将接种供试品后的培养基容器分别按各培养基规定的温度培养 14 日；接种生物制品供试品的硫乙醇酸盐流体培养基的容器应分成两等份，一份置 30～35℃培养，一份置 20～25℃培养。培养期间应逐日观察并记录是否有菌生长。如在加入供试品后或在培养过程中，培养基出现浑浊，培养 14 日后，不能从外观上判断有无微生物生长，可取该培养液适量转种至同种新鲜培养基中，培养 3 日，观察接种的同种新鲜培养基是否再出现浑浊；或取培养液涂片，染色，镜检，判断是否有菌。

结果判断：若供试品管均澄清，或虽显浑浊但经确证无菌生长，判供试品符合规定；若供试品管中任何一管显浑浊并确证有菌生长，判供试品不符合规定，除非能充分证明试验结果无效，即生长的微生物非供试品所含。

2）直接接种法：适用于无法用薄膜过滤法进行无菌检查的供试品，即取规定量供试品分别等量接种至硫乙醇酸盐流体培养基和胰酪大豆胨液体培养基中。生物制品无菌检查时硫乙醇酸盐流体培养基和胰酪大豆胨液体培养基接种的瓶或支数为 2：1。除另有规定外，每个容器中培养基的用量应符合接种的供试品体积不得大于培养基体积的 10%，同时，硫乙醇酸盐流体培养基每管装量不少于 15ml，胰酪大豆胨液体培养基每管装量不少于 10ml。供试品检查时，培养基的用量和高度同方法适用性试验。

非水溶性供试品：取规定量，混合，加入适量的聚山梨酯 80 或其他适宜的乳化剂及稀释剂使其乳化，等量接种至各管培养基中。或直接等量接种至含聚山梨酯 80 或其他适宜乳化剂的各管培养基中。

培养基的培养及结果判断同薄膜过滤法。

若供试品符合无菌检查法的规定，仅表明了供试品在该检验条件下未发现微生物污染。

（2）异常毒性检查：异常毒性有别于药物本身所具有的毒性特征，是指由生产过程中引入或其他原因所致的毒性。

本法是给予动物一定剂量的供试品溶液，在规定时间内观察动物出现的异常反应或死亡情况，检查供试品中是否污染外源性毒性物质，以及是否存在意外的不安全因素。

除另有规定外，异常毒性试验应包括小鼠试验和豚鼠试验，试验中应设同批动物空白对照，观察期内，动物全部健存，且无异常反应，到期时每只动物体重应增加，则判定试验成立。

1）小鼠试验法：除另有规定外，取小鼠 5 只，注射前每只小鼠称体重，应为 18～22g。每只小鼠腹腔注射供试品溶液 0.5ml，观察 7 日。观察期内，小鼠应全部健存，且无异常反应，到期时每只小鼠体重应增加，判定供试品符合规定。如不符合上述要求，应另取体重 19～21g 的小鼠 10 只复试 1 次，判定标准同前。

2）豚鼠试验法：除另有规定外，取豚鼠 2 只，注射前每只豚鼠称体重，应为 250～350g。每只豚鼠腹腔注射供试品溶液 5.0ml，观察 7 日。观察期内，豚鼠应全部健存，且无异常反应，到期时每只豚鼠体重应增加，判定供试品符合规定。如不符合上述要求，可用 4 只豚鼠复试 1 次，判定标准同前。

（3）热原检查：是将一定剂量的供试品，静脉注入家兔体内，在规定时间内，观察家兔体温升高的情况，以判定供试品中所含热原的限度是否符合规定。

检查法：取适用的家兔 3 只，测定其正常体温后 15min 以内，自耳静脉缓缓注入规定剂量并温热至约 38℃的供试品溶液，然后每隔 30min 按前法测量其体温 1 次，共测 6 次，以 6 次体温中最高的一次减去正常体温，即为该兔体温的升高度数（℃）。如 3 只家兔中有 1 只体温升高 0.6℃或高于 0.6℃，或 3 只家兔体温升高的总和达 1.3℃或高于 1.3℃，应另取 5 只家兔复试，检查方法同上。

结果判断：在初试 3 只家兔中，体温升高均低于 0.6℃，并且 3 只家兔体温升高总和低于 1.3℃；或在复试的 5 只家兔中，体温升高 0.6℃或高于 0.6℃的家兔不超过 1 只，并且初试、复试合并 8 只家兔的体温升高总和为 3.5℃或低于 3.5℃，均判定供试品的热原检查符合规定。

在初试 3 只家兔中，体温升高 0.6℃或高于 0.6℃的家兔超过 1 只；或在复试的 5 只家兔中，体温升高 0.6℃或高于 0.6℃的家兔超过 1 只；或在初试、复试合并 8 只家兔的体温升高总和超过 3.5℃，均判定供试品的热原检查不符合规定。

（4）细菌内毒素：是利用鲎试剂来检测或量化由革兰阴性菌产生的细菌内毒素，以判断供试品中细菌内毒素的限量是否符合规定的一种方法。

细菌内毒素检查包括两种方法，即凝胶法和光度测定法，后者包括浊度法和显色基质法。供试品检测时，可使用其中任何一种方法进行试验。当测定结果有争议时，除另有规定外，以凝胶法结果为准。

本试验操作过程应防止微生物和内毒素的污染。

细菌内毒素的量用内毒素单位（EU）表示，1EU 与 1 个内毒素国际单位（IU）相当。

细菌内毒素国家标准品系自大肠埃希菌提取精制而成，用于标定、复核、仲裁鲎试剂灵敏度和标定细菌内毒素工作标准品的效价，干扰试验及检查法中编号 B 和 C 溶液的制备、凝胶法中鲎试剂灵敏度复核试验、光度测定法中标准曲线可靠性试验。

细菌内毒素工作标准品是以细菌内毒素国家标准品为基准标定其效价，用于干扰试验及检查法中编号 B 和 C 溶液的制备、凝胶法中鲎试剂灵敏度复核试验、光度测定法中标准曲线可靠性试验。

细菌内毒素检查和热原检查中生物制品质量标准中非常普遍。对于生物活性高的细胞因子类生物制品，如重组人干扰素 α1b、α2a、α2b、γ 和重组人白介素-2 等，在家兔热原试验中常出现难以判定的结果，ChP2015 采用细菌内毒素检查代替热原检查。

（5）支原体检查：主细胞库、工作细胞库、病毒种子批、对照细胞及临床治疗用细胞进行支原体检查时，应同时进行培养法和指示细胞法（DNA 染色法）。病毒类疫苗的病毒收获液、原液采用培养法检查支原体，必要时，亦可采用指示细胞法筛选培养基，也可采用经国家药品检定机构认可的其他方法。

1）培养法：供试品如在分装后 24h 以内进行支原体检查者可储存于 2～8℃；超过 24h 应置–20℃以下储存。

检查支原体采用支原体液体培养基和支原体半流体培养基（或支原体琼脂培养基）。半流体培养基（或琼脂培养基）在使用前应煮沸 10～15min，冷却至 56℃左右，然后加入灭能小牛血清（培养基：血清为 8：2），并可酌情加入适量青霉素，充分摇匀。液体培养基除无需煮沸外，使用前亦应同样补加上述成分。

取每支装量为 10ml 的支原体液体培养基各 4 支，相应的支原体半流体培养基各 2 支（已冷至 36℃±1℃），每支培养基接种供试品 0.5～1.0ml，置 36℃±1℃培养 21 日。于接种后的第 7 日从 4 支支原体液体培养基中各取 2 支进行次代培养，每支培养基分别转种至相应的支原体半流体培养基及支原体液体培养基各 2 支，置 36℃±1℃培养 21 日，每隔 3 日观察 1 次。

结果判定：培养结束时，如接种供试品的培养基均无支原体生长，则供试品判为合格；如疑有支原体生长，可取加倍量供试品复试，如无支原体生长，供试品判为合格，如仍有支原体生长，则供试品判为不合格。

2）指示细胞培养法（DNA 染色法）：将供试品接种于指示细胞（无污染的 Vero 细胞或经国家药品检定机构认可的其他细胞）中培养后，用特异荧光染料染色。如供试品污染支原体，在荧光显微镜下可见附在细胞表面的支原体 DNA 着色。

于制备好的指示细胞培养板中加入供试品（细胞培养上清液）2ml（毒种或其他供试品至少 1ml），置 5%二氧化碳孵箱 36℃±1℃培养 3～5 日。指示细胞培养物至少传代 1 次，末次传代培养用含盖玻片的 6 孔培养板培养 3～5 日后，吸出培养孔中的培养液，加人固定液 5ml，放置 5min，吸出固定液，再加 5ml 固定液固定 10min，吸出固定液，使盖玻片在空气中干燥，加二苯甲酰胺荧光染料（或其他 DNA 染料）工作液 5ml，加盖，室温放置 30min，吸出染液，每孔用水 5ml 洗 3 次，吸出水，盖玻片于空气中干燥，取洁净载玻片加封片液 1 滴，分别将盖玻片面向下盖在封片液上制成封片，用荧光显微镜观察。用无抗生素培养基 2ml 替代供试品，同法操作，作为阴性对照。用已知阳性的供试品标准菌株 2ml 替代供试品，同法操作，作为阳性对照。

结果判定：阴性对照是指仅见指示细胞的细胞核呈现黄绿色荧光。阳性对照是指荧光显微镜下除细胞外，可见大小不等、不规则的荧光着色颗粒。当阴性及阳性对照结果均成立时，试验有效。如供试品为阴性，则供试品判为合格；如供试品为阳性或可疑时，应进行重试；如供试品仍为阳性时，供试品判为不合格。

（6）外源病毒因子检查：病毒类制品中毒种选育和生产过程中，经常使用动物或细胞基质培养，因此，有可能造成外源因子的污染。为了保证制品质量，需要对毒种和对照细胞进行外源病毒因子的检测。

对病毒主种子批或工作种子批，应抽取足够检测试验需要量的供试品进行外源病毒因子检测。根据病毒的特性，有些检测需要试验前中和病毒。病毒中和时尽可能不稀释，但当中和抗体不能有效中和病毒而需要稀释病毒时，应选择可被中和的最大病毒量，但至少不得超过生产接种时毒种的稀释倍数。进行病毒中和时，应采用非人源和非猴源（特殊情况除外）的特异性抗体中和本病毒，为降低样品中外源病毒被中和的可能性，最好采用单克隆抗体，中和过程不应干扰外源病毒的检测。制备抗血清（或单克隆抗体）所用的免疫原应采用与生产疫苗（或制品）不同种而且无外源因子污染的细胞（或动物）制备。如果病毒曾在禽类组织或细胞中繁殖过，则抗体不能用禽类来制备。若用鸡胚，应来自 SPF 鸡群。

针对病毒种子批外源因子检查，ChP2015 收载了 3 个方法：动物试验法、细胞培养法和鸡胚检查法；生产用对照细胞外源病毒因子检查，有两个方法：非血吸附病毒检查和血吸附病毒检查。

3. 杂质检查 主要包括一般杂质和特殊杂质。一般杂质检查同化学药物中的一般杂质检查。本节主要介绍生物制品中特殊杂质检查。

生物制品中的特殊杂质，可能存在的毒性会引起安全问题；可能影响产品的生物学活性或药理作用，或使产品变质；同时，特殊杂质的存在也反映了产品生产工艺的稳定性。根据生物制品的生产工艺特点与产品稳定性，其特殊杂质可分为生物污染物、产品相关杂质和工艺添加剂三大类。生物污染物包括：微生物污染、宿主细胞蛋白、外源性 DNA、培养基成分等；产品相关杂质包括：二聚体和多聚体、脱氨或氧化产物、突变物和裂解产物等；工艺添加剂包括：残余抗生素、蛋白分离剂聚乙二醇、乙醇、佐剂氢氧化铝，产品稳定剂，如辛酸钠、肝素，防腐剂苯酚、硫柳汞，细菌与病毒灭活剂甲醛、戊二醛等。

对于生物制品的特殊杂质，WHO、ICH 均制定严格的检查项目。例如，根据 WHO 颁布的有关规定，在生物制品的原液和成品检定中应该至少列入外源 DNA 和外源蛋白质等检测项目，并且还建议通过对生产过程的严格管理和认证，消除最终产品中细菌、病毒、培养基成分及防腐剂等有害物质的潜在威胁。ChP2015 严格规定了生物制品中某些不应存在的污染物检测项目。

（1）宿主细胞（菌）蛋白（host cell protein，HCP）残留量的检查：残留在生物制品中的宿主细胞蛋白属异源蛋白，既包括宿主细胞的结构蛋白，又包括宿主细胞（传代细胞）分泌的促生长因子。研究报告，HCP 不仅能引起机体的过敏反应，还有可能引起机体对蛋白质物质产生抗体。重组药物很难做到绝无宿主细胞（菌）蛋白残留量，需控制宿主细胞（菌）蛋白残留量以防超量引起机体免疫反应，尤其是临床中需要反复多次注射（肌注）的药品，必须进行宿主细胞（菌）蛋白残留量的测定，以符合现行 ChP 的规定。

宿主细胞（菌）蛋白残留量的测定方法，ChP2015 中均采用酶联免疫法，如大肠埃希菌菌体蛋白质残留量测定法、假单胞菌菌体蛋白质残留量测定法、酵母工程菌菌体蛋白质残留量测定法等。

（2）外源性 DNA 残留量的检查：生物制品的宿主细胞（菌）残留 DNA（外源性 DNA）是生物制品中一个不纯的、应该去掉的杂质，不应该视为一个潜在的危险因素，为此有关外源性 DNA 的限量要求也随之放宽。

外源性 DNA 的测定方法目前有三种，即分子杂交技术（molecular hybridization）、基于 DNA 结合蛋白的 Threshold® Immunoassay 分析系统和实时定量 PCR（Q-PCR）方法。ChP2015 收载的外源性 DNA 残留量的测定方法有两种：第一法，DNA 探针杂交法；第二法，荧光染色法。

（3）残余抗生素的检查：对于生物制品的制造工艺，原则上不主张使用抗生素。例如，ChP2015 收载的重组人促红素注射液（CHO 细胞）限制抗生素的使用，产品的检定，包括原液、半成品、成品，都不必检查残余抗生素活性。如果生物制品在生产过程中使用了抗生素，则不仅要在纯化工艺中去除，而且要在原液检定中增加残余抗生素活性的检测项目。例如，ChP2015 收载的大肠埃希菌表达系统生产的重组生物制品：重组人干扰素（IFN-α1b、IFN-α2a、IFN-α2b、IFN-Y）、重组人白介素-2 等，原液制造过程中使用了适量抗生素培养基，因此这些生物制品的原液和成品检定，都要检查残余抗生素活性。

ChP2015 收载的抗生素残留量检查法（培养法），可检查供试品中氨苄西林或四环素残留量。该法依据培养基内抗生素对微生物的抑制作用，比较对照品与供试品产生抑菌圈的大小，检查供试品中氨苄西林或四环素的残留量。另外，在检测中应该考虑，生物制品中含有十二烷基硫酸钠（SDS）时，会对方法产生干扰，因此要采取相应措施。例如，ChP2015 收载的注射用重组人白介素-2 产品，对于原液和成品中残余抗生素活性检测规定，不应含有残余氨苄西林或其他抗生素活性。如制品中含有 SDS，应将 SDS 浓度至少稀释至 0.01%进行测定。

（4）其他杂质：生物制品在生产制造、分离纯化和贮藏保存过程中产生的与产品结构类似的同系物、异构体、突变物、氧化物、聚合体或降解物等，也称为产品相关杂质。在这些杂质中，有许多结构确定、与生物制品本身具有相同生物活性的组分，因此可能被认为是活性成分。而且，许多产品相关杂质是均匀的和非免疫原性的，但由于生物效应没有经过严格的安全性试验研究，应制定允许的限度加以控制。

产品相关杂质常用检查方法为 HPLC 法和电泳法。例如，重组人促红素注射液（CHO 细胞）：每 10 000IU 人促红素不高于 100pg；破伤风抗毒素：将供试品稀释至 2%的蛋白质浓度，进行琼脂凝胶电泳分析，应不含或仅含痕量人血白蛋白迁移率的蛋白质成分。

4. 其他检查

（1）肽图和 N 端氨基酸序列：在大分子生物制品中，由于有效结构或分子量不确定，其结构的确证很难沿用化学药物或结构已知的生化药物所常用的四大光谱（IR、UV、MS、NMR）加以证实，往往还需要选择生物化学分析，如氨基酸组成、N 端氨基酸序列、肽图等方法加以证实。

肽图检查法系通过蛋白酶或化学物质裂解蛋白质后，采用适宜的分析方法鉴定蛋白质一级结构的完整性和准确性。ChP2015 收载两个方法检查肽图：第一法，胰蛋白酶裂解-反相高效液相色谱法；第二法，溴化氰裂解法。N 端氨基酸序列以氨基酸序列分析仪测定。

例 7-31：重组人促红素注射液（CHO 细胞）

1）肽图：供试品经透析、冻干后，用 1%碳酸氢铵溶液溶解并稀释至 1.5mg/ml，依法测定，其中加入胰蛋白酶（序列分析纯），37℃±0.5℃保温 6h，色谱柱为 C8 柱（25cm×4.6mm，粒度 5μm，孔径 30nm），柱温为 45℃±0.5℃；流速为 0.75ml/min；进样量为 20μl；按表 7-2 进行梯度洗脱（表中 A 为 0.1%三氟乙酸水溶液，B 为 0.1%三氟乙酸-80%乙腈水溶液）。

肽图应与人促红素对照品一致。

表 7-2　流动相梯度洗脱表

编号	时间（min）	流速（ml）	流动相 A（%）	流动相 B（%）
1	0.00	0.75	100.0	0.0
2	30.00	0.75	85.0	15.0
3	75.00	0.75	65.0	35.0
4	115.00	0.75	15.0	85.0
5	120.00	0.75	0.0	100.0
6	125.00	0.75	100.0	0.0
7	145.00	0.75	100.0	0.0

2）N 端氨基酸序列：用氨基酸序列分析仪测定，N 端序列应为 Ala-Pro-Pro-Arg-Leu-Ile-Cys-Asp-Ser-Arg-Val-Leu-Glu-Arg-Tyr。

大分子生物制品需用生化法确证结构。按规定至少每半年测定一次产品肽图，结果应与对照品图形一致；同时至少每年测定一次产品 N 末端氨基酸序列，用氨基酸序列分析仪测定。

（2）紫外光谱：如注射用鼠神经生长因子，用水或生理盐水将供试品稀释至 100～500μg/ml，在光路 1cm，230～360nm 波长处进行扫描，最大吸收峰波长应为 280nm±3nm。

（四）生物学活性测定

生物学活性测定应基于制品实现确定的生物学效应的特定能力或潜力。可采用体外或体内方法或生物化学（包括免疫化学试验）方法和（或）适宜的物理化学分析方法进行评估，如效价测定（以单位或国际单位表示）和（或）含量（以质量/重量表示）测定。

1. 含量测定 采用适宜的方法和参考品作为对照，测定原液和成品的含量。如确定供试品 280nm 的吸收系数，采用紫外-分光光度法进行总蛋白质含量测定，并建议采用第二种含量测定的绝对溯源方法进行验证。供试品测定结果应在规定的范围内。

生物制品的含量测定方法与化学药物类似，多为理化法，其中 HPLC 法是最常用的含量测定方法。例如，注射用鼠神经生长因子，采用 HPLC 法，应为标示量的 80%～120%。

2. 效价测定 是以制品生物学特性相关属性为基础的生物学活性定量分析，原则上效价测定方法应尽可能反映或模拟其作用机制。比活性（每毫克制品具有的生物学活性单位）对证明制品的一致性具有重要的价值。

通过一定条件下比较供试品和标准品所产生的特定生物反应剂量间的差异，来测定供试品的效价。效价测定，应采用适宜的国家或国际标准品或参考品对每批原液和成品进行。尚未建立国际标准品/国家标准品或参考品的，应采用经批准的内控参比品。标准品和参考品的建立或制备应符合“生物制品国家标准物质制备和标定规程”。

（1）生化法

1）酶分析法：通常包括以下两种类型。一种是以酶为分析对象，测定样品中的酶的含量或活性，如注射用重组链激酶的生物学活性测定；另一种是以酶为分析工具或分析试剂，主要以测定样品中酶以外的其他物质的含量，如酶联免疫法。这两种类型检测的对象虽然有所不同，但原理和方法都是以酶的专一、高效的催化能力为基础，通过对酶反应速度的测定或对底物、生成物等浓度的测定，检测相应物质的含量或活性。

例 7-32：重组链激酶生物学活性测定法

试剂：人凝血酶溶液、人纤溶酶原溶液、人纤维蛋白原溶液。

标准品溶液的制备：按使用说明书，将重组链激酶生物学活性测定国家标准品复溶后，用生理盐水稀释成每 1ml 含 1000IU、250IU、62.5IU、15.6IU 和 3.9IU 5 个稀释度，待用。

供试品溶液的制备：供试品按标示量加生理盐水复溶后，用生理盐水稀释至约每 1ml 含 100IU 或 1μg。

测定法：称取琼脂糖 125mg，加生理盐水 23ml，煮沸使之溶胀，置 55～60℃水浴中平衡，加每 1ml 含 100IU 人凝血酶溶液 14μl，人纤溶酶原溶液（每 1ml 含 0.5mg）280μl，边加边摇匀，加每 1ml 含 6mg 人纤维蛋白原溶液 2.2ml，不停地摇匀，浑浊后立即倒入直径 8cm 的培养皿中，水平放置充分凝固后，4℃放置至少 30min 待用（应在 2 日之内使用）。在向含纤维蛋平皿内打孔，孔径为 2mm，在孔内分别加入供试品溶液和标准品溶液，每孔 10μl，每个稀释度做 2 孔，37℃湿盒水平放置 24h。纵向和横向量取溶圈直径，各 2 次，取平均值。以标准品溶液各个稀释度的生物学活性的对数对其相应的溶圈直径的对数作直线回归，求得直线回归方程，根据供试品的溶圈直径的对数求得供试品的生物学活性。

本法依据链激酶和纤溶酶原形成的复合物能激活游离的纤溶酶原为有生物学活性的纤溶酶，纤溶酶能降解人纤维蛋白为可溶性的纤维蛋白片段，在纤维蛋白平板上出现透明的溶解圈，以此定量测定重组链激酶的生物学活性。

2）电泳法：灵敏度高、重现性好、操作简单，并兼备分离、鉴定、分析等优点，已成为生物制品分析的重要手段之一，在生物制品的纯度分析、鉴别和含量测定中，电泳法的应用尤为广泛。

例 7-33：伤寒 Vi 多糖疫苗中多糖的含量测定

称取 0.5～0.6g 琼脂糖，加入 0.05mol/L 巴比妥缓冲液（pH8.6）40ml 中，加热溶胀完全，待冷却至约 56℃时，加入伤寒 Vi 血清 1ml，混匀后迅速倾倒于 12cm×6cm 的洁净水平玻板上，待凝胶凝固后用直径 3mm 的打孔器在距底边 1.5cm 处打孔。各孔中分别加入各稀释好的伤寒 Vi 抗原标准品溶液（浓度分别为：100μg/m1、50μg/ml、25μg/ml、12.5μg/m1、6.25μg/ml）和本品 5μl（本品做双孔）。靠近边缘一孔中可加入 10μl 溴酚蓝指示液。加样后将玻板置于电泳槽上，滤纸搭桥，加样端与电泳仪负极相连。采用0.05mol/L巴比妥缓冲液（pH8.6）为电极缓冲液，8V/cm恒压电泳至指示剂迁移到前沿。取下玻板浸泡于生理盐水1～2h后，覆盖洁净滤纸移至培养箱中过夜烤干。用考马斯亮蓝染色液染色至火箭峰出现，用甲醇-乙酸溶液脱色至背景清晰。准确测量火箭峰高，以标准品浓度的对数和相应的峰高作直线回归，得直线回归方程，将本品的峰高均值代入直线回归方程，求出本品浓度。每1次人用剂量多糖含量应不低于30μg。

本法是以琼脂糖为基质的一种电泳法。琼脂糖凝胶具有较大的孔径，因而适用于相对较大分子的电泳分离。

（2）生物检定法：是利用药物对细胞、器官组织和生物体等所起的药理作用来检定药物效价或活性的方法。由于生物制品的结构复杂，生物活性各异，生物检定法是其效价测定最常用方法。生物检定法属于生物分析法，它以药理作用为基础，生物检定统计法为工具，运用特定的实验设计，在一定条件下比较供试品和对照品所产生的特定生物反应，通过等反应剂量对比，来测得供试品的效价。

生物检定法包括整体和体外测定。整体测定可以直接反应药物对生物的综合作用，但存在需要动物、供试品用量多、试验耗时长、精密度和灵敏度较差的缺点。离体测定个体差异小，试验时间较短，精密度和灵敏度较高，能在一定程度上保留药理作用的特性，缺点是不一定能反映供试品在整体动物上的作用。

1）整体测定：是以生物体来测定供试品的生物活性或效价的一种方法，通过一定条件下比较供试品和相应标准品所产生的特定生物反应剂量间的差异，来测定供试品的效价。

a. 免疫力试验：将生物制品对动物进行自动（或被动）免疫后，用活菌、病毒或毒素攻击，从而判断制品的保护力强弱。例如，ChP2015中，用破伤风毒素攻击经吸附破伤风疫苗与标准品分别免疫后的小鼠（豚鼠），比较其存活率，计算出吸附破伤风疫苗的效价；依据抗毒素能中和毒素的作用，将气性坏疽抗毒素与标准品做系列稀释，分别与相应毒素结合，注入小鼠体内，在规定时间内，比较小鼠存活和死亡情况，以测定气性坏疽抗毒素效价；依据狂犬病免疫球蛋白能中和狂犬病毒素的作用，将狂犬病免疫球蛋白与标准品做系列稀释，分别与狂犬病病毒悬液结合，小鼠脑内注射，在规定时间内观察小鼠存活和死亡情况，以测定狂犬病免疫球蛋白效价。

b. 病毒滴度测定：灭活疫苗多以病毒滴度表示其效价。

例7-34：森林脑炎灭活疫苗的效价测定

将供试品腹腔免疫体重10～12g小鼠30只，免疫2次，间隔7日，每只小鼠每次腹腔注射0.3ml。另取同批小鼠30只作为空白对照。初次免疫后第14日以适宜稀释度的“森张”株病毒悬液分别进行小鼠腹腔攻击，每个病毒稀释度分别攻击6只，每只0.3ml，攻击后3日内死亡者不计（动物死亡数量应不得超过试验动物总数的20%），观察21日判定结果。对照组病毒滴度应不低于7.5lg LD_{50}/0.3ml，免疫保护指数应大于5.0×10^5。

病毒滴度是指病毒的毒力，或毒价，衡量病毒滴度的单位有最小致死量（MLD）、最小感染量（MID）和半数致死量（LD_{50}），其中以LD_{50}最常用，它是指在一定时间内能使半数实验动物致死的病毒量。

2）体外测定：

a. 血清学试验：基于抗体抗原的相互作用，常以血清学方法检查抗原或抗体活性，并多在体外进行试验，包括沉淀试验、凝集试验、间接血凝抑制试验、反向血凝抑制试验、补体结合试验和中和试验等。ChP2015用人凝血因子Ⅱ缺乏血浆为基质血浆，采用一期法测定供试品人凝血因子Ⅱ效价。

b. 细胞法：以体外细胞作为反应载体，测定生物制品效价。例如，ChP2015中，根据抗人T细胞免疫球蛋白与人淋巴细胞结合，在补体存在下破坏淋巴细胞，根据淋巴细胞死亡率测定供试品人 T 细胞免疫球蛋白效价；依据小鼠骨髓白血病细胞（NFS-60 细胞）的生长状况因重组人粒细胞刺激因子（G-CSF）生物学活性的不同而不同，以此检测 G-CSF 的生物学活性。

思 考 题

1. 生化药物和生物制品的质量控制，有哪些异同点？
2. 按结构和功能不同，生化药物分为哪几类？每类列举两个典型药物。
3. 按功能不同，生物制品分为哪几类？每类列举两个典型药物。
4. 简述各类生物药物安全检定的内容和方法。

第八章 中药分析

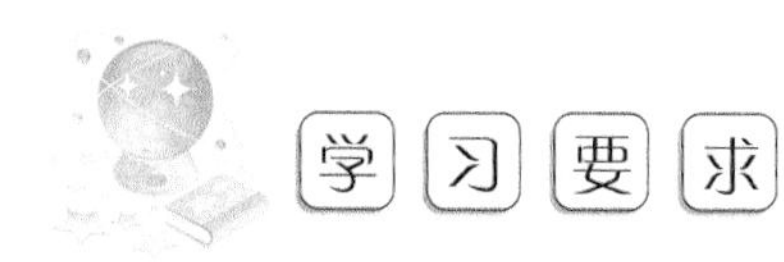

1. 掌握：中药分析的特点，样品前处理及纯化方法，鉴别试验中药味的选择原则及鉴别方法，含量测定中药味与成分的选择原则及测定方法。

2. 熟悉：中药主要检查项目及浸出物的测定，中药指纹图谱（traditional Chinese medicine fingerprints）、特征图谱及其研究方法。

3. 了解：中药中有害物质的测定方法。

中药是我国医药宝库的重要组成部分，是我国人民几千年在与疾病作斗争的实践中积累总结出来的宝贵遗产，它为中华民族的健康和生存繁衍作出过巨大的贡献。目前，中药作为临床广泛使用的药品，在人民卫生保健事业中继续发挥着积极的、不可取代的作用。

中医药学是以中医药理论与实践经验为主体，研究人类生命活动中健康与疾病转化规律及其预防、诊断、治疗、康复和保健的综合性科学。中医药在数千年的发展历史中，逐步形成并建立了独特和完整的医药学理论体系。早在战国时期，中医学家就著成了第一部经典著作《黄帝内经》，其中收载了方剂 13 首，并记录了汤、丸、散、膏、丹及药酒等剂型，为中医药学奠定了基础。汉代张仲景撰写的《伤寒论》和《金匮要略》进一步丰富和发展了中医辨证论治的治疗体系，收载了许多诸如桂枝汤、大承气汤、小柴胡汤和四逆汤等至今仍广泛应用的著名方剂。明代李时珍编写了中医药学享誉世界的名著《本草纲目》，收载药物 1892 种，方剂 13 000 余首，剂型近 40 种。经过历代中医药学家的不懈努力，中药的品种日益增多并不断完善。

中药的质量分析与评价是中医药的重要组成部分，在中医药发展的漫长过程中，中药分析方法一直在不断发展和进步。早期由于科技水平的限制，评价的方法主要依赖感观和经验，缺乏客观的指标。自 20 世纪 50 年代以来，随着现代分析技术的发展，中药的质量问题逐渐引起重视，先后整理和制定了以 ChP 为代表的中药质量标准，将质量管理纳入了法制化、规范化的轨道。

ChP2015 一部收载中药品种 2598 个，其中新增品种 440 个，修订品种数 517 个，增修订幅度达到 44.2%；中成药共收载 1494 个品种，新增品种 43 个，修订品种 325 个；新增显微鉴别 137 项，薄层鉴别 1350 项，毒性成分检查 16 项，特征/指纹图谱 31 项，液相色谱含量测定 548 项，气相色谱含量测定 19 项等；新增了大量基本药物和临床常用品种，重点强化了中成药活性成分的测定和多组分质量控制项目。根据品种性质特点，ChP2015 加强了特征图谱/指纹图谱技术的应用，更加重视中成药系列品种质量标准的统一，探索建立以中药对照提取物为对照的质量控制方法，进一步应用一测多评等分析技术，标准整体水平有明显提高，药品质量控制明显增强。总体上看，我国中药的质量标准体系得到了进一步的完善，临床用药的安全保障得到进一步的加强。ChP2015 的特点主要体现在收载品种显著增加，药典标准体系更加完善，现代分析技术的扩大应用，药品安全性保障进一步提高，药品有效性控制进一步完善，药用辅料标准水平显著提高，进一步强化药典标准导向作用，药典制定更加公开透明、规范有序。

ChP2015 在保持药典科学性、先进性和规范性的基础上，重点加强药品安全性和有效性的控制要求，充分借鉴国际先进的质量控制技术和经验，整体提升本版药典的水平，全面反映了我国当前医药发展和检测技术的现状，并将在推动我国药品质量提高、加快企业技术进步和产品升级换代，促进我国医药产业健康发展，提升 ChP 权威性和国际影响力等方面继续发挥重要作用。

第一节 中药分析的特点

中药作为多组分复杂体系，其质量控制一直是研究的重点和难点，也是目前制约中药走向世界的瓶颈之一。与化学药相比，中药分析具有以下特点。

一、以中医药理论为指导，评价中药质量的整体性

中药分析应以中医药理论为指导原则进行中药的全面质量评价。中医视人体为一个统一的整体，整体观是中医药理论体系中的重要概念，从中药的药性理论到组方的“君臣佐使”均体现了中医的整体观和辨证施治的指导原则。单纯模仿化学药品的分析模式，选择个别有效成分或指标成分或方剂中的某一药味进行质量控制，并不符合中医用药理论，因此，在中药分析中要运用整体观原则对中药的化学成分进行定性定量研究，结合中药药性理论，发展更加客观、全面和先进的分析方法。ChP2015 已经对中药质量标准进行了较大的修订和提高，逐步由单一成分的定性定量转向了多成分及指纹图谱的整体质量控制模式。近些年来，中药分析及质量控制研究发展迅速，并呈现整体性、系统性、专属性及先进性的特点。

二、中药化学成分具复杂性，药效成分非单一性

中药化学成分众多，少数已知，多数未知，化学性质差异大，单味药就含有几十甚至上百种成分，而由几味或几十味药材组成的中药复方其成分就更为复杂，有些化学成分还会相互影响。例如，当黄连与黄芩、甘草、金银花等中药配伍时，黄连中的小檗碱能与黄芩中的黄芩苷、甘草中的甘草酸及金银花中的绿原酸等成分形成不溶于水的复合物而沉淀析出，影响测定结果的准确性。中药化学成分的多样性和复杂性使得中药分析的难度大大增加，需要对样品进行繁杂的分离纯化等前处理过程，尽量保留待测成分而排除干扰成分。此外，尽管大多数中药的有效成分及药理作用机制并不明确，但可以肯定的是，中药的药效是由其中多种化学成分共同作用的结果，因此，在进行中药分析时应尽可能全面地反映多种药效成分的整体作用。

三、中药材质量具变异性

中药材品种繁多，来源复杂，即使同一品种，由于产地、生态环境、栽培技术、采收期、加工方法等不同，其质量也会有差别，如不同产地的金银花中的绿原酸含量范围为 1.8%～6%，而黄芩中的黄芩苷含量范围为 6%～14%；不同采收期药材的相同成分含量也不同，如丹参中丹参酮的含量以 11 月、12 月最高；不同药用部位也存在差异，如人参皂苷在人参周皮、木质部和韧皮部中的含量也显著不同。此外，各种化学成分在中药中的含量相差悬殊，有的含量达 80%以上，如五倍子中的鞣质；有的含量极微，如长春花中的长春碱，含量仅百万分之三；这些都给分离、提取、检测带来了一定困难。

四、中药炮制、制剂工艺及辅料具多样性

中药制剂是以中药饮片为原料进行制备的。中药饮片即药材的加工品或炮制品。中药炮制及制剂工艺会对所含成分产生影响，很多在单味中药新鲜品中存在的化学成分，经过炮制或制剂工艺等处理后已不复存在，有些产生了新的化合物，有的含量降低或升高等等。例如，地黄

中的梓醇，当长时间煎煮后就很难检测到。当采用常压浓缩、减压浓缩、逆浸透喷雾法提取三黄泻心汤干浸膏，其中有效成分的含量会出现较大差异，如大黄酸葡萄糖苷的含量分别是41.1%、51.6%和98.6%。又如含草乌制剂，酯型生物碱属于毒性成分，制剂中毒性成分含量的高低与炮制条件有关；若用流通蒸汽蒸制草乌，随着压力和温度升高，总生物碱无明显变化，而酯型生物碱则显著下降。因此，药材的加工应严格执行中药饮片炮制规范，对炮制工艺及成品质量要严格把关，以保证中药制剂的质量稳定、可靠。

中药剂型种类繁多，制备方法各异，工艺复杂，在进行中药制剂的鉴别和检测中，需要针对不同的剂型，选择合适的分析方法和检测项目。例如，复方丹参片、复方丹参颗粒和复方丹参滴丸处方药味相同，丹参均为君药，质量控制方法均选择丹参中有效成分进行分析。复方丹参滴丸选择测定丹参素含量，复方丹参片、复方丹参颗粒则以丹参酮ⅡA和丹酚酸B为含量测定指标。其原因是丹参药材中含有以丹参酮ⅡA为代表的脂溶性成分和丹酚酸B、丹参素为代表的水溶性成分。复方丹参滴丸采用水提工艺，脂溶性物质较少，而复方丹参片、复方丹参颗粒的提取工艺为先用乙醇提取，后用水提取，从而使两类成分均被提取出来，故选择与滴丸不同的成分控制质量。此外，同一种中药制剂，由于不同生产厂家生产工艺上的差别，也会影响到制剂中成分的含量。有些中药制剂的生产工艺较为复杂，影响因素较多，即使同一批原料、同一生产车间，若工艺上稍有疏忽，也很难保证不同批次之间化学成分的一致性。

中药制剂所用辅料多种多样，如蜜丸中的蜂蜜，锭剂中的糯米粉，胶剂中的豆油、黄酒及冰糖等特殊辅料的使用也是中药制剂的一大特色，这些辅料的存在，对质量分析均有一定的影响，需选择合适的方法，将其干扰排除，才能获得准确的分析结果。

五、中药杂质来源的多途径性

中药及其制剂杂质来源比化学药物复杂得多，具有多途径性，包括药材的非药用部位及未除净的泥沙、药材中所含重金属及残留农药、因包装和保管不当发生霉变或虫蛀等产生的杂质、洗涤原料的水质二次污染等途径均可引入杂质。所以，中药制剂含有较高的重金属、砷盐、残留农药和黄曲霉毒素等杂质。

第二节 中药分析的样品处理方法

中药分析的程序与化学药物分析相同，有取样、前处理、鉴别、检查和含量测定等。中药原料包括中药材、中药饮片、提取物和有效成分等，中药制剂的组成更复杂，除制剂特有工艺步骤外，还含有其他的附加剂，而且样品中被测成分往往含量较低，因此需要对样品进行各种处理，使其符合所选定分析方法的要求。其中，待测成分的提取分离与纯化方法是关键。

一、提 取 方 法

由于中药及其复方制剂的化学成分极为复杂，中药剂型繁多、工艺各异；辅料、原料中内源性组分都会对分析方法产生干扰，所以，对中药尤其是复方制剂设计合理的样品提取纯化方法，往往是建立中药质量控制方法的重点和难点之一。中药分析的前处理方法，按其作用机制，可分为液-固提取法、液-液提取法、色谱法等。

（一）溶剂提取法

选用适当的溶剂将中药中的待测成分溶出的方法称为溶剂提取法（solvent extraction）。一般遵循“相似相溶”的原则，根据被测成分的结构与性质选择合适的溶剂。例如，苷类成分系由苷元与糖缩合而成，亲水性强，应选择极性大的溶剂提取，而苷元一般亲脂性强，应选择极性小的溶剂提取；游离生物碱大多为亲脂性化合物，多用极性小的溶剂提取，而生物碱盐类具有较强的亲水性，应选择极性较强的溶剂提取。

提取溶剂选择的原则是对待测成分的溶解度大，而对其他成分的溶解度小或不溶；所选溶剂与待测成分不起化学反应，且易得、安全。常用的提取溶剂有水、甲醇、乙醇、丙酮、三氯甲烷、乙酸乙酯、乙醚和石油醚等。

1. 冷浸法（cold maceration）

（1）原理：样品粉末置于溶剂中，室温下放置一定时间，组分因扩散作用而从样品粉末中浸出到溶剂中。

（2）方法：样品先粉碎成细粉，精密称取一定量样品粉末，置具塞锥形瓶中，精密加入一定体积的溶剂，密塞，称定重量，室温下放置一定时间（一般为 8～24h），并不时振摇，浸泡后再称重，并补足减失重量，摇匀，滤过，精密量取一定量续滤液备用。浸泡时间的确定可取同一样品，加溶剂后分别浸取不同时间，测定溶液中浸出组分的含量，当浸出量不再随放置时间的延长而增加时，说明扩散已经达到平衡。

（3）特点：操作简便，且提取的杂质少，样品纯净；适宜遇热不稳定组分的提取；但所需时间较长，使用较少。

2. 回流提取法（reflux extraction）

（1）原理：在加热条件下组分溶解度增大，溶出速度加快，有利于将组分提取到溶剂中。

（2）方法：将样品粉末置烧瓶中，加入适量有机溶剂，水浴（或电热套）加热使微沸，进行回流提取的方法。用于含量测定时，可更换溶剂，多次提取，至组分提取完全，合并各次提取液供分析用；也可精确加入一定体积溶剂至供试品中，称定重量，加热回流至组分浸出达到平衡，放冷后称重，补足减失重量，滤过，取续滤液备用。

（3）特点：提取速度快，效率高；但操作较繁琐，且不适合于对热不稳定或具有挥发性的组分。回流提取法主要用于固体制剂的提取；提取前样品应粉碎成细粉，以利于组分的提出；提取溶剂沸点不宜太高。

例 8-1：TLC 法鉴别开胃健脾丸中党参供试品溶液的制备

取本品 5g，研细，加水 30ml 与盐酸 3ml，加热回流 1h，放冷，滤过，滤液用二氯甲烷振摇提取 3 次，每次 20ml，合并二氯甲烷液，蒸干，残渣加甲醇 1ml 使溶解，作为供试品溶液。

3. 连续回流提取法（sequential reflux extraction）

（1）原理：基于回流提取的原理。

（2）方法：样品置于索氏提取器中进行连续提取，蒸发的溶剂经冷凝流回样品管，一般提取数小时方可提取完全（通常提取至溶剂近无色）。

（3）特点：操作简便，节省溶剂，提取效率高于回流提取法；应选用低沸点的提取溶剂，如乙醚、甲醇等；不适合于对热不稳定的组分。

例 8-2：脑脉泰胶囊含量测定供试品溶液的制备

取装量差异项下的本品，研细，取约 2g，精密称定，置索氏提取器中，加入甲醇适量，加热回流提取至提取液无色，提取液蒸干，残渣加水 30ml 分次溶解并转移至分液漏斗中，用水饱和的正丁醇振摇提取 5 次，每次 40ml，合并正丁醇液，用氨试液洗涤 2 次，每次 40ml，弃去氨液，再用正丁醇饱和的水洗涤 2 次，每次 40ml，分取正丁醇液，蒸干，残渣用甲醇溶解并转移至 10ml 量瓶中，加甲醇至刻度，摇匀，滤过，即得。

4. 超声提取法（ultrasonic extraction）

（1）原理：超声波是频率大于 20kHz 的高频声波，可以在溶液中产生空化作用，于局部产生巨大能量，“撕裂”样品的细胞结构，促进组分溶出。该方法用于样品中待测组分的提取。

（2）方法：提取时，将供试品粉末置具塞锥形瓶中，加入一定量提取溶剂，再将锥形瓶置超声振荡器（或超声清洗机）槽内，槽内应加有适量水，开启超声振荡器，规定功率与时间，进行超声振荡提取。由于超声提取过程中溶剂可能会有一定的损失，所以用作含量测定时，应于超声振荡前先称定重量，提取完毕后，放冷至室温，再称重，并补足减失的重量，滤过后，取续滤液备用。由于超声波会使大分子化合物发生降解和聚集作用，或者形成更复杂的化合物，也会促进一些氧化和还原过程，所以在用超声波提取时，也应对超声频率、超声功率、提取时间、提取溶剂等条件进行考察，以提高提取效率和保证供试品溶液的真实性。

（3）特点：操作简便，不需加热，提取时间短，适用于固体制剂中待测组分的提取，应用日益广泛，是目前 ChP 使用最广泛的方法。用于药材粉末的提取时，由于组分是由细胞内逐步扩散出来，速度较慢，加溶剂后宜先放置一段时间，再超声振荡提取。

例 8-3：HPLC 法测定连翘中连翘苷含量供试品溶液的制备

取本品粉末（过五号筛）约 1g，精密称定，置具塞锥形瓶中，精密加入甲醇 15ml，称定重量，浸渍过夜，超声处理（功率 250W，频率 40kHz）25min，放冷，再称定重量，用甲醇补足减失的重量，摇匀，滤过，精密量取续滤液 5ml，蒸至近干，加在中性氧化铝柱（100～120 目，1g，内径为 1～1.5cm）上，用 70%乙醇 80ml 洗脱，收集洗脱液，浓缩至干，残渣用 50%甲醇溶解，转移至 5ml 量瓶中，并稀释至刻度，摇匀，滤过，取续滤液，即得。

5. 萃取法（extraction） 又称液-液提取法，是利用化合物在两种互不相溶的溶剂中分配系数的差异，将待测组分提取分离的方法。该法主要用于中药液体制剂和各种提取液的分离纯化，可根据待测组分的性质在合适的条件下，进行萃取或反萃取。萃取用溶剂应根据待测组分的溶解性来选择。溶质在有机相和水相的分配比越大，萃取效率越高。根据“相似相溶”的原理，极性较强的有机溶剂正丁醇等适用于提取皂苷类成分；乙酸乙酯多用于提取黄酮类成分；三氯甲烷分子中的氢可与生物碱形成氢键，多用于提取生物碱；挥发油等非极性组分则宜用非极性溶剂乙醚、石油醚等提取。

液-液提取法通常在分液漏斗中进行。加入溶剂后振摇，放置，待完全分层后分取有机相。若提取液用作鉴别，一般只提取一次；若用作含量测定，应提取完全，一般需提取 3～4 次。提取是否完全可通过测定提取回收率来考查。酒剂和酊剂在提取前应先挥去乙醇，否则乙醇可使有机溶剂部分或全部溶解于水中。提取过程中应注意防止和消除乳化。

例 8-4：三九胃泰胶囊中两面针鉴别供试品溶液的制备

取本品内容物 2g，加水 10ml 使溶解，用浓氨试液调节 pH 至 12，加二氯甲烷振摇提取 3 次，每次 30ml，合并二氯甲烷液，蒸干，残渣加二氯甲烷 0.5ml 使溶解，供 TLC 法鉴别用。

6. 微波辅助萃取法（microwave assisted extraction，MAE） 微波是一种频率为 300MHz～300GHz 的电磁波，波长为 1mm～1m，因其波长介于远红外线和短波之间，故称微波。微波具有波动性、高频特性及热特性或非热特性（生物效应）等特点。微波辅助溶剂提取是利用微波能强化溶剂萃取效率，即利用微波加热来加速溶剂对固体样品中目标萃取物（主要是有机化合物）的萃取过程。微波辅助萃取具有快速、高效、省溶剂、污染小等优点。

（二）升华法

升华法（sublimed method）是利用某些成分具有升华性质的特点，使其与其他成分分离，再进行测定，如游离羟基蒽醌类化合物、咖啡因、斑蝥素等。

（三）水蒸气蒸馏法

一些易挥发并可随水蒸气蒸馏出的组分可采用水蒸气蒸馏法（steam distillation）分离纯化及浓集，供分析用。该法简便、经济、可靠，挥发油、一些小分子的生物碱（如麻黄碱、槟榔碱）和某些酚类物质（如丹皮酚等）可以用本法提取。用本法提出的组分对热应稳定。

例 8-5：HPLC 法测定咳喘宁口服液中麻黄含量供试品溶液的制备

精密量取本品 5ml，加氯化钠 4g 与 40%氢氧化钠溶液 5ml，用水蒸气蒸馏，以稀盐酸 1ml、水 9ml 吸收馏出液，收集馏出液约 200ml，置 250ml 量瓶中，加水至刻度，摇匀，即得。

（四）超临界流体萃取法

超临界流体萃取技术（supercritical fluid extraction，SFE）是利用超临界流体的溶解能力与其密度密切相关的性质，在超临界状态下，将超临界流体与待分离的物质接触，通过改变压力或温度使超临界流体的密度大幅改变，从而有选择性地依次把极性大小、沸点高低和相对分子质量大小不同的成分萃取出来。

超临界流体是指当压力和温度超过物质的临界点时，所形成的单一相态。如 CO_2 的临界温度为 31℃，临界压力为 7390kPa，当压力和温度超过此临界点时，CO_2 便成为超临界流体。

超临界流体既不同于气体，又不同于液体，具有独特的性质。首先，它具有与液体相似的密度，因而具有与液体相似的较强的溶解能力；其次，溶质在其中扩散系数与气体相似，因而具有传质快、提取时间短的优点，提取完全，一般仅需数十分钟；超临界流体的表面张力为零，这使它很容易渗透到样品中，带走测定组分；超临界流体提取的选择性强，通过改变提取的条件，如温度、压力等，可以选择性地提取某些组分；超临界流体在常温常压下为气体，因此提取后溶剂立即变为气体而逸出，容易达到浓集的目的。由于超临界流体萃取法具有以上优点，因此特别适合于中药及其制剂中待测组分的提取分离。

样品提取时使用超临界流体提取仪。将样品置于提取池中，提取池应恒定在实验温度下，用泵将超临界流体送入提取池，提取完毕后，再将溶液送入收集器中。最常使用的超临界流体是超临界 CO_2，因为 CO_2 具有较低的临界温度和临界压力，同时还具有惰性、无毒、纯净、价格低廉等优点。超临界 CO_2 具有类似气体的扩散系数、液体的溶解力，表面张力为零，能迅速渗透进固体物质之中，提取其有效组分，具有高效、不易氧化、纯天然、无化学污染等特点。

影响提取的因素主要有温度、压力、改性剂和提取时间等。在恒压下，温度升高，超临界流体的密度虽有所下降，但组分蒸气压可大大提高，从而增加组分的溶解度，提高提取效率。在恒温下，提高压力，超临界流体的溶解性参数（δ）将增加，因此有利于极性组分和高相对分子质量组分的提取；在较低的压力下，溶解性参数（δ）较小，则有利于非极性组分的提取。由于 CO_2 为非极性化合物，因此超临界 CO_2 对极性组分的溶解性较差。在提取极性组分时，可在超临界流体中加入适量有机溶剂作为改性剂，如甲醇、三氯甲烷等。改性剂的种类可根据提取组分的性质来选择，加入的量一般通过实验来确定。

例 8-6：超临界流体萃取法提取药材马蓝、菘蓝和蓼蓝中的有效成分靛玉红

温度为 100℃，压力为 34 473kPa，静态提取时间 7.5min，改性剂为氯仿，加入量 0.2ml，动态提取量 4ml。提取方法简便、快速（仅需 20min），所得提取液可直接进行 HPLC 分析。

二、纯化方法

纯化是指在待测组分被提取后，根据下一步分析手段和方法的要求对样品进行进一步的处理，尽量除去有可能影响测定的干扰组分，而又不损失被测定成分，实现富集待测组分的目的。样品测定前是否需要分离纯化和分离纯化到何等程度，与所用测定方法的专属性、分离能力、检测系统对污染的耐受程度等密切相关。如果制剂的组成复杂，或使用专属性不强的测定方法，如滴定法、UV 法等，常需对提取液进行纯化处理。纯化分离方法的设计主要依据被测定成分和杂质在理化性质上的差异，同时结合与所要采用的测定方法的要求综合考虑。目前中药分析大多采用色谱法，因其兼具有分离和分析功能，样品经提取后可不经分离直接分析。当有些样品分析前仍需分离纯化和富集时，一般也多采用色谱法，如柱色谱法或固相萃取法等方法。固相萃取所用的预处理小柱现已实现商品化，内装的填料除硅胶、氧化铝等吸附剂和大孔吸附树

脂外，还有各类化学键合相，如C18、氰基、氨基化学键合相等，可适于各种极性化学成分的分离。预处理小柱一般为一次性使用，方便，但价格较贵。

例8-7：HPLC法测定两头尖中竹节香附素A含量供试品溶液的制备

取本品粉末（过三号筛）约5g，精密称定，置索氏提取器中，加甲醇适量，加热回流提取3h，提取液回收溶剂至干，残渣加水10ml溶解，用乙醚振摇提取2次（20ml、10ml），弃去乙醚液。水液用水饱和的正丁醇振摇提取5次（20ml、20ml、15ml、15ml、15ml），合并正丁醇液，减压回收溶剂至干。残渣加甲醇溶解并转移至10ml量瓶中，加甲醇至刻度，摇匀，滤过，取续滤液，即得。

例8-8：TLC法鉴别女金丸供试品溶液的制备

取本品水蜜丸5g，研碎；或取小蜜丸或大蜜丸9g，剪碎，加硅藻约5g，研匀，加甲醇50ml，超声处理30min，滤过，滤液蒸干，残渣加水5ml使溶解，用脱脂棉滤过，滤液通过D101型大孔吸附树脂柱（16～60目，内径为1.5cm，柱高为15cm），流速为每分钟1.0～1.5ml，依次以水、30%乙醇各50ml洗脱，弃去洗脱液，继用70%乙醇50ml洗脱，收集洗脱液，蒸干，残渣用50%乙醇5ml溶解，通过聚酰胺柱（100～200目，1g，内径为1cm，湿法装柱），用50%乙醇10ml洗脱，收集流出液及洗脱液，备用；继用乙醇10ml洗脱，收集洗脱液，蒸干，残渣加甲醇1ml使溶解即得。

第三节 鉴 别

中药及其制剂的鉴别主要是根据中药材和中药制剂的性状、组织学特征及所含化学成分的理化性质，采用一定的分析方法来判断中药材及其制剂的真伪。一般可以通过确认其中所含药味的存在或某些特征成分的检出来达到鉴别的目的。中药及其制剂的鉴别主要包括性状鉴别、显微鉴别和理化鉴别。各鉴别项目之间相互补充，相互佐证。ChP2010首次收录了中药材DNA分子鉴定法。

中药及其制剂鉴别药味的选择原则：①单味药材或制剂，直接选取单一药味进行鉴别；②复方制剂，应依组方原则的君、臣、佐、使依次选择药味，如药味较多，应首选君药、臣药、贵重药和毒剧药，易混淆药材及货源紧张的药材，再选其他药味鉴别；③凡有原粉入药者，应进行显微鉴别，有显微鉴别的，可同时进行其他方法的鉴别；④原则上处方中的每一味药均应进行鉴别研究，选择尽量多的药味（不少于处方的1/3药味）制定在质量标准中，每一药味选择1～2个专属性较强的理化鉴别。

一、性状鉴别

性状鉴别是依据药材（药用部位）外观、形状及感官性质等特征作为真伪鉴别的依据。如药材的外形、大小、颜色、表面特征、质地、折断面特征及气味等。性状鉴别是药材鉴别的重要手段，药材制成制剂后性状鉴别的重要性不如原药材，但仍有一定的参考价值。中药制剂的性状鉴别也可参照药材的鉴别方法进行。

例8-9：丁公藤的鉴别

本品为斜切的段或片，直径1～10cm。外皮灰黄色、灰褐色或浅棕褐色，稍粗糙，有浅沟槽及不规则纵裂纹或龟裂纹，皮孔点状或疣状，黄白色，老的栓皮呈薄片剥落。质坚硬，纤维较多，不易折断，切面椭圆形，黄褐色或浅黄棕色，异型维管束呈花朵状或块状，木质部导管呈点状。气微，味淡。

二、显 微 鉴 别

显微鉴别是利用显微镜观察药材及含药材粉末的中药制剂的组织结构、细胞形状及化合物的特征，以鉴别中药的真伪。显微鉴别具有快速、简便的特点。显微鉴别包括显微组织鉴别和显微化学鉴别。

显微组织鉴别：是指用显微镜对药材（饮片）、切片、粉末、解离组织或表面制片及含药材粉末的中药制剂中相关药材的组织、细胞或内含物等特征进行鉴别的一种方法。鉴别特征包括薄壁细胞、木栓组织、分泌细胞和分泌腔、纤维及淀粉粒、花粉粒、碳酸钙结晶等。

显微化学鉴别：是指根据中药所含化学成分的理化性质，确定某些特殊化学成分的存在及其在组织中分布的一种鉴别的方法。

显微特征应明显、易查见，否则可能作出假阳性的判定。处方中的主要药味及化学成分不清楚或尚无化学鉴别方法的药味，应选择专属性的特征进行显微鉴别。处方中多味药物共同具有的显微特征不能作为鉴别的特征，而应选择专属性的特征进行鉴别。多来源的同一种药材应选择其共有的显微特征。例如，黄连有黄连、三角叶黄连、云连 3 个来源，其中前 2 种含有石细胞，云连不含，所以黄连的鉴别不能选石细胞，而选其黄色纤维束作为显微鉴别的特征。

显微鉴别除用光学显微镜外，也可用电子显微镜。用扫描电镜进行观察可获得更多的微观信息和形态特征。

例 8-10：二妙丸的鉴别

取本品，置显微镜下观察：草酸钙针晶细小，长 10～32μm，不规则地充塞于薄壁细胞中（苍术）。纤维束鲜黄色，周围细胞含草酸钙方晶，形成晶纤维，含晶细胞壁木化增厚（黄柏）。

三、理 化 鉴 别

理化鉴别系根据中药及其制剂中所含主要化学成分的理化性质，采用物理、化学或物理化学的方法鉴别药物的真伪。理化鉴别包括物理、化学、光谱及色谱等鉴别方法。

鉴别成分应是已知的有效成分或其他特征成分，还应是处方中某一味药所单独含有的成分。如鞣质的明胶沉淀反应，氨基酸的茚三酮反应，糖类的苯酚-硫酸反应，黄酮类与盐酸镁粉的反应，强心苷的 Keller-Kiliani（K-K 反应）等。有的反应，如泡沫反应、与三氯化铁试液的反应等，是植物中很多成分都有的反应，专属性不强，不宜采用。其他成分是否有干扰，应作阴性对照试验。阴性对照试验是取不含鉴别药味的制剂（阴性对照），在相同的条件下反应，若不显正反应，则说明其他药味和辅料不干扰鉴别。由于中药制剂组成复杂，一般不能直接取样品进行试验，供试品需经提取、纯化等预处理步骤，以排除干扰组分的干扰。

1. 微量升华法 是利用中药中所含的某些化学成分，在一定温度下能升华的性质，获得升华物，在显微镜下观察其结晶形状、颜色及化学反应，如大黄粉末升华物有黄色针状（低温时）、片状和羽状（高温时）结晶。

2. 显微化学反应法 是将中药的干粉、切片或浸出液少量，置于载玻片上，滴加某些化学试剂使产生沉淀或结晶，或产生特殊的颜色，在显微镜下观察。亦用于细胞壁和细胞内含物性质的鉴别。

3. 显色反应与沉淀反应法 利用特定的化学试剂与中药及其制剂中特定的化学成分（或组分）发生反应，产生颜色的变化或生成沉淀，进行理化鉴别，判别中药及其制剂中的某种存在成分。显色反应和沉淀反应易被植物药中众多的成分干扰，现一般被 TLC 法代替，但在矿物药及一些特殊鉴别反应中仍有使用。

例 8-11：止咳橘红口服液的鉴别

取本品 2ml，加草酸铵试液 1ml，即生成白色沉淀，分离沉淀，所得沉淀不溶于乙酸，但溶于盐酸。

4. 光谱鉴别法　利用中药中组分的光谱特征，如紫外特征吸收峰或一定波长激发下呈现的不同颜色的荧光等进行中药的鉴别。对中药材及其制剂进行定性鉴别，主要有荧光法、紫外-可见分光光度法、IR 法和近红外光谱法，如黄连在紫外光灯下，显金黄色荧光，木质部尤为显著。秦皮的水浸出液在日光下显蓝色荧光。有的药材如附有地衣或有某些霉菌或霉菌毒素时，也会有荧光现象，应注意区别。一般观察荧光的紫外光波长为 365nm，如用短波 254～265nm 时，应加说明，因两者荧光现象不同。

例 8-12：人工牛黄中胆红素、胆固醇的鉴别

胆红素的鉴别：取含量测定项下溶液，照紫外-可见分光光度法（通则 0401），在 400～500nm 波长处，测定吸收曲线，并与胆红素对照品图谱比较，应一致。其最大吸收为 453nm。

胆固醇的鉴别：取本品 10mg，加三氯甲烷 lml 使溶解，加硫酸 lml，三氯甲烷层显血红色，硫酸层显绿色荧光。

5. 色谱鉴别法　具有分离度好、灵敏度高、专属性强、应用范围广等优点，特别适用于中药及其制剂的鉴别。它是根据中药及其制剂中各类化学成分在色谱中的保留行为，通过与对照物（对照品、对照药材和对照提取物）相比较，来判断其真伪的鉴别方法。

ChP 从 1977 年版开始收载色谱法，在以后的各版药典中应用比例迅速上升，目前色谱法已成为中药及其制剂鉴别中不可缺少的常规而有效的方法，特别是对成分复杂的制剂，有着分离、分析双重的优势。常用的色谱鉴定方法有 TLC 法、GC 法、HPLC 法、纸色谱法、凝胶电泳及毛细管电泳等技术。一些重现性好，确能反映组方药味特征的色谱指纹图谱也用于鉴别。其中 TLC 法不需要特殊的仪器，操作简便，有多种专属的检出方法，几乎适用于所有的动、植物类药材的鉴定，是目前中药及其制剂中应用最多的鉴别方法。最常用的是硅胶薄层色谱法。GC 法适宜于制剂中含挥发性成分或通过衍生化后能够气化的成分定性、定量分析，如冰片、麝香等，具有灵敏度高、分离效率高等优点，特别是 GC-MS 联用技术的发展，对于富含挥发油类药材的鉴别，GC 已经成为一种首选的方法。HPLC 法较少用于鉴别，若含量测定采用了 HPLC 法，可同时用于鉴别。以下主要介绍 TLC 法在鉴别中的应用。

TLC 法是将供试品溶液点于薄层板上，在展开容器内用展开剂展开，使供试品所含有成分分离，所得色谱图与适宜的对照物按同法所得的色谱图对比，并可用薄层扫描仪进行扫描，用于鉴别、检查或含量测定。为了保证试验的重现性、准确度及分离度，因此 TLC 要进行规范化的操作。

ChP2005 共收载 TLC 鉴别 1507 项；ChP2010 仅新增 TLC 鉴别就达 2494 项，ChP2015 新增 1350 项，除矿物药外均有专属性强的薄层鉴别方法。

TLC 法鉴别中使用最多的是硅胶 G 板，也可另加 0.2%～0.5%的羧甲基纤维素钠水溶液作为黏合剂铺板，则板更结实均匀。生物碱类成分使用氧化铝板较多，鉴别黄酮类和酚类化合物可使用聚酰胺板，氨基酸可使用纤维素板。展开剂一般为两种或两种以上混合有机溶剂，有利于极性的调整。一般可选择通用展开剂，如无水乙醇-苯（1∶4）、苯-三氯甲烷（1∶3）和丙酮-甲醇（1∶1）三个系统。薄层鉴别法需用药材或有效成分对照品作对照。鉴别时取供试品、对照药材或有效成分对照品，用相同方法制备试验溶液，分别取供试品溶液、对照药材溶液或对照品溶液适量，点于同一薄层板上，展开、检视，要求供试品溶液中应有与对照主斑点相应的斑点。特征斑点最好选择已知有效成分或特征成分的斑点，若有效成分未知或无法检出，也可以选择未知成分的特征斑点，但要求重现性好，斑点特征明显。供试品含有可见光下有颜色的成分可直接在日光下检视，也可用喷雾法或浸渍法以适宜的显色剂显色，或加热显色，在日光下检视。有荧光的物质或遇某些试剂可激发荧光的物质可在 365nm 紫外光灯下观察荧光色谱。对于在可见光无色，但在紫外光下有吸收的成分可用带有荧光剂的硅胶板（如硅胶 GF_{254} 板），在 254nm 紫外光灯下观察荧光板面上的荧光淬灭物质形成的色谱。由于中药制剂组成复杂，所以即使是

色谱法也应注意其专属性。在建立方法时应取阴性对照与供试品和对照品在相同条件下试验，阴性对照中在鉴别特征斑点的位置应无斑点出现。此外阴性对照的色谱加上对照药材的色谱应大致等于供试品的色谱。对于多种植物来源的药材，应将原植物相对应的药材分别依法分析，应具有共同的斑点。若能区别混淆品、类似品、伪品，则方法专属性好。

不同中药制剂中同一药味，尽可能采用相同的 TLC 条件；但是如果有些处方由于某些药味干扰难以统一，或虽无干扰但在同一块 TLC 板上可同时检测几味药，则可采用简便方法。以对照药材作对照时，应按处方比例制成一定量，以使色谱有可比性。TLC 方法操作环境的相对湿度和温度等往往影响色谱质量。尽可能定量取样、定量溶解、定量点样，以进一步使真伪鉴别有量化的评价。

此外，薄层-生物自显影技术（TLC-bioautography）与生物活性测定相结合，使薄层色谱分离得到的结果，除了鉴别真伪之外，还能知道其中哪些成分有生物活性。

例 8-13：便通胶囊中芦荟的鉴别

取本品内容物 lg，研细，加甲醇 25ml，超声处理 15min，滤过，滤液浓缩至 1ml，作为供试品溶液。另取芦荟对照药材 0.lg，同法制成对照药材溶液。再取芦荟苷对照品，加甲醇制成每 1ml 含 1mg 的溶液，作为对照品溶液。照 TLC 法（通则 0502）试验，吸取供试品溶液 2～3μl、对照药材溶液 2μl、对照品溶液 5μl，分别点于同一硅胶 G 薄层板上，以乙酸乙酯-甲醇-水（100∶17∶13）为展开剂，展开，取出，晾干，喷 10%氢氧化钾甲醇溶液，在紫外光（365nm）下检视。供试品色谱中，在与对照药材色谱和对照品色谱相应的位置上，显相同颜色的荧光斑点。

6. DNA 条形码分子鉴定方法 是利用基因组中一段公认的、相对较短的 DNA 序列来进行物种鉴定的一种分子生物学技术，是传统形态鉴别的有效补充。由于 DNA 序列的每个位点都有腺嘌呤（A）、鸟嘌呤（G）、胞嘧啶（C）、胸腺嘧啶（T）4 种碱基之一可供选择，因此一定长度的 DNA 序列能够区分不同物种。

中药材 DNA 条形码分子鉴定方法实现以公认的 DNA 条形码序列进行物种鉴定，其中植物类中药材条形码选用 ITS2 序列为主体，psbA-trnH 为辅助，动物类中药材采用 COI 序列，符合中药材鉴定简单、精确的特点，有明确的判断标准，能够实现对中药材及其基原物种的准确鉴定。

该鉴定方法主要适用于中药材（包括药材、药材粉末及部分药材饮片）及基原物种的鉴定。鉴定过程主要包括供试品处理、DNA 提取、PCR 扩增、测序、序列拼接及结果判定。

例 8-14：蕲蛇的鉴别

模板 DNA 提取 取本品 0.5g，置乳钵中，加液氮适量，充分研磨使成粉末，取 0.lg，置 1.5ml 离心管中，加入消化液 275μl[细胞核裂解液 200μl，0.5mol/L 乙二胺四乙酸二钠溶液 50μl，蛋白酶 K（20mg/ml）20μl，RNA 酶溶液 5μl]，在 55℃水浴保温 1h，加入裂解缓冲液 250μl，混匀，加到 DNA 纯化柱中，离心（转速为 10 000r/min）3min；弃去过滤液，加入洗脱液 800μl[5mol/L 醋酸钾溶液 26μl，1mol/LTris-盐酸溶液（pH7.5）18μl，0.5mol/L 乙二胺四乙酸二钠溶液（pH8.0）3μl，无水乙醇 480μl，灭菌双蒸水 273μl]，离心（转速为 10 000r/min）1min；弃去过滤液，用上述洗脱液反复洗脱 3 次，每次离心（转速为 10 000r/min）1min；弃去过滤液，再离心 2min，将 DNA 纯化柱转移入另一离心管中，加入无菌双蒸水 100μl，室温放置 2min 后，离心（转速为 10 000r/min）2min，取上清液，作为供试品溶液，置–20℃保存备用。另取蕲蛇对照药材 0.5g，同法制成对照药材模板 DNA 溶液。

PCR 反应鉴别引物：5'GGCAATTCACTACACAGCCAACATCAACT3′，和 5′CCATAGTCAG-GTGGTTAGTGATAC3′。PCR 反应体系：在 200μl 离心管中进行，反应总体积为 25μl，反应体系包括 10×PCR 缓冲液 2.5μl，dNTP（2.5mmol/L）2μl，鉴别引物（10μmol/L）各 0.5μl，高保真 TaqDNA 聚合酶（5U/μl）0.2μl，模板 0.5μl，无菌双蒸水 18.8μl。将离心管置 PCR 仪，PCR 反应参数：95℃预变性 5min，循环反应 30 次（95℃30s，63℃45s），延伸（72℃）5min。

电泳检测照琼脂糖凝胶电泳法方法 2（通则 0541），胶浓度为 1%，胶中加入核酸凝胶染色剂 GelRed；供试品与对照药材 PCR 反应溶液的上样量分别为 8μl，DNA 分子质量标记上样量为 2μl（0.5μg/μl）。电泳结束后，取凝胶片在凝胶成像仪上或紫外透射仪上检视。供试品凝胶电泳图谱中，在与对照药材凝胶电泳图谱相应的位置上，在 300～400bp 应有单一 DNA 条带。

第四节　检　　查

中药检查的对象是指药材及其制品在加工、生产和贮藏过程中可能含有并需要控制的物质或物理参数，内容包括安全性、有效性、均一性与纯度要求四个方面。

近年来中药的安全问题备受重视。由于马兜铃酸、小柴胡汤、鱼腥草注射剂等中药安全性事件不断发生，中药安全性问题引起了国内外普遍关注。建立规范的、系统的、科学的中药安全性评价体系，以确保中药的质量，保障临床用药安全、有效。与中药安全性相关的质量控制主要包括：中药材重金属、农药残留及微生物污染（黄曲霉毒素），中药注射剂的安全性检查，中药中毒性成分的限量检查，以及中药掺伪掺假和非法添加的检查。ChP2015 在 ChP2010 的基础上，重点加强和完善了安全性控制技术的应用，主要涵盖八个方面：二氧化硫残留、重金属及有害元素、农药残留、真菌毒素（黄曲霉毒素）、色素、内源性有害物质、微生物和致病菌控制。ChP2015 新增加 4 项与中药安全性相关的指导原则（部分在增补本有收载）：《中药有害残留物限量制定指导原则》、《色素检测指导原则》、《中药中铝、铬、铁、钡元素测定指导原则》、《中药中真菌毒素测定指导原则》；增修订 7 种检测（检查）方法：中药注射剂有关物质检查法、二氧化硫残留量测定法、农药残留量测定法、黄曲霉毒素测定法、微生物限度检查法、无菌检查法、热原和细菌内毒素检查法；在具体有害残留物的检测规定方面，在前一版药典 28 个品种的基础上，又对 30 个药材和饮片标准增加了二氧化硫残留（山药等 10 个品种）、重金属及有害元素（珍珠等 4 个品种）、农药残留（人参、西洋参）以及黄曲霉毒素（肉豆蔻等 14 个品种）的检测要求。

中药材检查项目包括杂质、水分、灰分、酸不溶性灰分、重金属、砷盐、农药残留量、有关的毒性成分与其他必要的杂质检查项目。中药制剂应按 ChP2015 四部有关制剂通则项下规定的检查项目，主要有水分、相对密度、pH、乙醇量，总固体、灰分、酸不溶性灰分、砷盐和重金属等。由药材引入的一些有毒的组分，如附子理中丸中的乌头碱等，也需要检查。与化学药物相比，中药的检查项目的差别主要在杂质检查、灰分测定、氮测定、乙醇量测定、脂肪与脂肪油测定、膨胀度测定、酸败度测定、农药残留量测定及甲醇量检查等。

一、中药主要检查项目

1. 杂质　药材中混存的杂质是有以下几种。①来源与规定相同，但其性状或部位与规定不符的物质；②来源与规定不同的物质；③无机杂质，如砂石、泥块、尘土等，应根据药材具体情况制定杂质限度。例如，山茱萸，果核、果柄不得超过 3%；酸枣仁中的核壳不得超过 5%；薄荷叶不得少于 30%。

检查方法：①取规定量的供试品，摊开，用肉眼或放大镜（5～10 倍）观察，将杂质拣出；如其中有可以筛分的杂质，则通过适当的筛，将杂质分出。②将各类杂质分别称重，计算其在供试品中的含量。实际操作中药材中混存的杂质如与正品相似，难以从外观鉴别时，可称取适量，进行显微、化学或物理鉴别试验，证明其为杂质后，计入杂质重量中。

制剂中混存的杂质除了由药材引入的一些有毒的组分外，还有鞣质、蛋白质、草酸盐、钾离子和树脂等。

例 8-15：大黄中土大黄苷检查

取本品粉末 0.lg，加甲醇 10ml，超声处理 20min，滤过，取滤液 1ml，加甲醇至 10ml，作为供试品溶液。另取土大黄苷对照品，加甲醇制成每 lml 含 10μg 的溶液，作为对照品溶液（临用新制）。吸取上述两种溶液各 5μl，分别点于同一聚酰胺薄膜上，以甲苯-甲酸乙酯-丙酮-甲醇-甲酸（30 : 5 : 5 : 20 : 0.1）为展开剂，展开，取出，晾干，置紫外光灯（365nm）下检视。供试品色谱中，在与对照品色谱相应的位置上，不得显相同的亮蓝色荧光斑点。

2. 水分 对贵重的或容易吸湿霉变的药材应规定水分检查。水分限度的制定，需考虑南北气候、温度、湿度，以及药材包装、储运等具体情况，如檀香中的水分按照甲苯法测定水分不得超过 12.0%。水分是丸剂、散剂、颗粒剂和胶囊剂等固体制剂的常规检查项目，因为水分含量过高，可引起制剂结块、霉变或有效成分的分解。因此，在制剂通则中规定有水分的限量。

ChP2015 四部限量检查法收载有水分测定法（通则 0832）。

（1）第一法（卡尔-费休法）：本法是根据碘和二氧化硫在吡啶和甲醇溶液中与水定量反应的原理来测定水分。所用仪器应干，并能避免空气中水分的侵入；测定应在干燥处进行。

（2）第二法（烘干法）：本法适用于不含或少含挥发性成分的药品。方法：取供试品 2～5g，平铺于干燥至恒重的扁形称量瓶中，厚度不超过 5mm，疏松供试品不超过 10mm，精密称定，打开瓶盖在 100～105℃干燥 5h，将瓶盖盖好，移置干燥器中，冷却 30min，精密称定，再在上述温度干燥 1h，冷却，称重，至连续两次称重的差异不超过 5mg 为止。根据减失的重量，计算供试品中含水量（%）。

若供试品含水量较多，又含大量糖类，直接在 105℃干燥时易发生熔化现象，使表面结成一层薄膜，阻碍水分的继续蒸发，则应先在低温下烘去大部分水分，再在规定温度下干燥至恒重。

（3）第三法（减压干燥法）：减压干燥器：取直径 12cm 左右的培养皿，加入五氧化二磷干燥剂适量，铺成 0.5～lcm 的厚度，放入直径 30cm 的减压干燥器中。测定法：取供试品 2～4g，混合均匀，分别取 0.5～lg，置已在供试品同样条件下干燥并称重的称量瓶中，精密称定，打开瓶盖，放入上述减压干燥器中，抽气减压至 2.67kPa（20mmHg）以下，并持续抽气 30min，室温放置 24h。在减压干燥器出口连接无水氯化钙干燥管，打开活塞，待内外压一致，关闭活塞，打开干燥器，盖上瓶盖，取出称量瓶迅速精密称定重量，计算供试品中的含水量（%）。

本法适用于含有挥发性成分的贵重药品。中药测定用的供试品，一般先破碎并需通过二号筛。

（4）第四法（甲苯法）：仪器装置如图 8-1，“A”为 500ml 的短颈圆底烧瓶，“B”为接收器，“C”为直形冷凝管，外管长 40cm。使用前，全部仪器应清洁，并置烘箱中烘干。

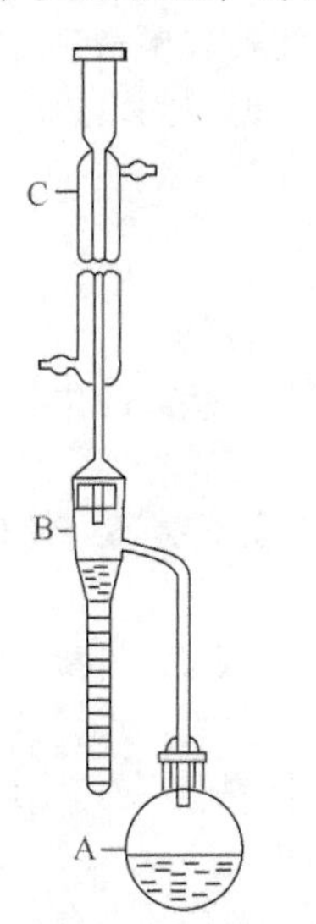

图 8-1 甲苯法仪器装置图

A. 圆底烧瓶；B. 接收器；C. 冷凝管

测定法：取供试品适量（相当于含水量 1～4ml），精密称定，置圆底烧瓶中，加甲苯约 200ml，必要时加入干燥、洁净的无釉小瓷片数片或玻璃珠数粒，连接仪器，自冷凝管顶端加入甲苯至充满 B 管的狭细部分。将圆底烧瓶置电热套中或用其他适宜方法缓缓加热，待甲苯开始沸腾时，调节温度，使每秒钟馏出 2 滴。待水分完全馏出，即测定管刻度部分的水量不再增加时，将冷凝管内部先用甲苯冲洗，再用饱蘸甲苯的长刷或其他适宜的方法，将管壁上附着的甲苯推下，继续蒸馏 5min，放冷至室温，拆卸装置，如有水黏附在接收器的管壁上，可用蘸甲苯的铜丝推下，放置使水分与甲苯完全分离（可加亚甲基蓝粉末少量，使水染成蓝色，以便分离观察）。检读水量，并计算供试品中的含水量（%）。

附注：①测定用的甲苯须先加水少量充分振摇后放置，将水层分离弃去，经蒸馏后使用。②中药测定用的供试品，一般先破碎成直径不超过 3mm 的颗粒或碎片；直径和长度在 3mm 以下的可不破碎。

（5）第五法（GC 法）：采用无水乙醇浸提供试品，提取出样品中的水分，以纯化水作对照，外标法计算供试品中的含水量，无论样品含水量从微量到常量，含不含挥发性成分都不影响测定，比较通用。

3. 灰分　总灰分（total ash）是指药材或制剂经加热炽灼灰化遗留的无机物。总灰分除包含药物本身所含无机盐（生理灰分）外，还包括泥土、砂石等药材外表黏附的无机杂质。因此，测定灰分的目的主要是控制药材中泥土、砂土的量，同时还可以反映药材生理灰分的量。对于保证中药的品质和洁净程度，有一定的意义。

各国药典均收载有植物药的总灰分检查，不能超过一定的量。有的中药生理灰分的差异较大，特别是组织中含草酸钙较多的药材，如大黄的总灰分含量由于生长条件不同，为 8%～20%。因此，此类药材的总灰分就不能说明外来杂质的量，需要测定酸不溶性灰分。例如，九味羌活丸，规定其总灰分含量不得过 7.0%；酸不溶性灰分含量不得过 2.0%。ChP2015 四部收载有灰分测定法，分为总灰分测定法和酸不溶性灰分测定法。

（1）总灰分测定法：测定用的供试品须粉碎，使能通过二号筛，混合均匀后，取供试品 2～3g（如需测定酸不溶性灰分，可取供试品 3～5g），置炽灼至恒重的坩埚中，称定重量（准确至 0.01g），缓缓炽热，注意避免燃烧，至完全炭化时，逐渐升高温度至 500～600℃，使完全灰化并至恒重。根据残渣重量，计算供试品中总灰分的含量（%）。如供试品不易灰化，可将坩埚放冷，加热水或 10%硝酸铵溶液 2ml，使残渣湿润，然后置水浴上蒸干，残渣照前法炽灼，至坩埚内容物完全灰化。

（2）酸不溶性灰分测定法：取上项所得的灰分，在坩埚中小心注意加入稀盐酸约 10ml，用表面皿覆盖坩埚，置水浴上加热 10min，表面皿用热水 5ml 冲洗，洗液并入坩埚中，用无灰滤纸滤过，坩埚内的残渣用水洗于滤纸上，并洗涤至洗液不显氯化物反应为止。滤渣连同滤纸移至同一坩埚中，干燥，炽灼至恒重。根据残渣重量，计算供试品中酸不溶性灰分的含量（%）。

加盐酸后加热，碳酸盐等生理灰分即能溶解，但泥土、砂石等硅酸盐则不能溶解，成为酸不溶性灰分，因此，酸不溶性灰分能更准确地反映外来杂质的量。

中药材检查以上项目的品种较多。中药制剂以合格的药材为原料，原则上可以不再检查。但对于某些以根、茎等原药材粉末为原料的制剂，为控制外来杂质的量，仍需检查。

4. 膨胀度　是衡量药品膨胀性质的指标，是指按干燥品计算，每克药品在水或其他规定溶剂中，在一定时间与温度条件下，膨胀后所占有的体积（ml），主要用于含黏液质、胶质和半纤维素类的天然药品。例如，车前子膨胀度检查，取本品 1g，称定重量，按照膨胀度测定法检查，应不低于 4.0。

5. 酸败度　酸败是指油脂或含油脂的种子类药材和饮片，在贮藏过程中发生复杂的化学变化，生成游离脂肪酸、过氧化物和低分子醛类、酮类等产物，出现特异臭味，影响药材和饮片的感观和质量。故对这类药材应检查酸败度。

本方法通过测定酸值、羰基值和过氧化值，以检查药材和饮片中油脂的酸败度。例如，柏子仁按照酸败度检查法测定，酸度不得过 40.0，羰基值不得过 30.0，过氧化值不得过 0.26。

6. 溶出度检查和含量均匀度检查　虽然目前中药制定含量均匀度和溶出度检查的品种较少，但却是中药制剂质量控制的发展方向。

例 8-16：消渴丸中格列本脲含量均匀度检查

色谱条件与系统适用性试验：以十八烷基硅烷键合硅胶为填充剂；以乙腈-0.05mol/L 磷酸

二氢铵（48∶52）为流动相；检测波长为228nm。

对照品溶液的制备：取格列本脲对照品适量，精密称定，加甲醇制成每1ml含25mg的溶液，即得。

供试品溶液的制备：取本品5丸，研细，全部移入具塞锥形瓶中，精密加入甲醇50ml，密塞，称定重量，超声处理（功率250W，频率33kHz）40min，放冷，再称定重量，用甲醇补足减失的重量，摇匀，滤过，取续滤液，即得。

测定法：分别精密吸取对照品溶液与供试品溶液各10μl，注入液相色谱仪，测定，即得。

计算每5丸的含量。限度为±25%，应符合规定（通则0941）。

二、浸出物测定

浸出物是指用水或其他适宜的溶剂（如醇、乙醚等）对药材或制剂中的可溶性物质进行测定。适用于尚无法建立含量测定，或虽已建立含量测定、但所测定成分与功效相关性差或含量低的药材和饮片，以便更好地控制质量。可结合用药习惯、药材质地和已知化学成分类别等，选择合适的溶剂进行浸出物测定。ChP2015四部收载了水溶性浸出物测定法、醇溶性浸出物测定法和挥发性醚浸出物测定法。

1. 水溶性浸出物测定法 测定用的供试品需粉碎，使能通过二号筛，并混合均匀。

（1）冷浸法：取供试品约4g，精密称定，置250～300ml的锥形瓶中，精密加水100ml，密塞，冷浸，前6h内时时振摇，再静置18h，用干燥滤器迅速滤过，精密量取续滤液20ml，置已干燥至恒重的蒸发皿中，在水浴上蒸干后，于105℃干燥3h，置干燥器中冷却30min，迅速精密称定重量。除另有规定外，以干燥品计算供试品中水溶性浸出物的含量（%）。

（2）热浸法：取供试品约2～4g，精密称定，置100～250ml的锥形瓶中，精密加水50～100ml，密塞，称定重量，静置1h后，连接回流冷凝管，加热至沸腾，并保持微沸1h。放冷后，取下锥形瓶，密塞，再称定重量，用水补足减失的重量，摇匀，用干燥滤器滤过，精密量取滤液25ml，置已干燥至恒重的蒸发皿中，在水浴上蒸干后，于105℃干燥3h，置干燥器中冷却30min，迅速精密称定重量。除另有规定外，以干燥品计算供试品中水溶性浸出物的含量（%）。

2. 醇溶性浸出物测定法 照水溶性浸出物测定法测定。除另有规定外，以各品种项下规定浓度的乙醇代替水为溶剂。

3. 挥发性醚浸出物测定法 取供试品（过四号筛）2～5g，精密称定，置五氧化二磷干燥器中干燥12h，置索氏提取器中，加乙醚适量，除另有规定外，加热回流8h，取乙醚液，置干燥至恒重的蒸发皿中，放置，挥去乙醚，残渣置五氧化二磷干燥器中干燥18h，精密称定，缓缓加热至105℃，并于105℃干燥至恒重。其减失重量即为挥发性醚浸出物的重量。

例8-17：山菊降压片乙酸乙酯浸出物测定

取本品30片（小片）或18片（大片），精密称定，研细，取约3g，精密称定，精密加入乙酸乙酯50ml，照浸出物测定法（通则2201热浸法）测定。本品每片含乙酸乙酯浸出物，小片不得少于7.0mg；大片不得少于11.7mg。

三、中药安全性相关的质量控制项目

1. 重金属及有害元素 药材由于环境污染和使用农药等原因，容易引入重金属铅、汞、镉、铜等杂质和砷盐，对人体均有严重的毒害，所以中药材及制剂中重金属和砷盐的控制非常重要，特别是新研制的中药制剂和出口的中药制剂。ChP2015规定含铅、镉、砷、汞、铜的限度分别为：5ppm、0.3ppm、2ppm、0.2ppm、20ppm。WHO关于植物药质量控制的有关文件，要求将铅的含量控制在10ppm以下，镉控制在0.3ppm以下。矿物类及加工类药材、中药注射液等，可根据品种与生产工艺水平，检查重金属或砷盐。

ChP2015 四部除收载重金属检查（3 种检查法）和砷盐检查（2 种检查法）等限量检查法外，还专门收载了铅、镉、砷、汞、铜测定法，采用原子吸收分光光度法或电感耦合等离子体质谱法定量测定，严格限制毒性较大的五种重金属的限量。

ChP2015 根据常用中药材重金属及有害元素含量研究的结果，对部分海洋来源的中药材增加了限量检查，包括牡蛎、珍珠、蛤壳、昆布/海带等 4 种药材，规定铅不得过 5mg/kg，镉不得过 0.3mg/kg，砷不得过 2mg/kg，汞不得过 0.2mg/kg，铜不得过 20mg/kg。由于中药制剂组成复杂，部分制剂含药材粉末，在检查前必须对样品进行有机破坏。破坏的方法有干法破坏和湿法破坏两类。ChP 多采用碱融法破坏。对含糖量高的制剂，采用湿法破坏较为有利。供试品加硝酸、高氯酸或硫酸，加热使有机物破坏。JP 还收载有加硝酸镁乙醇溶液破坏的方法，适用于中药制剂。若要选择性地测定制剂中的铅，可采用双硫腙比色法和原子吸收分光光度法。双硫腙比色法是利用铅离子与双硫腙在 pH8.5～9.0 时，生成红色络合物，用氯仿提取后于 510nm 波长处测定吸光度，用比色法测定。本法可通过加入柠檬酸、氰化钾、盐酸羟胺等掩蔽剂和调整 pH 消除铁离子、铜离子、锌离子等的干扰，方法灵敏，可测定 1～5μg 的铅。原子吸收分光光度法测定铅使用铅空心阴极灯，在 283.3nm 波长处进行测定。砷盐的检查采用原子吸收分光光度法时，用砷空心阴极灯，在 193.7nm 波长处检测，方法专属、灵敏，定量限可达百万分之 0.05。

例 8-18：郁金银屑片中重金属检查

取本品适量，除去包衣，置研钵中研细。取粉末 1g，精密称定，照炽灼残渣检查法炽灼至完全灰化。取遗留的残渣，依法（通则 0821 第二法）检查，含重金属不得过 30mg/kg。

例 8-19：甘露消毒丸中砷盐检查

取本品，研细，取 0.2g，加氢氧化钙 1g，加少量水，搅匀，烘干，用小火缓缓炽灼至炭化，再在 500～600℃炽灼至完全灰化（同时作空白，留做标准砷斑用），放冷，加盐酸 7ml 使溶解，再加水 21ml，依法检查（通则 0822 第一法），含砷盐不得过 10mg/kg。

2. 农药残留量　农药的残留性是指随着农药的使用，其中的物质及其转化产物残留于农作物和土壤中的情况。中药材农药残留污染问题对中药现代化和中药出口造成较大的影响，并且由于农药可以通过直接或间接的方式进入人体，对健康造成危害，因此必须严格控制药材乃至制剂中的农药残留量。

常用的农药有：①有机氯类农药，包括六六六、DDT、五氯硝基苯、艾氏剂等；②有机磷类农药，分为磷酸酯类（敌敌畏、美曲膦酯）、硫代磷酸酯类（对硫磷、马拉硫磷）、磷酰胺及硫代磷酰胺（甲胺磷）；③拟除虫菊酯类农药，包括丙烯菊酯、氯菊酯、氯戊菊酯、氯氰菊酯、溴氰菊酯、氟氯氰菊酯、氟氰戊菊酯及氟氯菊酯等。此外，还有氨基甲酸酯类，如西维因，无机农药，如磷化铝等。

检测药材中农药的残留量时，不仅要考虑农药的相关成分，而且要考虑农药成分在植物体内经转化生成的所有相关物质。大多数农药的残留期短，但有机氯类及少量有机磷能长期残留，需要严格控制。对于农药残留不明的中药样品，一般可采用测定总有机氯量和总有机磷量的方法；施用过已知农药的中药样品，农药的残留量的测定主要依赖于色谱方法。

GC 法、LC-MS 法等已用于测定一些药材及制剂的有机氯、有机磷、拟除虫菊酯类等农药的残留量。在人参、西洋参药材标准项下农药残留的检测种类增加到 16 种，并参照国际上对食品和农产品中农药残留的相关规定，制定限度为“含总六六六（α-BHC、β-BHC、γ-BHC、δ-BHC 之和）不得过 0.2mg/kg，总 DDT（pp′-DDE、pp′-DDD、op′-DDT、pp′-DDT 之和）不得过 0.2mg/kg，五氯硝基苯不得过 0.1mg/kg，六氯苯不得过 0.1mg/kg，七氯（七氯、环氧七氯之和）不得过 0.05mg/kg，艾氏剂和狄氏试剂之和不得过 0.05mg/kg，氯丹（顺式氯丹、反式氯丹、氧化氯丹之和）不得过 0.1mg/kg”。

3. 黄曲霉毒素（aflatoxin）　是黄曲霉和寄生曲霉的代谢产物，分布范围很广，能引起人类及各种饲养动物的急性中毒死亡，还能致癌、致畸、致突变，因此对人类和家禽的健康威胁极大，黄曲霉毒素的基本结构为二呋喃和香豆素（氧杂萘邻酮），目前已确定结构的有 10 多种，最重要的 6 种黄曲霉毒素为黄曲霉毒素 B_1、黄曲霉毒素 B_2、黄曲霉毒素 M_1、黄曲霉毒素 M_2、黄曲霉毒素 G_1 和黄曲霉毒素 G_2，其中以黄曲霉毒素 B_1 的致癌性最强。

我国地跨寒、温、热三带，气候条件多种多样，中药材在储存、运输过程中很容易霉变，污染黄曲霉毒素。黄曲霉毒素耐热，一般在制药加工的温度下很少被破坏，在 280℃时发生裂解，为了保证安全，应对中药中的黄曲霉毒素进行控制。测定方法有 HPLC-荧光检测法、酶联免疫吸附法和 LC-MS/MS 法等。

对产地加工、贮藏过程中易于霉变的果实类、种子类、动物类及少数其他类中药材制定了黄曲霉毒素的限量标准。如桃仁、酸枣仁、陈皮、胖大海、僵蚕等较易霉变，需要检查黄曲霉毒素。新增柏子仁、莲子、使君子、槟榔、麦芽、肉豆蔻、决明子、远志、薏苡仁、大枣、地龙、蜈蚣、水蛭及全蝎等 14 味药材及其饮片的“黄曲霉毒素”检查，限度为黄曲霉毒素 B_1 不得过 5μg/kg；黄曲霉毒素 B_1、黄曲霉毒素 B_2、黄曲霉毒素 G_1、黄曲霉毒素 G_2 总量不得过 10μg/kg。

例 8-20：HPLC 法测定黄曲霉毒素 B_1、黄曲霉毒素 B_2、黄曲霉毒素 G_1 和黄曲霉毒素 G_2 总量

本法是用 HPLC 法（通则 0512）测定药材、饮片及制剂中的黄曲霉毒素（以黄曲霉毒素 B_1、黄曲霉毒素 B_2、黄曲霉毒素 G_1 和黄曲霉毒素 G_2 总量计），除另有规定外，按下列方法测定。

色谱条件与系统适用性试验：以十八烷基硅烷键合硅胶为填充剂；以甲醇-乙腈-水（40∶18∶42）为流动相，流速 0.8ml/min；采用柱后衍生法检测：①碘衍生法：衍生溶液为 0.05%的碘溶液（取碘 0.5g，加入甲醇 100ml 使溶解，用水稀释至 1000ml 制成），衍生化泵流速 0.3ml/min，衍生化温度 70℃；②光化学衍生法：光化学衍生器（254nm）；以荧光检测器检测，激发波长 λ_{ex}=360nm（或 365nm），发射波长 λ_{em}=450nm。两个相邻色谱峰的分离度应大于 1.5。

混合对照品溶液的制备：精密量取黄曲霉毒素混合对照品溶液（黄曲霉毒素 B_1、黄曲霉毒素 B_2、黄曲霉毒素 G_1、黄曲霉毒素 G_2 标示浓度分别为 1.0μg/ml、0.3μg/ml、1.0μg/ml、0.3μg/ml）0.5ml，置 10ml 量瓶中，用甲醇稀释至刻度，作为储备液。精密量取储备液 1ml，置 25ml 量瓶中，用甲醇稀释至刻度，即得。

供试品溶液的制备：取供试品粉末约 15g（过二号筛），精密称定，加入氯化钠 3g，置于均质瓶中，精密加入 70%甲醇溶液 75ml，高速搅拌 2min（搅拌速度大于 11 000r/min）离心 5min（离心速度 2500r/min），精密量取上清液 15ml，置 50ml 量瓶中，用水稀释至刻度，摇匀，用微孔滤膜（0.45μm）滤过，量取续滤液 20.0ml，通过免疫亲合柱，流速 3ml/min，用水 20ml 洗脱，洗脱液弃去，使空气进入柱子，将水挤出柱子，再用适量甲醇洗脱，收集洗脱液，置于 2ml 量瓶中，并用甲醇稀释至刻度，摇匀，即得。

测定法：分别精密吸取上述混合对照品溶液 5μl、10μl、15μl、20μl、25μl，注入液相色谱仪，测定峰面积，以峰面积为纵坐标，进样量为横坐标，绘制标准曲线。另精密吸取上述供试品溶液 20～25μl，注入液相色谱仪，测定峰面积，如图 8-2 所示，从标准曲线上读出供试品中相当于黄曲霉毒素 B_1、黄曲霉毒素 B_2、黄曲霉毒素 G_1、黄曲霉毒素 G_2 的量，计算，即得。

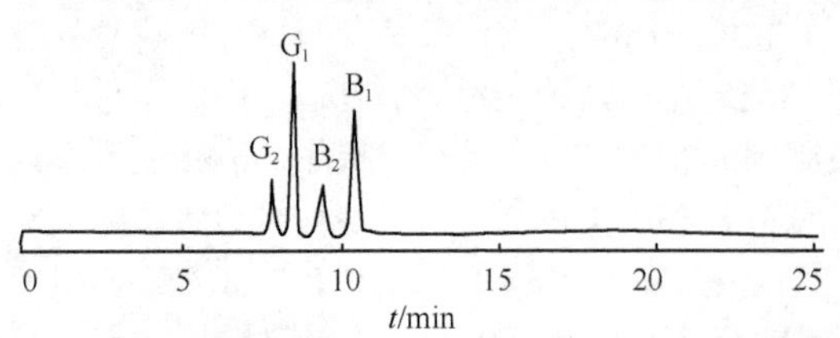

图 8-2　黄曲霉毒素 B_1、B_2、G_1、G_2 的 HPLC 色谱图

4. 二氧化硫残留量　硫黄具有漂白、增艳、防虫等作用，某些中药材在加工过程中有用硫黄熏蒸的习惯，残留的二氧化硫可能影响人体健康。ChP2005 开始规定，中药材，如山药、大黄等在加工过程中不再允许使用硫黄熏蒸，并且要对某些中药材进行二氧化硫残留量的检测。

ChP2015 采用酸碱滴定法、GC 法、离子色谱法分别作为第一法、第二法、第三法测定经硫黄熏蒸处理过的药材或饮片中二氧化硫的残留量。可根据具体品种情况选择适宜方法进行二氧化硫残留量测定。

例 8-21：山药中二氧化硫残留量检查

照二氧化硫残留量测定法（通则 2331）测定，毛山药和光山药不得过 400mg/kg；山药片不得过 10mg/kg。

5. 中药注射剂的检查　近年来中药注射剂的不良反应时有报道，主要原因在于中药注射液的有效成分不明，生产制备工艺复杂，添加剂、着色剂、增溶剂和赋形剂等的使用，因此必须加强中药注射剂的质量控制。目前，我国已对 70 多种中药注射剂的特征图谱进行了系统研究，对中药注射剂的要求检查的项目已达 10 多个。例如，ChP2015 对注射用双黄连规定了 pH、水分、蛋白质、鞣质、树脂、草酸盐、钾离子、重金属、砷盐、无菌、溶血与凝聚、热原等检查项目。

例 8-22：灯盏细辛注射液溶血与凝聚检查

2%红细胞混悬液的制备：取兔血数毫升，放入盛有玻璃珠的锥形瓶中，振摇 10min，除去纤维蛋白原使成脱纤血，再用生理盐水洗涤 3～5 次，每次 5～10ml，摇匀，离心，弃去上清液，沉淀的红细胞再用生理盐水洗至上清液不显红色时为止。将所得的红细胞用生理盐水配成 2%的混悬液，即得。

检验方法：取 7 支试管，按表 8-1 中的配比量依次加入 2%红细胞混悬液和生理氯化钠溶液，混匀，于 37℃恒温水浴中，再按下表中的配比量分别加入供试品溶液，摇匀，置 37℃恒温水浴中，分别于 30min、60min、120min 和 180min 时进行观察。以 3 号试管为基准，以 6 号试管为阴性对照，以 7 号试管为阳性对照。本品 3h 内不得出现溶血或红细胞凝聚。

表 8-1　灯盏细辛注射液溶血与凝聚检测溶液配比

试管编号	1	2	3	4	5	6	7
2%红细胞混悬液（ml）	2.5	2.5	2.5	2.5	2.5	2.5	2.5
生理盐水（ml）	2.4	2.3	2.2	2.1	2.0	2.5	蒸馏水 2.5ml
供试品溶液（ml）	0.1	0.2	0.3	0.4	0.5	0	0

6. 中药掺伪掺假和非法添加的检查　中药材伪劣品和混淆品时有报道，一些商贩通过造伪或掺伪牟利，如将白芍的根茎部分染色加工成川乌、草乌；用淀粉压模制成冬虫夏草；有些以地区习用药材充药典正品药材，或是有的地区习用药材名称与正品药材相近而造成误用，如以川黄芪充当黄芪；有的以相对价廉的其他种药材冒充贵重药材，如以人参伪充西洋参，以红芪充当黄芪；滥用硫黄熏蒸药材使其美观和防虫蛀等。针对掺伪掺假现象，可采用显微鉴别、色谱鉴别以及一些有效成分的含量测定等来辨别真伪。

此外，在药品或保健品中非法添加化学药物成分是 20 世纪末出现的一种新型制假方式，如补肾壮阳类中成药中擅自添加西地那非，减肥类保健品中擅自添加西布曲明等。按照非法添加成分的药理作用或功能主治分类，目前已经发现的可能添加药物约有 14 类，60 多种化学结构类型，大约 120 多种化学药物成分。针对不同类的添加药物，已建立了一些快速筛查方法。

7. 中药中毒性成分的检查　中药中的毒性成分又称为内源性有害物质，分为两类：一类是具有治疗作用的，如牵牛子中的牵牛子苷，山慈姑中的秋水仙碱等，这些中药的治疗剂量与中毒剂量比较接近或相当，治疗用药时安全度小，易引起中毒反应；另一类是没有治疗作用的，如银杏叶及其提取物中的银杏酸，具有免疫毒性和胚胎毒性。为了提高用药的安全性，药典中对中药中的毒性成分规定了限量检查。例如，牛黄解毒片中含有雄黄，雄黄是含砷化合物，毒性较强，ChP2015 采用砷盐检查法第一法对三氧化二砷限量进行了规定。千里光药材中含有阿多尼弗林碱，具有肝毒性，ChP2015 采用 LC-MS 法检查并规定其限量不得过 0.004%。而附子中的有效成分双酯型生物碱毒性很强，ChP2015 采用 HPLC 法控制其限量，含双酯型生物碱以新乌头碱、次乌头碱和乌头碱的总量计，不得超过 0.020%。

第五节 含 量 测 定

中药及其制剂的含量测定是评价其质量优劣的重要手段。中药及其制剂的含量测定与化学药物的含量测定有很大区别，化学药物的有效成分和杂质较明确、组成单一或相对简单，因此，ChP 和国际上各国药典利用有效成分或杂质的含量测定来判定化学药物的质量优劣。然而中药及其制剂组成复杂，加之大多数有效成分尚不十分清楚，其药效是多种成分、多靶点协同作用的结果，因此，检验其中任何一种或几种化学成分均不能体现复方制剂的整体疗效。但是，借鉴化学药物的质量评价模式，测定中药制剂中某一味或几味药物的某一种或几种成分的含量的方法，对于规范、优化中药制剂的生产工艺，控制中药制剂的质量，提高中药制剂质量水平，进而保证临床用药的安全、有效等具有十分重要的意义。如何客观的评价中药的质量一直是药学工作者致力解决的难题。

一、中药及制剂中化学成分的含量测定

中药制剂含量测定药味的选定原则：①以中医药理论为指导，首选处方中的君药、贵重药、毒剧药制定含量测定项目；②若上述药味基础研究薄弱或无法进行含量测定时，也可依次选择臣药及其他药味进行测定。

测定药味选定以后，还应选择某一或某几个成分为定量指标，含量测定成分的选择原则如下所示。

1. 测定有效成分 对于有效成分清楚，其药理作用与该药味的功能主治相一致的成分，应为首选。

2. 测定毒性成分 含毒性药物，如马钱子、川乌、草乌、蟾酥、斑蝥等必须建立含量测定项目，作为重点进行研究。若含量太低无法测定时，则应在检查项下规定限度检查项（或制订含量限度范围）。

3. 测定总成分 有效成分类别清楚的，可测定某一类总成分的含量，如总黄酮、总生物碱、总皂苷、总有机酸和总挥发油等。

4. 有效成分不明确的中药制剂可采用以下几种方法：①测定指标性成分：指标性成分专属性要强，其含量高低可代表药材在制剂的量。②浸出物测定：若确实无法进行含量测定的或含量限度低于万分之一者，可测定药物的总固体量，如水溶性浸出物、醇溶性浸出物和挥发性醚浸出物测定等，以间接控制其质量；溶剂的选择具有针对性，能达到控制质量的目的。

5. 测定易损失成分 测定在制备、储存过程中易损失的成分，如冰片易挥发损失，因此在含有冰片的中药制剂中要测定其含量。

6. 测定专属性成分 被测成分应归属于某一药味，若为两味或两味以上药材所共有的成分，则不应选为定量指标，如处方中有黄连和黄柏，最好不选小檗碱为定量指标。

7. 测定成分应尽量与中医理论相一致，与药理作用和功能主治一致 如制何首乌具有补肝肾、益精血、乌须发之功能，以蒽醌类成分中的大黄素为定量指标就不合适，应选择二苯乙烯苷为定量指标。

8. 测定成分需考虑与生产工艺的关系 如含何首乌的制剂，以水提取工艺制成的制剂中大黄素的含量很低，以二苯乙烯苷为含量测定指标较好。

9. 在建立化学成分的含量测定有困难时，也可建立生物测定等其他分析测定方法。

总之，要尽可能选用较简便易行的分析方法，以利于普及应用，并注意采用现代分析新技术与新方法。

二、中药及其制剂化学成分含量测定的主要方法

目前，中药及其制剂含量测定方法有化学分析法、紫外-可见分光光度法、薄层色谱扫描法、GC 法和 HPLC 法等，其中应用最广的是 HPLC 法。

1. 化学分析法　为经典的分析法，包括重量分析法和滴定分析法。该方法主要用于测定制剂中含量较高的一些有机成分及含矿物药制剂中的无机成分，如总生物碱、总皂苷、总有机酸及矿物药成分等。化学分析法结果重现性好、精密度及准确度高，但不如光谱法、色谱法等仪器分析方法灵敏、专属性强，操作繁琐，有的耗时较长，不适合于对微量或更低含量组分的测定。测定前一般都需要进行提取、纯化等处理，以排除干扰。

（1）重量分析法：昆明山海棠片为单方制剂，昆明山海棠的主要有效成分为生物碱，ChP2015 采用萃取重量法测定总生物碱含量。用回流提取法提出待测组分，再用萃取法进行纯化，将纯化后的组分干燥至恒重，称定重量，即得供试品中总生物碱的含量。

例 8-23：昆明山海棠片含量测定

取本品 60 片，除去包衣，精密称定，研细，取约 7g，精密称定，置 200ml 锥形瓶中，加硅藻土 1.4g，混匀，加乙醇 70ml，加热回流 40min，放冷，滤过，滤渣加乙醇 50ml，加热回流 30min，放冷，滤过，滤液合并，置水浴上蒸干，残渣加盐酸溶液（1→100）30ml，置水浴上搅拌使溶解，放冷，滤过，残渣再用盐酸溶液（1→200）同法提取 3 次（20ml、15ml、15ml），合并滤液于分液漏斗中，加氨试液使溶液呈碱性，用乙醚振摇提取 4 次（40ml、30ml、25ml、20ml），合并乙醚液，用水振摇洗涤 2 次，每次 10ml，乙醚液滤过，滤液置已在 100℃干燥至恒重的蒸发皿中，在低温水浴上蒸去乙醚，残渣在 100℃干燥至恒重，称定重量，计算，即得。

本品每片含总生物碱不得少于 1.0mg。

（2）滴定分析法：万氏牛黄清心丸处方为

牛黄	10g	朱砂	60g
黄连	200g	栀子	120g
郁金	80g	黄芩	120g

其中朱砂为矿物类药，主要成分为硫化汞，既是有效成分，又是毒性成分，需加以控制。样品加硫酸-硝酸盐湿法破坏后，加高锰酸钾除去分解产物，再加硫酸亚铁除去过量的高锰酸钾，用硫酸铁铵为指示剂，硫氰酸铵滴定测定含量。有机破坏时，必须注意防止汞的损失，应低温加热，最好安装回流冷凝管，切勿将样品溶液蒸干。

例 8-24：万氏牛黄清心丸含量测定

取重量差异项下的本品，剪碎，混匀，取约 5g，精密称定，置 250ml 凯氏烧瓶中，加硫酸 30ml 与硝酸钾 8g，加热溶液至近无色，放冷，转入 250ml 锥形瓶中，用水 50ml 分次洗涤烧瓶，洗液并入溶液中，加 1%高锰酸钾溶液至显粉红色且 2min 内不消失，再滴加 2%硫酸亚铁溶液至红色消失后，加硫酸铁铵指示液 2ml，用硫氰酸铵滴定液（0.lmol/L）滴定。每 lml 硫氰酸铵滴定液（0.lmol/L）相当于 11.63mg 的硫化汞（HgS）。

本品每丸含朱砂以硫化汞（HgS）计，①应为 69～90mg；②应为 138～180mg。注：①每丸重 1.5g；②每丸重 3g。

2. 紫外-可见分光光度法　简便、灵敏度高、操作简便、重复性好，在中药制剂分析中也有应用。由于中药制剂成分复杂，不同组分的紫外吸收光谱往往彼此重叠、干扰，因此在测定前必须经过提取、纯化等步骤，以排除干扰。同时应取阴性对照溶液在相同条件下测定，应无

吸收。ChP2015 中，紫外-可见分光光度法主要用于吸收较强的组分的含量测定，如小檗碱、芦丁、黄芩苷及丹皮酚等。此外，比色法在中药制剂分析中也有应用，一般用于某一类成分总量的含量测定，如总黄酮、总生物碱和人参总皂苷等的含量测定等。由于紫外-可见分光光度法容易受到共存组分的干扰，所以其使用受到一定限制。

槐花的主要有效成分为黄酮类成分，ChP2015 槐花中总黄酮的提取采用连续回流提取法，先用乙醚脱脂，再用甲醇提取，操作简便、提取效率高。利用黄酮类成分与硝酸铝形成有色配位化合物，在 500nm 波长处有最大吸收，采用比色法中的标准曲线法测定含量。

例 8-25：槐花的含量测定

对照品溶液的制备：取芦丁对照品 50mg，精密称定，置 25ml 量瓶中，加甲醇适量，置水浴上微热使溶解，放冷，加甲醇至刻度，摇匀。精密量取 10ml，置 100ml 量瓶中，加水至刻度，摇匀，即得（每 1ml 中含芦丁 0.2mg）。

标准曲线的制备：精密量取对照品溶液 1ml、2ml、3ml、4ml、5ml 与 6ml，分别置 25ml 量瓶中，各加水至 6.0ml，加 5%亚硝酸钠溶液 1ml，混匀，放置 6min，加 10%硝酸铝溶液 lml，摇匀，放置 6min，加氢氧化钠试液 10ml，再加水至刻度，摇匀，放置 15min，以相应的试剂为空白，照紫外-可见分光光度法（通则 0401），在 500nm 波长处测定吸光度，以吸光度为纵坐标，浓度为横坐标，绘制标准曲线。

测定法：取本品粗粉约 lg，精密称定，置索氏提取器中，加乙醚适量，加热回流至提取液无色，放冷，弃去乙醚液。再加甲醇 90ml，加热回流至提取液无色，转移至 100ml 量瓶中，用甲醇少量洗涤容器，洗液并入同一量瓶中，加甲醇至刻度，摇匀。精密量取 10ml，置 100ml 量瓶中，加水至刻度，摇匀。精密量取 3ml，置 25ml 量瓶中，照标准曲线制备项下的方法，自“加水至 6.0ml”起，依法测定吸光度，从标准曲线上读出供试品溶液中含芦丁的重量（μg），计算，即得。

本品按干燥品计算，含总黄酮以芦丁（$C_{27}H_{30}O_{16}$）计，槐花不得少于 8.0%，槐米不得少于 20.0%。

3. HPLC 法 分离效能高、选择性好、分析速度快、重现性和准确度高，应用范围广，是中药及其制剂含量测定首选的方法。随着 HPLC 仪的普及，将会有更多的品种使用本法测定含量。以下简要介绍 HPLC 法在中药制剂分析中的应用。

（1）色谱条件的选择：中药制剂分析中，多使用反相高效液相色谱法（RP-HPLC），以十八烷基硅烷键合硅胶（ODS）柱应用最多；甲醇-水或乙腈- 水的混合溶剂作为流动相。使用反相色谱，制剂中极性的附加剂及其他干扰组分先流出，不会停留在柱上污染色谱柱。若分离酸性组分，如丹参素、黄芩苷、甘草酸及绿原酸等，可采用离子抑制色谱法，在流动相中加入适量酸，如乙酸、磷酸，以抑制其离解；对酸性较强的组分，也可使用离子对色谱法，常用的反离子试剂如氢氧化四丁基铵等。若为碱性组分，如小檗碱、麻黄碱等，多采用反相离子对色谱法，在酸性流动相中加入烷基磺酸盐、有机酸盐，也可使用无机阴离子，如磷酸盐作为反离子。一般使用紫外检测器检测，紫外检测器灵敏、稳定。

由于目前仪器的进样重现性好，兼之中药成分复杂，满足要求的内标很难寻找，所以中药色谱法一般采用外标法。当采用蒸发光散射检测器时要采用两点法；另外，由于中药检测成分变化范围大，故标准曲线法也经常采用。

（2）含量测定方法：由于 HPLC 法本身具有分离的功能，因此所用供试液一般经提取制得，不再需要纯化处理。但组成复杂的制剂，仍需采用提取、柱色谱等处理方法对供试品进行纯化处理。

中药制剂中多含有糖，制备供试液时，宜使用高浓度的醇或其他有机溶剂提取测定组分，最好不使用水为溶剂，以免提取的糖类污染色谱柱，提取的方法视制剂的情况而定。由于中药制剂组成复杂，分析时应在分析柱前加预柱。分析完毕后一般用水或低浓度的醇水先洗去糖等水溶性杂质，再用甲醇等有机溶剂将色谱柱冲洗干净。

例 8-26：伸筋活络丸中马钱子的含量测定

色谱条件与系统适用性试验：以十八烷基硅烷键合硅胶为填充剂；以乙腈-0.01mol/L 庚烷磺酸钠与 0.02mol/L 磷酸二氢钾等量混合溶液（用 10%磷酸溶液调节至 pH2.8）（21∶79）为流动相；检测波长为 260nm。理论板数按士的宁峰计算应不低于 5000。

对照品溶液的制备：取士的宁对照品、马钱子碱对照品适量，精密称定，分别加 0.5%磷酸溶液制成每 1ml 含士的宁 60μg 的溶液和每 1ml 含马钱子碱 50μg 的溶液，即得。

供试品溶液的制备　取本品适量，研细，取约 0.5g，精密称定，置具塞锥形瓶中，精密加入 0.5%磷酸溶液 50ml，密塞，称定重量，振摇，放置 2 小时，超声处理（功率 300W，频率 40kHz）40min，放冷，再称定重量，用 0.5%磷酸溶液补足减失的重量，摇匀，滤过，取续滤液，即得。

测定法：分别精密吸取对照品溶液与供试品溶液各 5μl 注入液相色谱仪，测定，即得（图 8-3）。

本品每 1g 含马钱子以士的宁（$C_{21}H_{22}N_2O_2$）计，应为 4.5～7.1mg；以马钱子碱（$C_{23}H_{26}N_2O_4$）计，不得少于 2.6mg。

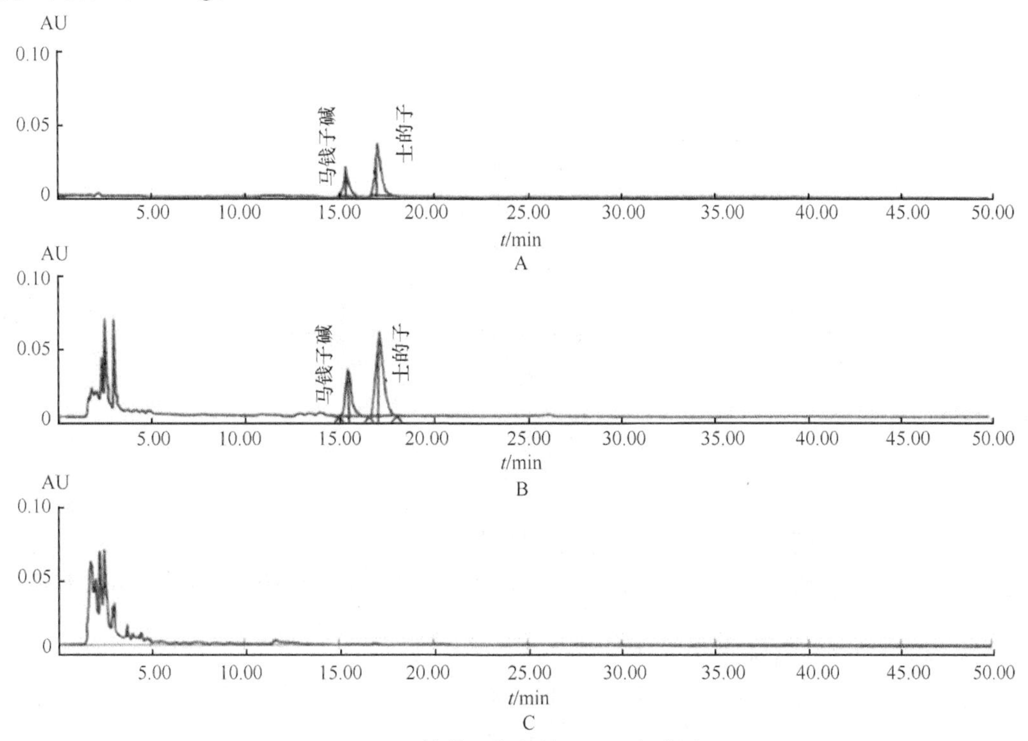

图 8-3　伸筋活络丸的 HPLC 色谱图

A. 士的宁和马钱子碱对照品；B. 伸筋活络丸样品；C. 阴性对照

例 8-27：黄芪中黄芪甲苷的含量测定

色谱条件与系统适用性试验：以十八烷基硅烷键合硅胶为填充剂；以乙腈-水（32∶68）为流动相；蒸发光散射检测器检测。理论板数按黄芪甲苷峰计算应不低于 4000。

对照品溶液制备：取黄芪甲苷对照品适量，精密称定，加甲醇制成每 1ml 含 0.5mg 的溶液，即得。

供试品溶液的制备：取本品中粉约 4g，精密称定，置索氏提取器中，加甲醇 40ml，冷浸过夜，再加甲醇适量，加热回流 4h，提取液回收溶剂并浓缩至干，残渣加水 10ml，微热使溶解，用水饱和的正丁醇振摇提取4次，每次40ml，合并正丁醇液，用氨试液充分洗涤2次，每次40ml，弃去氨液，正丁醇液蒸干，残渣加水5ml使溶解，放冷，通过D101型大孔吸附树脂柱（内径为1.5cm，柱高为12cm），以水50ml洗脱，弃去水液，再用40%乙醇30ml洗脱，弃去洗脱液，继用70%乙醇80ml洗脱，收集洗脱液，蒸干，残渣加甲醇溶解，转移至5ml量瓶中，加甲醇至刻度，摇匀，即得。

测定法：分别精密吸取对照品溶液10μl、20μl，供试品溶液20μl，注入液相色谱仪，测定，色谱图如图8-4，用外标两点法对数方程计算，即得。

本品按干燥品计算，含黄芪甲苷（$C_{41}H_{68}O_{14}$）不得少于0.040%。

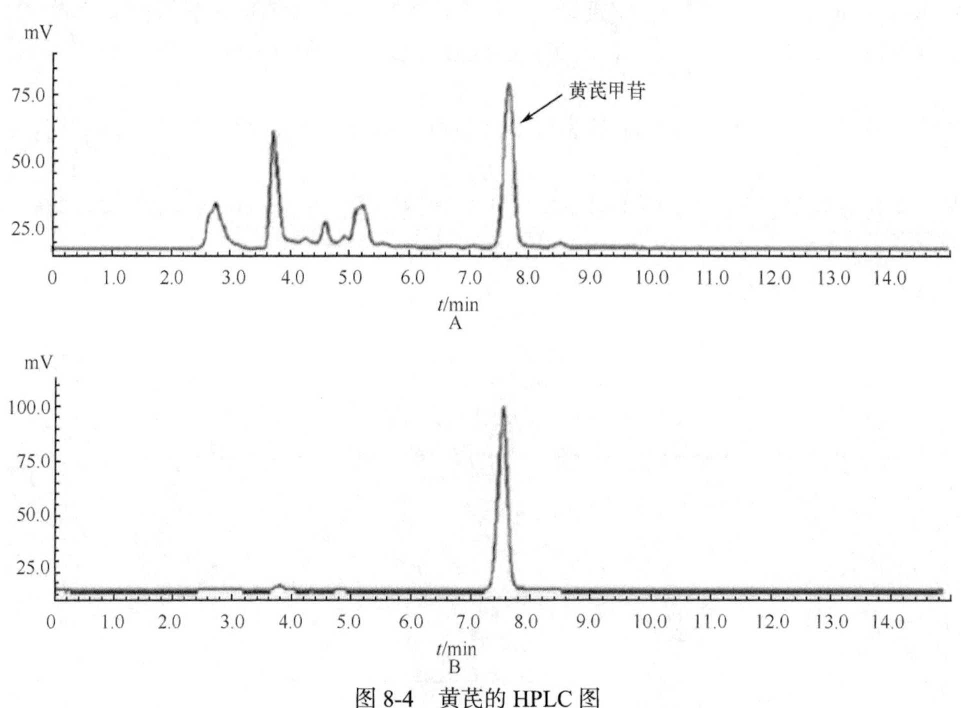

图8-4 黄芪的HPLC图

A. 黄芪药材供试品溶液；B. 黄芪甲苷对照品溶液

4. GC法 在中药分析中主要用于测定药材、饮片和制剂中的挥发油及其他挥发性组分的含量，如薄荷醇、龙脑、茴香脑等；此外，还可用于中药提取物和中药制剂中含水量或含醇量的测定。

例8-28：丁香中丁香酚的测定

色谱条件与系统适用性试验：以聚乙二醇20000（PEG-20M）为固定相，涂布浓度为10%；柱温190℃。理论板数按丁香酚峰计算应不低于1500。

对照品溶液的制备：取丁香酚对照品适量，精密称定，加正己烷制成每1ml含2mg的溶液，即得。

供试品溶液的制备：取本品粉末（过二号筛）约0.3g，精密称定，精密加入正己烷20ml，称定重量，超声处理15min，放置至室温，再称定重量，用正己烷补足减失的重量，摇匀，滤过，取续滤液，即得。

测定法：分别精密吸取对照品溶液与供试品溶液各1μl，注入气相色谱仪，测定，即得。

本品含丁香酚（$C_{10}H_{12}O_2$）不得少于11.0%。

5. 薄层扫描法 是用一定波长的光照射在薄层板上，对薄层色谱中可吸收紫外光和可见光的斑点，或经激发后能发射出荧光的斑点进行扫描，将扫描得到的图谱及积分数据用于药品的鉴别、检查和含量测定的方法。由于薄层扫描法的精密度和准确度较差，现大多被 HPLC 法取代。如 ChP2010 万氏牛黄清心丸中盐酸小檗碱的含量采用薄层扫描法测定，而 ChP2015 万氏牛黄清心丸中盐酸小檗碱的含量采用 HPLC 法测定。

三、一测多评法测定中药多指标成分的含量

中药材及其制剂所含成分很多，中药的药效是由其中多种化学成分共同作用的结果，仅测定单一成分不能全面反映中药的质量，因此，在进行含量测定时应尽可能选择多个指标成分。此外，考虑到测定多指标成分需要多个对照品，不易获得，可应用一测多评法同时测定中药多指标成分的含量。

一测多评法又称为相对校正因子法，同时测定中药中多指标成分的含量是基于中药中常含有具有相似母核结构的同一类成分，通过实验计算出各成分间稳定的相关数值，仅测定 1 个有对照品的目标成分，进而计算出其他同类成分的含量。该法适用于很难获得或没有对照品的情况下，同类成分的含量测定；所选择的质控指标应是药材中的有效成分或指标性成分，待测成分应有相对较高的含量；样品收集应选择有代表性的药材，样本数具有统计学意义；并进行各项分析方法学指标验证。

例 8-29：黄连中的表小檗碱、黄连碱、巴马汀及小檗碱含量测定

色谱条件与系统适用性试验：以十八烷基硅烷键合硅胶为填充剂；以乙腈-0.05mol/L 磷酸二氢钾溶液（50：50）（每 100ml 中加十二烷基硫酸钠 0.4g，再以磷酸调节 pH 为 4.0）为流动相；检测波长为 345nm。理论板数按盐酸小檗碱峰计算应不低于 5000。

对照品溶液的制备：取盐酸小檗碱对照品适量，精密称定，加甲醇制成每毫升含 90.5μg 的溶液，即得。

供试品溶液的制备：取本品粉末（过二号筛）约 0.2g，精密称定，置具塞锥形瓶中，精密加入甲醇-盐酸（100：1）的混合溶液 500ml，密塞，称定重量，超声处理（功率 250W，频率 40kHz）30min，放冷，再称定重量，用甲醇补足减失的重量，摇匀，滤过，精密量取续滤液 2ml，置 10ml 量瓶中，加甲醇至刻度，摇匀，滤过，取续滤液，即得。

测定法：分别精密吸取对照品溶液与供试品溶液各 10μl，注入液相色谱仪，测定，以盐酸小檗碱对照品的峰面积为对照，分别计算小檗碱、表小檗碱、黄连碱和巴马汀的含量（图 8-5）。用待测成分色谱峰与盐酸小檗碱色谱峰的相对保留时间确定表小檗碱、黄连碱、巴马汀和小檗碱的峰位，其相对保留时间分别为 0.71、0.78、0.91 和 1.00，实验测定值应为规定值的±5%。本品按干燥品计算，以盐酸小檗碱计，含小檗碱（$C_{20}H_{17}NO_4$）不得少于 5.5%，表小檗碱（$C_{20}H_{17}NO_4$）不得少于 0.8%，黄连碱（$C_{19}H_{13}NO_4$）不得少于 1.6%，巴马汀（$C_{21}H_{21}NO_4$）不得少于 1.5%。

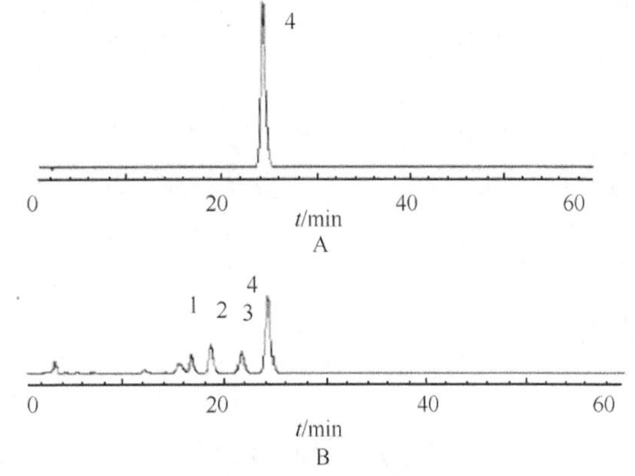

图 8-5　盐酸小檗碱及黄连药材的 HPLC 图

A. 盐酸小檗碱对照品；B. 黄连样品

1. 表小檗碱；2. 黄连碱；3. 巴马汀；4. 小檗碱

第六节　中药指纹图谱

中药不同来源的同种药材化学成分组成可能存在差异，影响药物临床疗效和质量。传统上

对中药的质量控制多是模仿化学药品的质量控制模式，以测定某个有效成分、活性成分或指标成分进行鉴别和含量测定。这种方法很难全面地反映中药内在质量，导致许多中药的质控标准难以得到国际认可。中药指纹图谱技术是符合中药特色的评价中药真实性、稳定性、一致性和有效性的可行方法，在国内外已被广泛接受。我国已于 2000 年底颁布了《中药注射剂指纹图谱研究的技术要求（暂行）》，在中药注射剂领域推行指纹图谱作为质控标准。ChP2010 收载 HPLC 特征图谱 7 项，指纹图谱 13 项，其中中成药 6 项，提取物 14 项。ChP2015 新收载特征图谱 23 个品种、指纹图谱 8 个品种。较 ChP2010 有大幅度增加。USP、BP 和 WHO 草药评价指南均收载了指纹图谱。中药指纹图谱研究也已经从早期只对单一谱图进行简单评述的阶段，发展到利用计算机技术综合评价图谱信息的阶段，逐步形成了科学的理论体系和信息处理方法。

一、中药指纹图谱的概念

1. 中药指纹图谱的含义 指纹图谱是法医学上的一个概念。由于指纹具有人各不同，终身不变，触物留痕，可以认定人身的特点，指纹鉴定结论在侦察和审判中起着重要作用，被称为“物证之首”、“证据之王”。借用这一概念，在系统研究中药成分的基础上，提出了“中药指纹图谱”的概念。药材、饮片、提取物或中药制剂等经适当处理后，采取一定的分析技术和方法得到的能够显现其化学的、生物学的或其他性质的图像、图形、光谱的图谱及其数据，称为中药指纹图谱。

2. 中药指纹图谱的研究意义 它可以较全面地反映中药所含化学成分的种类与数量，进而反映中药的质量和中医用药所体现的整体疗效；现阶段中药的有效成分大多尚未明确，中药指纹图谱的整体性和模糊性正好符合中药质控的要求，较之单一成分或指标成分的质控方法，更具有科学性和全面性。著名的银杏叶标准提取物 EGb761 标准，就是运用 HPLC 指纹图谱技术作为质量控制指标的良好范例。

3. 中药指纹图谱的类别及特点 狭义的中药指纹图谱主要指中药的化学指纹图谱；广义而言，还包括中药生物指纹图谱，如中药材 DNA 指纹图谱、中药基因组和蛋白组指纹图谱等。此外，按中医药的特点，指纹图谱研究可深化发展成为中医药的谱效学，即指纹特征和药效相关性研究的指纹图谱的生物等效性的研究，这也就是多维多息化学特征谱的研究。

中药的化学指纹图谱所采用的实验方法主要包括两类：色谱指纹图谱和光（波）谱指纹图谱。光谱（UV、IR）和波谱（NMR、MS）指纹图谱由于灵敏度和选择性的限制，所以不能表达中药这样混合体系中各种不同化学成分浓度分布的整体状况。由于色谱法具有分离和鉴别两种功能，加上量化的数据，提供的质量信息一般较光谱法要丰富，各种常用的色谱分析技术在中药指纹图谱研究中都有应用。一般色谱指纹图谱为首选方法，如 TLC、GC、HPLC 和高效毛细管电泳法（HPCE）等。

4. 中药特征图谱的含义 是药材或复方经适当的方法处理后采用一定的分析手段和仪器检测得到，能标识其中各种组分群体特征的共有峰的图谱。

特征图谱研究方法与指纹图谱类似，建立的图谱也需要经精密度、重复性、稳定性方法学考察及相似度分析，不同之处在于特征图谱更加强调药材或复方中的特征性成分，主要对药物的某一部位或有效成分进行分析。指纹图谱是较全面地反映药材或复方中所含化学成分，特征图谱只针对特征性较强的某一类组分，因此，在药物质量评价的过程中应根据不同的需求或实际情况选择不同的质量控制方法。

二、中药指纹图谱建立的原则和研究内容

1. 中药指纹图谱建立的原则 其目的是全面反映中药所含内在化学成分的种类与数量，进而反映中药的质量。因此，应以系统的化学成分研究和药理学研究为依托，并体现系统性、特

征性、稳定性三个基本原则。

（1）系统性：是指指纹图谱所反映的化学成分，应包括中药有效部位所含大部分成分的种类，或指标成分的全部。例如，中药人参中所含的有效成分多为皂苷类化合物，则其指纹谱应尽可能多地反映其中的皂苷成分；银杏叶的有效成分是黄酮和银杏内酯类，则其指纹图谱可采用两种方法针对这两类成分分别分析，以达到系统全面的目的。

（2）特征性：是指指纹图谱中反映的化学成分信息（具体表现为保留时间或位移值、峰面积）是具有高度选择性的，这些信息的综合结果，将能特征地区分中药的真伪与优劣，成为中药自身的“化学条码”。例如，北五味子的 HPLC 指纹图谱和 TLC 指纹图谱，不仅包括多种已知的五味子木脂素类成分，而且还有许多未知成分，这些成分之间的顺序、比值在一定范围内是固定的，并且随药材品种不同，通过这些整体信息，可以很好地区分北五味子与南五味子及其他来源的五味子药材，判别药材的真伪与优劣。

（3）稳定性：指的是所建立的指纹图谱，在规定的方法与条件下，不同的操作者和不同的实验室应能作出相同的指纹图谱，其误差应在允许的范围内，这样才可以保证指纹图谱的使用具有通用性和实用性，也是作为标准方法所必备的特征之一。实现指纹图谱的稳定性，除在样品制备方法、分析过程、结果处理等环节规范操作外，还应建立相应的评价机构，对指纹图谱进行客观评价，并公布标准指纹图谱。实现中药指纹图谱的三原则，保证其标准化，做到统一规范，这样才可以使中药指纹图谱得以推广应用。

2. 中药指纹图谱的主要研究内容　①规范化的中药特征总提物获取程序的研究及其指纹图谱的建立；②中药指纹图谱的解析研究；③各指纹图谱的相关性研究；④指纹图谱技术在各中药材和复方制剂质量控制中的推广应用。

三、中药指纹图谱建立的方法与步骤

中药指纹谱的建立方法，应当遵循系统性、特征性和稳定性的三原则。建立指纹谱的主要过程包括样品的收集、制备方法、分析方法及结果处理。

1. 样品的收集　稳定、质量可靠的中药材是建立指纹图谱的基础。然而，中药来源广泛，所含化学成分的种类及数量不仅因品种而异，也常与其生长环境（气温、土质、施肥及降雨量等）、采收时间、炮制工艺与储存过程有关。因此，为了确保指纹图谱的系统性，样品的收集必须具有广泛代表性，尤其是对于不同产地、不同采收期及加工方式的样品收集。通常在指纹图谱的研究过程中，需要收集来自不同产地、不同批号的样品 10 批以上，每批样品可能不止一份，同一样品可能处理成几份。只有保证了样品的代表性，才能保证指纹图谱的有效性。通过对具有不同代表性的大量样品的分析，可以从中提取出同种药材稳定的共有信息。将药理数据和化学数据结合起来进行处理，最终可以对中药材质量作出客观评价，得出产地固定、品种明确的优质中药材。

2. 样品制备方法　通过采用适宜的制备方法，将样品中的化学成分提取、富集，是保证指纹图谱分析的前提。一般选用有机溶剂或水提取不同的化学成分，再利用溶剂萃取、柱色谱纯化等手段，使目标成分富集或与其他成分分离。在建立制备方法时，一般要考察提取溶剂、粗分或精制过程，通过比较，选择可以避免干扰，同时又能全面反映成分信息的制备方法。必要时，针对不同种类的成分分别选用不同的制备方法，如黄芪中的黄酮成分和皂苷类成分的制备。

3. 分析方法　在中药指纹图谱的研究中，TLC、HPLC 和 GC 技术是常用的分析手段。目前采用最多的是 HPLC 法，尤其随着检测器种类的丰富，使得 HPLC 的使用范围越来越广。没有紫外吸收的成分，通过选用不同类型的检测器，可以方便地检出，如蒸发光散射检测器（ELSD）、电化学检测器以及质谱检测器等。应用 HPLC 分析，一般采用等梯度洗脱的方式，随着仪器可靠性的提高，梯度洗脱方式已经逐步发展起来。为了保证结果的可靠性，一般分析时间为 1～2h。指纹图谱的色谱条件选择是整个研究检测方法过程中最重要的内容。以 HPLC 法为例，色谱柱、流动相、检测器、柱温和进样量等均是影响指纹图谱建立的重要因素。此外，中药指纹图谱的测定方法应进行仪器精密度、方法重现性和样品稳定性等验证，以保证方法的可靠性、重复性和耐用性。

4. 结果处理

（1）指纹特征的选择：为了保证结果的准确性，液相色谱的指纹图谱中一般要加入内标物或指认某一对照品，采用相对保留时间和相对积分面积作为评价指纹图谱中色谱峰的参数，通过对大量样品的指纹图谱分析，提取出共有峰，并确定这些共有峰与内标物或对照品的相对保留时间和相对积分面积，利用数据处理，得出参数的变动范围。在结果处理过程中，各色谱峰实现良好的分离是保证结果高质量的前提，通过选择适宜的积分参数，保证主要的共有峰参数的良好稳定。实际上，确定共有峰需要综合考察各个色谱峰的情况。一般情况下，对于那些占总峰面积较大的色谱峰应当优先考察，这些峰往往可以代表样品的信息。中药材的供试品图谱中各共有峰面积的比值与指纹图谱各共有峰面积的比值比较，单峰面积占总峰面积大于或等于20%的共有峰，一般差值不宜大于±20%；单峰面积与总峰面积大于或等于 10%，而小于 20%的共有峰，其差值不应大于±25%；单峰面积占总峰面积小于 10%的共有峰，峰面积比值无须要求，但必须标定相对保留时间。未达基线分离的共有峰，应计算该组峰的总峰面积作为峰面积，同时标定该组各峰的相对保留时间。各个样品指纹图谱中的非共有峰应当越少越好，由于中药的复杂性，非共有峰常常较多，一般地，非共有峰的峰面积不应超过总峰面积的 10%。

（2）数据处理及评价：指纹图谱给出的有关质量的信息量远比任何单一成分或几个成分的测量所得的信息量要多。化学信息学的飞速发展，为人们评价不同的复杂系统和体系提供了很多有效的方法。

1）相似度评价方法：中药指纹图谱的相似度计算是将一张指纹图谱作为一个 n 维向量（x_1，x_2，x_3，…，x_n），两张指纹图谱之间的相似度系对两指纹图谱向量进行一定的运算所得。可供选择的相似度算法很多，包括相关系数法、夹角余弦法、距离方法（马氏距离、欧氏距离、明氏距离）和模糊相关法等。利用相似度来判定指纹图谱的相似情况，被认为符合指纹图谱的整体性和模糊性特征，是目前指纹图谱评价中的主流方法。中药的物质基础是化学成分，化学成分通过实验方法可以表征为色谱指纹图谱，图谱的峰可以代表相应的物质基础。若物质基础成分群相同，所表现的指纹图谱应该完全一致；若基本相同，应该相似；若差异大，相似度低，因此，相似度作为重要指标被确立。相似度作为中药指纹图谱评价指标，使研究针对的目标不再是图谱上的某个峰，而是将图谱所有峰（或所有信号点）作为一个向量来处理，全面反映指纹图谱之间的共性和个性差异，提高了指纹图谱的信息利用率。

同时，使用客观参数反映图谱间差异，改变了对图谱只能用像或不像进行直观描述的状况。国家药典委颁布的《中药色谱指纹图谱相似度评价系统》软件具有对指纹图谱的相关参数进行自动匹配、标定药材的共有指纹峰、给出对照指纹图谱、计算相似度等功能。

2）化学模式识别法：化学模式识别是根据物质所含的化学成分用计算机对其进行分类或描述。中药的指纹图谱相当复杂，人工采样难免影响结果的准确性，若将其与数理统计学、计算机图谱解析和识别技术结合起来，目前根据化学计量学的理论依据，一些新的定量评价中药化学特征指纹图谱的方法开始得到应用。方法主要有：主成分分析法、非线性映照法、系统聚类分析、模糊聚类分析及人工神经网络识别系统。通常意义上的模式识别方法包括判别分析和聚类分析两种：使用一组已知类别的样本作为训练集对算法进行“训练”，进而建立分类标准（判别模型）的方法称为判别分析；聚类分析则是利用同类样本相似度应该较大的原理，从输入样本中找出一些类，使类内样本间的相似度尽可能大，而类与类之间样本的相似度尽可能小，也就是找出样本比较密集的部分，每一个密集部分成为一类，称为聚类。与判别分析相比，聚类分析没有训练集和训练过程，称为无监督的模式识别方法，判别分析则称为有监督的模式识别方法。

例 8-30：夏桑菊颗粒的指纹图谱

色谱条件与系统适用性试验：以十八烷基硅烷键合硅胶为填充剂，以乙腈为流动相 A，以 1%乙酸溶液为流动相 B，按表 8-2 中的规定进行梯度洗脱；流速为每分钟 0.9ml；柱温为 35℃；检测波长为 320nm。理论板数按迷迭香酸峰计算应不低于 20000。

表 8-2 流动相梯度洗脱程序

时间（min）	流动相 A（%）	流动相 B（%）
0～50	8→33	92→67
50～51	33→8	67→92
51～60	8	92

参照物溶液的制备：取绿原酸对照品、迷迭香酸对照品和蒙花苷对照品适量，精密称定，分别加甲醇制成每 1ml 含绿原酸 25μg、迷迭香酸 15μg 和蒙花苷 25μg 的溶液，即得。

测定法：分别精密吸取参照物溶液和含量测定项下的供试品溶液各 10μl，注入液相色谱仪，测定，记录 60min 色谱图，即得。

供试品指纹图谱中，应分别呈现与参照物色谱保留时间相应的色谱峰。按中药色谱指纹图谱相似度评价系统计算 5～60min 的色谱峰，供试品指纹图谱与对照指纹图谱的相似度不得低于 0.90。

思 考 题

1. 中药及其制剂鉴别药味的选择原则是什么？
2. 中药及其制剂中杂质检查的项目包括哪些？
3. 中药及其制剂含量测定药味及定量指标的选择原则是什么？
4. 中药制剂常用的含量测定方法有哪些？各自的特点及适用的范围？
5. 何为中药指纹图谱及中药特征图谱？中药指纹图谱建立的方法、步骤、数据处理及评价方法是什么？

第九章　药用辅料及包材分析

1. 掌握：药用辅料和包材的定义、类型及质量控制内容。
2. 熟悉：常用药用辅料分析的具体内容及其分析方法。
3. 了解：常用药用包材的质量控制内容及方法。

药用辅料（pharmaceutical excipients）是指生产药品和调配处方时使用的赋形剂和附加剂，是除活性成分或前体以外，在安全性方面已进行了合理的评估，且包含在药物制剂中的物质。赋形剂主要作为药物载体，赋予各种制剂以一定的形态和结构；附加剂主要用以保持药物和剂型的质量稳定性，还具有增溶、缓控释等主要功能。药用辅料是药物制剂的基础材料和重要组成部分，一般不具备药理活性和治疗作用。药用辅料应经安全性评估对人体无毒害作用，化学性质稳定，不易受温度、pH 和保存时间等影响，与药物成分之间无配伍禁忌。药用辅料质量的优劣、所选辅料配方的科学性和合理性等，直接影响制剂的质量。为了保证药用辅料的稳定性，消除制剂产品的差异性，辅料生产企业须加强药用辅料的质量控制。

药用辅料的质量标准应建立在经主管部门确认的生产条件、生产工艺及原材料的来源等基础上，同一药用辅料用于给药途径不同的制剂时，其用量和质量要求亦不相同，应根据实际情况在安全用量范围内确定用量，并根据临床用药要求制定相应的质量控制项目，质量标准的项目设置需重点考察安全性指标。药用辅料质量标准的内容主要包括两部分：①与生产工艺及安全性有关的常规试验，如性状、鉴别、检查和含量测定等项目；②影响制剂性能的功能性指标，如黏度和粒度等。另外，根据不同的生产工艺及用途，药用辅料的残留溶剂、微生物限度或无菌应符合要求，注射用药用辅料的热原或细菌内毒素、无菌等应符合要求。目前，涉及药用辅料行业的法规和标准主要有《药品管理法》、《药用辅料生产质量管理规范》、《药用辅料注册资料申报要求》及 ChP 等。ChP2010 年中收载辅料 132 种；ChP2015 四部则增加到 270 种，增加了药用辅料规格，并增设了《药用辅料功能性指标研究指导原则》，介绍一般的化学手段难以评价功能性的药用辅料的功能性指标的研究和建立方法。

药用辅料可从来源、化学结构、用途、剂型和给药途径等进行分类，如按来源可分为天然物、半合成物和全合成物；按照用于制备的剂型可分为片剂用辅料、注射剂用辅料、胶囊剂用辅料等；按照用途可分为溶媒、助溶剂、增溶剂、填充剂和崩解剂等；按给药途径可分为口服给药、注射给药、黏膜给药、透皮给药或局部给药、经鼻给药或吸入给药和眼部给药用辅料等。为了方便介绍药用辅料的质量控制内容，本章按照其常温下的物态将其分为固体、半固体和液体药用辅料等，下面的介绍将按照此分类进行。

第一节　固体药用辅料分析

ChP2015 收载的固体药用辅料除淀粉、糊精、乳糖、硬脂酸镁等传统产品外，还有新的化学物质及对原有辅料进行化学或物理修饰来生产的各种新型辅料，如微晶纤维素、羟丙基甲基纤维素、β-环糊精和二氧化钛等。固体辅料在制剂制备中主要用作崩解剂、填充剂、黏合剂、包衣材料、释放阻滞剂及抗菌剂等。下面以对羟基苯甲酸酯类抑菌剂和润滑剂硬脂酸的碱金属盐为例介绍固体药用辅料的质量分析。

一、对羟基苯甲酸酯类抑菌剂

在药物制剂过程中经常需要加入抑菌剂，以防止细菌的产生，保证用药安全，ChP2015四部收载的抑菌剂有：山梨酸及山梨酸钾、辛酸及辛酸钠、苯甲酸钠、苯甲醇、氯甲酚和对羟基苯甲酸酯类等。对羟基苯甲酸酯类有羟苯甲酯、羟苯乙酯、羟苯丙酯、羟苯丁酯、羟苯苄酯、羟苯甲酯钠及羟苯丙酯钠等。其中，羟苯甲酯、羟苯乙酯、羟苯丙酯、羟苯丁酯和羟苯苄酯是由对羟基苯甲酸和相应的醇经过酯化反应制备，羟苯甲酯钠和羟苯丙酯钠则分别是由对羟基苯甲酸甲酯和对羟基苯甲酸丙酯在氢氧化钠水溶液中水解后精制而得。此类抑菌剂常温下呈固态，结构已知，其质量标准与一般的化学药物类似，均根据其结构特点和理化性质，选用物理和化学的方法对其进行鉴定，同时对其进行相应的检查，如有关物质、残留溶剂，以及砷盐、重金属、水分等一般杂质检查，选用HPLC对其进行含量测定。图9-1和表9-1是此类抑菌剂的结构式和一般性质。

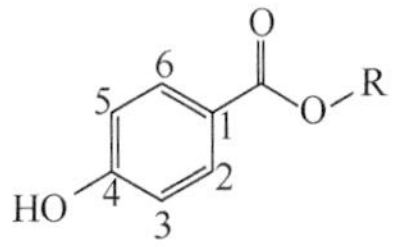

图9-1　对羟基苯甲酸酯类抑菌剂的结构式

羟苯乙酯：R=CH_2CH_3；羟苯丁酯：R＝(CH_2)$_3CH_3$；羟苯丙酯：R=$CH_2CH_2CH_3$；羟苯甲酯：R=CH_3；羟苯苄酯：R=$CH_2C_6H_5$

表9-1　对羟基苯甲酸酯类抑菌剂的一般性质

辅料名称	结构式/分子式/分子质量	物理性质
羟苯乙酯（ethylparaben）	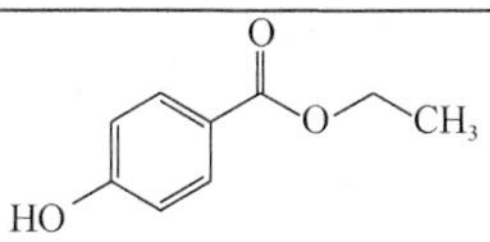 $C_9H_{10}O_3$，166.18	白色结晶性粉末；在甲醇、乙醇或乙醚中易溶，在甘油中微溶，在水中几乎不溶；熔点为115～118℃
羟苯丁酯（butylparaben）	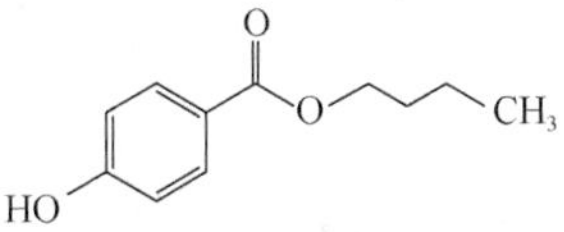 $C_{11}H_{14}O_3$，194.23	白色或类白色结晶或结晶性粉末；在乙醇、丙酮或乙醚中极易溶解，在热水中微溶，在水中几乎不溶；熔点为68～71℃
羟苯丙酯（propylparaben）	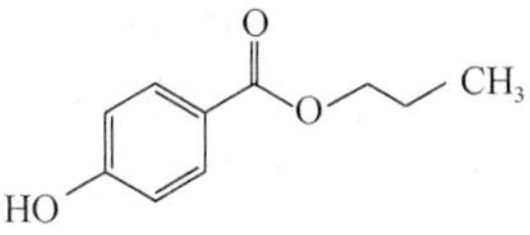 $C_{10}H_{12}O_3$，180.20	白色或类白色结晶或结晶性粉末；在甲醇、乙醇或乙醚中易溶，在热水中微溶，在水中几乎不溶；熔点为96～99℃
羟苯丙酯钠（sodium propyl- parahydroxybenzoate）	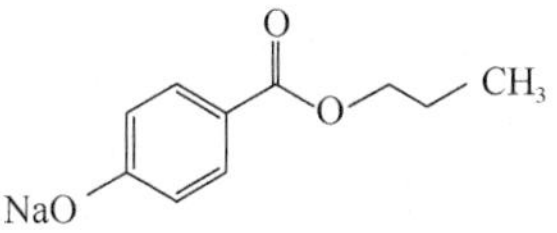 $C_{10}H_{11}NaO_3$，202.18	白色或类白色结晶性粉末；在水中易溶，在乙醇中微溶
羟苯甲酯（methylparaben）	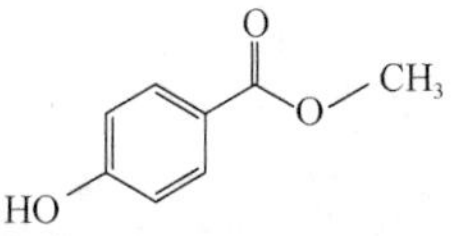 $C_8H_8O_3$，152.15	白色或类白色结晶或结晶性粉末；在甲醇、乙醇或乙醚中易溶，在热水中溶解，在水中微溶；熔点为125～128℃

续表

辅料名称	结构式/分子式/分子质量	物理性质
羟苯甲酯钠 （sodium methyl- parahydroxybenzoate）	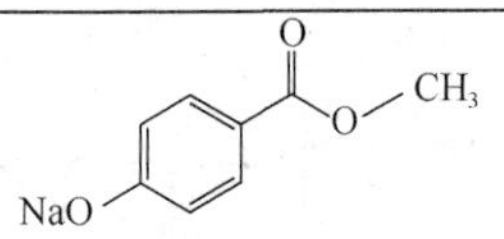 $C_8H_7NaO_3$，174.12	白色或类白色结晶性粉末；在水中易溶，在乙醇中微溶，在二氯甲烷中几乎不溶。
羟苯苄酯 （benzyl hydroxybenzoate）	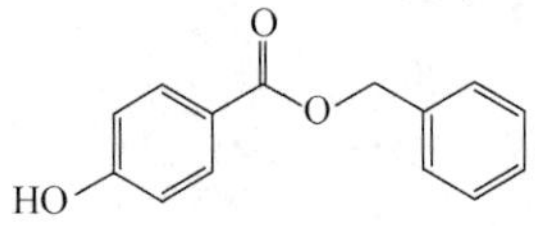 $C_{14}H_{12}O_3$，228.25	白色或乳白色结晶性粉末；在甲醇或乙醇中溶解，在水中几乎不溶；熔点为 111～113℃

（一）鉴别试验

1. HPLC 法 本类辅料的含量测定均采用 HPLC 法进行测定，可同时采用保留时间进行鉴别。

例 9-1：羟苯丁酯的鉴别

在含量测定项下记录的色谱图中，供试品溶液主峰的保留时间应与对照品溶液主峰的保留时间一致。

2. 分光光度法

（1）UV 法：本类辅料均含有芳环，在紫外区有特征吸收，ChP2015 选用该法对本类辅料进行鉴别。

例 9-2：羟苯丙酯的鉴别

取本品，加乙醇溶解并稀释制成每 1ml 中约含 5μg 溶液，照紫外-可见分光光度法（通则 0401）测定，在 258nm 的波长处有最大吸收。

（2）比色法：根据本类辅料含有苯酚结构，在碱性条件下，本类辅料可以与 4-氨基安替比林在氧化剂铁氰化钾作用下，生成红色的显色产物。ChP2015 选用该法对羟苯丙酯钠和羟苯甲酯钠进行鉴别。

例 9-3：羟苯丙酯钠的鉴别

取本品 10mg，置试管中，加 10.6%碳酸钠溶液 1ml，加热煮沸 30s，放冷，加 0.1% 4-氨基安替比林的硼酸盐缓冲液（pH9.0）（取含 0.618%硼酸的 0.1mol/L 氯化钾溶液 1000ml 与 0.1mol/L 氢氧化钠溶液 420ml 混合，即得）5ml 与 5.3%铁氰化钾溶液 1ml，混匀，溶液变为红色。

（3）红外光谱法：是一种有效而可靠的定性手段，ChP2015 选用该法对本类辅料进行鉴别。

例 9-4：羟苯丙酯的鉴别

本品的红外光吸收图谱应与对照图谱（光谱集 852 图）一致。

（二）检查

1. 有关物质 ChP2015 采用不加校正因子的主成分自身对照法，利用 HPLC 法对本类辅料中的有关物质进行检查。

例 9-5：羟苯丙酯的有关物质检查

取本品，加流动相溶解并稀释制成每 1ml 中含 1mg 的溶液，作为供试品溶液；精密量取 1ml，置 100ml 量瓶中，加流动相稀释至刻度，摇匀，作为对照溶液。照 HPLC 法（通则 0512），用十八烷基硅烷键合硅胶为填充剂；以甲醇-1%冰醋酸（60：40）为流动相，检测波长为 254nm。取对照溶液 20μl，注入液相色谱仪，调节检测灵敏度，使主成分峰的峰高约为满量程的 25%；

再精密量取供试品溶液与对照溶液各 20μl，分别注入液相色谱仪，记录色谱图至主峰保留时间的 4 倍。供试品溶液色谱图中如显杂质峰，单个杂质峰面积不得大于对照溶液主峰面积的 0.4 倍（0.4%），各杂质峰面积的和不得大于对照溶液主峰面积 0.8 倍（0.8%）。

2. 甲醇　羟苯甲酯中的残留溶剂甲醇，毒性较大，ChP2015 采用 GC 法对其进行检查。

例 9-6：羟苯甲酯中甲醇的检查

取本品适量，精密称定，加 *N,N*-二甲基甲酰胺适量，立即振摇使溶解并稀释制成每 1ml 中约含 0.1g 的溶液，作为供试品溶液；另精密称取甲醇适量，加 *N,N*-二甲基甲酰胺溶解并稀释制成每 1ml 中含甲醇 0.3mg 的溶液，作为对照品溶液。照残留溶剂测定法（通则 0861 第三法）测定，以 100%二甲基聚硅氧烷为固定液；起始温度 40℃，以每分钟 15℃的速率升温至 80℃，维持 5min，然后以每分钟 6℃的速率升温至 130℃，维持 1min，再以每分钟 40℃的速率升温至 220℃，维持 3min；进样口温度为 200℃；检测器温度为 250℃。取对照品溶液 1μl，注入气相色谱仪，各成分峰间的分离度均应符合要求。精密量取供试品溶液与对照品溶液各 1μl，分别注入气相色谱仪，记录色谱图，按外标法以峰面积计算，应不得过 0.3%。

（三）含量测定

HPLC 法通过分离可以消除有关物质等的干扰，可以准确测定待测成分的含量。ChP2015 采用该法对本类辅料进行含量测定。

例 9-7：羟苯丙酯的含量测定

照 HPLC 法（通则 0512）测定。

色谱条件与系统适用性试验：用十八烷基硅烷键合硅胶为填充剂；以甲醇-1%冰醋酸（60∶40）为流动相，检测波长为 254nm。称取羟苯甲酯与羟苯乙酯各适量，加流动相溶解并稀释制成每 1ml 中各含 10μl 的溶液，取 20μl 注入液相色谱仪，记录色谱图，羟苯甲酯峰与羟苯乙酯峰之间的分离度应符合要求。

测定法：取本品适量，精密称定，加流动相溶解并定量稀释制成每 1ml 中含羟苯丙酯 0.1mg 的溶液，精密量取 20μl 注入液相色谱仪，记录色谱图；另取羟苯丙酯对照品适量，同法测定。按外标法以峰面积计算，即得。

二、硬脂酸的碱金属盐类

硬脂酸镁、硬脂酸钙和硬脂酸锌分别是以硬脂酸盐和棕榈酸盐为主要成分的混合物。在胶囊剂和片剂生产中主要用作润滑剂，性质稳定，可根据药物的性质选择使用。硬脂酸镁主要用作润滑剂、抗粘剂和助流剂，特别适宜油类、浸膏类药物的制粒，制成的颗粒具有很好的流动性和可压性，在直接压片中用作助流剂。硬脂酸镁还可作为助滤剂、澄清剂和滴泡剂，以及液体制剂的助悬剂和增稠剂。硬脂酸锌被广泛应用于制药领域，其疏水性可以有效地预防片剂受潮。在片剂制造中，硬脂酸钙被用作良好的润滑剂、脱模剂。

硬脂酸的金属盐类辅料均为白色或类白色粉末，硬脂酸钙和硬脂酸镁在水、乙醇或乙醚中不溶；硬脂酸锌在水或无水乙醇中几乎不溶。

（一）鉴别

ChP2015 采用化学法、测定加酸处理生成的有机酸的凝点及色谱法对本类辅料进行鉴别。色谱法是在硬脂酸与棕榈酸相对含量检查项下记录的色谱图中，以供试品溶液两主峰的保留时间分别与对照品溶液两主峰的保留时间是否一致作为鉴别依据。化学鉴别法是利用金属盐的鉴别反应。

例 9-8：硬脂酸镁的鉴别

（1）取本品 5.0g，置圆底烧瓶中，加无过氧化物乙醚 50ml、稀硝酸 20ml 与水 20ml，加热回流至完全溶解，放冷，移至分液漏斗中，振摇，放置分层，将水层移至另一分液漏斗中，用水提取乙醚层两次，每次 4ml，合并水层，用无过氧化物乙醚 15ml 清洗水层，将水层移至 50ml 量瓶中，加水稀释至刻度，摇匀，作为供试品溶液，应显镁盐的鉴别反应（通则 0301）。

（2）在硬脂酸与棕榈酸相对含量检查项下记录的色谱图中，供试品溶液两主峰的保留时间应分别与对照品溶液两主峰的保留时间一致。

例 9-9：硬脂酸钙的鉴别

（1）取本品约 25g，加稀硫酸 60ml 与热水 200ml，加热并时时搅拌，使脂肪酸成油层分出，取油层用沸水洗涤至洗液不显硫酸盐的反应，收集油层于小烧杯中，在蒸气浴上温热至油层与水层完全分离，并呈透明状，放冷，弃去水层，加热使油层熔化，趁热滤过，置干燥烧杯中，在 105℃干燥 20min。依法测定凝点（通则 0613），应不低于 54℃。

（2）取本品 1.0g，加水 25ml 与盐酸 5ml，摇匀，加热，使脂肪酸成油层分出，取水层，水层显钙盐的鉴别反应（通则 0301）。

（二）杂质检查

硬脂酸金属盐类需检查重金属、铁盐、硫酸盐和氯化物等一般杂质及微生物限度，采用原子吸收分光光度法的标准加入法可部分测定特殊杂质，如镍盐及镉盐等，测定时一般需要进行高压消解，破坏有机物，将待测成分变成无机离子。由于硬脂酸镁主要成分为硬脂酸镁和棕榈酸镁，ChP2015 还对硬脂酸镁进行硬脂酸与棕榈酸相对含量的检查，该法先将供试品中的硬脂酸、棕榈酸及其他脂肪酸甲酯化，然后用 GC 法进行测定。

例 9-10：硬脂酸镁中硬脂酸与棕榈酸相对含量的检查

取本品 0.1g，精密称定，置锥形瓶中，加三氟化硼的甲醇溶液[取三氟化硼一水合物或二水合物适量（相当于三氟化硼 14g），加甲醇溶解并稀释至 100ml，摇匀]5ml，摇匀，加热回流 10min 使溶解，从冷凝管加正庚烷 4ml，再回流 10min，冷却后加饱和氯化钠溶液 20ml，振摇，静置使分层，将正庚烷层通过装有无水硫酸钠 0.1g（预先用正庚烷洗涤）的玻璃柱，作为供试品溶液。照 GC 法（通则 0521）试验。用聚乙二醇 20M 为固定相的毛细管柱，起始温度 70℃，维持 2min，以每分钟 5℃的速率升温至 240℃，维持 5min；进样口温度为 220℃；FID 检测器，检测器温度为 260℃。分别称取棕榈酸甲酯和硬脂酸甲酯对照品适量，加正庚烷制成每 1ml 中分别约含 15mg 与 10mg 的溶液。取 1μl 注入气相色谱仪，硬脂酸甲酯峰和棕榈酸甲酯峰的分离度应大于 3.0。精密量取供试品溶液 1ml，置 100ml 量瓶中，用正庚烷稀释至刻度，摇匀，取 1μl 注入气相色谱仪，调节检测灵敏度，使硬脂酸甲酯峰和棕榈酸甲酯峰应能检出。再取供试品溶液 1μl 注入气相色谱仪，记录色谱图，按下式面积归一化法计算硬脂酸镁中硬脂酸在脂肪酸中的含量。同法计算硬脂酸镁中棕榈酸在总脂肪酸的百分含量。硬脂酸相对含量不得低于 40%，硬脂酸与棕榈酸相对含量的总和不得低于 90%。

$$\text{硬脂酸百分含量}(\%) = \frac{A}{B} \times 100\%$$

式中，A 为供试品中硬脂酸甲酯的峰面积；B 为供试品中脂肪酸酯的峰面积。

例 9-11：硬脂酸镁中镉盐的检查

取本品 0.05g 两份，精密称定，分别置高压消解罐中，一份中加硝酸 2ml 消化后，定量转移至 100ml 的量瓶中，加水稀释至刻度，摇匀，作为供试品溶液；另一份中精密加入标准镉溶液（精密量取镉单元素标准溶液适量，用水定量稀释制成每 1ml 中含镉 0.3μg 的溶液）0.5ml，同法操作，作为对照品溶液。照原子吸收分光光度法（通则 0406 第二法），在 228.8nm 的波长处分别测定吸光度，计算，应符合规定（0.0003%）。

例 9-12：硬脂酸镁中镍盐的检查

取本品 0.05g 两份，精密称定，分别置高压消解罐中，一份中加硝酸 2ml 消化后，定量转移至 10ml 的量瓶中，加水稀释至刻度，摇匀，作为供试品溶液；另一份中精密加入标准镍溶液（精密量取镍单元素标准溶液适量，用水定量稀释制成每 1ml 中含镍 0.5μg 的溶液）0.5ml，同法操作，作为对照品溶液。照原子吸收分光光度法（通则 0406 第二法），在 232.0nm 的波长处分别测定吸光度，计算，应符合规定（0.0005%）。

（三）含量测定

ChP2015 利用金属离子与乙二胺四乙酸二钠反应生成配位化合物，采用乙二胺四乙酸二钠滴定液为滴定液的配位滴定法测定硬脂酸碱金属盐类药用辅料的含量，其中硬脂酸镁采用返滴定法，滴定液为锌滴定液。

例 9-13：硬脂酸镁的含量测定

取本品约 0.2g，精密称定，加正丁醇-无水乙醇（1∶1）溶液 50ml，加浓氨溶液 5ml 与氨-氯化铵缓冲液（pH10.0）3ml，再精密加入乙二胺四乙酸二钠滴定液（0.05mol/L）25ml，与铬黑 T 指示剂少许，混匀，在 40～50℃水浴上加热至溶液澄清，用锌滴定液（0.05mol/L）滴定至溶液自蓝色变为紫色，并将滴定的结果用空白试验校正。每 1ml 乙二胺四乙酸二钠滴定液（0.05mol/L）相当于 1.215mg 的 Mg。

$$镁的百分含量(\%)=\frac{(V_0-V_1)\times F\times 1.215\times 10^{-3}}{W}\times 100\%$$

式中，V_0 和 V_1 分别为空白液和供试液消耗的锌滴定液的体积，ml；W 为供试品的重量，g；F 为浓度校正因子。

例 9-14：硬脂酸钙的含量测定

取本品约 1.2g，精密称定，置烧瓶中，加 0.05mol/L 硫酸溶液 50ml，加热约 3h 直至油层澄清（加热时盖上表面皿以防止溅出），必要时补充水至初始体积，放冷，滤过。用水洗涤滤器和烧瓶直至对蓝色石蕊试纸不呈酸性。再用氢氧化钠试液中和滤液至对蓝色石蕊试纸呈中性。在磁力搅拌器充分搅拌下，先加入乙二胺四乙酸二钠滴定液（0.05mol/L）30ml，再加氢氧化钠试液 15ml 与羟基萘酚蓝指示剂 2mg，继续用乙二胺四乙酸二钠滴定液滴定至溶液显纯蓝色。每 1ml 乙二胺四乙酸二钠滴定液（0.05mol/L）相当于 2.804mg 的 CaO。

$$氧化钙的百分含量(\%)=\frac{V\times F\times 2.804\times 10^{-3}}{W}\times 100\%$$

式中，V 为供试液消耗的滴定液的体积，ml；W 为供试品的重量，g；F 为浓度校正因子。

第二节　半固体药用辅料分析

半固体药用辅料一般具有黏性而滑腻的特性，在制剂中主要用作软膏基质、润滑剂和乳化剂等。ChP2015 四部中收载的这类辅料有羊毛脂、凡士林、聚乙二醇系列产品，聚山梨酯系列产品等。下面以凡士林、聚乙二醇系列介绍半固体辅料的质量控制。

一、凡　士　林

凡士林分为黄凡士林和白凡士林，黄凡士林是从石油中提取的多种烃的半固体混合物，为淡黄色或黄色均匀的软膏状半固体；白凡士林则是从石油中提取的多种烃经脱色处理得到的半固体混合物，为白色至微黄色均匀的软膏状物，多用于含无色或白色药物的制剂。凡士林在制药工业中主要用作软膏基质和润滑剂，也用于制造其他半固体制剂。白凡士林和黄凡士林的主要质量控制项目有熔点、锥入度、酸碱度、颜色、杂质吸光度、硫化物、有机酸、异性有机物与炽灼残渣等。其中熔程和锥入度是两个重要的功能性指标，在此仅介绍熔点和锥入度的测量。

（一）熔点

采用ChP2015四部通则0612第三法测定。本法用于测定凡士林或其他类似物质。

测定法：取供试品适量，缓缓搅拌并加热至温度达90～92℃时，放入一平底耐热容器中，使供试品厚度达到12mm±1mm，放冷至较规定的熔点上限高8～10℃；取刻度为0.2℃、水银球长18～28mm、直径5～6mm的温度计（其上部预先套上软木塞，在塞子边缘开一小槽），使冷至5℃后，擦干并小心地将温度计汞球部垂直插入上述熔融的供试品中，直至碰到容器的底部（浸没12mm），随即取出，直立悬置，俟黏附在温度计球部的供试品表面浑浊，将温度计浸入16℃以下的水中5min，取出，再将温度计插入一外径约25mm、长150mm的试管中，塞紧，使温度计悬于其中，并使温度计球部的底端距试管底部约为15mm；将试管浸入约16℃的水浴中，调节试管的高度使温度计上分浸线同水面相平；加热使水浴温度以每分钟2℃的速率升至38℃，再以每分钟1℃的速率升温至供试品的第一滴脱离温度计为止；检读温度计上显示的温度，即可作为供试品的近似熔点。再取供试品，照前法反复测定数次；如前后3次测得的熔点相差不超过1℃，可取3次的平均值作为供试品的熔点；如3次测得的熔点相差超过1℃时，可再测定2次，并取5次的平均值作为供试品的熔点。

例9-15：白凡士林的熔点

本品的熔点（通则0612）为45～60℃。

（二）锥入度

锥入度是指利用自由落体运动，在25℃下，将一定质量的锥体由锥入度仪向下释放，测定锥体释放后5秒内刺入供试品的深度，其单位以0.1mm表示。锥入度测定法适用于软膏剂、眼膏剂及常用基质材料（如凡士林、羊毛脂、蜂蜡）等半固体物质，以控制其软硬度和黏稠度等性质，避免影响药物涂布的延展性。

例9-16：白凡士林的锥入度

取本品适量，在85℃±2℃熔融，照锥入度测定法（通则0983）测定，锥入度应为130～230单位。

二、聚 乙 二 醇

聚乙二醇，别名聚乙氧烯二醇、PEG，是环氧乙烷与水缩聚而成的混合物。性状依相对分子质量不同，从无色无臭黏稠液体至蜡状固体。分子质量200～600者常温下是液体，分子质量在600以上者逐渐变为半固体状，随着平均分子质量的不同，性质也有差异。聚乙二醇系列产品具有溶解范围宽、兼容性好等特点，主要用作溶剂、助溶剂、油/水型乳剂的稳定剂、水溶性软膏基质、栓剂基质、固体分散剂的载体以及包衣材料等，广泛用于片剂、丸剂、滴丸剂、胶囊剂和微囊剂等的制备。ChP2015收载的聚乙二醇品种有7种，其主要性状指标见表9-2，其鉴别、检查项目和检查方法基本相似，其中供注射用的聚乙二醇300和聚乙二醇400还需要检查还原性物质、细菌内毒素和无菌，以适应注射剂的要求，保证用药的安全。下面以聚乙二醇600为例介绍主要检查项的原理和方法。

表9-2　聚乙二醇系列产品的主要性能指标

项目	聚乙二醇						
	300	400	600	1000	1500	4000	6000
黏度（mm^2/s）	59～73	37～45	56～62	8.5～11.0	3.0～4.0	5.5～9.0	10.5～16.5
平均分子量	285～315	380～420	570～630	900～1100	1350～1650	3400～4200	5400～7800

续表

项目	聚乙二醇						
	300	400	600	1000	1500	4000	6000
酸度	4.5～7.5	4.0～7.0	4.0～7.0	4.0～7.0	4.0～7.0	4.0～7.0	4.0～7.0
环氧乙烷（不大于）	0.0001%	0.0001%	0.0001%	0.0001%	0.0001%	0.0001%	0.0001%
二氧六环（不大于）	0.001%	0.001%	0.001%	0.001%	0.001%	0.001%	0.001%
甲醛（不大于）	0.001%	0.003%	0.003%	0.003%	0.003%	0.003%	0.003%

（一）平均分子量

邻苯二甲酸酐与 PEG 在沸水中加热反应，羟基与溶解在吡啶中的邻苯二甲酸酐进行酯化反应生成酯，过量的邻苯二甲酸酐经水解转变为酸，用氢氧化钠滴定液滴定至终点。根据消耗的氢氧化钠滴定液的量（mol 数）及供试品取样量计算平均分子质量。

例 9-17：PEG-600 平均分子量的测定

取本品约 1.2g，精密称定，置干燥的 250ml 具塞锥形瓶中，精密加邻苯二甲酸酐的吡啶溶液（取邻苯二甲酸酐 14g，溶于无水吡啶 100ml 中，放置过夜，备用）25ml，摇匀，加少量无水吡啶于锥形瓶口边缘封口，置沸水浴中，加热 30～60min，取出冷却，精密加入氢氧化钠滴定液（0.5mol/L）50ml，以酚酞的吡啶溶液（1→100）为指示剂，用氢氧化钠滴定液（0.5mol/L）滴定至显红色，并将滴定的结果用空白试验校正。供试品的平均分子量应为 570～630。

$$\text{平均分子质量} = \frac{WF \times 4000}{(V_0 - V)}$$

式中，V 为供试品消耗氢氧化钠滴定液的体积，ml；V_0 为空白试验氢氧化钠滴定液的体积，ml；W 为供试品的取样量，g；F 为浓度校正因子；4000：PEG 和氢氧化钠的反应摩尔比为 1∶2，氢氧化钠的浓度为 0.5mol/L，当换算为毫摩尔时乘以 1000，得到 4×1000=4000。

（二）环氧乙烷和二氧六环

选用 GC 法对本类辅料中的残留溶剂和降解产物（环氧乙烷和二氧六环）进行检查，采用的标准加入法可以消除基质的影响。

例 9-18：PEG-600 中的环氧乙烷和二氧六环的检查

取本品，GC 法（通则 0521）测定。

色谱条件：石英或玻璃毛细管，固定相为聚二甲基硅氧烷，载气为氮气，流速 20cm/s，分流比 1∶20。检测器为氢火焰离子化检测器。柱温为 35℃保持 5min，以 5℃/min 升温至 180℃，然后以 30℃/min 升温至 230℃，保持 5min（可根据具体情况调整）。进样口温度为 150℃，检测器温度为 250℃。

顶空进样条件：平衡温度为 70℃，平衡时间 45min。

供试品溶液的配制：取本品 1g，精密称定，置 10ml 顶空瓶中，精密加入超纯水 1ml，密封，摇匀，作为供试品溶液。

聚乙二醇 400 的处理：称量聚乙二醇 400～500g 置 1000ml 圆底烧瓶中，以 60℃，1.5～2.5kPa 旋转蒸发 6h，以除去挥发成分。

环氧乙烷对照品贮备液的配制：量取环氧乙烷 300μl（相当于 0.25g 环氧乙烷），置含 50ml 经过处理的聚乙二醇 400 的 100ml 量瓶中，加入相同溶剂稀释至刻度，摇匀，作为环氧乙烷对照品储备液。

环氧乙烷对照品溶液的配制：精密称取1g冷的环氧乙烷对照品储备液，置含40ml经过处理的聚乙二醇400的50ml量瓶中，加相同溶剂稀释至刻度。精密称取10g，置含30ml水的50ml量瓶中，加水稀释至刻度。精密量取10ml，置50ml量瓶中，加水稀释至刻度，摇匀，作为环氧乙烷对照品溶液。

二氧六环对照品溶液的配制：取二氧六环适量，精密称定，用水制成每1ml中含0.1mg的溶液，作为二氧六环对照品溶液。

对照品溶液的配制：精密称取本品1g，置10ml顶空瓶中，精密加入0.5ml环氧乙烷对照品溶液和0.5ml二氧六环对照品溶液，密封，摇匀，作为对照品溶液。

系统适用性试验溶液的配制：量取0.5ml环氧乙烷对照品溶液置10ml顶空瓶中，加入新配制的0.001%乙醛溶液0.1ml及二氧六环对照品溶液0.1ml，密封，摇匀，作为系统适用性试验溶液。

系统适用性试验：取系统适用性试验溶液顶空进样，调节检测器灵敏度使环氧乙烷峰和乙醛峰的峰高约为满量程的15%，乙醛峰和环氧乙烷峰之间的分离度不小于2.0，二氧六环峰高应为基线噪音的5倍以上。分别取供试品溶液和对照品溶液顶空进样，重复进样至少3次。环氧乙烷峰面积的相对标准偏差应不得过15%，二氧六环峰面积的相对标准偏差应不得过10%。

测定结果按标准加入法计算，环氧乙烷不得过0.0001%，二氧六烷不得过0.001%。

（三）甲醛

聚乙二醇类辅料在极端情况下可以发生氧化降解，产生醛类等过氧化物。甲醛在浓硫酸溶液中可与变色酸（1，8-二羟基萘-3，6-二磺酸）作用形成紫色化合物，该化合物最大吸收波长在567nm波长处，可用分光光度法（比色法）对醛类杂质进行限度测定。

例9-19：PEG-600中甲醛的检查

照紫外-可见分光光度法（通则0401）

供试品溶液的配制：取本品1g，精密称定，加入0.6%变色酸钠溶液0.25ml，在冰水中冷却后，加硫酸5ml，静置15min，缓慢定量转移至盛有10ml水的25ml量瓶中，放冷，缓慢加水至刻度，摇匀，作为供试品溶液。

对照溶液的配制：取甲醛0.81g，精密称定，置100ml量瓶中，加水稀释至刻度，精密量取1ml，用水定量稀释至100ml；精密量取1ml，自“加入0.6%变色酸钠溶液0.25ml”起，同法操作，作为对照溶液。

测定：取供试品溶液和对照溶液，在567nm波长处测定吸光度，并用同法操作的空白溶液进行校正。供试品溶液的吸光度不得大于对照溶液的吸光度（0.003%）。

（四）乙二醇、二甘醇、三甘醇

采用GC法对本类辅料中可能存在的降解产物乙二醇、二甘醇、三甘醇进行检查。

例9-20：PEG-600中乙二醇、二甘醇、三甘醇的检查

照GC法（通则0521）测定。

色谱条件：以苯基-聚二甲基硅氧烷（50%：50%）为固定相。起始温度60℃，维持5min，再以每分钟2℃的速率升温至170℃，维持5min，再以每分钟15℃的速率升温至280℃，维持50min。进样口温度为270℃，检测器温度为290℃。载气为高纯N_2，柱流量为4.0ml/min。检测器为氢火焰离子化检测器，燃气为H_2，助燃气为压缩空气。

对照溶液的制备：取乙二醇、二甘醇与三甘醇对照品各400mg，置100ml量瓶中，加无水乙醇稀释至刻度，摇匀，作为对照储备液。取内标物1,3-丁二醇400mg，置100ml量瓶中，加无水乙醇稀释至刻度，摇匀，作为内标储备液。取对照储备液和内标储备液各1.0ml，置100ml

量瓶中，加无水乙醇稀释至刻度，摇匀，作为对照溶液。

供试品溶液的制备：取本品 4.0g，置 100ml 量瓶中，加入内标储备液 1.0ml，加无水乙醇稀释至刻度，摇匀，作为供试品溶液。

测定法：取上述溶液，照 GC 法测定。按内标法计算，含乙二醇、二甘醇与三甘醇均不得过 0.1%。

第三节　液体药用辅料分析

液体药用辅料是指满足药用辅料的一般要求，如具有良好的物理化学稳定性、化学活性小、与药物成分之间无配伍禁忌、符合安全性要求、价廉易得等，直接用于药物制剂的制备，起溶解、分散、浸出等作用的液体。ChP2015 收载常用的液态辅料共有 50 多种，主要有制药用水、制药用油、酸、碱、醇类及酯类等。下面以制药用水和制药用油为例介绍药用液态辅料的分析。

一、制药用水的分析

ChP2015 收载的制药用水，因其使用的范围不同而分为饮用水、纯化水（purified water）、注射用水（water for injection）和灭菌注射用水（sterile water for injection）等。制药用水的原水通常为饮用水，是天然水经过净化处理所得的水，其质量必须符合现行中华人民共和国国家标准《生活饮用水卫生标准》。

（一）纯化水

纯化水为饮用水经蒸馏法、离子交换法、反渗透法或其他适宜的方法制备的制药用水，不含任何附加剂。纯化水可作为配制普通药物制剂用的溶剂或试验用水；可作为中药注射剂、滴眼剂等灭菌制剂所用饮片的提取溶剂；口服、外用制剂配制用溶剂或稀释剂；非灭菌制剂用器具的精洗用水；也用作非灭菌制剂用饮片的提取溶剂；但不得用于注射剂的配制与稀释。纯化水有多种制备方法，应严格监测各生产环节防止微生物污染。用作溶剂、稀释剂或精洗用水，一般应临用前制备。纯化水的质量控制方法收载于 ChP2015 二部，主要是检查水的酸碱度、硝酸盐、亚硝酸盐、氨、电导率、总有机碳、易氧化物、不挥发物、重金属和微生物限度等 10 项，其中总有机碳和易氧化物两项可选做一项。

1. 电导率的测定　电导率是表征物体导电能力的物理量，其值为物体电阻率的倒数，单位是 S/cm 或 μS/cm。纯水中的水分子也会发生某种程度的电离而产生氢离子与氢氧根离子，所以纯水的导电能力尽管很弱，但也具有可测定的电导率。水的电导率与水的纯度密切相关，水的纯度越高，电导率越小，反之亦然。当空气中的二氧化碳等气体溶于水并与水相互作用后，便可形成相应的离子，从而使水的电导率增高。水中含有其他杂质离子时，也会使水的电导率增高。另外，水的电导率还与水的 pH 及温度有关。

测定水的电导率必须使用精密的并经校正的电导率仪，电导率仪的电导池包括两个平行电极，这两个电极通常用玻璃管保护，也可以使用其他形式的电导池。仪器最小分辨率应达到 0.1μS/cm，仪器精度应达到±0.1μS/cm。

根据仪器设计功能和使用程度，应对电导率仪定期进行校正，电导池常数可使用电导标准溶液直接进行校正，或间接进行仪器比对，电导池常数可使用电导标准溶液直接校正，或间接进行仪器比对，其值必须为仪器规定数值的±2%。进行仪器校正时，电导率仪的每个量程都需要使用电导标准溶液进行单独校正。

温度对样品的电导率测定值有较大影响，电导率仪可根据测定样品的温度自动补偿测定值并显示补偿后读数。水的电导率采用温度修正的计算方法所得数值误差较大，因此药典方法采用非温度补偿模式，温度测量的精确度应在±2℃以内。

测定结果判断：可使用在线或离线电导率仪，记录测定温度。在表 9-3 中，测定温度对应的电导率值即为限度值。如测定温度未在表 9-3 中列出，则应采用线性内插法计算得到限度值。如测定的电导率值不大于限度值，则判为符合规定；测定的电导率值大于限度值，则判为不符合规定。

表 9-3 温度和电导率的限度（纯化水）

温度（℃）	电导率（μS/cm）	温度（℃）	电导率（μS/cm）
0	2.4	60	8.1
10	3.6	70	9.1
20	4.3	75	9.7
25	5.1	80	9.7
30	5.4	90	9.7
40	6.5	100	10.2
50	7.1		

内插法的计算公式为

$$\kappa=\left(\frac{T-T_0}{T_1-T_0}\right)\times(\kappa_1-\kappa_0)+\kappa_0$$

式中，κ 为测定温度下的电导率限度值；κ_1 为表 9-3 中高于测定温度的最接近温度对应的电导率限度值；κ_0 为表 9-3 中低于测定温度的最接近温度对应的电导率限度值；T 为测定温度；T_1 为表 9-3 中高于测定温度的最接近温度；T_0 为表 9-3 中低于测定温度的最接近温度。

2. 硝酸盐的检查 在酸性条件下，二苯胺被水中硝酸根离子氧化，生成呈蓝色的醌式联二苯胺，与一定量标准硝酸盐溶液同法处理后所呈颜色进行比较，不得更深。

方法：取本品 5ml 置试管中，于冰浴中冷却，加 10%氯化钾溶液 0.4ml 与 0.1%二苯胺硫酸溶液 0.1ml，摇匀，缓缓滴加硫酸 5ml，摇匀，将试管于 50℃水浴中放置 15min，溶液产生的蓝色与标准硝酸盐溶液[取硝酸钾 0.163g，加水溶解并稀释至 100ml，摇匀，精密量取 1ml，加水稀释成 100ml，再精密量取 10ml，加水稀释成 100ml，摇匀，即得（每 1ml 相当于 1μg NO_3）]0.3ml，加无硝酸盐的水 4.7ml，用同一方法处理后的颜色比较，不得更深（0.000 006%）。

注意事项：①加氯化钾可以使这个反应在常温下较快进行；②许多氧化剂（如溴酸盐），尤其是单电子转移类氧化剂（如高铁盐）都与二苯胺有类似的显色反应，会干扰检查结果；③硫酸应选用无氮硫酸，无硝酸盐的水应取无氨水或去离子水并照纯化水项下硝酸盐检查，不得显色。

3. 亚硝酸盐的检查 水中的亚硝酸盐与对氨基苯磺酰胺发生重氮化反应，生成重氮盐，生成的重氮盐再与盐酸萘乙二胺偶合生成粉红色的偶氮化合物，与一定量标准亚硝酸盐溶液同法处理后所呈颜色进行比较，不得更深。

方法：取本品 10ml，置纳氏管中，加对氨基苯磺酰胺的稀盐酸溶液（1→100）1ml 与盐酸萘乙二胺溶液（0.1→100）1ml，产生的粉红色，与标准亚硝酸盐溶液[取亚硝酸钠 0.750g（按干燥品计算），加水溶解，稀释至 100ml，摇匀，精密量取 1ml，加水稀释成 100ml，摇匀，再精密量取 1ml，加水稀释成 50ml，摇匀，即得（每 1ml 相当于 1μg NO_2）]0.2ml，加无亚硝酸盐的水 9.8ml，用同一方法处理后的颜色比较，不得更深（0.000002%）。

4. 氨的检查 在碱性条件下，氨与碘化汞钾生成橙黄色络合物，与一定量氯化铵溶液同法处理后所呈颜色进行比较，不得更深。

方法：取本品 50ml，加碱性碘化汞钾试液 2ml，放置 15min；如显色，与氯化铵溶液（取氯化铵 31.5mg，加无氨水适量使溶解并稀释成 1000ml）1.5ml，加无氨水 48ml 与碱性碘化汞钾试液 2ml 制成的对照液比较，不得更深（0.000 03%）。

5. 易氧化物的检查　利用水中易氧化物在酸性条件下可与高锰酸钾反应，使高锰酸钾溶液褪色的原理进行检查。

方法：取本品 100ml，加稀硫酸 10ml，煮沸后，加高锰酸钾滴定液（0.02mol/L）0.10ml，再煮沸 10min，粉红色不得完全消失。

6. 总有机碳检查　纯化水以总有机碳表示水中有机物质总量，来间接控制水中的有机物含量。采用适宜方法将水样中有机物全部氧化成二氧化碳，可以很直接地用来表示有机物的总量。

总有机碳的检查通常采用总有机碳测定仪进行测定。其关键是样品的氧化和检测，各仪器原理不尽相同。一般分为燃烧氧化-非分散红外吸收法、电导法、GC 等，但只要所采用的技术的氧化能力和仪器满足系统适用性要求就可以用来测定。

仪器需要满足：能区分无机碳和有机碳，并能排除无机碳对有机碳测定的干扰；满足系统适用性试验的要求；应具有足够的检测灵敏度（最低检测限为每升含碳等于或小于 0.05mg/L）。采用蔗糖和 1，4-对苯醌为对照，采用每升含总有机碳低于 0.10mg，电导率低于 1.0μS/cm（25℃）的高纯水配制对照品溶液，进行系统适用性试验。然后测定样品的总有机碳。

一般的，易氧化物和总有机碳可以选作一项即可。

7. 微生物限度检查　全过程必须严格遵守无菌操作，防止再污染，防止污染的措施不得影响供试品中微生物的检出。ChP2015 收载有平皿法和薄膜过滤法，纯化水中微生物限度采用薄膜过滤法进行检查。

滤膜法微生物检测是将适当孔径的滤膜放入滤器，过滤样品，由于滤膜的作用而将微生物保留在膜的表面上。样品中微生物生长抑制剂可在过滤后用无菌水冲洗滤器而除去。然后，将滤膜放在培养基上培养，营养物和代谢物通过滤膜的微孔进行交换，在滤膜表面上培养出的菌落可以计数，并和样品量相关。

方法：取本品不少于 1ml，经薄膜过滤法处理，采用 R2A 琼脂培养基，30～35℃培养不少于 5 日，依法检查（通则 1105），1ml 供试品中需氧菌总数不得过 100cfu。

（二）注射用水

注射用水为纯化水经蒸馏所得的水，应符合细菌内毒素试验要求。注射用水必须在防止细菌内毒素产生的条件下生产、贮藏及分装。其质量应符合药典中注射用水项下的规定。注射用水可作为配制注射剂、滴眼剂等的溶剂或稀释剂及容器的精洗。为保证注射用水的质量，应减少原水中细菌内毒素，必须随时监控蒸馏法制备注射用水的各生产环节，并防止微生物的污染。应定期清洗与消毒注射用水系统。注射用水的储存方式和静态储存期限应经过验证确保水质符合质量要求，一般应在无菌条件下，可以在 80℃以上保温、70℃保温循环或 4℃以下的状态下存放。

注射用水中硝酸盐、亚硝酸盐、总有机碳、不挥发物与重金属按照纯化水项下的方法检查，应符合规定。氨的检查与纯化水相似，但对照用氯化铵溶液改为 1.0ml，规定限量为 0.000 02%；微生物限度检查采用薄膜过滤法处理后，依法检查（通则 1105），100ml 供试品中需氧菌总数不得过 10cfu，要求比纯化水高，并同时增加了细菌内毒素检查项。

1. 注射用水电导率的测定　仪器条件与操作方法与纯化水测定基本相似，但测定结果的判断方法不同。①可使用在线或离线电导率仪。在表 9-4 中，不大于测定温度的最接近温度值，对应的电导率值即为限度值。如测定的电导率值不大于限度值，则判为符合规定；如测定的电导率值大于限度值，则继续按②进行下一步测定。②取足够量的水样（不少于 100ml），置适当容器中，搅拌，调节温度至 25℃，剧烈搅拌，每隔 5min 测定电导率，当电导率值变化小于

0.1μS/cm 时，记录电导率值。如测定的电导率不大于 2.1μS/cm，则判为符合规定；如测定的电导率大于 2.1μS/cm，则继续按③进行下一步测定。③应在上一步测定后 5min 内进行，调节温度至 25℃，在同一水样中加入饱和氯化钾溶液（每 100ml 水样中加入 0.3ml），测定 pH，精确至 0.1pH 单位（通则 0631），在表 9-5 中找到对应的电导率限度，并与②中测得的电导率值比较。如在②中测得的电导率值不大于该限度值，则判为符合规定；如②中测得的电导率值超出该限度值或 pH 不为 5.0～7.0，则判为不符合规定。

表 9-4　温度和电导率的限度（注射用水）

温度（℃）	电导率（μS/cm）	温度（℃）	电导率（μS/cm）
0	0.6	55	2.1
5	0.8	60	2.2
10	0.9	65	2.4
15	1.0	70	2.5
20	1.1	75	2.7
25	1.3	80	2.7
30	1.4	85	2.7
35	1.5	90	2.7
40	1.7	95	2.9
45	1.8	100	3.1
50	1.9		

表 9-5　pH 和电导率的限度

pH	电导率（μS/cm）	pH	电导率（μS/cm）
5.0	4.7	6.1	2.4
5.1	4.1	6.2	2.5
5.2	3.6	6.3	2.4
5.3	3.3	6.4	2.3
5.4	3.0	6.5	2.2
5.5	2.8	6.6	2.1
5.6	2.6	6.7	2.6
5.7	2.5	6.8	3.1
5.8	2.4	6.9	3.8
5.9	2.4	7.0	4.6
6.0	2.4		

2. 细菌内毒素　该检查法是利用鲎试剂来检测或量化由革兰阴性菌产生的细菌内毒素，以判断供试品中细菌内毒素的限量是否符合规定的一种方法。细菌内毒素的量用内毒素单位（EU）表示。ChP2015 中收载两种方法，即凝胶法和光度测定法，供试品检测时，可使用其中任何一种方法进行试验。当测定结果有争议时，除另有规定外，以凝胶法测定结果为准。注射用水中细菌内毒素依法检查（通则 1143），每 1ml 中含内毒素量应小于 0.25EU。

（三）灭菌注射用水

灭菌注射用水为注射用水按照注射剂生产工艺制备所得，主要用于注射用灭菌粉末的溶剂或注射剂的稀释剂，其质量应符合药典中灭菌注射用水项下的规定。灭菌注射用水灌装规格应适应临床需要，避免大规格、多次使用造成的污染。

灭菌注射用水的检查项目和限度与注射用水基本相同，硝酸盐、亚硝酸盐、氨、总有机碳、不挥发物、重金属与细菌内毒素按照注射用水项下的方法检查，应符合规定。检查项与注射用水相比增加了氯化物、硫酸盐、钙盐、二氧化碳及易氧化物等五项，其中易氧化物的检查与纯化水相同。

1. 电导率的测定　灭菌注射用水中电导率使用离线电导率仪进行测定，操作方法与纯化水测定基本相似，但测定结果的判断方法不同。标示装量为10ml或以下时，电导率限度为25μS/cm，标示装量为10ml以上时，电导率限度为5μS/cm。测定的电导率值不大于限度值，则判为符合规定；如测定的电导率值大于限度值，则判为不符合规定。

2. 氯化物、硫酸盐与钙盐的检查　利用氯化物与硝酸银、硫酸盐与氯化钡、钙盐与草酸铵在一定浓度条件下生成浑浊的原理进行检查，为灵敏度法。具体操作方法如下：取本品，分置三支试管中，每管各50ml。第一管中加硝酸5滴与硝酸银试液1ml，第二管中加氯化钡试液2ml，第三管中加草酸铵试液2ml，均不得发生浑浊。

3. 二氧化碳的检查　利用水中二氧化碳可与氢氧化钙发生浑浊进行检查，为灵敏度法。具体操作方法如下：取本品25ml，置50ml具塞量筒中，加氢氧化钙试液25ml，密塞，振摇，放置，1h内不得发生浑浊。

二、制药用油的分析

ChP2015中目前收载制药用油有大豆油、氢化大豆油、氢化蓖麻油、橄榄油、精制玉米油和聚氧乙烯（35）蓖麻油等。聚氧乙烯（35）蓖麻油为聚氧乙烯甘油三蓖麻酸酯，其中还含有少量聚乙二醇蓖麻酸酯、游离乙二醇等，为1mol甘油蓖麻酸酯和35mol环氧乙烷反应得到，其质量控制与制药用油基本相同，故将其放在此处一起介绍。大豆油、橄榄油和精制玉米油主要用作溶剂和分散剂，氢化大豆油主要用作润滑剂和释放阻滞剂，氢化蓖麻油主要用作乳化剂和软膏基质，聚氧乙烯（35）蓖麻油主要用作乳化剂和增溶剂等。相对密度、折光率、皂化值和酸值等是评价制药用油质量的重要指标。表9-6为常用制药用油的主要性状指标，另外制药用油还需对脂肪酸的组成、不皂化物、水分、碱性杂质和重金属等多项杂质进行检查。

表9-6　常用制药用油的主要性状指标

项目	大豆油	氢化大豆油	氢化蓖麻油	橄榄油	精制玉米油	聚氧乙烯（35）蓖麻油
相对密度	0.916～0.922			0.908～0.915	0.915～0.923	1.05～1.06
熔点		66～72℃	85～88℃			
折光率	1.472～1.476				1.472～1.475	
酸值（不大于）	0.2	0.5	4.0	1.0	0.6	2.0
皂化值	188～200		176～182	186～194	187～195	65～70
碘值	126～140		≤5.0	79～88	108～128	25～35
羟值			150～165			65～78
过氧化值（不大于）		5.0				5.0

1. 酸值的测定　酸值是指中和脂肪、脂肪油或其他类似物质1g中含有的游离脂肪酸所需氢氧化钾的重量（mg）。酸值表明油脂酸败程度，过高不仅影响药物稳定性，且有刺激作用。测定时可采用氢氧化钠滴定液（0.1mol/L）进行滴定。

方法：按表9-7中规定的重量，精密称取供试品，置250ml锥形瓶中，加乙醇-乙醚（1：1）

混合液[临用前加酚酞指示液 1.0ml，用氢氧化钠滴定液（0.1mol/L）调至微显粉红色]50ml，振摇使完全溶解（如不易溶解，可缓慢加热回流使溶解）用氢氧化钠滴定液（0.1mol/L）滴定，至粉红色持续 30s 不褪。照下式计算酸值：

$$供试品的酸值 = \frac{A \times 5.61}{W}$$

式中，A 为消耗氢氧化钠滴定液的体积，ml；W 为供试品的重量，g；5.61=氢氧化钾的分子质量×氢氧化钠的浓度=56.1×0.1。

注意：①滴定酸值在 10 以下的油脂时，可用 10ml 的半微量滴定管；②滴定宜稍快，以免由于油脂皂化带来影响；③氢氧化钠滴定液需要标定，计算酸值时进行浓度校正。

表 9-7　酸值对应的供试品称重质量

酸值	称重（g）	酸值	称重（g）	酸值	称重（g）
0.5	10	50	2	300	0.4
1	5	100	1		
10	4	200	0.5		

2. 皂化值的测定　皂化值是指中和并皂化脂肪、脂肪油或其他类似物质 1g 中含有的游离酸类和酯类所需氢氧化钾的重量（mg）。皂化值表示游离脂肪酸和结合成酯的脂肪酸总量，过低表明油脂中脂肪酸相对分子质量较大或含不皂化物（如胆固醇等）杂质较多；过高则脂肪酸相对分子质量较小，亲水性较强，失去油脂的性质。

方法：取供试品适量[其重量（g）约相当于 250/供试品的最大皂化值]，精密称定，置 250ml 锥形瓶中，精密加入 0.5mol/L 氢氧化钾乙醇溶液 25ml，加热回流 30min，然后用乙醇 10ml 冲洗冷凝器的内部和塞的下部，加酚酞指示液 1.0ml，用盐酸滴定液（0.5mol/L）滴定剩余的氢氧化钾，至溶液的粉红色刚好褪去，加热至沸，如溶液又出现粉红色，再滴定至粉红色刚好褪去；同时做空白试验。照下式计算皂化值：

$$供试品的皂化值 = \frac{(B - A) \times 28.05}{W}$$

式中，A 为供试品消耗盐酸滴定液的容积，ml；B 为空白试验消耗盐酸滴定液的体积，ml；W 为供试品的重量，g。

注意：盐酸滴定液需要标定，计算皂化值时需要进行浓度校正。

3. 羟值的测定　羟值是指供试品 1g 中含有的羟基，经规定方法酰化后，所需氢氧化钾的重量（mg）。

以对甲苯磺酸为催化剂，羟基与乙酸酐反应酰化，过量的乙酸酐水解为乙酸，可用氢氧化钾（或氢氧化钠）滴定液进行滴定。同时用本品的酸值进行校正。

方法：除另有规定外，按表 9-8 中规定的重量，精密称取供试品，置干燥的 250ml 具塞锥形瓶中，精密加入酰化剂（取对甲苯磺酸 14.4g，置 500ml 锥形瓶中，加乙酸乙酯 360ml，振摇溶解后，缓缓加入乙酸酐 120ml，摇匀，放置 3 日后备用）5ml，用吡啶少许湿润瓶塞，稍拧紧，轻轻摇动使完全溶解，置 50℃±1℃水浴中 25min（每 10min 轻轻摇动）后，放冷，加吡啶-水（3∶5）20ml，5min 后加甲酚红-麝香草酚蓝混合指示液 8～10 滴，用氢氧化钾（或氢氧化钠）滴定液（1mol/L）滴定至溶液显灰蓝色或蓝色；同时做空白试验。照下式计算羟值：

$$供试品的羟值 = \frac{(B - A) \times 56.1}{W} + D$$

式中，A 为供试品消耗氢氧化钾（或氢氧化钠）滴定液的体积，ml；B 为空白试验消耗氢氧化钾（或氢氧化钠）滴定液的容积，ml；W 为供试品的重量，g；D 为供试品的酸值。

表 9-8　羟值测定时的取样量

羟值	称重（g）	羟值	称重（g）	羟值	称重（g）
10～100	2.0	150～200	1.0	250～300	0.60
100～150	1.5	200～250	0.75		

4. 碘值的测定　碘值是指脂肪、脂肪油或其他类似物质 100g，当充分卤化时所需的碘量（g）。碘值反映油脂中不饱和键的多寡，碘值过高，则含不饱和键多，油易氧化酸败。

同一油脂产品的碘值在一定范围，如果产品中掺有一些其他脂肪酸杂质，其碘值会发生改变，因此碘值可被用来表示产品的纯度。

方法：取供试品适量[其重量（g）约相当于 25/供试品的最大碘值]，精密称定，置 250ml 的干燥碘瓶中，加三氯甲烷 10ml，溶解后，精密加入溴化碘溶液 25ml，密塞，摇匀，在暗处放置 30min，加入新制的碘化钾试液 10ml 与水 100ml，摇匀，用硫代硫酸钠滴定液（0.1mol/L）滴定剩余的碘（剩余的溴化碘与碘化钾反应生成的碘），滴定时注意充分振摇，待混合液的棕色变为淡黄色，加淀粉指示液 1ml，继续滴定至蓝色消失；同时做空白试验。照下式计算碘值：

$$供试品的碘值=\frac{(B-A)\times 1.269}{W}$$

式中，A 为供试品消耗硫代硫酸钠滴定液的体积，ml；B 为空白试验消耗硫代硫酸钠滴定液的体积，ml；W 为供试品的重量，g；1.269 为滴定度。

5. 过氧化值的测定　过氧化值是指每 1000g 供试品中含有的其氧化能力与一定量的氧相当的过氧化物量。

过氧化值可以衡量油脂酸败程度，过氧化值越高其酸败就越严重。油脂氧化酸败产生的一些小分子物质在体内对人体产生不良的影响，所以采用过氧化值对其进行控制。控制方法除测定过氧化值外，还可以规定一定量供试品消耗的硫代硫酸钠滴定液的体积的量不得超过限度（如大豆油的过氧化物的检查）。

油脂氧化后生成过氧化物、醛、酮等，氧化能力较强，能将碘化钾氧化成游离碘，可用硫代硫酸钠来滴定。

方法：除另有规定外，取供试品 5g，精密称定，置 250ml 碘瓶中，加三氯甲烷-冰醋酸（2∶3）混合液 30ml，振摇溶解后，加入碘化钾试液 0.5ml，准确振摇萃取 1min，然后加水 30ml，用硫代硫酸钠滴定液（0.01mol/L）滴定，滴定时，注意缓慢加入滴定液，并充分振摇至黄色几乎消失，加淀粉指示液 5ml，继续滴定并充分振摇至蓝色消失，同时做空白试验。空白试验中硫代硫酸钠滴定液（0.01mol/L）的消耗量不得过 0.1ml。照下式计算过氧化值：

$$供试品的过氧化值=\frac{(A-B)\times 10}{W}$$

式中，A 为供试品消耗硫代硫酸钠滴定液的体积，ml；B 为空白试验消耗硫代硫酸钠滴定液的体积，ml；W 为供试品的重量，g。

6. 黏度　是功能性指标，是指流体对流动产生阻抗能力的性质。ChP2015 用动力黏度、运动黏度或特性黏数表示。测定液体药品或药品溶液的黏度可以区别或检查其纯杂程度。

液体以 1cm/s 的速度流动时，在每 $1cm^2$ 平面上所需剪应力的大小，称为动力黏度（η），以 Pa·s 为单位。在相同温度下，液体的动力黏度与其密度（kg/m^3）的比值，再乘以 10^{-6}，即得该液体的运动黏度（v），以 mm^2/s 为单位。高聚物稀溶液的相对黏度的对数值与其浓度的比值，称为特性黏数（η）。

流体分牛顿流体和非牛顿流体两类。牛顿流体流动时所需剪应力不随流速的改变而改变，纯液体和低分子物质的溶液属于此类；非牛顿流体流动时所需剪应力随流速的改变而改变，高聚物的溶液、混悬液、乳剂分散液体和表面活性剂的溶液属于此类。

黏度的测定一般采用黏度计，ChP2015 一般采用平氏毛细管黏度计（第一法）、乌氏毛细管黏度计（第二法）和旋转黏度计测定（第三法）。毛细管黏度计因不能调节线速度，不便测定非牛顿流体的黏度，但对高聚物的稀薄溶液或低黏度液体的黏度测定影响不大；旋转式黏度计适用于非牛顿流体的黏度测定。

例 9-21：聚氧乙烯（35）蓖麻油的黏度测定

本品的运动黏度（通则 0633 第一法），在 25℃时（毛细管内径为 2.0mm 或适当的毛细管内径）为 570～710mm^2/s。

7. 不皂化物的检查 不皂化物是油脂等样品中不能与氢氧化钠或氢氧化钾起皂化反应的物质，能溶于乙醚等有机溶剂。检查方法是先将供试品用氢氧化钾乙醇溶液加热皂化，用乙醚提取不皂化物，挥干乙醚，再用丙酮溶解残渣，挥干丙酮，进行常压或减压干燥，称量不皂化物的质量，用重量百分数表示检查结果。

例 9-22：大豆油中不皂化物的检查

取本品 5.0g，精密称定，置 250ml 锥形瓶中，加氢氧化钾乙醇溶液（取氢氧化钾 12g，加水 10ml 溶解后，用乙醇稀释至 100ml，摇匀，即得）50ml，加热回流 1h，放冷至 25℃以下，移至分液漏斗中，用水洗涤锥形瓶 2 次，每次 50ml，洗液并入分液漏斗中。用乙醚提取 3 次，每次 100ml；合并乙醚提取液，用水洗涤乙醚提取液 3 次，每次 40ml，静置分层，弃去水层；依次用 3%氢氧化钾溶液与水洗涤乙醚层各 3 次，每次 40ml。再用水反复洗涤乙醚层直至最后洗液中加入酚酞指示液 2 滴不显红色。转移乙醚提取液至已恒重的蒸发皿中，用乙醚 10ml 洗涤分液漏斗，洗液并入蒸发皿中，置 50℃水浴上蒸去乙醚，用丙酮 6ml 溶解残渣，置空气流中挥去丙酮。在 105℃干燥至连续两次称重之差不超过 1mg，不皂化物不得过 1.0%。

用中性乙醇 20ml 溶解残渣，加酚酞指示液数滴，用乙醇制氢氧化钠滴定液（0.1mol/L）滴定至粉红色持续 30s 不褪色，如果消耗乙醇制氢氧化钠滴定液（0.1mol/L）超过 0.2ml，残渣总量不能当作不皂化物重量，试验必须重做。

8. 脂肪酸组成的检查 脂肪酸是指一端含有一个羧基的长的脂肪族碳氢链。脂肪酸是最简单的一种脂，植物油中富含单不饱和脂肪酸和多不饱和脂肪酸组成的脂肪，ChP2015 采用 GC 法测定制药用油中脂肪酸的组成及含量。

脂肪酸极性较强，采用三氟化硼-甲醇法对其进行甲酯化，使其转化为相应的甲酯，然后采用气相色谱法进行测定。

例 9-23：精制玉米油中脂肪酸组成的检查

取本品 8～10 滴（约重 150～250mg），置 50ml 量瓶中，加 0.5mol/L 氢氧化钾甲醇溶液 4ml，在 65℃水浴中加热，待油珠溶解后，放冷，加 15%三氟化硼甲醇溶液 5ml，在 65℃水浴中加热 2min，放冷，加正已烷 1～4ml，在 65℃水浴中加热 1min，放冷，加入饱和氯化钠溶液至瓶颈部，混匀，静置分层，照 GC 法（通则 0521）测定。以聚丁二酸乙二醇酯为固定液，涂布浓度为 10%～15%，柱温为 185℃。载气为氮气，流速为每分钟 30ml，氢气流速为每分钟 30ml，空气流速为每分钟 300ml，进样口温度为 250℃，检测器温度为 250℃。取上层液 1～2μl，注入气相色谱仪，记录色谱图，其色谱峰的出峰顺序为棕榈酸、硬脂酸、油酸、亚油酸和亚麻酸，按不加校正因子的归一化法以峰面积计算，依次为 8%～19%、1% ～ 4%、19%～50%、34%～62%、0～2%，应符合规定。

9. 棉籽油和芝麻油的检查 大豆油和橄榄油中需要进行是否掺杂有棉籽油和芝麻油的检查。

棉籽油的检查可以利用其含有的特有成分棉籽酚与硫黄的二硫化碳吡啶溶液在水浴后生成红色物质来进行；芝麻油的检查可利用芝麻油中的芝麻酚与糠醛发生特征反应生成红色化合物来进行。

例 9-24：大豆油中棉籽油的检查

取本品 5ml，置试管中，加 1%硫黄的二硫化碳溶液与戊醇的等容混合液 5ml，置饱和氯化钠水浴中，注意缓缓加热至泡沫停止（除去二硫化碳），继续加热 15min，不得显红色。

例 9-25：橄榄油中芝麻油的检查

取本品 10ml，加盐酸 10ml，加新制的糠醛乙醇溶液（1→50）0.1ml，剧烈振摇 15s，酸液层应不出现粉红至深红的颜色。如有颜色，加水 10ml，再次剧烈振摇，酸液层颜色应消失。

10. 氢化大豆油和氢化蓖麻油中残留催化剂镍的检查 氢化大豆油和氢化蓖麻油在氢化过程中使用了镍作为催化剂，镍的残留对人体有危害，因此 ChP2015 采用原子吸收分光光度法，按标准加入法对残留的镍进行限量检查。

例 9-26：氢化蓖麻油中镍的检查

取镍标准溶液适量，用 0.5%稀硝酸定量稀释制成每 1ml 中分别含 0mg、0.005mg、0.025mg、0.050mg 与 0.075mg 的溶液，作为对照品溶液；取本品 0.5g，精密称定，加硝酸 10ml 消解，将消解液体用水转移至 25ml 量瓶中，加 0.04mol/L 硝酸镁溶液与 0.87mol/L 磷酸二氢铵溶液各 1ml，用水稀释至刻度，摇匀，作为供试品溶液。同法制备试剂空白溶液，照原子吸收分光光度法（通则 0406 第一法），在 232.0nm 波长处测定，计算，即得。含镍量不得过百万分之五。

第四节 药用包装材料分析

药用包材即直接与药品接触的包装材料和容器，是指药品生产企业生产的药品和医疗机构配制的制剂所使用的直接与药品接触的包装材料和容器。作为药品的一部分，药用包材本身的质量、安全性、使用性能，以及药用包材与药物之间的相容性对药品质量有着十分重要的影响。药用包材是由一种或多种材料制成的包装组件组合而成，应具有良好的安全性、适应性、稳定性、功能性、保护性和便利性，在药品的包装、贮藏、运输和使用过程中起到保护药品质量、安全、有效、实现给药目的（如气雾剂）的作用。

药用包材可以按材质、形制和用途进行分类。按材质可分为塑料类、金属类、玻璃类、陶瓷类、橡胶类和其他类（如纸、干燥剂）等，也可以由两种或以上的材料复合或组合而成（如复合膜、铝塑组合盖等）；按用途和形制可分为输液瓶（袋、膜及配件），安瓿、药用（注射剂、口服或者外用剂型）瓶（管、盖）、药用胶塞、药用预灌封注射器、药用滴眼（鼻、耳）剂瓶、药用硬片（膜）、药用铝箔、药用软膏管（盒）、药用喷（气）雾剂泵（阀门、罐、筒）、药用干燥剂等。

药品生产企业生产的药品及医疗机构配制的制剂应使用国家批准的、符合生产质量规范的药用包材，药用包材的使用范围应与所包装的药品给药途径和制剂类型相适应。药品应使用有质量保证的药用包材，药用包材在所包装药物的有效期内应保证质量稳定，多剂量包装的药用包材应保证药品在使用期间质量稳定。不得使用不能确保药品质量和国家公布淘汰的药用包材，以及可能存在安全隐患的药用包材。

药用包材与药物的相容性研究是选择药用包材的基础，药物制剂在选择药用包材时必须进行药用包材与药物的相容性研究。

药用包材标准是为保证所包装药品的质量而制定的技术要求。国家药用包材标准由国家颁布的药用包材标准（YBB 标准）和产品注册标准组成。药用包材质量标准分为方法标准和产品标准，药用包材的质量标准应建立在经主管部门确认的生产条件、生产工艺及原材料牌号、来源等基础上，按照所用材料的性质、产品结构特性、所包装药物的要求和临床使用要求制定试验方法和设置技术指标。上述因素如发生变化，均应重新制定药用包材质量标准，并确认药用包材质量标准的适用性，以确保药用包材质量的可控性；制定药用包材标准应满足对药品的安全性、适应性、稳定性、功能性、保护性和便利性的要求。不同给药途径的药用包材，其规格和质量标准要求亦不相同，应根据实际情况在制剂规格范围内确定药用包材的规格，并根据制剂要求、使用方式制定相应的质量控制项目。

在制定药用包材质量标准时既要考虑药用包材自身的安全性，也要考虑药包材的配合性和影响药物的贮藏、运输、质量、安全性和有效性的要求。药用包材产品应使用国家颁布的 YBB 标准，如需制定产品注册标准的，其项目设定和技术要求不得低于同类产目的 YBB 标准。

药用包材质量标准的内容主要包括以下三部分。①物理性能：主要考察影响产品使用的物理参数、机械性能及功能性指标，如橡胶类制品的穿刺力、穿刺落屑，塑料及复台膜类制品的密封性、阻隔性能等，物理性能的检测项目应根据标准的检验规则确定抽样方案，并对检测结果进行判断；②化学性能：考察影响产品性能、质量和使用的化学指标，如溶出物试验、溶剂残留量等；③生物性能：考察项目应根据所包装药物制剂的要求制定，如注射剂类药用包材的检验项目包括细胞毒性、急性全身毒性试验和溶血试验等，滴眼剂瓶应考察异常毒性、眼刺激试验等。ChP 2015 年版四部收载有《药用包材通用要求指导原则》和《药用玻璃材料和容器指导原则》。

本节以药用玻璃材料和容器中的中硼硅玻璃输液瓶和低硼硅输液瓶、口服制剂的内包装用包材，如铝箔，以及双层共挤输液用膜、袋为例，简单介绍药用包材的质量标准。

一、中硼硅玻璃输液瓶和低硼硅输液瓶

中硼硅玻璃输液瓶和低硼硅输液瓶质量标准主要包含外观、鉴别和检查。

（一）外观

药用玻璃容器应清洁透明，以利于检查药液的可见异物、杂质及变质情况；应具有足够的机械强度，能耐受热压灭菌时产生的高压力差，并避免在生产、运输和贮藏过程中所造成的破损。

例 9-27：中硼硅玻璃输液瓶的外观

取本品适量，正视目测，应无色透明；表面应光洁、平整，不应有明显的玻璃缺陷；任何部位不得有裂纹。

（二）鉴别

根据包材的理化性质和组成，选择合适的项目，如组成、物理常数等，采用相应的方法对包材进行鉴别。

例 9-28：中硼硅玻璃输液瓶的线热膨胀系数

取本品适量，照平均线热膨胀系数测定法（YBB00202003-2015）或线热膨胀系数测定法（YBB00212003-2015）测定，应为 3.5×10^{-6}～$6.1\times10^{-6}K^{-1}$（20～300℃）。

注：本法是将已知线热膨胀系数的标准玻璃与待测线热膨胀系数的玻璃叠烧在一起，拉成细丝，由于两种玻璃线热膨胀系数不同，细丝出现弯曲，根据丝的弯曲程度，测出待测玻璃的平均线热膨胀系数。

例 9-29：中硼硅玻璃输液瓶中三氧化二硼含量

取本品适量，照三氧化二硼含量测定法（YBB00232003-2015）测定，含三氧化二硼应不得小于 8%。

注：本法是将供试品经研磨、烘干后，用碱熔融和酸分解后，加入碳酸钙使硼形成易溶于水的硼酸钙与其他杂质元素分离。加入甘露醇使硼酸定量地转变醇硼酸，以酚酞为指示剂，用氢氧化钠滴定液滴定，根据消耗的氢氧化钠滴定液的体积计算出三氧化二硼含量。

（三）检查

对于低硼硅玻璃输液瓶和中硼硅玻璃输液瓶需要进行合缝线，刻度线，字，标志，颗粒耐

水性，内表面耐水性，热稳定性，耐热冲击，耐内压力，内应力，砷、锑、铅、镉浸出量等检查项目。

砷、锑、铅、镉浸出量：砷、锑一般作为澄清剂引入玻璃中，有些玻璃容器在印镀时可能带入铅、镉。砷、锑、铅、镉均为对人体有害的元素，所以需要对其进行控制。

供试品溶液的制备：按规定取一定量的供试品，将容器供试品清洗干净，并用 4%（*V*/*V*）乙酸溶液灌装至满口容量的 90%，98℃蒸煮 2h。冷却后取出供试品，溶液即为供试液。

1. 砷浸出量测定法　供试液中含有的高价砷被碘化钾、氯化亚锡还原为三价砷，然后与锌粒和酸反应产生的新生态氢，生成砷化氢，经银盐溶液吸收后，形成红色胶态物，与标准曲线比较，测定其含量。

方法：精密量取供试液 10ml、空白液 10ml、标准砷溶液（每 1ml 相当于 1μg 的 As）1ml、2ml、3ml、4ml、5ml（必要时可根据样品实际情况调整线性范围），分别置测砷瓶中，按 ChP2015 砷盐检查法第二法操作，用分光光度法（通则 0401），在 510nm 的波长处测定吸收度。以浓度为 X 轴，以吸收度为 Y 轴，绘制标准曲线，与标准曲线比较确定供试品溶液的浓度。

2. 锑浸出量测定法　孔雀绿（$C_{23}H_{25}N_2Cl$）与五价锑离子形成绿色络合物，经甲苯萃取，提取有机相进行比色，与标准曲线比较，测定其含量。

方法：精密量取供试液 10ml，空白液 10ml，标准锑溶液（每 1ml 相当于 1μg 的 Sb）0.5ml、1ml、1.5ml、2ml、2.5ml（必要时可根据样品实际情况调整线性范围）分别置于分液漏斗中，各加盐酸（1→2）10ml，各加 10%氯化亚锡-盐酸溶液 6 滴，摇匀，放置 1min，各加 14%亚硝酸钠溶液（临用新制）1ml，摇匀，各加 50%尿素溶液 1ml，振摇至气泡逸完。各加磷酸（1→2）1ml，水 10ml，甲苯 10ml，0.2%孔雀绿溶液 0.5ml，摇振 1～2min，静置分层后，弃去水层，取甲苯层照 ChP2015 版分光光度法（通则 0401），在 634nm 的波长处测定吸收度。以浓度为 X 轴，以吸收度为 Y 轴，绘制标准曲线，与标准曲线比较确定供试品的浓度。

3. 铅浸出量测定法　铅离子在一定酸度下，在原子吸收分光光度计中，经火焰原子化后，吸收 217.0nm 共振线，其吸收量与铅含量成正比，与标准系列比较确定其含量。

方法：取铅标准溶液（每 1ml 相当于 10μg 的铅，必要时可将该溶液稀释至每 1ml 相当于 0.01μg 的铅）作为对照品溶液，与上述供试品浴液，照原子吸收分光光度法（ChP2015 通则 0406 第一法），在 217.0nm 波长处测定，计算供试品溶液铅的浓度。

4. 镉浸出量测定法　镉离子在一定酸度下，在原子吸收分光光度计中，经火焰原子化后，吸收 228.8nm 共振线，其吸收量与镉含量成正比，与标准系列比较定其含量。

方法：取镉标准溶液（每 1ml 相当于 10μg 的镉，必要时可将该溶液稀释至每 1ml 相当于 0.01μg 的镉）作为对照品溶液，与上述供试品溶液，照原子吸收分光光度法（ChP2015 通则 0406 第一法），在 228.8nm 波长处测定，计算供试品溶液镉的浓度。

例 9-30：中硼硅玻璃输液瓶砷、锑、铅、镉的浸出量

取本品适量，照砷、锑、铅、镉浸出量测定法（YBB00372004-2015）测定，每升浸出液中砷不得过 0.2mg，锑不得过 0.7mg，铅不得过 1.0mg，镉不得过 0.25mg。

5. 玻璃耐沸腾盐酸浸蚀性测定法　根据测定的原理和方法不同分为重量法和火焰光度法或原子吸收分光光度法。

第一法：重量法，本法是将约为 100cm^2 的玻璃供试品，在沸腾的 6mol/L±0.2mol/L 盐酸溶液中浸蚀 6h，测定单位表面积损失的质量。

第二法：火焰光度法或原子吸收分光光度法，本法是将 30～40cm^2 的供试品，在 6mol/L±0.2mol/L 盐酸溶液中浸蚀 3h，测定单位表面积析出碱性氧化物的量。测量结果可用每平方分米玻璃析出氧化钠和氧化钾的质量表示。

例 9-31：中硼硅玻璃输液瓶的耐酸性

取本品适量，照玻璃耐沸腾盐酸浸蚀性测定法（YBB00342004-2015）测定第一法测定，

应符合 1 级；或照玻璃耐沸腾盐酸浸蚀性测定法（YBB00342004-2015）测定第二法测定，碱性氧化物的浸出量不得过 100μg/ dm^2。

二、铝箔和聚丙烯/聚丙烯/聚丙烯三层共挤输液用膜、袋

常用固体制剂内包装用包材有药用铝箔及聚丙烯/聚丙烯/聚丙烯三层共挤输液用膜、袋等。

（一）药用铝箔

药品铝塑泡罩包装以其漂亮的外观、良好的阻隔性及使用、携带上的方便等诸多优点，在医药工业得到广泛的应用，是目前药品片剂、胶囊剂等固体剂型的最主要包装方式之一。其质量控制主要包括影响其对内容物起保护作用的针孔度，阻隔性能检查，以及影响其纯度的挥发物和溶出物实验，影响其安全性的微生物限度和异常毒性等。

药品包装用铝箔针孔度将直接影响最终包装对内容物的防护性，使药品受氧气、水蒸气或光线的影响。因为铝箔针孔如果恰好处于泡罩部位，也即意味着药品与外部空气的直接接触，药品包装的防护功能将完全丧失，给药品的生产者与使用者带来极大的风险。

1. 针孔度检查 取长 400mm，宽 250mm（当宽小于 250mm 时，取卷幅宽）试样十片，逐张置于针孔检查台（800mm×600mm×300mm 或适当体积的木箱，木箱内安装 30W 日光灯，木箱上面放一块玻璃板，玻璃板衬黑纸并留有 400mm × 250mm 空间以检查试样的针孔）上，在暗处检查其针孔。不应有密集的、连续性的、周期性的针孔；每一平方米中，直径大于 0.3mm 的针孔不允许有；直径为 0.1～0.3mm 的针数不得过 1 个。

2. 阻隔性能-水蒸气透过量检查 照塑料薄膜和片材透水蒸气性试验方法杯式法（GB1037-88）的规定进行。试验时热封面向湿度低的一侧，试验温度 38℃±2℃，相对湿度 90℃±5℃，不得过 0.5g/（m^2·24h）。

本标准是在规定的温度、相对湿度条件下，试样两侧保持一定的水蒸气压差，采用称量法测量透过试样的水蒸气量，计算水蒸气透过量和水蒸气透过系数。

3. 挥发物检查 取 100mm×100mm 试样两片，精密称定（质量 m_a），130℃干燥 20min 后，置于干燥器中，放置 30min，再精密称定（质量 m_b），干燥后试样质量之差（m_a-m_b）不得过 4mg。

4. 溶出物试验 取本品内表面积 300cm^2，切成 3cm×0.3cm 的小片，水洗，室温干燥后，置于 500ml 的锥形瓶中，加水 200ml，以适当的方法封口后，置高压蒸汽灭菌器内，110℃±2℃维持 30min，放冷至室温，作为供试液；另取水同法操作，作为空白液，进行以下试验。

（1）易氧化物检查：精密量取水浸液 20ml，精密加入高锰酸钾液（0.002mol/L）20ml 与稀硫酸 1ml，煮沸 3min，迅速冷却，加入碘化钾 0.1g，在暗处放置 5min，用硫代硫酸钠液（0.01mol/L）滴定，滴定至近终点时，加入淀粉指示液 0.25ml，继续滴定至无色，另取水空白液同法操作，两者消耗滴定液之差不得过 1.5ml。

（2）重金属检查：精密量取试验液 40ml，加乙酸盐缓冲液（pH3.5）2ml，依法检查（通则 0821 第一法），重金属不得过百万分之零点二五。

5. 微生物限度检查 取本品，用开孔面积为 20cm^2 的消毒过的金属板压在内层面上，将无菌棉签用生理盐水，稍沾湿，在板孔范围内擦抹 5 次，换 1 支棉签再擦抹 5 次，每个位置用 2 支棉签共擦抹 10 次，共擦抹 5 个位置 100cm^2。每支棉签抹完后立即剪断（或烧断），投入盛有 30ml 生理盐水空液的锥形瓶（或大试管）中。全部擦抹棉签投瓶中后，将瓶迅速摇晃 1min，即得供试液。取提取液，照微生物限度法测定。细菌数不得过 1000 个/100cm^2，霉菌、酵母菌数不得过 100 个/100cm^2，大肠埃希菌不得检出。

6. 异常毒性检查 取本品 500cm^2（以内表面积计），剪成 3cm×0.3cm 的小片，加入生理盐水 50ml，110℃湿热灭菌 30min 后取出，冷却备用，静脉注射，依法测定，应符合规定。

（二）聚丙烯/聚丙烯/聚丙烯三层共挤输液用膜、袋

聚丙烯/聚丙烯/聚丙烯三层共挤输液用膜、袋柔软、透明、薄膜厚度小，袋在输液过程中可通过自身的收缩，在不引进空气的情况下，完成药液的人体输入，使药液避免了外界空气的污染，实现封闭式输液，保证了输液的安全。同时该袋阻水蒸气、氧气、氮气性能好，化学及生物惰性好，与药物相容性好，不会引起药物活性成分的迁移、吸附，不与药物发生化学反应，适用于灌装多种治疗型药物。用于大输液已成为当今发展的趋势。

聚丙烯/聚丙烯/聚丙烯三层共挤输液用膜、袋的质量标准，主要包括外观、鉴别、灭菌适应性试验、使用适应性试验、物理性能、细菌内毒素和生物安全性试验等。

1. 外观　取本品适量，在自然光线明亮处正视目测，应透明、光洁、无肉眼可见的异物。

2. 鉴别　显微特征：取本品适量，切成适宜厚度，置显微镜下观察，横截面应显示清晰的三层。

红外光谱：取本品适量，用切片器切成厚度适宜（小于50μl）的薄片，置于显微红外仪上观察样品横截面，照包装材料红外光谱法（YBB00262004）第五法测定，每一层应分别与对照图谱一致。

分别采用显微镜观察法和红外光谱法对材料的层数等显微特征及基团进行定性鉴别。

3. 灭菌适应性试验　取本品，加经0.45μm孔径滤膜过滤的注射用水至标示容量，封口。采用湿热灭菌法灭菌后，分别进行温度适应性、抗跌落、透明度及不溶性微粒个数检查，均应符合规定。

4. 使用适应性试验　取本品，分别进行（袋）穿刺力、穿刺器保持性和插入点不渗透性、注药点密封性和悬挂力等试验，均应符合规定。

5. 物理性能　采用水蒸气渗透（膜、袋）考察膜（袋）材对水蒸气的阻隔能力；分别采用氧气透过量（膜）和氮气透过量（膜）考察膜材对氧气和氮气的阻隔能力；采用拉伸强度（膜）考察膜材的物理机械强度；采用热合强度（袋）考察成品输液袋各封边的牢固度。

取本品，分别进行水蒸气透过量（膜）、氧气透过量（膜）、氮气透过量（膜）、拉伸强度（膜）和热合强度（袋）的检查，均应符合相应规定。

6. 溶出物试验　取本品平整部分内表面积600cm^2，切成5cm×0.5cm的小块，水洗，室温干燥后，置于500ml的锥形瓶中，加水200ml，置高压灭菌器中，121℃加热30min，放冷至室温，作为供试液；另取水同法操作，作为空白对照液，分别进行澄清度、颜色、pH、紫外吸收度、不挥发物、易氧化物、铵离子、钡离子、铜离子、镉离子、铅离子、锡离子、铬离子、铝离子和重金属等检查，均应符合相应规定。溶出物试验主要控制膜（袋）材中可能混入的金属元素、表面活性剂成分等。

标准中还通过检查透光率、炽灼残渣、金属元素等控制其相应的杂质含量；采用细菌内毒素和生物试验包括细胞毒性、致敏试验、皮内刺激、急性全身毒性和溶血试验等来控制产品的安全性。

思　考　题

1. 药用辅料质量标准主要包括哪些内容?

2. 很多药用辅料在生产过程中用到含镍等金属催化剂，如果要控制其限度，常见的方法有哪些?

3. 药用包材的质量标准的内容主要包含哪些?

4. 一些多层的药用包材，在鉴别项下可以采用哪些方法来对其层数和基团进行鉴别?

第十章　药物制剂分析

1. 掌握：片剂、注射剂、软膏剂和喷雾剂等常用制剂的分析，包括常规检查项目、含量测定方法及结果的计算等。

2. 熟悉：溶出度和释放度、重量差异和含量均匀度之间的区别及检查方法的异同，常用辅料对药物含量测定的影响和排除方法的选择。

3. 了解：药物制剂分析的意义、特点及分类。

任何药物的原料药（API）在供临床使用之前，都必须制成合适的药物剂型（dosage forms），以满足疾病诊疗和药品流通、贮藏的需求。ChP2015 四部“制剂通则”中收载了包括“片剂、注射剂和煎膏剂”等 38 种化学药品、中药材及生物制品的药物剂型。由此可见，药物制剂分析是药物分析中的一个重要组成部分。

第一节　药物制剂分析的特点

药物制剂（pharmaceutical preparation）是能直接用于患者，以剂型体现的药物的具体品种。与原料药相比，其组成复杂，除含有主药外，还包含辅料及制剂制备和贮藏过程中引入的杂质。不同类型的药物制剂，其样品处理、剂型检查及含量测定方法亦各有异同。药物制剂的质量检验程序虽与原料药相仿，但还需考虑到辅料的干扰和排除。因此，药物制剂在性状分析、鉴别、杂质检查和含量测定方面都有其自身的特点。

一、药物制剂性状分析的特点

剂型是将药物制备成适合某种给药途径的适宜形式，是一类药物制剂的总称，每种剂型中又包含多种药物制剂。制剂的性状在一定程度上，是药品质量的最直观体现，如外形与颜色，嗅与味等（表 10-1）。性状是药物制剂质量控制中不可或缺的组成部分，在药品的临床使用和流通销售中，制剂的性状分析具有重要的意义。

表 10-1　ChP2015 左氧氟沙星及其制剂的性状比较

药品名称	左氧氟沙星	左氧氟沙星片	左氧氟沙星滴眼液
性状	类白色至淡黄色结晶性粉末，无臭	薄膜衣片，除去包衣后，显白色至淡黄色	微黄色至淡黄色或淡黄绿色的澄明液体

二、药物制剂鉴别试验的特点

药物制剂是由符合质量标准的原料药制备而成，当辅料不干扰药物的鉴别时，药物制剂的鉴别一般沿用相应原料药的鉴别方法。当药物制剂中的辅料对鉴别造成干扰时，则需要考虑排除辅料的干扰后再进行鉴别试验，如无法完成，也可取消此类鉴别，采用其他方法。

例 10-1：ChP2015 左旋多巴及其片剂的鉴别试验

左旋多巴：①取本品约 5mg，加盐酸溶液（9→1000）5ml 使溶解，加三氯化铁试液 2 滴，即显绿色。分取溶液 2.5ml，加过量的稀氨溶液，即显紫色；剩余的溶液中加过量的氢氧化钠试液，即显红色。②取本品约 5mg，加水 5ml 使溶解，加 1% 茚三酮溶液 1ml，置水浴中加热，溶液渐显紫色。③本品的红外光吸收图谱应与对照的图谱（光谱集 87 图）一致。

左旋多巴片：①取本品细粉，照左旋多巴项下的鉴别①、②项试验，显相同的反应。②取本品细粉适量（约相当于左旋多巴 750mg），加 3mol/L 盐酸溶液 25ml，振摇使左旋多巴溶解，滤过，滤液中逐滴加入氨试液调节 pH 为 4.0，搅拌，避光放置数小时使左旋多巴沉淀析出。滤过，沉淀用水洗涤，取沉淀置 105℃干燥。沉淀的红外光吸收图谱应与对照的图谱（光谱集 87 图）一致。

示例中片剂的鉴别试验采用了与原料药相同的理化鉴别试验；试验②则对片剂进行了预处理，排除干扰得到左旋多巴后，再使用红外光谱法进行鉴别。

三、药物制剂检查的特点

与原料药相比，药物制剂除杂质检查外，为保证制剂的安全性、有效性和均一性，还需进行剂型检查和安全性检查。

（一）杂质检查

药物制剂中的杂质一般是指来源于制剂制备和贮藏过程中产生的杂质。在原料药杂质检查中已经合格的项目，在制剂分析中一般不再重复检查。例如，ChP2015 布洛芬、布洛芬口服液与布洛芬片的检查，除布洛芬对氯化物、有关物质、重金属等进行检查外，其余制剂均只需进行相应的制剂检查，而不再重复以上项目的检查。但对于不稳定的药物，如阿司匹林，由于其在原料、制剂过程中都可能产生水杨酸，因此，在制剂分析中，亦需对游离水杨酸进行检查。与原料药相比，药物制剂杂质检查中，杂质限度的要求一般低于原料药。例如，ChP2015 对乙酰氨基酚片中对氨基酚的限量为标示量的 0.1%，而其原料药则为 0.005%。

（二）剂型和安全性检查

ChP2015 四部“制剂通则”项下对不同制剂的检查项目进行了严格规定。

例 10-2：ChP2015 马来酸氯苯那敏及其片剂、注射液的检查

马来酸氯苯那敏检查项目：酸度、有关物质、残留溶剂、易碳化物、干燥失重和炽灼残渣。

马来酸氯苯那敏片检查项目：含量均匀度、溶出度和其他。

马来酸氯苯那敏注射液检查项目：pH、有关物质、细菌内毒素和其他。

例中，与原料药相比，片剂增加了含量均匀度和溶出度的检查，保证片剂的均一性；注射液在剂型检查的同时，还增加了细菌内毒素的检查，保证注射液的安全性。

四、药物制剂含量测定的特点

为保证药物制剂的有效性，还需对制剂中的主药进行含量测定，与原料药不同，当辅料或复方制剂中多种有效成分对待测药物的含量测定造成影响时，药物制剂通常采用分离度和选择性更好的方法来排除干扰。目前，色谱法，如 HPLC 法、GC 法等已成为药典中各类制剂含量测定的首选方法；其次，针对小剂量制剂的含量测定，除采用浓缩提取的预处理方法提高待测药物的浓度外，还可改用灵敏度更高的分析方法，伴随 HPLC/MS、GC/MS 及 HPLC/MS/MS 等联用仪器的普及，也为药物制剂含量测定提供了更多的方法选择和技术平台。

药物制剂含量测定结果所采用的表示方法与原料药不同，通常以标示百分含量来表示。制剂的含量限度范围，一般根据主药含量的多少、测定方法误差、生产过程不可避免偏差和储存期间可能产生降解的可接受程度而制定的，多数制剂的含量限度规定为处方量的 95.0%～105.0%。

第二节　固体制剂分析

固体制剂（solid preparations）是以固体状态存在的剂型总称。常用的固体制剂包括片剂、胶囊剂、散剂和颗粒剂等。已有药物中约 70%的制剂为固体制剂，与液体制剂相比，其具有物理、化学稳定性好、生产成本低及携带方便等特点。在临床使用或新药开发中都属于首选剂型。本节内容主要介绍片剂和胶囊剂的制剂分析。

一、片 剂 分 析

片剂是指原料药物与适宜的辅料制成的圆形或异形的片状固体制剂。以口服片为主，还包括含片、口腔贴片、咀嚼片、泡腾片、缓释片、控释片和肠溶片等。常用辅料有淀粉、蔗糖和硬脂酸镁等。在片剂分析中，除常规检查外，还需进行必要的剂型检查。

（一）性状

片剂的外观应完整光洁，色泽均匀，硬度适宜，有一定的耐磨性，此外，不同药物的片剂还应符合各品种项下的性状描述。

（二）鉴别试验

片剂的鉴别试验，一般沿用相应原料药的鉴别方法；当辅料干扰药物的鉴别时，采用离心、过滤和提取分离等操作排除辅料的干扰后再进行试验，或选用选择性和分离度更好的色谱法（如 HPLC）来进行鉴别。

（三）剂型检查

1. 重量差异（weight variation）和含量均匀度（content uniformity） 是反应制剂中药物含量均匀程度的主要参数。当制剂中的主药与辅料均匀混合时，重量差异检查法是评价均匀度的主要方法，但在生产过程中，由于颗粒的均匀度和流动性相对较差、生产设备性能参差不齐等原因，会引起制剂中药物含量的均匀程度难以控制，此时，重（装）量差异无法满足制剂检查的要求，因此，对于小剂量和单剂量制剂，应对其进行含量均匀度检查。ChP2015 规定：每一个单剂标示量小于 25mg 或主药含量小于每一个单剂重量 25%者，如其品种项下规定含量均匀度应符合要求的制剂，均应检查含量均匀度。多种维生素或微量元素一般不检查含量均匀度。

（1）重量差异检查：片剂的重量差异是指按规定称量方法测得片剂时，每片重量与平均片重之间的差异。其具体检查方法如下：取供试品 20 片，精密称定总重量，求得平均片重后，再分别精密称定每片的重量，每片重量与平均片重比较（凡无含量测定的片剂或有标示片重的中药片剂，每片重量应与标示片重比较），按表 10-2 中的规定，超出重量差异限度的不得多于 2 片，并不得有 1 片超出限度 1 倍。

表 10-2　ChP2015 片剂的重量差异检查

平均片重或标示片重	重量差异限度
0.30g 以下	±7.5%
0.30g 及以上	±5%

糖衣片的片芯应检查重量差异并符合规定，包糖衣后不再检查重量差异。薄膜衣片应在包薄膜衣后检查重量差异并符合规定。

（2）含量均匀度检查：含量均匀度系指小剂量或单剂量的固体制剂、半固体制剂和非均相液体制剂的每片（个）含量符合标示量的程度。凡检查含量均匀度的制剂，一般不再检查重（装）量差异；当全部主成分均进行含量均匀度检查时，复方制剂一般亦不再检查重（装）量差异。

依据 ChP2015，含量均匀度检查法为：除另有规定外，取供试品 10 片（粒），照各品种项下规定的方法，分别测定每一个单剂以标示量为 100 的相对含量 X_i，

求其均值 $\bar{X}$、标准差 $S\left[S=\sqrt{\dfrac{\sum(X-\bar{X})^2}{n-1}}\right]$，以及标示量与均值之差的绝对值 $A(A=|100-\bar{X}|)$ 若 $A+2.2S\leqslant15.0$，则供试品的含量均匀度符合规定；若 $A+S>15.0$，则不符合规定；若 $A+2.2S>15.0$，且 $A+S\leqslant15.0$，则应另取供试品 20 片（粒）复试。根据初、复试结果，计算 30 个单剂的均值 $\bar{X}$、标准差 S 和标示量与均值之差的绝对值 A。再按下述公式计算并判定。当 $A\leqslant0.25\times15.0$ 时，若 $A^2+S^2<0.25\times15.0^2$，则供试品的含量均匀度符合规定；若 $A^2+S^2>0.25\times15.0^2$ 则不符合规定。当 $A>0.25\times15.0$ 时，若 $A+1.7S\leqslant15.0$，则供试品的含量均匀度符合规定；若 $A+1.7S>15.0$ 则不符合规定。

单剂量包装的口服混悬液、内充非均相溶液的软胶囊、胶囊型或泡囊型粉雾剂、单剂量包装的眼用、耳用、鼻用混悬剂、固体或半固体制剂 15.0 改为 20.0；透皮贴剂、栓剂 15.0 改为 25.0。如该品种项下规定含量均匀度的限度为±20%或其他数值时，15.0 改为 20.0 或其他相应的数值，判断式的系数不变。

2. 崩解时限和溶出度检查　口服是固体制剂的主要给药方式，药物溶解后，才能透过胃肠道吸收进入血液循环，片剂和胶囊剂在生产过程中需要添加黏合剂、崩解剂等辅料并压缩制备而成，因此口服后首先要崩解成小块或细小颗粒，随后才能将药物分子释放溶解，为了使其在规定时间达到理想的碎裂速度，通常要对片剂和胶囊剂的崩解时限进行检查。但与此同时，某些药物的药理作用较为强烈，如溶出速度过快，亦会产生不良影响，此时，就应对药物的溶出速度进行控制，如果仅靠崩解时限来评价固体制剂在体内的吸收显然是不完善的，况且颗粒剂和散剂等制剂亦不需要经过崩解的过程，就可直接分散后释放进入体内，从而提高吸收速度，由此可见，固体制剂的崩解也只是药物溶解进入体内的最初过程，并不能客观反映药物溶解的全貌，与崩解时限相比，溶出度更能客观的体现药物进入体内的吸收速度。其次，药物溶解进入血液循环后，必须达到一定的浓度才能发挥药效作用，而药物溶出并溶解于血液则是前提条件，如药物溶出的速率低于其在体内的吸收速率或消除速度，则一定程度上限制了其生物利用度。因此，固体制剂溶出度的检查是反映制剂质量的客观指标和间接评价其生物利用度的有效手段。

（1）崩解时限（disintegration）检查：崩解时限是指口服固体制剂在规定条件下全部崩解溶散或成碎粒，除不溶性包衣材料或破碎的胶囊壳外，应全部通过筛网。如有少量不能通过筛网，但已软化或轻质上漂且无硬心者，可作符合规定论。

ChP2015 崩解时限检查法：吊篮通过上端的不锈钢轴悬挂于支架上，浸入 1000ml 烧杯中，并调节吊篮位置使其下降至低点时筛网距烧杯底部 25mm，烧杯内盛有温度为 37℃±1℃的水，

调节水位高度使吊篮上升至高点时筛网在水面下 15mm 处，吊篮顶部不可浸没于溶液中，除另有规定外，取供试品 6 片，分别置上述吊篮的玻璃管中，启动崩解仪进行检查，各片均应在 15min 内全部崩解。如有 1 片不能完全崩解，应另取 6 片复试，均应符合规定。

口崩片的检查装置和方法与其他片剂不同，检查法为将不锈钢管固定于支架上，浸入 1000ml 杯中，杯内盛有温度为 37℃±1℃的水约 900ml，调节水位高度使不锈钢管最低位时筛网在水面下 15mm±1mm。取样品 1 片，置上述不锈钢管中进行检查，应在 1min 内全部崩解并通过筛网，如有少量轻质上漂或黏附于不锈钢管内壁或筛网，但无硬心者，可作符合规定论。重复测定 6 片，均应符合规定。

不同片剂所规定的崩解时限略有不同，具体见表 10-3。

表 10-3　不同片剂的崩解时限

片剂	崩解介质	崩解时限规定
普通片	水（37℃±1℃）	15min 内全部崩解
中药浸膏（半浸膏）片、全粉片	水	全粉片 30min 全部崩解，浸膏（半浸膏）片 60min 全部崩解
薄膜衣片	水或盐酸（9→1000）	30min 全部崩解
糖衣片	水	60min 全部崩解
肠溶片	盐酸（9→1000） 磷酸盐缓冲液（pH6.8）	盐酸中 120min 不崩解，磷酸盐缓冲液 60min 全部崩解
结肠定位肠溶片	盐酸（9→1000） 磷酸盐缓冲液（pH6.8 和 pH7.8～8.0）	盐酸和 pH6.8 中不崩解，pH7.8～8.0 60min 全部崩解
含片	水	10min 不应全部崩解
舌下片	水	5min 全部崩解
可溶片	水（20℃±5℃）	3min 全部崩解
泡腾片	取 1 片，置 250ml 烧杯（内有 200ml 温度为 20℃±5℃的水）中，即有许多气泡放出，当片剂或碎片周围的气体停止逸出，片剂应溶解或分散在水中，无聚集的颗粒剩留。同法检查 6 片，各片均应在 5min 内崩解	

（2）溶出度（dissolution）检查：溶出度是指活性药物从片剂、胶囊剂或颗粒剂等普通制剂在规定条件下溶出的速率和程度，在缓释和控释等制剂中也称为释放度。

除另有规定外，凡规定检查溶出度、释放度的制剂，不再进行崩解时限检查。

ChP2015 对溶出度检查的方法分为篮法、浆法、小杯法、桨碟法和转筒法。一般情况下，篮法适用于易漂浮药物和胶囊剂，对于崩解后颗粒易沉降的片剂也适用于此法；浆法适用于片剂；小杯法适用于小规格的制剂；而桨碟法和转筒法则用于透皮贴剂的释放度测定。

1）篮法：普通制剂测定前，应对仪器装置进行必要的调试，使转篮底部距溶出杯的内底部 25mm±2mm。分别量取溶出介质置各溶出杯内，实际量取的体积与规定体积的偏差应为±1%，待溶出介质温度恒定在 37℃±0.5℃后，取供试品 6 片（粒），分别投入 6 个干燥的转篮内，将转篮降入溶出杯中；注意避免供试品表面产生气泡，立即按各品种项下规定的转速启动仪器，计时；至规定的取样时间（实际取样时间与规定时间的差异不得过±2%），吸取溶出液适量（取样位置应在转篮或桨叶顶端至液面的中点，距溶出杯内壁 10mm 处；需多次取样时，所量取溶出介质的体积之和应在溶出介质的 1%之内，如超过总体积的 1%时，应及时补充相同体积的温度为 37℃±0.5℃的溶出介质，或在计算时加以校正），立即用适当的微孔滤膜滤过，自取样至滤过应在 30s 内完成。取澄清滤液，照该品种项下规定的方法测定，计算每片（粒）的溶出量。

2）浆法：将搅拌桨代替转篮，取供试品 6 片（粒），分别投入 6 个干燥的溶出杯内，当品种项下规定需要使用沉降篮时，可将胶囊剂先装入规定的沉降篮内；品种项下未规定使用沉降篮时，如胶囊剂浮于液面，可用一小段耐腐蚀的细金属丝轻绕于胶囊外壳。

3）小杯法：对仪器进行调试，使桨叶底部距溶出杯的内底部 15mm±2mm。分别量取溶出介质置各溶出杯内，介质的体积 150～250ml，胶囊如浮于水面，可与浆法操作相同处置。

结果判定：除另有规定外，符合下述条件之一者，可判为符合规定：①6 片中，每片的溶出量按标示量计算，均不低于规定限度 Q；②6 片中，如有 1、2 片低于 Q，但不低于 Q–10%，且其平均溶出量不低于 Q；③6 片中，有 1、2 片低于 Q，其中仅有 1 片低于 Q–10%，但不低于 Q–20%，且其平均溶出量不低于 Q 时，应另取 6 片复试；初试、复试的 12 片中有 1～3 片低于 Q，其中仅有 1 片低于 Q–10%，但不低于 Q–20%，且其平均溶出量不低于 Q。以上结果判断中所示的 10%、20%是指相对于标示量的百分率（%）。

（3）释放度检查：在缓释制剂、控释制剂、肠溶制剂和透皮贴剂等制剂中溶出度也称释放度。释放的具体检查方法如下所示。

1）缓释制剂和控制制剂：仪器装置和操作方法同溶出度测定法，但至少采用三个取样时间点，在规定取样时间点，吸取溶液适量，及时补充相同体积的温度为 37℃±0.5℃的溶出介质，滤过，自取样至滤过应在 30s 内完成。照各品种项下规定的方法测定，计算每片的溶出量。

结果判定：除另有规定外，符合下述条件之一，可判为符合规定：①6 片中，每片在每个时间点测得的溶出量按标示量计算，均未超出规定范围；②6 片中，在每个时间点测得的溶出量，如有 1、2 片超出规定范围，但未超出规定范围的 10%，且在每个时间点测得的平均溶出量未超出规定范围；③6 片中，在每个时间点测得的溶出量，如有 1、2 片超出规定范围，其中仅有 1 片超出规定范围的 10%，但未超出规定范围的 20%，且其平均溶出量未超出规定范围，应另取 6 片复试；初试、复试的 12 片中，在每个时间点测得的溶出量，如有 1～3 片超出规定范围，其中仅有 1 片超出规定范围的 10%，但未超出规定范围的 20%，且其平均溶出量未超出规定范围。以上结果判断中所示超出规定范围的 10%、20%是指相对于标示量的百分率（%），其中超出规定范围 10%是指：每个时间点测得的溶出量不低于低限的–10%，或不超过高限的+10%；每个时间点测得的溶出量应包括最终时间测得的溶出量。

2）肠溶制剂

a. 方法 1

酸中溶出量：分别量取 0.1mol/L 盐酸溶液 750ml 置各溶出杯内，取供试品 6 片分别投入转篮或溶出杯中，2h 后按规定取样。按各品种项下规定的方法测定计算每片的酸中溶出量。

缓冲液中溶出量：上述酸液中加入 0.2mol/L 磷酸钠溶液 250ml（必要时 2mol/L 盐酸溶液或 2mol/L 氢氧化钠溶液调节 pH 至 6.8），继续运转 45min，或按各品种项下规定的时间取样，计算每片的缓冲液中溶出量。

b. 方法 2

酸中溶出量：除另有规定外，量取 0.1mol/L 盐酸溶液 900ml，注入每个溶出杯中，照方法 1 酸中溶出量项下进行测定。

缓冲液中溶出量：弃去上述各溶出杯中酸液，立即加入磷酸盐缓冲液（pH6.8）（取 0.1mol/L 盐酸溶液和 0.2mol/L 磷酸钠溶液，按 3∶1 混合均匀，必要时用 2mol/L 盐酸溶液或 2mol/L 氢氧化钠溶液调节 pH 至 6.8）900ml，或将每片转移入另一盛有磷酸盐缓冲液（pH6.8）900ml 的溶出杯中，照方法 1 缓冲液中溶出量项下进行测定。

结果判定：除另有规定外，符合下述条件之一者，可判为符合规定。酸中溶出量：①6 片中，每片的溶出量均不大于标示量的 10%；②6 片中，有 1、2 片大于 10%，但其平均溶出量不大于 10%。缓冲液中溶出量：①6 片中，每片的溶出量按标示量计算均不低于规定限度 Q；除另有规定外，Q 应为标示量的 70%；②6 片中仅有 1、2 片低于 Q，但不低于 Q–10%，其平均溶出量不低于 Q；③6 片中如有 1、2 片低于 Q，其中仅有 1 片低于 Q–10%，但不低于 Q–20%，且其平均溶出量不低于 Q 时，应另取 6 片复试；初试、复试的 12 片中有 1～3 片低于 Q，其中仅有 1 片低于 Q–10%，但不低于 Q–20%，且其平均溶出量不低于 Q。

3）透皮贴剂：释放度常用桨碟法和转筒法测定，在桨碟法中，装置与浆法类似，但溶出介质温度为 32℃±0.5℃，并另用两层碟片固定贴剂，溶出面朝上，尽可能使其保持平整。再将网碟水平放置于溶出杯下部，并使网碟与桨底旋转面平行，两者相距 25mm±2mm。而在转筒法中，用转筒代替桨叶，并将贴剂无药物一面黏附于转筒上，保持转筒底部距溶出杯内底部 25mm±2mm。以上两种操作方法中，取样要求同缓释和控释制剂。

在以上溶出度和释放度测定方法中，如采用原位光纤实时测定时，辅料的干扰应可以忽略，或可以通过设定参比波长等方法消除；原位光纤实时测定主要适用于溶出曲线和缓释制剂溶出度的测定。

（4）溶出度检查注意事项

1）溶出仪的各项机械性能应符合规定，还应用溶出度标准片对仪器进行性能确认试验，按照标准片的说明书操作，试验结果应符合标准片的规定。

2）溶出介质应使用各品种项下规定的溶出介质，除另有规定外，室温下体积为 900ml，并应新鲜配制和经脱气处理；如果溶出介质为缓冲液，当需要调节 pH 时，一般调节 pH 至规定 pH±0.05。

3）如胶囊壳对分析有干扰，应取不少于 6 粒胶囊，除尽内容物后，置一个溶出杯内，按该品种项下规定的分析方法测定空胶囊的平均值，作必要的校正。如校正值大于标示量的 25%，试验无效。如校正值不大于标示量的 2%，可忽略不计。

（5）溶出度检查的影响因素：在溶出度检查中，溶出仪的性能和试验操作的规范性是影响其结果的直接因素，另外，实验数据处理及药品质量标准的设置等也会对试验造成一定的影响。

在试验开始前，应对试验用的溶出仪的各项参数进行检查，如转速、温度控制、转轴和桨片的薄厚等是否准确，保证仪器的各项指标符合药典的要求。试验中溶出仪应放置于平稳的台面上，保证仪器运行时不产生明显的晃动；搅拌轴、桨叶和转篮之间的距离设置应符合药典规范，并不应有吸附反应从而干扰有效成分的测定。仪器使用一段时间或维修后，应使用校正片对仪器性能进行再验证。

溶出度的测定是待测药物在溶出介质中的释放，因此，溶出介质的类型、温度等都会影响试验的结果。

1）溶出介质的类型：一般根据待测药物的理化性质、溶解度及制剂规格来选择。通常，溶出介质首选新鲜脱气纯化的水，其次为 0.1mol/L 的盐酸、缓冲液（pH3～8）、人工胃液和人工肠液等。需要在胃部溶出吸收的制剂或肠溶制剂，可选择酸性溶液或人工胃液进行溶出度检查，如 ChP2015 中阿司匹林片以盐酸溶液（稀盐酸 24ml 加水至 1000ml，即得）500ml 为溶出介质；而奥美拉唑肠溶片，以氯化钠的盐酸溶液（取氯化钠 1g，加盐酸 3.5ml，加水至 500ml）500ml 为溶出介质，经 120min 时，立即将转篮升出液面，供试片均不得有变色、裂缝或崩解等现象。对于在肠道溶出的，可选择高 pH 范围缓冲液作为适宜介质，如奥美拉唑肠溶片，检查其在酸性介质中的溶出情况后，随即加入预热至 37℃的 0.235mol/L 磷酸氢二钠溶液 400ml 进行测定。对水溶性较差的药物，可选择添加适量表面活性剂或有机溶剂作为溶出介质。例如，ChP2015 中尼莫地平片以 0.1mol/L 盐酸溶液-乙醇（70∶30）900ml 为溶出介质。但对于缓释、控制制剂中的难溶性药物则不宜采用有机溶剂，可加少量表面活性剂（如十二烷基硫酸钠等）来进行溶出度的检查。

2）溶出介质的温度和体积：溶出介质的温度是模拟体内环境的温度来设定的，ChP2015 规定普通制剂溶出度检查的介质温度为 37℃±0.5℃，贴剂为 32℃±0.5℃。根据 Noyes-Whiteney 方程：

$$\mathrm{d}m/\mathrm{d}t=KS(C_{\mathrm{sat}}-C_{\mathrm{sol}})$$

式中，$\mathrm{d}m/\mathrm{d}t$ 为溶出速度；K 为溶出速率常数；S 为固体表面积；C_{sat} 为待测药物饱和溶液浓度；

C_{sol} 为任一时间待测药物浓度。只有当温度恒定时，K 溶出速率常数才是确定的。温度升高，药物的溶解度增大，扩散增强，溶出速度加快。温度每改变 1℃，溶出速率的变化就可能超过 5%。因此为保持介质的温度恒定，不仅需要维持水浴的温度至 37℃ ± 0.5℃（或 32℃ ± 0.5℃），通常溶出杯都会加盖，防止液体自然蒸发带来的温度影响。

除温度外，溶出度对于溶出介质的体积也有规定，上式方程中，为保证 $C_{sat} \gg C_{sol}$，溶出介质体积应尽可能大，一般一个计量单位的溶出介质体积为 900ml，根据药物规格不同，也略有区别。例如，ChP2015 中阿司匹林片 50mg 规格以 500ml 盐酸溶液为溶出介质，而 0.1g、0.3g、0.5g 规格盐酸溶液体积为 1000ml。其次，溶出介质体积在取样前后也应保持一致，以免对检查带来影响，ChP2015 规定需多次取样时，所量取溶出介质的体积之和应在溶出介质的 1%之内，如超过总体积的 1%时，应及时补充相同体积和温度的溶出介质。

3）溶出介质中的气体：溶出介质使用前都需要进行脱气，以确保不对待测药物的检查产生干扰，主要存在有物理干扰和化学干扰。物理干扰包括：①气体减少药物与溶出介质的接触面积，影响药物的溶出；②气体易附着在崩解颗粒的表面，阻碍其进一步解离，影响溶出；③气体易附着于溶出杯壁、桨叶和转篮空隙等仪器表面，譬如转篮空隙中吸附的气泡由于张力会形成气体障碍，从而阻碍药物从转篮向溶出介质的扩散，使药物的溶出减慢。化学干扰包括：①气体中溶解的氧气，会使一些易氧化的药物发生氧化而对溶出度产生影响，对于易氧化的药物，脱气处理应更为严格，其次，还可通入 N_2 除去氧气后，再进行脱气处理来避免待测药物的氧化；②气体中的 CO_2 在溶出介质中会形成 H^+和 HCO_3^- 离子，导致溶出介质的 pH 降低，溶解度受 pH 影响的药物，溶出度就会受到影响，其次，受 pH 影响的辅料也会因 pH 的改变，导致药物制剂崩解的时间发生变化，从而影响溶出度的检查。

试验操作对溶出度检查的影响因素还包括：转速的设置、过滤方法、取样的位置、时间和次数等。溶出度的测定主要是模拟人体的内环境，如胃、小肠等来反映药物在体内的溶出情况，因此，在设置转速时，不能人为地降低或增加转速，使药物的溶出减慢或加快，从而得到理想的溶出曲线。大部分制剂中的难溶性辅料在溶出介质中会形成颗粒，混悬在样品中，必须过滤后才能测定，因此，滤器的材料应避免对待测样品产生吸附，通常可以选择取续滤液来进行测定，避免滤器干扰造成的测定误差。取样时应采用标准取样器，位置应在转篮或桨叶顶端至液面的中点，距溶出杯内壁 10mm 处；多次取样时，应及时补充相同体积和温度的溶出介质。

药典制剂通则的设置也会对溶出度的结果产生影响。例如，ChP2015 在溶出度测定第二法（桨法）中，对于药物制剂规定项下，不使用沉降篮的，如胶囊剂浮于液面，可用一小段耐腐蚀的细金属丝轻绕于胶囊外壳，帮助其沉降，从而对不同批次，不同厂家制剂的溶出度检查结果带来影响。

3. 微生物限度检查　ChP2015 对片剂的微生物限度检查也进行了规定，以动物、植物和矿物来源的非单体成分制成的片剂，生物制品片剂，以及黏膜或皮肤炎症或腔道等局部用片剂（如口腔贴片、外用可溶片、阴道片和阴道泡腾片等），照微生物计数法和控制菌检查法及非无菌药品微生物限度标准检查，应符合规定。规定检查杂菌的生物制品片剂，可不进行微生物限度检查。

4. 其他　除以上制剂检查项目外，阴道泡腾片需检查发泡量，分散片需检查分散均匀性，具体方法参照 ChP2015“制剂通则”。

（四）含量测定

片剂的含量测定主要是排除辅料对于待测药物的干扰。

1. 糖类的干扰和排除　片剂制剂过程中使用的乳糖本身就具有还原性，而淀粉、蔗糖等辅料也能水解后产生还原性的葡萄糖，这些糖类物质均能干扰氧化还原滴定法的测定，尤其是当滴定反应使用强的氧化剂时干扰更易发生。因此，在选择滴定分析法时，应避免使用高锰酸钾、溴酸钾等强氧化性物质作为滴定剂。同时，可设置阴性对照试验来检查辅料对于滴定剂的消耗，如有干扰，可采用过滤法排除，或采用其他测定方法。

例 10-3：ChP2015 硫酸亚铁和硫酸亚铁片的含量测定

硫酸亚铁：取本品约 0.5g，精密称定，加稀硫酸与新沸过的冷水各 15ml 溶解后，立即用高锰酸钾滴定液（0.02mol/L）滴定至溶液显持续的粉红色。每 1ml 高锰酸钾滴定液（0.02mol/L）相当于 27.80mg 的 $FeSO_4 \cdot 7H_2O$。

硫酸亚铁片：取本品 10 片，置 200ml 量瓶中，加稀硫酸 60ml 与新沸过的冷水适量，振摇使硫酸亚铁溶解，用新沸过的冷水稀释至刻度，摇匀，用干燥滤纸迅速滤过，精密量取续滤液 30ml，加邻二氮菲指示液数滴，立即用硫酸铈滴定液（0.1mol/L）滴定。每 1ml 硫酸铈滴定液（0.1mol/L）相当于 27.80mg 的 $FeSO_4 \cdot 7H_2O$。

例中，在硫酸亚铁片的含量测定时，采用氧化性弱的硫酸铈，来排除还原性辅料的干扰。

2. 硬脂酸镁的干扰和排除 硬脂酸镁（$C_{36}H_{70} \cdot MgO_4$）作为片剂中常用的润滑剂，含量的多少不仅可以影响片剂的光滑性，过量的硬脂酸镁由于其疏水性还会影响药物的溶出度。在片剂含量测定中，硬脂酸镁还会干扰配位滴定法和非水滴定法的测定。

（1）配位滴定法：在 pH10 左右，Mg^{2+}可以和 EDTA 形成稳定的配位化合物（稳定常数 $\lg K_{MY}$ 为 8.64），如果金属离子与 EDTA 形成的配位化合物不如 Mg^{2+}稳定，就会干扰其含量的测定，此时，可通过控制 pH 或加入掩蔽剂来排除 Mg^{2+}的影响。例如，在 ChP2015 氢氧化铝片的含量测定中，加乙酸-乙酸铵缓冲液（pH 6.0）10ml，再精密加乙二胺四乙酸二钠滴定液进行含量测定，同时做空白对照。Mg^{2+}与 EDTA 配位时的最低 pH 为 9.7，在 pH6.0 条件下，只有 Al^{3+}与 EDTA 形成配位化合物。另外，可在 pH6.0～7.5 条件下，加入掩蔽剂酒石酸，与 Mg^{2+}形成更稳定的配位化合物将其掩蔽。

（2）非水滴定法：硬脂酸根离子（$C_{17}H_{35}COO^-$）在冰醋酸中碱性增强，能够被高氯酸滴定从而干扰非水滴定法。片剂中主药含量高，硬脂酸镁含量低时，可忽略其影响。否则，硬脂酸镁就会使含量测定结果偏高。对于脂溶性药物，则可用适当有机溶剂提取后，再用非水滴定法进行测定；其次，由于硬脂酸镁无紫外吸收，如不能排除干扰，则可选择 UV 进行含量测定。

例 10-4：ChP2015 硫酸奎宁及其片剂的含量测定

硫酸奎宁：取本品约 0.2g，精密称定，加冰醋酸 10ml 溶解后，加乙酸酐 5ml 与结晶紫指示液 1、2 滴，用高氯酸滴定液（0.1mol/L）滴定至溶液显蓝绿色，并将滴定的结果用空白试验校正。每 1ml 高氯酸滴定液（0.1mol/L）相当于 24.90mg 的 $(C_{20}H_{24}N_2O_2)_2 \cdot H_2SO_4$。

硫酸奎宁片：取本品 20 片，除去包衣后，精密称定，研细，精密称取适量（约相当于硫酸奎宁 0.3g），置分液漏斗中，加氯化钠 0.5g 与 0.1mol/L 氢氧化钠溶液 10ml，混匀，精密加三氯甲烷 50ml，振摇 10min，静置，分取三氯甲烷液，用干燥滤纸滤过，精密量取续滤液 25ml，加乙酐 5ml 与二甲基黄指示液 2 滴，用高氯酸滴定液（0.1mol/L）滴定至溶液显玫瑰红色，并将滴定的结果用空白试验校正。每 1ml 高氯酸滴定液（0.1mol/L）相当于 19.57mg 的 $(C_{20}H_{24}N_2O_2)_2 \cdot H_2SO_4 \cdot 2H_2O$。

在例 10-4 硫酸奎宁片的含量测定中，为排除辅料的干扰，采用三氯甲烷提取过滤后，再用非水滴定法进行测定。

ChP2015 中盐酸氯丙嗪及其片剂、盐酸去氯羟嗪及其片剂和盐酸吗啡及其片剂等，原料药无辅料干扰，均采用非水滴定，而片剂则采用紫外-可见分光光度法测定含量。

3. 滑石粉的干扰 滑石粉加入片剂中主要是改善颗粒的流动性，起到一定的助流作用。滑石粉在水中不易溶解，当采用紫外-可见分光光度法测定药物含量时就会产生干扰。药物是水溶性时，可溶解后过滤，除去滑石粉；如果药物是脂溶性，则可用有机溶剂提取后测定排除干扰。

片剂含量测定的结果主要以标示量来表示，ChP2015 中对盐酸吗啡片含量的描述：本品含盐酸吗啡（$C_{17}H_{19}NO_3 \cdot HCl \cdot 3H_2O$）应为标示量的93.0%～107.0%。

二、胶囊剂分析

胶囊剂是指原料药物或与适宜辅料充填于空心胶囊或密封于软质囊材中制成的固体制剂，可分为硬胶囊、软胶囊（胶丸）、缓释胶囊、控释胶囊和肠溶胶囊，主要供口服用。

（一）性状

胶囊剂应整洁，不得有黏结、变形、渗漏或囊壳破裂等现象，并应无异臭，小剂量原料药物应混合均匀。其次还应符合各品种项下的性状描述。

（二）鉴别试验

胶囊剂的鉴别试验一般与原料药相同，辅料干扰鉴别时处置方法与片剂相同。

（三）制剂检查

1. 重量差异检查　取供试品20粒（中药取10粒），分别精密称定重量，倾出内容物（不得损失囊壳），硬胶囊囊壳用小刷或其他适宜的用具拭净；软胶囊或内容物为半固体或液体的硬胶囊囊壳用乙醚等易挥发性溶剂洗净，置通风处使溶剂挥尽，再分别精密称定囊壳重量，求出每粒内容物的装量与平均装量。每粒装量与平均装量相比较（有标示装量的胶囊剂，每粒装量应与标示装量比较），超出装量差异限度的不得多于2粒，并不得有1粒超出限度1倍，具体参数见表10-4。

表10-4　ChP2015胶囊剂的重量差异检查

平均片重或标示片重	重量差异限度
0.30g以下	±10%
0.30g及以上	±7.5%（中药±10%）

2. 崩解时限检查　具体检查法见片剂分析，不同胶囊剂的崩解时限要求略有不同（表10-5）。凡规定检查溶出度或释放度的胶囊剂，一般不再进行崩解时限的检查。

3. 含量均匀度和溶出度检查　方法参见本节片剂剂型检查。

4. 微生物限度检查　以动物、植物、矿物来源的非单体成分制成的胶囊剂，生物制品胶囊剂，照非无菌产品微生物限度检查，应符合规定。规定检查杂菌的生物制品胶囊剂，可不进行微生物限度检查。

表10-5　不同胶囊剂的崩解时限

胶囊剂	崩解介质	崩解时限规定
硬胶囊或软胶囊	水/人工胃液	硬胶囊30min全部崩解，软胶囊60min全部崩解
肠溶胶囊	盐酸溶液（9→1000） 人工肠液（含胰酶）（pH6.8）	盐酸中120min不崩解，人工肠液中60min全部崩解
结肠肠溶胶囊	盐酸溶液（9→1000） 磷酸盐缓冲液（pH6.8或pH7.8）	盐酸中120min不崩解，pH6.8中180min不崩解，pH7.8中60min全部崩解

（四）含量测定

检查装量差异的胶囊剂含量测定时不需另取样品，直接量取装量差异项下的内容物研细，混合均匀，精密称取适量（约相当于规定称样量），按照规定方法进行含量测定；对含量均匀度进行检查的胶囊剂需重新取样20粒，精密称定，计算平均装量，来进行药物的含量测定。

第三节　液体制剂分析

液体制剂（liquid preparations）是指药物分散在适宜的分散介质中制成的可供内服或外用的液体形态的制剂。液体制剂品种多样，临床应用广泛，主要包括溶液型注射液、眼用液体制剂、糖浆剂、乳剂、混悬液、洗剂、搽剂、滴鼻剂和灌肠剂等。

一、液体制剂的特点和分类

（一）液体制剂的特点

与其他制剂相比，液体制剂具有以下优点：①药物以分子的或微粒的状态分散在介质中，分散度大、吸收快和起效迅速；②有效成分分散均匀，易于控制剂量，服用方便，如布洛芬混悬液更适用于儿童患者；③能够降低药物的刺激性，可以避免固体药物（如溴化物）造成的胃肠道刺激；④给药途径多样，可用于内服，也可用于皮肤、黏膜和腔道，还可注射给药。与此同时，液体制剂也存在不足，譬如分散度大的同时，药物的化学稳定性较差，容易降解，降低药效；水溶性液体制剂容易霉变，非均相液体制剂粒子表面积大，物理稳定性较差；液体制剂对包装要求较高，同时体积较大，贮藏、携带及运输都多有不便。

（二）液体制剂的分类

1. 按分散体系分类　见表10-6。

表10-6　液体制剂按分散体系分类

液体制剂		
均相液体制剂	低分子溶液剂	溶液剂
（分子状态分散，热力学稳定）	低分子药物	
	微粒＜1nm	
	高分子溶液剂	胶体溶液剂
	高分子化合物微粒＜100nm	（亲水和疏水）
非均相液体制剂	溶胶剂	
（微粒状态分散，热力学不稳定）	不溶性药物纳米粒分散	
	微粒＜100nm	
	乳剂	乳剂
	不溶性液体药物乳滴分散	
	微粒＞100nm	
	混悬剂	混悬剂
	不溶性固体药物微粒分散	
	微粒＞500nm	

2. 按给药途径分类　主要分为内服液体制剂和外用液体制剂。内服液体制剂包括糖浆剂、乳剂和混悬液等；外用制剂包括洗剂、搽剂、滴鼻剂和灌肠剂等。

3. 按是否无菌分类　注射剂和眼用制剂也属于液体制剂的范畴，但两类制剂除了要做到工艺稳定、质量可控外，使用前必须始终处于无菌状态，又被称为无菌制剂。因此，本节内容将液体制剂分为无菌型液体制剂（注射剂、眼用制剂和冲洗剂等）和非无菌型液体制剂（混悬剂、糖浆剂、酊剂和肛肠剂等）两大类进行介绍。此处的“无菌”主要是根据 ChP2015“制剂通则”制剂检查项下是否需要进行“无菌”检查来划分的。

二、无菌型液体制剂的分析

无菌型液体制剂的分析主要阐述注射剂和眼用制剂的分析，其他无菌制剂，如冲洗剂、涂剂和涂膜剂（用于烧伤和严重创伤）等，制剂检查方法多有相似，则不再赘述。

（一）注射剂分析

注射剂是指原料药物或与适宜的辅料制成的供注入体内的无菌制剂。注射剂可分为注射液、注射用无菌粉末与注射用浓溶液等。注射液是指原料药物或与适宜的辅料制成的供注入人体内的无菌液体制剂，包括溶液型、乳状液型或混悬型等注射液。可用于皮下注射、皮内注射、肌内注射、静脉注射和静脉滴注等。本节主要对溶液型注射液的分析进行介绍。

1. 性状和鉴别 溶液型注射液应澄清，混悬型注射液中原料药物粒径应控制在 15μm 以下，若有可见沉淀，振摇时应容易分散均匀。乳状液型注射液，不得有相分离现象，其次，还应符合正文品种项下的性状。

溶液型注射液的鉴别一般选取原料药鉴别项下的试验 1、2 项，并添加色谱法、光谱法等项目组成一组鉴别试验。

例 10-5：ChP2015 艾司唑仑及其注射液的鉴别

艾司唑仑：①取本品约 10mg，加盐酸溶液（1→2）15ml，缓缓煮沸 15min，放冷，溶液显芳香第一胺类的鉴别反应；②取本品约 1mg，加稀硫酸 1、2 滴，置紫外光灯（365mn）下检视，显天蓝色荧光；③本品的红外光吸收图谱应与对照的图谱一致。

艾司唑仑注射液：①取本品适量（约相当于艾司唑仑 1mg），加稀硫酸 2 滴，置紫外光灯（365nm）下检视，显天蓝色荧光；②在含量测定项下记录的色谱图中，供试品溶液主峰的保留时间应与对照品溶液主峰的保留时间一致。

在例 10-5 中，艾司唑仑注射液选取原料药中的化学鉴别试验一项，另外添加含量测定色谱图中主峰保留时间与对照品的比对一项共同组成其鉴别试验。

2. 制剂检查

（1）装量：在注射液使用前，为保证其注射液用量不少于标示量从而保证临床用药要求，注射液及注射浓溶液需检查装量。

检查法：供试品标示装量不大于 2ml 者，取供试品 5 支，2ml 以上至 50ml 者，取供试品 3 支。开启时注意避免损失，将内容物分别用相应体积的干燥注射器及注射针头抽尽，然后缓慢连续地注入经标化的量入式量筒内（量筒的大小应使待测体积至少占其额定体积的 40%，不排尽针头中的液体），在室温下检视。测定油溶液、乳状液或混悬液时，应先加温（如有必要）摇匀，再用干燥注射器及注射针头抽尽后，同前法操作，放冷（加温时），检视。每支的装量均不得少于其标示量。

生物制品多剂量供试品：取供试品 1 支，按上述步骤测定单次剂量，应不低于标示量。标示装量为 50ml 以上的注射液及注射用浓溶液照最低装量检查法检查，应符合规定。

（2）渗透压摩尔浓度：溶剂通过半透膜（如人体的细胞膜或毛细血管壁）由低浓度向高浓度溶液扩散的现象称为渗透，阻止渗透所需要施加的压力，称为渗透压。在溶质扩散或生物膜液体转运过程中，渗透压都起着极其重要的作用。因此，在制备注射剂、眼用液体制剂等药物制剂时，必须关注其渗透压。处方中添加了渗透压调节剂的制剂，均应控制其渗透压摩尔浓度。通常以每千克溶剂中溶质的毫渗透压摩尔来表示，可按下列公式计算毫渗透压摩尔浓度（mOsmol/kg）：

$$毫渗透压摩尔浓度 = \frac{每千克溶剂中溶解的溶质克数}{分子质量} \times n \times 100\%$$

依据 ChP2015，渗透压摩尔浓度采取测定溶液的冰点下降来间接进行测定。

（3）可见异物：是指存在于注射剂、眼用液体制剂和无菌原料药中，在规定条件下目视可以观测到的不溶性物质，其粒径或长度通常大于 50μm。可见异物的检查一方面可以保证制剂的临床使用安全，避免其导致的过敏反应、微循环障碍及血管栓塞等；其次，还可间接对制剂的容器处理、生产环境等进行控制，保证注射剂的生产质量。

注射剂、眼用液体制剂应在符合 GMP 的条件下生产，产品在出厂前应采用适宜的方法逐一检查并同时剔除不合格产品。临用前，需在自然光下目视检查（避免阳光直射），如有可见异物，不得使用。

实验室检测时应避免引入可见异物。供试品的容器不适于检查（如透明度不够、不规则形状容器等），需转移至适宜容器中时，均应在 100 级的洁净环境中（如层流净化台）进行。用于本试验的供试品，必须按规定随机抽样。

可见异物的检测方法主要有灯检法和光散射法。

1）灯检法：此法应在暗室中进行，检察人员远距离和近距离视力测验，均应 4.9 及以上（矫正后视力应为 5.0 及以上），应无色盲。

检查法：取规定量注射液供试品 20 支（瓶），除去容器标签，擦净容器外壁，必要时将药液转移至洁净透明的适宜容器内，将供试品置遮光板边缘处，光照度应为 1000～1500lx，用透明塑料容器包装、棕色透明容器包装的供试品或有色供试品溶液，光照度应为 2000～3000lx；混悬型供试品或乳状液，光照度应增加至约 4000lx。在明视距离（指供试品至人眼的清晰观测距离，通常为 25cm），分别在黑色和白色背景下，手持容器颈部，轻轻旋转和翻转容器（但应避免产生气泡），使药液中可能存在的可见异物悬浮，目视检查，重复观察，总检查时限为 20s。

供试品装量每支在 10ml 及以下的，每次检查可手持 2 支，50ml 或以上大容量注射液按直、横、倒三步法旋转检视。供试品溶液中有大量气泡产生影响观察时，需静置足够时间至气泡消失后检查。

结果判定：供试品中不得检出金属屑、玻璃屑、长度超过 2mm 的纤维、最大粒径超过 2mm 的块状物，静置一定时间后轻轻旋转时不得检出肉眼可见的烟雾状微粒沉积物、无法计数的微粒群或摇不散的沉淀，以及在规定时间内较难计数的蛋白质絮状物等明显可见异物。供试品中微细可见异物，包括点状物、2mm 以下的短纤维和块状物等，生化药品中半透明的小于约 1mm 的细小蛋白质絮状物等，应符合表 10-7。

2）光散射法：当一束单色激光照射溶液时，溶液中存在的不溶性物质使入射光发生散射，散射的能量与不溶性物质的大小有关。光散射法即通过对溶液中不溶性物质引起的光散射能量的测量，并与规定的阈值比较，以检查可见异物。

检查法：除另有规定外，取供试品 20 支，除去不透明标签，擦净容器外壁，置仪器检测装置上，从仪器提供的菜单中选择与供试品规格相应的测定参数，并根据供试品瓶体大小对参数进行适当调整后，启动仪器，将供试品检测 3 次并记录检测结果。凡仪器判定有 1 次不合格者，可用灯检法确认。用深色透明容器包装或液体色泽较深等灯检法检查困难的品种不用灯检法确认。

结果判定：同灯检法。

表 10-7　细微可见异物限度结果判定

类别			细微可见异物限度	
			初试 20 支（瓶）	初试、复试 40 支（瓶）
生物制品	注射液		装量<50ml，≤3	>2 支不符合规定
	滴眼剂		装量>50ml，≤5	>3 支不符合规定
			1 支符合规定；	
			>2 支复试；	
			>3 支不符合规定	
非生物制品	注射液	静脉	1 支复试；	>1 支不符合规定
			2 支不符合规定	
		非静脉	1、2 支复试；	>2 支不符合规定
			>2 支不符合规定	
	滴眼剂		1 支符合规定；	>3 支不符合规定
			2、3 支复试；	
			>3 支不符合规定	

（4）不溶性微粒：是可见异物检查合格后，检查静脉用注射剂（溶液型注射液、注射用无菌粉末和注射用浓溶液）及供静脉注射用无菌原料药中不溶性微粒（<50μm）的大小及数量。检查的方法包括光阻法和显微计数法。

当光阻法测定结果不符合规定或供试品不适于用光阻法测定时，应采用显微计数法进行测定，并以显微计数法的测定结果作为判定依据。光阻法不适用于黏度过高和易析出结晶的制剂，也不适用于进入传感器时容易产生气泡的注射剂。对于黏度过高，采用两种方法都无法直接测定的注射液，可用适宜的溶剂稀释后测定。

1）光阻法：仪器包括取样器、传感器和数据处理器三部分。当液体中的微粒通过一窄细检测通道时，与液体流向垂直的入射光，由于被微粒阻挡而减弱，因此由传感器输出的信号降低，这种信号变化与微粒的截面积大小相关。从而待测样品中微粒的大小和数量。仪器测量粒径范围为 2～100μm，检测微粒浓度为 0～10 000 个/ml。仪器每 6 个月至少校准一次。

标示量 25ml 以上（包括 25ml）的静脉用注射，取供试品至少 4 个，用水将容器外壁洗净，小心翻转 20 次，使溶液混合均匀，立即小心开启容器，先倒出部分供试品溶液冲洗开启口及取样杯，再将供试品溶液倒入取样杯中，静置 2min 或适当时间脱气泡，置于取样器上（或将供试品容器直接置于取样器上）。开启搅拌，使溶液混匀（避免气泡产生），每个供试品依法测定至少 3 次，每次取样应不少于 5ml，记录数据，弃第一次测定数据，取后续测定数据的平均值作为测定结果。

标示装量为 25ml 以下样品按上法混合均匀后直接静置 2min 或适当时间脱气泡，小心开启容器，直接将供试品容器置于取样器上，开启搅拌或以手缓缓转动，使溶液混匀（避免产生气泡），由仪器直接抽取适量溶液（以不吸入气泡为限），测定并记录数据。

结果判定：标示装量为 100ml 以上的静脉用注射液除另有规定外，每 1ml 中含 10μm 及以上的微粒数不得过 25 粒，含 25μm 及以上的微粒数不得过 3 粒；标示装量为 100ml 以下的静脉用注射液、静脉注射用无菌粉末、注射用浓溶液及供注射用无菌原料药除另有规定外，每个供试品容器中含 10μm 及以上的微粒数不得过 6000 粒，含 25μm 及以上的微粒数不得过 600 粒。

2）显微计数法：标示装量为 25ml 或 25ml 以上的静脉用注射液，取供试品至少 4 个，用水将容器外壁洗净，在洁净工作台上小心翻转 20 次，使溶液混合均匀，立即小心开启容器，用适宜的方法抽取或量取供试品溶液 25ml，沿滤器内壁缓缓注入经预处理的滤器（滤膜直径 25mm）中。静置 1min，缓缓抽滤至滤膜近干，再用微粒检查用水 25ml，沿滤器内壁缓缓注入，洗涤并抽滤至滤膜近干，然后用平头镊子将滤膜移置平皿上（必要时，可涂抹极薄层的甘油使滤膜平整），微启盖子使滤膜适当干燥后，将平皿闭合，置显微镜载物台上。调好入射光，放大 100 倍进行显微测量，分别测定有效滤过面积上最长粒径大于 10μm 和 25μm 的微粒数。

标示装量为 25ml 以下的静脉用注射液，操作同上，用适宜的方法直接抽取每个容器中的全部溶液，沿滤器内壁缓缓注入经预处理的滤器（滤膜直径 13mm）。

结果判定：标示装量为 100ml 以上的静脉用注射液除另有规定外，每 1ml 中含 10μm 及以上的微粒数不得过 12 粒，含 25μm 及以上的微粒数不得过 2 粒；标示装量为 100ml 以下的静脉用注射液、静脉注射用无菌粉末、注射用浓溶液及供注射用无菌原料药除另有规定外，每个供试品容器中含 10μm 及以上的微粒数不得过 3000 粒，含 25μm 及以上的微粒数不得过 300 粒。

（5）无菌：无菌检查法（sterility）是指用于检查药典要求无菌的药品、生物制品、医疗器具、原料、辅料及其他品种是否无菌的一种方法。若供试品符合无菌检查法的规定，仅表明了供试品在该检验条件下未发现微生物污染。无菌检查应在无菌条件下进行，试验环境必须达到无菌检查的要求，检验全过程应严格遵守无菌操作，防止微生物污染，防止污染的措施不得影响供试品中微生物的检出。

无菌检查法包括薄膜过滤法和直接接种法两种。只要供试品性质允许，应采用薄膜过滤法。两种方法都应设置阳性对照和阴性对照。阳性对照 72h 内应生长良好，阴性对照不得有菌生长。

1）薄膜过滤法：一般应采用封闭式薄膜过滤器。无菌检查用的滤膜孔径应不大于 0.45μm，直径约为 50mm。根据供试品及其溶剂的特性选择滤膜材质。使用时，应保证滤膜在过滤前后的完整性。

水溶性供试液过滤前应先将少量的冲洗液过滤，以润湿滤膜，油类供试品，其滤膜和过滤器在使用前应充分干燥。为发挥滤膜的最大过滤效率，应注意保持供试品溶液及冲洗液覆盖整个滤膜表面。供试液经薄膜过滤后，若需要用冲洗液冲洗滤膜，每张滤膜每次冲洗量一般为 100ml，且总冲洗量不得超过 1000ml，以避免滤膜上的微生物受损伤。

水溶液供试品取规定量，直接过滤，或混合至含不少于 100ml 适宜稀释液的无菌容器中，混匀，立即过滤。如供试品具有抑菌作用，须用冲洗液冲洗滤膜，冲洗次数一般不少于三次，所用的冲洗量、冲洗方法同方法适用性试验。样品冲洗后，1 份滤器中加入 100ml 硫乙醇酸盐流体培养基，1 份滤器中加入 100ml 胰酪大豆胨液体培养基。

2）直接接种法：适用于无法用薄膜过滤法进行无菌检查的供试品，取规定量供试品分别等量接种至硫乙醇酸盐流体培养基和胰酪大豆胨液体培养基中。

结果判断：阳性对照管应生长良好，阴性对照管不得有菌生长。否则，试验无效。若供试品管均澄清，或虽显浑浊但经确证无菌生长，判供试品符合规定；若供试品管中任何一管显浑浊并确证有菌生长，判供试品不符合规定，除非能充分证明试验结果无效，即生长的微生物非供试品所含。当符合下列至少一个条件时方可判试验结果无效：无菌检查试验所用的设备及环境的微生物监控结果不符合无菌检查法的要求；回顾无菌试验过程，发现有可能引起微生物污染的因素；供试品管中生长的微生物经鉴定后，确证是因无菌试验中所使用的物品和（或）无菌操作技术不当引起的。

（6）细菌内毒素和热源

1）细菌内毒素：是革兰阴性菌细胞壁的组分，主要成分是脂多糖。本法的检查是指利用鲎试剂来检测或量化由革兰阴性菌产生的细菌内毒素，以判断供试品中细菌内毒素的限量是否符合规定的一种方法。细菌内毒素检查包括两种方法，即凝胶法和光度测定法，供试品检测时，可使用其中任何一种方法进行试验。当测定结果有争议时，除另有规定外，以凝胶限度试验结果为准。

凝胶法是通过鲎试剂与内毒素产生凝集反应的原理进行限度检测或半定量检测内毒素的方法。测定中需要确定内毒素的限值和最大稀释倍数。内毒素的限值 L 通过公式：$L=K/M$ 确定，其中 K 为人每千克体重每小时可接受的内毒素计量[如注射剂 K=5EU/(kg · h)]。最大稀释倍数（MVD）是指在试验中供试品溶液被允许达到稀释的最大倍数（1→MVD），在不超过此稀释倍数的浓度下进行内毒素限值的检测。MVD=cL/λ，其中 c 为供试品溶液的浓度，λ 为凝胶法中鲎试剂的标示灵敏度（EU/ml）。

鲎试剂的灵敏度复核试验：取分装有 0.1ml 鲎试剂溶液的 10mm×75mm 试管 18 支，其中 16 管分别加入 0.1ml 不同浓度的内毒素标准溶液，每一个内毒素浓度（2λ、λ、0.5λ 和 0.25λ）平行做 4 管；另外 2 管加入 0.1ml 细菌内毒素检查用水作为阴性对照。将试管中溶液轻轻混匀后，封闭管口，垂直放入 37℃±1℃恒温器中，保温 60min ± 2min。将试管从恒温器中轻轻取出，缓缓倒转 180°，若管内形成凝胶，并且凝胶不变形、不从管壁滑脱者为阳性；未形成凝胶或形成的凝胶不坚实、变形并从管壁滑脱者为阴性。保温和拿取试管过程应避免受到振动，造成假阴性结果。当最大浓度 2λ 管均为阳性，最低浓度 0.25λ 管均为阴性，阴性对照管为阴性，试验方为有效。按公式 $\lambda c=\text{antilg}(\sum X/4)$ 计算反应终点浓度的几何平均值，即为鲎试剂灵敏度的测定值 λc。X 为反应终点浓度的对数值。反应终点浓度是指系列递减的内毒素浓度中最后一个呈阳性结果的浓度。

凝胶限度实验方法：依据表 10-8 制备溶液 A、溶液 B、溶液 C 和溶液 D。使用稀释倍数不超过 MVD 并且已经排除干扰的供试品溶液来制备溶液 A 和溶液 B。按鲎试剂灵敏度复核试验项下操作。

结果判定：保温 60min ± 2min 后观察结果。若阴性对照溶液 D 的平行管均为阴性，供试品阳性对照溶液 B 的平行管均为阳性，阳性对照溶液 C 的平行管均为阳性，试验有效。若溶液 A 的两个平行管均为阴性，判定供试品符合规定。若溶液 A 的两个平行管均为阳性，判定供试品不符合规定。若溶液 A 的两个平行管中的一管为阳性，另一管为阴性，需进行复试。复试时溶液 A 需做 4 支平行管，若所有平行管均为阴性，判定供试品符合规定，否则判定供试品不符合规定。

表 10-8　凝胶限度实验溶液制备

编号	内毒素浓度/配置内毒素溶液	平行管数
A	无/供试品溶液	2
B	2λ/供试品溶液	2
C	2λ/检查用水	2
D	无/检查用水	2

注：A.供试品溶液；B.供试品阳性对照；C.阳性对照；D.阴性对照

2）热原（pyrogen）：是指能引起恒温动物体温异常升高的致热物质。主要来源于革兰阴性菌细胞壁中所含的内毒素。当注射液受到热原污染进入人体后，会引起寒战、发热，严重时可导致昏迷、休克死亡。因此，在注射剂生产工艺中必须对热原进行检查。

热原检查法是将一定剂量的供试品，静脉注入家兔体内，在规定时间内，观察家兔体温升高的情况，以判定供试品中所含热原的限度是否符合规定。

检查法：试验前对试验用家兔进行准备，并严格控制环境温度和家兔体温。试验取适用的家兔 3 只，测定其正常体温后 15min 以内，自耳静脉缓缓注入规定剂量并温热至约 38℃的供试品溶液，然后每隔 30min 按前法测量其体温 1 次，共测 6 次，以 6 次体温中最高的一次减去正常体温，即为该兔体温的升高温度。如 3 只家兔中有 1 只体温升高 0.6℃或高于 0.6℃，或 3 只家兔体温升高的总和达 1.3℃或高于 1.3℃，应另取 5 只家兔复试，检查方法同上。

结果判断：在初试的 3 只家兔中，体温升高均低于 0.6℃，并且 3 只家兔体温升高总和低于 1.3℃；或在复试的 5 只家兔中，体温升高 0.6℃或高于 0.6℃的家兔不超过 1 只，并且初试、复试合并 8 只家兔的体温升高总和为 3.5℃或低于 3.5℃，均判定供试品的热原检查符合规定。在初试的 3 只家兔中，体温升高 0.6℃或高于 0.6℃的家兔超过 1 只；或在复试的 5 只家兔中，体温升高 0.6℃或高于 0.6℃的家兔超过 1 只；或在初试、复试合并 8 只家兔的体温升高总和超过 3.5℃，均判定供试品的热原检查不符合规定。当家兔升温为负值时，均以 0℃计。

3. 含量测定 注射剂在制剂过程中会加入溶剂（注射用水和注射用油等）和附加剂，后者包括渗透压调节剂、乳化剂、抗氧剂等，在含量测定时，上述物质如不产生干扰，则继续沿用原料药的含量测定方法，否则，需排除干扰后再测定。

（1）注射用油的干扰：脂溶性药物制备成注射液时会以大豆油或植物油等为溶剂，当含量测定时，此类溶剂就会对以水为溶剂的测定方法产生干扰，为排除其影响，常用的方法包括有机溶剂稀释法、有机溶剂提取法和柱色谱法。以下用甾体激素类药物注射液为例分别进行阐述。

例 10-6：ChP2015 己酸羟孕酮注射液、丙酸睾酮注射液的鉴别

己酸羟孕酮：用内容量移液管精密量取本品适量，加甲醇定量稀释制成每

1ml 中约含 20μg 的溶液，作为供试品溶液，精密量取 10μl，注入液相色谱仪，记录色谱图；另取己酸羟孕酮对照品，精密称定，加甲醇溶解并定量稀释制成每 1ml 中约含 20μg 的溶液，同法测定，按外标法以峰面积计算，即得。

丙酸睾酮：用内容量移液管精密量取本品适量（约相当于丙酸睾酮 50mg），置 50ml 量瓶中，用乙醚分数次洗涤移液管内壁，洗液并入量瓶中，用乙醚稀释至刻度，摇匀，精密量取 5ml，置具塞离心管中，在温水浴上使乙醚挥散，用甲醇振摇提取 4 次（5ml、5ml、5ml、3ml），每次振摇 10min 后离心 15min，合并甲醇提取液，置 25ml 量瓶中，用甲醇稀释至刻度，摇匀，作为供试品溶液，精密量取 10μl，照丙酸睾酮含量测定项下的方法测定。

例 10-6 中，己酸羟孕酮注射液采用甲醇定量稀释的方法排除油溶液的影响；丙酸睾酮注射液用甲醇分次提取后，合并提取液，排除油溶液的干扰；丙酸睾酮注射液（USP38-NF33）中采用了柱色谱的方法进行了提取，担体为硅烷化硅藻土，95%乙醇饱和的正庚烷为固定液，正庚烷饱和的 95%乙醇为流动相，提取后用紫外-可见分光光度法进行含量测定。

（2）抗氧剂的干扰：还原性药物制成注射剂，常需要加入抗氧剂增加其稳定性，常用的抗氧剂包括亚硫酸钠、亚硫酸氢钠、焦亚硫酸钠和维生素 C 等。含量测定时，这些抗氧剂就会消耗滴定剂从而使结果偏高，产生干扰。常用的排除方法包括加掩蔽剂、加酸分解和加弱氧化剂。

1）加掩蔽剂：当亚硫酸钠、亚硫酸氢钠和焦亚硫酸钠干扰测定时，常加入丙酮和甲醛进行掩蔽。如 ChP2015 维生素 C 注射液含量测定，抗氧剂亚硫酸氢钠会优先消耗碘滴定液，测定时加入丙酮作为掩蔽剂，排除其干扰。

精密量取本品适量（约相当于维生素 C 0.2g），加水 15ml 与丙酮 2ml，摇匀，放置 5min，加稀乙酸 4ml 与淀粉指示液 1ml，用碘滴定液（0.05mol/L）滴定，至溶液显蓝色并持续 30s 不褪。每 1ml 碘滴定液（0.05mol/L）相当于 8.806mg 的 $C_6H_8O_6$。

$$NaHSO_3 + O{=}C(CH_3)_2 \longrightarrow (HO)(NaO_3S)C(CH_3)_2$$

$$NaHSO_3 + HCHO \longrightarrow (HO)(NaO_3S)C(CH_3)_2$$

2）加酸分解：亚硫酸钠、亚硫酸氢钠等抗氧剂也可通过加酸分解的方式来排除干扰。ChP2015 盐酸普鲁卡因胺注射液含量测定时，采用加水 40ml 与盐酸溶液（1→2）10ml，迅速煮沸，立即冷却至室温的方法，来排除抗氧剂的影响。

$$Na_2SO_3 + HCl \longrightarrow 2NaCl + H_2O + SO_2\uparrow$$

$$NaHSO_3 + HCl \longrightarrow NaCl + H_2O + SO_2\uparrow$$

$$Na_2S_2O_5 + 2HCl \longrightarrow 2NaCl + H_2O + 2SO_2 \uparrow$$

3）加弱氧化剂：当主药和抗氧剂的还原性有差异时，可加入弱氧化剂，在消耗抗氧剂的同时，不氧化药物也不消耗滴定剂来排除其影响。常用的弱氧化剂有双氧水和硝酸。

$$Na_2SO_3 + H_2O_2 \longrightarrow Na_2SO_4 + H_2O$$

$$NaHSO_3 + H_2O_2 \longrightarrow NaHSO_4 + H_2O$$

$$Na_2SO_3 + 2HNO_3 \longrightarrow Na_2SO_4 + H_2O + 2NO_2 \uparrow$$

$$NaHSO_3 + 4HNO_3 \longrightarrow Na_2SO_4 + 2H_2O + H_2SO_4 + 4NO_2 \uparrow$$

注射剂含量测定结果以标示量来表示。

（二）眼用制剂分析

眼用制剂（ophthalmic preparation）是指直接用于眼部发挥治疗作用的无菌制剂。眼用制剂可分为眼用液体制剂（滴眼剂、洗眼剂和眼内注射溶液等）、眼用固体制剂和眼用半固体制剂。

1. 眼用液体制剂的性状和鉴别　滴眼剂应与泪液等渗；混悬型滴眼剂的沉降物不应结块或聚集，经振摇应易再分散，洗眼剂属用量较大的眼用制剂，应尽可能与泪液等渗。其他应符合正文品种项下的性状。

眼用制剂的制备工艺中主要加入渗透压调节剂、抑菌剂和助悬剂等辅料，鉴别试验与原料药相近，一般选取原料药鉴别项下的试验 1、2 项，并添加色谱法（HPLC）或光谱法（UV）等项目组成鉴别试验。如 ChP2015 中马来酸噻吗洛尔滴眼液鉴别项下，与原料药相比，增加紫外-可见分光光度法鉴别项，具体鉴别内容为：取含量测定项下的溶液，照紫外-可见分光光度法测定，在 295nm 的波长处有最大吸收。

2. 制剂检查

（1）装量：单剂量包装的眼用液体制剂，取供试品 10 个，将内容物分别倒入经标化的量入式量筒（或适宜容器）内，检视，每个装量与标示装量相比较，均不得少于其标示量。

多剂量包装的眼用制剂，照最低装量检查法检查，应符合规定。取供试品 5 个，开启时注意避免损失，将内容物转移至预经标化的干燥量入式量筒中（量具的大小应使待测体积至少占其额定体积的 40%），黏稠液体倾出后，除另有规定外，将容器倒置 15min，尽量倾净。2ml 及以下者用预经标化的干燥量入式注射器抽尽。读出每个容器内容物的装量，并求其平均装量，20ml 以下平均装量不应少于标示量，每个容器装量不少于平均装量的 93%。如有 1 个容器装量不符合规定，则另取 5 个复试，应全部符合规定。平均装量与每个容器装量（按标示装量计算百分率），取三位有效数字进行结果判断。

（2）粒度：含饮片原粉的眼用制剂和混悬型眼用制剂粒度应符合规定。检查法：取液体型供试品强烈振摇，立即量取适量（或相当于主药 10μg）置于载玻片上，共涂 3 片；照粒度和粒度分布测定法测定，每个涂片中大于 50μm 的粒子不得过 2 个（含饮片原粉的除外），且不得检出大于 90μm 的粒子。

（3）沉降体积比：混悬性滴眼剂沉降体积比不应低于 0.90，用具塞量筒量取供试品 50ml，密塞，用力振摇 1min，记下混悬物的开始高度 H_0，静置 3h，记下混悬物的最终高度 H，按下式计算：沉降体积比=H/H_0。

（4）可见异物：取供试品 20 支（瓶），灯检法检查，结果判定依据表 10-7。

（5）渗透压摩尔浓度：水溶液型滴眼剂、洗眼剂和眼内注射溶液按各品种项下的规定，照渗透压摩尔浓度测定法测定，应符合规定。测定方法见本节注射剂渗透压摩尔浓度测定。

3. 含量测定　方法在有辅料干扰的情况下，眼用制剂的含量测定一般选择光谱法（UV）或色谱法（HPLC）排除干扰进行测定。

例 10-7：ChP2015 双氯芬酸钠、马来酸噻吗洛尔及其滴眼液的含量测定

（1）双氯芬酸钠：取本品约 0.25g，精密称定，加冰醋酸 40ml 溶解，照电位滴定法，用高氯酸滴定液（0.1mol/L）滴定，并将滴定的结果用空白试验校正。每 1ml 高氯酸滴定液（0.1mol/L）相当于 31.81mg 的 $C_{14}H_{10}Cl_2NNaO_2$。

双氯芬酸钠滴眼液：取本品 5 瓶，混合均匀，精密量取 5ml，置 25ml 量瓶中，用 70%甲醇稀释至刻度，摇匀，滤过，续滤液作为供试品溶液。精密量取 10μl，注入液相色谱仪，记录色谱图；另取双氯芬酸钠对照品适量，精密称定，加 70%甲醇溶解并定量稀释制成每 1ml 中约含 0.2mg 的溶液，同法测定。按外标法以峰面积计算，即得。

（2）马来酸噻吗洛尔：取本品 0.3g，精密称定，加冰醋酸 10ml 溶解后，加乙酸酐 10ml 与结晶紫指示液 1 滴，用高氯酸滴定液（0.1mol/L）滴定至溶液显蓝色，并将滴定的结果用空白试验校正。每 1ml 高氯酸滴定液（0.1mol/L）相当于 43.25mg 的 $C_{13}H_{24}N_4O_3S \cdot C_4H_4O_4$。

马来酸噻吗洛尔滴眼剂：精密量取本品适量，用盐酸溶液（9→1000）定量稀释成每 1ml 中含噻吗洛尔 20μg 的溶液，照紫外-可见分光光度法，在 295nm 的波长处测定吸光度，按 $C_{13}H_{24}N_4O_3S \cdot C_4H_4O_4$ 的百分吸收系数为 205 计算，并将结果与 0.7316 相乘，即为 $C_{13}H_{24}N_4O_3S$ 的含量。

例 10-7 中，与双氯芬酸钠和马来酸噻吗洛尔原料药采用非水滴定法进行含量测定，而其滴眼液分别选择了 HPLC 法和紫外-可见分光光度法来测定制剂的含量。

三、非无菌型液体制剂的分析

非无菌型液体制剂包括溶液剂、糖浆剂（syrups）、混悬剂（oral suspensions）、搽剂、酊剂（tinctures）、肛肠剂等。

（一）口服溶液剂、混悬剂和乳剂的分析

1. 性状和鉴别 口服溶液剂（oral solutions）是指原料药物溶解于适宜溶剂中制成的供口服的澄清液体制剂，为无色或有色澄清溶液。口服溶液剂因常用分散介质为水，因此一般沿用原料药的鉴别方法，如 ChP2015 盐酸氨溴索口服溶液，选取盐酸氨溴索鉴别项下的 HPLC 法和紫外分光光度法试验作为其鉴别依据。

混悬剂是指难溶性固体原料药物分散在液体介质中制成的供口服的混悬液体制剂，也包括干混悬剂或浓混悬液。口服混悬液应分散均匀，放置后如有沉淀，经振摇易再分散。常用有机溶剂提取难容药物后，参照主药的鉴别方法 1、2 项组成其鉴别试验，如 ChP2015 棕榈氯霉素混悬液用三氯甲烷 20ml 提取后，分取三氯甲烷层后进行理化鉴别试验。

口服乳剂（oral emulsions）是指两种互不相溶的液体制成的供口服的水包油型液体制剂。口服乳剂外观应呈均匀的乳白色（以半径为 10cm 的离心机 4000r/min 的转速离心 15min，不应有分层现象），可能会有相分离的现象，振摇后应易再分散。乳剂的鉴别以 ChP2015 鱼肝油为例，主要根据其中的维生素 A 和维生素 D 的鉴别为主，采用 HPLC 法来进行鉴别。

口服液体制剂具有外观好，口感适宜、便于服用等特点，特别适用于儿童和老年患者。

2. 制剂检查

（1）装量：单剂量包装的口服溶液剂、口服混悬剂和口服乳剂，取供试品 10 个，将内容物分别倒入经标化的量入式量筒（或适宜容器）内，检视，每个装量与标示装量相比较，均不得少于其标示量。

多剂量包装的上述制剂，照最低装量检查法检查（具体方法见眼用制剂），检查结果符合表 10-9 规定。

表 10-9　口服及外用液体制剂最低装量限度

标示装量	口服及外用液体；黏稠液体	
	平均装量	每个容器装量
20ml 以下	不少于标示装量	不少于标示装量的 93%
20～50ml	不少于标示装量	不少于标示装量的 95%
50ml 以上	不少于标示装量	不少于标示装量的 97%

（2）相对密度：是指在相同的温度、压力条件下，某物质的密度与水的密度之比。除另有规定外，温度为 20℃。测定药品的相对密度，可以检查药品的纯杂程度。

相对密度的测定一般用比重瓶法。取洁净、干燥并精密称定重量的比重瓶，装满供试品（温度应低于 20℃或各品种项下规定的温度）后，装上温度计（瓶中应无气泡），置 20℃（或各品种项下规定的温度）的水浴中放置若干分钟，使内容物的温度达到 20℃（或各品种项下规定的温度），用滤纸除去溢出侧管的液体，立即盖上罩。然后将比重瓶自水浴中取出，再用滤纸将比重瓶的外面擦净，精密称定，减去比重瓶的重量，求得供试品的重量后，将供试品倾去，洗净比重瓶，装满新沸过的冷水，再照上法测得同一温度时水的重量，计算即得。

$$相对密度=\frac{供试品重量}{水重量}$$

（3）pH：口服液体制剂需控制溶液的 pH，常用测定方法为使用酸度计测定，以玻璃电极为指示电极，饱和甘汞电极或银-氯化银电极为参比电极进行测定。酸度计在测定前，应采用国家标准物质管理部门发放的标示 pH 准确至 0.01pH 单位的各种标准缓冲液校正仪器。

（4）沉降体积比：口服混悬剂需检查沉降体积比，方法参见眼用制剂分析。

（5）微生物限度：除另有规定外，照非无菌产品微生物限度检查：微生物计数法和控制菌检查法及非无菌药品微生物限度标准检查，应符合规定。

3. 含量测定　照规定方法测定，以标示量来表示。

（二）糖浆剂的分析

糖浆剂是指含有原料药物的浓蔗糖水溶液，供口服使用，其中含糖量不得低于 45%，主要可以是化学药物也可以是药材提取物（ChP2015 盐酸氨溴索糖浆和小儿止咳糖浆），如加入防腐剂，必须严格控制含量，如苯甲酸用量不得超过 0.3%。

糖浆剂味甜，多为黏稠液体，允许有少量摇之易散的沉淀，不得有酸败、产气等变质现象。

糖浆剂的鉴别，主药为化学药物的，鉴别项目与原料药相同；主药为中药提取物的，除理化鉴别外，多使用 TLC 法进行鉴别，如川贝枇杷糖浆的鉴别（例 10-8）。

糖浆剂的检查包括装量、相对密度及微生物限度等项目，方法参见口服溶液剂的分析。含量测定可用提取法，溶剂稀释法等方法排除糖类物质干扰后测定主药的含量。

例 10-8：ChP2015 川贝枇杷糖浆的鉴别

取本品 20ml，用水饱和的正丁醇振摇提取 3 次，每次 15ml，合并正丁醇液，蒸干，残渣加水 3～5ml 使溶解，放冷，通过 D101 型大孔吸附树脂柱（内径为 1.5cm，柱高为 8cm），以水 50ml 洗脱，弃去水洗脱液，再用稀乙醇洗脱至洗脱液无色，收集洗脱液，蒸干，残渣加甲醇 1ml 使溶解，作为供试品溶液。另取枇杷叶对照药材 2g，加水 100ml，煎煮 1h，滤过，滤液同法制成对照药材溶液。吸取上述两种溶液各 10～20μl，分别点于同一硅胶 G 薄层板上使成条状，以环已烷-乙酸乙酯-冰醋酸（8：4：0.1）为展开剂，展开，取出，晾干，喷以 5%香草醛硫酸溶液，在 105℃加热至斑点显色清晰。供试品色谱中，在与对照药材色谱相应的位置上，显相同颜色的主斑点。

（三）酊剂的分析

酊剂是指将原料药物用规定浓度的乙醇提取或溶解而制成的澄清液体制剂，也可用流浸膏稀释制成，供口服或外用。酊剂中乙醇的最低浓度为 30%（ml/ml）

酊剂应澄清，久置允许有少量摇之易散的沉淀。

酊剂除检查装量和微生物限度外，还需检查乙醇量和甲醇量。乙醇含量的测定主要采用 GC 法和蒸馏法，当两者结果不一致时，以 GC 法测定结果为准。甲醇含量的测定主要采用 GC 法。

1. 乙醇量 用 GC 法测定

（1）毛细管柱法：精密量取恒温至 20℃的供试品适量（相当于乙醇约 5ml），置 100ml 量瓶中，精密加入恒温至 20℃的正丙醇 5ml，用水稀释至刻度，摇匀，精密量取该溶液 1ml，置 100ml 量瓶中，用水稀释至刻度，摇匀（必要时可进一步稀释），作为供试品溶液。精密量取 3ml，置 10ml 顶空进样瓶中，密封，顶空进样，测定峰面积，按内标法以峰面积计算（内标物为正丙醇）。色谱条件、系统适应性试验和校正因子的测定见 ChP2015 第四部"其他测定法"。

（2）填充柱法：用直径为 0.18～0.25mm 的二乙烯苯-乙基乙烯苯型高分子多孔小球作为载体，精密量取恒温至 20℃的供试品溶液适量（相当于乙醇约 5ml），置 100ml 量瓶中，精密加入恒温至 20℃的正丙醇 5ml，用水稀释至刻度，摇匀（必要时可进一步稀释），取适量注入气相色谱仪，测定峰面积，按内标法以峰面积计算（内标物为正丙醇）。

2. 甲醇量 用 GC 法测定

（1）毛细管柱法：取供试液作为供试品溶液。精密量取甲醇 1ml，置 100ml 量瓶中，加水稀释至刻度，摇匀，精密量取 5ml，置 100ml 量瓶中，加水稀释至刻度，摇匀，作为对照品溶液。分别精密量取对照品溶液与供试品溶液各 3ml，置 10ml 顶空进样瓶中，密封，顶空进样。按外标法以峰面积计算。

（2）填充柱法：载体同乙醇含量测定柱色谱法，精密量取内标溶液 1ml，置 10ml 量瓶中，加供试液至刻度，摇匀，作为供试品溶液，取 1μl 注入气相色谱仪，测定。除另有规定外，供试液含甲醇量不得过 0.05%（ml/ml）。

第四节　半固体制剂分析

与固体制剂相比，半固体制剂（semisolid preparation）是易于流动和变形，能够均匀涂布于皮肤、眼部、鼻腔和阴道等部位的外用制剂。根据基质的性质和给药的途径，主要包括软膏剂（ointments）、乳膏剂（creams）、糊剂和凝胶剂等。

一、软膏剂、乳膏剂和凝胶剂的特点和性状

软膏剂是指原料药物与油脂性或水溶性基质混合制成的均匀的半固体外用制剂。因原料药物在基质中分散状态不同，软膏剂分为溶液型软膏剂和混悬型软膏剂。

乳膏剂是指原料药物溶解或分散于乳状液型基质中形成的均匀半固体制剂。乳膏剂由于基质不同，可分为水包油型乳膏剂和油包水型乳膏剂。

软膏剂和乳膏剂具有皮肤润滑、保护创面及局部治疗的作用，广泛应用于皮肤科疾病的治疗。首先其黏度应适当，应易于涂覆分散于皮肤，不熔化，无变色、变质等现象，其次，还应符合正文品种项下的性状。

凝胶剂是指原料药物与能形成凝胶的辅料制成的具凝胶特性的稠厚液体或半固体制剂。除

另有规定外，凝胶剂限局部用于皮肤及体腔，如鼻腔、阴道和直肠。首先凝胶剂常温为胶状，无干涸和液化现象，胶粒分散均匀，不下沉结块，其次，还应符合正文品种项下的性状。

二、鉴别试验

当软膏剂、乳膏剂和凝胶剂的基质不干扰鉴别反应时，可直接溶解样品，与主药采用相同的鉴别试验，如ChP2015水杨酸软膏的鉴别试验；当基质干扰时，可过滤后再采用主药的鉴别方法，如ChP2015水杨酸二乙胺乳膏和对乙酰氨基酚凝胶的鉴别试验；也可用有机溶剂萃取后再鉴别，如ChP2015吲哚美辛乳膏的鉴别试验。

三、制剂检查

软膏剂、乳膏剂和凝胶剂检查包括粒度、装量、无菌和微生物限度。

1. 粒度　制剂中药物颗粒太大，不但会影响治疗效果，还会对皮肤造成刺激。混悬型软膏剂、含饮片细粉的软膏剂需检查粒度，应符合规定。

检查法：取供试品，用力摇匀，黏度较大者可按各品种项下的规定加适量甘油溶液（1→2）稀释，置于载玻片上涂成薄层，薄层面积相当于盖玻片面积，覆以盖玻片，轻压使颗粒分布均匀，注意防止气泡混入，半固体可直接涂在载玻片上，立即在50～100倍显微镜下检视盖玻片全部视野，应无凝聚现象，再在200～500倍的显微镜下检视该剂型，均不得检出大于180μm的粒子，共涂3片。

2. 装量　取供试品5个（50g以上者3个），除去外盖和标签，容器外壁用适宜的方法清洁并干燥，分别精密称定重量，除去内容物，容器用适宜的溶剂洗净并干燥，再分别精密称定空容器的重量，求出每个容器内容物的装量与平均装量，均应符合表10-10的有关规定。如有1个容器装量不符合规定，则另取5个（50g以上者3个）复试，应全部符合规定。

3. 微生物限度　除另有规定外，照非无菌产品微生物限度检查：微生物计数法和控制菌检查法及非无菌药品微生物限度标准检查，应符合规定。

用于烧伤的软膏剂和乳膏剂，需按照无菌检查法（具体方法见本章）检查，并符合规定。

表10-10　半固体制剂制剂最低装量限度

标示装量	半固体制剂	
	平均装量	每个容器装量
20g以下	不少于标示装量	不少于标示装量的93%
20～50g	不少于标示装量	不少于标示装量的95%
50g以上	不少于标示装量	不少于标示装量的97%

四、含量测定

软膏剂、乳膏剂和凝胶剂等半固体制剂含有大量的基质，包括油脂性基质和乳状液型基质，而这些基质一般都会干扰其药物的鉴别和含量测定。因此，需采取一定的方法排除这些因素的影响。

1. 液化基质后测定　溶解基质和药物后，直接测定含量。

例10-9：ChP2015硼酸软膏含量测定

取本品约2g，精密称定，加甘露醇3g与新沸过的冷水20ml，置水浴上加热，搅拌使硼酸溶解，放冷，加酚酞指示液3滴，用氢氧化钠滴定液（0.1mol/L）滴定至显粉红色。每1ml氢氧化钠滴定液（0.1mol/L）相当于 6.183mg 的 H_3BO_3。

2. 溶解基质后测定 加入有机溶剂溶解基质后测定药物含量。

例 10-10：ChP2015 红霉素软膏含量测定

取本品适量，精密称定（约相当于红霉素 10mg），置分液漏斗中，加石油醚 20ml，缓缓振摇，使基质溶解，用磷酸盐缓冲液（pH 7.8～8.0）提取 4 次，每次约 25ml，合并提取液，置 100ml 量瓶中，用磷酸盐缓冲液（pH 7.8～8.0）稀释至刻度，摇匀，照红霉素项下的方法测定，即得。

3. 过滤基质后测定 利用基质遇热液化，遇冷重新凝固的特性，滤除基质后测定药物含量。

例 10-11：ChP2015 硫软膏含量测定

取本品约 0.5g，精密称定，加 5%亚硫酸钠溶液 40ml，加热回流约 1.5h，使硫溶解，放冷，使基质凝固，取溶液滤过，遗留基质用热水 30ml 洗涤，放冷，滤过，同法洗涤数次，合并滤液及洗液，加甲醛试液 10ml 与乙酸 6ml，用水稀释至 150ml，加淀粉指示剂，用碘滴定液（0.05mol/L）定。每 1ml 碘滴定液（0.05mol/L）相当于 3.206mg（S）。

4. 溶解提取后测定 溶解基质后，用酸碱介质溶液提取后测定。以下用诺氟沙星软膏和乳膏为例说明。

例 10-12：ChP2015 诺氟沙星软膏含量测定

精密称取本品适量（约相当于诺氟沙星 5mg），置分液漏斗中，加三氯甲烷 15ml，振摇后，用 0.1mol/L 盐酸溶液 25ml、20ml、20ml、20ml 分次提取，合并提取液，置 200ml 量瓶中，加 0.1mol/L 盐酸溶液稀释至刻度；摇匀，作为供试品溶液，照诺氟沙星项下的方法用 HPLC 测定。

例 10-13：ChP2015 诺氟沙星乳膏含量测定

精密称取本品适量（约相当于诺氟沙星 5mg），置分液漏斗中，加三氯甲烷 15ml，振摇后，用氯化钠饱和的 0.1%氢氧化钠溶液 25ml、20ml、20ml 和 10ml 分次提取，合并提取液，置 100ml 量瓶中，加 0.1%氢氧化钠溶液稀释至刻度，摇匀，滤过，精密量取续滤液 10ml，用 0.4%氢氧化钠溶液定量稀释制成每 1ml 中约含诺氟沙星 5μg 的溶液，照紫外-可见分光光度法，在 273nm 的波长处测定吸光度；另取诺氟沙星对照品适量，精密称定，加 0.4%氢氧化钠溶液溶解并定量稀释制成每 1ml 中约含 5μg 的溶液，同法测定。

第五节 气体制剂分析

气体制剂主要是指以气体作为输送动力，将含药溶液、乳状液、混悬液或干粉，使其呈雾状释出，作用于肺部、皮肤和组织腔道黏膜等部位发挥局部或全身作用的制剂。气体制剂包括气雾剂（aerosol）、喷雾剂（sprays）和粉雾剂等。本节内容将主要介绍气雾剂和喷雾剂的制剂分析特点。

一、气体制剂的特点

气体制剂使药物以雾化的方式，形成蒸汽、气溶胶或雾状颗粒，通过皮肤、呼吸道等途径给药，作用于局部或全身发挥药效。具有起效快、生物利用度高等特点，近年来，越来越受到广泛的应用，如在婴幼儿呼吸道疾病的治疗中，雾化吸入给药方式越来越普遍。

肺部是人体血气交换的主要场所，肺泡总表面积可达 70～100m²，为体表面积的 25 倍，紧靠丰富的毛细血管网络（总表面积约 90m²），并且肺泡细胞壁和毛细血管壁的厚度仅 0.5～1μm，因此，气体药物制剂通过肺部给药可以具备较快的吸收速度，药物沉积到肺泡即可迅速吸收，几乎与静脉相当。

气体制剂由于需要以气体为动力形成雾状形态，因此，一般都需要特殊的装置来进行雾化。不同剂型的雾化机制也略有不同。气雾剂是借助抛射剂产生压力将药物喷出；喷雾剂是借助机械泵；而粉雾剂则是由患者吸入。其次，气体制剂雾化的粒子大小应适中（0.5～5μm），粗微粒黏附在呼吸道黏膜上，吸收减慢，微粒太小，又会随气体呼出体外。因此，抛射剂和雾化装置都会直接影响气体制剂的质量和吸收，为保证良好的雾化效果，除选择具有稳定性好、沸点低及毒性小的抛射剂外，不同吸入药物还应配置与之相应的雾化装置。

二、气雾剂的制剂分析

气雾剂是指原料药物或原料药物和附加剂与适宜的抛射剂共同装封于具有特制阀门系统的耐压容器中，使用时借助抛射剂的压力将内容物呈雾状物喷出，用于肺部吸入或直接喷至腔道黏膜、皮肤的制剂。它按用药途径可分为吸入气雾剂、非吸入气雾剂。

（一）性状和鉴别

气雾剂液体首先应澄清、混悬液振摇后应能重悬，喷出后为雾状，其次，还应符合正文品种项下的性状。

气雾剂为药物、抛射剂和附加剂所组成，鉴别时，要先将抛射剂排空，再选择方法进行鉴别试验。

例 10-14：ChP2015 丙酸倍氯米松气雾剂的鉴别

取本品 1 瓶，在铝盖上钻一小孔，插入连有干燥橡皮管的注射针（勿与液面接触），橡皮管的一端通入水中放气，待抛射剂气化挥尽，除去铝盖，置水浴上除尽瓶内残留的抛射剂，加环己烷 3ml 洗涤内容物，静置后滤过。共洗涤 3 次，用同一滤纸滤过，瓶内和滤纸上的残留物用热风除去环己烷后，加无水乙醇 50ml 使溶解，滤过，精密量取续滤液适量（约相当于丙酸倍氯米松 1mg），用无水乙醇稀释至 50ml，照紫外-可见分光光度法测定，在 239nm 的波长处有最大吸收。

（二）制剂检查

1. 递送剂量均一性 取供试品 1 罐（瓶），振摇 5s，弃去 1 喷，将吸入装置插入适配器内，喷射 1 次，抽气 5s，取下吸入装置。重复上述过程收集产品说明书中的临床最小推荐剂量。用适当溶剂清洗滤纸和收集管内部，合并清洗液并稀释至一定体积。分别测定初始 3 个剂量（标示总次数的前 3 个）、中 4 个剂量（$n/2$ 次，n 为标示总揿次）、后 3 个剂量（标示总次数的后 3 个），共 10 个递送剂量。采用各品种项下规定的分析方法，测定各溶液中的药量。

对于含多个活性成分的吸入剂，各活性成分均应进行递送剂量均一性检测。

结果判定：符合下述条件之一者，可判为符合规定。①10 个测定结果中，若至少 9 个测定值为平均值的 75%～125%，且全部为平均值的 65%～135%。②10 个测定结果中，若 2、3 个测定值超出 75%～125%，另取 20 罐（瓶）供试品测定。若 30 个测定结果中，超出 75%～125% 的测定值不多于 3 个，且全部为平均值的 65%～135%。

2. 每瓶总揿次 定量气雾剂需检查每瓶的总揿数，取气雾剂 1 罐（瓶），揿压阀门，释放内容物到废弃池中，每次揿压间隔不少于 5s。每罐（瓶）总揿次应不少于标示总揿次（此检查可与递送剂量均一性测试结合）。

3. 每揿喷量 定量气雾剂需检查每揿喷量。

检查法：取供试品 4 瓶，除去帽盖，分别揿压阀门试喷数次后，擦净，精密称定，揿压阀门喷射 1 次，擦净，再精密称定。前后两次重量之差为 1 个喷量。按上法连续测定 3 个喷量；揿压阀门连续喷射，每次间隔 5s，弃去，至 $n/2$ 次（n 为标示总揿次）；再按上法连续测定 4 个喷量；继续揿压阀门连续喷射，弃去，再按上法测定最后 3 个喷量。计算每瓶 10 个喷量的平均值。除另有规定外，应为标示喷量的 80%～120%。

凡进行每揿递送剂量均一性检查的气雾剂，不再进行每揿喷量检查。

4. 每揿主药含量 定量气雾剂需检查每揿一次所含主药的含量。

检查法：供试品 1 瓶，充分振摇，除去帽盖，试喷 5 次，用溶剂洗净套口，充分干燥后，倒置于已加入一定量吸收液的适宜烧杯中，将套口浸入吸收液液面下（至少 25mm），喷射 10 次或 20 次（注意每次喷射间隔 5s 并缓缓振摇），取出供试品，用吸收液洗净套口内外，合并吸收液，转移至适宜量瓶中并稀释至刻度后，按各品种含量测定项下的方法测定，所得结果除以取样喷射次数，即为平均每揿主药含量。每揿主药含量应为每揿主药含量标示量的 80%～120%。

5. 喷射速率 非定量气雾剂喷出速率应符合规定。

检查法：取供试品 4 瓶，除去帽盖，分别喷射数秒后，擦净，精密称定，将其浸入恒温水浴（25℃±1℃）中 30min，取出，擦干，除另有规定外，连续喷射 5s，擦净，分别精密称重，然后放入恒温水浴（25℃±1℃）中，按上法重复操作 3 次，计算每瓶的平均喷射速率（g/s），均应符合各品种项下的规定。

6. 喷出总量 非定量气雾剂喷出总量应符合规定。

检查法：取供试品 4 瓶，除去帽盖，精密称定，在通风橱内，分别连续喷射于已加入适量吸收液的容器中，直至喷尽为止，擦净，分别精密称定，每瓶喷出量均不得少于标示装量的 85%。

7. 微细离子剂量 可以于体外直观模拟有效部位的药物沉积量，根据装置不同，气雾剂、喷雾剂和粉雾剂的微细离子剂量测定分别有三种方法，此处只阐述第一法及其装置（图 10-1），其余方法参照 ChP2015“吸入制剂微细粒子空气动力学特性测定法”。

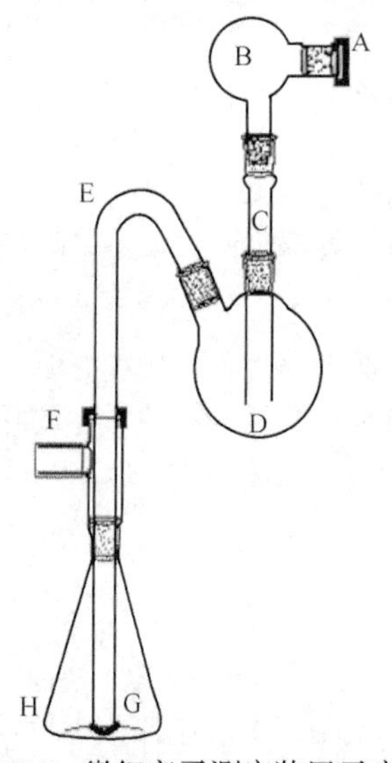

图 10-1 微细离子测定装置示意图

A.吸嘴适配器，连接吸入装置；B.模拟喉部，由改进的 50ml 圆底烧瓶制成；C.模拟颈部；D.一级分布瓶，由 100ml 圆底烧瓶制成；E.连接管；F.三通管；G.喷头，由聚丙烯材料制成；H.二级分布瓶，250ml 锥形瓶

检查法：将吸嘴适配器连接至喉部末端，驱动器插入后（深度约 10mm），驱动器吸嘴端应在喉部 B 的水平轴线上，驱动器另一端应朝上，且需与装置处于同一垂直面上。取供试品 1 罐，在 22℃±2℃至少放置 1h，充分振摇后，弃去数喷，将驱动器插入吸嘴适配器内，开启真空泵，振摇铝罐 5s，将铝罐插入驱动器内，立即喷射 1 次；取下铝罐后，振摇铝罐 5s，重新插入驱动器内，喷射第 2 次；除另有规定外，重复此过程，直至完成 10 次喷射。在最后一次喷射后，取下驱动器和铝罐，计时，等待 5s，关闭真空泵，拆除装置。

结果判定：用空白接受液清洗上述操作后的 F 接口及导入下部锥形瓶的导管内、外壁及喷头，洗液与第二级分布瓶 H 中的接受液合并，定量稀释至一定体积后，按品种项下的方法测定，所得结果除以取样次数，即为微细粒子剂量（示例 10-14）。对供雾化器用的吸入喷雾剂，用空白接受液清洗上述操作后的一级分布瓶 D 的内壁，洗液与第一级分布瓶 D 中的接受液合并，定量稀释至一定体积；用空白接受液清洗上述操作后泵前滤纸及与二级分布瓶 H 的连接部分、二级分布瓶 H 的内壁，洗液与第二级分布瓶 H 中的接受液合并，定量稀释至一定体积。按品种项下的方法分别测定上述两部分溶液中活性物质的量，所得结果与两部分所收集活性物质总量相比。

例 10-15：ChP2015 丙酸倍氯米松吸入气雾剂微细离子剂量检查

下层锥形瓶中置 30ml 乙醇接受液，上层锥形瓶置 7ml 乙醇接受液。取本品，充分振摇，试喷 5 次，揿压喷射 20 次，用乙醇适量清洗规定部件，合并洗液与下层锥形瓶 H 中的接受液，置 50ml 量瓶中，用乙醇稀释至刻度，充分振摇，滤过，精密量取续滤液适量，用乙醇定量稀释制成每 1ml 中约含 10μg 的溶液，照含量测定项下的色谱条件，精密量取 50μl 注入液相色谱仪；另取丙酸倍氯米松对照品，同法测定。按外标法以峰面积计算，每揿含丙酸倍氯米松 50～100μg 的气雾剂，微细粒子药物量应不低于每揿标示量的 20%。

8. 粒度 除另有规定外，中药吸入用混悬型气雾剂若不进行微细粒子剂量测定，应作粒度检查。

检查法：取供试品 1 瓶，充分振摇，除去帽盖，试喷数次，擦干，取清洁干燥的载玻片一块，置距喷嘴垂直方向 5cm 处喷射 1 次，用约 2ml 四氯化碳小心冲洗载玻片上的喷射物，吸干多余的四氯化碳，待干燥，盖上盖玻片，移置具有测微尺的 400 倍显微镜下检视，上下左右移动，检查 25 个视野，计数，平均原料药物粒径应在 5μm 以下，粒径大于 10μm 的粒子不得过 10 粒。

9. 微生物限度 除另有规定外，照非无菌产品微生物限度检查：微生物计数法和控制菌检查法及非无菌药品微生物限度标准检查，应符合规定。

除上述检查项目外，用于烧伤、严重创伤或临床必需无菌的气雾剂，应按无菌检查法检查，应符合规定。

（三）含量测定

气雾剂的含量测定主要受到其中抛射剂的影响，测定药物含量时，可选择排尽抛射剂后，测定药物的含量。例如，ChP2015 二甲硅油气雾剂的含量测定，取样后，在铝盖上钻一小孔，插入连有橡皮管的注射针头（勿与药液面接触），橡皮管的另一端放入水中，待抛射剂缓缓排除后，可参照每揿主药含量项下方法处理后直接测定，计算结果。

例 10-16：反相 HPLC 法测定硝酸甘油气雾剂有关物质和硝酸甘油含量

样品制备：取本品 1 瓶，在铝盖上钻一小孔，插入连有干燥橡皮管的注射针头（勿与液面接触），橡皮管的一端通入盛有流动相 50ml 的 100ml 量瓶中，待抛射剂挥尽后，除去铝盖阀门，内容物移至上述量瓶中，用流动相洗涤铝盖、阀门与容器数次，合并洗液于量瓶中，用流动相稀释至刻度，摇匀，滤过，精密量取续滤液 5ml，置 50ml 量瓶中，加流动相稀释至刻度，摇匀，即得供试品溶液；按本文色谱条件测定，以外标法计算含量。

上述例 10-16 中，先以橡皮管排空瓶中抛射剂，然后再以有机溶剂稀释的方式制备样品进行含量测定。

三、喷雾剂的制剂分析

喷雾剂是指原料药物或与适宜辅料填充于特制的装置中，使用时借助手动泵的压力、高压气体、超声振动或其他方法将内容物呈雾状物释出，用于肺部吸入或直接喷至腔道。喷雾剂按内容物组成分为溶液型、乳状液型或混悬型。与气雾剂不同，其呈雾态的动力来自动装置，而非抛射剂。

（一）性状和鉴别

溶液型喷雾剂的药液应澄清；乳状液型喷雾剂的液滴在液体介质中应分散均匀；混悬型喷雾剂应将原料药物细粉和附加剂充分混匀、研细，制成稳定的混悬液。其次应符合正文品种项下的性状。

喷雾剂的鉴别一般沿用选择主药的鉴别试验。

（二）制剂检查

与气雾剂类似，喷雾剂需检查每瓶总喷次、每喷剂量、每喷主药含量、递送剂量均一性、微细粒子剂量、无菌和微生物限度等项目。测定方法的操作略有区别。

1. 装量差异 单剂量喷雾剂应检查装量差异。检查法除另有规定外，取供试品 20 个，照各品种项下规定的方法，求出每个内容物的装量与平均装量。每个的装量与平均装量相比较，超出装量差异限度的不得多于 2 个，并不得有 1 个超出限度 1 倍。平均装量 0.3g 以下的，限度为±10%，0.3g 及以上的，限度为±7.5%。

凡规定检查递送剂量均一性的单剂量喷雾剂，一般不再进行装量差异的检查。

2. 每喷主药含量 定量喷雾剂需检查每喷主药含量。检查法取供试品 1 瓶，照使用说明书操作，试喷 5 次，用溶剂洗净喷口，充分干燥后，喷射 10 次或 20 次（注意喷射每次间隔 5s 并缓缓振摇），收集于一定量的吸收溶剂中，转移至适宜量瓶中并稀释至刻度，摇匀，测定。所得结果除以 10 或 20，即为平均每喷主药含量，每喷主药含量应为标示含量的 80%～120%。

凡规定测定递送剂量均一性的喷雾剂，一般不再进行每喷主药含量的测定。

3. 微细离子剂量 多剂量定量吸入喷雾剂取供试品 1 瓶，吸入装置经适宜吸嘴适配器与装置模拟喉部 B 呈水平紧密相接。除另有规定外，按药品说明书中要求准备供试品，启动雾化装置喷射 1 个剂量，等待 5s 后，再启动雾化装置，除另有规定外，重复上述操作，共测定 10 剂量。

结果判断：用空白接受液清洗上述操作后的 F 接口及导入下部锥形瓶的导管内、外壁及喷头，洗液与第二级分布瓶 H 中的接受液合并，定量稀释至一定体积后，按品种项下的方法测定，所得结果除以取样次数，即为微细粒子剂量。

4. 每瓶总喷次、每喷喷量、递送剂量均一性、无菌和微生物限度等项目的检查方法与气雾剂区别不大，此处不再继续阐述。

（三）含量测定

喷雾剂的含量测定一般无其他干扰，有机溶剂稀释后即可按原料药含量测定方法进行测定。

例 10-17：ChP2015 盐酸布替萘芬喷雾剂含量测定

精密量取本品内容物适量，用甲醇定量稀释制成每 1ml 中约含盐酸布替萘芬 0.15mg 的溶液，作为供试品溶液，照盐酸布替萘芬含量测定项下的方法测定。

各类药物依据其理化性质和适应病症制备成相应的剂型和制剂，以便发挥其疗效，降低其毒副作用，才能进入临床和商品流通，供人们服用。为了保证药物制剂的安全性、有效性和均一性，必须对其进行剂型检查，药物制剂分析是保证药品质量的必要环节。本章内容从固体制剂、液体制剂、半固体制剂及气体制剂四个类型对药物制剂的分析进行了阐述。着重讲解了片剂、注射剂和气雾剂等剂型检查的主要项目，如含量均匀度、溶出度、可见异物、微细离子剂量、灭菌和微生物限度等。此类检查项目不仅是控制制剂质量的重要指标和参数，而且对药物的生产和新剂型的开发具有重要的意义。

思 考 题

1. 试阐述药物制剂分析的特点和意义。
2. 什么是重量差异和含量均匀度?含量均匀度有何意义?
3. 什么是崩解时限和溶出度?溶出度有何意义?影响溶出的因素有哪些?
4. 片剂、胶囊剂、注射剂和口服溶液剂的常规检查项目有哪些?
5. 软膏剂、乳膏剂等半固体制剂的检查项目有哪些?含量测定如何排除基质的影响?
6. 气体制剂的特点和检查项目有哪些?

第十一章 新药研发中的药物分析

1. 掌握：活性化合物成药性评价的内容和方法，药物动力学的研究方法和参数，生物利用度与生物等效性研究的定义、内容和方法。

2. 熟悉：药物分析在新药研发中的任务，活性化合物的结构确证，药物代谢的酶和转运体的定义及其特点。

3. 了解：现代药物分析技术在新药研发中的应用，药物筛选模型与技术，新药研发中的药物代谢研究。

人类基因组计划的完成，以及后续功能基因组、结构基因组和蛋白质计划的实施，使药物的研发进入了一个革命性变化的新时代，成功的药物研发取决于各学科之间的密切互动与紧密合作。现代药物分析能为新药研发全过程提供准确可靠的数据，是新药研发的工具和眼睛；药物分析在为新药研发发挥眼睛作用的同时，也推动了自身的发展，丰富了自己的内涵。药物分析除了在药品生产、经营、使用及监督中发挥着全面的质量控制作用外，在新药研发中也发挥着重要的作用。

第一节 概　　述

一、药物分析在新药研发中的任务

药物发现与开发（drug discovery and development）是药学学科的重要任务，其研发过程包括新药发现、临床前研究、临床研究和上市后研究（图 11-1），需要药学、化学、生物学、临床医学、材料学和行政管理等多领域的共同参与和紧密合作。

药物分析是新药研发的重要组成部分，又是这一高新技术综合系统中各单元互相衔接与紧密合作的重要纽带。药物分析通过对活性化合物（active compounds）的结构鉴定，为新药发现提供技术保障；对活性化合物进行理化性质、药代/毒性（absorption，distribution，metabolism，excretion/toxicity，ADME/T）特性进行研究，为药物筛选、成药性评价提供技术支持；对原料药及制剂进行质量研究和稳定性研究，确定原料药、制剂的最优制备工艺并确保新药稳定和质量可控；对新药进行体内分析研究，以揭示药物在体内的吸收、分布、代谢、排泄特征和机制，保障临床用药安全、有效。

二、现代药物分析技术在新药研发中的应用

药物分析的发展史也是药物分析技术的发展史，分析技术随着医药技术的整体进步而不断发展。随着色谱-质谱等现代联用技术、纳米技术及计算机科学的发展与应用，药物分析技术进一步向自动化、智能化、微型化、高灵敏度、高通量的方向发展，为新药研发提供强有力的技术支撑。

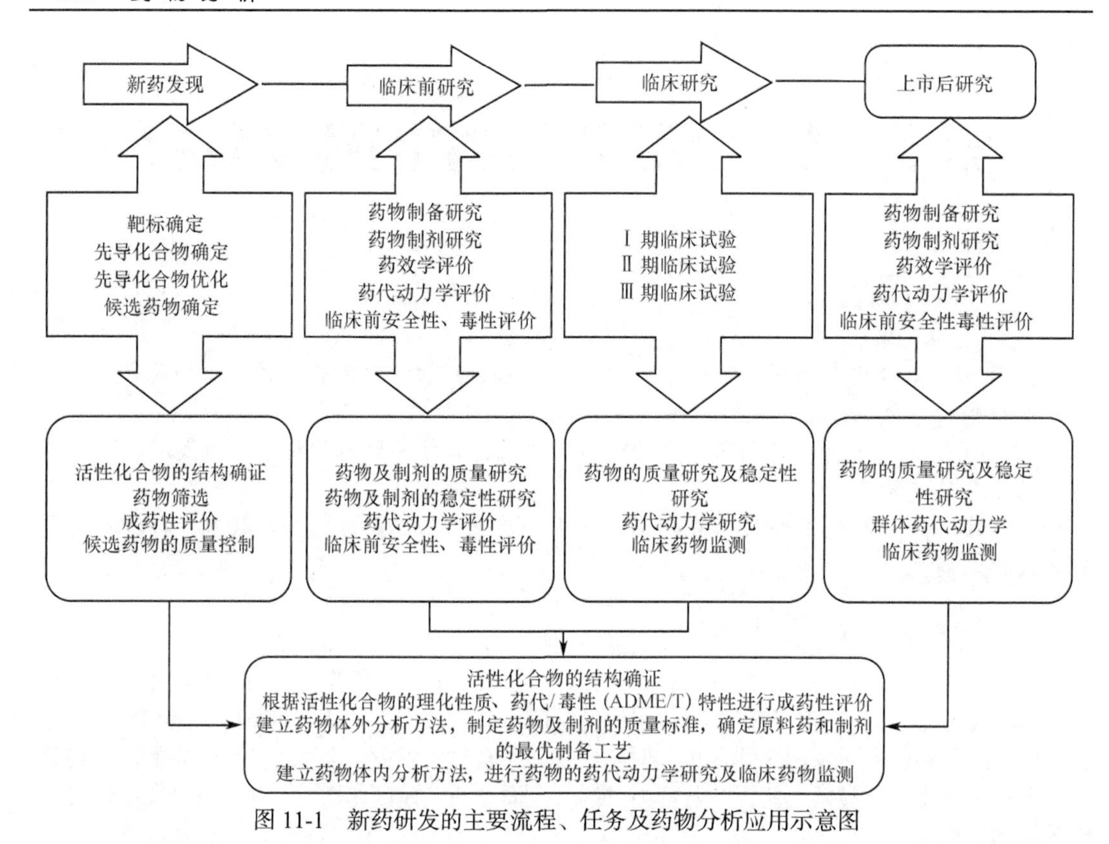

图 11-1 新药研发的主要流程、任务及药物分析应用示意图

（一）联用技术

随着现代制药工业的迅猛发展，对药物分析技术的要求也越来越高，分析技术的联用应运而生。通过联用技术实现各种分析技术的优点组合，在保证灵敏、快速、微量的前提下，进行分离、结构鉴定、定量并提供更多的药物信息。把不同的分析技术组合在一起，主要限制为接口技术。目前在药物研发中常用的联用分析技术有 LC-MS、LC-NMR、GC-MS、CE-MS、毛细管电泳-磁共振波谱联用技术（CE-NMR）、高效液相色谱-磁共振波谱-质谱联用技术（LC-NMR-MS）。

色谱-质谱联用技术具有很强大的药物分析能力，它集色谱的分离功能和质谱的灵敏、快速、高通量的特性、极强的结构解析能力于一体，已成为药物研发的重要技术支撑。与 GC-MS 相比，LC-MS 可以分析的化合物范围要大得多，已成为最突出、最具应用价值的药物分析技术之一，成功应用于药物体内外代谢研究、药物及代谢物的高通量分析、药品质量控制（包括药物中微量杂质、手性杂质、降解产物、药物生物转化产物的分析鉴定）等。

LC-NMR 联用技术具有广阔的应用前景，它集色谱的分离功能和 NMR 的强大结构解析功能于一体，成为药物杂质、降解产物、体内外代谢产物、化合物库的分离和结构鉴定等研究领域最具价值的分析技术之一。

（二）高通量分析技术

高通量分析（high-throughput analysis，HTA）是一种针对大量化合物快速的分析方法。由于分子生物学、人类基因组学和功能基因组学对多种药物靶点的分析技术需求，加快了 HTA 的发展。HTA 保证了平行化学、组合化学对庞大的化合物库的分析能力，减少了开发成本和候选新药的上市时间。HTA 具有快速分析、评价大量化合物的能力，已成为现代药物研发的重要组成部分。

在早期药物筛选过程中，HTA 有非常重要的作用，它能对化合物库进行定性、定量的药学评价，在新药发现、临床前研究和临床研究中对候选药物进行 ADME/T 等生物学评价。HTA 的应用有助于早期剔除不适宜的化合物，以减少候选药物在后期临床研发的损耗率，减少新药开发成本。HTA 技术主要应用在三个领域：结构分析、纯度分析及定量分析。HTA 的发展趋势是不断的引入自动化、微型化技术，尤其是联用技术，表 11-1 列举了一些常用的高通量分析技术。

表 11-1　新药研究中常用的高通量分析技术

分析技术	相对通量	结构分析	纯度分析	定量分析
FIA/DI-MS	+++	+	+	+
MALDI-FT-MS	+	++	N/A	N/A
DI-NMR	++	+++	++	N/A
HPLC-UV	++	N/A	++	N/A
HPLC-UV/MS	++	+	++	N/A
HPLC-ELSD	++	N/A	++	++
HPLC-NMR	+	+++	++	+
FIA-CLND	+++	N/A	N/A	+
HPLC-CLND	++	N/A	N/A	+++
SFC-UV	++	N/A	++	N/A
SFC-MS	++	+	++	N/A
ESI-FT-ICR-MS	+	++	N/A	N/A

注：FIA（flow injection analysis）：流动注射分析；DI（direct injection）：直接进样；MALDI（matrix-assisted laser desorption/ionization）：基质辅助激光解吸/电离；FT（Fourier tansform）：傅里叶变换；ELSD（evaporative light scattering detection）：蒸发光散射检测器；CLND（chemiluminescent nitrogen detection）：氮化学发光检测器；ICR（ion cyclotron resonance）：离子回旋共振；SFC（supercritical fluid chromatography）：超临界流体色谱。N/A：不适用。

（三）化学统计学

化学统计学广泛应用于计算机辅助药物开发。在药物研发的早期阶段，通过计算就能有效识别具有良好药效学、生物药剂学特性（ADME/T）的化合物分子。表 11-2 列举了在新药研发中应用于药物分析领域的一些化学统计学模型。

表 11-2　新药研发中应用于药物分析领域的常用化学统计学模型

化学统计学	模型应用
药物转运过程的结构特征模型	根据药物的转运特性对候选药物进行筛选和检测
寡肽的膜分配结构特征模型	肽类药物的研发
基于药物分子 3D 结构的血脑屏障定量模型	候选药物血脑屏障渗透性的预测
口服药物吸收的计算机模型	根据药物的吸收特性对候选药物进行筛选

（四）微型化技术

为了适应生命科学发展的需要，微型化、自动化、集成化与便携化是分析仪器发展的方向。20世纪90年代，Manz等提出了微全分析系统（miniaturized-total analysis systems，μ-TAS），即微流控芯片（microfluidic chips）或芯片实验室（lab on a chip），它是分析或生物分析过程微型化的一个重要研究领域。μ-TAS将样品制备、反应、分离、检测、细胞培养、分选和裂解等基本操作单元集成到一块几平方厘米（甚至更小）的芯片上，以可控流体贯穿整个微通道网络系统，用以取代常规化学或生物实验室的各种功能的一种技术平台，具有样品和试剂消耗量少、分析速度快、效率高、操作模式灵活，以及可在生理环境或接近生理环境下运行等优点，特别适用于当今高通量的药物研发过程。高通量分析仪器均采用了不同密度的微孔板（96孔板、384孔板、864孔板和1536孔板）作为实验反应载体，使得每个独立反应体系的试剂总量由传统分析技术的毫升级降低至微升级。

（五）纳米技术

纳米技术（nanotechnology），也称毫微技术，是研究结构尺寸为1～100nm材料的性质和应用的一种技术。纳米技术是一个新兴的研究领域，不仅是将加工和测量精度从微米级提高到纳米级，更是从宏观领域进入到微观领域，即从微米层深入到分子、原子级的纳米层。在新药研发中，纳米技术的进步加快了候选化合物的发现与评价，它广泛应用于药物分析的各个领域，见表11-3。

表11-3　纳米技术在药物分析中的应用

纳米技术	应用
单细胞分析	定性分析、新配体的识别、微容量分析物的分析
分析药物分子的微型设备	采用纳米材料的分子印迹技术可根据特定作用位点及形状识别主分子采用纳米生物传感器、抗体、酶或受体对药物（如皮质醇、茶碱、地西泮、吗啡、*S*-普萘洛尔等）进行分析测定
联用技术	纳米级LC-MS，用于DNA加成物的检测
其他	生物纳米管膜、特异的对映体识别剂，用于手性药物的分离；样品富集，提高样品的检出限至10^{-18}mol级

第二节　活性化合物筛选

一、药物筛选模型与技术

（一）药物筛选模型

药物筛选模型（drug screening model）是用于证明某种物质具有药理活性的模型，这些模型是寻找和发现药物的重要条件之一，新模型的建立促进了新药的发现。应用于药物筛选的模型有多种，根据所选用的材料和药物作用的对象及操作特点，可以将这些模型大致分为三类：整体动物水平模型、组织器官水平模型和细胞分子水平模型。

1. 整体动物水平模型　应用整体动物的疾病模型，是现代药物筛选最常用的模型之一，也是长期以来备受重视的方法。单纯从新药筛选的角度看，整体动物筛选模型最大的优点是可以从整体水平，直观地反映出药物的治疗作用、不良反应及毒性作用；但是人类目前在实验动物身上复制出的病理模型还十分有限，而且筛选的过程主要依赖于手工操作，样品用量大，故使用整体动物模型筛选新药具有显著的局限性、低效率和高成本等不足之处。理想的整体动物模型应具备的基本条件是病理机制与人类疾病的相似性、病理表现的稳定性、药物作用的可观察性和作用指标的可检测性。在选择动物模型时，应选择那些最适于观察药理作用、与人的生理或病理状况接近的动物，如用豚鼠作为抗过敏药物筛选的动物模型，把人体肿瘤移植到小鼠体内制备的各种肿瘤模型，遗传性动物模型，如高血压大鼠、糖尿病大鼠和小鼠、肥胖症小鼠、心肌病大鼠。

2. 组织器官水平模型　随着现代医学和现代药理学的发展，采用动物的组织、器官制备的药物筛选模型越来越多，如体外血管试验、心脏灌流试验、组织培养试验等方法。通过观察药物对特定组织或器官的作用，可以分析药物作用原理和可能具有的药理作用。和整体动物水平模型相比，组织器官水平模型降低了筛选样品的用量，样品用量一般仅需整体动物的1/10或更少；降低劳动强度，扩大筛选规模，提高了筛选效率，降低了筛选成本。其主要的缺点是规模小、效率低、反应药物作用有限、人工操作技术要求高、对样品的需求量仍然较大，不易实现一药多筛。但组织器官水平的模型在深入筛选或对活性化合物的确证筛选方面，却有不可替代的价值。

3. 细胞分子水平模型　细胞水平的筛选模型是观察被筛选样品对细胞的作用，用于筛选的细胞模型包括各种正常细胞、病理细胞，如肿瘤细胞、基因敲除细胞、病毒感染细胞等经过不同手段模拟的细胞。由于多种细胞筛选模型的检测指标都是细胞的生殖状态，因此，在药物筛选方面应用最广泛的细胞模型是观察化合物样品的细胞毒性，如各种肿瘤细胞、流感病毒感染的MDCK细胞、单纯疱疹病毒感染的Vero细胞等已经被广泛用于体外相关药物筛选和药物研究中。以酶、受体、离子通道等作为靶点，均属于分子水平的药物筛选。

与整体动物和组织器官水平的筛选模型相比，细胞、分子水平的药物筛选模型具有样品用量少、药物作用机制比较明确，可实现大样本、高通量的筛选，具有一药多筛等特点，已经成为目前药物筛选的主要方法。

（二）药物筛选中的分析技术

1. 高通量筛选与高内涵筛选　高通量筛选（high throughput screening，HTS）是以分子水平和/或细胞水平的实验方法为基础，以微孔板为实验载体，配备自动化处理样品的工作站、灵敏快速的检测仪器和强大的计算机控制系统等，同一时间对海量样品进行生物活性测定、实验数据采集和数字化分析处理，并以相应的信息管理软件支持整个系统正常运转的技术体系。高通量筛选涉及自动化、信息管理和微量检测技术。目前，HTS常见的检测信号包括放射活性、颜色、发光和荧光，用于测定受体结合能力、酶学反应和细胞功能状态（钙流、pH和膜电位等）。近年来，国际上发展了许多基于荧光、化学发光或放射活性检测的新技术。荧光检测技术主要包括荧光强度检测方法、荧光偏振检测方法、荧光共振能传递检测方法、均相时间依赖荧光检测方法或均相时间依赖荧光共振能传递检测方法、共聚焦荧光显微镜、荧光成像分析方法和荧光报告基因检测方法；化学发光检测技术主要包括电化学发光检测方法、荧光素酶报告基因检测方法及Alpha筛选检测方法；放射活性检测技术主要包括亲近闪烁检测、FlashPlate TM闪烁检测方法和LEADseeker均相成像检测方法。例如，Canavaci等建立了用化学发光方法检测β-半乳糖苷酶的HTS模型，以384孔板为载体，筛选了NIH化合物库中的303 224种化合物，得到4394种能对抗美洲锥虫病的阳性样品，随后的毒性检测显示其中有3005种化合物的IC_{50}<10μmol/L。

HTS技术单指标的筛选方法已经不能满足药物发现的需要，同时也不利于对化合物活性的综合评价。因此，以多指标、多靶点为主要特点的高内涵药物筛选技术应运而生。高内涵筛选（high content screening，HCS）的仪器一般由白色连续光源、多通道滤光片（适于常用的荧光染料）、显微镜模块和高速高分辨率的CCD照相机进行图像获取，同时还可以配备细胞培养和自动加样模块进行长时间全自动的实验分析。HCS模型主要建立在细胞水平，通过观察样品对固定或动态细胞的形态、生长、分化、迁移、凋亡、代谢及信号转导等多个功能的作用，涉及的靶点包括细胞的膜受体、胞内成分、细胞器等，从多个角度分析样品的作用，最终确定样品的活性和可能的毒性。图 11-2 直观地显示了 HTS 和 HCS 的异同点。从实验载体上看，HCS 与 HTS 无显著区别，均是在微孔板上进行的，两者的样品消耗量一致，实验操作同样简单可行、自动化。但是从实验结果看，HTS 实验结果单一，通常只获得每个样品孔的最终读数；而 HCS 的实验结果多样化，除每个样品孔的最终读数外，还有细胞计数、细胞形态学分析、细胞空间结构分析、细胞成像等多种实验结果。

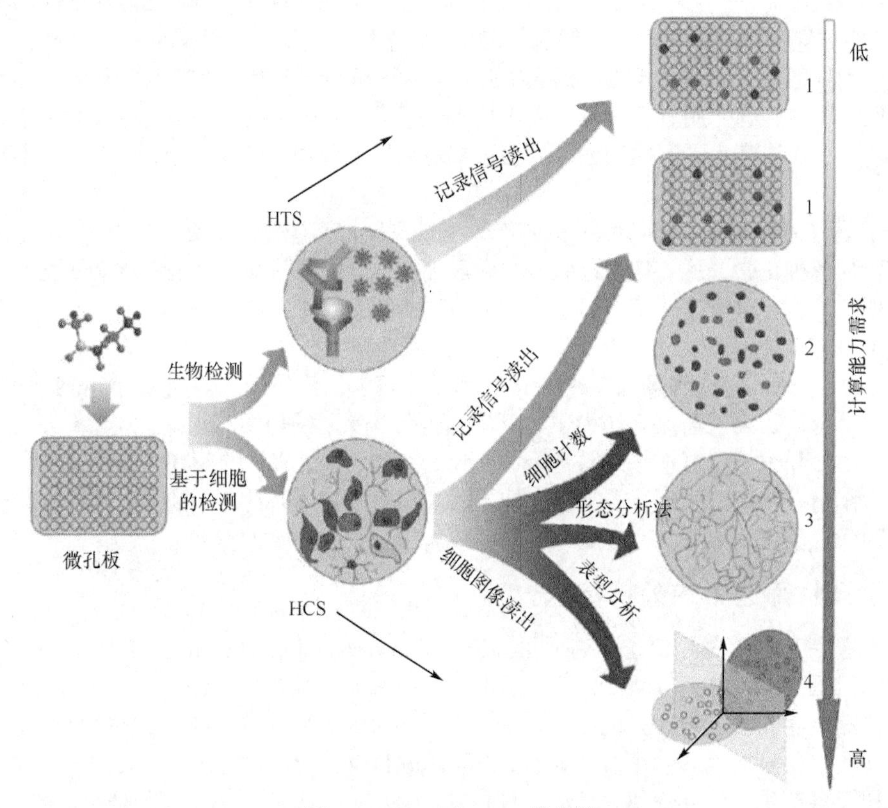

图 11-2　HTS 和 HCS 的比较

2. 亲和色谱法（affinity chromatography）　是一种利用固定相的结合特性来分离分子的色谱方法。在亲和色谱中，将能与潜在药物（配体）特异结合的物质（配基）固定于色谱填料上，制备色谱柱，混合物经过色谱柱时，能与固定相产生特异结合的物质将在色谱柱上发生保留行为，从而实现混合物间以亲和性为基础的分离，同时亲和色谱与紫外、MS、NMR 等多种检测器联用，实现在线筛选并鉴定活性成分，现已成为一种高通量筛选方法，广泛应用于各种活性药物的筛选。各种亲和色谱技术在药物筛选、模式建立、分离机制等方面的特色不尽相同，在药物发现和鉴定等领域的应用不断拓展，为药物的发现与开发提供了极具优势的筛选技术平台。

（1）受体为亲和配基的色谱筛选：受体对配体选择性识别作用较强，以受体为配基的亲和色谱在药物活性成分筛选中具有较强的选择性且作用机制明确。有学者报道，将猪重组 β_2-肾上腺素受体通过共价键固定在大孔硅胶表面，制成 β_2-肾上腺素受体亲和色谱，并与四极飞行时间质谱联用，从中药制剂活血胶囊提取物中筛选出有效成分阿魏酸、羟基红花黄色素 A 和柚皮苷。

（2）酶为亲和配基的色谱筛选：酶是生物体新陈代谢过程的催化剂，参与体内各项生化反应。酶的催化效率极高并具有高度的专一性，寻找靶向酶的抑制剂或激动剂成为药物筛选的一个新方向。固定化酶技术的出现与发展解决了酶对环境敏感、无法重复利用等问题，使酶用于筛选药物活性成分成为可能。固定化酶技术使酶通过吸附共价键结合、交联、包埋等方法定位于载体的一定空间，既保持酶固有的催化活性，又可连续地重复使用。以固定化酶为技术基础的亲和色谱被广泛用于各种酶抑制剂的筛选，如 α-糖苷酶、酪氨酸酶、胰蛋白酶、胆碱酯酶、血管紧张素转化酶等，为各种病理模型，如糖尿病、黑斑病、肿瘤、高血压及神经退行性疾病等提供治疗依据。

（3）细胞膜色谱（cell membrane chromatography，CMC）筛选：药物吸收需经过细胞膜的扩散或转运，并与细胞膜上特异性受体或酶结合而发挥药效。因此，化合物的活性与细胞膜的通透性和药物与细胞膜的亲和性密切相关。CMC 是将细胞膜固定在特定载体的表面作为固定相，用液相色谱的方法研究药物与细胞膜、膜受体的相互作用，动态模拟药物在体内的作用过程。不同种类及人体不同部位的细胞膜上存在着不同的受体、离子通道、酶等效应靶点，使用不同部位的细胞膜可用于不同药理活性的药物筛选。血管细胞膜、心肌细胞膜、胰岛 β 细胞膜、红细胞膜已成功用于筛选治疗心血管疾病、糖尿病等药物的活性成分；此外，随着 CMC 新的固定相的出现，如鼠腹腔巨噬细胞膜、人牙周膜细胞膜、肿瘤细胞膜等，使得更多药理活性药物得以筛选。

（4）分子印迹技术（molecular imprinting technique）：是指合成对模板分子或其他目标分子（活性成分）具有特异性识别能力的分子印迹聚合物的新型仿生技术。分子印迹聚合物（molecularly imprinted polymer，MIP）是一种人工合成的高分子材料，其特点是对目标分子具有类似于抗原与抗体、酶与底物之间的立体选择性。分子印迹技术通过选取特定的活性成分为模板，用于已知成分或其类似物的富集分离、鉴定与筛选。相比于生物亲和色谱，MIP 稳定性大大提高，聚合物性质稳定，耐酸碱、耐高温、耐高压等，且与 HPLC 有更好的兼容性；流动相不用局限于生物相亲性的缓冲盐，与紫外、MS 等检测器匹配程度增加。MIP 耐压可以承受较高的流速，大大缩短了分离时间。比如，以没食子酸丙酯为模板，从中药丹参粗提物中筛选出抗血小板聚集活性的物质原儿茶酸。

（5）其他亲和配基：随着对于药物作用原理及特点的深入研究，除了上述亲和色谱筛选模型，更多亲和色谱模型将被用于药物活性成分的筛选，如以蛋白或 DNA 为配基的亲和色谱、脂筏色谱、免疫亲和色谱、金属离子亲和色谱及核酸适配体亲和色谱等。

二、活性化合物的结构确证

活性化合物结构确证研究是药物研发的基础，其主要任务是证明所评价的新药具有所预测的化学结构、确认所制备的新药结构是否正确，是保证药学其他方面研究（如药动学、药效学、毒理学及临床研究）能否顺利进行的决定性因素。在结构确证的研究中，测试样品的纯度需要进行控制，只有使用纯度符合要求的测试品进行结构研究，才能获得药物正确的结构信息。一般情况下，供试样品的纯度应大于 99.0%，杂质含量应小于 0.5%。

（一）活性化合物结构确证研究的一般过程

随着新药研发的不断深入，药物来源日趋广泛，其结构呈现多样性，药物结构确证的方法也不尽相同。结构确证的一般过程主要包括化合物的名称、样品的制备、理化常数的研究、样品的测试及综合解析等。结构确证常用的分析测试方法有：紫外吸收光谱（UV）、红外吸收光谱（IR）、磁共振波谱（NMR）、质谱（MS）、比旋度、X-射线衍射技术（RSD）、差示扫描量热法（DSC）、热重分析法（TGA）等。

（二）活性化合物结构确证研究的一般内容

1. 一般药物的结构确证 采用常规方法，如元素分析（必要时采用高分辨质谱）、UV、IR、NMR、MS、热分析（差热或热重）、X-射线衍射技术等即可确证药物的结构。对于结构比较特殊的药物，也可采用制备衍生物的方法间接证明药物的结构。对于存在顺反异构的药物，在一般结构确证的基础上，应增加顺反结构的研究。

（1）药物元素组成：通常采用元素分析法。这种方法可获得组成药物的元素种类及含量，经比较测试结果与理论结果差值的大小（一般要求误差不超过 0.3%），即可初步判定供试品与目标物的分子组成是否一致。对于因药物自身结构特征而难于进行元素分析时，在保证高纯度情况下可采用高分辨质谱方法获得药物元素组成的相关信息。

（2）紫外吸收光谱：通过对药物溶液在紫外-可见区域内不同波长处吸收度的测定和吸收系数的计算，以及对主要吸收谱带进行归属（如 K 带、R 带、E 带、B 带），可获得药物结构中可能含有的发色团、助色团种类及初步的连接方式等信息，同时对药物的鉴别亦有指导意义。对于发色团上存在酸性或碱性基团的药物，通过在酸或碱溶液（常用 0.1mol/L HCl 或 0.1mol/L NaOH）中最大吸收波长的测试，观察其紫移或红移现象，可为上述酸性或碱性基团的存在提供进一步的支持。

（3）红外吸收光谱：通过对药物进行红外吸收光谱的测试，可推测出药物中可能存在的化学键、所含的官能团及其初步的连接方式，亦可给出药物的几何构型、晶型、立体构象等信息。固态药物红外测试可分为压片法、糊法和薄膜法，液态药物可采用液膜法测试，气态药物则可采用气体池测定。部分含多晶型药物在研磨和压片过程中，其晶型可能发生变化，可改用糊法测定，同时应根据药物的结构特点对糊剂的种类进行选择。盐酸盐药物在采用 KBr 压片时可能会发生离子交换现象，应分别对氯化钾压片法和溴化钾压片法测得的结果进行比较，并根据结果选择适宜的压片基质。

（4）磁共振波谱：可获得药物组成的某些元素在分子中的类型、数目、相互连接方式、周围化学环境、甚至空间排列等信息，进而推测出化合物相应官能团的连接状况及其初步的结构。常用的有氢磁共振波谱（^{1}H-NMR）和碳磁共振波谱（^{13}C-NMR）等。磁共振波谱测试的重要参数有化学位移（δ）、偶合常数（J 值）、峰形、积分面积等。溶剂峰或部分溶剂中的溶剂化水峰可能会对药物结构中部分信号有干扰，因此测试时应选择适宜的溶剂和方法，以使药物所有信号得到充分显示。

（5）质谱：用于原子量和相对分子质量的测定、同位素的分析、定性或定量的分析，重要参数有分子离子峰、碎片峰、丰度等。分子离子峰是确证药物分子式的有力证据，应根据药物自身结构特性选择适宜的离子源和强度，同时尽可能地获得分子离子峰和较多的、可反映出药物结构特征的碎片峰。对含有同位素元素（如 Cl、Br 等）的药物，利用分子离子峰及其相关峰丰度间的关系，可以判断药物中部分组成元素的种类和数量。高分辨质谱是通过精确测定相对分子质量确定药物分子式，但它不能反映药物的纯度和结晶水、结晶溶剂、残留溶剂等情况。随着科学的发展，在新药研究中也采用了 GC-MS、MS-MS、LC-MS 等方法，应根据药物的组成和结构特征选择适宜的方法。

（6）X-射线衍射技术：可用于固态单一化合物的鉴别与晶型确定，晶态与非晶态物质的判断，多种化合物组成的多组分体系中的组分分析（定性或定量），原料药（晶型）的稳定性研究等。

2. 手性药物的结构确证 手性药物或其衍生物的结构确证应在上述研究的基础上，对其绝对构型进行确证。常用方法有单晶 X-射线衍射技术、圆二色谱法、旋光光谱、二维磁共振波谱[如同核位移相关谱（NOESY 谱）]等。其中单晶 X-射线衍射技术为直接方法，其余为间接方法。

（1）单晶 X-射线衍射技术：可获得有关药物晶型的相关信息、药物相对或绝对构型及与药物以结晶形式存在的水/溶剂及含量等一系列信息。普通的单晶 X-射线衍射技术不能区分对映体，仅能推导出在空间的相对位置和药物的相对构型。手性药物绝对构型的测试，建议采用单晶 X-射线四元衍射仪，CuKα 靶，衍射实验的 θ 角范围不低于 57°。

（2）圆二色谱法：该项测试通过测定光学活性物质在圆偏振光下的 Cotton 效应，根据 Cotton 效应的符号获得药物结构中发色团周围环境的立体化学信息，并与一个绝对构型已知的且与待测药物结构相似药物的 Cotton 效应相比较，即可能推导出待测物的绝对构型。此外，对于一般具有刚性结构的环体系的羰基药物，通过比较其 Cotton 效应的符号并结合经验规律"八区律"，亦可能预测某些羰基药物的绝对构型。

（3）旋光光谱：通过比较相关药物的旋光性，可得到手性药物的相对构型信息。如能得知药物旋光的可测范围，则在一系列反应后，药物绝对构型可从用于制备该药物的底物构型推导得到。在采用该方法测定药物绝对构型时，要在相同的溶剂中以相同的浓度和温度测定旋光，以保证比较的可靠性。

（4）NOESY 谱：通过对具有刚性结构（或优势构象）药物官能团上质子的选择性照射，致使与其相关质子峰强度的增减和相互间偶合作用的消失，从而推测出邻近官能团的空间构象，进而可获得药物构型的信息。

3. 药物晶型的研究　在药物研发过程中，多晶型现象是普遍存在的。部分药物不同的晶型具有不同的生物利用度和（或）生物活性，特别是水溶性差的口服固体药物。对于创新药物，应对其在不同结晶条件下（溶剂、温度、结晶速率等）的晶型进行研究；通过不同晶型对药物活性和毒性等影响的研究可为其临床应用晶型的选择提供依据。

药物晶型测定方法通常有 X-射线衍射技术、红外吸收光谱、热分析、熔点、光学显微镜法等。X-射线衍射技术是判断药物晶型的首选方法。结构相同但晶型不同的药物其红外吸收光谱、熔点、热分析图谱可能存在一定的差异，可以用于晶型研究。但应注意在研磨、压片时可能会发生药物晶型的改变。

4. 药物结晶水或结晶溶剂的分析　对于含有结晶水或结晶溶剂的药物，应对药物中的水或溶剂进行分析。常用分析方法为热重分析法、差示热分析、干燥失重、水分测定、磁共振波谱及单晶 X-射线衍射技术。这些分析方法均有各自的优缺点，在药物结构确证研究中应根据药物的结构特征，选择适宜的方法，同时也可利用不同方法所得结果进行相互补充、佐证，以确定存在药物中水或溶剂的种类、数量和形式。

5. 其他具有特殊结构药物的结构确证　结构中含有金属离子及 F、P 等元素的药物，可进行相应金属原子吸收及 F、P 等元素的测定。

第三节　活性化合物成药性评价

成药性（drugability），按照 Lipinski 的定义，是指化合物具有可被人体接受的吸收、分布、代谢和排泄的性质，以及可以容许的不良反应，从而能够进入临床 I 期临床研究阶段。成药性涵盖的内容非常广泛，包括物理化学性质、生物化学性质、药物动力学性质及产生不良反应、毒性作用的性质。其中，物理化学性质是成药性的第一要素，即将化合物置于某种（些）物理环境中，可产生该环境下的外在性质，如放入水或缓冲液中，表现出溶解度的大小；在脂相中的行为体现为脂溶性；在脂水两相系统中表现为分配性，并在一定程度上反映了药物对细胞膜的渗透性；在空气、水或其他介质中的化学稳定性反映了结构中某（些）结构或片段的化学反应性能。

一、溶　解　性

（一）意义

水溶解性是药物最重要的理化性质之一，对体外筛选和体内活性都非常重要。水溶解性是物质在水介质中呈分子分散状态的程度。

（1）评价化合物的体外活性需要化合物具有溶解性：如果化合物的溶解度低，就不能成为高度分散的溶解状态，不容易准确地测定其活性，或者难以重复，结果不可靠。用于体外筛选所配制的溶液应当是真溶液。然而，由于多数被筛的物质水溶性较低，常先用可与水混合的有机溶剂（如乙醇、二甲基亚砜等）溶解，用水逐渐稀释到所需的浓度，有时配制的虽是透明溶液，但若溶质分子具有较强的亲脂性，容易发生聚集作用，形成聚集体。聚集体可与靶蛋白发生相互作用，而单个分子却没有活性，因而出现假阳性结果。因此，为了避免这种现象的发生，应保证筛选溶液成单个分子状态，为此，可通过测定化合物在两相溶剂中的平衡常数，确定溶质的分散状态。此外，有些化合物在体外筛选的溶液中会析出沉淀，结果是溶液中化合物的实际浓度低于所设定的浓度，将本来有活性的化合物误认为没有活性。所以，物理溶解性质影响了生物活性数据的准确性。

（2）药物的水溶解性是口服药物透膜吸收、注射给药的前提：口服药物的生物利用度主要取决于其在胃肠道中的溶解度及细胞膜渗透性，药物需先溶解后透膜吸收。药物水溶性性差会延迟或限制其吸收。对于注射剂，有关药物溶解度的认识则更为重要，因为注射剂通常需要将药物制成溶液给药。因此，若药物的溶解度差，在后续的研发中可能会增加处方的难度。

（3）化合物溶解度数据也用于估计其在体内的吸收、分布、代谢、排泄和毒性等临床前试验的参数和预期临床的前景。

（二）要求

药物的水溶解度是在一定压力和温度下在一定量水中溶解的最高药量。低水溶性的药物溶解度通常界定为＜10μg/ml，中等溶解度为 10～50μg/ml，高溶解度为＞50μg/ml。在对目标化合物进行成药性评价时，通常要求溶解度＞10μg/ml。对于难溶性物质，如果溶出度在 15min 内有 85%的药物溶解于 0.1mol/L 盐酸时，称作快溶出物质。

（三）实验方法

需要测定化合物在生理 pH 条件下的溶解度。化合物的 pH-溶解性曲线需在 pH1.0～7.5，温度 37℃±1℃的水溶性介质中测定后建立。介质的 pH 值取决于被测药物的电离性质。例如，如果某种药物的 pK_a 为 3～5，那么其溶解度应在 pH=pK_a、pH=pK_a+1、pH=pK_a−1、pH=1.0 及 pH=7.5 的条件下测定。在每一个 pH 条件至少要平行测定三次，为保证溶解度数据的准确可靠，可能还需要更多次的重复测定。USP 中的标准缓冲溶液可用于溶解度试验，如因化合物的理化因素不能使用这些缓冲溶液，可以用其他缓冲溶液代替。在溶液体系达到平衡后，需要测定溶液的 pH。传统的摇瓶法能准确测定药物的溶解度，是最经典的、最常用的方法。此外，也可以使用酸碱滴定法、稳定性指示分析法及其他方法，但应证明所用方法的合理性，并且有方法学数据的支持。如果药物的单次最大给药剂量可以为 pH1.0～7.5 溶解于 250ml 或更少体积的水溶液中，则可以认为该药物是高溶解性的。

溶解度测定的各种方法基本上包括两个部分：制备药物的饱和溶液，以及测定饱和状态下单位溶剂中所含溶质的量。

在摇瓶法试验中，首先需要在水溶液中添加过量的药物并且振摇 24h 或更长的时间，以保证达到溶解平衡。平衡时间的确定需要通过抽样来确定，取样间隔取决于药物的溶出速率。为了减少取样量，取样间隔可以逐渐加倍，即如果第一次取样为试验开始后 2h 进行，那么第二次取样可以在第一次取样后 4h 进行，第三次取样可以在第二次取样后 8h 进行，以此类推。直至最后两个取样点测得的溶解度相同。饱和状态也可以通过溶液和过量的药物一起加热，然后冷却至设定的温度得以实现。当饱和溶液缓慢冷却时容易发生过饱和现象，对于盐的超饱和溶液应避免缓慢冷却和连续振荡。

此外，分离得到溶解相后，可以用色谱法、紫外-可见分光光度法和重量分析法等测定药物的浓度。在药物开发的早期阶段，当溶剂、降解产物或一些未知杂质等可能对测定产生干扰时，色谱法等分离技术可以提高试验的专属性，应用广泛。紫外-可见分光光度法因其简便、准确和化学专属性较高等优点而使用较广。重量分析法简单易行，成本也较低，主要通过物理或化学方法将溶剂蒸发，使溶质形成沉淀再进行测定；但由于灵敏度、选择性和实用性等原因，应用范围受到限制。

二、脂溶性和分配性

（一）意义

药物的脂溶性（liposolubility）是指药物对脂介质的亲和力。脂溶性对药物的影响可分为以下三个方面。①对药效学的影响：主要体现在药物的亲脂性基团或片段参与同受体的脂质性腔穴或裂隙的疏水-疏水相互作用，促进了药物与靶标的结合；②在药动学上：分子的整体亲脂性可影响膜通透性、与血浆蛋白的结合能力、组织中的分布、穿越血脑屏障能力及代谢的特征和稳定性；③在生物药剂学上：药物的亲脂性可影响药物分子在剂型中的溶出速率、分散度以及制剂的稳定性等。

脂溶性通常是用化合物在正辛醇和水相中分配（partition）或分布达到热力学平衡时的浓度比表示。分配系数是药物在正辛醇的浓度与它在水相的浓度的比值，通常用 $\lg P$ 表示；分布系数是所有形态的药物分子在正辛醇的浓度总和与所有形态的药物分子在水相的浓度总和的比值，通常用 $\lg D$ 表示。

药物的吸收、分布及排泄过程是在水相和脂相多次分配中实现的，因此要求药物分子既有脂溶性又有水溶性。理想的药物应具有亲水性和亲脂性的良好平衡；生物膜的脂质性质要求药物分子具有一定的亲脂性，以保障穿越细胞膜，但又应有足够的亲水性确保药物分子在水相的分配；同时，这也是多次在水相-脂相间分配的充分和必要的条件，确保药物在体内的吸收和转运。

（二）要求

虽然普遍认为亲脂性药物分子易于吸收，但这并不意味着亲脂性越强，吸收越好。药物分子在跨肠上皮细胞膜吸收时，首先要进入顶端细胞膜，然后穿过细胞质，再从基底外侧膜出来。如果一个化合物的亲脂性极强，那么可能由于与顶端膜的结合力太高而无法进入水溶性细胞质区域，也就无法从基底外侧膜释放出来进入水溶性黏膜固有层。根据里宾斯基五规则（Lipinski's rule of five），药物油水分配系数应为正数，且小于 100 000：1（或 $\lg P<5$）。另一项统计研究表明，$\lg P<3$ 时为最佳。

（三）实验方法

分配系数的测定通常是在恒温、恒压和一定的 pH 条件下，化合物在正辛醇-水两相介质中，通过一定时间的连续振摇，使化合物在正辛醇与水相中的分配达到平衡，测定平衡时两相中化合物的浓度，其比值为化合物的分配系数，以 P_{ow} 表示。P_{ow} 无量纲，通常以 10 为底的对数（$\lg P_{ow}$）表示。对于可能发生解离的弱酸、弱碱化合物，应采用适当的缓冲溶液。对于自由酸，缓冲液的 pH 至少为 pK_a-1；对于自由碱，缓冲液的 pH 至少为 pK_a+1，以确保化合物呈分子状态。表面活性剂类化合物的分配系数可采用其在水中和在正辛醇中的溶解度来计算。

需要注意以下几点。①试验前，正辛醇与水需经预饱和处理，即在试验温度下，采用两个大储液瓶，分别装入正辛醇与足量的水，水与足量的正辛醇，置于恒温振荡器中振摇 24h 后，静置足够长的时间使两相完全分离，以分别得到水饱和的正辛醇、正辛醇饱和的水。②试验温度为 20～25℃，温度变化±1℃。③正辛醇与水的体积比和化合物加入量的确定应考虑下列因素。分配系数的估算值，化合物在两相中的最低浓度满足分析测试要求，化合物在两相中的最高浓度为 0.01mol/L。④需进行 3 次试验，以获取准确的分配系数。其中，第一次试验采用估算体积比；第二次试验采用 2 倍估算体积比；第三次试验采用 1/2 估算体积比。三次试验中，分别设置两个平行处理。应使用相同的容器，并准确测量两种溶剂的体积与储备溶液的加入量。⑤分配平衡的建立：两相系统应充满整个试验容器，以防止化合物因挥发造成的损失。然后将其置于恒温振荡器上振摇 24h，当采用离心管作为试验容器时，建议使用水平转子的离心机，转速约为 100r/5min。⑥两相分离通过离心来完成，最好在试验温度下进行。若离心机无温度控制功能，则将离心管于试验温度下静置平衡 1h 后再进行离心处理。否则，静置足够时间以使两相完全分离。⑦为尽可能避免水相样品中含有痕量的正辛醇，取样时建议采用注射器。先让注射器充满空气，当通过正辛醇层时，轻轻地排出空气，抽取适当体积的水溶液，然后快速抽出注射器并拆去针头。⑧采用紫外-可见分光光度法、GC 法或 HPLC 法等分析方法测定两相中化合物的浓度，计算两相中化合物的总量，并与加入量进行比较。

三、多 晶 型

（一）意义

大多数原料药在常温下是固体形态。固体物质可以呈晶态或非晶形式存在。晶体是由于组成药物的分子、原子或离子在三维空间呈有序的周期性排列；非晶体物质是无序堆积而成。组成相同、晶体构型不同的物质称为多晶型体（polymorph），晶型之间可通过相变而彼此转变。

大多数有机药物晶体是分子晶体，多晶型现象极为普遍。药物晶型不同，晶格能和晶体的表面积不同，它们的物理性质，如外观、密度、熔点、硬度、溶解度、溶出速率、流动性等方面都有差异，并可能对生物利用度和稳定性产生影响。

在一定温度与压力下，多晶型中通常只有一种是稳定型，其化学稳定性好，但溶解度最小；其他晶型为亚稳定型，它们最终可转变为稳定型。一般而言，亚稳定型的生物利用度高，为有效晶型，而稳定型往往低效甚至无效。因此，对固体药物多晶型的研究已经成为成药性评价的不可缺少的重要组成部分。

（二）多晶型筛选和稳定型筛选

1. 多晶型筛选 主要是为了发现固体物质（大部分为多晶型）所有可能的晶型，也包括寻找水合物和溶剂化物，最终筛选出适合生产、生物利用度高、利于制剂的优势药物晶型。下面简单介绍发现晶型的常用方法。

（1）通过溶液溶解或熔化改变原始固体的结晶性，然后在一系列条件（如温度、溶剂、过饱和度、添加物等）下重新结晶，观察是否有其他晶型形成。

（2）检查热、湿度、机械压力等导致的固体-固体转变。

2. 稳定型筛选 对于某一化合物，虽然发现和筛选所有晶型是有意义的，但发现最稳定的晶型也是多晶型筛选中一项非常重要的工作。下面介绍一种应用混悬液/浆体及溶液介导的相转变发现稳定型晶型的方法。

（1）重结晶：利用可得晶型；确保固体完全溶解，去除原始晶型的晶种；低速下重结晶，指冷却速度低或溶剂蒸发速度低；使用较宽的最终温度范围。

如果采用冷却结晶法，诱导时间和亚稳定相向稳定相转变的速率随温度变化而变化。

（2）重结晶后，混悬液中加入少量原始晶型，搅拌不同的时间，定期检查固相。时间长短取决于所考察化合物的稳定性。如果在溶液中化合物的稳定性良好，则时间越长越好。

（3）使用一系列性质不同的溶剂，如氢键、介电常数和溶解度等的不同。

总之，对于多晶型药物，应在药物开发的初期确定合适的晶型，尤其是对于开发风险较高的化合物。

（三）研究方法

最常用的晶型研究方法有以下三种。

1. 热分析法 包括差热分析法（DTA）、差示扫描量热法（DSC）及热重分析法（TGA）等，化合物晶型不同，在加热（或放热）过程中，吸（或放）热峰会出现差异，因此可以根据吸（或放）热峰的不同来确定不同的晶型。

2. IR 法 同一物质的不同晶型，由于分子内共价键的电环境不一样，共价键强度也会有变化，红外吸收光谱是共价键运动能级跃迁的结果，因此必然导致多晶型 IR 光谱的改变。IR 法是简便而快速的方法。但是，由于图谱的差异也可能来自其他方面的原因，如样品的纯度、晶体的大小、压片过程中的晶型转变等，因此红外光谱的指纹区差异不是区分不同晶型的特异性标志。

3. X-射线粉末衍射法 采用单波长多角度对样品粉末照射，仪器记录衍射强度 I/I_0 对 2θ（θ 为入射角）的变化曲线，不同晶型的晶胞参数，如晶面距、晶面夹角等不同，所得到的衍射光谱也必然不一样，所以是确定晶型的重要方法。

近年来，又发展了一些新的技术，如拉曼光谱法、固态核磁共振波谱法、近红外分光光度法、热气压测量法等。

四、渗　透　性

（一）意义

药物渗透性（permeability）是指药物溶解后透过细胞膜的能力。药物渗透性对药物吸收、生物利用度影响重大，且药物的药效、分布、排泄、毒性等过程都取决于膜渗透性。此外，研究还表明早期已经上市的低渗透性口服药物制剂的个体差异很大。因此，渗透性研究已成为化合物成药性评价的一个重要组成部分。

（二）要求

化合物的溶解性（亲水性）与渗透性（亲脂性）是既对立又统一的两种性质，根据这两种性质的不同组合，形成了生物药剂学分类系统（biopharmaceutical classification system，BCS），用于区分药物的生物药剂学性质。BCS 将药物分成四类：Ⅰ类是高溶解性、高渗透性（high solubility-high permeability）；Ⅱ类是低溶解性、高渗透性（low solubility-high permeability）；Ⅲ类是高溶解性、低渗透性（high solubility-low permeability）；Ⅳ类是低溶解性、低渗透性（low solubility-low permeability）。Ⅰ类化合物是两亲性分子，体内吸收取决于胃排空；Ⅱ类化合物属于亲脂性分子，体内吸收取决于溶出速率；Ⅲ类化合物是水溶性分子，前药设计可克服该缺点；Ⅳ类化合物是疏液性分子，成功率很低。

以甘露醇为标准，凡是比甘露醇的渗透性高 100 倍以上的化合物称为高渗透性物质，低于甘露醇渗透性 1/10 的物质为低渗透性物质。表 11-4 列出了基于美国 FDA 根据药物剂量、水溶性和渗透性对新化合物的分类，并预测了不同类别的药物可开发前景和特点。

表 11-4 美国 FDA 对新化合物的分类

BCS 分类	水溶性	渗透性	低剂量	高剂量
Ⅰ	高	高	吸收：不依赖于剂量和溶出度；不依赖于剂型	吸收：不依赖于剂量和溶出度；不依赖于剂型；胃中留存时间和剂量是重要的
Ⅱ	低	高	溶出速率是限速步骤，剂型的重要性——形成盐和颗粒大小是重要的因素	溶出速率是限速步骤，剂型的重要性——形成盐、颗粒大小和多晶性是重要的因素
Ⅲ	高	低	吸收：不依赖于剂量和溶出度；胃中留存时间和剂量是重要的；不依赖于剂型；食物的存在可能有影响	吸收：不依赖于剂量和溶出度；胃中留存时间和剂量是重要的；不依赖于剂型；食物的存在可能有影响
Ⅳ	低	低	开发成药非常困难，大概成不了药	开发成药非常困难，不是药物

（三）实验方法

药物的渗透性检测，常用体外方法模拟体内生物膜来检测不同药物的跨膜能力。一种方法是药物平行人工膜渗透性试验（parallel artificial membrane permeability assay，PAMPA），利用人工模拟的磷脂膜来测试。PAMPA 具有药物消耗量小、费用低的特点，但这种模拟膜的组成成分是单纯的脂类，不含有生物膜所表达的一些转运蛋白和酶，仅代表了药物分子在磷脂膜上的被动扩散，因此它无法真正模拟体内情况，与体内药物渗透性的相关性较低。另一种方法则利用真正的细胞单层，如 Caco-2 细胞、MDCK-MDR 细胞、TC-7 细胞等，这些方法与体内药物的渗透性具有较高的相关性。

Caco-2 细胞模型是检测药物渗透性最常用、最成熟的细胞模型。20 世纪 70 年代 Caco-2 细胞系首次从人结肠腺癌中分离得到。Caco-2 细胞的生长过程分为增殖、融合及分化三个阶段。使用半透膜在标准条件下培养后，完全分化的 Caco-2 细胞在形态上与正常的肠细胞十分相似，两者都具有紧密连接，并且能形成具有顶侧和基底外侧结构，以及刷状缘的细胞骨架。由于药物对 Caco-2 单层细胞的渗透性与其对人肠道黏膜的渗透性具有良好的相关性，因此可以用 Caco-2 细胞预测口服药物在人体内的吸收情况，可在细胞水平上提供药物分子透过小肠黏膜的吸收、分布、代谢、转运及毒性的综合信息，已成为评价药物渗透性的重要检测工具。

Caco-2 细胞通常置于 T 形瓶内，并放置在温度为 37℃，CO_2 的浓度为 5%的培养箱中培养，相对湿度为 90%的环境下进行。培养基为改良伊格尔培养基（Dulbecco's modified eagle's medium，DMEM），并辅以 0.1%的非必需氨基酸，100U/ml 青霉素、0.1g/ml 链霉素、10mmol/L 碳酸氢钠及 10%胎牛血清。当 70%～80%的细胞融合连接成膜时，作 1∶3～1∶5 稀释传代。进行药物渗透试验时，使用胰蛋白酶-EDTA 消化和收集细胞，并以 75 000 个细胞/cm^2 的密度种植于 Transwell 细胞培养皿的聚碳酸酯膜上（孔径 0.4μm，面积 1.13cm^2），见图 11-3。每隔 24～48h 更换一次培养基。Caco-2 细胞一般需要在体外培养 21 日，以形成紧密的细胞单层，且此时转运蛋白（如细胞载体能帮助药物的扩散，还有阻止药物进入的糖蛋白 p-gp 等）和酶（如影响药物代谢的细胞色素 P450 等）的表达最高。药物加入 Caco-2 细胞单层后，可能通过多种方式与细胞相作用而被肠道吸收，如被动扩散、细胞间隙通透、载体运输、细胞内吞、细胞外排（主要通过转运蛋白，如 p-gp 等而不能进入细胞）。最后，药物跨膜的渗透程度可通过荧光检测方法等得到。

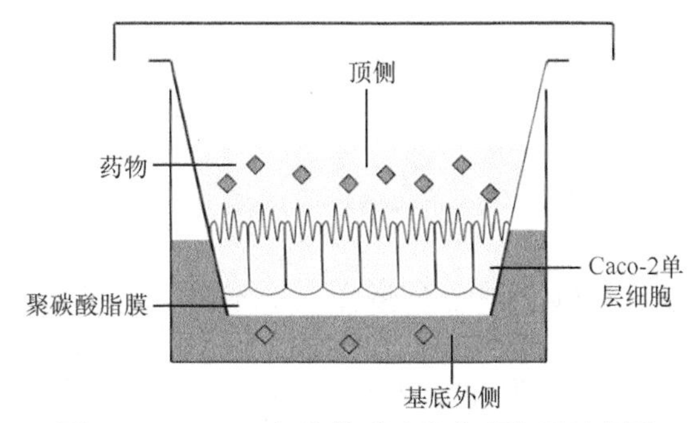

图 11-3　Caco-2 细胞模型试验典型装置示意图

五、稳　定　性

药物的稳定性直接影响到药物的质量和治疗效果，它是药物安全性、有效性的保证。稳定性包括三个方面：物理稳定性、化学稳定性和代谢稳定性。物理稳定性是指药物原料及其制剂在给定的时间和条件下，保持物理形态稳定不变，特别是晶型和分散状态不变。化学稳定性要求药物原料及其制剂在制备、运输、存放和货架期间化学结构和性质保持稳定不变，以确保药物及其制剂的治疗效果。代谢稳定性表示药物在体内保持原型药物的化学结构不变，较少或不被机体的酶催化发生代谢转化，确保以原型分子发挥药效（前药不在此列）。

（一）物理稳定性

物理稳定性是指药物的物理形态发生变化的程度，其变化主要包括：无定形转变成结晶形态，或不同晶型之间的转变；溶剂化状态的改变；药物在空气中的潮解等。这些物理形态的变化过程并没有改变药物的主要化学组成，但可引起药物溶解和分配性能的改变，导致药物溶解度、溶出度等的变化。例如，HIV 蛋白酶抑制剂利托那韦（ritonavir）在开发初期测定溶出度时，不同的批号得到不同的结果，究其原因是该药物存在多种无定形态。其中，Ⅱ型无定形物的热力学比较稳定，但溶解度较差；而稳定性差的Ⅰ型无定形物溶解度较高，是Ⅱ型的 2 倍。

呈亚稳态的固体药物可转变成热力学稳定的形态，因此从药物物理稳定性考虑，新药研发宜选用热力学最稳定的固体形态，以避免发生形态转变。如果存在有稳定型的晶种，常会引发或加速亚稳定状态转化为稳定态。此外，溶剂的存在（如水）与固体药物发生水合作用，对物理化学性质也有显著的影响。反之，药物的去溶剂化也会影响物化性质。难溶物质的多态性对药物的物化性质有重要的影响。在确定候选药物时，应综合生物活性和晶型的稳定性慎重选择合适的晶型进行研究。

（二）化学稳定性

候选药物应具有化学稳定性，包括体内和体外的稳定性。口服经胃肠道吸收的药物需经历胃的酸性环境，空腹时胃的 pH 为 1～2，在酸性环境下不稳定的药物应避免与胃液直接接触，如奥美拉唑遇酸会发生分子重排而失效，需要制成耐酸的制剂。药物在体外应对空气、光和潮湿环境有稳定性，以确保原料药及其制剂在制备、运输、存放和货架期间不发生化学变化。药物的化学稳定性不仅能保障有足够的药物治疗量，也避免降解产物引起的毒副反应。

在新药研发的早期阶段，需要明确候选药物的化学稳定性，从而评价化学稳定性对该药后续开发过程中的影响，并尽可能设计出可以提高不稳定化合物稳定性的方法。化学降解是化学稳定性中最主要的内容。尽管候选药物的种类很多，但药物降解却有共同的途径。通过分析药物分子的结构特征，可以在一定程度上预测其可能的降解途径和降解产物，这有助于我们对降解途径进行设计和研究。药物降解的共同途径包括热降解反应、氧化降解反应和光降解反应等。温度对各种降解途径均有影响，空气中的水分、氧气和光照是影响药物化学稳定性的主要因素，制剂的 pH 也会影响药物的稳定性。因此，在选择候选药物时，要避开具有对水、氧、光和 pH 变化敏感的基团和化合物。

1. 热降解反应 是指由热或高温引起的降解反应，通常遵从 Arrhenius 关系式。如果升高温度可以提高某个反应的速率，这种降解反应均可认为是热降解反应。

（1）水解反应：是最为常见的药物降解途径。许多药物分子的官能团是由结合力较弱的键合基团（如羧基）衍生而来的。这类衍生物（如酯类、酰胺）可以在溶液中水解，也可以在有水存在的固相中水解，特别是当有氢离子或氢氧根离子存在时会催化水解反应的发生。如果醇类、胺类或酯类物质作为溶剂或溶剂残留物，或更为常见的作为辅料或杂质而存在，那么羧酸衍生物可能会发生，如醇解或酯交换（如阿司匹林-对乙酰氨基酚的反应）反应，这些反应的机制与水解反应类似。

（2）其他热降解反应：包括酯/胺的形成、重排反应、异构化/差向异构化、环化反应、脱羧反应、水合反应/脱水反应、二聚反应/聚合反应等。比如，含有双键的分子可能发生构型异构化，如 combretastatinA-4 的顺式二苯乙烯可转变成稳定的反式构型而失去活性，这是因为反式双键是热力学更加稳定的构型。

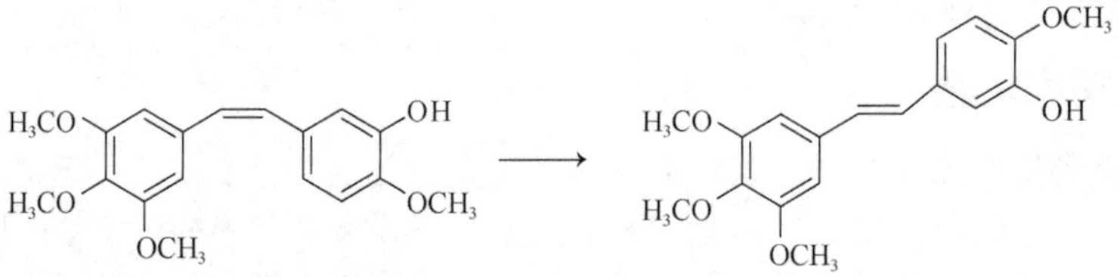

2. 氧化降解反应 是药物降解的一个重要途径，其重要性仅次于水解反应。易发生氧化反应的官能团有如下几种。

（1）胺类：很容易发生氧化反应。伯胺和仲胺被氧化成羟胺后，可以发生脱水反应生成亚胺，或进一步被氧化生成肟。芳香胺通常被氧化成芳香羟胺，然后进一步氧化生成芳香亚硝基化合物。叔胺也会发生氧化反应生成 *N*-氧化物。质子化的胺发生氧化反应的可能性降低，但在药物的长期储存中可能无法通过胺的质子化来有效降低其被氧化的程度。

（2）腈类：在弱酸性条件下，腈类很容易被过氧化物氧化。乙腈会被氧化成不稳定（并且具有氧化性）的过氧羧酰亚胺酸。因此，如果把乙腈作为共溶剂，会增加有机化合物被过氧化物氧化的可能性。

（3）醇类：可以被氧化成相应的醛、羧酸；酚类和其他芳香羟基化合物也很容易发生氧化反应，因为苯环的存在增大了氧原子上的电子云密度。

（4）吡咯类：与过氧化物反应可以生成吡咯烷酮，而含有不饱和双键的化合物可以被氧化成环氧化物。

（5）硫醇类和硫醚类：硫醇类可以在不同的条件下被氧化成二硫化物、次磺酸、亚磺酸及磺酸，如亲核反应（过氧化）、自氧化反应及电子转移反应。由于硫醇类与过渡金属之间具有亲核性，大多数硫醇可以通过金属催化的电子转移过程被氧化。硫醚类可以被氧化成亚砜，再进一步被氧化成砜，这个过程也可以被过渡金属催化。

3. 光降解反应 较热反应更为复杂，光的强度、波长、容器的组成、种类、形状、与光线的距离等均对光降解反应的速度有影响。光的波长越短，能量越大，能激发许多药物的氧化反应。药物的化学结构也直接决定药物对光线的敏感性。酚类药物（如苯酚、吗啡、肾上腺素、可待因、水杨酸等），以及分子中含双键的药物（如维生素 A、维生素 D、维生素 B_{12} 等）都能在光线的作用下发生氧化反应。光敏感药物还包含氯丙嗪、异丙嗪、氢化可的松、泼尼松、叶酸、辅酶 Q 等。对于因光线而易氧化变质的药物，在生产、储存甚至临床使用过程中都应避免光线的照射，必要时使用有色遮光容器。

4. 其他降解途径 如在双键存在的条件下可发生水合反应、手性中心的外消旋化、重排反应（如奥美拉唑在酸性条件下发生分子重排等）、单甲基化反应和多甲基化反应（如氨苄西林等 β-内酰胺类抗菌药物）等。

（三）代谢稳定性

代谢稳定性是指药物在体内发生化学结构的变化。体内的细胞色素 P450、葡糖醛酸苷酶、酯酶、过氧化酶、酰胺酶等是催化药物在体内发生代谢最常见的酶系。药物代谢的方式大体可分为两类：Ⅰ相代谢，产生或暴露出极性的连接基团；Ⅱ相代谢，与体内的强极性物质发生结合反应。药物代谢的目的是为了增强极性和水溶性，有利于药物在体内的清除。由于代谢作用缩短了药物在体内的存留时间，降低了药物的生物利用度，选择的候选药物应是代谢稳定的物质（前药除外）。

用体外的生化试验可初步研究候选药物的稳定性，如与血浆、肝微粒体、肝细胞或切片温孵，或与重组的人 CYP450 温孵，可获得药物在体内的生物转化信息。多数情况下，发生代谢失活作用时，生成的中间体或产物可能产生毒性。

为了增加药物的代谢稳定性，结构中要避免含有代谢敏感和脆弱的基团或片段，如无取代的苯环可能在羟化过程中，生成中间体和酚化合物而产生毒性。酚羟基容易在首过效应被葡糖醛酸苷化而降低了生物利用度，邻位或对位二酚羟基被代谢氧化成邻醌或对醌，对位氨苯亚甲基代谢成次亚甲基-醌成为强亲电基团，产生毒性。巯基氧化成二硫醚，硫醚氧化成亚砜或砜，改变了活性，增加了研发的复杂性。孤立双键可氧化成环氧化物，为强亲电性基团。

为增加药物的代谢稳定性，在结构变换时应注意避免Ⅰ相代谢、Ⅱ相代谢和血浆的水解酶代谢。

第四节　药动学研究

一、药　动　学

（一）概念

药物动力学（pharmacokinetics，PK），简称药动学，也称药代动力学或药物代谢动力学，是应用动力学原理与数学处理方法研究各种途径（如口服、静脉滴注、静脉注射等）给药后药物在生物体内的量随时间动态变化规律，获得药物的基本药动学参数，阐明药物的吸收、分布、代谢和排泄（ADME）的过程和特征的一门学科。

药动学研究在新药研发的评价过程中起着重要作用。在药物化学研究中，药动学研究能够揭示药物化学结构对其体内过程的影响，从而为新药的结构设计和修饰提供理论指导。在药效学、毒理学评价中，药物或活性代谢产物浓度数据及其药动学参数是产生、决定或阐明药效或毒性大小的基础，可提供药物对靶器官效应（药效或毒性）的依据。在药物制剂学研究中，药动学研究能够为药物剂型和处方工艺的设计、优化提供实验依据，已经成为新药研发时评价药物制剂的主要内容。在临床药学实践中，药动学研究是全面认识人体与药物间相互作用不可或缺的重要组成部分，也是临床制定合理用药方案的依据。

（二）研究项目

1. 浓度-时间曲线 在药动学研究中，先将所研究的药物制剂通过适当的给药方式给予受试对象（动物或人），然后按照预先设计的采样点采集血样，采用恰当的分析方法测定血样中的药物浓度，即为血药浓度。由此得到的一系列的血药浓度随时间变化的曲线，称为浓度-时间曲线，简称药-时曲线（plasma concentrations-time curves）。静脉注射给药的浓度-时间曲线（单室模型药物）一般为双曲线的一部分（图 11-4A），而血管外给药的浓度-时间曲线（单室模型药物）通常为抛物线（图 11-4 B）。

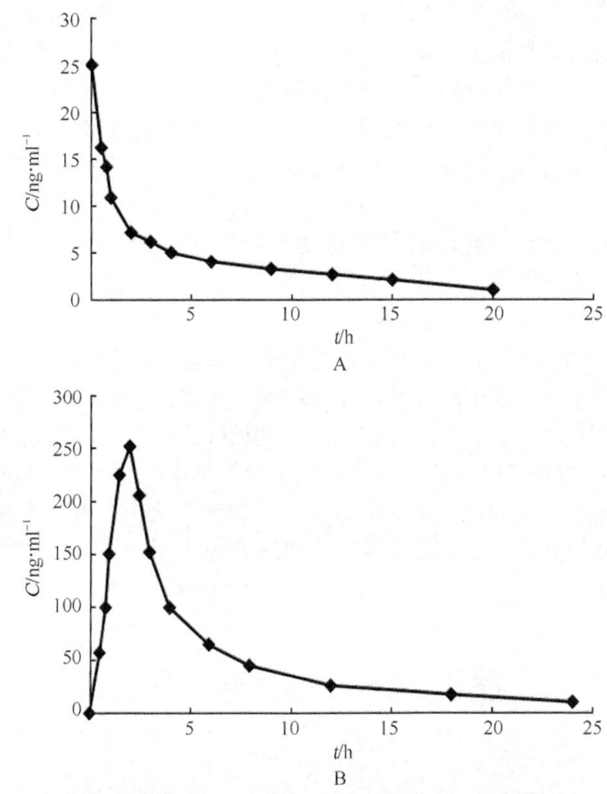

图 11-4 静脉注射给药的浓度-时间曲线和血管外给药的浓度-时间曲线

A.静脉给药的浓度-时间曲线；B.血管外给药的浓度-时间曲线

浓度-时间曲线能够直观地反映药物在体内的动态变化情况，通常可以分为若干个时相，如单室模型药物血管外给药一般存在吸收相、平衡相和消除相（图 11-4B）。药物的体内过程通常包括四个过程：吸收、分布、代谢与排泄。吸收为药物从给药部位进入血液循环的过程，吸收过程中血药浓度逐渐增大。代谢主要是药物在体内酶系统的作用下发生化学结构改变的过程，排泄为药物及其代谢物通过肾脏和胆汁等排出体外的过程，代谢和排泄统称消除，消除过程中血药浓度逐渐减小。分布为药物从血液循环转运到组织器官的过程，在初期大量药物由血液循环分布到组织器官，也可使血药浓度下降；但在血液中的药物浓度与组织器官中的药物浓度达到动态平衡后，分布对血药浓度变化的影响不大。体内某一时刻的血药浓度即为上述四个过程综合结果的反映。在血管外给药后的初始阶段，药物首先被迅速吸收，同时，吸收后的部分药物也逐渐地被消除，但药物的吸收占主导地位，也就是说吸收速度远远大于消除速度，血药浓度迅速上升，这一阶段成为吸收相。经过一段时间后，药物的吸收过程逐渐减弱，而消除过程逐渐增强，两者逐渐趋于平衡，达到动态平衡时的血药浓度变化相对较小，形成抛物线的

"峰"，这一阶段称为平衡相（多室模型此时还包含分布相）。曲线下降的部分称为消除相，这一阶段药物的消除占主导地位，消除速度大于吸收速度。

采样点的设定对药动学研究结果有重大影响，若采样点过少或选择不当，得到的浓度-时间曲线可能与药物在体内的真实情况产生较大差异。为获得一个完整的浓度-时间曲线，采样时间点的设计应兼顾药物的吸收相、平衡相和消除相。一般在吸收相至少需要 2～3 个采样点，在峰浓度附近至少需要 3 个采样点；消除相需要 4～6 个采样点。整个采样时间至少应持续到 3～5 个半衰期，或持续到血药浓度为 C_{max} 的 1/20～1/10。为保证最佳的采样点，建议在正式试验前进行预试验工作，然后根据预试验的结果，审核并修正原设计的采样点。

根据试验中测得的各受试对象的浓度-时间数据绘制各受试者的浓度-时间曲线及平均浓度-时间曲线，采用适宜的房室模型或非房室模型方法进行数据处理，进行药动学参数的估算，求得药物的主要药动学参数，以全面反映药物在体内吸收、分布和消除的特点。主要药动学参数有峰浓度（C_{max}）、达峰时间（t_{max}）、药时曲线下面积（area under the concentration-time curve，AUC）、消除速率常数（k）、半衰期（$t_{1/2}$）、表观分布容积（V_d）、清除率（CL）等。

2. 吸收　对血管外给药的药物制剂而言，吸收是药物发挥全身作用的必要条件，对吸收过程的研究有助于药物的结构设计、处方筛选、工艺优化等，尤其是缓控释制剂与速释制剂，其吸收的速度与程度几乎成为制剂的最主要特征。

在新药研发过程中，研究血管外给药的药物制剂的吸收，应先进行体外细胞试验（如 Caco-2 细胞模型、MDCK-MDR 细胞等）、体外肠道吸收试验（如外翻肠囊法、外翻环法）或在体肠道吸收试验（如肠灌流法、肠襻法等）等以阐述药物的吸收特性，然后通过整体动物试验来进行评价，通过测定浓度-时间曲线来了解药物在体内的吸收速度和程度，同时进行血管内给药的试验，以提供绝对生物利用度。建议采用非啮齿类动物（如犬或猴等）自身交叉试验设计，用同一受试动物比较生物利用度。在新药临床试验中，可用"浓度-时间曲线"来评估药物吸收的速度和程度。

3. 分布　一般选用大鼠或小鼠进行组织分布试验，但必要时也可在非啮齿类动物（如犬）中进行。通常选择一个剂量（一般以有效剂量为宜）给药后，至少测定药物及主要代谢产物在心脏、肝脏、脾、肺、肾脏、胃肠道、生殖腺、脑、体脂、骨骼肌等组织的浓度，以了解药物在体内的主要分布组织和器官。特别注意药物浓度高、蓄积时间长的组织和器官，以及在药效靶组织或毒性靶组织的分布（如对造血系统有影响的药物，应考察在骨髓的分布）。必要时建立和说明血药浓度与靶组织药物浓度的关系。参考浓度-时间曲线的变化趋势，选择至少 3 个时间点（分别代表吸收相、平衡相和消除相）进行药物分布的研究。若某组织的药物或代谢产物浓度较高，应增加观测点，进一步研究该组织中药物消除的情况。每个时间点，一般应有 6 个动物（雌雄各半）的数据。

以下情况可考虑进行多次给药后特定组织的药物浓度研究。

（1）药物/代谢产物在组织中的半衰期明显超过其血浆消除半衰期，并超过毒性研究给药间隔的两倍。

（2）在短期毒性研究、单次给药的组织分布研究或其他药理学研究中观察到未预料的，而且对安全性评价有重要意义的组织病理学改变。

（3）定位靶向释放的药物。

进行组织分布试验，必须注意取样的代表性和一致性。

4. 血浆蛋白结合率　一般情况下，药物与血浆蛋白结合后很难通过血管壁，只有游离型药物才能通过脂膜向组织扩散，被肾小管滤过或被肝脏代谢，因此药物与血浆蛋白的结合会明显影响药物分布与消除的动力学过程，并降低药物在靶部位的浓度。药物与血浆蛋白的结合对药物在体内的分布、转运、药效和毒性均有重要影响，药物血浆蛋白结合率（plasma protein binding rate）的测定是新药研发的一个重要工作。根据药理毒理研究所采用的动物种属，进行动物与人血浆蛋白结合率比较试验，以预测和解释动物与人在药效和毒性反应方面的相关性。

研究药物与血浆蛋白结合可采用多种方法，如平衡透析法（equilibrium dialysis）、超滤法（ultrafiltration）、凝胶过滤法（gel filtration）、色谱法等。药物通常是小分子，血浆蛋白是大分子，平衡透析法、超滤法、分配平衡法和凝胶过滤法的原理都是根据相对分子质量将结合型药物与游离型药物分开。在平衡透析法的实验中，常选择合适的透析袋，透析袋为半透膜，半透膜能允许小分子药物自由通过，而大分子的血浆蛋白、与血浆蛋白结合的结合型药物则不能通过。将血浆或血清放入透析袋中，置于含有药物的缓冲液中，37℃恒温振荡。一部分药物由于和血浆蛋白结合会被截留在透析袋中，当游离型的药物在半透膜两侧达到平衡后测量两室（血浆室和缓冲液室）的药物的浓度，即可计算出药物与血浆蛋白的结合率。

$$血浆蛋白的结合率=(c_2-c_1)/c_1\times 100\%$$

式中，c_1 为缓冲液室的药物浓度；c_2 为血浆室的药物总浓度。

根据药物的理化性质及试验室条件，可选择使用一种方法进行至少 3 个浓度（包括有效浓度）的血浆蛋白结合试验，每个浓度至少重复试验 3 次，以了解药物与血浆蛋白结合率，以及可能存在的浓度依赖性和血浆蛋白结合率的种属差异。对血浆蛋白结合率高，且安全范围窄的药物，建议开展体外药物竞争结合试验，即选择临床上有可能合并使用的高蛋白结合率药物，考察对所研究药物蛋白结合率的影响。

5. 代谢 主要在肝中进行，也可发生在其他器官，比如肠、肾脏、肺、血液和皮肤等。需要指出的是，药物在体内不一定都发生代谢，有些药物在体内不代谢，以原型的形式随尿液和粪便直接排出体外，有些药物仅部分发生代谢，再以原型和代谢物的形式随尿液和粪便直接排出体外。药物代谢不仅直接影响药物作用的强弱和持续时间的长短，而且还会影响药物治疗的安全性。因此，药物代谢规律对于设计合理的给药途径、给药方法、给药剂量，以及对制剂处方设计、工艺改革和指导临床制定用药方案均有重要的意义。

药物在体内的代谢反应是一个非常复杂的化学反应过程，通常分为Ⅰ相反应和Ⅱ相反应两大类。Ⅰ相反应包括氧化反应、还原反应和水解反应，参与反应的代谢酶分别为氧化酶、还原酶和水解酶，这些酶主要为肝微粒体中的 CYP P450 酶，通常是脂溶性较强的药物通过Ⅰ相反应生成极性基团。由 CYP450 酶系所催化的Ⅰ相反应是药物在体内代谢的关键性步骤，常常是药物从体内清除的限速步骤，它可以影响到药物的许多中药的药动学特性，如药物的半衰期、清除率和生物利用度等。Ⅱ相反应即结合（加合）反应，参与该反应的药物的代谢酶为各种不同类型的转移酶（如葡糖醛酸转移酶、谷胱甘肽-*S*-转移酶、磺基转移酶和乙酰基转移酶等），通常是药物或Ⅰ相反应生成的代谢产物结构中的极性基团与机体内源性物质（如葡糖醛酸、甘氨酸、硫酸等）结合或经甲基化或乙酰化后排出体外。

6. 排泄 药物及其代谢物从体内排出体外的过程，称为排泄。肾脏排泄和胆汁排泄是最重要的排泄途径，此外肺、乳汁、唾液、汗腺和毛发等也参与某些药物的排泄。*β*-内酰胺类、氨基糖苷类抗菌药物等主要通过肾脏排泄，*β*-胆固醇类药物、水飞蓟宾、吲哚美辛等药物主要通过胆汁排泄。吸入性麻醉剂、乙醇、二甲亚砜及挥发性药物可随肺呼气而排出体外。红霉素、地西泮、卡马西平、茶碱等药物从乳汁中排泄的量较大。盐类（主要是氯化物）、磺胺类、水杨酸、苯甲酸及尿素等可通过汗液分泌向外界排泄。

药物的排泄与药效、药效维持时间及毒副作用等密切相关。当药物的排泄速度减慢时，血药浓度增高，对于治疗窗比较窄的药物容易出现药物中毒；当药物的排泄速度增大时，血药浓度降低，药效降低甚至不能产生药效。因此，在临床用药实践中，应根据患者的肝肾功能的实际情况，并结合药物的排泄情况，制订恰当的用药方案。

下面简单介绍研究药物肾排泄、胆汁排泄的方法。

（1）尿和粪的药物排泄：对象是动物（通常选用大鼠、小鼠啮齿类动物，或犬等非啮齿类动物）或人，通常是选定一个有效剂量给药后，按一定的时间间隔分段收集尿的全部样品，直至收集到的样品中药物和主要代谢产物低于定量下限或小于给药量的 1%。取样点的确定应包括开始排泄时间、排泄高峰及排泄基本结束的全过程。取部分尿样品进行药物和主要代谢产物浓度测定或代谢产物谱（metabolite profile）分析，测定尿药浓度，计算药物和主要代谢产物经肾脏排泄的速率、累积排泄量和排泄分数。

（2）胆汁排泄：一般用大鼠在麻醉下作胆管插管引流，待动物清醒且手术完全恢复后给药，并以合适的时间间隔分段收集胆汁至药物排泄完全（总时长一般不超过三日）。记录胆汁体积，测定胆汁中药物及其主要代谢物的浓度，计算药物和主要代谢产物胆汁排泄的速率、累积排泄量和排泄分数。

二、药 物 代 谢

从 20 世纪 80 年代起，药物代谢研究受到高度重视，并越来越早地介入到药物设计、筛选和评价中，成为新药设计和开发各个阶段的关键组成部分，使新药开发阶段由于药动学原因导致的失败率从近 40%降至 10%左右，提高了新药研发的成功率，并降低了成本。药物代谢酶和转运体是影响体内药物消除的两大生物体系，是药物体内过程的核心机制之一。新药研发时应重点关注药物主要消除途径的确定、代谢酶和转运体对药物处置相对贡献的描述、基于代谢酶或转运体的药物-药物相互作用的评估等。

（一）药物代谢酶

1. 药物代谢酶的特征

（1）选择性：药物代谢酶通常属于多基因家族，这些家族通常是很复杂的，如 CYP P450。各个底物和反应的选择性受到蛋白质性质和氨基酸序列的影响，酶反应的选择性是新药开发中一个非常重要的问题。在某些情况下，对代谢酶亚型的选择是非常严格的，如只有 CYP2D6 可以催化异喹胍 4-羟基化反应。

（2）遗传多态性：酶反应选择性的进一步延伸是所有这些酶（实际上是基因）都具有遗传多态性，多态性能影响酶的表达水平、稳定性和催化性能，而每个等位基因变种就是一个特定的酶。大多数编码序列的多态性并不影响酶的催化性能；但是在某些情况下，药物的治疗窗很窄，催化活性的明显变化可以显著影响治疗作用，如 CYP2C9 的多态基因 R144C 和 I359L 能显著影响华法林的治疗作用。

（3）诱导作用与抑制作用：许多代谢酶是可被诱导的，这可能是自身代谢或其他药物作用的结果，也可以是食物或吸烟影响的结果。大多数酶也可以被抑制。与新药相关的问题之一是新药可能会抑制其他药物的代谢，从而导致不希望（和不可预见）的药物相互作用。

2. 常见的药物代谢酶

（1）氧化酶：主要有 CYP P450 酶、黄素单氧化酶（FMO）和单胺氧化酶（MAO）等。

1）CYP P450 酶：是在哺乳动物细胞内质网上表达的膜蛋白，在肝细胞中的丰度最高。在 P450 酶的作用下，侧链（或杂原子上）的烷基被氧化成醇或酸；醛（酮）基被氧化成羧酸；伯胺、仲胺、芳胺及芳基酰胺中的氮原子发生 *N*-羟基化反应；硫原子氧化成砜或亚砜类化合物。已知人类基因组存在 50 种以上的 P450 酶，但是在肝脏中有足够表达量，且在外源性物质代谢过程中发挥作用的酶却不足 10 个。对人类而言，参与药物代谢的最重要的 5 个 CYP 酶是 CYP1A2、CYP2C9、CYP2C19、CYP2D6 和 CYP3A4；近期的研究表明 CYP2B6、CYP2C8 和 CYP3A5 也在某些药物的代谢中发挥作用，而 CYP2A6 和 CYP2E1 在外源性物质代谢过程中的作用很小。CYP3A4、CYP2C9 和 CYP2D6 构成了 CYP 酶蛋白总量的约 50%，代谢近 80%的临床药物。

2）黄素单氧化酶：存在于内质网上的黄素单氧化酶所介导的氧化反应底物范围很有限，底物一般是弱亲核剂，几乎都含有 N、S 和 P 原子，其中 P 为磷化氢化物。

3）单胺氧化酶：氧化单胺类化合物，特别是作为神经递质的生物胺类，如肾上腺素、去甲肾上腺素、多巴胺及5-羟色胺等。

（2）还原酶：参与还原反应的酶包括醛、酮还原酶、羰基还原酶、醌还原酶、脱氢酶和消化道细菌产生的还原酶，广泛分布于生物体的肝脏、肠、肾脏等组织中。

（3）水解酶：水解反应主要是将含有酯键、酰胺和酰肼等结构的药物，通过代谢作用使其生成羧酸，或将杂环水解开环。

1）酯酶和酰胺酶：是仅次于P450酶、尿苷二磷酸-葡糖醛酸转移酶的第三大药物代谢酶，在体内多种组织器官中共存（如肝脏和血浆），可以水解多肽类、酰胺、卤化物及羧酸酯和磷酸酯等，典型的代表包括乙酰胆碱酯酶、丁基胆碱酯酶和脂肪酶。很多药物可通过制备酯类衍生物前药的方式来改善药物的溶解度、生物利用度、体内稳定性或延长药物在体内的作用时间。从临床应用的角度来看，酯类水解酶具有重要的意义。

2）环氧化物水解酶：催化将水分子简单加合至环氧化物上。主要的环氧水解酶是微粒体酶，在肝脏和许多其他组织中的丰度较高，因此该酶通常简称为微粒体环氧水解酶。

（4）结合酶：体内常见的参与结合反应的内源性物质主要有葡糖醛酸、硫酸、谷胱甘肽、乙酰辅酶A、甘氨酸和*S*-腺苷甲硫氨酸等，参与结合反应的代谢酶统称转移酶。

1）尿苷二磷酸-葡糖醛酸转移酶（UGT）：又称为葡糖醛酸结合酶，是一种以尿苷二磷酸-葡糖醛酸（UDPGA）为糖基供体与底物反应的酶。在UGT的作用下，UDPGA能与多种官能团（如醇类、酚类、胺类、叔胺、杂环胺类、酰胺类、硫醇和酸性碳原子等）发生加合（结合）反应。化合物可以直接与葡糖醛酸结合，也可以经氧化代谢后再与葡糖醛酸结合（Ⅱ相代谢）。

与P450酶多基因家族相似，UGT酶的两大类基因家族中各有几种不同的同工酶；此外，酶的诱导与抑制可引起许多药物-药物相互作用（drug-drug interaction，DDI）。

2）磺基转移酶（SULT）：是机体催化多种内源性和外源性物质硫酸化代谢的关键酶。SULT由SULT1和 SULT2两个亚家族组成。SULT1主要参与酚类物质的反应，在肝脏中有很高的表达量，SULT2主要参与胆固醇的反应，主要存在于肾上腺皮质、肝脏及肾脏。

3. 各类酶在药物代谢中的贡献 药物代谢酶的数目非常大，参与某个新药代谢的酶种类也可能使人眼花缭乱。在参与药物代谢的各类酶中，占主导地位的是CYP酶（75%），其次是UGT和酯酶。这3类酶介导的代谢反应占药物代谢的95%。

（二）转运体

转运体是蛋白质、转运蛋白通过调控药物在肠上皮细胞、肝细胞和（或）肾小管上皮细胞的进出而影响药物在小肠的吸收及在肝和（或）肾的消除，转运体也能限制或促进药物在脑、胎盘、肿瘤、T细胞及其他细胞的通透而影响药物在体内的分布。转运蛋白主要分为ATP结合盒（ABC）转运体超家族和溶液载体蛋白家族（SLC）两大类。摄取转运体（SLC家族）和外排转运体（ABC家族）通过动态的相互作用，参与细胞内药物或内源性物质的蓄积和转运。

1. ABC外排转运体 ABC转运体直接与ATP酶偶联，通过ATP水解提供能量将底物泵出细胞。具有重要临床意义的外排转运体主要包括*P*-糖蛋白（*P*-gp）、多药耐药蛋白（MRP）和乳腺癌抵抗蛋白（BCRP）。

2. SLC摄入转运体 SLC转运体的功能是协助摄取底物进入细胞内，该家族由46个亚家族共360个转运体组成。SLC转运体可分为辅助转运体和主动转运体两类，具有重要临床意义的摄入转运体主要包括OATP1B1、OATP1B3、OAT1、OAT3和OCT2等。

转运体在药物吸收、分布、代谢、排泄和毒性（ADME/T）及DDI方面均有重要的作用。例如，药物经吸收进入小肠上皮细胞、肝细胞和（或）肾小管上皮细胞，经CYP3A代谢后又被*P*-gp泵出细胞外，这个过程使得CYP3A反复地与药物分子接触，从而导致CYP3A底物的低生物利用度、细胞内原型化合物的蓄积减少及代谢产物的大量生成。此外，大多数药物的葡糖醛酸结合物是 MRP2 和（或）BCRP 的底物，而大多数硫酸结合物是 BCRP 的底物。

转运体的功能抑制或缺失将改变药物在组织中的暴露，并可能导致药效降低或毒性增加。最经典的例子之一是抗寄生虫药物除虫菌素，它在 *P*-gp 缺陷的 CF-1 小鼠上能导致神经毒性。对药物作为转运体的底物、或抑制剂的亲和力筛查应该成为药物发现和开发阶段 ADME 研究中的一个标准项目。应用转运体基因敲除或基因缺陷的动物，或在动物和人体上用转运体抑制剂能对转运体在药物处置中的作用及药物-药物（或食物）相互作用等进行评估。

（三）药物发现与开发中的药物代谢研究

通过对药物代谢研究，可以确定候选药物在体内的主要的代谢类型、代谢途径、可能涉及的代谢酶表型及代谢产物，在此基础上对原型药物及其代谢产物的活性、毒性进行比较研究，阐明药效和毒性产生的物质基础。近年来，许多体外代谢模型的建立使得在新药研发早期对药物进行高通量代谢筛选成为可能，大大加快了新药研发的速度。

1. 代谢清除　经常采用体外（如动物和人肝组织匀浆、原代肝细胞、肝 S9、肝微粒体等）代谢试验和体内（如胆道插管动物模型、门静脉插管动物模型等）试验相结合的方式研究候选药物的代谢清除。对主要在体内以代谢消除为主的药物（原型药物排泄＜50%），代谢研究则可分阶段进行：临床前可先采用色谱方法或放射性同位素标记方法分析和分离可能存在的代谢产物，并用色谱-质谱联用等方法初步推测其结构。如果临床研究提示其在有效性和安全性方面有开发前景，需进一步研究并阐明主要代谢产物的结构、代谢途径及酶催化机制。但当多种迹象提示可能存在有较强活性或毒性的代谢产物时，尽早开展活性或毒性代谢产物的研究，以确定开展代谢产物动力学试验的必要性。尽早考察药效和毒性试验所用的实验动物与人体的代谢差异。代谢差异有两种情况：一是量的差异，即动物与人的代谢产物是一致的，但各代谢产物的量不同或所占的比例不同；二是质的差异，即动物与人的代谢产物不一致，这时应考虑这种代谢的种属差异是否会影响到其药效和毒性，并以此作为药效和毒性试验动物选择的依据。

2. 代谢物谱　LC/MS/MS 技术的进步已经使非放射标记药物的代谢物谱更加可靠，但仍然缺乏获得冷物质定量的完整代谢物谱的方法。新型高灵敏三重四级和离子阱质谱仪采用中性丢失和产物离子扫描技术，能够实现复杂基质中代谢物的日常检测。

使用放射标记材料进行严格测定获得代谢物谱，仍然是药物发现和开发所有阶段的“金标准”。体外代谢物谱实验设计通常是用来评价代谢模式的物种差异，为毒理学研究提供背景信息。在体内试验中，放射标记药物的主要用途之一是获得代谢物谱。这些实验与毒理学和致癌实验相配合，可被用于考察血浆、尿、粪（或胆汁）中代谢模式的物种差异，或在人体 ADME 试验中用于确定代谢物谱。

3. 代谢表型　是指特定代谢酶对候选药物代谢相对贡献的测算。尽早认识可能对一个候选药物代谢清除起主要作用的酶极为重要，以便在一定程度上预测药物-药物相互作用及人体清除率的多态性。在完成人体 ADME 实验并确定代谢清除率在总清除率中的贡献之前，每个酶对于化合物清除率的真实贡献在大多数情况下是难于预测的。在新药研发早期阶段，代谢表型分析的主要目标是对一个代谢率超过 20%的新化学实体主要依赖于单一酶代谢的可能性作出预测。

体外试验体系是评价药物代谢酶作用机制的有力手段，应结合体内试验，综合评价药物的处置过程。非临床 ADME 研究应主要采用人源化材料（如人肝微粒体、肝 S9、原代肝细胞及 P450 重组酶等），鉴定药物是否是代谢酶的底物、诱导剂或抑制剂。P450 同工酶之外的药物代谢酶，如葡糖醛酸结合酶、硫酸转移酶等，也应该在适当的情况下进行评估。

对细胞色素 P450 同工酶（CYP1A2、CYP2B6、CYP2C8、CYP2C9、CYP2C19、CYP2D6、CYP3A4 等）抑制的考察可以通过使用类药性探针底物（drug-like probe substrate）完成。抑制试验应该在酶动力学线性范围进行，即探针底物药物的浓度≤K_m（米氏常数），抑制强弱通过 IC_{50} 或 K_i 判断。P450 同工酶抑制试验的思路与方法适用于其他药物代谢酶和转运体的研究评价。药物对 P450 酶的诱导应该重点对人 CYP3A4 及 CYP1A2、CYP2B6 进行评估。体外诱导试验可运用人肝细胞多次给药后相关 mRNA 表达和/或酶活性的变化进行评价。

创新药物非临床 ADME 研究还应该考虑到代谢酶与转运体之间的相互影响及潜在的相互作用、人特异性代谢产物的评估等。

4. 评价代谢物的潜在毒性 如果某种代谢产物仅在人体中出现而在受试动物种属中不存在,或者某种代谢产物在人体的暴露比例水平高于采用母体药物进行标准毒理学试验的动物种属中的暴露比例水平时,代谢产物的安全性就值得关注,应考虑进行代谢产物的非临床安全性评价。若人体中的代谢产物水平高于稳态时体内药物总暴露量的 10%时，通常会引起安全性担忧。

药物代谢的反应性中间体与细胞组分共价结合是某些药物产生急性毒性或特异反应的基本假设。通常认为，反应中间体由 CYP 酶氧化药物时所产生的高能量中间体。这些中间体包括：环氧化物、环氧乙烯类、芳烃环氧化物及醌类化合物。

（1）反应性代谢物体外研究：研究药物与细胞组分的相互作用可以分成两种类型的研究试验，即测量与细胞中的大分子的亲核位点反应后的共价结合，或者用小分子亲电剂进行研究。这两种类型的试验提供互补信息，并很可能都是和反应性中间体毒性相关的决定因素。

（2）反应性代谢物体内研究：候选药物与蛋白共价结合生成代谢物的研究可以通过体内试验进行，其本质上与体外试验相似。动物试验常集中于将肝蛋白作为药物结合的靶点，而人体试验由于明显的伦理学限制，通常集中于血液组分。

5. 评价代谢物的潜在活性 在多数情况下，代谢使药物失去活性或者活性降低；但是，代谢也有可能使药理作用激活或者增强。虽然氧化与结合反应都可能产生药理活性代谢物，但由 CYP 酶介导的氧化代谢导致的生物活化更为常见。活性代谢物可能具有比它们的母体分子更优越的药理学、药动学和安全性性质。将已上市药物的活性代谢物成功开发为新药的例子包括对乙酰氨基酚、羟基保泰松、西替利嗪、非所非那定和地氯雷他定。

三、生物利用度与生物等效性

（一）基本概念

生物利用度（bioavailability）是指活性物质从药物制剂中释放并被吸收后，在作用部位可利用的速度和程度，通常用浓度-时间曲线来评估。口服固体制剂的生物利用度数据提供了该制剂与溶液、混悬剂或静脉剂型的生物利用度比较，以及吸收进入系统循环的相对分数的估计。此外，生物利用度试验提供关于分布和消除、食物对药物吸收的影响、剂量比例关系、活性物质，以及某些情况下非活性物质药动学的线性等其他有用的药动学信息。

如果含有相同活性物质的两种药品药剂学等效或药剂学可替代，并且它们在相同剂量下给药后，生物利用度（速度和程度）落在预定的可接受限度内，则被认为生物等效（bioequivalence）。设置这些限度以保证不同制剂中药物的体内行为相当，即两种制剂具有相似的安全和有效性。在生物等效性试验中，一般通过比较受试药品和参比药品的相对生物利用度，根据选定的药动学参数和预设的接受限，对两者的生物等效性做出判定。AUC 反映暴露的程度，c_{max}、t_{max} 是受到吸收速度影响的参数。

药剂学等效（pharmaceutical equivalence）并不一定意味着生物等效，因为辅料的不同或生产工艺差异等可能会导致药物溶出或吸收行为的改变。如果两制剂中所用的辅料本身并不会导致有效性和安全性问题，生物等效性研究是证实两制剂治疗等效性最合适的办法。如果药物吸收速度与临床疗效无关，吸收程度相同但吸收速度不同的药物也可能达到治疗等效。

（二）生物利用度与生物等效性研究在新药开发中的作用

生物利用度与生物等效性均是评价制剂质量的重要指标，生物利用度强调药物活性成分到达体内循环的相对量和速度，是新药研究过程中选择合适给药方案（如给药剂量、给药途径、给药间隔）的重要依据之一。生物等效性是仿制药品申请的基础，其重点在于以预先确定的等效标准和限度进行生物利用度的比较，目的是证明仿制药品和一个参比药品生物等效，以桥接与参比药品相关的临床前试验和临床试验。生物利用度与生物等效性研究在药品研发的不同阶段有不同作用。

在新药研究阶段，为了确定新药处方、工艺合理性，通常需要比较改变上述因素后制剂是否能达到预期的生物利用度；开发新剂型，要对拟上市剂型进行生物利用度研究以确定剂型的合理性，通过与原剂型比较的生物利用度研究来确定新剂型的给药剂量，也可通过生物等效性研究来证实新剂型与原剂型是否等效；在临床试验过程中，可通过生物等效性研究来验证同一药品不同时期制剂的前后一致性，如早期和晚期的临床试验用药品、临床试验用药品（尤其是用于确定剂量的试验药品）和拟上市药品等。

在仿制生产已有国家标准药品时，可通过生物等效性研究来证明仿制药品与原创药是否具有生物等效性，是否可与原创药替换使用。

药品批准上市后，如处方组成成分、比例及工艺等出现一定程度的变更时，研究者需要根据药品制剂变化程度来确定是否进行生物等效性研究，以考察变更后和变更前药品是否具有生物等效性。以提高生物利用度为目的研发的新制剂，需要进行生物利用度研究，了解变更前后生物利用度的变化。

（三）生物利用度与生物等效性研究的试验原则及方法

以药动学参数为终点指标的研究方法是目前普遍采用的生物利用度与生物等效性研究方法。在不能用药物浓度证明生物等效性的情况下，少数例外可能需要药效动力学或临床终点试验。

1. 试验设计　试验的数目和试验设计依赖于药物的物理化学特性、药动学性质和组成的比例，因此必须说明相应的理由。特别是可能需要说明线性药动学、需要进行餐后和空腹状态试验、需要进行对映体选择性分析以及对额外剂量的生物豁免。设计试验的方式应该能够从其他影响因素中区分出制剂的影响。

（1）标准设计：如果比较两种制剂，则推荐随机、双周期、双顺序的单剂量交叉试验。应通过洗净期来分开给药周期，洗净期应足以确保在所有受试者第二周期开始时药物浓度低于生物分析定量下限。通常为达到这一要求至少需要 7 个消除半衰期。

（2）备选设计：在某些情况下，只要试验设计和统计分析足够完善，可以考虑备选的良好试验设计，如对于半衰期非常长的药物采用平行试验，对药动学性质高度变异的药物采用多次给药试验。

当由于耐受性原因不能在健康受试者进行单剂量试验，并且对患者不适于进行单剂量试验时，可以接受对患者进行多剂量试验。

2. 参比药品和受试药品　对于仿制药品申请，受试药品通常与可从市场获得的参比药品相应的剂型比较。该药品已有多个上市剂型时，如果能在市场上获得，推荐使用该药品最初批准的剂型（它被用于临床药效学和安全性试验）作为参比药品。选择用于生物等效性试验的参比药品应该基于含量分析和溶出度数据。除非另外说明理由，用于受试药品的批号的测得含量不应与使用的参比药品相差 5%以上。试验用的受试药品应具有对将上市药品的代表性，应为符合临床应用质量标准的中试或生产规模的产品。

3. 受试者

（1）受试者数目：应该根据适当的样本量计算法，确定受试者数目。在一项生物等效性试验中，可评价的受试者数目不应少于 18 名。对于目前的统计方法，18～24 例可满足大多数药物对样本量的要求，但对某些变异性大的药物可能需要适当增加例数。

（2）受试者选择：受试者通常是健康志愿者，年龄不应小于 18 岁，体重指数一般在 19～

$26kg/m^2$。受试者可以是任何性别，但应该考虑可能怀孕妇女的风险。如果考察的活性物质已知有不良反应，且认为药理学效应或风险对健康志愿者不可接受，则须用患者取代，并在适当的预防和监护下进行。

4. 给药剂量与方法 进行药物制剂生物利用度和生物等效性研究时，给药剂量一般应与临床单次用药剂量一致，不得超过临床推荐的单次最大剂量或已经证明的安全剂量。受试药品和参比药品一般应服用相等剂量。一般情况下普通制剂仅进行单剂量给药研究即可，但在某些情况下可能需要考虑进行多次给药研究，如：①受试药单次服用后原型药物或活性代谢物浓度很低，难以用相应分析方法精密测定血药浓度时；②受试药的生物利用度有较大个体差异；③药物吸收程度相差不大，但吸收速度有较大差异；④缓控释制剂。进行多次给药研究应按临床推荐的给药方案给药，至少连续 3 次测定谷浓度确定血药浓度达稳态后，在最后一次给药后，采集一系列血样进行测定，并据此计算生物利用度。

检查条件应该标准化，使除受试药品外的其他因素的变异最小。因此，推荐标准化的餐食、液体摄入和运动。试者在给药前应禁食至少 8h（空腹条件测制剂间潜在差别最敏感的条件），除非另外说明理由。由于摄入液体可能影响口服剂型的胃排空，所以受试和参比药品应该用标准体积液体服用（一般为 200ml）。推荐除给药前 1h 至给药后 1h 外，任意饮水，并且给药后至少 4h 不进食。给药后用餐在组成和时间上应该标准化，持续足够长时间（如 12h）。在餐后条件下进行试验时，应根据药品说明书的规定进餐。推荐受试者在给药前 30min 开始进餐，在 30min 内进餐完毕。

5. 采样时间 采样方案也应覆盖浓度-时间曲线足够长时间，以可靠地估计暴露程度，为达此目的，需要 $AUC_{0\to t}$ 至少覆盖 $AUC_{0\to\infty}$ 的 80%。但对于任何普通剂型的生物等效性试验，无论药物的半衰期多长，采样周期都不必长于 72h。

6. 试验中的医学监护 新药的生物利用度试验方案需经伦理委员会审批通过方可进行试验。试验工作应在 Ⅰ 期临床试验观察室进行。受试者应得到医护人员的监护。受试期间发生的任何不良反应，均应及时处理和记录，必要时停止试验，并通报新药开发研究单位和药品监督管理部门。

7. 生物样本分析 参考第十三章的相关内容。

8. 数据处理及统计分析

（1）数据表达：所有受试者各个时间点参比药品、受试药品的血药浓度数据、每一时间点的平均值及标准差和相对标准差，并绘制每个受试者的浓度-时间曲线和平均浓度-时间曲线及各个时间点的标准差。不能随意剔除任何数据，脱落者的数据一般不可用其他数据替代的血药浓度数据。从统计分析中排除一个受试者的决定必须在生物分析之前做出。在一个特定周期中排除一名受试者结果的理由包括呕吐和腹泻，可能使浓度-时间曲线不可靠。在例外情况下，使用其他药物可能成为排除一名受试者的理由。

（2）药物动力学参数的计算：一般采用非房室模型来估算药动学参数。单次给药，提供所有受试者服用参比药品和受试药品的 $AUC_{0\to t}$、$AUC_{0\to\infty}$、c_{max}、t_{max}、$t_{1/2}$、CL、V_d、F 等参数及其平均值和标准差。其中 c_{max}、t_{max} 以实测值表示，$AUC_{0\to t}$ 采用梯形法计算，$AUC_{t\to\infty}$ 采用 c_t/k 计算（c_t 为末端血药浓度；k 为消除速率常数，可以通过末端浓度时间数据，用对数血药浓度对时间回归所得直线的斜率求得。以各个受试者受试药品（T）和参比药品（R）的 $AUC_{0\to t}$ 按下式分别计算其相对生物利用度（F）值，当受试制剂和参比制剂剂量相同时：

$$F=\frac{AUC_T}{AUC_R}\times 100\%$$

受试药品和参比药品剂量不同时，若受试药物具备线性药物动力学特征，可按下式剂量予以校正：

$$F=\frac{AUC_T \times D_R}{AUC_R \times D_T}\times 100\%$$

式中，D_R、D_T分别为 T 和 R 的剂量。多次给药，提供受试制剂和参比制剂的三次谷浓度数据 c_{min}、达稳态后的 AUC_{ss}、$c_{ss,\ max}$、$C_{ss,\ min}$、$\overline{C}_{ss}$、$T_{ss,\ max}$、$t_{1/2}$、F、DF 等参数。当受试制剂与参比制剂剂量相等时，F 按下式计算：$F=AUC_{ss,\ T}/AUC_{ss,\ R}\times 100\%$（式中 $AUC_{ss,\ T}$ 和 $AUC_{ss,\ R}$ 分别为 T 和 R 稳态条件下的 AUC）。

（3）统计分析：生物等效性的评价是基于受试/参比药品有关参数的群体几何均值比的 90%置信区间。该方法相当于双向单侧检验，其零假设是在 5%显著性水平的生物不等效。应采用方差分析法考察药动学参数。将主要药动学参数进行对数转换后以多因素方差分析（ANOVA）进行显著性检验，然后用双单侧 t 检验和计算 90%置信区间的统计分析方法来评价和判断药物间的生物等效性。

1）方差分析：方差检验是显著性检验，用来评价受试制剂组与参比制剂组的组内和组间差异，即个体间、试验周期间和制剂间的差异，设定的无效假设是两药无差异，检验方式为是与否，在 $P<0.05$ 时认为两者差异有统计意义，但不一定不等效；$P>0.05$ 时认为两药差异无统计意义，但 $P>0.05$ 并不能认为两者相等或相近。在生物等效性试验中，采用多因素方差分析（ANOVA）进行统计分析，以判断药物制剂间、个体间、周期间和服药顺序间的差异。在生物等效性试验中，方差分析中通常将把握度（$1-\alpha$）设为 80%，$\alpha=0.2$，显著性水平为 0.05。方差分析可提示误差来源，为双单侧 t 检验计算提供了误差值。

2）双向单侧 t 检验：双向单侧 t 检验及（$1-2\alpha$）%置信区间法是目前生物等效检验的唯一标准。双向单侧 t 检验是等效性检验，设定的无效假设是两药不等效，受试制剂在参比制剂一定范围之外，在 $P<0.05$ 时说明受试制剂没有超过规定的参比制剂的高限和低限，拒绝无效假设，可认为两药等效。

3）（$1-2\alpha$）%置信区间是双单侧 t 检验另一种表达方式，按照上述检验的统计量，设定 α 为 0.05，计算受试制剂和参比制剂的药动学参数比值的 90%置信区间。其基本原理是在高、低 2 个方向对受试制剂的参数均值与高低界值之间的差异分别作单侧 t 检验，若受试制剂均数在高方向没有大于等于参比制剂均数的 125%（$P<0.05$），且在低方向也没有小于等于参比制剂均数的 80%（$P<0.05$），即在两个方向的单侧 t 检验，都能以 95%的置信区间确认没有超出规定范围，则可认为受试制剂与参比制剂生物等效。

根据 ChP2015 规定，对于 $AUC_{0\to t}$ 与 c_{max}，生物等效标准为：参比制剂与受试制剂几何均值比的 90%置信区间为 80%～125%。为了落在接受范围内，下限舍入后保留两位小数应>80.00%，上限舍入后保留两位小数应<125.00%。不需要 t_{max} 统计评价。但如果声称快速释放对临床很重要，并且作用开始很重要或者与不良事件相关，则 t_{max} 的中位数及它的变异在受试和参比药品之间不应有明显差异（采用非参数法检验）。

思　考　题

1. 如何进行候选化合物的成药性评价？
2. 应从哪些方面进行候选药物的药动学研究？研究参数有哪些？
3. 药物筛选模型与技术有哪些？其基本原理和应用？
4. 生物利用度与生物等效性研究的异同？

第十二章　制药过程分析

1. 掌握：制药过程分析的定义、类型、特点和意义，常见的在线分析方法，以及抗生素发酵生产过程的检测方法。
2. 熟悉：制药过程工业排放物的类型及其分析方法。
3. 了解：制药过程在线分析系统及抗生素发酵生产过程的控制系统。

制药过程是对原辅料进行适当处理，采用一定的生产工艺制备符合规定质量标准的药品的过程。由于药品的特殊性，制药行业必须严格控制制药生产过程，保证所生产的药品安全有效。GMP 要求重点加强药品生产质量控制，即通过强化生产过程控制来提高药品生产质量。单纯的只对生产出来的药品进行检测和控制，而忽略生产过程的控制已远远不能满足现代化药品生产的要求，对药品生产各环节中的分析及控制对于保证药品质量至关重要。近年来，过程分析技术（PAT）的发展及其在药品生产中的应用为药品质量保证提供了新的发展方向，同时也成为药物分析主要研究领域之一。

第一节　概　　述

一、制药过程分析的含义

制药过程分析是 PAT 在药品生产中的具体应用。PAT 是对加工过程的关键环节进行在线测量，以便对生产过程进行反馈和控制、可实现产品的全检验，确保产品质量。PAT 中的分析是一个综合行为，该行为涵盖了化学、物理学、微生物学、数学和风险分析。对于一个特定的工艺过程，PAT 旨在应用多变量数据采集与分析系统同时对若干个过程分析变量进行监控。利用工艺过程分析仪对原料、中间产物及产品进行现场、在线、原位或者无接触分析，结合统计分析、理论模拟预测和化学计量分析的结果，分析各种变量之间的相关联系及各变量对产品质量的影响，从而确定所需要的操作状态。此外，还通过持续改进和完善知识管理系统，用数据来支持和决定所作出的过程调节和变量改动，从而实现以所需要的产品属性、要求及规格而不是时间等工艺参数作为终点，对全过程和产品质量进行实时控制。

2002 年美国 FDA 正式推出 PAT 计划，支持将 PAT 作为现行 GMP 更广泛的组成部分，认为在生产过程中使用 PAT 技术，可提高对生产过程和产品的理解及控制，从而使产品质量得到保障。FDA 把制药过程分析定义成一个体系，即通过对原材料、工艺过程中间体及工艺过程的关键质量、性能参数进行实时测量，来设计、分析和控制生产过程的系统，目的是确保最终产品质量。

二、制药过程分析的类型

根据采样分析的场所和手段，制药过程分析可分为离线分析（off line）、现场分析（at line）和在线分析（on line）。离线分析是从生产现场采样后带到实验室进行分析和检验。现场分析也叫近线分析，指在生产现场采样并在生产现场及时进行分析以提供比离线分析更为及时的信息反馈。在线分析是依靠自动采样系统直接从生产流程中采样并自动输入分析仪器进行及时的动态监测。

在线分析又可分为①间歇式在线分析：在工艺主流程中引出一个支线，通过取样系统，定时将部分样品送入测量系统，直接进行检测；②连续式在线分析：让样品经过取样专用支线连续通过测量系统连续进行检测；③直接在线分析：也称为原位（in situ）分析或内线（in line）分析，将传感器直接安装在主流程中实时进行检测；④非接触在线分析：探测器不与样品接触，而是靠敏感元件把被测介质的物理性质与化学性质转换为电信号进行检测，非接触在线分析是一种理想的分析形式，特别适用于远距离连续监测。

离线分析和现场分析属于传统的分析方法，在时间上有滞后性，得到的是历史性分析数据，通常用于产品（包括中间产品）质量的检验。在线分析得到的是实时分析数据，能真实地反映生产过程的动态变化，通过反馈回路，可用于生产过程的控制和最优化。在线分析体现的是所有工序中分析过程的自动化、动态化和实时化，充分运用在线的测量与控制系统将能缩短生产周期，防止次品和废料的产生，保障操作人员的安全性，提高整体的生产效率，是今后生产过程控制分析的发展方向，也是本章第二节讨论的重点。

三、制药过程分析的特点

制药过程分析是通过监测整个生产过程，寻找引起产品质量变动的主要因素，然后通过操控系统对原料、工艺参数、生产环境和其他条件等进行调控，优化整个生产过程，使药品质量的相关属性能够得到精确、可靠的预测，从而确保药品质量。与传统的药物质量分析相比，制药过程分析有下列的特点。

1. 分析的快速性 制药过程分析是对生产状态中的物料进行快速分析，监测药物生产工艺过程是否顺利进行，以及产品质量状况，并将结果及时反馈，以便控制生产过程。因此，制药过程分析最重要的要求是分析方法速度快，在线分析就成为首选。同样，对于取样和预处理过程也应具备简单、快速、有效等特点，需要对特定样品进行设计，制定有高度针对性的取样和预处理方法并配备专门的设备。

2. 对象的多样性和复杂性 制药过程分析的对象可能是原辅料，提取分离过程、浓缩干燥过程、粉碎过程、混合过程、发酵过程、结晶过程或包装等过程的中间产品、成品等。样品可能是单一成分，也可能是生产过程中产生的动态的复杂样品；可能是化学物质、中药材，也可能是生物制品等。样品的物理状态可能是液态、固态、气态、或多态共存。因此，制药过程分析的对象具有多样性和复杂性。

3. 样品条件苛刻性 生产流程中的物料环境条件苛刻，如原料药生产过程中可能酸碱度大、温度高，制剂生产过程中可能压力大、黏度大、高速运动，有些生产过程需密封等，这些复杂或苛刻的环境条件均会给过程分析带来极大的难度。

4. 样品的不均匀性 制剂生产过程中，原辅料不仅数量大，而且组分多，在制剂单元操作中，如固体制剂的粉碎、混合等，往往具有不均匀性，分析时选取少量样品可能具有不均匀性。因此，在过程分析中应采取多点取样，保证测定结果的准确性。

四、制药过程分析的意义

1. 提高药品质量和安全性 过程分析是对制药生产过程的关键环节进行在线检测，以便对生产过程进行反馈和控制，可实现产品的全检，提高产品的可靠性，减少不合格品、破损、整批报废、系统缺陷，从而确保药品的质量。过程分析还能防止与毒性物质接触的事故发生，避免差错、混淆的发生，提高药品安全性。

2. 有效降低运行成本 过程分析的实施能够实时数据监管，反馈控制和结果控制，改进生产过程的连续性，提高效率和灵活性，减少生产周期；能够按照计划进行生产，排除异常现象的干扰，防止废品、破损或者返工造成的损失，从而减少运行成本。

3. 提高生产安全性，环境保护 过程分析的实施能够提高自动化水平，减少人为误差和提高操作安全性；能够减少生产过程中废水、废物、废料的产生，确保经环保设施处理后排放物都在法规规定的范围内，加强环境保护。

4. 有利于药品监督管理 适应药品审批及监管部门逐步提高的标准要求，越来越多的药品研究和生产过程控制信息被纳入申报资料和生产资料之中，有助于减轻药品监管部门的工作量，并为监管提供科学的数据和评价基础。

五、制药过程分析发展状况

20 世纪 80 年代，工业生产技术的发展十分迅速，为了工业生产做到既保证产品有稳定的高质量，又最大限度地降低成本，国内外企业对过程分析仪表的需求很迫切。为此，投入了大量人力、物力，研究对工业生产过程质量控制的新技术和新方法。于是，以化学计量学为基础并大量采用自动化分析仪器的过程分析化学新方法，如近红外光谱法、拉曼光谱法、高效/超高效液相色谱法、色谱-波谱/色谱-色谱联用技术及各式各样传感器和探头，开始应用于石油化工、半导体、汽车、冶金等行业工业生产的过程分析之中。

为了鼓励制药工业中的创新，减轻生产者对采用新技术可能导致管理僵化的顾虑，美国 FDA 药品评价和研究中心发出了 PAT 的倡议，目的是鼓励将 PAT 引入药品生产和质量控制。2002 年美国 FDA 正式推出 PAT 计划，并认为 PAT 可提高对生产过程和药品的理解，提高对于药品生产过程的控制。2004 年 9 月，美国 FDA 正式公布了 PAT 的工业指南，帮助制药企业处理新技术应用过程中可能遇到的问题，使制药企业的技术创新和产品质量保证能够同步进行。2005 年的全球医药行业用户大会指出，PAT 将是改变制药行业的革命性技术的五大技术之一，预示该新的技术将能够完成以前不可能完成的工作。目前，PAT 已经成为规范生产过程最优化的有效工具，从 PAT 得到产品成分的实时数据可以改进人们对生产过程的认知程度和控制程度，在提高效率的同时减少质量降低的风险。在国外大型制药企业，PAT 的推广已显现出其所带来的巨大经济效益。

我国制药产业的在线分析技术应用比较滞后。大多数制药企业规模小、经济实力比较弱，药品生产过程受单元操作方式、剂型、体系复杂性，以及部分环节难以实现管道化等因素的限制，自动化程度不高，其监测和控制主要以间歇式的人工操作为主，控制方案简单，主要是通过一些简单、离线的分析技术，如紫外光谱法、旋光法、TLC 等实现的，缺乏过程质检技术和在线监控手段。过程质控体系不够完善，分析结果滞后，严重制约了制药工业的现代化和国际化发展。因此，实施 PAT 需要我国 SFDA 的推动和制药工业转变理念，这对于国内大多数企业还是一个不小的挑战。

第二节 制药过程在线分析方法与仪器

一、制药过程在线分析系统

制药过程在线分析是在药品生产流程线上，以在线检测仪器为核心，及其他一系列相关软、硬件高度集成一个监测控制平台，对药品生产过程进行实时监控。在线分析系统是实现制药过程在线分析的必要设备，也是生产过程自动化的理想手段，许多先进的自动化技术和手段都已经广泛地在此系统中得以应用。在线分析系统的常见模式如图 12-1 所示。

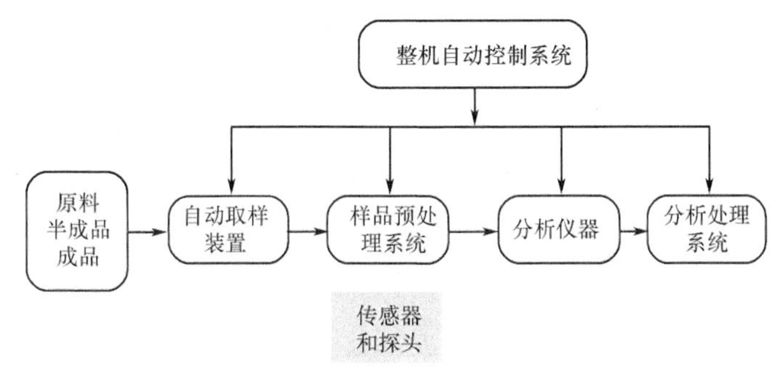

图 12-1　常见在线分析系统示意图

1. 自动取样系统　是实时地对药品生产线上具有代表性的分析试样（原料、半成品/中间体、产品）进行采集。

2. 预处理系统　依据自动取样系统采集样品的属性，对不同物态的复杂样品进行过滤、粉碎、研磨、冷却、干燥、定容、稀释、富集、纯化等操作，使相关待检测样品能够达到被在线检测仪器直接分析的要求。

3. 传感器与探头　为满足制药过程分析实时监测的要求，在过程分析中常常采用传感器技术。传感器是一种检测装置，能感受到被测量的信息，并能将其按一定规律变换成为电信号或其他所需形式的信息输出。它是实现自动检测和自动控制的首要环节，是在分析仪器与分析样品之间实时传递选择性信息的界面。药物生产过程中监控温度、压力、流量和密度的传感器一般采用物理传感器；而药物在线分析传感器，则常采用化学传感器选择性地将样品的化学性质、化学组成和浓度等连续地转变为分析仪器易测量的物理信号。近年来，随着半导体激光、光导纤维和光学技术的发展，利用光学原理的光化学传感器在制药过程分析中越来越多，尤以光纤传感器引人注目。光纤与待测物质接触的一端常做成探头，直接或间接地与待测物质作用后，光的性质或强度发生变化，从而达到检测目的。光纤探头采样的引入简化了传统光谱测量的光学系统，光纤的长度可根据实际情况选择，使非接触、远距离、实时快速的在线检测成为了可能，目前已出现多种商品化的光纤探头。图 12-2 为一种常见在线光谱分析的反射式光纤及探头组成示意图，使用浸入型光纤探头或流动样品池均可在线进行吸收率测量，从而完成相关的含量分析。光纤的应用使光谱仪器从实验室走向现场，通过在线分析实现了对制药过程的优化控制，在过程控制的近红外和拉曼光谱等分析法中应用广泛。

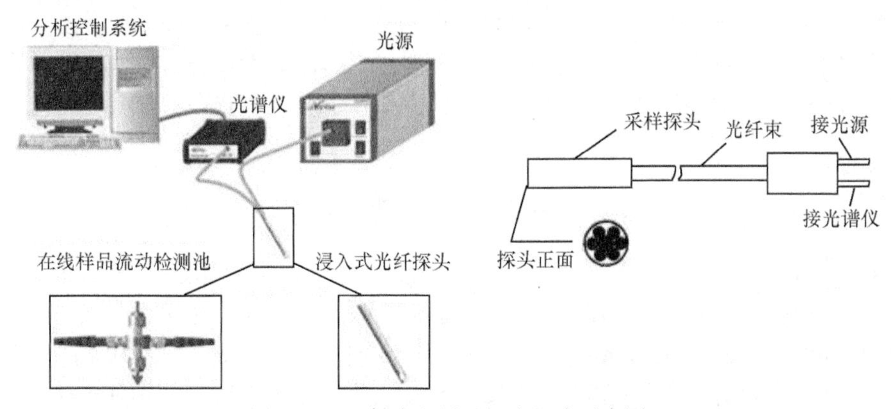

图 12-2　反射式光纤及探头组成示意图

4. 在线分析仪器　是在线分析系统的心脏，是将分析仪器的检测器或者整机置于生产流程线上，并与被测对象直接或间接接触的实时分析模式，是在生产流程上自动地测量物质的成分和性质的仪器仪表。作为自动控制生产过程的在线分析仪器，一般都要求测量速度很快，即响应时间短；同时应对复杂或恶劣现场环境的能力要较强，平均无故障时间要短；此外，最好结构简单，部件通用性强，易于维护，价格低廉。

制药生产过程在线检测仪器包括工艺参数检测系统及质量参数在线检测系统等。工艺参数监测系统主要用以测量温度、压力、pH、液位、转速、冲击压力等参数；对不能直接在线测量的关键工艺参数和质量参数（如水分含量、相对密度、黏度、粒径、硬度、内容物含量、药品包衣厚度、液体制剂有效成分含量等），可采用软测量技术和相关设备。总体看来，在线分析仪器一般可按测量原理分为如下几种。

（1）吸收式光谱分析仪器，如（近）红外光谱仪、拉曼光谱仪、紫外光谱仪、可见光谱仪等。

（2）色谱分析仪器，如液相色谱仪和气相色谱仪。

（3）电化学仪器，如电导计、酸度计、电解计、离子浓度计等。

（4）热学仪器，如热导式分析器等。

（5）磁学仪器，如磁式氧分析仪等。

（6）射线或辐射式仪器，如 X-射线分析仪、微波分析仪等。

（7）物性分析仪，如水分计、黏度计、密度计等。

（8）其他，如质谱仪、声谱共振仪、生物传感器等。

5. 信息分析处理系统 是对分析仪器所提供的微弱电信号进行放大、模数转换、数学运算、线性补偿等信息处理工作，由分析软件、工作站、数据处理、专家系统来完成。

近年来，化学计量学相关方法在在线分析过程中所起的作用越来越重要，已成为过程分析技术的重要基础。多数过程分析方法的专属性受到一定的限制，由于分析速度的要求，在分析系统中又不太可能设置复杂、费时的样品预处理装置，所以对检测得到的信号进行解析，提取有用的信息就显得非常重要。另外，为了识别和监测过程的状态，需要建立相应状态的模型。化学计量学是信号的提取和解析、化学建模的有力工具。比如，在线光谱分析中，尤其是在 NIR 或拉曼区域，其吸收到最高点将会出现强烈的误差与重叠。因此，用最简单的最高点作为评估值是不确切的，这就需借助化学计量模拟，可使用标准软件来分析模拟的信号。

6. 整机自动控制系统 是控制各部分自动而且协调的运转工作，每次测量时自动调零、校准、有故障时显示报警或自动处理故障。目前，集散控制系统（distributed control system，DCS）、现场总线控制系统（fieldbus control system，FCS）、可编程控制器（programmable logic controller，PLC）与工业 PC 机是控制装置的主流，微处理器和计算机技术相结合所构成的自诊断与自适应系统及相关软件已成为现代化在线分析仪的开发热点。

随着科学技术的迅猛发展，药物质量的控制方法有了质的飞跃。现代分析技术由过去的单一、离线分析向联用型、智能型、多维化和在线分析方向发展。过程分析技术的发展与完善将使药物制备的各个环节真正实行动态的在线监测与控制，为保证和提高药物最终产品的质量起到重要的作用。

二、在线近红外光谱技术

近红外光是介于可见光和中红外光之间的电磁辐射波，光谱区域为 780～2500nm（按波数计为 4000～12 800cm^{-1}）。由于该区域谱带宽，重叠较严重，而且吸收信号弱，信息解析复杂，使近红外光谱（near infrared spectrum，NIRS）几十年来一直没有在理论上和应用上受到重视。随着 20 世纪 70 年代化学计量学在光谱分析中的成功应用和 20 世纪 80 年代后期计算机技术的迅速发展，近红外光谱在工业领域中的应用全面展开，成为发展最快、最引人注目的光谱技术之一。

（一）基本原理

近红外光谱是分子的振动频谱，记录的主要是含氢基团 O—H，N—H，C—H，S—H 等振动的倍频和合频吸收。在近红外光谱中，不同基团（如甲基、亚甲基、苯环等）或同一基团在不同化学环境中的近红外吸收波长与强度均有明显差别。但是，近红外光谱的吸收强度远低于中红外光谱（400～4000cm^{-1}）的基频振动；由于有不同级别的倍频谱带及不同形式组合的合频吸收，使得谱带复杂化，信息相当丰富，吸收峰重叠严重；另外，近红外光谱还受被测试物质颗粒大小、多态、残留试剂和湿度等多种因素的影响。所以，近红外光谱这种弱强度和多影响因素的特征，使其无法像中红外技术那样采用常规的分析方法对被测物质进行定性、定量分析。近红外光谱技术是通过测定被测物质在近红外谱区的特征光谱数据并利用适宜的化学计量学方法提取相关信息后，对被测物质进行定性、定量分析的一种分析技术。

（二）测定方式

根据 NIRS 的获得方式，NIRS 测定方式主要有透射（transmittance）、漫反射（diffuse reflectance）和透反射（transflectance）三种。

近红外透射光谱测定主要适用于均匀透明的真溶液或固体样品，待测样品置于光源与检测器之间，检测器所检测到的分析光是作用光通过样品体与样品分子相互作用后的光，分析光与光程及样品的浓度之间遵从朗伯-比尔定律。对于固体透光率的测量要选择合适的采样附件。

近红外漫反射光谱测定一般用于固体和半固体样品，将样品放置于适宜的装置中，近红外光进入到物质内部一定距离，一部分光被样品的倍频及合频振动所吸收，未被吸收的光由样品反射回检测器。典型的近红外反射光谱可以通过计算，并以 lg（1/R）对波长或波数作图得到。漫反射光强度 A 与反射率 R 的关系为

$$A_R = \lg(1/R) = \lg(I_r/I)$$

式中，I 为从样品漫反射回的光强度；I_r 为从背景或参考物质表面反射回的光强度。

近红外透反射光谱测定是近红外透射光谱与漫反射光谱的组合运用，一般适用于透明液体或混悬液体样品，将检测器与光源置于待测样品的同一侧，光源发出的作用光穿过样品物体后，由镜面反射并再次穿过样品，检测器所检测到的分析光包括透反射光和漫反射光。

（三）分析过程

近红外光谱技术是综合光谱学、化学计量学和计算机等多学科知识的现代分析技术，其分析过程包括收集训练样本、光谱图扫描、光谱预处理、建立模型、模型验证和样品分析。

1. 收集训练样本　选择一定数量有代表性的训练集样本测定近红外光谱，用于建立模型。训练集应尽量包括具有充分代表性的样品，样品组分、浓度及样品的理化性质等应能涵盖未来要分析的样品范围，使建立的模型具有广泛的应用范围。样品的分析背景（如水分、pH 和辅料等）应与实际样品尽量一致，否则实测时背景干扰将非常严重，导致模型适用性变差甚至根本不能使用。样品数量的多少影响分析结果的准确性，数量太少不足以反映被测样本群体的常态分布规律；数量太多，则增加工作量。近红外光谱分析的准确度取决于模型准确与否，而模型的准确度很大程度上取决于对照方法测量结果的准确性。故应选择公认的方法作为对照分析方法。

2. 光谱图扫描　对收集的训练样本进行近红外光谱扫描，得到训练样本的近红外光谱。为了克服近红外光谱测定不稳定性的困难，必须严格控制包括制样、装样、测试条件、仪器参数等测量参数在内的测量条件；利用该校正校品集建立的数学模型，也只能适用于按这个的测量条件所测量光谱的样品。

3. 光谱预处理　针对样品的要求对光谱进行适当的处理，最大限度地减弱各种非目标因素对光谱的影响，净化图谱信息，为建立校正模型及预测未知样品做好前期准备。NIR 分析中产生的误差主要来自高频随机噪音、基线漂移、信号本底、样品不均匀与光散射等。为克服各种干扰，从光谱中充分提取有效特征信息，筛选用于建立校正模型的波数范围，必须对光谱进行预处理。常用的预处理方法有平滑处理、基线校正、归一化处理等。

（1）平滑处理：主要去掉高频噪音对信号的干扰，主要有傅立叶变换、奇异值分解及 Savitzky 和 Golay 提出的卷积平滑方法等。

（2）基线校正：扣除仪器背景或漂移对信号的影响，最常用的是对光谱进行一阶或二阶微分处理。

（3）归一化处理：消除光程的变化或者样品的稀释等变化对光谱响应产生的影响。标准归一化处理（standard normal variate，SNV）是消除光程变化较理想的方法，而多元散射校正技术（multiplicative scatter correction，MSC）则是消除样品粒径不均匀或测量容器不一致对光谱响应发生影响的有效手段。

4. 建立模型 是将红外谱图与组分的化学测定值相关联建立定量分析模型。在近红外光谱技术中定量模型可分为线性模型和非线性模型。线性模型中常用的建模方法有多元线性回归（multiple linear regression，MLR）、主成分回归（(principal component regression，PCR）、偏最小二乘法回归（partial least squares regression，PLSR）等。非线性模型常用的建模方法有人工神经网络法（artificial neural network，ANN）、支持向量回归（support vector regression，SVR）、非线性回归（nonlinear regression model，NRM）等。

一般来说，模型所适用的范围越宽越好，但是模型的范围大小与建立模型所使用的校正方法有关，与待测的性质数据有关，还与测量所要求达到的分析精度范围有关。

5. 模型验证 是采用一定数量的验证集样本（参考数据已知），测定近红外光谱，然后采用建立好的模型对验证集样本的性质进行预测，并和已知的参考数据进行比较，通过相关系数、交叉验证误差均方根和预测误差均方根来评价模型的质量。

相关系数（correlation coefficient，R^2），计算公式为

$$R^2=1-\frac{\sum(C_i-\hat{C}_i)^2}{\sum(C_i-C_m)^2}$$

R^2 越接近 1，则模型的预测值与参考值之间的相关性越好。

交叉验证误差均方根（root mean square error of cross validation，RMSECV），计算公式为

$$\text{RMSECV}=\sqrt{\frac{\sum(\hat{C}_i-C_i)^2}{n-p}}$$

预测误差均方根（root mean square error of prediction，RMSEP），计算公式为

$$\text{RMSEP}=\sqrt{\frac{\sum(\hat{C}_i-C_i)^2}{m}}$$

相对预测误差（relative suspected error，RSE%），计算公式为

$$\text{RSE\%}=\sqrt{\frac{\sum(\hat{C}_i-C_i)^2}{\sum C_i^2}}\times 100$$

式中，C_i 为参考值；$\hat{C}_i$ 为通过 NIRS 测量及数学模型预测的预测值；C_m 为包括训练集和预测集所有样本参考值；n 为建立模型用的训练集样本数；p 为模型所采用的因子数；m 为用于检验模型的预测集样本数。

6. 样品分析 是对未知样品进行近红外光谱测定，然后采用建立好的模型对未知样品的性质进行预测。若模型的预测精度可满足使用要求，则可将所建方法推广用于实际过程。

（四）方法特点

近红外光谱技术在分析测定中具有其独特的优越性。

1）分析简便、快速：样品可不经前处理直接进行测定，方便快捷；一般样品取得光谱数据后，光谱信息由计算机进行数据处理及统计分析，可以立刻得到定性或定量分析结果，整个

过程可以在不到 2min 内完成，分析速度快。

2）应用范围广：既可对药品的活性成分、辅料、制剂、中间产物、化学原料及包装材料进行定性鉴别，如粒度、物料混合均匀程度的测定，片剂厚度、溶出行为、崩解模式、硬度的测定，薄膜包衣性质的测定；又可进行定量测定药品活性成分、辅料、溶剂、水分，甚至可用于已包装药品中活性成分的测定；还可在一些常规分析方法无法及时检测的环境，如高温、高压、剧毒、易爆等条件的样品，通过接入近红外光纤，方便地实现在线分析和控制。

3）信息量大，可同时测定多组分。

4）可实现远程分析检测：NIR 测量信号可以用光纤远距离传输和分析；采用光纤多路转换器，可实现 1 台近红外光谱仪连接多条（2～6 条）光纤同时在线测定生产线上多个质量控制点，从而提高分析效率；亦可通过计算机控制，依次切换不同管线物料进入分析器来实现多物流分析。

5）经济环保：近红外光谱分析只是取得样品的光谱信号，有时甚至可以在原容器内直接测量，因而样品不需要预处理，也不需要其他试剂，操作费用低，也不产生任何污染。

但是，近红外光谱技术也有其局限性，如建立模型需要大量有代表性且化学值已知的样品；近红外测定精度与参比分析精度直接相关，在参比方法精度不够的情况下，无法得到满意结果；不适合痕量分析及分散性样品的分析。

（五）应用

在线近红外光谱技术系统在制药工业中已经广泛应用，包括中药制剂过程（提取、浓缩、醇沉和纯化等）、原辅料投放前的质量分析、原料药化学反应在线检测、制剂生产过程（混合、干燥、压片、包衣等）在线检测、生化药发酵过程中实时检测发酵罐中各种营养成分和发酵产物的变化。现以固体制剂生产过程中近红外技术的作用为例，如图 12-3 所示。

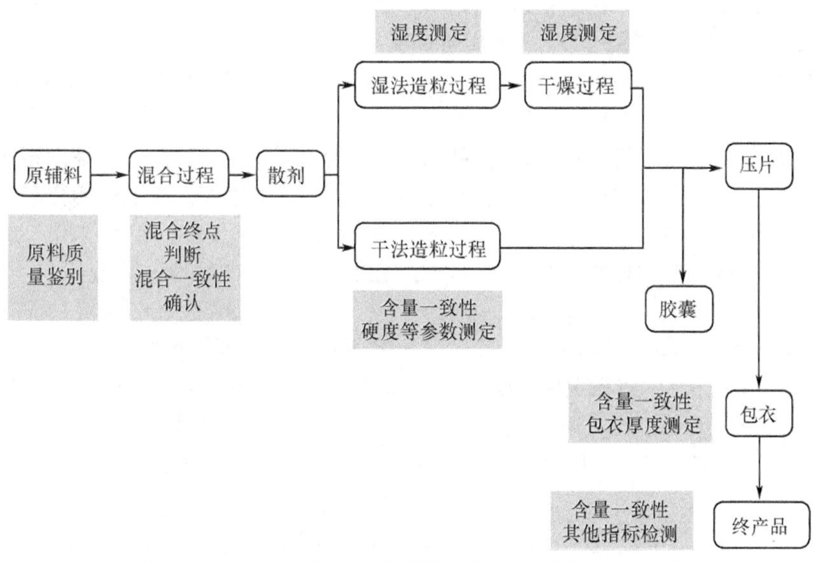

图 12-3　NIR 在线分析在固体制剂生产过程中的应用

1）原辅料检验：在固体制剂生产过程中，原辅料药投放生产前对各项指标（包括鉴别、纯度、颗粒大小等）进行快速检验，通过与控制系统的集成，保证只有合格的原辅料能够被投入生产。近红外技术的应用使得原辅料检验工作可在不需打开样品内包装的情况下进行，分析时间只需几秒钟，检验结果可自动显示，不需人为判断。

2）固体制剂生产过程的实时监控：固体制剂生产过程由混合、造粒、干燥、压片、包衣等一系列操作单元组成，每一单元工艺参数的变化都会影响制剂的质量。近红外技术提供了有效的过程检测手段，实现了这些单元设备的数字化和定量化运行。

a. 混合过程：混合的目的是保证原料药与辅料均匀分布，保证制剂含量的一致性，是影响药品质量的关键单元之一。为了避免混合不均匀，传统的方法是按照经验值混合一段时间后，停下混合器，抽样到实验室进行分析，这种方法费时费力。将近红外技术应用于混合过程中，实现混合过程的在线检测。目前，已经有商品化的近红外在线混合过程分析仪，将仪器直接安装于混合器顶部，随混合器一起转动，自动采集混合过程中物料的近红外光谱，采用软件计算光谱间的标准偏差，在工作站上实时显示物料均匀度动态变化趋势图，判断混合终点。另外，通过建立校正模型也可以对特定指标含量随时间的变化进行在线检测。

b. 干燥过程：其中最关键的指标是湿度，通常采用湿化学方法在干燥终点对物料进行湿度检测。近红外技术适用于对流化床干燥过程中物料湿度的变化情况在线检测，便于控制干燥过程中的关键工艺参数，如温度、时间等。

c. 其他过程检测：在压片、包衣过程中，近红外技术可以用于测定固体制剂的物化常数（如硬度、包衣厚度等）和含量均一性等，便于控制压片的压力、时间，以及包衣过程的温度、喷雾速度、进风量等工艺参数。

3）成品质量检验：成品检验是药品出厂前的最后一道质量控制程序，传统的检验是进行随机抽样检查，而检查方法需要对样品进行破坏性的前处理，且检测速度慢。近红外技术能够快速、无损的对成品进行质量检验。如商品化近红外分析仪的药片分析系统能够不破坏药片，同时测定漫反射光谱和透射光谱，只需一次扫描，即可同时得到药片包衣信息和活性成分含量一致性检测报告。

例 12-1：中药粉末混合过程近红外在线检测研究

1. 仪器与试药 Antaris™Target 微型近红外分析仪，配有无线连接设备；SYH 系列 20L 三维运动混合机；HA220-50-06 系列超临界萃取装置；水分测定仪；ES6R 电子天平；FA2004 电子天平；500ml 敞口塑料罐；DF-15 中药粉碎机。

赤芍药材；脱脂酸枣仁粉末（实验室自制，粉碎后经超临界提取除去大部分油脂）。

2. 方法

（1）粉末制备：取赤芍药材粉碎，过 60 目筛；脱脂酸枣仁粉末过 60 目筛。将每次实验所需粉末置烘箱内于 60℃烘干 5h 以上，放入干燥器备用。用快速水分测定仪测得混合前后粉末含水量分布范围为 2%～3%。另制得 60 目以下赤芍粉末 2380g 和脱脂酸枣仁粉末 526g，于室内敞口放置一周后测得平均含水量分别为 7.05% 和 6.72%，并有轻微结块现象。

（2）光谱扫描条件：采集混合过程中粉末的漫反射光谱，微型近红外仪采样光斑尺寸为 40mm，工作距离为 18mm。仪器有关参数设置如下所示：吸光度数据格式：lg（1/*R*）；光谱扫描范围：5500～7400cm^{-1}；扫描次数：64 次；分辨率：4cm^{-1}；625 倍增益。实验以仪器内部的空气为背景进行光谱采集，环境温度 20～25℃，空气湿度 32%～40%。

（3）离线光谱扫描：将一定量脱脂酸枣仁粉末和赤芍粉末按先后顺序装入敞口塑料罐中，粉末总重 60.0g，共进行 9 次离线实验，其中赤芍粉末的含量范围为 10%～90%，间隔 10%。将敞口塑料罐和微型近红外仪通过接口连接，并保证连接处无死角。将塑料罐和微型近红外仪的连接体人工颠倒 30 次，每次颠倒后将罐口朝下倒置于近红外仪探头上，使粉末完全覆盖探头，平均装样高度为 4.5cm 左右，采集光谱，保证每次人工混合操作和光谱采集条件一致。每次实验获得 30 张光谱图，9 次实验共获取 270 张光谱图。第 4 次实验（赤芍粉末含量为40%）采集的30张原始光谱图，见图12-4。

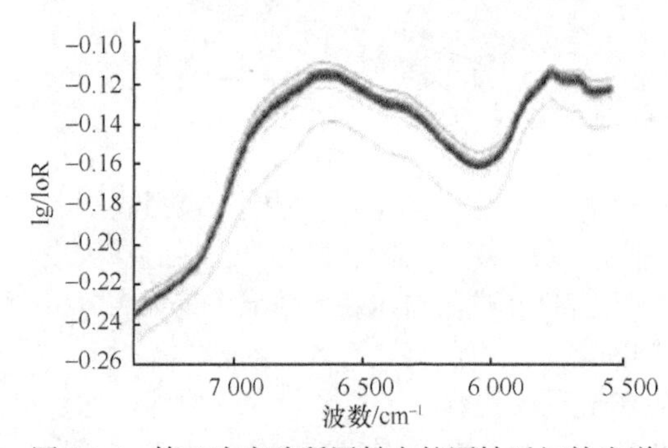

图 12-4 第 4 次实验所用粉末的原始近红外光谱

（4）在线光谱扫描：将脱脂酸枣仁粉末和赤芍粉末按先后顺序装入三维混合罐中，粉末总重 3kg。共进行 3 次在线混合实验，3 次实验赤芍粉末含量分别为 30.0%，20.5%和 81.9%。将微型近红外仪通过接口安装到三维混合灌进料口，混合开始后仪器随着混合灌一起转动。电机转速设为 25r/min。微型近红外仪采用无线连接设备将采集到的光谱数据传送到电脑，整个混合过程的光谱采集通过 RESULT-Operation 软件控制。软件打开后开始采集背景光谱，启动混合罐，当粉末完全覆盖采样窗口，即采样窗口朝上（180°）时触发近红外仪采集光谱。每次在线实验采集 200 张光谱，平均每张光谱采集时间为 7s。

（5）多变量数据分析：使用 TQ Analyst 软件对离线扫描获得的光谱数据进行预处理与波长选择等，并用偏最小二乘回归（PLSR）和交互验证方式建立均匀样品中赤芍粉末的含量和光谱数据之间的定量分析模型，以相关系数（R^2）、交叉验证均方差（RMSECV）、校正集均方差（RMSEC）和预测均方差（RMSEP）为指标来考察模型的性能。在线混合实验时通过 RESULT-Integration 软件将扫描得到的光谱数据根据所建模型直接计算分析，得到混合过程粉末含量变化的预测曲线，在线判断混合终点。

3. 结果与讨论

（1）定量模型标准光谱的选择：采用移动窗标准偏差法（MWSD）计算光谱偏差来评定粉末混合均匀所用时间并选择混匀样品的光谱作为标准光谱。MWSD 法：计算每张光谱图的峰面积，得到连续 3 张光谱的标准偏差（STDEV）。剔除原 3 条光谱中时间最早的光谱，补充一条新光谱，重新计算标准偏差，以此类推。以 STDEV 值为纵坐标，混合罐颠倒次数为横坐标作图，见图 12-5。

从图 12-6 可以看出，不同比例的赤芍和脱脂酸枣仁粉末在上下颠倒 10 次之后 STDEV 均在 0. 5 以下，且曲线平稳，可认为光谱之间差异较小，粉末已基本混合均匀。因此将每次实验上下颠倒 10 次之后的 21 张光谱作为标准光谱，9 次实验共 189 张光谱图，建立标准光谱与粉末真实含量之间的定量校正模型。

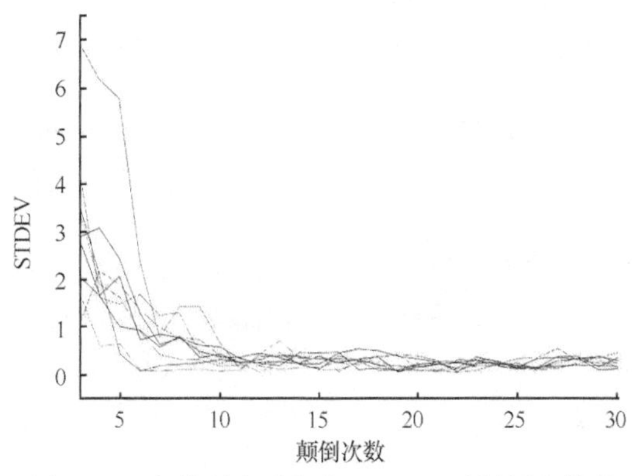

图 12-5　离线混合过程中 STDEV 随颠倒次数的波动趋势图

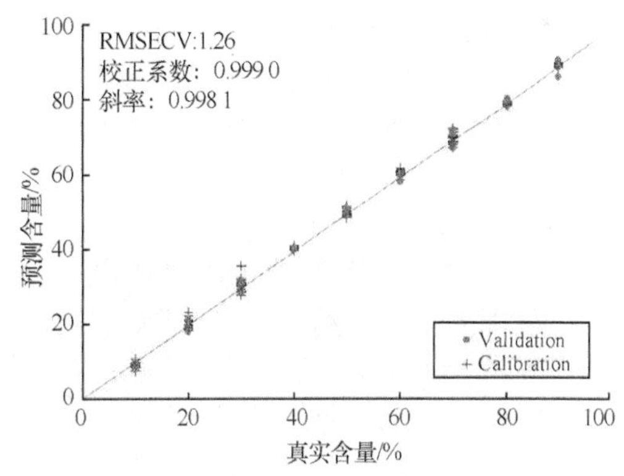

图 12-6　校正集和验证集样品中赤芍粉末的预测含量与真实含量的相关图

（2）校正集和验证集数据的选择：为了使验证集样品的含量或性质范围能尽量覆盖校正集数据，并且均匀分布，本实验从每次离线实验的 21 张标准光谱中随机抽取 5 张，9 次实验共 45 张光谱作为验证集，剩余光谱则作为校正集建立模型。

（3）异常点剔除：本实验通过计算光谱的马氏距离（mahalanobis distance，MD），并使用肖维勒准则剔除异常光谱[若测量值 X_i（$1\leqslant i\leqslant n$）的残差满足｜V_i｜$>W_n\sigma$，则 X_i 被视为异常数据，予以剔除]。根据样本的马氏距离及肖维勒准则计算结果，所有距离的残差均没有超过阈值±0.658。可见本实验的定量模型的标准样品选择得当，没有出现异常光谱，189 张光谱可全部用来建立定量模型。

（4）光谱预处理：采用多重散射校正技术（MSC）、一阶导数和 Savitzky-Golay 平滑滤波法（采用 3 次多项式 11 点平滑）处理后得到的 RMSECV 值小，相关系数高，建模效果比较理想。

（5）有效波长区间的选择：同时选择 5900～5950cm^{-1}、6700～6750cm^{-1}、6950～7100cm^{-1} 这 3 个波段用于建立定量模型时 RMSEC、RMSEP 和 RMSECV 最小且最接近，表明其对应的模型稳定、预测性能好。

（6）定量模型的建立：采用 MSC、一阶导数和 Savitzky-Golay 平滑滤波法对校正集数据进行预处理，选择 5900～5950cm^{-1}、6700～6750cm^{-1}、6950～7100cm^{-1} 这 3 个波段，用 PLSR 建立赤芍（脱脂酸枣仁）粉末的混合过程近红外定量校正模型。将该定量模型用于预测校正集和验证集的赤芍粉末含量，其近红外预测值和标准值相关图见图 12-6。从图 12-6 可以看出，模型预测值与标准值之间相关性很好，测量结果趋于一致，模型使用的主成数为 2，相关系数为 0.9990，RM-SEC，RMSEP 和 RMSECV 分别为 1.14，1.16 和 1.26。留一交互验证后校正集模型相关系数为 0.9988。根据校正模型所得的第一、第二主成分得分图见图 12-7，由图可见 9 种不同赤芍（脱脂酸枣仁）含量的均匀粉末分别各自聚集，各个含量之间界限明显，且相互之间基本没有重合、干扰，再次说明标准光谱选择得当，所建立的定量模型具有较高的可信度。将该定量模型用于预测 9 次离线混合过程的赤芍含量变化，结果见图 12-8。

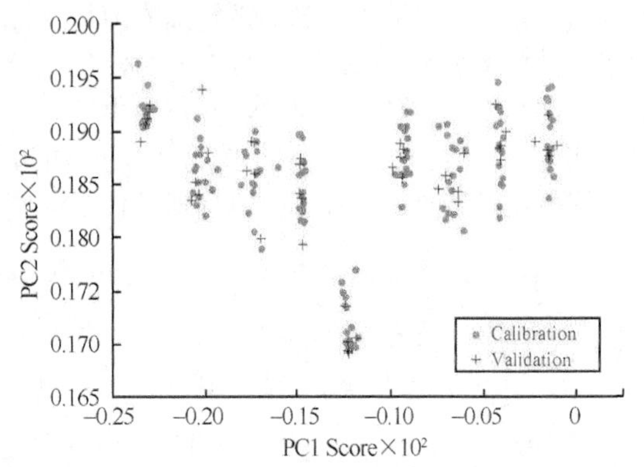

图 12-7 混合粉末近红外光谱图的主成分分析结果

（7）定量模型用于混合过程在线检测：将建立的定量模型用于混合过程的在线检测，其预测的赤芍粉末含量和混合过程中获得的近红外光谱图数量的相关图见图 12-9。从图 12-9 可以看出，赤芍含量为 30.0%和 20.5%的粉末在获得大约 15 张光谱图时含量曲线已基本平稳，粉末基本混合均匀。这 2 次在线实验的混合过程可以通过定量模型得到较好的预测，其最终预测值符合真实情况。

赤芍含量为 81.9%的粉末在混合过程中其含量曲线随着混合的进行不断往下倾斜，通过定量模型预测的赤芍含量均在 84.0%以上，与真实值（81.9%）有较大出入，其中第 178 张光谱图明显异常，导致赤芍粉末的含量曲线出现很大波动。产生这种现象的原因就在于本次在线混合的赤芍和脱脂酸枣仁粉末在室内敞口放置，吸潮后水分含量升高，粉末有轻微的结块现象，平均水分含量分别为 7.05%和 6.72%，远高于建模时所用粉末的含水量（2% ～ 3%），因此在线混合过程采集的光谱整体出现异常。

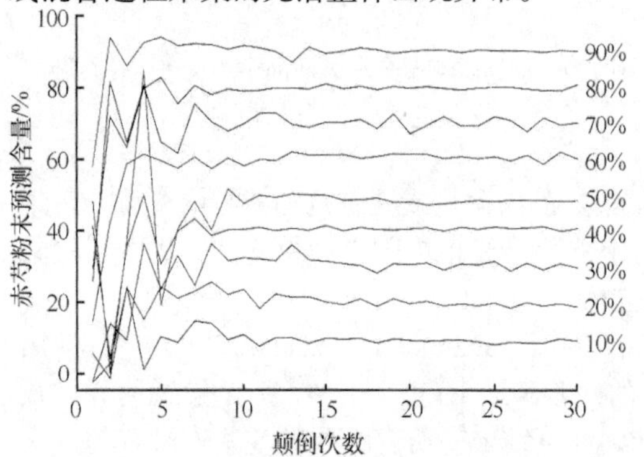

图 12-8 离线混合过程中赤芍粉末的预测含量随颠倒次数的波动趋势图

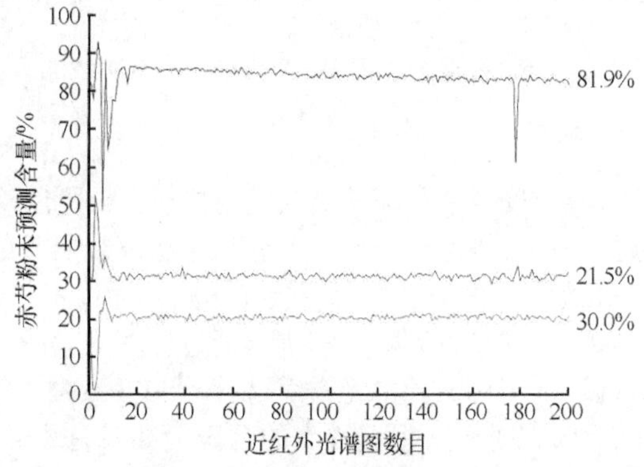

图 12-9 在线混合过程中（20.5%、30.0%和 81.9%）的预测含量随近红外光谱图获得数目的波动趋势图

三、在线拉曼光谱技术

拉曼光谱是通过拉曼散射效应来研究分子振动和转动信息，获得分子结构的一种非弹性散射光谱分析技术，1928 年由印度科学家 C.V.拉曼（Raman）发现。随着科学技术的不断发展，尤其是 20 世纪 60 年代以后激光技术的发展，使拉曼光谱在物理、化学、医药、工业等各个领域得到了广泛的应用。近年来，随着化学计量学、光线样品探头及计算机等技术的提高，使得拉曼光谱在过程分析中也全面展开。

（一）基本原理

拉曼散射是一种光散射现象，当单色光照射到样品上，单色光束的入射光光子与样品分子相互作用发生非弹性碰撞，光子与分子之间发生能量交换，光子不仅仅改变运动方向，同时光子的一部分能量传递给分子，或者分子的振动和转动能量传递给光子，从而改变了光子的频率，这种散射过程就称为拉曼散射。

从能级之间的跃迁来分析，如图 12-10 所示。样品分子处于电子能级和振动能级的基态，当入射光子的能量远大于振动能级跃迁所需的能量，但又不足以将分子激发到电子能级激发态时，样品分子与光子作用后到达一种准激发态（虚能态），处于虚能态的样品分子不稳定，将回到电子能级基态。若分子回到电子能级基态中的振动能级基态，则光子的能量未发生改变，称为瑞利（Rayleigh）散射。若样品分子回到较高的振动能级即某些振动激发态，则散射的光子能量小于入射光子的能量，称为 Stoks 散射。若样品分子在与入射光子作用之前的瞬间不是处于电子能级基态的振动能级基态，而是处于电子能级基态中的某个振动能级激发态，则入射光光子作用使之跃迁到虚能态之后，该分子退激回到电子能级基态的振动能级基态，则散射的光子能量大于入射光子的能量，称为反 Stoks 散射。

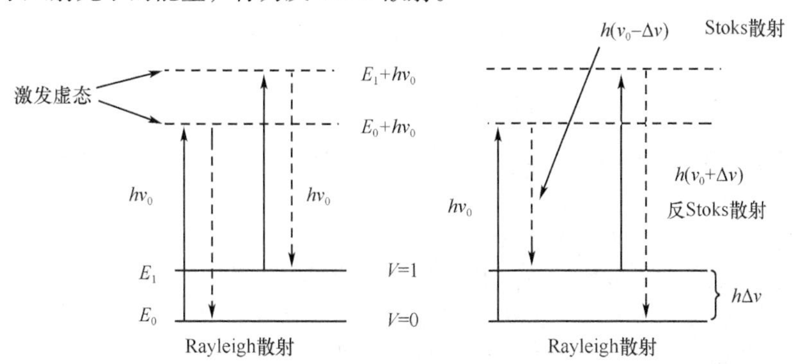

图 12-10　Rayleigh 散射和 Raman 散射能级跃迁示意图

Stoks 散射产生的反射光波长大于入射光，在瑞利散射谱线较低频率的一侧将出现一条拉曼散射谱线，称为 Stoks 线。反 Stoks 散射产生的反射光波长小于入射光，其谱线位于瑞利谱线的高频侧，称为反 Stoks 线。Stoks 线和反 Stoks 线统称为拉曼谱线（见图 12-11）。根据波尔兹曼定律，在室温下，分子绝大多数处于振动能级基态，所以 Stoks 线的强度远远强于反 Stoks 线。拉曼光谱仪一般记录的都只是 Stoks 线。

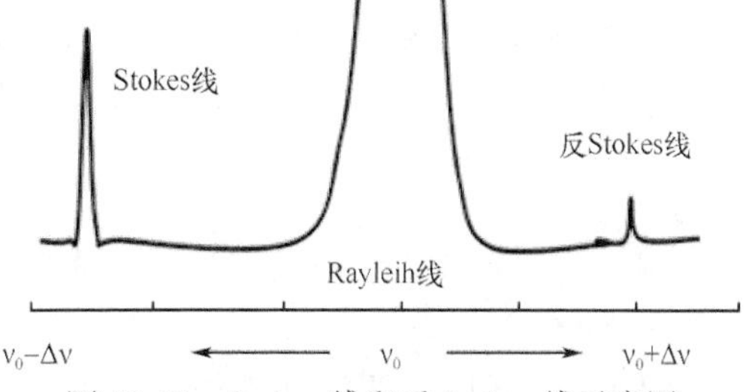

图 12-11　Stokes 线和反 Stokes 线示意图

拉曼光谱是以拉曼位移为横坐标，拉曼光强为纵坐标的光谱图。拉曼位移是指散射光频率与激发光频之差，它只取决于散射分子的结构，与激发光无关。所以，拉曼光谱可以作为分子振动和转动能级的指纹光谱。在拉曼光谱中，拉曼谱线的数目、位移值的大小和谱带的强度等都与物质分子的振动和转动有关，这些信息反映分子的构象及其所处的环境，是其定性与定量的依据。

相对于红外光谱而言，拉曼光谱技术具有以下特点。红外光谱是吸收光谱，适合于具有一定极性的分子或基团（也就是说分子或基团内具有电偶极矩），拉曼光谱是散射光谱，特别适合于没有极性的对称分子或基团；一般来说，拉曼光谱和红外光谱大多数时候都是互相补充的。拉曼光谱低波数方向的测定范围宽，有利于提供重原子的振动信息。对于结构的变化，拉曼光谱有可能比红外光谱更敏感。特别适合于研究水溶液体系。比红外光谱有更好的分辨率。固体样品可直接测定，无须制样。

（二）在线拉曼光谱分析系统

在线拉曼光谱分析系统一般包含以下组件：激光器、在线拉曼探头、采样系统、探测器信号光路（将拉曼散射信号引向光谱仪）、光谱仪和用于光谱分析的计算机。图 12-12 为典型的在线拉曼光谱分析系统，其工作原理为：激光器产生单色光经过在线拉曼探头与视窗直接照射采样管内的样品，激发样品产生拉曼散射，在收集拉曼散射光时探头中的滤光片将瑞利散射滤除，然后使用光谱仪和检测器获得拉曼光谱，最终由计算机光谱分析软件进行分析得到结果。

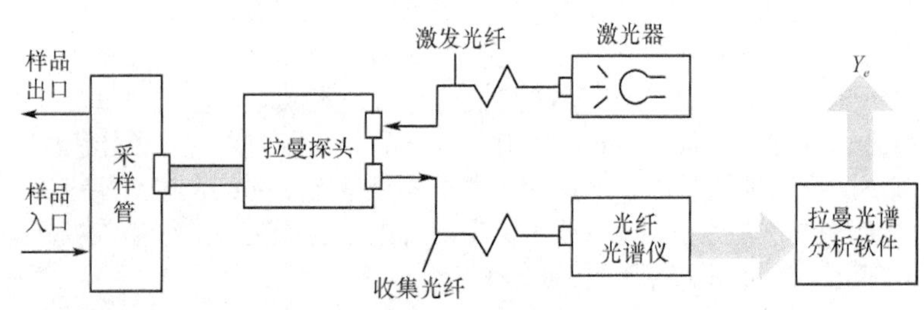

图 12-12　典型的在线拉曼光谱分析系统

（三）在线拉曼光谱分析系统的特点

1. 可测量多种形态的样品　拉曼光谱可以测量的样品形态包括固态、液态、气态，如：悬浮液、凝胶。样品可以高黏度、透明或不透明。

2. 灵活的采样方式　拉曼光谱的采集方式可以根据被测物具体情况设计。在光纤式拉曼系统中，光纤将测量点与主机分离；一台主机可以对多个测量点同时或按顺序测量。在具体采样时，可以是非浸入式或者浸入式，非浸入式或非接触式采样意味着在探头前端和被测量物仍有一定距离，这对测量高危险、放射性、强腐蚀性等物质具有很高的应用价值。

3. 样品无须预处理　拉曼光谱采样具有无须样本预处理的优势，其分析过程也对样本没有损耗，大幅度降低分析成本。

4. 不受强极性溶剂干扰　水在拉曼光谱中的信号极其微弱，因此拉曼光谱可以实现对水溶液的直接测量而无须预处理。通常情况下，在强极性溶剂中，被测物质的红外吸收峰易被溶剂吸收峰覆盖，从而不能得到高质量的红外光谱。相反，拉曼光谱由于对强极性溶剂不敏感，避免测量过程中溶剂的干扰。

例 12-2：阿司匹林合成过程的在线拉曼光谱研究

1. 实验

（1）反应条件：取 6g 水杨酸，12ml 乙酸酐加入大试管中，用加热带进行加热并用电磁搅拌器搅拌，待温度到达 60℃时，加入 10 滴 85%磷酸，继续加热并在 60℃左右保温约 15min。

（2）光谱采集过程：为了与实验过程中的光谱进行比较，在跟踪反应过程之前，先测量各个反应物和生成物的拉曼光谱，如图 12-13 所示。测量的光谱范围为 500～3400cm^{-1}。在合成反应开始的同时开始采集光谱数据，每 10s 采集一次，每次测量时间 10s。在大约 30min 的反应时间里，共采集 192 个光谱数据，图 12-14 给出了反应过程中的拉曼光谱的变化。

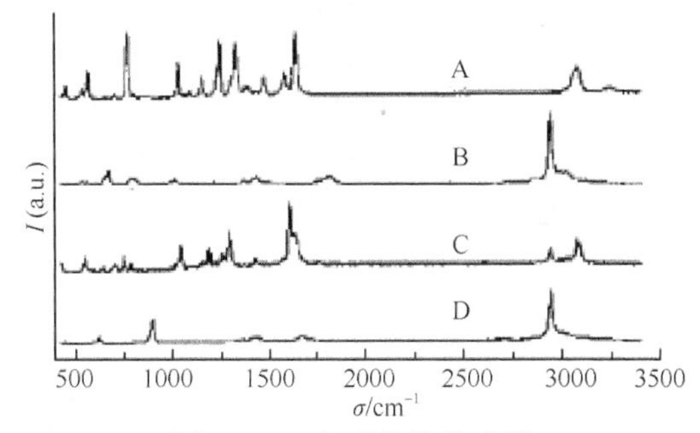

图 12-13　各成分拉曼光谱

A.水杨酸；B.乙酸酐；C.阿司匹林；D.乙酸

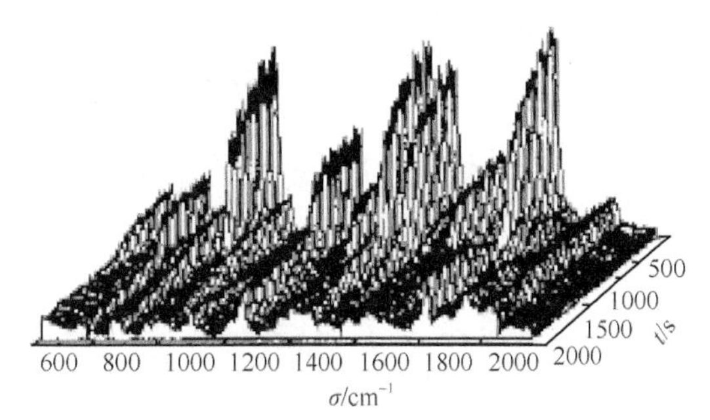

图 12-14　实验过程中的拉曼光谱随时间的变化

（3）数据处理：采用小波变换的方法去除谱线的本底。如图 12-15 所示为去本底前后的实验谱线比较。采用多波长线性回归的方法来进行数据处理。用图 12-14 所示的数据作为各成分单位浓度的光谱数据，在 500～2000cm^{-1} 对实验中得到光谱做多波长回归分析，得到的各成分的回归系数变化可以代表浓度的相对变化。

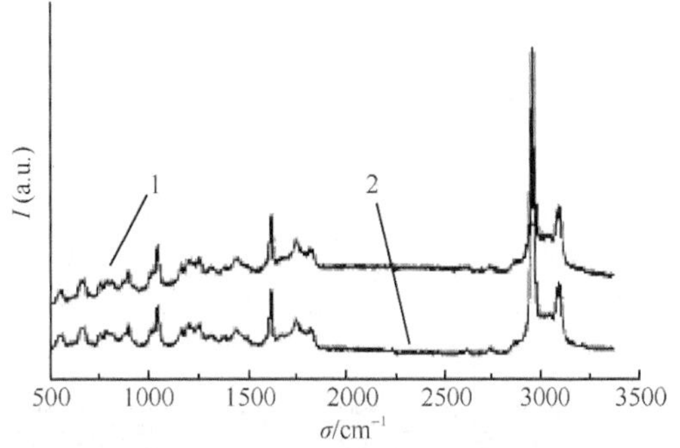

图 12-15　去本底前后的拉曼光谱比较

1.去本底前拉曼光谱；2.去本底后拉曼光谱

2. 实验结果　反应过程中各组分的回归系数随时间的变化如图 12-16 所示。从图中可以看出，在实验开始未加入催化剂时，随着温度的上升，已经有反应发生，水杨酸和乙酸酐的含量逐渐下降，阿司匹林开始产生，但速率较慢，所以曲线较平坦。在反应开始后 740s 左右加入催化剂（H_3PO_4），引起了各组分相应曲线的突然变化，此时反应系统的温度为 60℃。可以看出，在加入催化剂后水杨酸和乙酸酐的浓度迅速降低，乙酸的浓度升高，而阿司匹林的浓度却缓慢上升。

图 12-16 中各组分加入催化剂后的曲线近似成指数形式变化，因此利用指数函数对曲线进行拟合（由于乙酸的谱线强度比较弱，测得的数据误差比较大，故没有对其进行计算），可以得到在 60℃实验温度条件下，各成分在加入催化剂之后水杨酸、乙酸酐、阿司匹林的半衰期分别为 21s、29s、347s，可以看出在加入催化剂后乙酸酐和水杨酸的消耗速率远大于阿司匹林生成的速率。

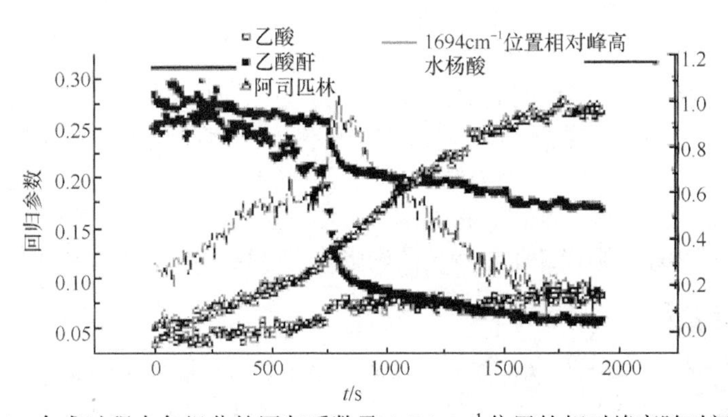

图 12-16　合成过程中各组分的回归系数及 1694cm^{-1} 位置的相对峰高随时间的变化

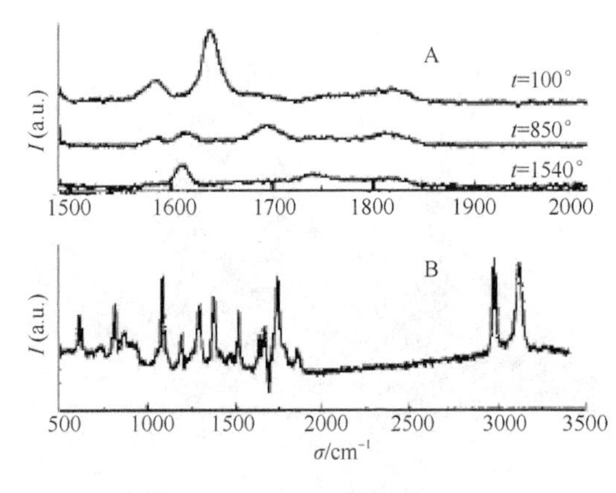

图 12-17 反应过程样品的拉曼光谱

A.不同时间的拉曼光谱；B.中间体的拉曼光谱

这种反应速率的差别暗示着在反应过程中有中间体出现。将反应各阶段的拉曼光谱做一比较，如图 12-17（A）所示为第 100s、850s 和 1540s 的拉曼光谱，为了清楚分辨谱图的区别只画出了 1500～2000cm^{-1} 时的谱线。从图中可以看出，在第 850s，即刚加入催化剂时，在 1694cm^{-1} 位置有一拉曼谱线，而在第 100s 和第 1540s 时都没有此谱线，再对比图 12-13 所示的各组分的拉曼光谱，可知 1694cm^{-1} 位置的拉曼峰不属于各反应物和生成物，因此应该是属于中间体的。根据此峰的高度可以得到中间体的含量随时间的相对变化，图 12-16 中给出了此峰的峰高相对于其最大值的比随时间的变化。此中间体在实验一开始的时候就缓慢产生，加入催化剂后迅速增加，之后又逐渐减少，而阿司匹林却随之增多，说明阿司匹林是由中间体转化而来的。

由于中间体是不稳定的，所以很难得到它的纯净物，为了对此中间体有更清楚地了解，实验中将第 850s 得到的拉曼光谱利用多波长线性回归的方法除去各反应物和生成物的谱线，可以得到中间体的拉曼光谱，如图 12-17（B）所示。对光谱进行初步指认，约 3077cm^{-1} 为 $\nu_{C\text{-}H}$，约 1811cm^{-1} 为 $\nu_{C=O}$，约 1036cm^{-1} 为 $\nu_{振动}$，约 563cm^{-1}，765cm^{-1} 为 $\nu_{骨架}$。这个光谱可能为阿司匹林合成反应过程中四面体中间物的拉曼光谱。

第三节 抗生素发酵生产过程的检测与控制

目前，抗生素的生产主要是由微生物发酵法进行生物合成，其生产过程是：菌种→孢子制备→种子制备→发酵→发酵液预处理→提取及精制→成品包装。其中，抗生素发酵是指抗生素产生菌在一定条件下吸取营养物质，合成其自身菌体细胞，同时产生抗生素和其他代谢产物的过程，该过程是抗生素生产中决定抗生素产量和质量的主要过程。因此，在抗生素生产中，对发酵过程各种参数进行检测和控制是抗生素发酵生产过程分析的重要一环。发酵过程的检测和控制最好是能够插入发酵罐内，随时进行测定有关参数而又不致染菌。目前除了温度、压力、pH、溶氧等自动检测元件应用外，不少化学和生物参数仍需通过定时取样方法在罐外进行分析测定。

一、发 酵 检 测

发酵过程中需要检测的参数包括物理参数（如温度、压力、空气流量、搅拌转速、搅拌功率、装量、相对密度、泡沫、黏度等）、化学参数（pH、溶氧溶度、氧化还原电位、气体 CO_2 浓度、培养基基质、前体物质、产物等的浓度）和生物学参数（生物量、细胞形态、产物浓度等）。对于具体产品的发酵过程而言，根据该产品的特点和可能条件，有选择地检测上述部分参数，可提供反映环境和细胞代谢生理变化的许多重要信息，作为研究和控制发酵过程的基础。

（一）发酵传感器

为了达到发酵过程控制的目的，发酵过程参数变化的信息应通过安装在发酵罐内的传感器检测，然后由变送器把非电信号转变为标准电信号，让仪表显示、记录，或传送给电子计算机处理。

1. 传感器的要求　用于发酵过程的传感器，一般应满足以下要求。

（1）可靠性是传感器最重要的特件，包括物理强度、出现故障的频率及故障发生的方式。提高传感器的可靠性可通过良好的工程质量管理规范（good engineering practice，GEP）来实现。

（2）准确性是测量值与已知值或实际值之差的量度，一般以一段时间内（一批或一日）测量值的平均值与已知值之差，或测量值与已知值之间的标准差来表示。为提高测量的准确性，传感器必须定期进行校准。

（3）精确度是重复测量的概率，一般以实际值不发生变化的某一段时间内测量值的标准差来表示。它受测量方法、所用仪器、操作人员、实验室条件等因素的影响。

（4）灵敏度一般是指传感器所能反映的最小测量单位。

（5）测量范围是指传感器所能感受的最大值与最小值之差，但在实际应用中，一般只取测量范围的一部分，称为设计跨度。

（6）特异性是指传感器只感知被测变量的变化而不受过程中其他变量和周围环境条件变化影响的能力。

（7）分辨能力又称识别能力，是指测量过程中所能分辨的最小变化值。对于模拟量，它主要是一个刻度的观察问题；对于数字量，是有意义的最小数字的单位变化。

（8）响应时间在测量位点，有指示值与真值之间的时间滞后，它由反应滞后与传递滞后所造成。响应时间一般以达到真值 90%或 95%所需的时间表示。

（9）可维修性是指传感器发生故障或失效后进行修理和校准的可能性及难易程度。

（10）其他特殊要求，如灭菌问题，一般要求传感器能与发酵液同时进行高压蒸汽灭菌，不能耐受蒸汽灭菌的传感器可在罐外采用其他方法灭菌后无菌装入；传感器沾污问题，可以通过设计时选用不易玷污的材料（如聚四氟乙烯或抛光的不锈钢），避免与发酵液的接触面存有容易包藏污垢的死角，选用便于清洗的形状和结构等来克服。

2. 传感器的分类　按测试方式可分为离线传感器、在线传感器和原位传感器。

（1）离线传感器：传感器不安装在发酵罐内，由人工取样进行手动或自动测量操作，测量数据通过人机对话输入计算机。这种传感器不能直接作为控制回路的一部分，但测量精度一般较高，可用来对同类在线传感器进行校准。

（2）在线传感器：传感器与自动取样系统相连，对过程变量连续、自动测定，如用于对发酵液成分进行测定的流动注射分析系统（flow injection analysis，FIA）和 HPLC 系统、对尾气成分进行测定的气体分析仪等。

（3）原位传感器：传感器安装在发酵罐内，直接与发酵液接触，给出连续响应信号，如温度、压力、pH、溶氧等的测量。

3. 常见的在线传感器

（1）pH 测定传感器：发酵液 pH 可以反映抗生素发酵过程中抗生素产生菌的细胞生长及产物或副产物生成的情况，是发酵过程最重要的参数之一，因此，发酵生产中对 pH 的检测及控制极为重要。

目前，发酵液 pH 常采用可原位蒸汽灭菌的复合 pH 传感器进行检测。该传感器包括一支玻璃电极和一支通过侧面多孔塞与培养基连通的参比电极（如银-氯化银参比电极）。这种 pH 传感器安装在不锈钢保护套内，能维持电极内部压力高于发酵液压力，防止罐压使物料流入多孔塞中。同时，这种保护套还可以在带压状态下使传感器自由插入或退出，便于在罐外灭菌，以延长其寿命。

使用时应注意：pH 传感器均具有温度补偿系统，电极内容物会随使用时间或高温灭菌而不断变化，因而在每批发酵灭菌操作前后均需要进行标定；pH 传感器参比电极的电解液会通过多孔塞慢慢地流失，因而 pH 电极探头需经常地填充或填满电解液；发酵液中的物质常常会污染多孔塞，造成 pH 探头恶化，须经常清洗以保持清洁；pH 传感器玻璃电极电缆接头易受潮，故应当使接头密封，并在密封盒中加入干燥剂以保持干燥。

（2）溶氧测定传感器：发酵液中溶氧浓度（dissolved oxygen，DO）是需氧微生物生长所必须，既影响细胞的生长，又影响产物的生成，是一个非常重要的发酵参数。

溶氧浓度的最常用的检测方法是使用可蒸汽灭菌的复膜式氧电极测定法。复膜式氧电极有由置于碱性电解质中的银阴极和铅阳极组成的原电池型，以及由管状银阳极、铂丝阳极、氯化钾电解液及极化电源组成的极谱型。这两种电极探头均用膜将电化学电池与发酵液隔开，其膜仅对 O_2 有渗透性，而其他可能干扰检测的化学成分则不能通过。O_2 通过渗透性膜从发酵液扩散到检测器的电化学电池，O_2 在阴极被还原时产生可检测到的电流或电压，与 O_2 到达阴极的速率成比例，从而使电极测得的电信号与液体中的溶氧浓度成正比。测定时，将可灭菌的探头直接插入反应器的水溶液中就可实现溶氧的检测。复膜式氧电极实际测量的是氧的分压而非氧的绝对浓度，一般测定时显示的读数为饱和浓度分数。

极谱型电极由于其阴极面积很小，电流输出也相应小，且需外加电压，故需配套仪表，通常还配有温度补偿，整套仪器价格较高，但其最大优点莫过于它的输出不受电极表面液流的影响。原电池型电极暴露在空气中时其电流输出约 5～30μA（主要取决于阴极的表面积和测试温度），可以不用配套仪表，经一电位器接到电位差记录仪上便可直接使用。

复膜式氧电极测定法具有安装方便、可实现溶解氧的在线连续测定、有利于发酵过程的优化和控制、性能稳定、耐高温和使用寿命长等优点。

（3）氧化还原电位测定传感器：是一种由 Pt 电极和 Ag/AgCl 参比电极组合成的复合电极与具有 mV 读数的 pH 计连接而成，很容易测量出氧化还原电位。它随发酵液中氧化成分与还原成分之比的对数而改变，与 pH 呈线性关系，并受温度与溶氧压的影响。当发酵液中溶氧压很低时（如厌氧或氧限制发酵），以致超出溶氧探头的测量下限时，氧化还原电位的测量可以弥补这一信息源的缺失。

（4）溶二氧化碳测定传感器：发酵液中溶解 CO_2 的水平对菌体细胞的生理学性质有重要影响，对微生物生长和发酵具有刺激或抑制作用。因此，溶解 CO_2 分压的测量十分重要，可采用可原位校准的双探头溶 CO_2 传感器。其工作原理是 CO_2 通过透气性膜进入到碳酸氢钠缓冲液中，扩散速率与跨膜的浓度驱动力成正比。碳酸氢钠缓冲液与被测发酵液中的 CO_2 分压保持平衡，缓冲液的 pH 变化反映为电极的 pH 变化，可间接表示发酵液中的 CO_2 分压，从而通过 pH 的检测来实现对溶解 CO_2 的检测。

（5）离子传感器：是对某种离子呈特异反应的电化学传感器，由一种离子选择膜、一种连通介质和一个内部参比电极组成，形成原电池的一半，而另一半是外部参比电极。

离子选择电极按照所用的膜材料不同可以分成玻璃膜电极、固体膜电极、液体离子交换膜电极、天然载体液膜电极、气体敏感膜电极和离子选择场效应管。一般来说，这些电极都有较高的灵敏度（检出限为 ppm 到 ppb）和较广的测量范围（一般可达 60 倍摩尔浓度）。其缺点是不能蒸汽灭菌，而且膜易被发酵液中的蛋白质和细胞堵塞，一般难于在线应用。

（6）生物传感器：是用生物活性材料（酶、蛋白质、DNA、抗体、抗原、生物膜等）与物理化学换能器有机结合的一种先进的检测方法与监控方法，也是物质分子水平的快速、微量分析方法。

生物传感器由以下三部分组成：①由单酶、多酶系统、抗体、细胞器、细菌、哺乳动物或植物的细胞或组织片段等生物学材料通过表面共价结合、物理吸附或包埋而固定化的生物学元件；②电位计、安培计、量热计、光度计等能感知生物学元件与被检测物质特异作用造成的物化环境改变并转化成电信号的转换器；③可以远离生物学元件和转换器安装的信号和数据处理电路和装置。

生物传感器的特点：采用固定化生物活性物质作催化剂，价值昂贵的试剂可以重复多次使用，克服过去酶法分析试剂费用高和化学分析繁琐复杂的缺点；专一性强，只对特定的底物起反应，而且不受颜色、浊度的影响；分析速度快，可以在 1min 得到结果；准确度高，一般相对误差可以达到 1%；操作系统比较简单，容易实现自动分析；有的生物传感器能够可靠地指示微生物培养系统内的供氧状况和副产物的产生。

生物传感器的分类：按照其感受器中所采用的生命物质分类，可分为微生物传感器、免疫传感器、组织传感器、细胞传感器、酶传感器、DNA 传感器等；按照传感器器件检测的原理分类，可分为热敏生物传感器、场效应管生物传感器、压电生物传感器、光学生物传感器、声波道生物传感器、酶电极生物传感器、介体生物传感器等；按照生物敏感物质相互作用的类型分类，可分为亲和型和代谢型两种。

（二）其他检测技术

在发酵过程检测中，除了使用上述传感器外，还引入了其他一些现代分析技术，其中最重要的是生物量、发酵液成分和尾气成分检测。

1. 生物量　是发酵过程中极其重要的一个变量，其在线检测目前尚难以在抗生素发酵生产中普遍实现。目前，其检测方法主要有干重法、湿重法、浊度法、湿细胞体积法和荧光法。

（1）干重法：是取一定量发酵液，通过过滤或离心分离，收集菌体细胞，然后采用适宜的干燥方法将其干燥至恒重，称量。该方法比较费时，不能在线连续测定，一般作为其他测定方法的参比方法。

（2）沉降量或压缩细胞体积法：是将一定量的发酵液用自然静置或离心的方法，不经干燥，直接测定沉降量或压缩细胞的体积，可作为生物量的粗略估计。

（3）浊度法：用于清澄的培养液中低浓度非丝状菌的测量，测得的光密度（OD）在一定范围（0.05～0.3）内与细胞浓度呈线性关系。对于 600～700nm 的入射光，一个吸光率单位大约相当于 1.5g（细胞干重）/L。可使用分光光度计或光电比色计进行浊度测定，波长一般采用 420～660nm。吸光率要求控制在 0.3～0.5，故较浓的样品应进行稀释使之在这一范围内。基于光密度测定原理的流通式浊度计可用于全细胞浓度的测定，且实现细胞浓度的在线检测。

（4）荧光法：细胞内呼吸链上的 NADH 在用 366nm 波长的紫外光照射时，可激发出在 460nm 波长处检出的特征性荧光。由于 NADH 与生物细胞的同化、异化和呼吸功能有密切关系，这一荧光反应可用来定量细胞的活性。在一定的培养条件下，抗生素发酵液中荧光信号的对数与细胞浓度的对数呈线性关系，但其他一些细胞材料，如核酸、维生素、激素、氨基酸等也可以产生荧光反应，加上受到培养基成分、溶氧浓度和 pH、温度的波动的影响，使荧光信号检测在定量细胞活性和细胞浓度的应用方面受到一些限制。不过，由于荧光测量的快速、（大于 90%的响应时间不足 0.5s），灵敏度高，反映的信息面广，因此，荧光测定与其他在线测定，如 pH、温度、溶氧等联合应用时，可以为抗生素发酵过程的细胞生长与代谢状况提供一种高水平的监测手段。荧光探头可装入发酵罐的标准探头内，可原位蒸汽灭菌。

2. 发酵液成分　发酵液成分的分析对于了解和控制抗生素发酵过程也是十分重要的，目前的检测技术有生物传感器技术、流动注射分析系统和 HPLC 系统。

（1）葡萄糖在线检测生物传感器：由于葡萄糖在遇到葡萄糖氧化酶（glucose oxidase，GOD）且同时有氧存在时，将迅速被催化氧化成为葡萄糖酸，同时消耗氧而生成过氧化氢，反应如下：

$$\text{葡萄糖} + O_2 + H_2O \xrightarrow{GOD} \text{葡萄糖酸} + H_2O_2$$

氧气的消耗可以采用生物传感器测出，然后进一步确定葡萄糖的浓度。这种生物传感器放入待测溶液时，溶液中的葡萄糖和溶解氧可透过半透膜与 GOD 接触，然后进行酶反应，导致氧含量减少。溶氧电极可测量氧气从液体穿过溶氧电极膜到达阴极（氧气在此被还原）的流速。由于 GOD 反应，消耗了氧，氧气到达电极的流速下降，与 GOD 转化葡萄糖为葡萄糖酸时葡萄糖的消耗速率相等。这一速率与溶液中葡萄糖浓度成正比，因此溶氧电极读数的下降与所测的葡萄糖浓度成正比。若反应中产生的葡萄糖酸没有及时除去，将影响葡萄糖传感器的使用寿命。可将传感器转化为流通式（flow-through）系统，使酶液连续通过电极以去除葡萄糖酸，从而延长传感器的使用寿命。

（2）流动注射分析：系统的 3 个组成部分为采样单元、传感单元和数据处理单元。该系统的工作原理是，先把发酵液从发酵罐中经过滤器分离出来，取出清洁的发酵液，通过定量泵以一定的流速注入装有探测头的探测器中，探测器将发酵液中的不同物质的浓度变化转换为可用光学系统测定的光信号，或者是 pH 的变化，或用离子敏感电极，或用微生物电极、热敏电阻等形式进行测量。虽然 FIA 分析仪并不是连续工作方式，但由于其取样频率高（可达 $100h^{-1}$ 以上），因此，一般应用时，可认为是连续形式。FIA 易于满足检测过程的有效性的需求。FIA 已用于葡萄糖的在线测定，直接估计生物量，或通过扩展卡尔曼滤波器间接地估计生物量，也用于检测氨基酸、酶或肽、抗生素等代谢产物。

（3）HPLC 系统：该方法具有分辨率高、灵敏度好、测量范围广、快速及系统特异性强等优点，目前已成为实验室分析的主导方法，与适当的自动取样系统连接，HPLC 可对发酵液进行在线分析。但进行分析前必须选择适当的色谱柱、溶剂系统、梯度条件、操作温度等，而且样品要经过亚微米级过滤处理。

3. 尾气成分 抗生素发酵为需氧通气发酵，发酵尾气中 O_2 的减少和 CO_2 的增加是培养基中营养物质好氧代谢的结果，通过这两种气体的在线分析所获得的耗氧率（OUR）和 CO_2 释放率（CER）是微生物代谢活性的有效指示值。

（1）尾气氧分压（浓度）的检测：可采用质谱法、极谱电位法和磁氧分析。广泛使用的磁氧分析仪的工作原理是基于氧的顺磁性质，即两个中空玻璃球组成的哑铃被悬垂在恒温气样室磁场中，当气样中含氧时，由于氧的顺磁特性使磁场发生变化，迫使哑铃偏转，转矩与磁场力平衡，因而可根据偏转位置确定气样中氧的含量。由于氧是唯一顺磁的普通气体，故测量是特异的。

（2）尾气 CO_2 分压（浓度）的检测：主要采用红外线 CO_2 测定仪，它的检测原理是在近红外波段 CO_2 气体的吸收造成光强度的衰减，其衰减量遵循朗伯-比尔定律，从而通过衰减程度的检测确定气样中的 CO_2 分压（浓度）。红外分析仪应用中的主要问题是它的非特异性：所用入射光的谱带较宽，而落入其他成分特别是水的吸收区。因此，对样气流必须进行除湿处理，从而使响应时间延长。另外，仪器容易发生漂移故必须经常进行校准。

另外在抗生素发酵工业中，也可以利用质谱仪、色谱仪等分析尾气中的 O_2、CO_2 及 N_2、H_2、CH_4、H_2S 和乙醇、杂醇等成分，以便于全面监控发酵过程，提高发酵水平。

二、发酵过程控制

生产过程控制有两种方式：人工控制和自动控制。人工控制主要是凭经验用人工去控制生产过程。生产过程中的关键参数靠人工观察，生产过程的操作也靠人工去执行。自动控制是利用控制装置及信息技术完成控制任务。自动控制不仅代替人的观察、判断、决策和操纵，而且还能完成一般人工控制难以完或的工作，如复杂的运算和逻辑判断等。现代工业生产离不开自动控制技术。

发酵自控系统由传感器、变送器、执行机构、转换器、过程接口和监控计算机组成。

1. 传感器 用于发酵过程检测的常用传感器已在本节前面讨论过。但除了直接测量过程变量的传感器外，一些根据直接测量数据对不可测变量进行估计的变量估计器也可以叫做传感器，这种广义传感器称为“网间”传感器或“算法”传感器。

2. 变送器与过程接口 变送器是把传感器的输出信号转变为可被控制器识别的信号（或将

传感器输入的非电量转换成电信号同时放大以便供远方测量和控制的信号源）的装置。传感器和变送器有时安装在同一个装置内，为了使传感器与控制器的连接具有灵活性和机动性，一般采用标准输出信号。为了避免接地，信号应当隔离输出，二进制编码十进制输出信号应当用标准 RS232、RS423 或 IEEE488 接口及其通讯协议传送。

用处理机连接发酵装置对变量进行监测和控制需要数据接口，传递的信号是二进制编码十进数。广泛使用 RS232 和 RS423 是标准化的系列传送接口，它们的传送距离较远而传送速度较慢。IEEE488 是字节定向的平行传送接口，它的传送速度相当快，但传送距离有限（15m）。

3. 执行机构和转换器 执行机构是直接实施控制动作的元件，如电磁阀、气动控制阀、电动控制阀、变速机、正位移泵等。它反应于控制器输出信号或操作者手动干预而改变控制变量值，执行机构可以连续动作（如控制阀的开启位置，马达或泵的转速），也可以间歇动（如阀的开、关，泵或马达的开、停等）。与反应器物料直接接触的执行机构要求无渗漏、无死角，能耐受高温蒸汽灭菌，便于精确计量等。

控制器的输入信号就是反应器的输出信号。对于常规电子控制器，连续的模拟输出信号可以直接和控制器连接，当涉及计算机时，控制器输入信号必须转换成数字当量。而与执行机构连接的模拟输出信号必须由数字当量产生。因此，对于计算机控制系统，须使用 A/D 转换器和 D/A 转换器。但控制器的输入信号为离散信号时，可直接使用数字输入和数字输出。

4. 监控计算机 在工业发酵过程的监测和控制中，简单的控制装置是条形记录仪和模拟控制器。条形记录仪用于描绘发酵过程中各变量，如温度、pH、溶氧、尾气成分等变化的曲线，这些变量的变化往往与所需产物的生物合成相关。确定这种相关关系后，就可以用模拟控制器将这些变量控制在合适的变化范围内，以利于产物的生成。

但是，对于一些不能直接测量的变量，如氧消耗率、基质消耗率、比生长率等，条形记录仪和模拟控制器就不适用了，而这些由几个直接测量信号估算的参数，可能与产物合成速率更加密切相关。计算机和某些数字化仪表的应用，使这些间接参数的估计和监控成为可能，从而在发酵过程的发展中起着重要的作用。

过程监控计算机在发酵自控中的作用有：①自发酵过程中采集和存储数据；②用图形和列表方式显示存储的数据；③对存储的数据进行各种处理和分析；④和检测仪表及其他计算机系统进行通讯；⑤对模型及其参数进行辨识；⑥实施复杂的控制算法。

第四节 制药过程工业排放物分析

制药企业在对药品生产过程和最终产品进行质量控制的同时，必须对由生产过程所产生的废气、废水和废渣等排放物进行分析与监控，以保障排放达标，使制药企业科学发展。因此，制药工业排放物分析是药物分析重要的组成部分。

一、制药过程工业排放物及其主要控制指标

制药工业的排放物主要指的是制药企业在生产过程所产生的废气、废水和废渣等排放物。

（一）废气

制药行业的废气主要来自锅炉烟气中的二氧化硫和烟尘、蒸发的溶剂、发酵尾气、药粉尘（如中药饮片切制、粉碎等工序产生的药物粉尘和炮制过程中产生的药烟、粉针生产和分装过

程中的粉尘）及恶臭气体等。

废气中大气污染物主要有三类：颗粒污染物、气态污染物和二次污染物。

颗粒污染物：是指染料和其他物质燃烧、合成、分解，以及各种物料在处理中所产生的悬浮于排放气体和烟气中的固体和液体颗粒状物质，粒径＞75μm为尘粒；粒径＜75μm为粉尘，其中粒径＞10μm为降尘，粒径＜10μm为飘尘；粒径＜1μm为烟尘；雾尘是粒径＜10μm的粉尘与大气中的水蒸气形成水雾，可与 SO_2、NO_2 和水形成酸雾，亦可与碱性气体形成碱雾，还可与油粒形成油雾等；煤尘是燃烧过程中未被燃烧的煤粉尘，以及煤场、煤码头的煤扬尘等。

气态污染物：是指以气体状态分散在烟气中的各种污染物，有硫化物，主要是 SO_2、SO_3、H_2S 等，SO_2 危害最大；氮化物，主要是 NO、NO_2、NH_3 等；碳化物，主要是 CO_2、CO；碳氢化物，主要是烃（烷、烯、炔、芳烃、环烃）、醇、醛、酸、酮、酯、胺等有机化合物；卤化物，主要是含氟、氯的化合物，如 HF、HCl、SiF_4 等。

二次污染物：是指某些污染物在大气中经过一定物理、化学变化后进一步造成更严重污染的物质，主要类型：①伦敦型烟雾烟尘、煤尘、SO_2 等与大气中的水汽起化学作用所形成的烟雾，也称为硫酸烟雾；②洛杉矶型烟雾汽车尾气、工厂有机废气中的氮氧化物与碳氢化物，经光化学作用所形成的烟雾，也称为光化学烟雾；③工业型光化学烟雾氮肥厂、炼油厂、化工厂排放的碳氢化物，经光化学作用形成的光化学烟雾。

制药工业废气污染物控制指标有：二氧化硫、烟尘、恶臭、颗粒物（PM）、氯化氢、丙酮、乙醚、甲醇、挥发性有机化合物（VOCs）等。

（二）废水

制药行业的废水主要来自生产工艺过程的用水、机械设备用水、设备与场地洗涤水等，如中药制剂的生产废水主要来自于设备清洗水、药材的清洗和浸泡水、提取或炮制工段废水，以及辅助工段的清洗水和生活污水。抗生素类生物制药工业的废水主要来自于提取工艺的结晶废母液（采用沉淀法、萃取法、离子交换法等工艺提取抗生素后的废母液、废流出液等高浓度的有机废水）、各种设备的洗涤水和冲洗水及冷却水。化学合成类制药废水主要是指用化学合成方法生产药物和制药中间体时产生的废水。

制药工业废水污染物控制指标有：总有机碳（total organic carbon，TOC）、化学需氧量（chemical oxygen demand，COD）、生化需氧量（biochemical oxygen demand，BOD）、总固体量（TS）、pH、氨氮、总磷、动植物油、色度等；特征污染物，如总锌、总氰化物、甲醇、丙酮、乙腈、乙酸乙酯、鱼类急性毒性等。

（三）废渣

制药工业的废渣是指制药过程中的固体废物，如锅炉炉渣、药材废渣、生产过程中废料、生产包装过程中或储存药品过程中产生的废旧包装材料和报废过期药品、生物制药过程的釜残液等。

二、废气中污染物分析

（一）采样

制药企业所排出的废气通常属于固定污染源有组织排放，应按照《固定源废气监测技术规范》（HJ/T 397-2007）进行采样。

1. 采样位置 理想情况下，烟道中尘粒或排气筒中的烟尘或颗粒物浓度分布是均匀的，但实际上污染源废气流量及废气中待测成分的浓度一般随工况而变化，所以必须在生产设备处于正常运行状态下进行采样。考虑到废气在排气筒中的物理运动，采样位置应优先选择垂直烟道或垂直管段，垂直烟道中尘粒浓度分布均匀性比水平烟道的好，且距弯头、阀门或变径管段下游方向不小于 6 倍直径处，在其上游方向不小于 3 倍直径处。对矩形烟道，其当量直径 $D=2AB/(A+B)$，式中 A、B 为矩形边长。采样断面的气流速度最好在 5m/s 以上。对于气态污染物，由于混合比较均匀，其采样位置不受上述规定限制，但应避开涡流区，如果同时测定排气流量，则需按照上述规定采样。

2. 采样孔与采样点　在选定的位置上开设采样孔，采样孔的内径不小于 80mm，采样孔管长应不大于 50mm。烟道内同一断面各点的气流速度和烟尘浓度分布通常是不均匀的，应按一定的规定在同一断面内进行多点测量，对圆形烟道，采样孔应设在包括各测点在内的互相垂直的直径线上。对矩形或方形烟道，采样孔应设在包括各测点在内的延长线上。不使用采样孔时应用盖板、管堵或管帽封闭。采样点选在预期浓度变化最大的一条直径线上的测点处。

3. 采样时间和频次　应注意掌握废气排放变化的周期性，采样的时间跨度与排放周期对应。应确定监测结果是为了获取待测污染成分的动态变化值、极值，还是周期内的平均值，从而安排合理的采样时间、频率。污染源废气中待测污染成分（如 SO_2、NOx、HF、CO 等）的排放速度和排放浓度有可能是稳定的，也有可能不稳定，应根据排放情况确定采用等流量采样还是等比例采样。

4. 采样方法　制药工业企业的废气的排放大多是有组织排放，有组织排放的污染物的采集通常是用采样管从烟道或管道中抽取一定体积的烟气，通过捕集装置将污染物捕集下来后测定。气体污染源的样品采集方法按污染物在废气中存在的状态和浓度水平及所用的分析方法，分为气态污染物的采集法、颗粒态污染物采集法。

（1）气体污染物的采集：气态或蒸汽态有害物质分子在烟道内分布一般是均匀的，不需要多点采样，可在靠近烟道中心位置采样。采样方法有化学采样法和仪器直接测试法。化学采样法是通过采样管将样品抽到装有吸收液的吸收瓶或装有固体吸附剂的吸附管、真空瓶、注射器或气袋中，然后采用适当的方法进行分析。仪器直接测试法是通过采样管和除湿器，用抽气泵将样气送入分析仪器中，直接指示被测气态污染物的含量。

（2）颗粒污染物的采集：将烟尘采样管由采样孔插入烟道中，使采样嘴置于测定点上，正对气流，按颗粒物等速采样原理，抽取一定量的含尘气体，根据采样管滤筒上所捕集到的颗粒物量和同时抽取的气体量，计算出排气中颗粒物的浓度。维持等速采样的方法有普通型采样管法和平行采样法。

普通型采样管法（预测流速法）在采样前先测出采样点处的烟气温度、压力、含湿量等气体状态参数和采样点的气流速度，根据测得的气体状态参数和气流速度，结合选用的采样嘴直径，算出等速条件下各采样点所需的采样流量，然后按流量进行采样。

平行采样法与普通型采样管法基本相同，不同之处在于测定流速和采样几乎同时进行，这就减少了由于烟道流速改变而带来的采样误差。具体方法是将S形皮托管和采样管固定在一起，插入烟道中的采样点处，利用预先绘制的皮托管动压和等速采样流量关系计算图，当与皮托管相连的微压计指示动压后，立即算出等速采样流量，及时调整流速进行采样。

（二）废气排放参数的测定

废气排放参数有排气温度、排气中水分含量、排气流量和流速。

（1）排气温度：将热电偶或温度计插入测点处，封闭测孔，待温度稳定后读数。热电偶或电阻温度计的示值误差应不大于±3℃；水银玻璃温度计，精确度应不低于 2.5%，最小精度值应不大于 2℃。注意不可将温度计抽出烟道外读数。

（2）排气中水分含量：测定方法有干湿球法、冷凝法和重量法。干湿球法的原理是使气体在一定流速下，流经干、湿球温度计，根据干、湿球温度计的读数和测点处排气的压力，计算出排气的水分含量。冷凝法的原理是由烟道中抽取一定体积的排气使之通过冷凝器，根据冷凝出来的水量，加上从冷凝器排出的饱和气体含有的水蒸气量，计算排气中的水分含量。重量法原理是由烟道中抽取一定体积的排气，使之通过装有吸湿剂的吸湿管，排气中的水分被吸湿剂吸收，吸湿管的增重即为已知体积排气中含有的水分量。

（3）排气流量、流速：排气的流速与其动压力平方根呈正比，在选定的测量位置和测点上用微压计或流速测定仪测定某点处的动压、静压及温度等参数，便可计算出测点气流速度。

$$V_s=K_p\sqrt{\frac{2P_d}{\rho_s}}=128.9K_p\sqrt{\frac{(273+t_s)P_d}{M_s(B_a+P_s)}}$$

式中，V_s 为湿排气的气体流速，m/s；B_a 为大气压力，Pa；K_p 为皮托管修正系数；P_d 为排气动压，Pa；P_s 为排气静压，Pa；ρ_s 为湿排气的密度，kg/m^3；M_s 为湿排气气体的分子质量，kg/kmol；t_s 为排气温度，℃。

常温常压下通风管道的空气流速（V_a），m/s 为

$$V_a=1.29K_p\sqrt{P_d}$$

（三）颗粒物的测定

固定污染源排气中颗粒物的测定主要采用重量法。其原理：按颗粒物等速采样原理，将烟尘取样管由采样孔插入烟道中，抽取一定量的含尘气体，根据采样管滤筒上所抽集到的颗粒物量和同时抽取的气体量，计算出排气中颗粒物浓度。采用普通型采样管法（预测流速型）进行样品的采集。

测定方法：采样后的滤筒放入 105℃干燥箱中烘 1h，取出后置于干燥器中，冷却至室温，用感量 0.1mg 天平称量至恒重，采样前后滤筒重量之差，即为样品中颗粒物的重量。按下式计算：

$$\text{颗粒物}(\mathrm{mg/m^3})=\frac{m}{V_{nd}}\times10^6$$

式中，m 为滤筒捕集的颗粒物的量，g；V_{nd} 为标准状况下干气的采样体积，L。

（四）CO、CO_2、O_2 等气体成分的测定

CO、CO_2、O_2 等气体成分的测定主要采用奥氏气体分析仪法。其原理：用不同的吸收液分别对排气的各成分逐一进行吸收，根据吸收前、后排气体积的变化，计算出该成分在排气中所占的体积百分数。用氢氧化钾溶液吸收 CO_2，铜氮络离子溶液吸收 CO，焦性没食子酸碱溶液吸收 O_2。

O_2 的测定还可采用电化学法、热磁式氧分仪法和氧化锆氧分仪法。

（五）二氧化硫的测定

二氧化硫的测定方法有碘量法（iodine titration method）（HJ/T 56-2000）、定点位电解法（fixed-potential electrolysis method）（HJ/T 57-2000）、溶液电导率法、非分散红外吸收法、紫外吸收法等。

（1）碘量法：烟气中的二氧化硫被氨基磺酸铵和硫酸铵的混合溶液吸收，用碘滴定液滴定，按消耗碘滴定液的量计算二氧化硫浓度。该法适用于固定污染源排气中二氧化硫的浓度在 100～6000mg/m^3 范围内的样品测定。

采样方法：用两个 75ml 多孔玻板吸收瓶串联采样，每瓶各加入 30～40ml 吸收液，以 0.5L/min 流量采样。采样时间取决于烟气中二氧化硫的浓度，当烟气中二氧化硫浓度低于 1000mg/m^3 时，采样时间为 20～30min，当烟气中二氧化硫浓度高于 1000mg/m^3 时，采样时间为 13～15min，同一工况下应连续测定三次，取平均值。

操作步骤：将两吸收瓶中的样品全部转移至碘量瓶中，用少量吸收液分别洗涤吸收瓶两次，

洗涤液并入碘量瓶，摇匀。加淀粉指示剂 5.0ml，用 0.010mol/L 碘滴定液滴定至蓝色。另取同体积吸收液，同法进行空白滴定。

$$SO_2(\mathrm{mg/m^3}) = \frac{(V - V_0) \times C \times 32.0}{V_{\mathrm{nd}}} \times 1000$$

式中，V、V_0 分别为滴定样品溶液、空白溶液所消耗的碘滴定液的体积，ml；C 为碘滴定液浓度，mol/L；V_{nd} 为标准状况下干气的采样体积，L。

注意事项：样品中存在硫化氢或二氧化氮，可干扰测定。采用装有乙酸铅棉的过滤管可将硫化氢吸收，以消除硫化氢的干扰；吸收液中加入氨基磺酸铵可消除二氧化氮的影响。采样管应加热至 120℃，防止二氧化硫被冷凝水吸收，使测定结果偏低。1L 1mol/L 碘滴定液（1/2 I_2）相当于 32.0g 二氧化硫（1/2 SO_2）。

（2）定电位电解法：该法采用定电位电解传感器测定二氧化硫，仪器主要由电解槽、电解液和电极组成。烟气中二氧化硫扩散通过传感器渗透膜，进入电解槽，在恒电位工作电极上发生氧化反应，产生极限扩散电流，在一定范围内，电流的大小与二氧化硫浓度成正比。该法适用于固定污染源排气中二氧化硫的浓度为 15～14 300mg/m^3 的样品测定。

测定步骤：将仪器的采样管插入烟道中，即可启动仪器抽气泵，抽取烟气进行测定，待仪器读数稳定后即可读数。同一工况下应连续测定三次，取平均值作为测量结果。

注意事项：氟化氢、硫化氢对二氧化硫的测定有干扰。

（六）硫化氢、甲硫醇、甲硫醚、二甲二硫的测定

硫化氢、甲硫醇、甲硫醚、二甲二硫的测定主要采用 GC 法（GB/T 14678-93）。

色谱条件：担体 Chromsorb-G（60～80 目），固定液为 25% *β,β*-氧二丙腈；火焰光度检测器，气化室温度 150℃，检测器温度 200℃，柱温 70℃，程序升温初始温度 70℃至甲硫醚出完峰，以 20℃/min 升温至 90℃，二甲二硫出完峰后返回初始温度；载气为氮气，流速 70ml/min，空气 50ml/min，氢气 60ml/min。

操作步骤：取采集的气体样品 1～2ml 进样测定。取硫化氢、甲硫醇、甲硫醚、二甲二硫制备成标准气体样品进样测定标准曲线。以外标法计算样品气体的含量。

（七）氮氧化物的测定

氮氧化物的测定主要采用盐酸萘乙二胺分光光度法（HJ 479-2009）。

原理：采样时，气体中的一氧化氮等低价氧化物可以被氧化瓶中的酸性高锰酸钾溶液氧化成二氧化氮，二氧化氮被吸收液吸收后，生成亚硝酸和硝酸，其中亚硝酸与对氨基苯磺酸发生重氮化反应，再与盐酸萘乙二胺偶合，呈玫瑰红色，然后进行比色测定。吸收液组成为对氨基苯磺酸、乙酸、盐酸萘乙二胺。

$$2NO_2 + H_2O \longrightarrow HNO_2 + HNO_3$$

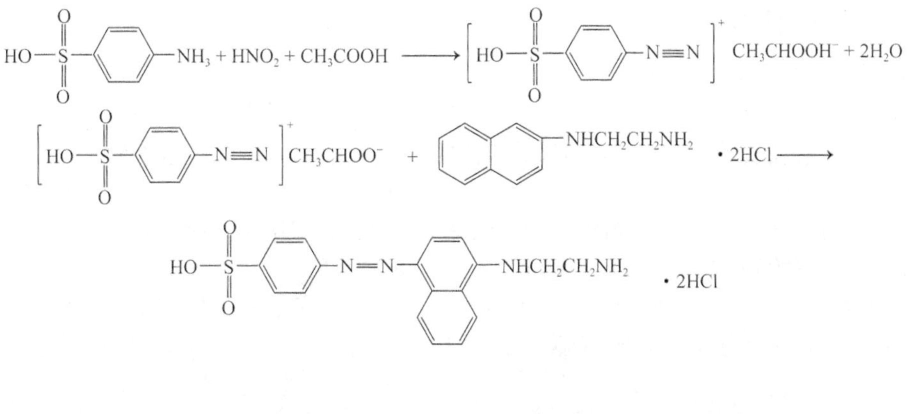

HO—SO₂—C₆H₄—NH₃ + HNO₂ + CH₃COOH ⟶ [HO—SO₂—C₆H₄—N≡N]⁺ CH₃CHOOH⁻ + 2H₂O

[HO—SO₂—C₆H₄—N≡N]⁺ CH₃CHOO⁻ + C₁₀H₇—NHCH₂CH₂NH₂ · 2HCl ⟶

HO—SO₂—C₆H₄—N=N—C₁₀H₆—NHCH₂CH₂NH₂ · 2HCl

样品的采集与保存：将一个空的多孔玻板吸收瓶，一个氧化瓶和两个各装 75ml 吸收液的多孔玻板吸收瓶串联在采样系统中，氧化瓶在两个吸收瓶之间，以 0.4L/min 流量采集气体 4～24L，或以 0.2L/min 流量采集气体 288L。样品应低温暗处存放。

操作步骤：采样后，分别取两个吸收瓶中的吸收液，避开直射光，放置 15min，以水为参比，在 540nm 波长处测定吸光度，并测定空白吸收液的吸光度。用亚硝酸钠标准工作液系列建立标准曲线的回归方程。

二氧化氮的浓度（mg/m^3）计算：

$$\rho_{NO_2}=\frac{(A_1-A_0-a)\times V\times D}{b\times f\times V_0\times K}$$

一氧化氮的浓度（mg/m^3）计算：以二氧化氮计

$$\rho_{NO}=\frac{(A_2-A_0-a)\times V\times D}{b\times f\times V_0\times K}$$

以一氧化氮计：

$$\rho'_{NO}=\frac{\rho_{NO}\times 30}{46}$$

式中，A_1、A_2分别为第一和第二个吸收瓶内样品的吸光度；A_0为实验室空白的吸光度（实验室内未经采样的空白吸收液）；b 为标准曲线的斜率；a 为标准曲线的截距；V 为采样用吸收液的体积，ml；V_0为换算为标准状态（101.325kPa，273K）下的采样体积，L；K 为 $NO\rightarrow NO_2$ 氧化系数，0.68；D 为样品的系数倍数；f 为 Saltzman 实验系数，0.88。

（八）氨的测定

氨的监测采用纳氏试剂分光光度法（HJ533-2009）。

原理：用稀硫酸吸收废气中的氨，生成的铵离子可与纳氏试剂反应生成黄棕色的配位化合物，在 420nm 波长处测定其吸光度，便可对氨定量。

纳氏试剂的组成：氢氧化钠、二氯化汞和碘化钾。

操作步骤：取样品溶液适量，置于 10ml 纳氏比色管中，加吸收液至 10ml，加入 0.50ml 酒石酸钾钠溶液，摇匀，再加入纳氏试剂，摇匀，放置 10min，以水为参比，在 420nm 波长处测定溶液的吸光度。同法测定吸收液空白和采样全程空白。

氨含量（mg/m^3）的计算：

$$\rho_{NO_3}=\frac{(A-A_0-a)\times D\times V_s}{b\times V_{nd}\times V_0}$$

式中，A 为样品溶液的吸光度；A_0为吸收液空白的吸光度；b 为标准曲线的斜率；a 为标准曲线的截距；V_s为样品吸收液的总体积，ml；V_0为分析时所取吸收液体积，L；D 为样品的系数倍数；V_{nd}为标准状态下干气的采样体积，L。

（九）氯化氢的测定

氯化氢的测定方法有离子色谱法（HJ549-2009）、硫氰酸汞分光光度法（HJ/T27-1999）和硝酸银法（HJ548-2009）。

（1）离子色谱法：用氢氧化钾-碳酸钠溶液吸收氯化氢气体生成氯化物后，采用离子色谱法分离出氯离子，以其响应值定量。

色谱条件：阴离子色谱柱，淋洗液为吸收液（氢氧化钾-碳酸钠溶液）-水（1：49），流速 1.00ml/min，电导检测器，进样体积 100μl，柱温不低于 18℃。

操作步骤：分别将两个吸收瓶的样品溶液置于 50ml 具塞比色管中，用水稀释至刻度，摇匀，分别取 10.00ml 置于另一 50ml 具塞比色管中，用水稀释至刻度，摇匀，用微孔滤膜滤过，取进样测定。以氯化钾标准系列同法测定标准曲线。

氯化氢浓度（mg/m³）的计算：

$$\rho_{HCl}=\frac{(\rho_1+\rho_2-2\rho_0)\times V_1}{V_{nd}}\times\frac{50}{10.0}\times\frac{36.45}{35.45}$$

式中，ρ_1和ρ_2分别为第一和第二个吸收瓶内样品溶液中 HCl 的浓度，μg/ml；ρ_0为空白溶液中 HCl 的浓度，μg/ml；V_1稀释后样品溶液的体积，ml；V_{nd}为标准状态下干气的采样体积，L；36.45 为 HCl 的摩尔质量，g/mol；35.45 为 Cl^-的摩尔质量，g/mol。

（2）硝酸银滴定法：用氢氧化钠溶液吸收氯化氢气体生成氯化物后，在中性条件下，用硝酸银滴定液滴定，使铬酸钾指示剂产生浅砖红色的铬酸银沉淀即为滴定终点。

操作步骤：将样品溶液转移至白瓷皿中，加酚酞指示剂 1 滴，滴加 0.1mol/L 硝酸溶液至红色刚刚消失。加铬酸钾指示剂 1.0ml，不断搅拌，用 0.01mol/L 硝酸银滴定液滴定至产生浅砖红色沉淀。同法滴定空白溶液。

氯化氢浓度（mg/m³）的计算：

$$\rho_{HCl}=\frac{(V_1-V_0)\times C\times 36.45\times 1000}{V_{nd}}$$

式中，V_1、V_0分别为样品溶液和空白溶液消耗滴定液的体积，ml；C为硝酸银滴定液的浓度，mol/L；V_{nd}为标准状态下干气的采样体积，L；36.45 为 HCl 的摩尔质量，g/mol。

（3）硫氰酸汞分光光度法：用氢氧化钠溶液吸收氯化氢，吸收液中的氯离子与硫氰酸汞反应，生成难电离的二氯化汞，置换出的硫氰酸根与三价铁离子反应，生成橙红色的硫氰酸铁络离子，于 460nm 波长处测定吸光度，采用标准曲线法定量。此法适用于固定污染源有组织排放和无组织排放的氯化氢的测定。

操作步骤：将样品溶液分别移入两个 50ml 量瓶中，用少量氢氧化钠吸收液（0.05mol/L）洗涤吸收瓶，洗涤溶液并入量瓶中，用吸收液定容，摇匀，取适量溶液置于 10ml 纳氏比色管中，加吸收液至 5.00ml，加入 3.0%硫酸铁铵溶液 2.00ml，混匀，加 0.4mg/ml 硫氰酸汞 1.00ml，混匀，在室温下放置 20～30min，以水为参比，于 460nm 波长处测定吸光度。同法用氯化钾测定标准曲线。

$$\rho(\mathrm{HCl})/(\mathrm{mg/m^3})=\left[\frac{W_1}{V_1}+\frac{W_2}{V_2}\right]\times\frac{V_t}{V_{nd}}$$

式中，W_1、W_2分别为从第一、第二吸收管所取样品溶液中氯化氢含量，μg；V_1、V_2分别为测定时从第一、第二吸收管所取溶液体积，ml；V_t为定容体积，ml；V_{nd}为标准状况下干气的采样体积，L。

（十）甲苯、二甲苯和苯乙烯的测定

甲苯、二甲苯和苯乙烯主要采用 GC 法测定。测定前，需将采样时所吸附的样品进行解吸附，解吸附的方法有二硫化碳解吸附和热脱附法（GB/T14677-93）。

（1）活性炭吸附二硫化碳解吸 GC 法：色谱条件如下。用于苯系物分析的色谱柱为毛细管柱或填充柱。毛细管柱一般为非极性或弱极性柱，如固定液为 DB-1、BD-5、SE-54；液膜厚度为 0.25～1.5μm；柱规格为 30m×0.32mm、30m×0.25mm。进样口温度 200℃，检测器为 FID，温度为 250℃，柱温采用程序升温，40℃，维持 5min，以 10℃/min 升温速度升至 80℃，载气为氮气，流速为 40ml/min，氢气流速 46ml/min，空气流速 400ml/min。

测定方法：将采样管中活性炭的前段和后段分别转移至量瓶中，加入 1.0ml 经提纯的二硫化碳，放置 30min，进样分析。以保留时间定性，以峰高或峰面积按标准曲线法定量。

（2）热脱附进样 GC 法：用充填了 Tenax-GC 的采样管，在常温条件下，富集空气或工业废气

中的甲苯、二甲苯和苯乙烯，采样管连入气相色谱分析系统后，经加热将吸附组分全量导入 GC-FID 仪中进行测定。以同时处理但未经采样的采样管与经采样的采样管同批分析，作空白试验。

色谱条件：色谱柱为填充柱，担体 Chromosorb G，固定液为有机皂土-34（最高使用温度 200℃），或邻苯二甲酸二壬酯（最高使用温度 160℃），规格 4mm×2m；气化室温度 150℃，柱温 75℃，检测器温度 150℃，载气为氮气，流速 85～95ml/min，氢气流速 60ml/min，空气流速 500ml/min。

（十一）硝基苯类化合物的测定

硝基苯类化合物的测定主要采用锌还原-盐酸萘乙二胺分光光度法（GB/T 15501-95）。

原理：金属锌与酸生成新生态的氢，将吸收液中的硝基苯还原为苯胺，经重氮化后，与 N-盐酸萘乙二胺发生偶合反应，生成紫红色偶氮染料，于 550nm 波长处测定有色溶液的吸光度，用标准曲线法计算硝基苯类化合物的含量。

$$C_6H_5{-}NO_2 + 6[H] \longrightarrow C_6H_5{-}NH_2 + 2H_2O$$

$$C_6H_5{-}NH_3 + NaNO_2 + H_2SO_4 \longrightarrow \left[C_6H_5{-}N{\equiv}N\right]^+ OSO_3H^-$$

$$\left[C_6H_5{-}N{\equiv}NH\right]^+ OSO_3H^- + C_{10}H_7{-}NHCH_2CH_2NH_2 \cdot 2HCl \longrightarrow$$

$$C_6H_5{-}N{=}N{-}C_{10}H_6{-}NHCH_2CH_2NH_2 \cdot 2HCl + H_2SO_4$$

操作步骤：用稀乙醇溶液吸收硝基苯，将吸收后的样品溶液转移至 50ml 量瓶中，用吸收液定容，摇匀，取 2～8ml 置于 10ml 纳氏比色管中，加 2%硫酸铜溶液 1 滴，（1+1）盐酸溶液 1.0ml，用 10%乙醇溶液稀释至 10.0ml，加 0.2～0.3g 锌粉，颠倒混匀。打开管塞放置 30min，过滤，取 2.0ml 续滤液于 25.0ml 纳氏比色管中，用水稀释至 10.0ml，pH 约为 2。将比色管置于 15～20℃水浴中，加入 2.5mg/ml 亚硝酸钠溶液 0.5ml，摇匀放置 10min，再加入 25mg/ml 氨基磺酸铵溶液 0.5ml，摇匀振摇两次，放置 10min，驱尽气泡后加入 7.5g/ml 盐酸萘乙二胺 1.0ml，摇匀放置 45min，从水浴中取出于室温平衡，在 550nm 波长处，以水为参比，测定样品溶液的吸光度。用现场未采样的空白吸收管同法做空白测定。用硝基苯标准系列溶液按上法测定标准曲线。试样中硝基苯的吸光度 y 的计算：

$$y = A_s - A_b$$

式中，A_s 为样品的吸光度；A_b 为空白的吸光度。

试样中硝基苯的含量 x（μg/ml）的计算：

$$x = \frac{y-a}{b} \times \frac{V_1}{V_2}$$

式中，V_1 为定容体积，ml；V_2 为测定取样体积，ml。

废气中硝基苯浓度 C（mg/m^3）的计算：

$$C = \frac{x}{V_{nd}}$$

式中，V_{nd} 为标准状态下的采样体积，m^3。

（十二）甲醛的测定

甲醛的测定主要采用乙酰丙酮分光光度法（GB/T 15516-1995）。

原理：甲醛气体经水吸收后，在 pH6 的乙酸-乙酸铵缓冲溶液中，与乙酰丙酮作用，在沸水浴条件下，迅速生成稳定的黄色化合物，在 413nm 波长处测定。

$$HCHO + NH_3 + 2CH_3COCH_2COCH_3 \longrightarrow H_3CCOH_2C\text{-}(C_5H_7NH)\text{-}CH_2CHOCH_3 + 3H_2O$$

操作步骤：将吸收后的样品溶液移入 50ml 或 100ml 量瓶中，用水稀释定容，取少于 10ml 试样（吸取量视浓度而定），于 25ml 纳氏比色管中，用水定容至 10.0ml，加 0.25%乙酰丙酮溶液 2.0ml，混匀，置于沸水浴加热 3min，取出冷却至室温，以水为参比，于 413nm 波长处测定吸光度。用现场未采样的空白吸收管的吸收液进行空白测定。用甲醛标准系列溶液测定标准曲线。

试样中甲醛的吸光度为

$$y = A_s - A_b$$

式中，A_s为样品的吸光度；A_b为空白的吸光度。

试样中甲醛的含量 x（μg/ml）的计算：

$$x = \frac{y-a}{b} \times \frac{V_1}{V_2}$$

式中，V_1为定容体积，ml；V_2为测定取样体积，ml。

废气中甲醛浓度 C（mg/m^3）的计算：

$$C = \frac{x}{V_{nd}}$$

式中，V_{nd}为标准状态下的采样体积，m^3。

（十三）镍的测定

镍的测定方法主要有原子吸收分光光度法和丁二酮肟-正丁醇萃取分光光度法，本节主要介绍火焰原子吸收分光光度法（HJ/T 63.1-2001）。

原理：用玻璃纤维滤筒或过氯乙烯滤膜采集的样品，经硝酸-高氯酸溶液加热浸取制备成样品溶液。将样品溶液喷入空气-乙炔贫燃火焰中，于 232nm 波长处测定吸光值，根据特征谱线强度，采用标准曲线法确定样品溶液中镍的浓度。本法适用于大气固定污染源有组织和无组织排放中镍及其化合物的测定。

火焰原子吸收分光光度法工作条件：波长 232nm，灯电流 10mA，火焰类型为贫燃型，乙炔流量 2.2L/min，狭缝 0.09nm，火焰高度 7.5mm，空气流量 9.51L/min。

样品溶液与空白溶液的制备如下所示。

滤筒样品：将滤筒剪碎，置于锥形瓶中，用少量水润湿，加 30ml 硝酸和 5ml 高氯酸，瓶口插入一短径玻璃漏斗，在电热板上加热至沸腾，蒸至近干时取下冷却。再加 10ml 硝酸，继续加热至近干。稍冷，加少量水过滤，每次转移洗涤液时用玻璃棒将絮状纤维挤压干净，浓缩滤液至近干。冷却后，转移到 25ml 量瓶中，用水稀释至刻度，即可。

滤膜样品：将滤膜剪碎，置于锥形瓶中，加 10ml 硝酸浸泡过夜。再加 2ml 高氯酸，从“瓶口插入一短径玻璃漏斗”起，按滤筒样品的方法处理，所用酸量减半。

空白溶液：取同批号空白滤筒或滤膜（每种至少两个），按样品溶液的制备方法，制备空白溶液。

污染源中镍含量（mg/m^3）的计算：

$$\text{Ni} = \frac{25 \times (C - C_0)}{V_{nd} \times 1000} \times \frac{S_t}{S_a}$$

式中，C 为样品溶液中镍的浓度，μg/ml；C_0 为空白溶液中镍的浓度，μg/ml；V_{nd} 为标准状态下干气的采样体积，m^3；S_t 为样品滤膜总面积，cm^2；S_a 为测定时所取样品滤膜面积，cm^2；25 为样品溶液体积，ml。

对于滤筒样品，$S_t = S_a$。

三、废水中污染物分析

（一）采样

工业废水的采样必须考虑废水的性质和每个采样点所处的位置，按照《水质采样方案设计技术规定》（HJ495-2009）和《水质采样技术指导》（HJ494-2009）中的规定进行。

1. 采样点的选择 通常，采样点可选在工业废水的排放口。①第一类污染物，不分行业和污水排放方式，也不分受纳水体的功能类别，一律在车间或车间处理设施排放口采样；第二类污染物，在排污单位排放口。②工业企业内部监测时，应在工厂的总排放口，车间或工段的排放口，工序或设备的排水点。③为了解污水处理厂的总处理效果，应分别采集总进水点和总出水点的水样。④从工厂排出的废水中可能含有生活污水，采样时应予以考虑所选采样点要避开这类污水。⑤当监测排出液对水体产生影响时，就要在排放点的上游、下游同时采样。

2. 采样频率 根据监测目的的不同，采样频率是不一样的。

监督性监测由环保部门每年监测 1 次，对于重点排污单位每年监测 2～4 次。企业自我监测应按生产周期和生产特点确定监测频率，一般每个生产日至少 3 次。为了确认自行监测的采样频率，应按生产周期确定检测频率。污染出现的周期与采样频率要一致，采样频率比污染物出现的频率要高得多，生产周期在 8h 以内的，每小时采样一次；生产周期大于 8h 的，每 2h 采样一次。根据监测结果绘制污水污染物排放曲线（浓度-时间，流量-时间，总量-时间），据此确定采样频率。水污染排放总量检测时，尽可能实现流量与污染物浓度的同步连续检测，不能实现连续检测的，采样及测流时间、频次应视生产周期和排污规律而定。采样的同时测定流量。

在厂区内采样，排放点容易接近，有时必须采用专门采样工具通过很深的入孔采样。为了安全起见，最好把入孔设计成无须人进入的采样点。

3. 采样方法

（1）手动采样：当废水排放到公共水域时，应设置适当的堰，用容器或长柄采水勺从堰溢流中直接采样。在排污管道或渠道中采样时，应在液体流动部位采样。当在废水或污水处理池中采样时，使用深水采样器。每采一次样，采样人员就得到现场一次。

（2）自动采样：利用自动采样器或连续自动定时采样器采集样品。当污水排放量较稳定时，可采用时间等比例采样，否则必须采样流量等比例采样。

4. 水质样品的保存 当采集水样不能在现场分析时，需要对水样进行保护，防止其变质和被污染。水样的保存应按《水质采样样品的保存和管理技术规定》（HJ493-2009）中的规定进行。

（二）样品前处理

由于工业废水中污染物的种类繁多，存在的形态各异，含量极微，且还共存干扰物，难以直接测定，通常要根据测定的目的和所采用的测定方法，进行样品的预处理，以达到排除分析过程的干扰、富集样品及满足测定要求的目的。

1. 样品的消解 在测定水样中的无机组分、尤其是金属元素时，如存在有机物的干扰，通常需要对样品进行消解处理，以破坏或分解有机物、溶解颗粒物、使金属元素氧化成单一价态或无机态。常用的消解方法有湿法消解法和干法灰化法。

（1）湿法消解法：有硝酸消解法、硝酸-硫酸消解法和硝酸-高氯酸消解法。硝酸消解法适用于较清洁的水样的消解。硝酸-硫酸消解法中，两种酸均具有很强的氧化性，硫酸可以大大提高消解液的温度，对于不同的样品，两种酸的配比不同，硫酸：硝酸的配比可以为 5：100～1：1，通常采用 2：5 的比例。该法适用范围广。硝酸-高氯酸消解法需注意高氯酸与含羟基的有机物反应非常剧烈，有发生爆炸的危险，故应先加入硝酸，将含羟基的有机物（如醇或糖）氧化后，稍冷后再加入高氯酸。

（2）干法灰化法：该法适用于含有大量有机物的水样。一般先将水样蒸干，然后置于马弗炉中，于 450～550℃灼烧成白灰，使有机物完全分解除去。

2. 样品的分离与富集　方法有挥发法、沉淀法、高速离心法、LLE 法、固相萃取法（solid phase extraction，SPE）、固相微萃取法（solid phase microextraction，SPME）等。挥发法最为简单方便，是普遍采用的方法；液液萃取法是传统的水样预处理技术，已作为许多有机污染物的标准预处理方法，但其萃取时间长，操作步骤繁琐，有机溶剂用量大，容易造成二次污染；SPE 技术以其高效、可靠、溶剂用量少等优点，在许多领域得到了快速发展；SPME 技术无须有机溶剂，具有简单、快速、方便等优点，是目前水样预处理技术中的研究热点。

（1）挥发法：是将气体及易挥发组分从液体或固体样品中转移至气相的过程，它包括扩散、蒸发、蒸馏、升华等方式。在水质分析中，利用水溶液中欲分离组分的蒸气压的差异来进行分离，可以除去干扰物，也可以用于使被测组分定量分离或富集。

蒸发浓缩法：利用外加热源使样品的待测组分或基体加速挥发的过程称之为蒸发浓缩法。在水质分析中，蒸发多用来减少或除去溶剂，浓缩待测组分。可将水样置于表面皿、烧杯或坩埚中加热，要注意防止空气中的灰尘玷污样品，必要时应在超净间或清洁实验室的超净台上操作。

蒸馏浓缩法：利用水样中各组分的沸点的不同，即蒸气压大小的不同来实现分离。加热时，较易挥发的组分富集在蒸气相，当蒸气被冷凝时，挥发性组分在馏出液中富集得到。蒸馏主要有常压蒸馏和减压蒸馏两类。常压蒸馏适合于沸点在 40～150℃的化合物的分离。减压蒸馏适合于沸点在高于 150℃或在 150℃以下易于分解的化合物的分离。

测定工业废水中的氨时，为了消除干扰，先将氨蒸馏出来，然后再测定。方法是：调解水样的 pH 为 6.0～7.4，加入适量的氧化镁使成微碱性，蒸馏出的氨被硼酸溶液或硫酸溶液吸收后，采用比色法或滴定法测定。

（2）LLE：是在被萃取的水样中加入与水互不混溶的有机溶剂，使水样中一种或几种组分进入有机相，而另一些组分留在水相，从而达到分离的目的。无机物的萃取可以采用形成金属离子螯合物、形成离子缔合物、形成三元络合物的方式，使之溶解于有机溶剂，将金属离子、无机盐等萃取出来。水样中的有机污染物易被有机溶剂所萃取，常用的有机溶剂有三氯甲烷、四氯甲烷和正己烷。

（3）SPE：是利用多孔性的固体吸附剂将水样中的一种或多种组分吸附于表面，然后用少量的有机溶剂将被吸附的组分洗脱下来，以达到分离与富集的目的。常用的吸附剂有活性炭、硅胶、氧化铝、分子筛、大孔树脂等。

SPE 操作步骤为预洗、活化、上样、淋洗和洗脱。

例 12-3：SPE 法测定工业废水中的二噁烷

水环境中的 1，4-二噁烷的分析困难在于能否将其有效的从水中萃取、浓缩出来。采用 SPE 法，对水样预处理。方法如下：取工业废水其 pH 为 7 左右，按 100ml 水样中加入 3g 氯化钠，搅拌混匀。将活化好的活性炭小柱与 PS-2 萃取小柱串联，放在富集装置上，控制洗脱液的流速为 10ml/min 左右；每个串联萃取小柱富集水样 200～300ml。富集结束后用 10ml 纯水淋洗活性炭萃取柱小柱；然后用氮气加压吹干活性炭萃取柱中的水分；用 3ml 丙酮以 1ml/min 速度自然淋洗到 10ml 试管中，以 GC-MS 进行测定。

（4）SPME：是在 SPE 的基础上发展起来的一种新的萃取分离技术。该技术无须有机溶剂，将取样、萃取、富集分离和进样结合为一体，特别适合于水样中挥发性及半挥发性物质的分离富集。

萃取方式和原理：用键合或涂附不同极性化合物的微型熔融石英纤维，选择性地吸附萃取水溶液中微量有机化合物，再于 GC、HPLC 或毛细管电泳进样系统将吸附物质脱附后进行分析。

SPME 的取样方式有两种：一种是直接取样，另一种是顶空取样。直接取样是将萃取头直接插入液体样品中或暴露于气体中，尤其适于气态样品和分析背景较干净的液体样品。顶空取样适用于较“脏”的样品中挥发性和半挥发性有机物的萃取，可使色谱柱不被大分子物质、非挥发性物质污染。

SPME 操作步骤：将 SPME 针管穿透样品瓶隔垫，插入瓶中；推手柄杆使纤维头伸出针管，纤维头可以浸入水溶液中（浸入方式）或置于样品上部空间（顶空方式），萃取时间大约 2～30min；缩回纤维头，然后将针管退出样品瓶。最后，将 SPME 装置与 GC 和 HPLC 仪联用，直接进行样品分析。

SPME 在环境样品检测中的应用：SPME 广泛用于液态（饮用水和废水等）、气态（空气、香料和废气等）的样品分析。

（5）沉淀分离法：是在一定条件下，向水样中加入适当的沉淀剂，与水样中某些组分反应生成沉淀，而达到分离目的。如果是待测污染物产生的沉淀，沉淀经过滤、洗涤、干燥、称重，便可计算出污染物的含量，但这种方法不能用于痕量组分的测定；如果是干扰组分产生的沉淀，可经过滤除去干扰物。

（三）水样的物理性质检验

水的物理性质一般包括水温、外观、颜色、臭、浊度、透明度、pH、残渣、矿化度、电导率、氧化还原电位。

1. 颜色 水样颜色深浅采用色度量度，测定方法采用稀释倍数法（GB 11903-89）。该法主要用于生活污水和工业废水颜色的测定。工业废水的颜色可用文字描述，如深蓝色、淡黄色等。为了定量说明工业废水色度的大小，将工业废水按一定的稀释倍数，用水稀释到接近无色时，记录稀释倍数，以此表示该水样的色度，单位是“倍”。

测定方法：在测定前，水样应静置至澄清，或离心，或经孔径为 0.45μm 的滤膜滤过。取澄清水样和光学纯水于具塞比色管中，充至标线，将具塞比色管放在白色表面上，具塞比色管与该表面应呈合适的角度，使光线被反射自具塞比色管底部向上通过液柱。垂直向下观察液柱，比较样品和光学纯水，描述样品呈现的色度和色调。

将澄清水样用光学纯水逐级稀释成不同倍数，分别置于具塞比色管并充至标线。将具塞比色管放在白色表面上，用上述相同的方法与光学纯水进行比较。将试料稀释至刚好与光学纯水无法区别为止，记下此时的稀释倍数值。

稀释的方法：试料的色度在 50 倍以上时，用移液管计量吸取试样于量瓶中，用光学纯水稀释至标线，每次取大的稀释比，使稀释后色度在 50 倍之内。试样的色度在 50 倍以下时，在具塞比色管中取试样 25ml，用光学纯水稀释至标线，每次稀释倍数为 2。试样或试样经稀释至色度很低时，应自具塞比色管倒至量筒适量试样并计量，然后用光学纯水稀释至标线，每次稀释倍数小于 2。记下各次稀释倍数值。

结果：将逐级稀释的各次倍数相乘，所得之积取整数值，以此表达样品的色度。同时用文字描述样品的颜色深浅、色调。

2. 固体物质 固体污染物分为不同的种类，能透过孔径 3～10μm 滤膜的固体称溶解性固体；不能透过孔径大于 10μm 滤膜的固体称悬浮固体；二者合称为总固体。水中固体物质的多少是水体受污染的一个标志，也是水处理一项重要的考核指标。水中固体物的测定常采用重量法（GB 11901-89），单位是“mg/L”。

总固体　将水样混合均匀，置于已干燥至恒重的蒸发皿中，于蒸汽浴或水浴上蒸干，放在

103～105℃烘箱内烘至恒重。该法适用于所取水样体积含 10～200mg 固体。

$$总固体=\frac{(A-B)\times 100}{V}$$

式中，A 为总固体+蒸发皿质量，mg；B 为蒸发皿质量，mg；V 为水样体积，ml。

总悬浮固体　用滤膜过滤水样，经 103～105℃烘干后，得到总悬浮固体的含量，计算方法参照总固体计算公式。

3. pH　pH 表示水的酸碱性的强弱，是最常用和最重要的检验项目之一，通常采用玻璃电极法（GB 6920-86）。

（四）水中有机物的测定

废水中有机污染物种类繁多、组成复杂，并且含量较低，因此废水中有机污染物分别测定非常困难，常用综合指标来间接测定。水中有机物测定的综合指标有：COD、BOD、TOC 等。

1. COD　是指在一定条件下用氧化剂处理水样时所消耗氧化剂与等量氧相当的量（mg/L）。由于废水中有机物的数量远多于无机物，所以 COD 是表示水中还原性污染物，主要是有机物污染物的指标。COD 采用快速消解分光光度法（HJ/T 399-2007）测定。

原理：用 $K_2Cr_2O_7$ 作氧化剂，H_2SO_4-Ag_2SO_4 作催化剂将水样加热消解，使定量水样中还原性物质（包括有机物和无机物）充分氧化，$K_2Cr_2O_7$ 被还原成三价铬，在 600nm±20nm 处测定三价铬的吸光度，或在 400nm±20nm 处测定未被还原的六价铬和三价铬总吸光度，水样中的 COD 与三价铬的吸光度呈正比关系。

$$2Cr_2O_7^{2+}+16H^++3C\xrightarrow{SO_4^{2-}}4Cr^{3+}+8H_2O+3CO_2\uparrow$$

操作步骤：消解管中分别加入预装混合试剂和经稀释的水样，混匀，放入温度为 165℃±2℃加热器的加热孔中，加热 15min，放冷至约 60℃时，混匀管内溶液；静置至室温，以水为空白，在 600nm±20nm 或 400nm±20nm 处测定吸光度。同法测定 COD 标准系列溶液的吸光度，计算水样 COD[$\rho_{(COD)}$]（mg/L）：

在 600nm±20nm 波长处测定时，水样 COD 的计算：

$$\rho_{(COD)}=n\left[k(A_s-A_b)+a\right]$$

在 440nm±20nm 波长处测定时，水样 COD 的计算：

$$\rho_{(COD)}=n\left[k(A_b-A_s)+a\right]$$

式中，n 为水样稀释倍数；k 为校准曲线灵敏度，单位为（mg/L）/1；A_s 为试样测定的吸光度值；A_b 为空白试验测定的吸光度值；a 为校准曲线截距；单位为 mg/L。

注意事项：氯离子的存在对该法有干扰，氯离子能被重铬酸钾氧化，还可与硫酸银作用生成沉淀。利用硫酸汞与氯离子的络合反应来消除干扰。重铬酸钾对直链脂肪烃类化合物有较强的氧化作用，但对苯、多环芳烃及含氮杂环化合物难以氧化。

2. BOD　是指在规定的条件下，水中有机物和无机物在生物氧化作用下所消耗的溶解氧（以质量浓度表示）。由于生物氧化过程进行的时间很长，所以国内外普遍规定用五日生化需氧量（biochemical oxygen demand after 5days，BOD_5）表示。BOD 能比较定性表示废水可被生物降解的性质。一般认为 BOD_5/COD 大于 0.3 是可生化的。BOD_5 的测定可采用稀释与接种法（HJ 505-2009）。

原理：水样密封于培养瓶中，应不透气，在 20℃±1℃培养 5 日，分别测定样品培养前后的溶解氧，两者之差即为 BOD_5，以氧的 mg/L 表示。工业废水因含较多的有机物，需要稀释后再培养测定，以降低其浓度和保证有充足的溶解氧。对于酸性、碱性工业废水、高温或经过氯化处理的工业废水，需先进行接种，引入能分解废水中有机物的微生物后再测定。

3. TOC　是以碳的含量表示水体中有机物的含量，是水体中有机物质总量的综合指标，它对有机污染物的排放实施总量控制具有重要意义。TOC 的分析方法通常是先将有机物氧化为二氧化碳，再测定生成的二氧化碳。二氧化碳可以直接用非色散红外光谱法、电导法、化学滴定法进行测定，也可以把二氧化碳还原为甲烷后用 GC 法测定。有机物氧化主要有燃烧氧化法、紫外催化氧化法和过硫酸钾湿式氧化法。下面主要介绍燃烧氧化——非分散红外吸收法（HJ 501-2009）。

原理：在 900℃高温下，使水样汽化燃烧，测定气体中的 CO_2 的增量，从而确定水样中总的含碳量。由于 TOC 的测定采用燃烧，因此能将有机物全部氧化，它比 BOD_5 或 CDD 更能直接表示有机物的总量。因此常被用来评价水体中有机物污染的程度。该法分为差减法和直接法。

差减法：将一定体积的水样连同净化氧气或空气（干燥并除去二氧化碳）分别导入高温燃烧管（900℃）和低温反应管（160℃）中，水样中的有机物在高温燃烧管中以铂作催化剂，被氧气成二氧化碳，在低温反应管中水样被酸化，水样中的碳酸盐分解成二氧化碳。二氧化碳可选择性地吸收一定波长的红外线，在一定浓度范围内，吸收强度与二氧化碳浓度成正比，从而依次定量地测定水样中总碳量（total carbon，TC）和无机碳的量（inorganic carbon，IC）。本法适用于水样中易挥发性有机物含量较大的情况。

经酸化的水样，在测定前应以氢氧化钠溶液中和至中性，用 50.00μl 微量注射器分别准确吸取一定体积，依次注入 TOC 分析仪的总燃烧管和无机碳反应管，测定记录仪上出现的相应的吸收峰高。用无二氧化碳的蒸馏水代替样品做空白试验。按标准曲线法定量。

$$\rho_{(COD)}=\rho_{(TC)}-\rho_{(IC)}$$

式中，$\rho_{(TOC)}$ 为试样总有机碳浓度，mg/L；$\rho_{(TC)}$ 为试样总碳浓度，mg/L；$\rho_{(IC)}$ 为试样无机碳浓度，mg/L。

直接法：将水样酸化后曝气，无机碳酸盐分解生成的二氧化碳而被除去，然后水样进入高温燃烧管中，直接测定总有机碳。其操作是：取酸化的水样约 25ml 置于 50ml 烧杯中，在电磁搅拌器上剧烈搅拌数分钟，或通入无二氧化碳的氮气，以除去无机碳，吸取 20μl，注入非色散红外吸收 TOC 分析仪的总燃烧管，测量吸收峰的峰高。本法适用于水样中无机碳含量过高的情况。

（五）溶解氧的测定

溶解氧指溶解在水中的分子态氧。工业废水中溶解氧的含量较低，污染严重的水体溶解氧的含量几乎为零，因为工业废水中的有机或无机还原性污染物在氧化过程中消耗溶解氧，所以通过测定溶解氧可以评价水质。测定溶解氧的标准方法有碘量法（GB 7489-87）和电化学探头法（GB 11913-89）。

（1）碘量法：水样中加入硫酸锰和碱性碘化物—叠氮化物试剂（由氢氧化钠或氢氧化钾、碘化钾和叠氮化钠组成），二价锰在碱性碘化钾溶液中，先产生白色 $Mn(OH)_2$ 沉淀，水中的溶解氧立即将 $Mn(OH)_2$ 氧化成棕色高价锰化合物[$MnO(OH)_2$]沉淀，此过程称为氧的固定。酸化后沉淀溶解，使碘离子氧化成碘，游离碘用 $Na_2S_2O_3$ 溶液滴定，由所消耗的 $Na_2S_2O_3$ 的体积求出溶解氧的含量。在没有干扰的情况下，此方法适用于各种溶解氧浓度大于 0.2mg/L 和小于氧的饱和浓度两倍（约 20mg/L）的水样。

$$MnSO_4 + 2NaOH \longrightarrow NaSO_4 + Mn(OH)_2 \downarrow$$

$$2Mn(OH)_2 + O_2 \longrightarrow MnO(OH)_2 \downarrow$$

$$MnO(OH)_2 + 2H_2SO_4 \longrightarrow Mn(SO_4)_2 + 3H_2O$$

$$Mn(SO_4)_2 + 2KI \longrightarrow MnSO_4 + K_2SO_4 + I_2$$

$$I_2 + 2Na_2S_2O_3 \longrightarrow Na_2S_4O_6 + 2NaI$$

计算

$$DO=\frac{C\times V\times 8\times 1000}{V_{水}}$$

式中，C 为 $Na_2S_2O_3$ 滴定液的浓度，mol/L；V 为消耗 $Na_2S_2O_3$ 滴定液的体积，ml；$V_{水}$为水样体积，ml。

（2）电化学探头法：极谱型探头由银-氯化银作阳极，金作为阴极，电解质溶液、具选择性的聚四氟乙烯薄膜及塑料壳体组成。薄膜将水样与电化学电池隔开，当探头插入水样后，只有水样中的氧气和其他气体能穿过薄膜，水和其他物质不能透过。穿过的氧在外加电压下，发生电极反应，产生扩散电流，在一定温度下，扩散电流与水样中溶解氧的浓度呈正比。电极反应如下：

阴极：$O_2+2H_2O+4e^- \longrightarrow 4OH^-$

阳极：$4Ag+4Cl^- \longrightarrow 4AgCl^-+4e^-$

$4Ag^-+4OH^- \longrightarrow 4AgOH$

当水样中有干扰碘量法的组分存在时，可采用此法。

（六）氨氮的测定

污水中的含氮有机化合物在微生物的作用下分解成氨氮，氨氮以游离氨和铵盐的形式存在于水中，两者在合适的 pH 条件下可以相互转换，氨在氧的作用下还可以转换成亚硝酸盐，进一步还可以变成硝酸盐。人长期饮用含高浓度氨氮的水，亚硝酸盐在体内与蛋白结合成具有强致癌作用的亚硝胺。水中的氨可引起鱼类毒血症。监测水中的氨氮可采用纳氏试剂分光光度法（HJ 535-2009）、水杨酸分光光度法（HJ 536-2009）和蒸馏-中和滴定法（HJ 537-2009）三个方法。

1. 纳氏试剂分光光度法　水样中的氨和铵离子可与纳氏试剂反应，产生棕红色的配位化合物，在 420nm 波长处有最大吸收，测定棕红色的配位化合物的吸光度对氨氮进行定量。

操作步骤：取水样用硫代硫酸钠进行除氯处理后，预蒸馏（蒸馏出氨），取蒸馏液 200ml 加水稀释至 250ml。取 50ml 加 1.0ml 酒石酸钾钠溶液，摇匀，加纳氏试剂（组成：二氯化汞、碘化钾、氢氧化钾或氢氧化钠）1.5ml，摇匀，放置 10min，于 420nm 波长处以水为空白，用 2cm 的比色池测定。同法测定氨氮标准系列溶液，建立标准曲线回归方程，计算水样中氨氮的浓度以氮计（mg/L）：

$$\rho_N=\frac{A_s-A_b-a}{b\times V}$$

式中，A_s 为水样的吸光度；A_b 为空白试验的吸光度；a 为标准曲线的截距；b 为标准曲线的斜率；V 为水样体积，ml。

水样中余氯会干扰测定，故需除去。水样浑浊或有色，可用预蒸馏法处理。

2. 水杨酸分光光度法　在碱性介质中（pH 11.7）和硝普钠存在下，水样中的氨和铵离子可与水杨酸和次氯酸离子反应，产生蓝色的化合物，在 697nm 波长处有最大吸收，测定蓝色化合物的吸光度对氨氮进行定量。

操作步骤：取水样或水样经过预蒸馏的馏出液 8.0ml，置于 10ml 比色管中，加入 1.0ml 显色剂（水杨酸-酒石酸钾钠溶液）和 2 滴硝普钠溶液，混匀，再滴入次氯酸钠溶液，混匀，用水稀释至刻度，混匀。放置 60min，于 697nm 波长处以水为空白，用 1cm 或 3cm 的比色池测定。同法测定氨氮标准系列溶液，建立标准曲线回归方程，计算水样中氨氮的浓度以氮计（mg/L）：

$$\rho_N=\frac{A_s-A_b-a}{b\times V}\times D$$

式中，A_s 为水样的吸光度；A_b 为空白试验的吸光度；a 为标准曲线的截距；b 为标准曲线的斜率；V 为水样体积，ml；D 为稀释倍数。

3. 蒸馏-中和滴定法 水样经碱化，使得氨氮均以氨的形式存在，蒸馏出的氨用硼酸溶液吸收，以甲基红-亚甲蓝为指示剂，用盐酸滴定液滴定至终点，以消耗滴定液的体积计算水样中氨氮的浓度以氮计（mg/L）：

$$\rho_N = \frac{V_s - V_b}{V} \times C \times 14.01 \times 1000$$

式中，V_s为滴定水样消耗的滴定液的体积，ml；V_b为滴定空白消耗的滴定液的体积，ml；V为水样体积，ml；C为滴定液的浓度，mol/L；14.01 为氮的原子量。

氨氮测定中所用的水应是无氨的水。无氨水的制备可采用离子交换法、蒸馏法或纯水器法。空白试验是用无氨水做的。

（七）水中有毒、有害物质的测定

水中有毒、有害物质分为三大类：化学性有毒、有害物质，物理性有毒、有害物质，和生物性有毒、有害物质（致病微生物、病源菌、病毒）。化学性有毒、有害物质包括金属（重金属的盐类和络合物）、非金属（如砷、氰化物等）和有机物（如酚类、多环芳烃、硝基化合物、多氯联苯等）三类有毒、有害物质，主要来自于工业污染。下面主要介绍一些化学性有毒、有害物质的测定。

1. 六价铬与总铬 水中的铬主要是三价铬和六价铬，对于人类，六价铬的毒性比三价铬高约 100 倍，易被人体吸收和蓄积，导致肝癌；对于鱼类，三价铬的毒性比六价铬高。六价铬的测定方法有二苯碳酰二肼分光光度法，总铬的测定方法有高锰酸钾氧化-二苯碳酰二肼分光光度法（GB 7466-87）、二苯碳酰二肼分光光度法（GB 7467-87）及原子吸收分光光度法。

（1）二苯碳酰二肼分光光度法：在酸性条件下，水样中的六价铬与二苯碳酰二肼反应生成紫红色化合物，于 540nm 波长处测定吸光度，按标准曲线法计算六价铬的含量。

操作步骤：取适量（含六价铬少于 50μg）无色透明水样，置于 50ml 比色管中，用水稀释至标线，加入（1+1）的硫酸溶液 0.5ml 和（1+1）的磷酸溶液 0.5ml，摇匀，加入显色剂，摇匀，5～10min 后，在 540nm 波长处测定吸光度，同时测定空白溶液的吸光度。

六价铬的浓度计算：

$$C(\text{mg/ L}) = \frac{m}{V}$$

式中，m 为由标准曲线查得的水样中含六价铬的量，μg；V 为水样的体积，ml。

（2）高锰酸钾氧化-二苯碳酰二肼分光光度法：在酸性溶液中，水样中的三价铬被高锰酸钾氧化成六价铬，然后再用二苯碳酰二肼分光光度法测定总铬的浓度。过量的高锰酸钾可用亚硝酸钠分解，过量的亚硝酸钠可用尿素分解。

$$5Cr_2(SO_4)_3 + 6KMnO_4 + 6H_2O \longrightarrow 10H_2Cr_2O_4 + 6MnSO_4 + 3K_2SO_4 + 6H_2SO_4$$

$$2HMnO_4 + 5NaNO_2 + 2H_2SO_4 \longrightarrow MnSO_4 + 5NaNO_3 + 3H_2O$$

$$2NaNO_2 + CO(NH_2)_2 + H_2SO_4 \longrightarrow Na_2SO_4 + 2H_2O + CO_2\uparrow + 2N_2\uparrow$$

采集水样时用玻璃瓶，并用硝酸调节水样的 pH 小于 2。采集后应尽快测定，如放置，不得超过 24h。

2. 总氰化物 包括无机氰化物和有机氰化物，如 KCN、NaCN、NH_4CN、$[Zn(CN)_4]^{2-}$、$[Cd(CN)_4]^{2-}$、和$[Cu(CN)_4]^{2-}$等。制药工业中的氰化物可来自于维生素、咖啡因车间。

测定氰化物时，一般是将各种形式的氰化物转变成简单氰化物测定其总量，但有时需要分别测定单氰化物和络合氰化物，这就要在测定前对样品进行预蒸馏。预蒸馏的方法为向水样中加入磷酸和 EDTA-2Na，在 pH 小于 2 的条件下，加热蒸馏，利用金属离子与 EDTA 络合能力比与氰离子强的特性，使氰离子从络合氰化物中离解出来，以氰化氢形式被蒸馏出，用氢氧化钠溶液吸收后采用硝酸银滴定法（GB 7486-87）、异烟酸- 吡唑啉酮比色法（GB 7486-87）和吡啶-巴比妥酸比色法（GB 7486-87）测定。

（1）硝酸银滴定法：氰离子与硝酸银作用生成可溶性的银氰络离子，以试银灵（对二甲氨基亚苄基罗丹宁）为指示剂，化学计量点时，溶液的颜色由黄色变为橙红色。此法的最低检测浓度为 0.25mg/L。

（2）异烟酸-吡唑啉酮比色法：在中性条件下，氰化物与氯胺 T 中的活泼氯反应生成氯化氰，再与异烟酸作用，经水解后生成戊烯二醛，最后与吡唑啉酮缩合生成蓝色染料，在 638nm 波长处测定吸光度，用标准曲线法定量。此法的最低检测浓度为 0.004mg/L。

（3）吡啶-巴比妥酸比色法：在中性条件下，氰化物与氯胺 T 中的活泼氯反应生成氯化氰，氯化氰与吡啶作用，生成戊烯二醛，戊烯二醛再与巴比妥酸缩合生成红紫色染料，在 580nm 波长处测定吸光度，用标准曲线法定量。此法的最低检测浓度为 0.002mg/L。

3. 挥发酚　通常是一元酚，如苯酚、甲酚。酚类化合物是一种原型质毒物，对一切生物个体都有毒杀作用，其水溶液很易通过皮肤引起全身中毒；其蒸气由呼吸道吸入，对神经系统损害很大，可导致神经中枢麻痹。酚的慢性中毒常见有呕吐、腹泻、食欲不振、头晕、贫血和各种神经系统病症。水中的酚主要来自工业污染。挥发酚监测方法有 4-氨基安替比林分光光度法（GB 7490-87）和蒸馏后溴化滴定法（GB 7491-87）。

（1）蒸馏后 4-氨基安替比林分光光度法：水样中的酚在 pH4 的条件下被蒸出，馏出液中的酚类化合物于 pH 10.0±0.2 的介质中，在铁氰化钾存在下，与 4-氨基安替比林反应，生成橙红色的染料，在 460nm 波长处测定染料的吸光度，以标准曲线法定量。如果水样中酚的浓度高于 0.1mg/L 时，可直接测定；如果水样中酚的浓度低于 0.1mg/L 时，可用氯仿将橙红色的染料萃取后测定。

（2）蒸馏后溴代滴定法：用蒸馏出的挥发酚与定量过量的溴反应，生成三溴酚，进一步反应生成溴代三溴酚，剩余的溴与碘化钾作用，将碘离子氧化成单质碘的同时，碘化钾与溴代三溴酚作用生成三溴酚和游离碘，游离碘被硫代硫酸钠溶液滴定，根据消耗滴定液的体积计算挥发酚的含量。

含量计算：

$$C(\text{mg/ L})=\frac{(V_1-V_2)C_\text{B}\times 15.68\times 1000}{V}$$

式中，V_1 为空白试验滴定所消耗的硫代硫酸钠溶液的体积，ml；V_2 为样品溶液滴定所消耗的硫代硫酸钠溶液的体积，ml；C_B 为硫代硫酸钠溶液的摩尔浓度，mol/L；V 为样品溶液的体积，ml；15.68 为苯酚（$\frac{1}{6}C_6H_5OH$）摩尔质量，g/mol。

思　考　题

1. 制药过程分析对我国制药行业的影响和发展趋势是什么？
2. 制药过程分析中，常见的在线分析方法有哪些？其基本原理和应用是什么？
3. 抗生素发酵生产过程中的在线分析方法有哪些？其优缺点是什么？
4. 常见的制药过程工业排放物及其分析方法是什么？

第十三章　临床药物分析

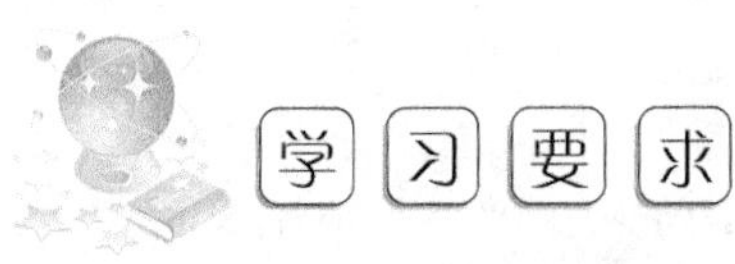

1. 掌握：生物样品分析方法与方法验证，血药浓度的临床意义及临床应用。
2. 熟悉：生物样品的采集与前处理方法。
3. 了解：毒物分析相关内容。

临床药物分析是随着临床药学、临床药理学的发展和需要建立起来的一门研究生物机体中药物及其代谢物或内源性物质质与量变化规律的新兴学科，它是药物分析的重要分支。生物样品内药物及其制剂化学成分的分析直接关系到药物的研制、临床医疗、药物作用机制探讨、药物质量评价、药物临床安全监控及药物毒物滥用等相关工作，在探求科学用药规律，保证临床用药安全、有效、合理等方面具有重要的作用。

第一节　生物样品的采集与前处理

一、生物样品种类、采集与储存

临床药物分析采用的生物样品一般包括血液、尿液、唾液、毛发、粪便、脏器组织等，根据特定分析要求也可以选用乳汁、泪液、汗液、羊水、精液、脑脊液等，另外还包括细胞悬液、微粒体孵育液、器官灌流液等体内外试验中应用的各种生物介质。但是最常用的生物样品是血浆和血清，因为它们能够较好地反映药物浓度和治疗作用之间的关系。尿液样品常用于生物利用度、尿药排泄量等指标的测定。当人体服用一些代谢快速型的药物时，由于其代谢速度过快，大量排泄到尿中，在血样中不易检出，而通常以代谢物的形式在尿液中被检测。唾液中的药物浓度被认为可以代表卡马西平、苯妥英等药物在血浆中的游离药物浓度。头发作为生物样品可用来监测滥用药物及用于微量元素的测定，具有明显的依时性。粪便样品是评价药物经胆汁从消化道排泄浓度的重要生物样本。在进行动物试验研究药物体内吸收、分布状态及由于过量服用药物中毒死亡欲测定药物浓度时，常采用肝脏、胃、肾脏、肺、脑、肌肉等作为生物样品。如果怀疑药物能大量跨越血脑屏障，偶尔也对脑脊液中的药物浓度进行测定。

（一）血液

1. 血样的采集　供测定的血样应代表整个血药浓度，因而血样采集应于药物在血液中分布均匀后进行，直接从动脉或心脏中取血是最为理想的取样方式，但这种方式不能用于人体，只用于动物试验。目前使用较多的血样采集方法是静脉取血，根据具体试验动物、血中药物浓度及分析方法灵敏度的要求进行采集，一般每次采血 1～5ml；动物试验时，采血量不宜超过动物总血量的十分之一。一般情况下，静脉采血需直接将注射器针头插入静脉血管内抽取，且抽取的血液移至试管或其他容器时，不能用力压出，而是取下针头后轻轻推出，这样可以避免血球破裂使血浆或血清带有血红蛋白。有些情况下需从毛细管采血（成人多从手指或耳垂取血，小儿多从脚趾取血）用于临床化验。

血样是由损伤性采样方式获得，因此取样量受到一定限制；且血样采集比较麻烦，须由护士专门进行；间隔时间较短的多次采血，患者或受试者因疼痛而依从性不高。上述都是血样采集存在的缺点。

2. 血样的制备　血中药物的浓度（血药浓度），通常是指血浆（plasma）或血清（serum）中的药物浓度，而不是指全血（除非特殊情况下使用全血）。全血中含有血球，药物在血球内与血浆中的浓度比由于受各种因素的影响而变化；且红细胞中的血红蛋白（hemoglobin）会妨碍药物浓度的测定，因此全血不宜作为血药浓度研究的可靠样品。

当药物在体内达到稳态血药浓度时，血浆中药物浓度被认为与药物在作用部位的浓度紧密相关，即血浆中的药物浓度可以反映药物在体内（靶器官）的状况。血浆和血清的化学成分均与组织液相近，内含药物直接与组织液接触并达到平衡，测定血浆或血清中的药物浓度比全血更能反映作用部位药物浓度的变化，与药物的临床作用有较好地对应关系。因而，最常采用血浆或血清作为临床药物浓度研究的样本，其中选用血浆最多。

（1）血浆：是指采集的静脉血液在含有抗凝剂的试管中混合后，经 2500～3000r/min 离心 5～10min 后所得到的淡黄色上清液。

肝素是血样采集最常用的抗凝剂，它是一种含硫酸的黏多糖，常为钠盐或钾盐。其抗凝血机制为阻止凝血酶原转化为凝血酶，从而抑制纤维蛋白原转化为纤维蛋白。肝素是体内正常生理成分，因此它的加入不会改变血样的化学组成或引起药物的变化，一般不会干扰药物测定。通常 1ml 血液需用约 20IU 肝素，但在实际应用时，操作者无须准确控制肝素的加入量，一般是在取血前将少量肝素钠溶液置于试管等容器内，旋转，使肝素钠溶液均匀分布在试管等容器内壁上，60～70℃烘干后加入血样，立即轻轻振摇。其他抗凝剂（如 EDTA、柠檬酸盐、氟化钠、草酸）大多是能与血液中的 Ca^{2+}结合的试剂，它们可能引起待测组分发生变化或干扰某些药物的测定，因此并不常使用。

（2）血清：是指将采集的静脉血液放置在没有涂抹抗凝剂的试管中 30～60min，经 2500～3000r/min 离心 5～10min，所得上层澄清的淡黄色液体。

血清的获取经过“凝血”过程，主要的蛋白（如白蛋白、球蛋白）的含量及其他成分均与血浆基本相同，只是相比于血浆，血清不含纤维蛋白原，但是这种血纤维蛋白几乎不与药物结合。因此，血清与血浆中的药物浓度通常是相同的。目前，测定血药浓度时，血浆和血清均可选用，并且测定药物浓度的分析方法也可相互通用。但无论是采用血浆还是血清，现有的文献、资料所列的血药浓度，在没有明确说明下，都是指血浆或血清中的药物总浓度即游离药物浓度与血浆蛋白结合浓度的总和。

血浆、血清的分离速度均较快，但血浆量为全血的 50%～60%，而血清量仅为全血的 20%～40%，因此多数研究者喜用血浆进行分析测定。但是若血浆中含有的抗凝剂对药物浓度测定有影响时，则应使用血清样品。血浆和血清均应在采血后及时分离，短期保存需放置于 4℃冰箱中，长期保存需置于冰箱（–20℃）中冷冻备用。

（3）全血：放置在含有抗凝剂的试管中且不经离心操作的血液，称之为全血，其特点是血浆和血细胞处于均相。

全血样品可直接分析，也可冷冻、冷藏储存。全血样品放置或自储存处取出恢复室温之后，可明显分为上、下两层，上层为血浆，下层为血细胞，但轻微摇动即可混匀。

若需专门测定平均分布于血细胞内、外的药物浓度，则应使用全血样品；某些情况下由于血浆内药物浓度波动太大，且又难以控制，或因血浆药物浓度很低而影响测定，也应考虑使用全血样品，如氯噻酮可与红细胞结合，在血球中的药物浓度比血浆中药物浓度大 50～100 倍，因此可用全血样品，尤其适用于低灵敏度的仪器测定。

（二）尿液

体内药物的清除主要是通过尿液排出，药物以原型或代谢物形式排出。尿药测定目的与血液、唾液不同，它主要用于药物的剂量回收、尿清除率研究，并用于推断患者是否违反医嘱用药。同时，当血液中药物浓度过低难以准确测定时，尿药测定亦用于药物制剂的生物利用度研究，以及根据药物剂量回收研究可以预测药物的代谢过程及测定药物的代谢类型等。

相比于血样，尿液具有如下优点：尿液中药物浓度较高，收集量可以很大，收集方便，属于非损伤性采样方法。但由于易受食物种类、饮水多少、排汗情况等影响，常使尿药浓度变化较大，所以应测定一定时间内排入尿中药物的总量，这就要同时测定在规定时间内的尿量（体积）及尿药浓度。

然而，尿液中药物浓度的改变不能直接反映血药浓度，即与血药浓度相关性差；患者或受试者的肾功能正常与否直接影响药物排泄，因而肾功能不良者不宜采用尿样；婴儿的排尿时间难于掌握，尿液不易采集完全并不易保存。这些是尿样的缺点。

健康人排出的尿液是淡黄色或黄褐色的（不含蛋白质），成人一日排尿量为 1.5L。尿液相对密度一般稳定为 1.005～1.020，pH 为 4.8～8.0，其成分主要包括水、尿素及盐类。尿液是一种良好的细菌培养基，因而需立即冷藏或防腐处理，否则细菌会很快增殖而引起尿素分解。

尿液的采集采取自然排尿的方式，包括随时尿、晨尿、白天尿、夜间尿及时间尿。因尿药浓度变化较大，所以应测定一定时间内从尿液中排泄的药物总量，而不是只测某次排尿的尿药浓度。采集 24h 内的尿液时，一般在上午 8 时让患者排尿并弃去，立即服药，收集自服药时起至次日上午 8 时排出的全部尿液并储存于干净的容器中，待测。采集一定时间段（如 12h，24h 等）尿液时，常用涂蜡的一次性纸杯或玻璃杯，用量筒准确测量体积后放入储尿瓶，并做好记录。

（三）唾液

唾液的采集也是无损伤性的。某些药物的唾液浓度与血浆游离浓度密切相关，因此在临床药物监测工作中也有可能利用测定唾液浓度代替血浆游离浓度。另外，唾液样品也可用于药物动力学的研究。

唾液样品易于采集，患者或受试者易于接受。与血样采集相比，唾液样品的采集可避免针头刺穿血管时引起的感染，是一种非伤害性生物样品采集方式，而且唾液的采集可以不受时间、地点限制，可以将一般灵敏度较高的血药浓度测定方法直接或稍加改进后用于唾液药物浓度的测定。

1. 唾液和唾液腺 唾液是由唾液腺分泌汇集而成的混合液体。唾液腺主要包括腮腺、舌下腺和颌下腺。在安静状态下，腮腺和颌下腺是主要的唾液分泌腺体，其所分泌的唾液约占唾液总量的 90%。这些腺体均由外颈动脉供血，但是分泌成分各有不同，腮腺分泌水和一种催化淀粉分解的唾液淀粉酶，舌下腺与颌下腺则分泌黏液质和浆液质的混合液。

2. 唾液的组成 人体每日分泌约 1200ml 的唾液，它与细胞外液所含电解质相同，均含有钠、钾、氯化物、碳酸氢盐、蛋白质和少量其他物质。唾液 pH 为 6.2～7.4，当分泌增加时，其内碳酸氢盐含量增高，pH 会更高。唾液中蛋白质的总量仅为血浆蛋白质含量的十分之一，但这个值也会根据人体的生理病理情况发生变化。

3. 唾液的采集 应尽可能在刺激少的安静状态下进行，一般在采集前 15min 漱口，除去口腔中的食物残渣，用插有漏斗的试管接收口腔内自然流出的唾液，采集时间至少 10min。

在某些情况下，采样前常采用一些方法刺激唾液分泌，即可采用物理的方法，如嚼石蜡片、聚四氟乙烯或橡胶块、纱布球等；也可采用化学的方法，如将柠檬酸或维生素 C 放于舌尖上，弃去开始时的唾液后再取样。这样可缩短采样时间、减少唾液 pH 变化（通过刺激法得到的唾液，其 pH 在 7.0 左右的较小范围内波动，而未经刺激所得到的唾液其 pH 变化范围较大）；且通过刺激法所得到的唾液，其唾液-血浆分布比率的个体差异小。然而不是每一种刺激法均适用于所有药物，唾液药物浓度有时会受到刺激方式的影响。有人用维生素 C 刺激唾液分泌，结果发现连续数日服用维生素 C 再服用地西泮后，唾液中测不到地西泮。普遍认为维生素 C 能显著影响药物代谢酶活性，可使肝微粒体的药酶活性升高，导致唾液中地西泮浓度显著降低。

4. 唾液样品的制备　唾液样品采集后，应立即除去泡沫部分，并测量其体积，放置一定时间，待其分为泡沫部分、透明部分及乳白色沉淀部分三层后，再以 3000r/min 离心 10min。所得上清液可作为药物浓度测定的样品，此样品可供直接测定或冷冻保存。在样品制备过程中的分离操作，既可除去唾液中的黏蛋白，又能除去唾液中残渣或沉淀物。

（四）头发

头发样品可用于体内微量元素的含量测定、用药史的估计、临床用药物和非法滥用药物的甄别以及毒性药物的检测等。头发作为一种生物样品，取样方便、无害，受试者顺应性好，且掺伪可能性低，并且可以多次获得。对某些特定的代谢物进行测定时，能将滥用药物和临床药物相区别；能得到数月至数年中人体用药的情况。但分析对象的含量低，需要精密仪器测定，预处理复杂、干扰多。

1. 头发构造及药物进入头发的过程　头发露出皮肤的部分叫毛干，皮肤内的部分叫毛根。毛根的尖端呈球形叫毛球。毛球上有乳头型管叫毛乳头，是产生头发和供给生长的营养源。头发的中心是毛髓，周围是毛细胞物质，最外层是毛外皮。头发的生长是通过毛根的毛细血管给毛乳头供应营养，药物就是从这些毛细血管进入头发细胞中的。头发由毛球内毛乳头的毛母细胞边生长边角质化而形成的，细胞中的药物便留在了头发中。

2. 头发的性质　头发作为临床药物分析的一种样品，主要具有以下特点。

（1）广谱性：头发是药物代谢产物及微量元素的排泄器官之一，它所含有的氨基酸、蛋白质及脂肪中的氧、氮、硫、磷配位原子，能结合几乎所有的金属元素，具有明显的广谱性。

（2）积累性：头发生长速度为 0.2～0.3mm/d，白天和春秋长得快，晚上与冬夏生长较慢，只要毛乳头不消失就会不断使头发再生。头发平均寿命为 4 年，因此在如此长的时间内可以充分富集各种代谢成分，其浓度明显高于短时间排泄的尿及其他体液，具有明显的积累性。

（3）稳定性：头发水分含量比较小，其角蛋白质的胱氨酸含量达 10%～14%。如已发现的众多古尸，大部分器官都腐败、甚至消失，而头发都完好，即稳定性好。

（4）依时性：由于过渡金属元素硫化物的溶解度极小且巯基络合物的稳定常数大，一旦经过毛囊被固定就不易再变，因此头发样品可以反映微量元素在人体内某个时期积累情况，具有履历性质。例如，为了研究发汞随头发生长而变化的动态过程，可将头发从头皮起按一定长度切段分析，结果证明发汞含量的变化与接触汞的历史同步。

（5）相关性：头发中某一元素含量与人体内部器官对该元素的富集有关。例如，印度已婚妇女常在前额点珠红印记，其中的铅通过母体吸收，影响胎儿，其胎发铅含量为正常人的数百倍。再如有研究报道贫血者头发中 Fe、Zn、Cu 含量均低于正常人。

（6）指纹性：从头发的微量元素含量可以推出环境污染、食物构成、血型等；结合物理及生物鉴别，还可对表皮、髓质的形态及细胞结构作出判断，因此可以得到性别、年龄、种族、居住地环境、饮食习惯、职业特征以及遗传基因等信息。

3. 头发的采集与洗涤　头发样品的采集一般是先用梳子充分梳理后采集，采集的部位均为枕部。采集的方式国内外略有不同，国外一般在枕部取 6～10 缕不同部位的发丝，用线系住，从发根部剪断，然后将超过 12cm 长的发丝均按 12cm 剪取，剩余末端作单独处理；国内则多数取枕后部离发根约 1cm 处剪取 0.5～1.0g 的头发，也有采集理发后随机收集的短发作为分析样品。

头发样品的洗涤：头发表面会被汗液、染发剂、香水、香皂、发油、发蜡及环境尘垢等物质污染，测定前应先将头发清洗干净。理想的清洗剂应能除去外源性污染物，而与头发内药物、微量元素等不起化学反应。洗涤用的试剂及洗涤方法有如下几种：①国际原子能机构（International Atomic Energy Agency，IAEA）推荐使用的丙酮、水、丙酮洗涤法：丙酮浸泡、搅拌 10min，用自来水漂洗 3 次，再用丙酮浸泡、搅拌 10min，再用自来水、蒸馏水各洗 3 次；②丙酮、洗涤剂：丙酮预洗，然后用 5%洗洁精洗涤数次或用洗衣粉浸泡 1h（无需搅拌），再用自来水、蒸馏水各漂洗数次；③其他有机溶剂或表面活性剂，如甲醇、二氯甲烷、0.05%～0.1%十二烷基硫酸钠（SDS）溶液等。

有研究表明，外部污染的清除是一个非常缓慢的过程，几乎没有一种溶剂能清除所有的污染。外部污染清除的百分率因头发种类的不同而改变，其中深黑色头发吸收最多，而浅棕色头发吸收得最少。

对清洗方法的判定，可用下法考察：先对空白头发进行人为的污染，然后将样品平均分成 2 份，取其中一份用要考察的方法清洗，另一份用标准方法清洗，在平行条件下处理 2 份样品，并进行测定，以测定结果判断清洗方法的可行性。

4. 头发样品的制备 头发中药物的提取常用的方法有：甲醇提取法、酸水解法（0.1mol/L 盐酸）、碱水解法（1mol/L 氢氧化钠）及酶水解法（*β*-葡糖苷酸酶/芳基硫酸酯酶）。以上四种方法各有特点：甲醇提取法简单、省时、省力，但由于甲醇的强溶解能力，会引入许多干扰物使检测的背景增加；碱水解法及酶水解法基本上使头发全部溶解，在形成均一溶液后提取，所以可采用与尿液样品相同的方法进行提取，但头发中基质及黑色素等的干扰在应用时也应考虑在内，且碱水解对于一些在碱性下不稳定的药物也不适用。因而酸水解是最常用的方法。

（五）脏器组织

在药物的动物试验或临床上由于过量服用药物而引起的中毒死亡时，药物在脏器的储存情况可为药物的吸收、分布、代谢、排泄等体内过程提供重要信息，常需要采集肝脏、胃、肾脏、肺、脑、肌肉等脏器及其他组织进行药物检测。

这些脏器组织样品在测定之前，首先需均匀化制成匀浆液，然后再用适当方法萃取药物。脏器组织样品处理的一般方法有如下几种。

1. 匀浆法 将待测组织样品置于匀浆机中，加入定量的水或缓冲液，匀浆，使待测药物释放、溶解，取所得上清液供萃取用。该法操作简单、快捷，但对大多数药物（或毒物）的回收率低。

2. 沉淀蛋白法 向组织匀浆液中加入待测药物检测所需的蛋白沉淀剂，待其沉淀完全后取上清液供后续分析。常用的蛋白沉淀剂有甲醇、乙腈、高氯酸、三氯乙酸等。该法亦较为简单，但对有些药物（或毒物）回收率低。

3. 酸水解或碱水解 在组织匀浆过程中加入一定量的酸或碱，并水浴加热，待组织液化后，过滤或离心，所得上清液供萃取用。酸或碱水解只分别适合在热酸或热碱条件下稳定的少数药物（或毒物）的测定。

4. 酶水解法 向组织匀浆液中加入一定量酶和缓冲液，在一定温度下水解一定时间，使其液化，过滤或离心。一般先向待测组织中加入 Tris 缓冲液（pH10.5），使其具有酶所需的环境，然后加入酶，60℃培育 1h 后，用玻璃棉过滤，所得澄清溶液供药物提取用。

蛋白水解酶中的枯草菌溶素是脏器组织酶水解法中最常用的酶。它是一种细菌性碱性蛋白分解酶，可在较宽的 pH 范围（pH7.0～11.0）内使蛋白质的肽键降解，且于 50～60℃具有最大活性，可使组织溶解，药物释出。

酶解法的优点：可避免某些药物在酸及高温下降解；对与蛋白质结合紧密的药物（如保泰松、

苯妥英钠），可显著提高回收率；可用有机溶剂直接提取酶解液而无乳化现象生成；当采用 HPLC 法检测时，无须进行过多的净化操作。酶解法的主要缺点是不适用于碱性条件下易水解的药物。

（六）其他液体生物样品

1. 乳汁　其药物浓度与服药母亲的血药浓度成比例。母亲服药后药物分布到乳汁中，那么，摄取乳汁的新生儿或婴儿就摄取了药物。因为新生儿或婴儿的代谢及排泄功能尚未成熟，所以有可能出现药物对婴幼儿的影响。

分娩后的初乳（分娩后 1～7 日）很少，成乳（分娩 7～10 日以后）1 日可分泌 1～1.5L，初乳和成乳的相对密度、pH、蛋白质、乳糖量等均不相同。由于脂肪量的个体差异大，因此采集乳汁时应用市售的吸奶器。必须指出，在样品保存时，乳汁容易变性，即在保存过程中有细菌增殖、自然氧化、成分的分解变质等情况发生，一般要在–20℃以下冷冻，用于长期保存，且测定时需用流水缓缓解冻。在家用冰箱（5℃）中，乳汁也只能保存 1～2 日。将原乳汁以 3000r/min 离心分离 15～30min 后，分为上、中、下三层，上层是黄白色的脂肪，中间层是浅白色混浊的脱脂乳，下层是白细胞及其他细残渣等少量沉淀。在脱脂乳层中含有酪蛋白和约 0.2%以下的脂肪。为了除去酪蛋白及脂肪，还必须将脱脂乳层进一步超速离心分离。注意，若乳汁中含有大量酪蛋白和脂肪时，必须经多次操作除去。

2. 精液　由精子和精浆组成。正常人一次射精量为 1～6ml，平均为 2.6ml，采集时使用小广口瓶。采集到的精液用 10ml 灭菌注射器测量采集量。正常精液的 pH 为 7.05～7.50，但放置后由于精子的降解作用，一定时间后呈酸性。精液的保存和人工授精时长期保存一样，须冷冻保存。

3. 其他体液　在研究药物的吸收、分布及中毒状态下的药物浓度时，有时采用动物（家兔）的泪液、房水、玻璃体、脑脊液等生物样品进行测定。可用滤纸采集活兔的泪液；从被处死的或给药后中毒死亡的家兔的脑、眼抽取脑脊液、房水、玻璃体等。根据待测药物的性质，应用有机溶媒萃取，或衍生化后用有机溶媒萃取，或除去蛋白后制成供试液测定。

二、生物样品预处理方法

生物样品除了少数情况将体液简单处理后直接测定外，大多数需在测定之前采用样品预处理技术，即分离、净化、浓集、化学衍生，从而为样品的测定做好准备。

样品的预处理是进行体内药物分析时必不可少的步骤，也是分析工作中最困难、最繁复的工作。由于药物在体内的存在形式不同、待测药物浓度高低不同、生物介质组成复杂、待测药物类型众多、理化性质各异等原因，生物样品的预处理很难规定固定的程序和方式，必须结合测定实际和要求，采取恰当的分离、净化、浓集、化学衍生化等技术去解决面临的问题。

（一）生物样品预处理的目的

1. 使待测药物或代谢产物游离　药物进入体内经吸收、分布、代谢、排泄过程，除了游离型（原型）药物外，还有Ⅰ相代谢产物，Ⅱ相代谢产物（Ⅰ相代谢产物与内源性物质葡萄糖醛酸或硫酸等结合而成的缀合物），以及药物原型、Ⅰ相、Ⅱ相代谢产物与蛋白质的结合物等多种存在形式，因此要使药物或代谢物从蛋白结合物中释放出来，或使代谢产物从缀合物中释放出来，必须采用合理的预处理方法，以便测定药物或代谢物的总浓度。

2. 满足测定方法对分析样品的要求　生物样品介质组成复杂，干扰多，而待测物组分浓度低。如血液、尿、组织、唾液、头发等，其中药物含量一般为 μg 或 ng 水平。生物样品中干扰成分组成复杂、干扰多，如血清中既含有高分子的蛋白质和低分子的糖、脂肪、尿素等有机物，也含有 Na^+、K^+、Cl^-等无机物；尿液中含有尿素、肌酸、尿囊素、氨、Na^+、K^+、Cl^-等。故样品必须先经预处理，使其纯化、富集，满足测定方法对分析样品的要求。

3. 保护仪器性能、改善分析条件 生物介质中脂肪、蛋白质、不溶性微粒等内源性物质可污染分析仪器，为了防止分析仪器的污染、劣化，同时提高测定结果的灵敏度、准确度、精密度等，生物样品预处理是其必不可少的一步。如采用 HPLC 仪进行测定工作前至少需要除去血清中蛋白质，防止其在色谱柱上的沉积、堵塞，重现性下降等。预处理可除去固体物质，延长色谱柱的寿命；可改善分析结果的准确度与精密度；可排除一些生物介质的干扰，提高选择性；可使待测组分衍生化，改善组分分离。

（二）样品制备时应考虑的问题

样品制备时，操作人员应预先考虑测定目的，待测组分的理化性质、体内存在形式、蛋白结合率和浓度范围，生物样品种类，介质干扰类型，预处理方法的复杂程度，所选用的分析方法的专属性、是否具有分离能力及检测灵敏度的要求等。当然，这些要考虑的问题是相互依存的，预处理时需要综合考察，才能得到满意的效果。现就须考虑的问题重点分述如下所示。

1. 药物的理化性质和存在形式 药物的理化性质、未电离分子的亲脂性、挥发性等均可能影响到药物的提取（提取方法、溶剂等）、是否有挥发损失及能否采用 GC 法分析测定；药物的光谱特性及官能团性质涉及分析仪器的选择以及是否需要进行化学衍生化和应用特殊检测器的可能性；药物的化学稳定性也涉及样品处理条件的选择；应注意药物的体内存在形式及血浆蛋白结合率，以便采取适宜的预处理方法。

2. 待测药物的浓度范围 在体内药物分析中不同待测药物在样品中的浓度相差极为悬殊，如地高辛的治疗血药浓度为 1～2ng/ml，而水杨酸盐的治疗血药浓度为 20～100μg/ml。显然，浓度大的样品预处理要求稍低，而浓度越低则样品制备的要求越高。

3. 药物测定的目的 样品预处理要求的高低基于其测定目的。对急性中毒病例，要求快速鉴定所怀疑的药物，并且在尽可能短的时间内获得其浓度的数据，对样品预处理的要求可稍低；如果测定药物及代谢物，要求使代谢物从缀合物中释放出来并在不同 pH 介质中分离获得酸性、中性、或碱性代谢物，对样品预处理的要求就应考虑得全面、细致。

4. 生物样品类型 样品预处理方法应根据所选用的待测生物样品的类型来选择，如血浆、血清常需去除蛋白质后再提取；唾液样品主要采用离心除去黏蛋白沉淀，取上清液测定药物浓度；当测定尿液样品时，则常需采用酸或酶法使蛋白结合物水解；若要测定头发中微量元素时则需要将头发进行有机破坏，或水解使微量元素释放出来，然后萃取、浓集用于测定等。

5. 样品预处理与分析技术的关系 样品预处理和需要净化的程度与所用分析方法是否专属、是否具有分离能力、检测系统对杂质污染的耐受程度等有关。

（三）常用的生物样品预处理技术

常用的生物样品预处理方法大致分为有机破坏法、去除蛋白质法、分离纯化与浓集法、缀合物的水解及化学衍生化法等（表 13-1）。

表 13-1 常用的生物样品预处理法

预处理方法	分类	具体方法
经有机破坏法	湿法破坏	电热消化器法
		电热板消化法
		烘箱消化法
	干法破坏	高温电阻炉灰化法
		低温等离子灰化法
	氧瓶燃烧法	

续表

预处理方法	分类	具体方法
去除蛋白质法	溶剂沉淀法	
	中性盐析法	
	强酸沉淀法	
	加入含锌盐或铜盐的沉淀剂	
	超滤法	
	酶水解法	
	加热法	
净化与富集法	LLE	
	SPE	
	SPME	
	液相微萃取法（liquid-phase microextraction，LPME）	
	微透析（microdialysis，MD）	
缀合物的水解法	酸水解法	
	酶水解法	
化学衍生化法	硅烷化	
	酰化	
	烷基化	
	紫外衍生化	
	荧光衍生化	
	电化学衍生化	
	生成非对映异构体衍生化	
浓集法	自然挥散	
	气流吹蒸	
	减压蒸发	

1. 有机破坏法　一般包括湿法破坏、干法破坏及氧瓶燃烧法三种方法。

（1）湿法破坏法：本法以硝酸（或以硝酸为主的混酸）为消解液，与生物样品共热，生物介质被氧化破坏从而游离出待测组分。本法适用于血、尿、组织等各种生物样品的破坏，但主要用于头发样品的金属元素测定。经本法破坏后，所得的无机金属离子一般为高价态。

关于此法样品的取用量，一般来说，脏器组织取样量为 10g、血样 10ml、尿样 50ml、发样 0.2g。含金属元素量为 10～100μg 时，如果测定方法灵敏度高，取样量可相应减少。

根据所用试剂的不同，湿法破坏可分为以下几种，以发样消解为例。

1）电热消化器法：精密称取头发 0.2g，置 25ml 具塞试管中，加硝酸 2ml，放置过夜，次日晨置电热消化器内，70℃保温 1h，泡沫消失后，升温至 100℃，3h 后再升温至 150℃，保持 3h，待酸剩余约 1ml，溶液呈淡黄色时取下，放冷、定容，即可。

2）电热板消化法：精密称取头发 0.2g，置 50ml 具塞锥形瓶中，加硝酸-高氯酸（2∶1，V/V）混合液 5ml，密塞，放置过夜，次日晨置电热板上加热至透明，再继续高温（>200℃）加热蒸发至近干，出现白色残渣，取下冷至室温，蒸馏水溶解，定容，即可。

3）烘箱消化法：取头发 0.1g，置聚四氟乙烯罐内，加入硝酸 1ml，套上不锈钢外套，拧紧，置烘箱中加热（>160℃）2h，取出，放冷，溶液呈黄色，定容，即可。

（2）干法破坏法：本法是将生物样品经高温炽灼，使生物介质被灰化，然后用水或酸溶解后测定。本法亦适用于血、尿、组织等各种生物样品的破坏，但主要用于头发样品中的金属元素测定。

根据加热源的不同，本法可分为高温电阻炉灰化法和低温等离子灰化法，以发样消解为例。

1）高温电阻炉灰化法：取发样，置石英坩埚中，于高温马弗炉中 300℃炭化 6h，取出放冷至室温，加硝酸，红外灯下烘干；再于马弗炉中 450℃灰化 15h，取出放冷至室温，加适当浓度的盐酸，定容，即可。

2）低温等离子灰化法：取发样，置烧杯中，于低温等离子灰化盘内灰化 48h。待样品呈灰白色粉末，关机后取出，定容，即可。

（3）氧瓶燃烧法：本法是快速分解有机物的最简单方法，它不需要复杂设备就能使有机化合物中的待测元素定量分解成离子型。本法适用于血样、头发或组织等生物样品的破坏。

氧瓶燃烧的仪器装置及操作方法可参见 ChP2015 通则 703。用该法对血浆进行处理时，取血浆 1ml，分次点于无灰滤纸上，60℃烘干，按规定折叠并固定于铂丝下端的螺旋处。用该法对头发进行处理时，可将洗涤干净并烘干（60～80℃）的头发剪碎，称取 0.1～0.3g，置无灰滤纸中心，按规定折叠并固定于铂丝下端的螺旋处。当发样＜100mg 时，一次燃烧完全、彻底；若发样在 100～300mg 时，则可采用两次燃烧的方法使之燃烧完全。

氧瓶燃烧吸收液的选择，应根据待测物质的种类及所用分析方法来选择合适的吸收液。如卤素、硫、硒等的含量测定所用吸收液多数是水或水-氢氧化钠溶液的混合液，少数是水-氢氧化钠溶液-浓过氧化氢的混合液或硝酸溶液。

2. 去除蛋白质法 是使结合型的药物释放出来，以便测定药物的总浓度；可预防提取过程中蛋白质发泡，减少乳化的形成；也可保护仪器性能，延长仪器使用期限。常用去除蛋白法有以下几种。

（1）溶剂沉淀法：加入与水相混溶的有机溶剂，即亲水性有机溶剂，可使溶液的介电常数下降，蛋白质分子间的静电引力增加而聚集。同时亲水性有机溶剂的水合作用能使蛋白质水化膜脱水而析出沉降，并使与蛋白质结合的药物释放出来。

常用的水溶性有机溶剂有乙腈、甲醇、乙醇、丙醇、丙酮及四氢呋喃等。当有机溶剂的体积为含药血浆或血清的 1～3 倍时，即可将 90%以上的蛋白除去。水溶性有机溶剂的种类不同时，析出的蛋白质形状亦不同，并且所得上清液的 pH 也稍有差别。如用乙腈或甲醇时，上清液 pH 为 8.5～9.5；用乙醇或丙酮时，上清液 pH 为 9～10。操作时，将水溶性有机溶剂与血浆或血清按一定比例混合后离心分离，取上清液作为待分析样品。

通常用于分离血浆或血清的离心机（≤4000r/min）不能将蛋白质完全沉淀，而采用高速离心机（10 000r/min）离心 1～2min 便可将析出的蛋白质完全沉淀。离心时间不宜过长，否则样品溶液温度升高，蛋白质的溶解度增加。离心时应用高速离心机专用的尖底 EP 管，可使析出的蛋白质牢固地粘在管底，便于吸取上清液。

（2）中性盐析法：加入中性盐，溶液的离子强度发生变化，部分蛋白质的电性被中和，蛋白质因分子间电排斥作用减弱而凝聚；同时中性盐的亲水性使蛋白质水化膜脱水而析出沉降。

常用的中性盐有饱和硫酸铵、硫酸钠、硫酸镁、氯化钠及磷酸钠等。操作时，按血清与饱和硫酸铵溶液的比例为 1∶2 混合，离心（1000r/min）1～2min，即可除去 90%以上的蛋白质，所得上清液的 pH 为 7.0～7.7。

（3）强酸沉淀法：当溶液 pH 低于蛋白质的等电点时，蛋白质以阳离子形式存在，可与酸根阴离子形成不溶性盐而沉淀。

常用的强酸有 10%三氯乙酸、6%高氯酸、5%偏磷酸及硫酸-钨酸混合液等。含药血清与强酸的比例为 1∶0.6 混合，离心（10 000r/min）1～2min，就可除去 90%以上的蛋白质。

因加入了强酸，上清液呈酸性（pH0～4），在酸性条件下分解的药物不宜用本法除蛋白。

过量的三氯乙酸可经煮沸分解为三氯甲烷和二氧化碳而被除去，或用乙醚提取的方法除去；过量的高氯酸可用碳酸钾、乙酸钾或氢氧化钠等中和后加乙醇使产生的高氯酸钾（钠）沉淀而被除去，偏磷酸及硫酸-钨酸可用同法除去。

（4）加入含锌盐及铜盐的沉淀剂：当 pH 高于蛋白质的等电点时，蛋白质分子中带有负电荷的羧基与金属离子形成不溶性盐而沉淀。

常用的沉淀剂有 $CuSO_4$-Na_2WO_4、$ZnSO_4$-NaOH 等。含药血清与沉淀剂的比例为 1∶（1～3）时，可将 90%以上蛋白质除去。离心分离后所得的上清液 pH 分别为 5.7～7.3 和 6.5～7.5。

（5）超滤法：是利用半透膜原理，以多孔性半透膜-超滤膜作为分离介质的一种膜分离技术。通过选用不同孔径的不对称性微孔膜，按照截留分子质量的大小，可分离 30～1000KD 的可溶性生物大分子物质。与通常的分离方法相比，超滤法不需要加热、不需要添加化学试剂、操作条件温和、没有相态变化，具有破坏有效成分的可能性小、能量消耗少、工艺流程短等优点。

血液中游离药物的测定可采用分子量截留值约 5 万的超滤膜，用加压（$2kg/cm^2$）过滤法或高速离心法将血浆或血清中游离型药物与相对分子质量大的血浆蛋白及结合了药物的血浆蛋白分离，从超滤液或离心液中得到游离型药物，然后可直接或经浓缩后测定其浓度。

超滤膜是超滤技术的关键。大多数超滤膜是一种具有不对称结构的多孔膜，膜的正面有一层起分离作用的较为紧密的薄层，称为有效层，其厚度只占总厚度的几百分之一，其余部分则是孔径较大的多孔支撑层。在超滤时，由于超滤膜上存在极小的筛孔，能将大于孔径的物质阻留在膜前面而让溶剂和小分子溶质通过，从而起到分离不同分子量物质的效果。

可选用的超滤装置多种多样，但基本构造相同。超滤装置主要包括样品管、超滤膜支垫和滤液收集管。半透膜将超滤装置分为上、下两部分，膜上为储样室，用于定量装入含药血浆样品；膜下为收集管，用于收集透过半透膜的滤液。操作时将含药血浆样品定量加入样品管，再将整个装置放入专用离心机离心，调节离心力的大小与离心时间，使游离药物随血浆中的水分及其他小分子物质按比例通过半透膜，而相对分子质量大的血浆蛋白及结合了药物的血浆蛋白，则被截留在膜上方的样品管中。选用合适的分析方法测定滤液中的药物浓度，即为血浆样品的游离药物浓度。

本法简便快捷，从样本处理到测定结束耗时 1～1.5h，且结果稳定、可靠，已成为游离药物分析的首选方法。因所需血样量极少，尤其适合临床药物监测的血样分析。

（6）酶水解法：见本章第一节。

（7）加热法：当待测组分热稳定性好时，可采用加热的方法将一些热变性蛋白质沉淀。加热温度视待测组分的热稳定性而定，通常可加热至 90℃，蛋白沉淀后可用离心或过滤法除去，这种方法最简单，但只能除去热变性蛋白。

3. 净化与富集 生物样品中生物介质复杂，待测药物或代谢物浓度低。因此，不管分析目的是什么，其选择性分离是相当重要的。净化及富集是为了除去生物介质中含有的大量内源性及外源性干扰物质，选择性提取出低浓度的待测药物或代谢产物。常用的净化与富集方法有以下几种。

（1）LLE：是经典的分离纯化方法。因大多数药物是亲脂性的，在适当有机溶剂中的溶解度大于水相中的溶解度，而血样或尿样中含有的大多数内源性杂质是强极性的水溶性物质，所以用有机溶剂提取一次即可除去大部分杂质。但应用本法需要考虑所选用的有机溶剂的特性、有机相和水相的体积及水相的 pH 等。

1）有机溶剂：选用的有机溶剂应对待测组分具有较高溶解度，且具有沸点低、易于浓集、与水不相混溶、无毒、稳定及不易乳化等性质。萃取时，所用有机溶剂应适量，一般有机相与水相（体液样品）体积比为 1∶1 或 2∶1。

2）水相 pH：对萃取效率的影响十分显著，尤其是萃取酸碱性药物。水相 pH 的选择主要与药物的 pK_a 有关。一般情况下，碱性药物的最佳 pH 应高于其 pK_a1～2 个单位，酸性药物最佳 pH 应低于其 pK_a1～2 个单位，这样可使绝大部分药物以非电离形式存在，易被有机溶剂萃取。但生物样品一般多在碱性条件下萃取，因为多数药物是亲脂性的碱性药物，而生物样品中的内源性物质多为酸性的，一般不含脂溶性碱性物质，所以在碱性条件下用有机溶剂萃取药物时不会提取出内源性杂质。

使用 LLE 有时会发生乳化现象。乳化会引起药物的损失，从而导致回收率降低。通常萃取前在水相中加入适量的 NaCl，可减轻乳化程度。当已发生轻微乳化时，可选用适当转速离心，使水相和有机相完全分开。若已发生严重乳化时，可置于低温冰箱中使水相快速冻凝，破坏乳化层，再融化后离心。

（2）SPE 法：是以液相色谱分离原理为基础建立起来的分离纯化方法。它的应用可大大缩短样品处理时间，同时可避免乳化，且便于自动化，因此装有不同填料的 SPE 小柱现在已被广泛用于生物样品的预处理。

1）原理：将不同填料作为固定相装入微型小柱，当含有待测组分的生物样品通过时，由于受到“吸附”、“分配”、“离子交换”或其他亲和力作用，待测组分或杂质被保留在固定相上，用适当溶剂洗出杂质，再用适当溶剂洗脱待测组分。洗脱方式有两种：①待测组分比杂质与固定相之间的亲和力更强，因而被保留，用一种溶剂先洗掉杂质，然后用另一种与待测组分亲和力更强的洗脱剂洗脱待测组分；②杂质较待测组分与固定相之间亲和力更强，则待测组分被直接洗脱。前一种方式更为常用。SPE 常用 2～3cm 长的聚丙烯小柱，使用者可根据需要选择填料自行装柱，也可购买装有不同填料的商品化小柱。

2）固定相的种类及选择：SPE 的固定相种类较多，可分为亲脂型（亲脂性键合硅胶、大孔吸附树脂）、亲水型（硅胶、硅藻土、棉纤维）及离子交换型三类，其中亲脂型最为常用，尤其是十八烷基硅烷键合硅胶（C18 或 ODS）。固定相质量一般为 100mg、200mg、500mg、1000mg，以 100mg 较为常用，对复杂的或高浓度的样品处理应采用较大量的固定相。选择固定相主要依据待测组分和样品溶剂的极性。固定相与待测组分极性相似，待测成分的保留最佳，即两者的极性越相似越易保留，所以要尽量选择极性相似的固定相。对于较亲水且具有酸碱性、可解离的药物，可采用离子交换型固定相。固定相用量增加会导致样品体积的增大，因此在达到有效吸附的前提下，应尽量减少固定相的用量。

3）操作步骤：固定相活化、上样、淋洗和洗脱。

a. 活化：为了在与样品溶剂兼容的条件下除去柱内残留杂质，通常使用两种溶剂（初溶剂和终溶剂）进行活化。初溶剂用于净化固定相，经初溶剂净化后可避免在色谱图上出现与样品无关的杂质峰；终溶剂用于湿润固定相，任何 SPE 柱的填料必须先被湿润才能与溶质产生重现性的相互作用，使待测组分得以保留，从而保证回收率。在活化过程中和结束后，必须保持固定相湿润，不能干燥，否则将导致填料床出现裂缝，回收率和重现性降低，样品也不能获得较好的净化。若过程中出现干裂，则需重新进行活化过程。

b. 上样：将样品加入 SPE 柱并使样品溶剂通过固定相，使待测组分及杂质保留在固定相上。上样量一般为固定相质量的 1%～3%，对于离子交换固定相，需减少上样量。样品通过 SPE 柱的流速应控制在 1～2ml/min。

c. 淋洗：当待测组分保留后，需淋洗固定相以洗掉保留较弱的干扰组分。淋洗溶剂的洗脱强度应略强或等于上样溶剂。淋洗体积可为 0.5～0.8ml/100mg 固定相。

d. 洗脱：淋洗后，需将待测组分从 SPE 柱上洗脱下来。需谨慎选择洗脱溶剂，若溶剂洗脱能力太强，一些更强保留的杂质组分将被洗脱出来；若溶剂洗脱能力太弱，则需更多溶剂和时间来洗脱出待测组分或不能洗脱。洗脱体积一般为 0.5～0.8ml/100mg 固定相。

4）自动化固相萃取：对于少数几个样品处理，SPE 操作省时，但对于大量样品的处理，则有必要采用半自动或全自动化的仪器，以提高分析效率。半自动 SPE 是指萃取过程机械化，再经手工操作将洗脱液转移至进样器进行分析。全自动化仪器利用柱切换技术将 SPE 小柱直接联入分析流路中，即样品经 SPE 机械化萃取后洗脱液进入仪器进行分析。因此与半自动 SPE 相比，其分析效率更高。

（3）SPME：是在 SPE 技术上发展起来的一种微萃取分离技术，是一种集采样、萃取、浓缩和进样于一体的无溶剂样品微萃取新技术，能够与气相或液相色谱仪等联用而实现自动化。它用一个类似于气相色谱微量进样器的萃取装置在样品中萃取出待测物后直接与 GC 或 HPLC 联用，在进样口将萃取的组分解吸后进行色谱分离与分析检测。SPME 技术具有操作时间短、样品量小、无萃取溶剂、适用范围广（适用于挥发性及非挥发性物质的分析）、重现性好等优点。

萃取过程：将萃取器针头插入样品瓶内，压下活塞，使具有吸附涂层的萃取纤维暴露在样品中进行萃取，经一段时间后，拉起活塞，使萃取纤维回缩至起保护作用的不锈钢针头中，然后拔出针头完成萃取过程。萃取方法可分为直接固相微萃取和顶空固相微萃取：①直接固相微萃取法（direct SPME）是将涂有高分子固相液膜的石英纤维直接插入样品溶液或气样中，对待测物进行萃取，经过一定时间达到分配平衡，即可取出进行色谱分析；②顶空固相微萃取法（head-space SPME，HS-SPME）与 direct SPME 不同之处在于石英纤维停放在样品溶液上方进行顶空萃取，不与样品基体接触，可避免基体干扰。

解吸过程：在 GC 分析中采用热解吸法来解吸萃取物质。将已完成萃取过程的萃取器针头插入气相色谱进样装置的气化室内，压下活塞，使萃取纤维暴露在高温载气中，并使萃取物不断被解吸下来，进入后续的气相色谱分析。

固相微萃取联用技术有如下几种。①SPME-GC 技术：SPME 从发展初期就一直与 GC 联用，SPME 熔融石英纤维涂层从样品或顶空中直接吸附萃取待测物，利用 GC 进样口高温充分解吸后，进入色谱柱，达到分离检测的目的；SPME-GC 联用不仅可实现完全在线联用，而且操作过程简便；②SPME-HPLC 技术：由于 GC 本身的缺陷，难以满足多种物质尤其是不易挥发或高极性物质的分析要求，SPME 的研制者开发了 SPME 与 HPLC 的联用技术；SPME 与 HPLC 联用系统由三部分组成，包括 SPME 装置、接口及 HPLC 系统。

例 13-1：采用 SPME 技术同时检测唾液样本中的 12 种滥用药物

Nadia Fucci 等采用 SPME 和 GC-MS 联用技术对唾液样本中的可卡因、安非他明、脱氧麻黄碱等 12 种滥用药物进行检测。结果发现 SPME 对 12 种滥用药物的萃取具有良好的重现性，12 种滥用药物的线性范围为 10～1000ng/ml，且直接固相微萃取方法的灵敏度高于顶空固相微萃取方法。

（4）LPME：技术由 Dasgupta 和 Cantwell 两个课题组在 20 世纪 90 年代中期首先提出，并正在迅速发展的一种新型样品前处理技术。LPME 可提供与经典液-液萃取相媲美的灵敏度，甚至更佳的富集效果；该技术集采样、分离、纯化、浓缩、进样于一体，并能适应复杂介质、痕量成分以及特殊性质成分的分析；操作简单、快捷，无需特殊仪器设备；萃取方式多，可选用的有机溶剂种类多且用量少（几至几十微升），为优化 LPME 的条件提供了很大的空间。在构建资源节约型和环境友好型社会的今天，使用绿色环保、有机溶剂用量小且价廉的样品前处理方法具有重要意义。LPME 的萃取相可直接进行紫外-可见分光光度法、荧光分光光度法、原子吸收分光光度法测定，也可进入 GC、HPLC 仪、高效毛细管电泳仪、色谱-质谱联用仪或毛细管电泳-质谱联用仪等现代仪器进行分析。LPME 技术已在环境、食品、药物、中药活性成分分析等领域得到了广泛应用。

根据中空纤维空腔内的溶液性质，LPME 分为两种模式。若空腔内的溶液为有机溶剂则构成两相 LPME 模式；若空腔内盛载的是水溶液，则形成三相 LPME 萃取模式。两相模式多与

GC、GC/MS 联用，三相模式常与 LC、LC/MS 联用。

两相 LPME 模式：LPME 是微型化的液-液萃取，其原理与常规液-液萃取一样，为“相似相溶”原理，根据萃取剂对物质的高溶解性，将给出相（样品溶液）中待测物萃取到有机相中。对于亲水性较强的物质，有机溶剂无法萃取，富集样品中的待测物，常在给出相中加入表面活性剂或离子对试剂，与待测物生成疏水性复合物，再被萃取到有机溶剂中；对于易挥发物质，多利用扩散原理，用顶空式 LPME 萃取富集待测物，待测物首先通过搅拌或加热的方式扩散到给出相上空，再进入悬于给出相上空的有机溶剂中去。例如，康绍英等建立了 LPME 与 HPLC 联用技术分析尿样中利多卡因的方法，通过 LPME 后，能有效地除去尿样中的干扰物质，获得了较高的选择性。

三相 LPME 模式：三相 LPME 多与 HPLC、LC/MS、CE 等分析仪器联用，给出相中的待测物先被萃取到有机相中，再被反萃取到接收相中，萃取后取接收相进样测定。这种萃取模型主要用来分析可离子化的物质，利用质子化-去质子化作用，通过调节接受相和给出相的 pH，将给出相中的待测物先以分子形式萃取到有机溶剂中，再以离子形式反萃取到接收相中。

例 13-2：LPME-HPLC 法测定尿样中的利多卡因

色谱条件：Sperisorb C8 柱（200mm×4.6mm，5μm）；检测波长 254nm；进样量 5μl；流动相：400ml 0.025mol/L 三乙胺（磷酸调 pH 至 3.0）与 100ml 乙腈混匀。

LPME 方法：在称量瓶中加入搅拌磁子和 6ml pH 为 12.0 的分析液，用 25μl 微量进样器抽取 5μl 有机溶剂，将针尖浸入到料液中，按下微量进样器的活塞，使萃取溶剂形成一个小液滴悬挂在针尖上，溶液搅拌 80r/min，萃取 40min 后，拉回活塞，直接进样分析。

分析方法的线性范围、检出限和精密度：在优化条件下，对浓度为 0.2mg/L、0.3mg/L、0.5mg/L、1.0mg/L、2.0mg/L、3.0mg/L、4.0mg/L 和 5.0mg/L 的利多卡因标准溶液系列萃取后进样分析。结果表明，利多卡因的色谱峰面积在所测浓度范围内与浓度成良好的线性关系，回归方程为 $y=30543.58x+586.72$，相关系数为 0.9967；检出限为 0.1mg/L；RSD 小于 6.3%（$n=5$）。对于浓度为 0.4mg/L 和 0.8mg/L 的两个样品的回收率进行了考察，其回收率分别为 98.5%和 97.0%。

实际尿样的检测：取 5μl 未萃取空白尿样和 20μl 10mg/L 标准利多卡因溶液进样分析，图 13-1 表明，未萃取尿样在利多卡因的出峰位置有干扰峰。空白尿样和含利多卡因 2mg/L 尿样的萃取后色谱图见图 13-2。图 13-2 显示尿样中的成分不会被萃取到有机液滴中，而且该 LPME 技术可选择性地、高效地富集尿样中的利多卡因。测得样品的回收率为 90.2%。

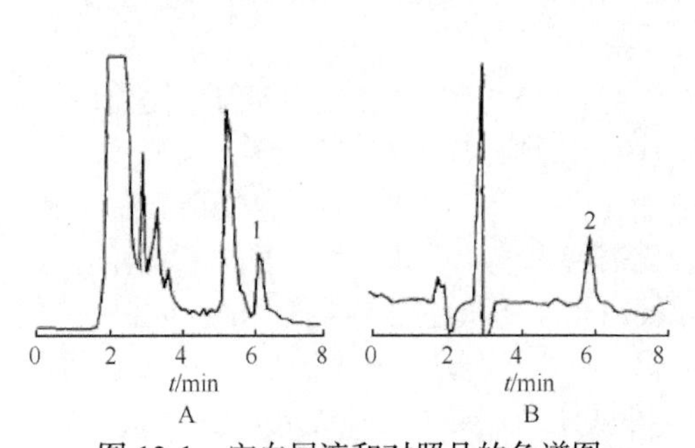

图 13-1　空白尿液和对照品的色谱图

A. 空白尿液；B. 对照品溶液

1. 干扰峰；2. 利多卡因

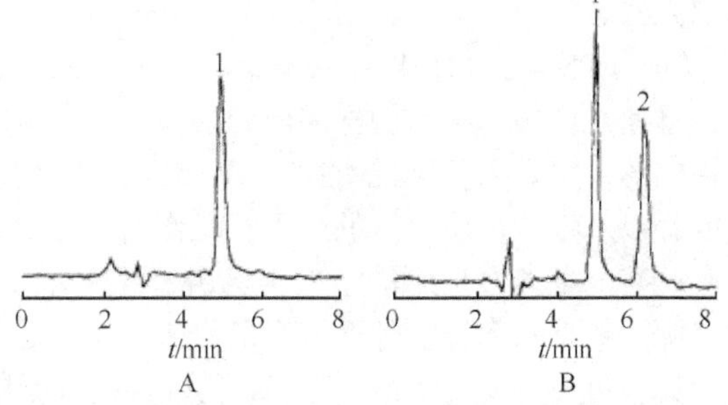

图 13-2　空白尿液和含利多卡因尿样的液相微萃取色谱图

A. 空白尿液的液相微萃取；B. 含利多卡因尿样的液相微萃取

1. 溶剂峰；2. 利多卡因

（5）微透析：实质上是一种膜分离技术，是一种利用膜透析原理，微量地对细胞液进行流动性连续采样的新型采样和色谱制备技术。目前膜微透析技术用在色谱分析，特别是用毛细管电泳分析生物样品时得到了广泛的推广和应用。由于微透析探针很细，可在不破坏生物体内环境的情况下，直接插到生物活体内采样进行原位测定且不影响生物体的生命特征，所以微透析技术可用来研究生物体在活动时体液组成的变化情况。

1）原理：微透析是一种在不破坏（或很少破坏）生物体内环境的前提下，对生物体细胞液的内源性或外源性物质进行连续取样和分析的新技术。微透析系统是将由膜制成的微透析探针植于需要取样的部位，用与细胞间液非常接近的生理溶液以慢速度（0.5～5μl/min）灌注探针，由于膜内外待测组分的浓度差而使得膜外的体内待测组分进入膜内，并被灌注液带到体外，进入仪器（如毛细管电泳、微柱 HPLC 等）进行分析。控制取样条件恒定、灌注液的组成和流速恒定，则微透析的回收率保持一定。

微透析系统的关键部件是微透析探针，它是由膜、导管及套管等部分组成，探针的长度一般为 0.5～10mm，膜材料常用纤维素膜、聚丙烯腈膜和碳酸酯膜，这些膜完全不具有化学选择性，小分子进出膜完全由膜孔大小所决定。

2）特点：与传统体内药物分析取样方法（如取血或组织匀浆法等）相比，微透析取样技术具有以下显著优势：①直接在作用部位取样，提供作用部位的药物浓度及代谢变化等信息；②根据待测物质的相对分子质量选择不同规格的透析膜，从而使样品不含蛋白质、酶等大分子物质，只含游离的药物，样品无需复杂的分离净化处理；③无体液损失，组织损伤小，不破坏机体完整性；④可进行持续进样，在单个动物中研究药物的整个经时代谢变化过程，从而能在减少动物数量的基础上获得有关药物代谢中间过程的信息；⑤可在同一脏器的不同区域或多个脏器同时取样，研究药物在同一个脏器中不同区域或不同脏器的分布和代谢；⑥可在清醒、自由活动的动物个体上取样，在接近正常生理条件下得到实验结果，更有科学性和实际意义；⑦微透析技术除了可为色谱分析（如 HPCE、HPLC 等）进行采样和制备样品外，还能与多种分析仪器（如 HPLC、HPCE、GC 等）联用，实现在线持续分析。

例 13-3：微透析联用 HPLC 对大鼠皮肤葛根素的药代动力学研究

仪器：LC-10AD HPLC 仪（日本岛津公司，SPD-10AVP 可变波长紫外检测器）；微透析体外回收率校正实验反应瓶（上海盛惠工贸有限公司）；微透析设备（美国 BAS 公司）。

药品与试剂：葛根素对照品（中国食品药品检定研究院）；葛根素原料药（陕西汉江药业公司）；乌拉坦（化学纯，国药集团化学试剂有效公司）；Veet 脱毛膏（法国 Veet 公司）；卡波姆 980（美国诺誉公司）；磷酸盐缓冲溶液（PBS，pH7.4）；甲醇（色谱纯，Sigma-Aldrich 公司）；水为三蒸水，其他试剂均为分析纯。

葛根素凝胶的制备：葛根素 35mg，卡波姆 980 0.1g，丙二醇 1ml，甘油 0.2g，氮酮 0.2g，无水乙醇 1ml，三乙醇胺 0.1g，蒸馏水加至 10g，按凝胶制备方法制成凝胶。

动物：SD 大鼠，260～350g，雄性，SPF 级，第二军医大学实验动物中心提供。

色谱条件：Hypersil C18 色谱柱（250mm×4.6mm，5μm）；流动相：甲醇–0.1%醋酸水溶液（30：70）；流速：1.0ml/min；柱温：25℃；检测波长：221nm；进样量：10μl。在选定色谱条件下，色谱图见图 13-3。可见葛根素色谱峰与其他色谱峰分离良好，保留时间为 5min。

将大鼠腹部朝上固定于保温垫上，使其体温保持在 37.5℃左右；然后将线性微透析探针用 18G 穿刺针引导平行植入皮下后，引导针抽回而微透析探针膜管留于大鼠皮下组织中，然后将线性微透析探针与微透析装置相连。

以 PBS 为灌流液，平衡 1.5h 后接样，为空白透析液，然后再分别以不同浓度的药物作为灌流液，收集的样品在以上所建立的色谱条件下测定透析液中药物的含量。

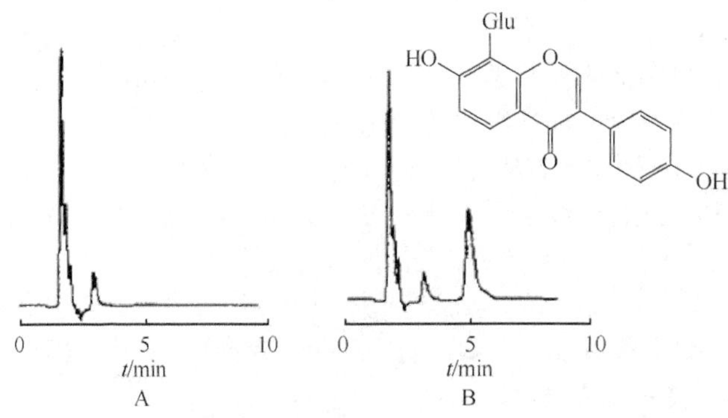

图 13-3　体内空白透析液和含葛根素透析液的色谱图

A. 体内空白透析液色谱图；B. 含葛根素透析液色谱图

结果表明，渗析探针的在体回收率为 33.15%±2.41%（n=12），其浓度-时间曲线下面积（AUC）为 2335.14，半衰期（$t_{1/2}$）为 230.51min，消除速率常数（Kc）为 0.003，最大血药浓度（C_{max}）为 4.62g/L，与 C_{max} 所对应的时间（t_{max}）为 460min。因此，该方法可用于大鼠皮肤葛根素的药代动力学研究。

4. 缀合物的水解　药物或其代谢物与体内的内源性物质结合生成的产物称为缀合物。内源性物质有葡糖醛酸、硫酸、甘氨酸、谷胱甘肽和乙酸等，特别是前两种为最重要的内源性物质。一些含羟基、羧基和氨基的药物，可与内源性物质葡糖醛酸形成葡糖醛酸缀合物；还有一些含酚羟基、芳胺及醇类药物与内源性物质硫酸形成硫酸酯缀合物。尿中药物多数呈缀合状态，如非那西丁在体内受肝微粒体酶的作用，脱烷基氧化成对乙酰基氨基酚，后者与内源性葡糖醛酸或硫酸结合，生成缀合物-对乙酰基氨基酚葡糖醛酸苷和对乙酰基氨基酚硫酸酯。

由于缀合物较原型药物具有很大的极性，不宜被有机溶剂提取。为了测定尿液中药物总量，无论是直接测定还是在萃取之前，都需要进行水解，将缀合物中的药物释出。主要的水解法包括酸水解、酶水解及溶剂解。

酸水解时，可加入适量的盐酸溶液，至于酸的用量和浓度、反应时间及温度等条件随药物的不同而异，这些条件应通过实验来确定。该法较简便快速，但有些药物在缀合物水解过程中会发生水解；与酶水解法相比，其专一性较差。

对于遇酸及受热不稳定的药物，可采用酶水解法，常用葡萄糖醛酸苷酶或硫酸酯酶。前者可专一地水解药物的葡萄糖醛酸苷缀合物，后者水解药物的硫酸酯缀合物。而实际应用中最常用的是葡萄糖醛酸苷酶-硫酸酯酶的混合酶。一般控制 pH 为 4.5～5.5，37℃孵育数小时进行水解。在尿液中采用酶水解，应事先除去尿中能抑制酶活性的阳离子。酶水解比酸水解温和，一般不会引起待测物分解，且酶水解专属性强。其缺点是酶水解时间稍长、试验费用大及酶制剂可能带入的黏蛋白导致乳化或色谱柱阻塞。尽管如此，酶水解仍被优先选用。

缀合物（主要是硫酸酯）往往可通过加入的溶剂在萃取过程中被分解，称作溶剂解。如尿中的甾体硫酸酯在 pH 为 1.0 时加乙酸乙酯提取，产生溶剂解，此时的条件也较温和。

值得注意的是目前对缀合物的分析，逐渐趋向于直接测定缀合物的含量（如采用 HPLC 和 RIA 法），以获得在体内以缀合物形式存在的量，以及当排出体外时，缀合物占所有排出药物总量的比率，从而为了解药物代谢情况提供更多信息。

5. 化学衍生化法　生物样品分析时，可根据待测物的化学结构和检测方法的要求，通过化学衍生化方法，特异性地引入功能基团后再进行分析。目前衍生化处理在 GC 法中应用最为广泛，在 HPLC 法中亦采用柱前或柱后衍生化。此外，采用荧光分光光度法测定生物样品中不具备天然荧光的药物或代谢物时，也可使用荧光试剂进行衍生化后再测定。

（1）GC 中的化学衍生化：目的是使极性药物变为非极性的、易于挥发的药物；增加药物稳定性；生成非对映异构体，提高对光学异构体的分离能力。

主要的衍生化反应有烷基化（alkylations）、硅烷化（silylations）、酰化（acylations）及生成非对映异构体（diastereomers）衍生化等，其中以硅烷化法应用最为普遍。

1）烷基化：本法常用于具有—OH、—NH_2、—NH—等极性基团药物的衍生化。常用衍生化试剂有碘庚烷、叠氮甲烷、氢氧化三甲基苯胺等。

2）硅烷化：本法常用于具有—OH、—NH—、—COOH 等极性基团的药物的衍生化。经硅烷化的衍生物具有一定的热稳定性和挥发性，且操作简便，反应快速。常用的硅烷化试剂是双-（三甲基硅烷基）-乙酰胺。

3）酰化：本法适用于具有—OH、—NH_2、—NH—等极性基团药物的衍生化。一般被酰化后的药物具有更高的挥发性，其易被检测器检测。常用的酰化试剂有三氟乙酸酐、五氟丙酸酐、五氟苯甲酰氯等。

4）生成非对映异构体衍生化：分离光学异构体的方法较多，其中一种是采用不对称试剂，使其生成非对映异构体衍生物，然后在采用 GC 法进行分离测定。常用不对称试剂有（*S*）-*N*-三氟乙酰氟氨酰氯、（*S*）-*N*-五氟乙酰氟氨酰氯等。

（2）HPLC 法中的化学衍生化：目的是提高检测灵敏度；改善色谱分离效果。主要的衍生化方法如下。

1）紫外衍生化：很多化合物在紫外光区无吸收或摩尔吸收系数很小而不能被检测，将它们与具有紫外吸收基团的衍生化试剂在一定条件下反应，使生成具有紫外吸收的衍生物，从而可以被紫外检测器检测，如吴雪艳等以 *α*-溴苯乙酮为衍生化试剂，采用超高效液相色谱法测定丙戊酸钠血药浓度；张华奎等用对溴代苯甲酰甲基溴为衍生化试剂，结合 SPE 法从生物样品中提取、纯化衍生化产物，以 RP-HPLC 法测定衍生物含量而确定卡托普利血药浓度。

2）荧光衍生化：荧光检测器是一种高灵敏度、高选择性的检测器，比紫外检测的灵敏度高 10～100 倍，适合痕量分析。然而，只有多柔比星、普萘洛尔及奎尼丁等少数药物具有荧光，在 HPLC 条件下可被检测。而脂肪酸、氨基酸、胺类、生物碱、甾体类药物等本身不具荧光，必须与荧光衍生化试剂反应，生成具有强荧光衍生物才能达到痕量检测的目的，如陈勇勇等利用邻苯二甲醛柱前衍生化法，使用高效液相色谱-荧光检测器（HPLC-FLD）检测气虚血瘀证大鼠脑组织中 2 种兴奋性氨基酸和 3 种抑制性氨基酸的含量变化。

3）电化学衍生化：电化学检测器灵敏度高、选择性强，但只能检测具有电化学活性的化合物，如果待测药物没有电化学活性就不能被检测。电化学衍生化是指药物与某些试剂反应，生成具有电化学活性的衍生物，以便在电化学检测器上被检测。由于硝基具有电化学活性，一系列带有硝基的衍生化试剂与羟基、氨基、羧基和羰基化合物反应，可生成电化学活性衍生物。尽管这些衍生物都可用紫外吸收检测器检测，但电化学检测的灵敏度更高、选择性更好，为临床、生化、食品等样品的分析提供了新的途径。

4）非对映衍生化：采用手性衍生化试剂将待测成分对映异构体转变成相应的非对映异构体，再用常规非手性 HPLC 法进行分离测定。手性衍生化试剂分为三类：①适用于伯胺和仲胺的手性衍生化，如邻甲基苯乙酰胺、（－）-*α*-甲氧基-*α*-甲基-1-萘基乙酸等；②适用于伯醇和仲醇的手性衍生化，如苄酯基-*L*-脯氨酸和双环己基碳化二亚胺和咪唑、（+）/（－）-2-甲基-1，1′-双-萘基-2-羰基腈等；③适用于羧基的手性衍生化，如 2-氨基丁醇和草酰氯、*R*-（－）/*S*-（－）-*α*-甲基-对硝基苯胺和草酰氯等。

6. 浓集法 生物样品经提取和净化后，虽然待测组分得到了纯化，但因微量的组分分布在较大体积（数毫升）的提取溶剂中，提取液往往不能直接供分析用。一些分析方法，如 GC 法和 HPLC 法等都受进样量的限制，若将提取液直接注入仪器，待测组分的量可能达不到检测灵敏度要求。因此，生物样品预处理过程中，在末次提取时加入的提取液要尽量少，使待测组分提取到小体积溶剂中，然后直接取出适量供测定。如提取液体积较大，待测组分的量达不到检测灵敏度要求，常需将待测组分浓集后再进行测定。常见的浓集方式如下。

（1）自然挥散：适于小体积提取液或挥发性强的溶剂，且待测组分不易挥发的样品，如乙醚、石油醚提取液在自然条件下即可挥干而无须加热。

（2）气流吹蒸：利用空气或氮气流将溶剂带出样品，一般在加热条件下进行，常用于少量溶液的浓集。由于氮气流可防止待测组分被氧化，所以氮吹法特别适合于易氧化、结构不稳定的化合物的浓集。

（3）减压蒸发：常用装置为真空离心浓缩仪或旋转蒸发仪，具有温度低、速度快的特点，适于易随气流挥发或遇热不稳定的药物。

第二节　生物样品分析方法与方法验证

一、分析方法设计的原则

建立准确、可靠的生物样品分析方法是进行体内药物分析的基础。生物样品分析方法的建立，应充分利用现代科学技术的发展成就和前人的研究成果。在系统检索国内外相关文献的基础上，对待测药物在生物体内的存在状况、药动学参数及检测技术的应用等相关资料或数据进行分析和研究，以供借鉴。对于未见文献报道的药物，亦可参考同类药物的相关文献。但值得注意的是，在生物样品分析中影响分析结果的因素较多，文献报道的方法常由于所使用的仪器设备、试剂及分析条件的差异造成分析结果不易重复。

生物样品分析方法的建立主要依据待测药物与生物介质，但同时尚需考虑体内分析的目的并兼顾实验室仪器设备情况。

（一）待测药物与生物介质

生物样品一般来自全血、血浆、血清、尿液或其他生物介质，他们取样量少且构成复杂、存在诸多的内源性与外源性干扰物，如激素、维生素、胆汁及同服的其他药物等。在这复杂的生物介质中测定痕量的药物或其特定代谢物的浓度，干扰严重。另外，一些药物或其特定代谢物还可与血浆蛋白结合形成结合物或与内源性物质结合形成缀合物。因此，在进行分析检测之前必须对生物样品进行处理，且在选择生物样品预处理方法时，首先应考虑待测药物及其特定代谢物的结构和理化性质、供分析用的生物介质以及待测药物在生物介质中的预期浓度范围。

1. 待测药物结构与理化性质　待测药物的化学结构、酸碱性、亲脂性、在水与有机溶剂中的溶解度及分配系数等特性，将决定生物样品的制备方法和条件。例如，某些有机碱性药物遇高氯酸可生成不溶性高氯酸盐，因而不宜使用高氯酸沉淀蛋白后直接 HPLC 测定，但如其具有一定的亲脂性可根据其 pK_a 选择在适当的 pH 下用溶剂萃取；强极性或亲水性药物常难以采用溶剂萃取，则可采用沉淀蛋白、固相萃取（极性填料）、离子对萃取或衍生化后萃取等技术。药物是否具有挥发性，涉及能否采用 GC 测定；药物的紫外、荧光等光谱学特性或电化学特性则决定了在线检测方法的应用。另外，药物的稳定性同样决定生物样品的萃取浓集技术，对酸碱不稳定的药物，应注意避免使用强酸或强碱性溶剂；对热不稳定的药物，则在萃取液浓集时应注意避免高温蒸发。

2. 生物介质的种类与待测药物的形式　生物介质的种类及待测药物在介质中的存在状况，也直接影响生物样品制备方法的选择。如以含药血浆作为分析样品，可选用蛋白质沉淀或和溶剂萃取技术制备待测试样，但当药物或特定代谢物与血浆蛋白结合较强时，则不宜直接采用溶剂萃取，甚至需要使用酶分解法使蛋白质分解而释出药物；当进行尿样中药物或特定代谢物分析时，常因待测物多以结合物形式存在而需对生物样品进行酸水解或酶水解处理使之游离；而在测定发样中金属元素时，宜选用强酸有机破坏或氧瓶燃烧法制备样品。

3. 待测药物的预期浓度范围 待测药物在生物样品中的预期浓度范围（如地高辛临床治疗血药浓度为 1～2ng/ml，而水杨酸盐则为 0.15～0.3mg/ml）及代谢产物的存在与否，对生物样品的分离纯化方法和样品的分析检测技术选用起着重要作用。当待测药物浓度较低尤其是有代谢产物共存时，常需考虑代谢产物的干扰或原型药物与特定代谢产物的同时测定，则宜采用萃取-浓缩的样品制备模式和高灵敏度、高特异性的分析检测技术，如 LC-MS。

（二）体内分析的目的

体内药物分析的目的也间接影响着分析方法的应用。如药动学研究主要阐明药物在体内的吸收、分布、代谢和排泄的处置过程与特点，通常是研究药物在人或动物体内（一般是在血浆中）的浓度随时间的变化和药物的代谢途径与代谢产物。所以，在药动学研究中常需要同时测定原型药物和代谢产物，要求方法具有较高的特异性和灵敏度（10^{-9}g/ml 以下）；同时还要考虑到待测物的预期浓度范围（C_{max}～C_{max}的 1/20）较大的特点，要求检测方法具有较宽的定量范围。大多采用色谱及其联用技术，如 HPLC、LC-MS 或 LC-MS/MS 等。而在临床治疗药物监测中，通常只测定原型药物、且待测药物的预期浓度在有效治疗浓度范围内，所以分析方法简便、易操作，如紫外-分光光度法、EIA 或 FIA 等，以适用于长期、批量样品的测定。另外，在药物滥用或中毒患者的临床抢救中，通常药物浓度极高，不必强调方法的灵敏度，但需快速确证中毒药物，因而应特别强调方法的特异性和分析速度，如 GC-MS、EIA 或 FIA 等。

（三）实验室的设备条件

在设计生物样品分析方法时，还应充分考虑到实验室现有的或可能在其他实验室使用的仪器设备条件，合理设计可行的分析方法。如使用 LC-MS 检测要求测试样品“清洁”，可采用蛋白沉淀-溶剂萃取的生物样品制备方法；而采用 IA 分析时，生物样品的制备方法可相对粗放，如经过简单的蛋白沉淀或溶剂萃取，甚至可不经过任何预处理而直接测定。

二、分析方法建立的一般步骤

（一）分析方法的选择

如上所述，生物样品分析方法的设计受到多种因素的影响。但一般而言，生物样品总待测物的预期浓度范围是决定生物样品检测方法的首要因素。无论从动物或人体内获得的生物样品，其所含药物或其特定代谢产物的浓度大多较低（10^{-10}～10^{-6}g/ml），且样品量通常很少，并且难以通过增加生物样品量提高方法灵敏度。因而在建立生物样品分析方法时必须首先考虑选择适宜的检测方法。

目前，在生物样品中常用的检测方法主要有色谱分析法、免疫分析法和生物学方法。各方法的特点及适用对象如下所示。

1. 色谱分析法 主要包括 GC、HPLC、色谱-质谱联用法（LC-MS、GC-MS）等，可用于大多数小分子药物的药代动力学及代谢产物研究，或基于药代动力学原理的生物利用度、生物等效性或治疗药物监测（TDM）等临床药学或临床药理学研究。近年来，随着液相色谱-飞行时间质谱联用（LC-TOF-MS）技术与设备的普及，LC-MS 已逐步应用于蛋白质、多肽等生物大分子类药物或内源性物质的检测与分析。

2. 免疫分析法 主要有放射免疫分析法（RIA）、酶免疫分析法（EIA）、荧光免疫分析法（FIA）等，多用于蛋白质、多肽等生物大分子类物质的检测。本法具有一定的特异性、灵敏度高，但原形药物与其代谢产物或内源性物质常有交叉反应。故本法不适用于小分子药物代谢研究或特定代谢产物的测定，主要应用于临床 TDM 及生物大分子类物质的药物动力学及其相关研究。

3. 生物学方法（如微生物学方法） 常能反映药效学的本质，可用于抗生素类药物的体内分析，如生物利用度、生物等效性或临床 TDM 等生物样品的测定。但生物学方法一般特异性较差，常需采用特异性高的方法（如色谱分析法）进行平行监测。而对于体内抗生素存在多组分活性代谢产物的药代动力学及代谢产物研究宜用色谱分析法。

综上所述，由于色谱分析法具有较高的灵敏度、特异性和准确性，目前用于大多数药物的检测。同时随着色谱联用技术的完善与仪器的普及，目前色谱分析法，尤其是 HPLC 及其联用 LC-MS 已成为生物样品中药物及其代谢产物分析检测的首选方法。而免疫分析法与生物学方法主要用于生物大分子和抗生素类药物的生物利用度测定与临床 TDM。在药物滥用或中毒患者的样品分析，尤其是在县区医院的临床药学工作中，分光光度法或 TLC 法等仍不失为简便、可行的分析方法。表 13-2 为常用生物样品分析方法的特点。

表 13-2 常用生物样品分析方法的特点

分析方法	检测限度（$\times 10^{-9}$g）	分离能力（选择性）
紫外分光光度法（UV）	100	−
荧光分光光度法（Fluor）	10	±
原子吸收光度法（AAS）	1	+
电化学分析法（ECA）		
电位法（Potent）	10	+
伏安法（Voltam）	0.1	+
薄层扫描法（TLS）		
紫外检测器（UV）	10	++
荧光检测器（FD）	1	++
气相色谱法（GC）		
氢火焰离子化检测器（FID）	1	++
氮磷检测器（NPD）	0.1	+++
电子捕获检测器（ECD）	0.01	+++
质谱检测器（MSD）	0.001	++++
高效液相色谱法（HPLC）		
紫外检测器（UV）	1	++
荧光检测器（FD）	0.1	+++
电化学分析法（ECA）	0.01	+++
质谱检测器（MSD）	0.001	++++
免疫分析法（IA）		
放射免疫分析法（RIA）	0.001	++
酶免疫分析法（EIA）	0.001	++
荧光免疫分析法（FIA）	0.001	++
微生物学测定法（MA）	0.1	±

（二）分析方法的建立

分析方法初步拟定后，需进行一系列的实验工作，以选择最佳的分析条件，并对分析方法进行方法学验证，以确认是否适用于实际生物样品的分析。分析方法的建立和验证过程是同步进行的，是不能截然划分的。为便于讨论，本节将以色谱分析法为例分别叙述。先分步讨论分析方法的建立过程。

1. 色谱条件的筛选 取待测药物及其特定的活性代谢产物、内标物质（必要时）的标准物质（对照品或标准品，或符合标准的原料药，或已知纯度化合物），照拟定的分析方法（不包括生物样品的预处理步骤）进行测定，并通过调整色谱柱的型号（填料的性状、粒径、柱长度等）、流动相（组分及其配比）及其流速、柱温、进样量、内标物质的浓度及其加入量等条件，使待测药物与内标物质具有良好的色谱参数（n、R、T）及峰面积比值，并具有适当的保留时间（t_R）以避开内源性物质的干扰；选择适当的检测器，以获得足够的方法灵敏度（LOQ）。

2. 色谱条件的优化

（1）试剂与溶剂试验：取待测药物的非生物介质溶液（通常为水溶液），按照拟定的分析方法进行衍生化反应、萃取分离等样品预处理（反应试剂、衍生化试剂、萃取溶剂等）后，进样分析以考察反应试剂对测定的干扰（方法特异性）。通过改变反应条件、萃取方法或萃取条件（萃取溶剂的极性、混合溶剂的配比，固相萃取填料性质，冲洗剂与洗脱剂及其用量等），使空白试剂色谱峰不干扰药物的测定（分离度＞1.5）。

本步骤主要考察需经化学反应的预处理过程，若预处理过程仅为生物样品的提取分离，则可不进行该步骤，直接进行空白生物介质试验。

（2）生物介质试验：取空白生物介质，如空白血浆，按照拟定的生物样品预处理与样品分析方法操作。考察生物介质中的内源性物质对测定的干扰（方法特异性），在待测药物、特定的活性代谢产物、内标物质等的“信号窗”（色谱峰附近的有限范围）内不应出现内源性物质信号。

（3）质控样品试验：取空白生物介质，按照实际生物样品中药物的预期浓度范围，加入待测药物的标准物质制成质控（quality control，QC）样品，照“生物介质试验”项下方法试验，建立分析方法的定量范围与标准曲线，并进行方法的精密度、准确度、灵敏度、提取回收率，以及样品与溶液的稳定性等各项参数的验证和介质效应的评估；同时进一步验证待测药物、内标物质与内源性物质或其他药物的分离效能。如色谱峰的 t_R、n 和 T 是否与水溶液的一致，色谱峰是否为单一成分，标准曲线的截距是否显著偏离零点等，均可说明内源性物质是否对待测药物或内标物质构成干扰。

3. 实际样品的测试 通过空白生物介质和质控样品试验，所建立的分析方法及其条件尚不能完全确定是否适合于实际样品的测定。因为药物在体内可能与内源性物质结合（如与血浆蛋白结合），或经历各相代谢生成数个代谢产物及其进一步的结合物或缀合物使得从体内获得的实际生物样品变得更为复杂。所以，在分析方法建立后，尚需进行实际生物样品的测试，考察代谢产物对药物、内标物质的干扰情况，以进一步验证方法的可行性。

所以，在分析方法建立之前应充分了解待测药物在体内的代谢动力学过程，从而使拟定的分析方法尽可能地避免受到代谢产物的干扰和适用于实际生物样品的测定。若待测药物的体内代谢情况及其代谢动力学参数尚无文献报道，可通过比较质控样品和实际生物样品的检测信号，如HPLC 图谱中被测药物色谱峰的 t_R、n 和 T 是否一致，确证该色谱峰是否受到代谢产物的干扰，必要时可通过光二极管阵列检测（HPLC-DAD）或质谱检测（LC-MS）确证被测色谱峰的同一性。

三、分析方法验证的规范及内容

建立可靠和可重复的定量分析方法是进行生物样品分析的基础。为保证分析方法的可行性与可靠性，生物样品分析方法在用于实际样品的分析之前，必须对方法进行充分的方法学验证（validation）。方法验证通常采用 QC 样品和用药后的实际生物样品进行，具体的验证指标及其基本要求如下。

（一）特异性

特异性（specificity）又称为专属性或选择性（selectivity），是指在生物样品中所含内源性和外源性物质及相应代谢物质同时存在时，所用的方法能准确测定待测物质的能力，通常表示所检测的相应信号应属于待测成分所特有。如果有几个分析物，应保证每个分析物都不被干扰。

考察一个分析方法是否具有特异性应着重考虑内源性物质、代谢产物和配伍用药物等的干扰。

通过比较待测药物或其活性代谢产物的对照品（或标准品）、空白生物基质和 QC 样品的检测信号，如比较 HPLC 图谱中该待测药物或其活性代谢产物色谱峰的保留时间（t_R）、理论塔板数（n）和拖尾因子（T）是否一致，以及与内源性物质的分离度（R），确保内源性物质对分析方法没有干扰。对于质谱法则应考虑分析过程中的介质效应，对于结构一致的化合物测定，必要时可通过二极管阵列检测器（DAD）或质谱检测器（MS）确证被测定色谱峰的单纯性和同一性；对于结构未知的代谢物的测定，可采用 LC-NMR 进行结构的初步推测后，考察其干扰情况。

如果大于 10%的空白样品显示大的干扰，应另取一组空白样品重试，如果仍有 10%以上的空白样品仍显示大的干扰，则应改变拟定的方法，以消除干扰。

（二）标准曲线与线性范围

标准曲线（standard curve）是指生物样品中所测定药物的浓度与响应值（如 HPLC 峰面积）的相关性，通常用回归分析方法获得标准曲线，提供回归方程和相关系数。除免疫分析法等少数分析方法外，标准曲线通常为线性模式。标准曲线的最高与最低浓度的区间为线性范围（linear range），待测药物浓度在线性范围内的模拟生物样品的测定结果应可达到试验要求的精密度和准确度。当线性范围较宽时，最好采用加权的方法对标准曲线进行计算，以使低浓度点计算结果较准确。

标准曲线的建立必须用至少 5 个浓度的 QC 样品，其线性范围（不包括零点）应能覆盖全部待测生物样品中的药物浓度，不能使用线性范围外推的方法计算未知生物样品中的药物浓度。

标准曲线的相关系数要求 $r \geqslant 0.99$（色谱法）或 $r \geqslant 0.98$（生物学方法）。另外，标准曲线各浓度点的实测值与标示值之间的偏差[偏差=（实测值–标示值）/标示值×100%]在可接受范围之内时，可判定标准曲线合格。可接受范围一般规定为最低浓度点的偏差为±20%，其余各浓度点的偏差为±15%。

（三）定量下限

定量下限（lower limit of quantification，LLOQ）是指标准曲线上的最低浓度点，表示方法的灵敏度，即测定样品中符合准确度和精密度要求的最低浓度点。取同一生物介质，制备至少 5 个独立的标准样品，其浓度应使信噪比（S/N）大于 5，依法进行精密度和准确度验证。其准确度应为标示浓度的 80%～120%，RSD 应小于 20%。在药代动力学与生物利用度研究中，LLOQ 能满足测定 3～5 个半衰期时样品中的药物浓度或能检出 C_{max} 的 1/20～1/10 时的药物浓度。

（四）准确度

准确度（accuracy）是指用该方法测得的生物样品中待测药物的浓度与其真实浓度的接近程度。理论上，准确度的测定应使用人或动物给药后的实际生物样品，但实际生物样品的浓度是未知的，故实际上采用 QC 样品来测定，测得的浓度与添加的理论浓度比较得到。一般采用相对回收率（relative recovery，RR）或相对误差（relative error，RE）来表示。测定结果用随行的标准曲线的回归方程计算样品浓度，并以测定值 M 的平均值 $\bar{M}$ 与配制的理论浓度（加入值）A 比较，计算相对回收率或相对误差，如下所示。

$$\mathrm{RR}=\frac{\bar{M}}{A}\times 100\%$$

$$\mathrm{RE}=\frac{\bar{M}-A}{A}\times 100\%$$

一般选用 3 个浓度的 QC 样品考察准确度，与随行的标准曲线同法操作。低浓度选择在 LLOQ 附近，其浓度在 LLOQ 的 3 倍以内；高浓度接近与标准曲线的上限；中间浓度选几何平均浓度（以几何级数排列的标准曲线的中部）附近。一般要求相对回收率为 85%～115%（RE 不超过±15%），在 LLOQ 附近应为 80%～120%（RE 不超过±20%）。

（五）精密度

精密度是指在确定的分析条件下相同生物介质中相同浓度样品的一系列测量值的分散程度。一般用标准偏差或相对标准偏差表示。

体内药物分析中，除要考察批内（within-batch，within-run 或 intra-assay）RSD 外，同时还应考察批间（between-batch，between-run 或 inter-assay）RSD。

批内精密度是指在同一分析批内（同一条标准曲线在相同的实验条件下）的测定结果之间的 RSD。一个分析批同时在一日内完成，所以批内精密度又称为“日内精密度”。批间精密度系指在不同分析批的测定结果之间的 RSD，因不同分析批通常是在不同日期内完成，所以批间精密度又称为“日间精密度”。

一般选用低、中、高 3 个浓度的 QC 样品考察精密度（浓度选择同准确度考察），与随行的标准曲线同法操作。测定批内 RSD 时，每一浓度至少制备并测定 5 个样品；测定批间 RSD 时，应在不同日（每日 1 个分析批）连续制备并测定，至少有连续 3 个分析批，不少于 45 个样品的分析结果。精密度一般要求 RSD 不超过 15%，在 LLOQ 附近 RSD 应不超过 20%。

（六）稳定性

稳定性（stability）是储存条件、药物的化学性质、空白生物样品和容器系统的函数。体内药物分析中，生物样品量较大，通常在一个工作日内难以完成全部生物样品分析，需在多个工作日内分析。因此保证生物样品及其预处理后的残渣或溶液的稳定性尤为重要。生物样品中待测物的稳定性包括长期贮存、短期储存及冻融-解冻循环过程中的稳定性，另外还包括标准储备液的稳定性。

1. 长期稳定性　时间应超过收集第一个样品值至最后一个样品分析所需的时间。储存温度一般为–20℃或–80℃。要求高、中、低浓度至少分别测定 3 次，并分别与第一日测定结果进行比较。

2. 短期室温稳定性　根据实际操作在室温中需维持的时间，将样品于室温下放置 4～24h，在不同时间点取样，进行分析，与 0h 测定结果进行比较。

3. 冻融稳定性　取高、中、低浓度样品至少各 3 份，于–20℃储存 24h，取出置于室温使其自然融化，之后取样，进行分析。然后再把样品冷冻 12～24h，如此反复冻融循环两次以上，然后比较各次分析结果。

4. 储备液稳定性　药物与内标的储备液的稳定性应对其在室温下至少 6h 的稳定性进行考察，然后将其冷藏或冷冻 7～14 日后进行分析，所得的仪器响应值与新鲜配制的溶液所得的值进行比较。

（七）提取回收率

提取回收率又称为绝对回收率（absolute recovery），主要是考察生物样品在制备过程中造成的待测成分的损失程度。在体内药物分析中，对生物样品的制备、提取通常是采用一次提取，而常规药物分析一般是多次提取，故生物样品中待测药物常常不能被完全提取，其提取回收率≥70%时一般被认为具有较好的提取回收率。

要求高、中、低 3 个浓度的 QC 样品考察提取回收率，每一浓度至少 5 个样品，每个样品分析一次。另取等量的相同 3 个浓度的标准溶液，用溶解 QC 样品经处理后的残渣的溶剂稀释至同体积，同法测定。将 QC 样品的检测信号与未经处理的相应浓度的标准溶液的检测信号比较，计算提取回收率，如下所示。

$$R=\frac{A_{\mathrm{T}}}{A_{\mathrm{S}}}\times 100\%$$

$$R=\frac{R_{\mathrm{T}}}{R_{\mathrm{S}}}\times 100\%$$

式中，R 为提取回收率；A_{T} 为 QC 样品制备处理后的检测信号（如 HPLC 峰面积或峰高）；A_{S} 为未经制备处理的相应浓度的标准溶液的检测信号；R_T 为经制备处理后的检测信号的相对值（如内标法中 HPLC 峰面积比或峰高比）；R_S 为未经制备处理的相应浓度的标准溶液的检测信号的相对值。

在药代动力学、生物利用度研究或临床治疗药物监测中，高、中、低 3 个浓度的待测药物的提取回收率均应≥50%；且高、中浓度的 RSD 应≤15%，低浓度的 RSD 应≥20%。内标法使用的内标物质的提取回收率应≥50%（RSD≤15%）。

（八）分析过程的质量控制

未知生物样品的测定，应在分析方法确定完成之后进行。在实际生物样品的测定过程中应对分析数据的质量进行必要的监控。QC 样品用于分析全程的质量控制，包括分析方法的精密度、准确度、提取回收率及样品稳定性等测定与分析数据的质量控制。一般配成低、中、高三个浓度的 QC 样品。

每个未知样品一般只测定 1 次，必要时（有充分理由证实该测定结果异常时）可重复测定。每个分析批样品测定的同时应建立相应的标准曲线，并随行间隔测定高、中、低至少 3 个浓度的 QC 样品。QC 样品应以低至高或高至低的顺序以一定间隔均匀地穿插于整个分析批，与生物样品同时测定，根据 QC 样品的测定结果，评判该分析批的数据是否可被接受或拒绝。

每一个分析批内，应随机穿插分析至少 6 个 QC 样品，若未知样品数目较多时，应增加各浓度 QC 样品数，使其数目大于未知样品总数的 5%。QC 样品的测定结果的偏差一般应不大于±15%，低浓度点偏差一般应不大于±20%，最多允许 1/3 不在同一浓度指控样品结果超限。若 QC 样品的测定结果不符合上述要求，则该分析批样品测试结果作废。浓度高于定量上限的样品，应采用相应的空白介质稀释后重新测定；对于浓度低于定量限的样品应以零值计算。

例 13-4：UHPLC-MS/MS 法测定比格犬血浆中硝苯地平的浓度

1. 仪器、试药与实验动物 Prominenece 超高效液相色谱系统（日本岛津公司）；API4000 型三重四极杆串联质谱仪（美国 Applied Biosystems 公司）；Analyst 1.5.1 数据采集系统；AB135-S 电子分析天平（瑞士 Mettler Toledo 公司）；XW-80A 旋涡混合器（上海医科大学仪器厂）；SC-2546 低速离心机、HC-2516 高速离心机（科大创新股份有限公司）；HGC-36A 氮吹浓缩仪（天津市恒奥公司）；DAS 2.0 统计软件（中国药理学学会）。

硝苯地平对照品及地西泮对照品均购自中国食品药品检定研究院，纯度均大于 98%；硝苯地平缓释片购自德国拜耳公司；硝苯地平普通片购自国内厂家；甲醇、甲酸为色谱纯；乙醚、正己烷和氢氧化钠为分析纯。

比格犬 6 只，雄性，体重 9～11kg，购自沈阳康平实验动物研究所。

2. LC-MS 条件　色谱柱为 Shim-pack XR-ODS（75mm×3.0mm，2.2μm）；流动相为甲醇（B）–0.05%甲酸水溶液（A），洗脱梯度（0～2.00min，80%B～95% B；2.01～2.20min，95% B；2.21～3.50min，80% B）；流速为 0.4ml/min；柱温为 40℃；进样量为 5μl。

离子源：电喷雾离子源（ESI）；离子喷射电压：5.5kV；温度：500℃；气帘气：137.9kPa；碰撞气压力：137.9kPa；源内气体 1（GAS1，N_2）：344.75kPa；源内气体 2（GAS2，N_2）：275.8kPa；正离子检测方式；扫描方式：多反应离子监测（MRM）。用于定量分析的离子及条件：硝苯地平，*m/z* 347.0→*m/z* 315.0，DP 为 58V，CE 为 10V，CXP 为 21V；地西泮（内标），*m/z* 285.0 →*m/z* 193.1，DP 为 80V，CE 为 43V，CXP 为 20V。

3. 溶液配制　对照品溶液为精密称取硝苯地平对照品 1.00mg，置 100ml 量瓶中，用甲醇溶解并稀释至刻度，混匀，配制成浓度为 10.0μg/ml 的硝苯地平储备液。用甲醇稀释储备液，配制硝苯地平浓度分别为 500ng/ml、400ng/ml、250ng/ml、50ng/ml、30ng/ml、25ng/ml、5ng/ml、2.5ng/ml、2ng/ml、1.5ng/ml 的系列对照品溶液。

内标溶液：精密称取地西泮对照品 1.00mg，置 100ml 量瓶中，用甲醇溶解并稀释至刻度，混合均匀，配制成浓度为 10.0μg/ml 的内标储备液，精密量取内标储备液 1.0ml，置 100ml 量瓶中，用甲醇稀释至刻度，混合均匀，配制成浓度为 100ng/ml 的内标溶液。

4. 血浆样品的处理方法　血浆（–20℃保存）融化后，涡旋混合 30s。取血 500μl 至 5ml 试管中，加入内标溶液 50μl，甲醇 50μl，涡旋 1min，加入 1.00mol/L 氢氧化钠溶液 100μl，涡旋 1min，加入 2ml 正己烷-乙醚（1∶2）萃取 3min，在 4℃下，12 000r/min 离心 5min，取上清液至 5ml 试管中，氮气流下吹干，残留物于 50μl 甲醇中复溶，涡旋 1min，超声处理 3min，12 000r/min 离心 5min，取 5μl 上清液进样分析。

5. 药动学实验　6 只雄性比格犬禁食 12h 后，单次口服硝苯地平缓释片 1 片（20mg），于给药前及给药后 0.5h、1h、2h、3h、4h、5h、6h、7h、8h、10h、12h、16h、24h、30h、36h、48h 前肢静脉采血 3.00ml，置于肝素化试管中，12 000r/min 离心 5min 后分离血浆，置–20℃保存待测。在比格犬洗净 2 周后，6 只雄性比格犬禁食 12h 后，单次口服硝苯地平普通片 4 片（20mg），在给药前及给药后 0.25h、0.5h、0.75h、1h、1.5h、2h、3h、4h、5h、6h、7h、8h、10h、12h、16h、24h、30h、36h、48h 前肢静脉采血 3.00ml，置于肝素化试管中，12 000r/min 离心 5min 后分离血浆，置–20℃保存待测。

6. 方法学考察

（1）质谱分析：取 100ng/ml 硝苯地平对照品溶液和 100ng/ml 地西泮内标溶液分别进 LC-MS 进行二级全扫描，结果见图 13-4。

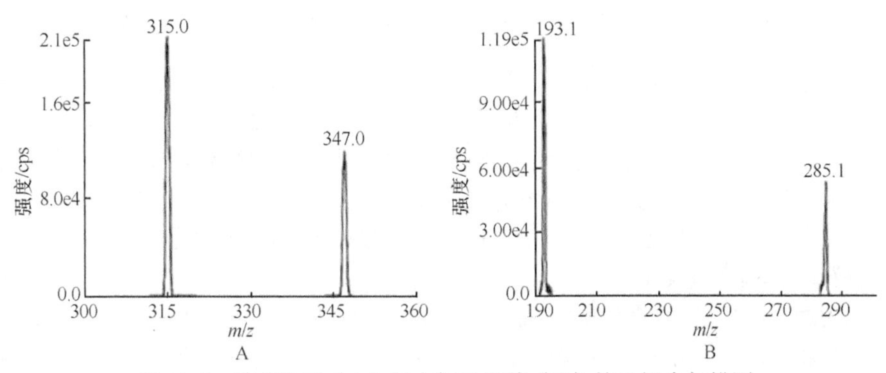

图 13-4　硝苯地平（A）及内标地西泮（B）的二级全扫描图

A. 硝苯地平；B. 内标地西泮

（2）专属性：在本实验条件下，测得空白血浆、空白血浆中加入对照品和内标及实测血浆样品的色谱图见图 13-5。硝苯地平和地西泮的保留时间分别为 1.70min 和 2.23min，结果表明，空白血浆中内源性物质不干扰硝苯地平和内标的测定。

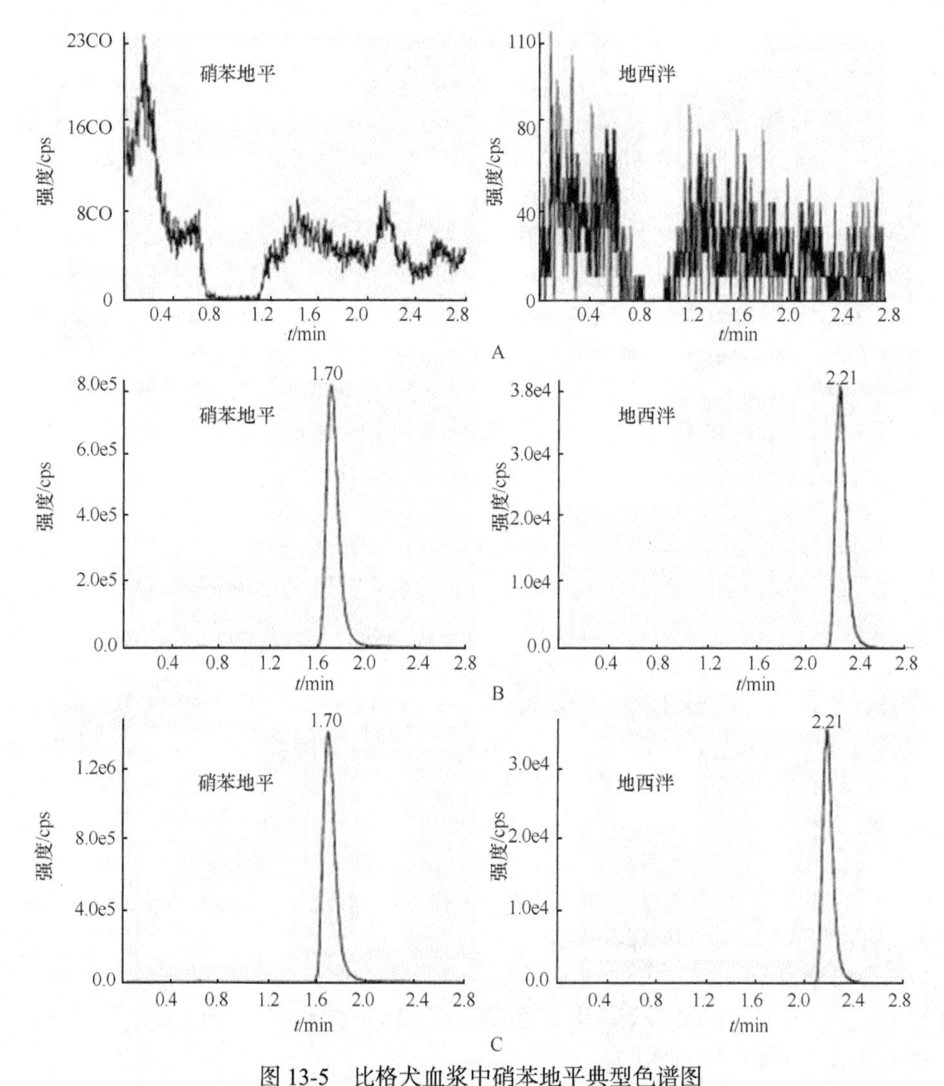

图 13-5　比格犬血浆中硝苯地平典型色谱图

A. 空白血浆；B. 空白血浆加入对照品和内标；C. 比格犬口服硝苯地平缓释片 2h 的血浆样品

（3）标准曲线与线性范围：精密量取空白血浆500μl，分别加入不同浓度的硝苯地平系列对照品溶液各50μl，配制成血浆中硝苯地平浓度分别为 0.15ng/ml、0.25ng/ml、0.50ng/ml、2.50ng/ml、5.00ng/ml、25.00ng/ml、50.00ng/ml 的标准血浆样品，按 4 项下血浆样品处理方法操作，以待测物浓度为横坐标，待测物与内标物的峰面积比值为纵坐标，用加权最小二乘法（权重系数：$W = 1/X^2$）计算线性回归方程：$Y= 0.6692X + 0.0211$，$r = 0.9983$。结果表明，硝苯地平浓度为 0.15～50.00ng/ml 线性关系良好，定量下限为 0.15ng/ml。

（4）精密度与准确度：精密量取空白血浆 500μl，分别加入不同浓度的对照品溶液各 50μl，配制成定量下限及低、中、高 3 种浓度（0.15ng/ml、0.20ng/ml、3.00ng/ml、40.00ng/ml）的 QC 样品，按 4 项下血浆样品处理方法操作，连续测定 3 批，计算方法的精密度与准确度，结果见表 13-3。结果表明，本试验所建方法的精密度与准确度均达到实验要求。

表 13-3　QC 样品的精密度与准确度

血浆样品浓度（ng/ml）	RSD（%）		RE（%）
	日内	日间	
0.15	10.8	10.9	4.6
0.20	6.1	4.3	4.3
3.00	4.0	12.9	−0.4
40.00	6.6	13.8	−3.3

（5）提取回收率和基质效应：①提取回收率为精密量取低、中、高浓度（0.20ng/ml、3.00ng/ml、40.00ng/ml）的对照品溶液各 50μl，加入内标溶液 50μl，涡旋混合 30s，按 4 项下自氮气流下吹干起同法操作，得峰面积 A_1，以精密度与准确度试验中所对应浓度的峰面积为 A_2，A_2 与 A_1 两者比值求得绝对提取回收率；②基质效应为精密量取 6 个不同来源的空白血浆 500μl，除不加对照品溶液和内标溶液外，按 4 项下自加入 1.00mol/L 氢氧化钠溶液 100μl 起同法操作至取上清液至 5ml 试管中，上清液中依次加入低、中、高浓度（0.20ng/ml、3.00ng/ml、40.00ng/ml）的对照品溶液各 50μl，内标溶液 100μl，混合均匀，自氮气流下吹干起同法操作，得到峰面积 A_3，A_3 与 A_1 两者比值求得基质效应。结果显示低、中、高 3 个浓度的绝对提取回收率分别为 68.3%、64.4%、63.1%，内标为 58.7%，且各浓度的 RSD 均小于 15%；基质效应的 RSD 分别为 7.5%、3.0%、2.9%。

（6）稳定性：按 4 项下制备 0.20ng/ml 和 40.00ng/ml 2 个浓度的标准血浆样品（n=3），将血浆样品在避光条件下室温放置 8h，自动进样器放置 8h，−20℃冷冻放置 24h，−20℃反复冻融循环 3 次以及−20℃保存 40 日条件下测定样品浓度，RSD 值均为±15%，表明血浆中硝苯地平在上述条件下稳定性均良好。

7. 药动学结果　根据所测硝苯地平浓度-时间数据，利用《DAS 实用药代动力学程序》进行非房室模型的拟合，浓度-时间曲线见图 13-6。

6 只比格犬口服硝苯地平缓释片后的主要药动学参数 T_{max} 为 4.58h±1.39h，C_{max} 为 30.53ng/ml±7.38ng/ml，$t_{1/2}$ 为 8.69h±3.42h，AUC_{0-t} 为 185.9（ng/ml）· h ± 113.3（ng/ml）· h，$AUC_{0-\infty}$ 为 188.8（ng/ml）· h ± 113.6（ng/ml）· h。

6 只比格犬口服硝苯地平普通片后的主要药动学参数 T_{max} 为 1.58h±1.71h，C_{max} 为 30.33ng/ml±9.80ng/ml，$t_{1/2}$ 为 5.35h±2.88h，AUC_{0-t} 为 122.2（ng/ml）·h ± 45.3（ng/ml）·h，$AUC_{0-\infty}$ 为 137.4（ng/ml）· h ± 48.6（ng/ml）· h。

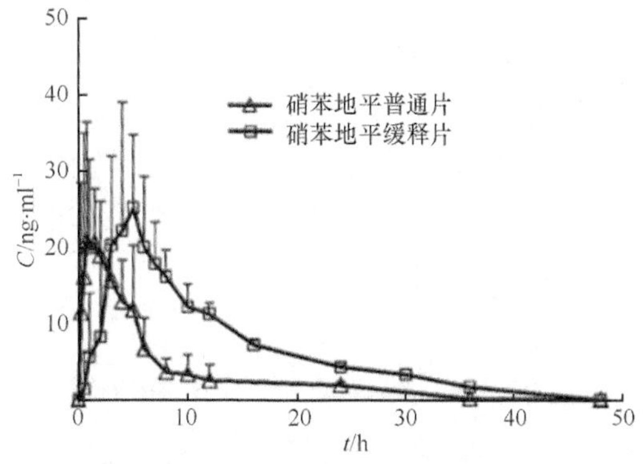

图 13-6　6 只比格犬单次口服硝苯地平缓释片和硝苯地平普通片 20mg 后的浓度-时间曲线（n =6）

第三节　血药浓度与临床药物监测

一、血药浓度的临床意义

（一）血药浓度与药理作用强度

近代药理学研究表明，大多数药物的药理作用是体内药物与特异性受体相互作用的结果。然而，欲直接测定人体组织中受体部位的药物浓度，一方面会受到微量分析技术的限制而难以实现；另一方面则有违医学伦理的道德规范。近代随着药物体内过程研究的深入，已知进入人体的药物由血液运送至靶器官的作用部位，血液中的游离药物通过生物跨膜进入细胞外液，进而扩散至细胞与受体结合。血液中的药物浓度与细胞外液及细胞内的药物浓度形成可逆的动态平衡，因此血药浓度间接地反映了药物在受体部位的浓度。现代的体内药物浓度分析技术，已能准确的定量测定血液中的药物总浓度及游离药物浓度，使血药浓度成为药物体内过程及作用规律的重要参数。由不同时间的浓度绘制的血药浓度-时间曲线和获得的药代动力学参数，已经成为治疗药物监测（therapeutic drug monitoring，TDM）的理论基础。

从图 13-7 还可看到，影响浓度的许多因素及因此引起的血药浓度的变化，都和阐述药物的体内作用规律密切相关，由此构成了当前临床药理学研究的各个重要领域。衡量药物制剂优劣的生物利用度（bioavailability），主要研究生物体对药物的利用强度；药动学（pharmacokineties），则主要研究药物体内过程对药理作用强度的影响；药效学（pharmacodynamics），重点研究受体对药理作用强度的影响；而治疗药物监测，则主要关注血药浓度与临床疗效和安全性的关系。这些临床药理学研究的重要领域，将血药浓度及其相关的体液药物浓度作为观察的重要指标。这也是近 20 年来，利用体内药物分析的手段获得的血药浓度及其相关体液药物浓度，在评价临床用药的安全性和有效性、阐述药物体内作用机制等方面扮演越来越重要角色的原因。

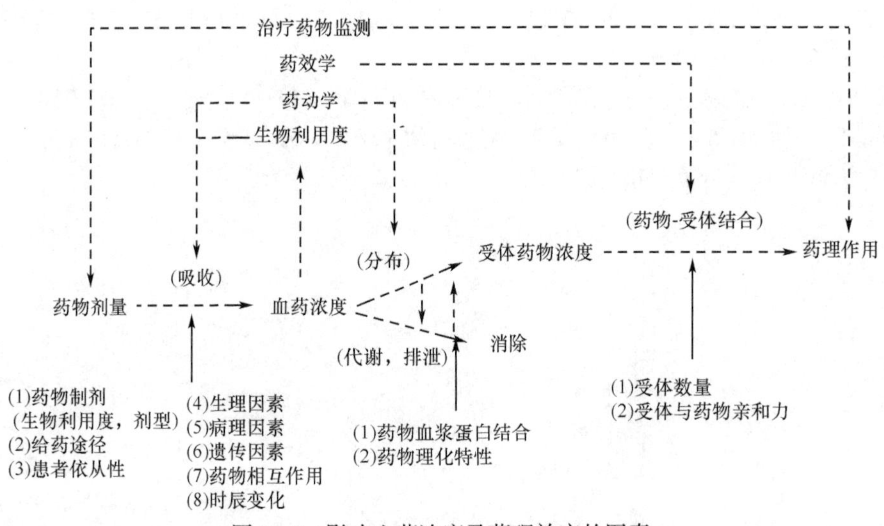

图 13-7　影响血药浓度及药理效应的因素

（二）血药浓度与药动学参数

血药浓度在临床药物代谢动力学研究方面的应用最为广泛，而由不同时间的血药浓度绘制的浓度-时间曲线和模拟计算的药代动力学参数，更是日益广泛地用于阐述药物在体内的作用规律，成为评价临床合理用药的重要手段。

1. 浓度-时间曲线　以时间为横坐标，以药物的一些特征数量（如体内药量、血药浓度、尿药排泄速度、累计尿药量等）为纵坐标绘制的曲线，称为浓度-时间曲线（drug concentration-time curve）。如图 13-8 所示，浓度-时间曲线动态地反映了药物的吸收、分布、代谢和排泄的体内过程，通过用数学模型进行曲线的模拟可获得相关的药代动力学参数。在药代动力学研究中，大多数通过血样或尿样中药物浓度的测定来绘制浓度-时间曲线，形象地表示某药的药动学特征。

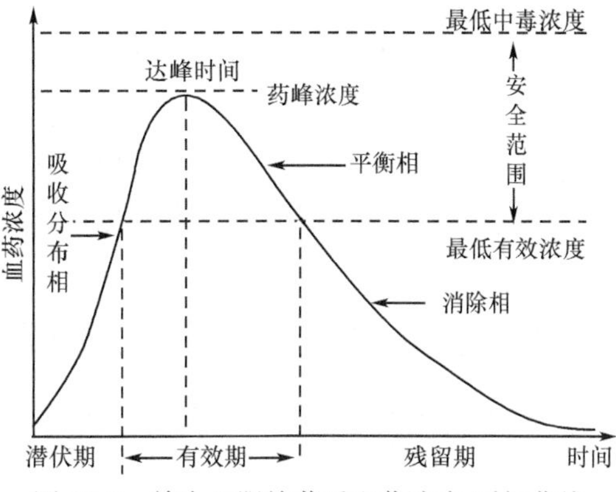

图 13-8　单次口服给药后血药浓度-时间曲线

2. 浓度-时间曲线下面积（AUC）　代表单次给药后机体对药物的吸收总量，反映药物的吸收程度。一般通过统计矩积分法或药代动力学参数公式法求算 AUC。试验药品的 AUC 可用于评价药品的生物利用度。

3. 峰值血药浓度　血管外给药后血浆最高药物浓度称为峰值血药浓度（maxium of drug concentration，C_{max}）。C_{max} 常用于阐述血药浓度水平与毒性反应之间的关系。

4. 达峰浓度时间　血管外给药时，达到最大血药浓度（C_{max}）时的时间称为达峰浓度时间（time for maxium of drug concentration，T_{max}）。T_{max} 常用于判断血管外给药后机体对药物吸收的快慢。

5. 生物利用度　是药物吸收速度与程度的一种量度。不同的药物剂型或相同的药物剂型即使所含主药相等，也并不能保证机体对该药的吸收速度和吸收量相等，因而造成治疗效果的差异。故常常通过比较两种制剂的生物利用度，即对浓度-时间曲线的 AUC、C_{max} 和 T_{max} 进行统计学分析，判断两种制剂被机体利用是否具有生物等效。

6. 表观分布容积（apparent volume of distribution，V_d）　是 t 时体内药物总量与血药浓度的比值（$V_d=D_t/C_t$），意为体内药物按血浆中同样浓度分布时所需的体液总容积，并不代表具体的生理空间。V_d 用于推测药物在体液中分布的广泛程度和组织对药物的摄取量。

7. 药物半衰期（half-life，$t_{1/2}$）　是指血药浓度降低一半所需的时间，或药物在体内消除一半所需的时间，即消除半衰期，计算公式如下。

$$t_{1/2}=\frac{0.693}{k}$$

药物半衰期是判断药物在体内残留量的重要药动学参数。当体内药物经过 3.32 个、6.64 个、9.96 个消除半衰期时，药物在体内消除分别达总量的 90%、99%和 99.9%。同样，药物的吸收半衰期（$t_{1/2}$，K_a）分别为药物吸收一半及分布一半所需时间。

8. 稳态血药浓度　临床用药绝大多数都是多剂量给药，若以一定的时间间隔，用相同的剂量多次给药，则在给药过程中血药浓度将逐次叠加。当药物的吸收速率与消除速率达到平衡时，血药浓度可维持在一定水平内上下波动，该波动范围定义为稳态血药浓度（steady state plasma concentration，C_{ss}）。C_{ss} 有一个稳态峰值血药浓度（$C_{ss,\ max}$）和谷值血药浓度（$C_{ss,\ min}$）。稳态血药浓度常用于判断治疗药物监测时血样的采集时间、毒副反应和疗效。

二、血药浓度的临床应用

（一）根据血药浓度选择适当的药物

在治疗药物监测的实施过程中，常常会遇到这样的情形，即血药浓度测定结果在治疗窗范围内，但患者的临床疗效不明显或无法控制病情。此时，若有多种药物可供临床治疗选择时，就可以根据血药浓度监测的结果与临床疗效的相关性，选择安全性和有效性最佳的药物用于临床治疗。

（二）根据血药浓度选择适当的给药途径

临床给药途径可分为两大类：静脉给药途径和血管外给药途径。从药物体内处置过程分析，这两类给药途径的最大差异是静脉给药较血管外给药少了药物的吸收过程。因此，两类给药途径的浓度-时间曲线迥然不同，如图 13-9。了解和掌握这两类给药途径的浓度-时间曲线变化规律，有助于我们通过测定血药浓度来选择适当的给药途径。

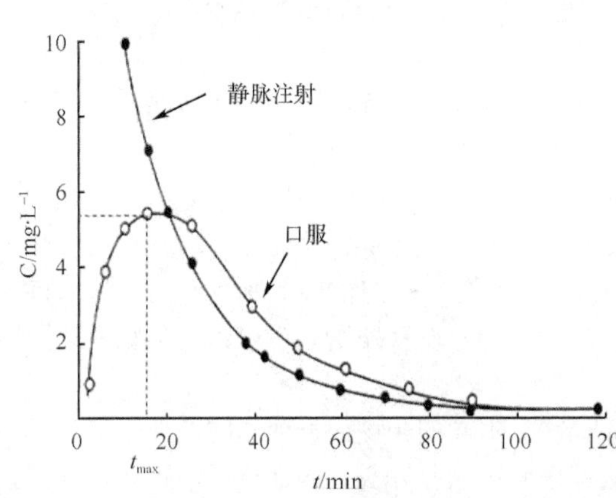

图 13-9 静脉和口服药物后的浓度-时间曲线比较

静脉给药途径的瞬时血药浓度高，然后迅速分布到组织和靶器官，再从体内消除。所以静脉给药后血药浓度的下降主要受分布和消除的影响。静脉给药可以保证所有药物进入血液循环。其中，快速注射可迅速达到较高的血药浓度，特别适用于急症的缓解；持续滴注或恒速泵推注可维持相对稳定的血药浓度，适于住院危重患者的治疗。静脉给药后，随着药物分布入组织，药物在血浆与组织间开始建立动态平衡，此后血药浓度的下降主要是由于药物从体内消除所致，其限速因素是消除半衰期（$t_{1/2}$）。$t_{1/2}$长的药物，血药浓度下降缓慢；$t_{1/2}$短的药物，血药浓度下降迅速。单次静脉给药经过 7 个半衰期，血药浓度基本清除完毕（>99%）。综上所述，静脉给药初期需侧重预防毒副反应，后期则要重点观察是否能维持疗效，这些都可通过测定血药浓度来选择是否采用静脉给药途径。

药物经血管外的途径给药后，其吸收过程是产生疗效的基本前提。与静脉给药相比，血管外给药常见吸收延迟和血药浓度的峰浓度下降，其血药浓度的变化是吸收速率和消除速率综合作用的结果。若某药的吸收过程为一级过程，给药初始，所有药物集中于吸收部位，体内无任何药物，此时吸收速率最大，而消除速率为零。此后，随着药物的逐渐吸收，吸收速率下降，同时消除速率上升，两速率之间的差异缩小。但只要吸收速率仍大于消除速率，血药浓度则呈上升趋势。当血药浓度达到最大（峰浓度 C_{max}）时，消除速率与吸收速率相等，该点时间称为达峰时间（T_{max}）。随后，消除速率逐渐超过吸收速率，血药浓度随之下降。

血管外给药的峰浓度始终低于同一剂量静脉给药的峰浓度，因为前者达到峰浓度时，仍有部分药物残留在吸收部位，且同时已有部分药物被消除；而静脉给药时，全部药物几乎同时进入体内。达峰浓度后，血管外给药的血药浓度又高于同剂量的静脉给药，因前者仍有药物不断被吸收。以上浓度-时间曲线的差异，都可以通过测定血药浓度结合临床疗效反应，作为选择合适给药途径的依据。对于血管外给药的浓度-时间曲线，其上升段可定义为吸收相，下降段称为消除相。在消除相的末段采血测定血药浓度（如下次给药前采血测定的谷浓度），基本代表了药物在作用部位或靶器官的浓度，这对选择何种给药途径往往具有重要的临床参考价值。

就血管外口服给药途径而言，所选药物是否具有首过效应也是值得重视的问题。由于药物首过效应使进入血液循环的药物部分减少，势必使血药浓度及分布到作用部位的药物浓度降低，通过血药浓度监测，可为选择其他血管外给药途径以避免首过效应提供依据。此外，连续口服给药达到稳态血药浓度（C_{ss}）的时间长短（一般需要 6.64 个 $t_{1/2}$ 的时间），对临床疗效的判断也至关重要。对于半衰期长的药物，可考虑首剂给予负荷剂量，使血药浓度迅速升至较高水平，以避免达到稳态血药浓度的时间过长而贻误病情。给予首剂负荷剂量时，应该同时检测峰值血药浓度，以免血药浓度过高引起严重毒副反应。

（三）根据血药浓度指导药物剂量的选择

以群体药代动力学参数设计临床给药方案，给药后监测血药浓度，可用于计算个体药代动力学参数，再用一定的公式计算调整给药剂量，这个过程是治疗监测在个体化给药方案设计中应用的一个重要方面。从某种意义上讲，血药浓度在给药剂量与药理作用之间起着桥梁的作用，它既和给药剂量之间有一定相关性，又是分布到作用部位的药物浓度的来源。所以，血药浓度是目前间接反映大多数药物药理作用的理想指标，通过血药浓度指导选择药物剂量，往往易于达到期望的临床治疗目标。

（四）根据血药浓度的半衰期确定给药次数

许多疾病要求治疗药物在人体内的血药浓度波动在一个最佳的治疗范围内，过高会导致不良反应增加，甚至引起死亡；过低又不能达到较好的治疗作用。为获得满意的临床疗效，需要确定个体给药方案。其中，通过消除半衰期这个重要的药动学参数确定合理的给药次数（给药间隔），是确定个体化给药方案的重要方面。

综上所述，血药浓度是临床应用的核心，是实现临床给药方案个体化的重中之重，包括如何根据血药浓度选择合适的药物、正确的给药途径、适宜的剂量及给药间隔。如我们掌握了临床用药的这些关键环节，就能基本做到临床合理用药。如果临床用药时还能根据血药浓度结合患者的生理病理状况，以及临床的药效学指标和毒副反应表现，运用药动学的相关参数进行综合分析和评价，则临床用药就达到了相当高的个体化用药水平。

三、治疗药物监测与临床给药方案个体化

治疗药物监测（therapeutic drug monitoring，TDM）为近 30 年在治疗医学领域内崛起的一门新的边缘学科，是应用现代先进的体内药物分析技术，测定血液或其他体液中药物浓度，利用计算机手段在临床药代动力学原理的指导下，使临床给药方案个体化，以提高疗效、避免或减少毒副反应。TDM 对临床药物治疗的指导，主要是指设计或调整合理的给药方案，同时为用药过量中毒的诊断和处理提供有价值的实验依据。近年来国外又将其统称为临床药动学监测（clinical pharmacokinetic monitoring，CPM）。

近年来，治疗药物监测在体液药物浓度测定方法学及临床药动学的应用方面的研究取得了具有临床应用价值的成果，促进了遗传药理学和受体药理学的发展，对分析仪器和自动化分析试剂盒的研制、甚至计算机应用软件的开发均起了积极推动作用。

（一）给药方案个体化

临床给药方案通常包括确定药物的剂型、给药途径、剂量、给药间隔、给药时间及疗程等。所谓给药方案个体化，是指根据不同患者的生理、病理状况，调整适合的剂量及给药间隔，使临床用药更安全有效。在确定给药方案时，虽然有些医生习惯于使用给药方案来处置个体，但大多数临床医师在临床实践中都下意识地实施着个体化给药方案，只不过其特点是通过监视患

者的疗效和毒副反应来调整剂量和给药间隔。例如，对于心脏换瓣手术患者，术后常需通过反复测定凝血酶原时间，以调整每个患者服用华法林的剂量，这是以药效学指征作为监测指标；至于用水杨酸治疗风湿病，一般先将剂量递增到出现耳鸣、恶心，然后采用略低于此的剂量，则是以毒性症状作为监测指标。利用临床药效学指标的观察实施个体化给药方案，是临床上最习惯采用且行之有效的方法，如监测血压来控制抗高血压药物剂量，测定血糖以调节降血糖药的用量。

（二）血药浓度监测在给药方案个体化的地位

许多药物的血药浓度与药理作用之间的关系，比剂量与药效之间的关系更为密切。当我们讨论临床具体患者的处方剂量和药效之间的关系时，必须考虑到下面 6 个问题。

（1）医生开了处方，但患者是否按医嘱中的给药方案用药？

（2）会不会使用了不同厂家和不同批号的产品，由于产品的生物利用度不同而影响疗效？

（3）是否由于每个患者的药动学特点存在个体差异造成血药浓度的个体差异，从而影响疗效？

（4）虽已按医生的愿望调整并建立了一定的血药物浓度，但能否反映作用部位的药物浓度？

（5）即使控制了作用部位的药物浓度，是否一定能保证满意的疗效？

（6）是否考虑了由于其他药物的存在而出现药效协同或拮抗作用？

针对上述 6 个环节进行透彻地分析，可以明确血药浓度在给药方案个体化中的地位。第 1、2 两个环节，在一定程度上能通过监测血药浓度，发现患者是否按医嘱用药或制剂质量问题而造成处方剂量和药效关系的不一致，并予以纠正。对第 3 个环节的药代动力学的个体差异造成药效的个体差异，正好在血药浓度水平上得以充分反映，可以检测血药浓度并予以发现和调整。由于大多数药物的血药浓度能间接地反映作用部位的药物浓度，血药浓度监测在解决第 4 个环节方面常常给临床提供有价值的参考依据。第 5 个环节涉及药效学的研究范畴，但仍可从血药浓度数据中发现相关的信息。至于发生在第 6 个环节的药物相互作用方面的问题，可以测定合并用药血药浓度的变化及单独用药血药浓度，对药酶诱导或抑制及竞争，血浆蛋白结合反应所造成的药理作用强度的差异进行监控。因此，测定血药浓度已成为指导制定合理给药方案和监测某些药物疗效的重要手段。

（三）血药浓度监测实现给药方案个体化的要素

实现给药方案个体化，需要血药浓度监测实验室与临床医师的密切配合，应当重视下面两方面的工作。

1. 获得正确的血药浓度监测数据

（1）血药浓度测定方法可靠：为获得正确的血药浓度测定数据，首先要求实验室应用的测定方法在特异性、灵敏度和准确度等方面达到规定的水平。

（2）血药浓度数据报告及时：血药浓度监测实验室还必须注意及时测定、及时报告，使有关血药浓度的信息具有更大的利用价值。

（3）血样采集方案正确：掌握正确的采样时间和采样方法对获得正确的血药浓度测定结果极其重要。可以根据下列原则掌握采样时间：多剂量服药达到稳态血药浓度（即多次服相同剂量超过 6.64 个半衰期）后采血；达到稳态血药浓度后，若评价疗效，采谷值血样，若判断中毒，采峰值血样；对于急症患者，可以首剂给负荷剂量后再采峰值血样；口服给药在消除相取样，血浆药物浓度可以反映作用部位的药物浓度；当怀疑患者出现中毒反应或急救时，可随时采血。

2. 对血药浓度测定数据作出正确的解释和合理的评价 根据血药浓度调整剂量时，首先要密切联系临床用药各方面的因素，对测定结果作出合理解释后方可决策。一般建议从以下方面加以分析。

（1）给药途径：如静脉给药途径较血管外给药途径省去了吸收因素的影响，在剂量调整时要有别于口服、肌注等血管外给药途径。又如充血性心力衰竭患者口服药物后吸收较差，应考虑改用其他给药途径。

（2）药物剂型：口服制剂通常有普通剂型、速释剂型和缓释（或控释）剂型三类，其浓度-时间曲线存在显著性差异，尤其表现在 C_{max} 和 T_{max} 上的差异往往很大。在调整剂量时，应当充分考虑三种剂型的药动学特点，才能对药效及安全性作出判断。如对测得茶碱血浓度谷值的分析，就应联系患者所服药物的剂型（缓释剂型或速释剂型）进行考虑。

（3）患者的依从性：患者不按医嘱用药（所谓“非依从性”，non-compliance）是临床常见的现象。有报道称，国外 50%以上的患者不按医嘱用药，从而导致治疗失败。在对血药浓度进行分析时考虑到患者依从性的问题，不但可以防止得出错误结论，而且使测定结果成为判断患者依从性的依据。因此，当血药浓度结果难以得到合理解释时，应当考虑询问患者是否遵医嘱用药。

（4）采血样时间：如前所述。

（5）患者生理和病理因素对药物处置的影响：生理因素应重视年龄的影响，一些重要的药动学参数，如 V_d、$t_{1/2}$ 等均表现出年龄相关性。对于特殊患者群体，如老年人、儿童、婴儿、新生儿、孕妇等，均有其特殊的药动学变异，更需加以注意。病理因素则应着重考虑对药物体内处置起重要作用的器官病变的影响，如胃肠道疾病影响药物的吸收，肝脏疾病影响药物的代谢，肾脏疾病影响药物的消除。这些因素有时对血药浓度测定结果影响巨大，在调整剂量时不容忽视。

（6）食物或合并用药的影响：食物可以通过影响胃排空、胃肠蠕动或血流速率而改变药物的吸收。药物间的相互作用则通过改变药物代谢动力学性质及竞争血浆蛋白结合反应，使血药浓度，甚至游离药物浓度的变化“异常”。在依据血药浓度调整剂量时，应当重视这方面的影响。

（四）个体化给药方案的调整

设计或依据血药浓度监测结果调整给药方案，首先必须明确目标血药浓度范围及药动学参数的来源。

1. 目标血药浓度范围 一般以文献报道或临床治疗指南确定的安全有效血药浓度范围为目标浓度范围。特殊患者可根据临床观察药物的有效性和毒副反应来确定。

2. 药代动力学参数的确定 可采用文献或手册报道的群体药代动力学参数。特殊患者需测定及求算其个体化参数，但应在临床药理学家和临床药师的协助下完成。

个体化给药方案设计还有另外一些方法，在临床药理学和临床药代动力学等专著中均有详尽阐述，可以参阅。

（五）进行治疗药物监测的原则与监测的药物种类

1. 进行治疗药物监测的原则 用于临床的药物种类很多，成千上万，并非所有的药物任何情况下都需要进行 TDM。首先，当药物本身具有客观而简便的效应指标时，就不必进行血药浓度监测。血药浓度虽然是药效的间接指标，但良好的临床指标显然优于 TDM。如血压监控相对于抗高血压药，血糖测定相对于降血糖药，监测凝血酶原时间相对于抗凝血药等均不需测定药物浓度。其次，血药浓度不能预测药理作用强度时，TDM 便毫无临床意义。如前所述，TDM 是建立在血药浓度与药理效应之间存在相关性的基础上的，如果没有这一基础，血药浓度就不能成为评价指标。最后，有些药物的有效血药浓度范围宽，可允许的治疗范围亦很大，凭临床医生的经验给药即可达到安全有效的治疗目的，也不需要 TDM。

在血药浓度与药理效应关系已经确立的前提下，下列情况通常需要进行 TDM。

（1）药物有效血药浓度范围狭窄，血药浓度稍高则出现毒副作用，稍低则无疗效。代表性药物有地高辛、奎尼丁等。

（2）药物剂量小、毒性大。代表性药物有利多卡因、地高辛等。

（3）药物体内过程个体差异大，具有非线性药代动力学特性，难于通过剂量控制来计算给药后的血药浓度。代表性药物有苯妥英钠、茶碱、水杨酸等。

（4）某些疾病，如胃肠道疾病影响药物的吸收，肝脏疾病影响药物的代谢，肾脏疾病影响药物的排泄，在上述病理状况下，应用药物治疗时，有必要监测血药浓度。

（5）合并用药有相互作用而影响疗效或有中毒危险时，要监测血药浓度。

（6）一些药物的毒副作用表现与某些疾病本身的症状相似，怀疑患者药物中毒而临床又不能明确辨别时，应当监测血药浓度。代表性药物，如地高辛、呋塞米等。

（7）长期用药的患者，依从性差；或者长期使用某些药物后产生耐药性；或诱导和抑制肝药酶的活性而引起药效降低和升高，以及原因不明的药效变化时，可考虑监测血药浓度。

（8）常规剂量下出现严重毒性反应；诊断和处理用药过量中毒；为药物引起的医疗事故提供法律依据时，需要监测血药浓度。

2. 监测药物的种类 经过 TDM 工作在临床治疗中的大量应用，国内外已筛选出明确需要进行 TDM 的药物，按其作用类别分为：强心苷类药物、抗心律失常药物、抗癫痫药物、三环类抗抑郁药、抗狂躁药、抗哮喘药、氨基糖苷类及其他抗生素、抗肿瘤药、免疫抑制剂及抗风湿药等。相关的 TDM 手册对这些药物进行监测的采血时间、相关药动学参数、有效血药浓度范围、潜在的中毒浓度、不良反应等，均有详尽的收载，可供 TDM 实践时参考。

（六）治疗药物监测的发展与展望

随着药代动力学的基础知识及基本理论在临床治疗上的广泛应用、分析技术的发展、计算机的普及和程序软件的研发，TDM 必将不断发展。近年来 TDM 的进展，主要体现在以下几个方面。

1. 分析技术的不断推陈出新 使 TDM 的应用范围进一步拓展，分析方法更加灵敏、简便、快速、可靠。目前使用的体内药物分析方法在 TDM 中获得广泛采用，极大地方便了 TDM 工作。

（1）HPLC 相关分析技术的进展：①SPE 法在体液样品预处理中得到更广泛的应用。②在线柱切换技术在 TDM 中的应用，使色谱法将样品预处理与分析定量一体化，大大缩短了分析时间，抗干扰能力亦增强。③HPLC 多种药物分析系统的开发：通过多通道切换阀更换流动相，紫外可变波长检测器改变检测波长，使一台 HPLC 仪可测定几种到几十种药物；同一类药物商品化专用柱和流动相的开发，如 Bio-Rad 公司销售的产品可同时分析苯二氮䓬类中的地西泮、氟西泮、氟硝西泮、去甲西泮、地莫西泮、去烷氟西泮 6 种药物，三环类抗抑郁药分析系统可同时分析多塞平、去甲多塞平、丙咪嗪、地昔帕明、阿米替林、去甲替林、曲米帕明 7 种药物。

（2）免疫分析技术的进展：20 世纪 70 年代初 RIA 的应用促进了 TDM 的开展；70 年代后期 EIA 成为常规测定方法，克服了 RIA 的同位素污染问题；80 年代后荧光免疫法又提高了免疫学方法的稳定性，尤其是荧光偏振免疫分析技术的应用不断更新，既提高了测定灵敏度，又使 TDM 真正成为常规化的工作。例如，美国 FDA 批准上市的新型免疫抑制剂普乐可复（Tacrolimus，FK506）用于临床不久，国外仪器公司即根据其生理活性更强、用药剂量小但个体差异大、需要监测临床血药浓度的特点，迅速推出在全自动免疫分析仪 Imx 上应用的全新分析试剂盒，满足了临床个体化用药的需求。

2. 游离药物浓度的监测成为 TDM 今后的主要研究方向 研究表明，有些药物的血浆蛋白结合率存在明显个体差异，如奎尼丁的血浆蛋白结合率为 50%～90%，不同个体间游离药物浓度差可达 10 倍。此外，疾病可改变血浆蛋白结合率，如肝硬化患者奎尼丁的游离药物浓度几乎增加 3 倍；肾病时，苯妥英、水杨酸、氯贝丁酯等的血浆蛋白结合率则明显下降。因此，游离药物浓度的监测越来越受到体内药物分析工作者的重视。目前已经可以监测游离浓度的药物有抗癫痫药物（苯妥英、卡马西平、丙戊酸）和抗心律失常药物（利多卡因、丙吡胺）。

3. 药物活性代谢物的监测已引起广泛重视　常见的已经监测的活性代谢物有胺碘酮及 *N*-去胺碘酮，利多卡因及 GX、MEGX，奎尼丁及 3-羟基奎尼丁，扑痫酮及苯巴比妥，普鲁卡因胺及 NAPA，普萘洛尔及 4-羟普萘洛尔。

4. 手性药物浓度监测领域的扩展　众所周知，立体异构体药物的药代动力学特性和药效学均存在差异，这是由于药物的吸收、分布、生物转化和排泄都存在着立体选择性，导致手性药物的 *S*-和 *R*-对映体的血药浓度及药理作用强度产生显著性差异，其血药浓度监测已引起临床治疗的关注。此外，世界范围内手性药物的开发比例已占开发新药总数的 50%左右。到 2005 年全球上市化学合成新药中约 60%为单一异构体药物，这些都使手性药物血药浓度监测面临新的机遇和挑战。目前，手性药物血药浓度测定的研究，集中体现在对映体的 HPLC 法研究上，主要应用化学结合手性固定相、在流动相中加入手性复合物或用手性化合物衍生化等方法，分离消旋体中的对映体。如手性固定相柱已广泛用于分离阿托品、丙吡胺、布洛芬、酮洛芬、美托洛尔、喷他佐辛、普萘洛尔、托卡因、特布他林等酸性和碱性药物。其次是对映体选择放射性免疫测定法的研究，现已有氚标记的戊巴比妥、华法林和己巴比妥的药盒问世。

5. 群体药代动力学研究的进展　群体药代动力学的研究使零散的常规血药浓度监测结果可用于群体参数值的估算，使临床应用更为简便。而计算机的普及和个体化用药程序软件的应用使复杂的公式和计算简单化，更适于临床个体化给药方案的运用。

总之，虽然 TDM 的适用范围尚有一定的局限性，如国内外公认需要进行血药浓度监测的药物只有几十种，很多药物的有效血药浓度范围尚需研究确定。但 TDM 作为新的实验室手段在保障临床合理用药、减少药物毒副反应、提高患者医疗质量方面的贡献已达成共识。随着临床个体化用药意识的加深和现代医学的不断进展，TDM 将得到进一步的普及和发展。

例 13-5：110 例心力衰竭患者的地高辛血药浓度监测

地高辛是临床上广泛用于治疗心力衰竭和快速性房颤和房扑的药物。由于其治疗指数低，个体差异大，毒副作用强，血药浓度易受机体各种因素及合并用药等的影响，因此，有必要对其血药浓度进行监测，以便及时调整给药剂量，做到个体化给药。

监测对象：各种心脏病患者 110 例（男 41 例，女 69 例），年龄在 62.2 岁±15.7 岁，均继发心功能不全（按 NYHA 分级，心功能Ⅱ～Ⅳ级）。

给药剂量：维持量 0.125～0.5mg/d。

心力衰竭缓解：心功能改善至Ⅰ级或以上。

中毒反应判断依据：服药过程中出现其他原因不能解释的恶心、呕吐、厌食等消化道症状，中枢神经系统症状及视觉障碍、心律失常等，后经停药或减量后消失或减轻。

监测方法：荧光偏振免疫法（fluorescence polarization immunoassay）。采用美国雅培公司 TDX 快速血药浓度监测仪（线性范围：0～5.0ng/ml，灵敏度 0.2ng/ml），相应的地高辛试剂盒，严格按仪器操作规程测定。所有病例给药周期均达 5 个半衰期以上，于末次给药后 8h 采血，分离血清，24h 内完成测定。

结果：监测结果如表 13-4，以 0.8～2.0ng/ml 为地高辛有效血药浓度范围。

表 13-4　地高辛血药浓度监测结果

血药浓度范围	例数（例）	百分率（%）	中毒例数（例）	中毒发生率（%）
＜0.8ng/ml	16	14.5	0	0
0.8～2.0ng/ml	65	59.1	3	4.6
＞2.0ng/ml	29	26.4	19	65.5

例 13-6：HPLC 测定血清中苯妥英钠、苯妥英、卡马西平、氯硝西泮的浓度

苯妥英钠（PB）、苯妥英（PT）、卡马西平（CBZ）、氯硝西泮（CNZP）是临床最常用的抗癫痫药物，对其进行临床药物浓度监测有助于保障临床合理用药、减少药物毒副反应等好处。

仪器、药品及试剂：惠普 1100 型 HPLC 仪（美国惠普公司）；漩涡混合器（上海医科大学仪器厂）；PB、PT、CBZ（上海黄河制药厂）；CNZP（徐州第三制药厂）；*β*-环糊精（干基纯）；甲醇（色谱纯）；磷酸二氢钾、氢氧化钠及二氯甲烷均为分析纯；水为双蒸水。

实验用溶液配制：精密称取 PB、PT、CBZ、CNZP 各适量，分别用甲醇溶解并定容至 PB 0.1mg/ml、PT 1.0mg/ml、CBZ 0.5mg/ml、CNZP 3.2μg/ml 的标准储备液。精密称取 PB、PT 储备液各适量，分别用甲醇稀释 10 倍作内标液，置 4℃冰箱保存。精密称取磷酸二氢钾 27.22g，加水使溶解成 1000ml；取 50ml，加 0.2mol/L 氢氧化钠溶液 42.4ml，再加水稀释至 200ml，作为磷酸盐缓冲溶液（pH7.6）。

色谱条件：色谱柱为 ODS-Hypersil 柱（4.6mm×100mm，5μm）；流动相为甲醇-水-*β*-环糊精（45∶55∶0.01）混合溶液；流速为 0.8ml/min；检测波长为 254nm；纸速为 5；进样量为 20μl。

样品预处理：取待测血清 200μl，加入 100μg/ml 内标液（测定 PB、CBZ、CNZP 时，以 PT 为内标，测定 PT 时，以 PB 为内标）20μl，加缓冲液 400μl，混匀，加入二氯甲烷 2ml，漩涡振荡 5min，3500r/min 离心 10min，移取有机相至尖底带盖塑料管中，50℃水浴蒸干，用 100μl 流动相复溶，取 20μl 进样。

监测对象：病例 1，男，17 岁，CBZ0.15，每日三次，口服，症状控制不佳，仍每周睡时抽搐 1 次，测得 CBZ 血药浓度为 4.27μg/ml。嘱改 0.2，每日三次，症状控制良好。病例 2，16 岁，原先服 PB45mg，每日三次，仍有癫痫发作，后改 60mg，每日三次，口服，症状控制较好，测得 PB 血药浓度为 27.31μg/ml。病例 3，女，14 岁，CNZP2mg，每日两次，口服，症状控制不佳，仍 1 月癫痫发作 1～2 次，测得 CNZP 血药浓度 27.63ng/ml；嘱改 CNZP3mg，癫痫症状完全控制。

第四节　毒 物 分 析

一、毒物的概念

凡是对机体通过化学或物理化学作用而损害生命正常活动，引发功能性或器质性的病变乃至造成死亡的物质，可称为毒物。但毒物的概念是相对的，毒物与非毒物之间不存在绝对的界限。另外，这里所指的毒物不包括寄生虫或微生物所产生的毒素和生物体自身产生的毒素等。

生物体受到一定量的毒物作用而引起功能性和器质性改变后出现的疾病状态称为中毒，由毒物所产生的中毒反应称为毒性作用。反之，也可以认为只有产生了毒性作用的物质才是毒物。毒物的毒性作用是在一定条件下发生的，主要条件包括以下几项。

1. 受作用的生物体　毒性作用的产生与程度同生物体的种属有关。对不同种属的生物体有的可产生毒性作用，有的则不产生毒性作用；而对同一种属的生物体产生的毒性作用其程度也有很大差异。在法医学领域中，涉及的毒物主要是指能使人出现中毒症状的物质，有时也指能使畜、兽、禽和鱼等中毒的物质，如违法捕猎受保护的野生动物，或破坏渔、牧业生产等违法犯罪行为中使用的毒物。

2. 起作用的剂量　毒性物质须达到一定剂量才会产生毒性作用。许多有毒性的化学物质在规定的安全剂量下是用于治疗疾病的药物，而超过安全剂量或治疗剂量就有可能引起中毒，超过安全剂量的使用量越大所产生的毒性作用越强。通常将出现中毒症状的剂量称为中毒量，而

引起死亡的剂量称为致死量。各种有毒物质的中毒量和致死量是不同的，中毒量或致死量越小的物质其毒性作用越强。另外，毒性作用的强弱，从病情上分有轻度中毒、重度中毒和中毒死亡等；从病程上分有急性中毒、亚急性中毒，以及因重复多次的小剂量使用而造成的慢性中毒等。使用剂量特大时，即便是每日食用的食盐亦可能造成中毒致死。

3. 作用途径与方式　毒物必须经一定途径进入人体才能引起毒性作用。所以，毒性作用的程度是与毒物的摄入途径相关的。毒性物质可经口服（消化道）、注射（皮下、腹腔、肌肉和血管等）和外用（皮肤、黏膜和结膜等）途径进入体内而引起毒性作用。一般超过安全剂量的毒性物质通过口服途径进入，则毒性作用的程度与毒物的吸收特性有关；通过注射途径进入，产生毒性作用的速度较快，但也与毒物的吸收和分布特性有关；通过外用途径进入，产生毒性作用的速度较慢，但常会引起继发性毒性作用。另外，一些药物如给药途径不当也能产生毒性作用，如只能作为外用的药物被口服，只能口服的药物被用于注射途径等；另一些药物则须考虑给药的浓度和速度等因素，否则也会产生毒性作用，如需经大量液体稀释后进行静脉滴注，若以高浓度在短时间内静注则可引起严重中毒甚至死亡。

4. 个体因素　毒物产生毒性作用的程度与接受者的身体状况有关。身体状况包含年龄、性别、体重、健康状态、身体素质及生活习性等。一般婴幼儿、老年人、孕妇或体弱多病者对毒物的耐受性较差，中毒量和致死量相对较小，为易中毒人群；对某些药物过敏的人群，即便服用量小于治疗剂量也会发生中毒甚至死亡；由于长期服用某种药物而产生药物耐受性的人群，可能对所用药物和相关药物的敏感性会降低；如嗜酒的人群，可能对乙醇的耐受性和对一些安眠镇静药物的敏感性，与不常饮酒的人群相比会有所不同。所以，一种毒性物质对于不同的个体来说，中毒量和致死量是有差异的。文献记载的毒物对人的中毒量和致死量大多数是一些由实际案例中积累所得的经验数据，或由推理而得的数据，未必都能适用于每一个体，只能作为参考数据。为了区别各种毒物毒性作用的强弱，通常采用小群体的动物急性毒性实验方法，求得某一毒物能引起某种动物的群体全部死亡的最小剂量，称为全数致死量；能引起群体中半数动物死亡的剂量，称为半数致死量（LD_{50}）。LD_{50}是根据急性毒性的实验结果，经数理统计后求得的，受动物个体差异的影响较小，是表示毒物毒性作用相对强弱的常用数据。

由此可见，对毒物的定义或限定都是有条件的和相对的。同时，由于药物与毒物之间的辩证关系，有时把一些药物和毒物统称为“药毒物”。因此我们可以得出毒物分析的范围是很广泛的，凡是能影响人体正常健康，能引起慢性中毒等物质都包括在内。所以毒物分析不单是要解决中毒后法医及临床等检验问题，更需担当起预防性保健等的检查，如工业中毒，工厂空气中毒物含量的定期检验，工人尿中测定汞和铅含量等，都在毒物分析范围之内。

二、仪器分析在毒物分析中的应用

仪器分析是根据毒物及其组分的理化性质，利用仪器的手段和技术进行定性鉴别和定量检测的方法。随着分析仪器的推广与普及，仪器分析方法已成为法医毒物分析的主要方法。如测定毒物及其组分的各种理化常数，以及对微量甚至痕量被测毒物进行快速、准确和灵敏的定性与定量分析等。常用的仪器分析方法包括：光谱分析法、色谱分析法及联用分析法等。

1. 光谱分析法

（1）紫外-可见分光光度法：许多毒物是含有芳环或不饱和共轭结构的有机分子，大都有紫外吸收。但是，紫外吸收光谱是宽谱带光谱，所提供的信息量少。另外，检材中含有多种有紫外吸收的杂质，处理不完全时可能干扰测定，使本法的单独应用有一定的局限性。

许多毒物的紫外吸收光谱特征是其定性分析的依据。因为在化学结构相似的一类药物中，往往具有共同的母核结构和相似的药理作用。而这类药物紫外光谱的主要特征是相同的或相似的，利用其可以获得药物类别的信息，如巴比妥类药物的紫外光谱特征主要是由于丙二酰脲结构特性所引起，吩噻嗪类药物则是由吩噻嗪母核结构所决定等。

一般仅用紫外吸收光谱难以鉴别检材中未知毒物的化学结构，通常需要与其他分析方法联用，从不同角度联合确认。因为具有相似紫外光谱特征的一类药物，其毒性或来源却不相同。如天然的乌头碱和可卡因与人工合成的优卡因和异戊卡因（表 13-5），均有苯甲酸酯的紫外吸收光谱特征，即 234nm 强吸收峰、275nm 较弱吸收峰及光谱形状均类似。但其结构中与苯甲酸成酯的部分却差异较大，由于均为饱和结构，在紫外光谱上不能明显地反映。另外，不同的吸光基团由于其电子跃迁能量相近，会产生相似的吸收光谱特性。

表 13-5 乌头碱、可卡因、优卡因和异戊卡因结构与吸收特征比较

母体结构	成酯结构	药物名称	特征吸收波长（nm）
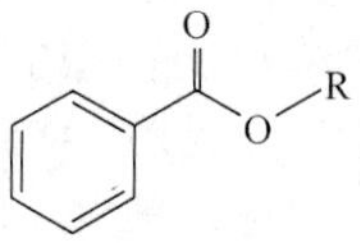	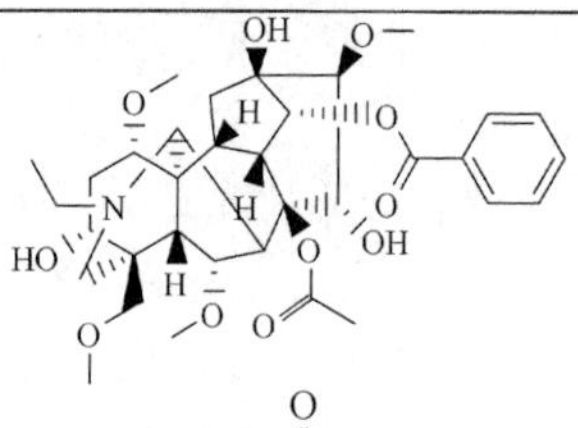	乌头碱	
	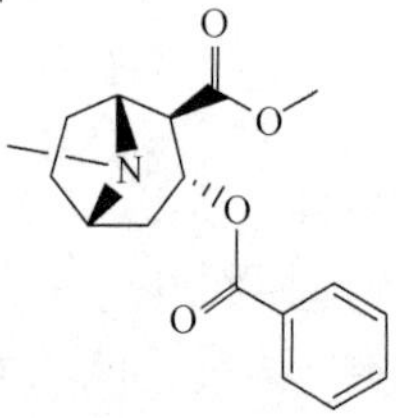	可卡因	
	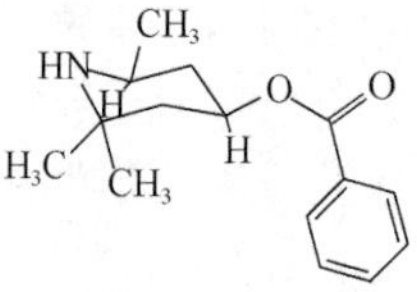	优卡因	$\lambda_{max}=234$ $\lambda_{min}=275$
	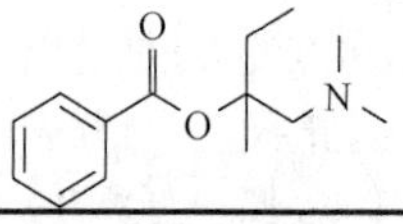	异戊卡因	

（2）荧光分光光度法：由于荧光分光光度法具有检测灵敏度高、专属性较强和使用简便等特点，常用于在一定条件下能产生较强荧光的微量甚至痕量毒物的定量分析。如巴比妥类、苯并二氮䓬类、香豆素类和一些生物碱类毒物等。对在一定条件下不能产生荧光或荧光很弱的毒物，可通过与荧光试剂的衍生化反应形成具有较强荧光的衍生物后，再进行检测。如荧光试剂荧胺（fluorescamine）可与含伯氨基的毒物生成荧光衍生物，用于检测普鲁卡因、苯丙胺等；再如吩噻嗪类药物与过氧化氢作用生成的化合物具有荧光，其激发波长和发射波长如表 13-6 所示，当浓度为 1～10μg/ml，荧光强度与浓度呈线性关系。

表 13-6 吩噻嗪类药物的激发波长和发射波长

药物	激发波长（nm）	发射波长（nm）
氯丙嗪	340	380
异丙嗪	340	380
奋乃静	340	380
三氟拉嗪	350	405

（3）IR：已广泛地用于毒物的定性鉴别。但其应用最广的是对未知化合物的结构鉴定。

（4）原子吸收分光光度法：具有灵敏度高和选择性强的特点，适用于微量或痕量金属毒物，如砷（arsenic，As）、汞（hydrargyrum，Hg）和钡（barium，Ba）等的定量分析。

（5）有机质谱法：是研究有机化合物结构的有力工具之一，在对毒物的定性鉴别和纯度检测中有重要应用价值，如利用质谱图上的分子离子峰，可测得化合物的相对分子质量；确认了分子离子峰和相对分子质量，可进一步确定化合物的分子式；通过碎片离子峰，可提供各种官能团是否存在的信息；通过与标准化合物质谱图比较，可确认该化合物。

2. 色谱分析法

（1）TLC 法：具有操作简便、分析快速和应用广泛等特点，至今仍是法医毒物分析中常用的微量分离分析技术。大部分的非挥发性毒物可用 TLC 法进行定性分析和定量检测。通常供毒物分析用的检材，如血液、尿液、脏器和内容物等，一般需要用适当的方法净化处理，再用易挥发的有机溶剂（如甲醇、乙醇或氯仿等）溶解，制备成供试品溶液后进行分析测定。

即在同一薄层板上设有可疑毒物对照品点，在相同的条件下展开并进行比较，其主斑点的 R_f 和颜色须一致，有时需要用几种不同的展开剂系统验证其一致性后，方可作出较为准确的判断。对于展开后难以判断的组分斑点，也可先将其从吸附剂上洗脱下来，再借助其他分析手段加以鉴别。具体方法为：在同一薄层板上设有毒物对照品点（必要时可将对照品斑点显色，但洗脱斑点不显色），以确定洗脱斑点的位置，将与对照品斑点平行位置的吸附剂从薄层板上刮下，用适当溶剂将待测组分斑点洗脱下来，再用其他特异性的方法鉴别。

（2）GC 法：具有分离效率高、分析速度快、样品用量少、检测灵敏度高和应用范围广等特点，可用于微量或痕量毒物的分离和检测。但对于挥发性小、热稳定性差和极性过大的毒物，该方法的应用受到一定限制。因此，GC 法主要适用于对脂溶性的易挥发毒物的分析，其主要利用色谱保留值和 GC-MS 联用等进行鉴别。

1）用保留值鉴别：即在相同色谱条件下，两个相同化合物应具有相同保留值。在具体实验中，可分别取供试品溶液和对照品溶液在同一色谱条件下进样，记录色谱图，供试品溶液待定峰的保留时间应与对照品溶液完全一致。

2）用 GC-MS 联用鉴别：由于 GC-MS 仪在获得被测样品各组分总离子流色谱图的同时，还可以给出任一组分的质谱图，由此与谱库中的已知化合物比较，从而确定样品中是否含有毒物，可能是何种毒物。

（3）HPLC 法：与 GC 法比较，HPLC 法不受被测样品挥发性和热稳定性的限制，适用于大部分的有机毒物的分析检测；另外，HPLC 法中的流动相的选择范围较大，可以更有效地控制和改善分离条件，提高分离效率。已广泛用于毒物分析。

3. 色谱-质谱联用技术 因其卓越的灵敏度、精密度，以及分析范围广、分析时间短、集定性定量于一体等特点备受毒物分析工作者的青睐。GC-MS 技术近年来已在挥发性毒物及滥用药物分析中发挥了巨大的作用，然而 GC-MS 对于大分子化合物、强极性化合物、热不稳定毒物及非挥发性毒物的分析则显得有些力不从心，LC-MS 技术的出现很好地解决了这一问题，在毒物分析领域中亦有广阔的应用前景。

例 13-7：分散液液微萃取与 GC-MS 法测定尿液中的游离型安非他明类兴奋剂

世界范围内药物滥用日益严重，安非他命类兴奋剂芬普雷司（FEN）、二乙胺苯丙酮（DIE）及西布曲明（SIB）的滥用尤其突出。研究人员使用分散液液微萃取（DLLME）来提取及预浓缩尿样中的低浓度 FEN、DIE 及 SIB，随后用 GC-MS 进行分析。

尿样处理及分散液液微萃取方法：尿样样品被群分成组存放在−18°C 条件下。DLLME 处理流程如图 13-10，将 5ml 滤过后的尿样转移入离心管，调节 pH 至 11，加入 300μl 提取溶剂二氯甲烷及 1ml 分散溶剂甲醇，快速混合。缓缓振摇 15s 后进行离心（3000r/min，5min）。取 50μl 下层有机相用于 GC-MS 分析，进样量 1μl。

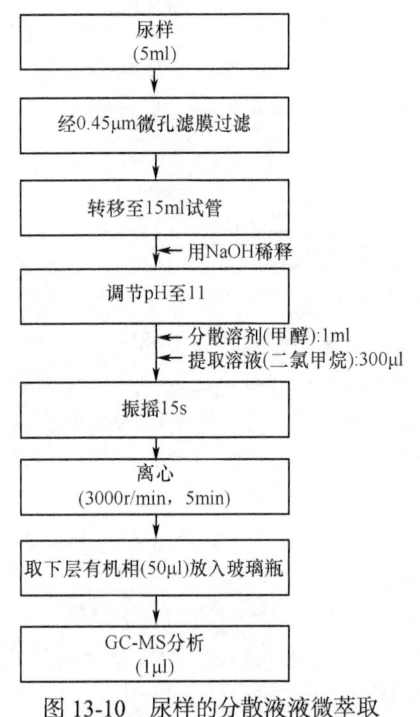

图 13-10 尿样的分散液液微萃取（DLLME）处理流程图

分析条件：使用 Agilent 7890A 气相色谱串联 Agilent 5975C 单级四极杆质谱仪，进样系统为 CombiPAL sampler（CTC Analytics，Switzerland）。色谱柱为 HP-5MS（30m×0.25mm×0.25μm，J&W Scientific，USA），氦气为载气。初始温度 60°C 持续 2min，随后以 10°C/min 升温至 200°C，再以 6°C/min 升温至 220°C，总运行时间 20min，进样温度 250°C。离子源温度 230°C，传输线温度 280°C，分析仪温度 150°C；电子倍增器自动调整在 1188V，电离方式 EI，电子能量 70eV。质荷比（*m/z*）为 45～550 全扫描模式进行鉴别，选择离子监测（SIM）模式进行定量分析。

结果：该分析方法为 1～1000ng/ml 线性良好，FEN、DIE 及 SIB 的线性 r^2 分别为 0.9926、0.9994 及 0.9951。FEN、DIE 及 SIB 的检测限分别为 0.1ng/ml、0.1ng/ml 及 0.05ng/ml。日内精密度为 6.6%～7.9%，日间精密度为 3.9%～5.5%。三者的加样回收率分别为 92.9%、96.6%及 91.7%。

例 13-8：液相色谱-质谱联用法检测人血浆中尼可刹米

尼可刹米是临床上兴奋中枢性神经系统及心血管系统的常用药物，然而尼可刹米也是世界反运动禁药机构（World Anti-Doping Agency）明令禁用的药物，因而建立生物样品中尼可刹米的检测方法至关重要。本研究建立了一种以 LLE 处理血样后进行液相色谱-质谱联用法（LC-MS/MS）进行分析的方法。

生物样品的处理：将内标阿托品溶液（1.0μl/ml，50μL）加入 0.5ml 血浆中后用氨水（25%V/V，100μl）碱化样品。随后加入 5ml 乙醚，震摇，3500r/min 离心 10min。取出上清液，40°C 下氮气吹干，残渣用 100μl 流动相溶解后 15 000r/min 离心 5min，取上清 10μl 用于 LC-MS/MS 分析。

分析条件：Agilent 1200 系列液相色谱串联 Bruker Esquire HCT 离子阱质谱。使用 Agilent Zorbax SB-C18 色谱柱（150mm×2.1mm，5μm），流动相为 0.1%甲酸-甲醇系统 45 : 55（V/V），流速 0.3ml/min。使用 ESI 正离子模式，350℃，喷雾电压 4.0kV，喷雾气压 30psi 和干燥气固定流速 7L/min，碰撞诱导解离（CID）研究中碰撞能量为 40V。

结果：在多反应监测模式下，以母离子 178.8、子离子 107.8 对尼可刹米进行检测，内标阿托品的母离子为 289.9、子离子为 123.8。本方法为 20～2000ng/ml 线性良好，定量限为 20ng/ml，日内精密度及日间精密度分别为 4.2%及 6.1%，血浆中尼可刹米的回收率为 65.3%～71.1%。样品分析结果见图 13-11。

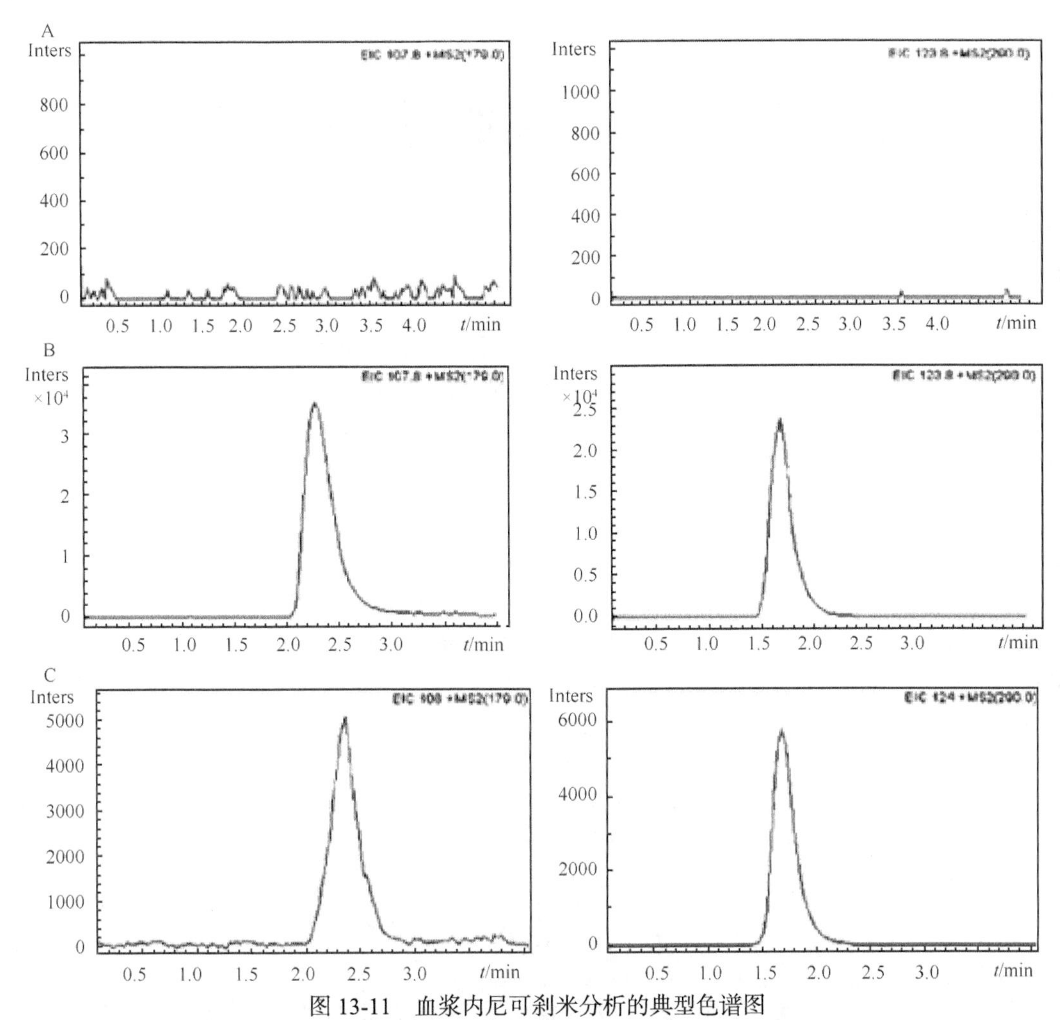

图 13-11　血浆内尼可刹米分析的典型色谱图

A. 空白血浆；B. 加阿托品及尼可刹米的空白血浆；C. 尼可刹米滥用者法医鉴定用血浆

思 考 题

1. 去除生物样品中的蛋白质的方法有哪几种？各有哪些优缺点？
2. SPE 法的操作步骤是什么？所用的固定相有哪几种类型？
3. 生物样品分析方法验证与常规药物分析方法验证有哪些异同？
4. 临床上哪些情况下需要进行治疗药物监测？
5. GC-MS 与 LC-MS 在毒物分析使用中有哪些优势及局限？

第十四章　药品质量监督管理

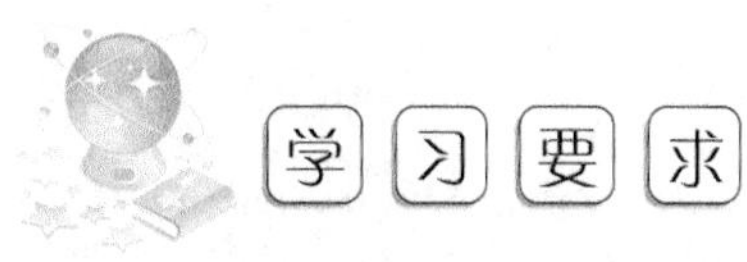

1. 熟悉：药品质量监督的基本概念、性质和原则以及药品质量监督管理的机构，化学原料药、药物制剂和中药及其制剂在生产过程中的质量监督。

2. 了解：药品的质量安全形势，药品在流通过程中质量监督的主要内容，药品在临床应用过程中质量监督的主要内容。

药品作为人类战胜疾病、维护健康的特殊商品，其质量直接关系到人民群众的健康与生命安全，要求比其他商品更加严格。药品就其工业化生产、市场流通的方式和一定的盈利性质而言是一大类商品。然而，药品又是直接用于人体，按设计目的而言是具有一定的生物活性（包括药理和毒副作用）、用于预防治病的物质。就其作用于人体的直接性来讲，几乎没有任何商品可与之比拟。因此，药品是一类道德责任性与法律因素最强的特殊商品，其质量优劣直接关系到人身安全与疾病的治愈率，因此与国民保健事业息息相关。

第一节　概　　述

一、药品的质量安全形势

随着我国社会经济发展的不断深入，人民群众生活水平的不断提升，社会及人民群众对于药品质量安全性的期望日益增强。面对市场经济的活跃、药品高利润的诱惑、城市发展水平的不平衡，药品质量安全迎来了更加严峻的考验。同时医药新型产业的发展、医药高端技术的创新，也给药品监管带来了新的挑战。

当前，我国正处于社会转型期，药品质量安全风险呈高发态势（表 14-1）。2011 年 6 月，国家食品药品监督管理总局宣布在葛兰素史克公司生产的阿莫西林克拉维酸钾干混悬剂中检出邻苯二甲酸二异癸酯，即所谓的“塑化剂”，要求立即停止葛兰素史克公司生产的阿莫西林克拉维酸钾干混悬剂产品在国内的销售和使用，已进口上市的由企业召回。2012 年 4 月，我国暴发“毒胶囊”事件，多家药厂的药品被检测出所用胶囊重金属铬含量超标，卫生部要求毒胶囊企业所有胶囊药停用，药用胶囊接受审批检验。但是，“毒胶囊”事件还没有结束，在 2015 年 12 月，国家食品药品监督管理总局再次发出公告查明长治市三宝生化药业有限公司等 4 家企业生产的复方肝浸膏片（胶囊）中检出高含量铬，经查铬来源于制剂生产所用原料药柠檬酸铁铵，该原料药为重庆市全新祥盛生物制药有限公司生产，而重庆市该厂生产的柠檬酸铁铵销往 40 家药品生产企业，国家食品药品监督管理总局要求 40 家药品生产企业立即停止生产并进行排查，召回市场销售的产品。国内诸如此类的药品安全事件时有发生，仅 2015 年国家食品药品监督管理总局就公布了十余起药品质量安全事件（表 14-1），其频发程度反映了我国药品市场仍不规范，仍存在诸多的问题亟须解决。同时，也给了监督部门一个应当加强药品质量监管的重要警示。

表 14-1　2015 年典型的药品质量安全案例

时间	事件	原因	严重程度	定性	惩罚结果
2015.12	毒胶囊事件的延续——柠檬酸铁铵重金属铬含量超标（重庆市全新祥盛生物制药有限公司）	制剂生产用原料柠檬酸铁铵重金属铬含量超标	长治市三宝生化药业有限公司等 4 家复方肝浸膏片（胶囊）中重金属铬含量超标，全国有 40 家药品生产企业使用铬超标的柠檬酸铁铵	生产劣药	①40 家药品生产企业立即停止使用铬含量超标柠檬酸铁铵，召回市售药品；②收回重庆全新祥盛生物制药公司柠檬酸铁铵药品 GMP 证书，立案调查
2015.05	银杏叶提取物及制剂事件（桂林兴达药业有限公司、宁波立华制药有限公司）	银杏叶提取工艺由稀乙醇提取改为 3%盐酸；从不具备资质企业购进以盐酸工艺生产的银杏叶提取物并外销，伪造原料购进台账和生产检验记录	用盐酸工艺生产银杏叶提取物会分解药品有效成分，影响药品疗效；全国 24 家药品生产企业从桂林兴达药业有限公司购买非法银杏叶提取物	生产假药、劣药	①立案调查；②召回全部在售产品；③消费者个人手中持有的药品全部召回并全额退款
2015.10	非法制售和使用注射用透明质酸钠事件	部分经营单位或个人非法销售或网售无注册证的注射用透明质酸钠产品	非法销售无注册证的注射用透明质酸钠和网络销售假冒注射用透明质酸钠用于医疗美容行业	非法制售、经营和使用	①涉嫌犯罪的立案彻查；②经营、使用环节违规问题进行处罚并责令整改
2015.07	眼用全氟丙烷气体事件（天津晶明新技术开发有限公司）	眼用全氟丙烷气体“皮内反应”项目不符合标准规定	眼用全氟丙烷引起北京、江苏两地发生可疑群体不良事件	生产劣药	①暂停销售和使用眼用全氟丙烷气体，责令查明原因；②涉嫌犯罪追究刑事责任
2015.07	非 GMP 认证车间生产注射用胸腺素事件（西安迪赛生物药业有限责任公司）	该企业在未通过新修订 GMP 认证的车间生产注射用胸腺素	企业车间未通过新修订 GMP 认证，药品安全无法保障	非法生产	①召回全部药品并销毁；②立案调查，依法处理
2015.06	停止生产销售使用酮康唑口服制剂	酮康唑口服制剂使用风险大于效益	酮康唑口服制剂存在严重肝毒性不良反应；我国有 7 家生产该药品企业	严重不良反应	①停止酮康唑口服制剂在我国的生产、销售和使用；②撤销药品批准文号
2015.06	违法生产小牛血去蛋白提取物注射液事件（武汉华龙生物制药有限公司）	未按药品标准，相关生产记录全部为伪造	中间产品小牛血浓缩液购自沈阳市于洪区顺涛牛杂经销处，环境恶劣，无法保证药品质量	生产劣药	①停止销售和使用；②召回全部产品；③生产企业全面停产整顿；④收回药品 GMP 证书
2015.04	葡萄糖酸钙注射液事件（河南省林州市亚神制药有限公司）	批次药品“可见异物”项目不符合规定	在云南省出现不良反应事件，个别患者用药后出现“寒战、发热”症状	生产劣药	①召回问题批次药品；②查明原因前不得恢复生产
2015.02	跌打丸事件（山西旺龙神农药业有限公司）	跌打丸中检出苏丹红Ⅰ和苏丹红Ⅳ	苏丹红Ⅰ和Ⅳ对人体具有致癌性，禁止用于食品和药品生产	生产劣药	①召回问题批次药品；②查明原因前不得恢复生产

国外就当前出现诸多药品质量安全问题的根源，在《欧盟假药及药品犯罪立法的可行性报告》中进行了分析，认为主要有以下 13 个原因，分别是：①监管中存在着漏洞；②国家及国际有关当局之间的不协作；③监管主体资源及力量不足；④监管部门之间合作不够；⑤监管组织不完善；⑥执行及处罚不力；⑦进出口监管规定不严；⑧包装及印制规定不严；⑨大量的中间商交易，使得供应分销链越来越复杂；⑩高昂的药价；⑪市场上新出现的称为“生活方式”用药，如伟哥等；⑫药品制假转向有组织的犯罪及快速增加的隐秘掺假加工；⑬贪污腐败及利益驱使。

美国 FDA 的年度打击假药报告中，分析了药品制假售假等不法活动增加并不断变化的原因，包括：①制假技术发展快速，制造假标签及包装的技术不断改进，使产品更能以假乱真；②受金钱诱惑，犯罪集团的组织更完善、更有效；③未经许可的药房和外国网站在网上出售处方药；④在快速增长的药品进口潮中，国外制造的假药和未经批准的药物乘机进入国内；⑤国内药品批发销售链中存在着漏洞，有些批发商的大多数存货单是二手来源，并且未对这些来源进行有效监督，忽视对非法或不道德行为的警戒。

二、药品质量监督管理的性质、原则和意义

在《药品管理法》中，对药品的概念做了明确的界定。药品是指用于预防、治疗、诊断人的疾病，有目的地调节人的生理功能并规定有适应证或者功能主治、用法和用量的物质，包括中药材、中药饮片、化学原料药及其制剂、抗生素、生化药品、放射性药品、血清、疫苗、血液制品和诊断药品等。对药品的概念，在实践中人们又会遇到许多相关名词，这些名词的含义延伸了药品的概念内涵，包括：新药指未曾在中国境内上市销售的药品。同时在我国已生产的药品改变剂型，改变给药途径，增加了新的适应证的药品也按新药管理。上市药品指经国家食品药品监督管理部门审查批准并发给生产（或试生产）批准文号或进口药品注册证的药品制剂。

根据药品品种、规格、适应证、剂量及给药途径不同，对药品分别按处方药与非处方药进行管理。处方药指必须凭借执业医师或执业助理医师处方才可调配、购买和使用的药品。非处方药则是指不需要执业医师或助理执业医师处方，消费者即可自行判断、购买和使用的药品。在国外，非处方药也称为“柜台外销售的药品（over the counter，OTC）”。

无论如何划分药品的种类，在药品中贯穿的核心是药品的质量。无论我国还是国外对药品质量的监督管理都提到了极高的地位。在美国，有美国 FDA；在英国，有英国药品管理局；在我国，从 1998 年开始，国家在大幅度精简机构的情况下组建了国家药品监督管理局，现为国家食品药品监督管理总局，从而极为鲜明地提出了这支专门队伍的职责并显示了这一特殊领域的重要意义。

（一）药品的特殊性

药品是一种特殊商品，具有商品的一般特性，也就是药物只有用于交换成为商品后才成为药品，才具有了使用价值和价值。药品的使用价值体现在预防、治疗和诊断人类的疾病上，因此药品的使用价值与人类的生命健康密切相关，其特殊性表现在以下几个方面。

1. 药品的专属性 是指药品具有治病救人的功效，用于治疗、预防、诊断疾病或计划生育，只有通过医生的检查诊断，对症下药，合理使用，才能达到防病、治病和保健的目的，若滥用药物就可能造成中毒或产生药源性疾病。国家对于医疗单位制剂管理、药品流通销售，药品包装、标签、使用说明书都以法律法规的形式作了明确规定，用于指导人们用药，保证用药安全有效。药品的专属性还表现在各类药品之间作用不一，一般不能互相代替。有些中药材，多年生长，却一次采摘，如杜仲皮，要生长多年之后才能剥离；有的是珍稀动物身上的器官（组织或部位），在用药时也是不可替代的。中药材的这种特殊性，决定了国家要通过立法形式对中药品种进行保护，对野生药材资源进行保护。

2. 药品的两重性 药品可以预防疾病，康复保健，但由于多数药品又具有不同程度的毒副作用，所以管理有方，用之得当，就能治病救人，保护健康，造福人类；反之，药物滥用则可中毒、致病、致残甚至危及生命。据 WHO 公布资料表明，世界上有 1/3 的患者的死亡，死因并不是疾病本身，而是死于不合理用药。某些药品虽然可以治病，但也能成瘾，如

鸦片虽然是镇痛的良药，但更是成瘾的毒品。我国对麻醉药品等实行特殊管理，按指令计划进行生产、供应，生产经营单位实行“五专”管理，既保证临床用药，又防止了药品的滥用所造成的隐患。

3. 药品需求的客观性和时效性　患何种疾病，何时患病是不以人的意志为转移的。而一旦生病，就立刻对药品产生强烈的需求。因此，药品的供应必须及时、有效、品种规格齐全，只能“药等病”，不能“病等药”。药品的生产和经营要有超前和必要的储备以适应这种需要。

4. 药品质量的严格性　药品关系到人的生命健康、生死存亡和种族繁衍。为了保证药品质量，我国政府药品监督管理部门对药品科研、生产、经营和使用都制定了相应的法律法规。如，药品研发必须执行 GLP、GCP，药品生产必须执行 GMP，药品经营必须执行 GSP。实行了药品生产、经营及制剂、进出口的相关许可证制度，对制售假劣药品明确了相关的法律责任等，以保证药品质量。药品的质量不仅是药品研发、生产、经营企业的生命所在，也是药品立法管理提出的基本要求。药品没有一级品、二级品、等外品、副品等，它只有合格品和不合格品。

5. 药品检验的专业性　患者在用药前一般不知道该药品的质量标准是什么，更无法判断药品的质量好坏，患者自己不能鉴别药品的真假优劣，就是药品研究方面的专家如果缺乏必要的条件也无法判定药品的真伪优劣。因此，必须由专业检验机构中的专业人员借助相关的仪器和设备对药品进行质量检查，患者用药是否安全完全依赖于药品本身的质量。因此，药品质量的专业性检验必须贯彻于药品的产、供、用整个环节中，才能保证药品的质量。

（二）药品质量及药品质量监督管理的含义

药品质量指能满足规定要求和需要的特征的总和。它具体涵盖有效性（effectiveness）、安全性（safety）、稳定性（stability）、均一性（uniformity）和经济性（economy）等五个特性。

1. 有效性　指在规定的适应证、用法和用量的条件下，能满足预防、治疗、诊断人的疾病，有目的地调节人的生理功能的性能。有效性是药品的最基本特征。药品若对人们防病治病没有效果也就不能成为药品。

2. 安全性　指药品按规定的适应证、用法和用量使用的情况下，对服药者的生命安全不构成严重影响。俗语道：“是药三分毒”，大多数药品均有不同程度的不良反应，当有效性大于不良反应的情况下方可使用。某些物质对人体的某种疾病能起到防治作用，有疗效，但同时对人体有致畸、致癌、致突变等严重损害，甚至致人死亡，就不可作为药品。

3. 稳定性　指药品在规定的条件下保持其有效性和安全性的能力。规定的条件包括药品的有效期限以及药品生产、储存、运输和使用的要求。若药品在某种条件下极易变质，则不可作为药品。

4. 均一性　指药品的每一单位产品，如一片药、一支注射剂、一箱药或一袋药，都符合有效性、安全性的规定要求。一般而言，人们的用药剂量与药品的单位产品密切关联，特别是有效成分在单位产品中含量很少的药品。若不均匀就可能会因为用量过少而无效，或用量过大而中毒甚至致死。

5. 经济性　指药品生产、流通过程中形成的价格水平。药品价格与药品的价值相联系，过高或过低均会对消费者或生产企业产生影响。

药品质量的监督管理是指国家药品监督管理部门依据法律授予的职权，以及法定的药品标准、法律、行政法规、制度和政策，对药品研制、生产、经营、使用的药品质量（包括进出口药品质量），以及影响药品质量的工作质量、保证体系的质量进行监督管理。国家通过对药品质量及相关的工作质量和保证体系质量的监管，实现促进新药研发、规范药品市场、提升制药企业的竞争力及保证人们合理用药等目标，从经济和道德意义上实现药品安全有效，维护人们的健康的理想追求。

我国药品安全监督管理体系主要由四个部分组成，分别为行政监督、技术监督、用户监督和自我监督。其中行政监督包括注册审批、执业药师制度、GMP 认证、GSP 认证、GLP 认证和 GAP 认证等；技术监督主要包括检验检测和不良反应监测；用户监督是指针对药品质量，药品使用者所提出的反映和投诉；自我监督是指企业主动监督、分析和评价自身产品。四大监督体系中，行政监督及技术监督已较为完善，并努力朝国际水平发展，而用户监督和自我监督仍处于初始状态，是我国需要进一步加强的重要内容。

（三）药品质量监督管理的性质

药品质量监督管理是宏观范畴的质量管理，是政府为了保证和控制药品质量所进行的监督管理活动，是国家通过制定、颁布药品管理法律、法规和药品标准，强制推行对药品质量和药事机构的质量保证体系进行监督管理。具体来说，我国药品质量监督管理具有预防性、完善性、促进性、情报性及教育性等性质。

1. 预防性 加强药品质量监督管理可以预防有害事件的发生，防患于未然，达到维护人民健康之目的。当前，我国医药产业集中度低，企业多、小、散的格局尚没有彻底改变；流通环节过多、经营费用高，低价药品生产难以为继，市场恶性竞争时有发生；企业自主创新投入和能力严重不足；有的企业责任意识、质量意识和守法经营意识淡漠，忽视质量管理和产品安全，污染环境，破坏生态平衡；有的企业为追求经济利益，违规发布药品广告，严重误导群众。为有效预防和制止各种不健康和不道德现象，杜绝“药害”事件的发生，需要强化药品质量监督管理水平，在多个环节及早杜绝违法违规现象，严格检查，严格执法，充分体现药品质量监督管理的预防性。

2. 完善性 随着国家药品监督管理体制改革的不断深入，国家食品药品监督管理总局负责对药品（包括中药材、中药饮片、中成药、化学原料药及其制剂、抗生素、生化药品、生物制品、诊断药品、放射性药品、麻醉药品、毒性药品、精神药品、医疗器械、卫生材料、医药包装材料等）的研制、生产、流通、使用进行行政监督和技术监督。注册药品，拟订、修订和颁布国家药品标准；制定处方药和非处方药分类管理制度；建立和完善药品不良反应监测制度；负责药品再评价、淘汰药品的审核和制定国家基本药物目录。药品质量监督管理的完善性体现在通过监督，对国家基本药物进行遴选，并随着药学的发展和防病治病的需要，对处方药和非处方药的分类不断完善，确保药品质量，保证人民用药安全、有效。此外，通过制定国家药品标准，使各项技术指标不断完善，以达到通过监督不断完善药品质量标准体系的目标。

3. 促进性 药品质量监督管理的促进性主要表现在通过对药品质量的监督促进制药工业和医药商业的健康发展。药品质量好坏是衡量国家制药技术水平高低的重要标志，同时药品质量对药品生产、经营企业而言也是其能否存在和发展的关键。一方面通过对药品生产企业的全部生产过程及产品质量的监督，发现问题并及时指出进行整改，可以促进企业的技术改造、技术革新及提高经营管理水平；另一方面通过临床药物合理使用过程的监督和对药物不良反应监测，还可以促进人们合理用药，减少药源性疾病的发生。所谓药源性疾病即药物引起人体的不良反应，并由此产生各种症状的疾病。药物的应用是治疗疾病的一种手段，若使用不当，就可以产生与治疗无关的不良反应，导致药源性疾病。药物制剂中含有添加剂、增溶剂、稳定剂、着色剂和赋型剂等，这些物质或多或少也具有化学活性，均可以成为药源性疾病的诱因，使药源性疾病的数量和种类大大增加，严重影响人类健康。目前，仅从抗生素、激素、磺胺三大类药物引起药源性疾病的情况即可见其严重程度。据《中国医药报》报道，我国每年有 8 万人直接或间接死于抗菌药滥用。药品监督可以建立药物不良反应报告系统，及时淘汰毒副作用大的药物，以促进合理用药，保证人们用药安全。实施药品电子监管是近年的新措施。中国药品电子监管网是食品药品监督管理部门对药品从生产、经营进行全程监管的应用平台，通过药品与监管码的一一对应关系可以进行药品的流向追溯和召回。监管网政府端包含有入网管理、药品信息管理、企业信息管理、药品召回、预警管理、统计报表、特药计划管理、运输信息管理、消息中心、药品流向和追溯、数字证书密码管理等多种功能。通过这些技术手段的监管，促进药品生产企业和经营企业完善管理，保证药品质量。

4. 情报性 是指药品质量监督管理通过对药物不良反应的监测报告为企业生产及民众用药提供信息情报。对一些产品质量不好，存在严重毒副作用的药品，国家药品质量监督管理部门及时发布信息，使企业及早了解和掌握信息后不再重复研制、生产以避免造成损失。同时对质量不合格，有严重毒副作用的药品，告诫民众注意用药安全，特别严重的，国家发布信息在临床上淘汰。这些举措的根本目的在于确保人们的用药安全，维护民众的健康。

随着国家对药品不良反应监测的重视，信息发布功能越加突出。我国规定，国家食品药品监督管理总局是药品不良反应信息发布的唯一权威机构。由此，客观上决定了药品质量监督管理的信息情报性质。

5. 教育性 药品质量监督管理的基本要求是“监、帮、促”。“监”就是科学公正，依法监督，保证人民用药安全；“帮”就是帮助企业技术进步和技术创新，提高药品的研究、生产、流通、使用和管理水平；“促”就是促进人民健康素质的提高，促进医药事业的健康发展。依据我国药品质量监督管理的特色足以见教育性体现在三个方面：①通过执法人员严格执法监督，帮助医药生产企业及医药人员提高知法、懂法、守法的自觉性，自觉杜绝违法现象发生；②通过开展药品质量监督及有关知识的宣传教育活动，可以提高和增强服务对象对医药产品知识及使用方面的相关知识的了解和接受，使患者、服务对象掌握合理用药的基本知识，积极维护自身健康；③通过药品质量监督管理，还可以帮助患者、服务对象树立起维护自身合法权益的观念，懂得用法律武器保护自己，发现假药、劣药及时举报，以及早杜绝假药、劣药危害人民的健康。据上海市药品不良反应监测中心透露，我国每年 5000 多万住院人次中与药物不良反应有关的可达 250 多万人，其中死于药物不良反应的有近 20 万人。加强药品质量监督管理对药物不良反应的监测和报告，对提高民众合理用药的认识具有教育作用。

（四）药品质量监督管理的原则

我国药品质量监督管理的原则包括以下四点。

1. 以社会效益为最高原则 药品是人们防病治病的物质基础，保证人体的用药安全、有效，维护人民用药的合法权益是药品质量监督管理工作的宗旨，也是药品生产、经营活动的直接目的。因此，药品质量监督管理必须以社会效益为最高原则，当企业的经营利益与社会利益、人民利益发生矛盾时，坚持社会利益为第一位。例如，目前的廉价药断档是困扰民众用药的一大难题。要有效解决这个问题，一方面需要医药企业在生产中以社会效益为上；另一方面也需要政府部门制定科学、连续、合理的相关医药政策，需要药品质量监督管理工作的正确导向和必要推动。对于人民急需的药品，要给予政策性的鼓励和优惠；对民众健康有害的假、劣药品，要坚决打击，决不手软。

2. 质量第一原则 基于药品是一种特殊的商品，因此必须将药品质量放在至关重要的位置，只有符合质量要求的药品才能保证疗效，否则将会给人民健康带来严重后果。在药品质量监督管理中始终将质量合格放在首位，以确保药品安全、有效。药品质量监督管理始终坚持药品质量第一的原则，对确保人民的生命和健康意义十分重大。

3. 坚持法制化与科学化的高度统一 药品质量监督管理必须依法进行，严格执行药事法规要求，执行 GMP、GSP 及其他药事法规，做到执法必严，违法必究。同时还要推广现代科学技术来促进药品监督管理工作，包括监督过程中先进技术手段的采用，药品质量检验过程中科学方法、先进精密仪器的使用等，以此提高药品质量监督管理的水平。

4. 坚持专业监督管理与群众性监督管理相统一 在我国，为了加强对药品质量监督管理，国家组建了三支队伍：一是国家药品监督管理机构，由专人负责药品监督管理工作；二是药品生产企业和医疗机构设立了药品质检科室，进行药品质检；三是设有群众性药品监督员、检察员开展监督工作。这三支队伍相互协调、相互补充，保证了我国药品监督管理工作的实施。

（五）药品质量监督管理的意义

药品质量的好坏直接影响到消费者的健康与安全，药品质量水平的高低是制药企业生存竞争的基础，同时新药研究开发也是高风险、高利润的高科技活动。所以，加强政府对药品质量监督管理的意义在于以下几点。

1. 保证药品安全有效 药品是防病治病不可缺少的物质，其质量好坏消费者难以辨别，只有加强政府对药品质量的监督管理才能确保临床用药的安全有效。

2. 促进新药研究开发 只有确定科学的新药审评程序和注册标准，规范新药研制活动基本准则，才能保证研究的新药更加安全有效。

3. 提高制药企业竞争力 只有坚持质量第一，才能确保产品质量，提高制药企业的市场竞争力。

4. 保证药品市场供应 只有加强药品流通过程中的监督管理，规范药品市场，反对不正当竞争，打击扰乱药品市场秩序的违法犯罪活动，才能保证供应合格的药品。

5. 保障临床合理用药 政府和药学行业协会不断强化对药品质量和药学实践的监督管理，对防止药害与不合理用药起到积极的作用。

三、药品质量监督管理的机构

我国对药品质量安全的监督以国家相关监督机构为主，依照相应的法律、法规、规章、文件等对药品的质量安全实施监督管理与违法行为的制裁。我国在实施药品质量安全监督方面的主要机构包括国家食品药品监督管理总局、中国食品药品检定研究院、国家药品不良反应检测中心、国家工商行政管理总局、国家质量监督检验检疫总局、法院、检察院及地方相应的各级监管部门等，相关的监督机构在药品质量安全监督中都发挥着其应有的作用，监管药品的质量安全，查处药品违法案件，为药品质量的监督管理和保证公众用药安全方面提供了关键的支持。

（一）药品质量监督管理的行政机构

1. 国家食品药品监督管理总局 是国务院卫生部主管药品监管的直属机构，负责对药品（包括中药、化学药、生物制品、放射性与毒麻和精神类药品、医疗器械及医药包装材料等）的研制、生产、流通、使用进行行政监督和技术监督。

2. 省级食品药品监督管理局 省、自治区、直辖市食品药品监督管理局隶属各省、自治区、直辖市人民政府领导，是对省级以下食品药品监督管理系统实行垂直领导，履行法定的食品药品监督管理职能。下设各省、自治区、直辖市药品检验所，负责对辖区内的食品药品质量进行监督检查与管理工作。

3. 市、县级食品药品监督管理局 根据工作需要设置食品药品监督管理分局，并加挂食品药品检验机构牌子，是上一级食品药品监督管理机构的派出机构。下设各市、县级等药品检验所，同样负责对辖区内的食品药品质量进行监督检查与管理工作。

（二）药品质量监督管理的技术机构

《药品管理法》第六条规定“药品监督管理部门设置或者确定的药品检验机构，承担依法实施药品审批和药品质量监督检查所需的药品检验工作”。国家食品药品监督管理总局下设国家级药品检验的技术机构是中国食品药品检定研究院（National Institute for Food and Dtrg Contry），各省、市、自治区药品检验所等，均承担辖区内的药品检验工作，隶属于国家食品药品监督管理局。

1. 国家药典委员会　负责组织编纂 ChP 及制定、修订国家药品标准，是法定的国家药品标准工作专业管理机构。国家药典委员会的主要职责如下所示。

（1）编制 ChP 及其增补本。

（2）组织制定和修订药品标准，以及直接接触药品的包装材料和容器、药用辅料的药用要求与标准。

（3）负责药品试行标准转为正式标准的技术审核工作。

（4）负责药品标准及相关内容的培训与技术咨询。

（5）负责药品标准信息化建设，参与药品标准的国际交流与合作。

（6）负责《中国药品标准》等刊物的编辑、出版和发行；负责药品标准及其配套丛书的编纂及发行。

2. 中国食品药品检定研究院　是国家检验药品生物制品质量的法定机构和最高技术仲裁机构。其主要职责如下所示。

（1）承担依法实施药品审批和质量监督检查所需的检验和复验工作。

（2）负责标定和管理国家药品标准品、对照品。

（3）负责组织药品、医疗器械的质量抽查检验工作并提供质量公告的技术数据；综合上报药品质量信息和技术分析报告。

（4）受国家食品药品监督管理局委托，对省、自治区、直辖市药品检验所及口岸药品检验所进行实验室技术考核及业务指导；对药品生产企业、药品经营企业和医疗机构中的药品检验机构或人员进行业务指导。

第二节　生产过程中的质量监督管理

药品的产品质量与药品研发、生产过程密切相关。药物和剂型的品种、操作规模、复杂程度及所采用的工艺与设备，各个厂家是不相同的。药品的制备经常包括一系列上下承接的操作工序，而每一操作工序都可能对成品的质量产生一些影响。从接收原材料开始，经过制备和包装的各个不同阶段直至最后验收产品，在任何时间内，都可以发生严重的错误。处方中所用的原料数越多，工艺越复杂，操作规模越大，则错误的危险性就越大。为了把危害减少到最低限度和消灭这些危害，需要有物料控制、GMP、包装控制、自动化和统计抽样方案。这就需要对药品的质量进行有效的过程控制和监督。

药品在生产过程中的质量控制是保证药品质量可靠、有效的手段。影响质量好坏的真正原因，主要在于设计和制造。其中设计质量是先天性的，它决定质量的等级或水平。而制造则是实现设计质量，是一种符合性质量。很多质量问题在最终的产品检验中很难检验出来，因为最终产品检验是按已制定的质量标准进行检验，只是检验已知的项目，一些过程中带入的异物或有害物质很难在最终产品中检验出来。而且最终产品的检验一般都是采用抽检的方式，也不可能对每件产品都一一检验。并且检验一般都是破坏性的，一经检验，该样品即报废，因此抽检存在很大的局限性。如果单从最终产品的检验来判断产品的质量，是很难保证产品质量的。

一、药 品 生 产

药品生产（drug production）是将原料加工制成能供医疗使用药品的全过程，包括由原料加工成原料药，再由原料药加工制备成药物制剂的生产过程。一般前者称为原料药生产（drug raw material production），后者称为药物制剂生产（drug preparation production）。随着药品生产技术的不断发展，中药及其制剂的生产、生化药物及基因工程药物的生产也逐渐成熟起来。由于药品是高科技产品，同时又是一种特殊的商品，所以，药品生产需要在相关的法律法规、环境条件和科技水平等基本保障的前提下，经过规范的药品生产过程，完善的过程控制体系，有效的产品检验体系，才能获得合格的药品。

（一）药品生产过程

药品生产过程（drug production process）一般包括生产准备过程、基本生产过程、辅助生产过程和生产服务过程。在每个过程内部和各过程之间，均有严格的技术规范要求和质量指标要求，并实行系统的过程管理。

药品的基本生产过程（basic production process for drug）是指对药品的原料直接进行加工，将原材料转变成为原料药，或将原料药转变成为药品的过程。一般前者称为原料药生产过程，如以有机化合物为原料，经过全合成或半合成法生产化学原料药的过程；后者称为药物制剂生产过程，如以化学原料药为原料，经过各工序加工、包装成为一定剂型产品的过程。药品的基本生产过程还包括中药及其制剂的生产、生化药物原料及其制剂、基因工程药物的生产等。

（二）药品生产过程质量控制

在药品生产中，需要研究和应用分散技术，解决过程控制的检测问题。目前，药品生产过程控制已从过去的间歇、离线控制，逐步发展到生产设备运行的动态监测和设备间的协调控制，特别加强生产过程优化控制、生产状态监控、产品质量在线监控等，从而极大地提高了生产过程的自动化水平、生产效率和产品质量。

提高药品质量关键需要从药品的生产质量来考核，而药品生产质量是依靠“生产过程”来保证的。事实上药品生产的每个环节都将影响药品的质量，更何况不同种类的药品又有不同的“生产过程”。所以，结合药品生产的特殊性、多样性和复杂性，如何有效地应用分析技术控制“生产过程”，就成为保证药品生产质量的重要方面。

药品生产从原材料到中间体再到产品的全过程中，可以分别同时应用离线质量检验、在线过程检测、全线自动监控等分析方法和技术手段，全面、有效地控制生产过程，达到药品生产质量，保证药品临床使用的安全性和有效性。但是，由于技术水平、管理水平和发展水平的差异，难以实现药品生产的有效“过程”控制，使药品质量有时未能达到药品质量标准。另外，随着社会的发展，在保证药品生产质量的同时，还需要更多的关注环境与生态的“质量”，从而增加了药品生产过程控制的难度。

（三）药品产品检验

药品生产过程中所涉及的起始原料、中间体、终端产品，均需按照其质量标准要求进行检验，只有检验合格后，才能进入正常药品生产程序。同时，对生产过程中产生的废气、废水、废渣也需进行检验，只有达到排放要求才能排放。

二、GMP

GMP 是在药品生产过程质量管理的实践中不断总结、归纳、概括出来的规范化条款，是指在药品生产全过程中实施质量管理制度，其目的是指导药品生产企业规范生产过程、避免产生劣质药品，保证生产出合格药品。我国现行的GMP（2010年修订）是2011年3月1日起施行，凡新建药品生产企业、药品生产企业新建（改、扩建）车间均应符合新版GMP的要求，现有其他类别药品的生产均应在2015年12月31日前达到GMP（2010年修订）要求。

GMP的指导思想是：任何药品的质量形成是生产出来的，而不是检验出来的。所以，在实施GMP中，重点是加强药品生产质量控制，即在质量保证前提下，对"生产过程"进行全面质量控制，对影响药品质量的因素加强管理。同时，GMP的各项条款具有目标管理特征，即各条款明确了药品生产要求的目标，而达到目标的解决办法需要制药企业结合生产实际具体制定；GMP各条款具有时效性，即GMP条款要依据国家和地区现有的一般水平而制定，对目前可行的、具有实际意义的方面做出规定。

从管理专业的角度，GMP应分为质量管理（QC）和质量保证（QA）两部分。

（一）质量管理

QC是对原材料、中间体、产品的系统质量控制，即药品生产质量控制。其基本内容包括：根据药品及相关的技术质量标准，应用控制与分析方法和技术，在药品生产过程中对原材料、中间体、产品的质量进行检验，对生产过程进行质量控制，并随之产生的一系列工作质量管理规范。

1. 技术质量标准　建立健全一套科学、有效和全面的技术标准，是保证药品质量的必要条件。药品标准是国家对药品质量、规格和检验方法所作的技术规定，是药品生产、供应、使用、检验和药品行政管理部门共同遵循的法定依据。我国现行的药品标准为国家药品标准，与药品生产相关的其他技术标准还包括原料、辅料标准、水的标准等。一般已批准的技术质量标准可以在ChP或有关资料中查询。

（1）国家药品标准：国家食品药品监督管理总局颁布的ChP和药品标准为国家药品标准。

原料药是直接加工制备成药品的活性原料，已属于药品范畴。大部分原料药已收入ChP，是ChP的重要组成部分。未收入ChP的原料药，可参考其他药典标准如USP、EP、BP和JP等。制定符合药用要求的标准，并需经国务院药品监督管理部门批准。

另外，中药制剂中使用的药材，大部分已收入ChP，未收入ChP的药材，应符合国务院药品监督管理部门或省、自治区、直辖市的有关规定。

（2）原料、辅料标准：药品生产中使用的原料主要是指生产原料药的初级化学产品和溶媒。ChP只收入部分原料，未收入ChP的大部分原料，其标准可根据化工原料标准制定，如参考《中国无机化工产品质量标准全书》等，对合成原料药使用的试剂级原料，其标准可参考《化学试剂标准大全》或其他化学试剂标准制定。

药品生产中大部分常用辅料已收入ChP，如ChP2015《制剂通则》共收录常用的化学辅料270余种。未收入ChP的辅料，可参考其他药典标准和《药用辅料手册》。对暂无药用标准的辅料，可参考常用食品标准等，制定符合药用要求的标准，并需经国务院药品监督管理部门批准。

（3）水的标准：药品生产中使用水标准，应严格按照现行ChP执行。药品生产用的源水，其技术标准应符合中华人民共和国国家标准GB5749-2006《生活饮用水卫生标准》。药品生产中使用的纯化水、注射用水和灭菌注射用水等，均应遵照ChP的有关规定执行。

通常情况下，ChP标准与其他原料、辅料标准、水的标准等只是在药品生产中必须满足的最低标准，药品生产企业还应根据实际条件和生产要求，制定出更为严格、合理的内控标准，以保证药品生产质量。

2. 药品生产过程质量控制与分析技术　药品生产质量控制的主要方法是在药品生产的

全过程中，运用现代化学分析和仪器分析技术对原料药、中间体、产品的质量进行检测，使最终生产的药品符合国家药品标准要求。而更重要的是对从原材料到中间体（原料药），从中间体到产品（制剂）的生产过程进行有效监督、分析和控制，并实现生产过程的程序化和自动化。

所以，保证药品质量的关键是利用现代分析技术，实现生产过程的有效控制。但是，由于受分析科学和检测技术的水平与普及程度，以及计算机科学和自动控制技术水平等因素影响，目前分析技术还难以达到对药品“生产过程”进行“全面”控制的程度，基本处于一种“热力学”的状态控制阶段。要实现“动力学”的过程控制，主要涉及工业过程控制的理论和方法，应属于工业生产过程范畴，而工业药物分析的重点内容之一，就是为制药工业过程控制提供有效分析技术。以下只简要介绍几种生产过程控制中常用的分析技术。

（1）动态检测技术：制药工业生产过程中，需要对生产状态进行监控，对产品质量进行在线监控。随着计算机技术的发展，可以对药品生产过程进行自动控制。这样的工业过程控制必然涉及分析技术的应用，主要是适合于进行在线、动态和连续的检测技术，如流动注射分析、近红外光谱测定技术等。

（2）样品检测技术：常用的样品检测方法和技术包括化学分析与仪器分析两大类，如重量分析、容量分析、光谱分析、色谱分析、电化学分析和热量分析等，均在药品生产质量控制中广泛应用，并随时代的发展与进步而逐步提高。

化学分析是利用化学反应的结果，对供试样品中被测组分进行定性鉴别或定量测定的方法。目前经典的常量分析用得较多，如沉淀滴定法、酸碱滴定法、络合滴定法和氧化还原滴定法等。在药品生产中，化学分析主要用于原材料、原料药和制剂的含量测定。化学分析方法准确度和精密度较高，但一般所需样品量较大，耗费时间较长，手工操作和自动化程度较低。同时，一般为离线的取样分析，难以应用于生产过程分析。

仪器分析是利用被测物质的某种理化性质，通过应用仪器的手段，对供试样品中被测组分进行定性鉴别或定量测定的方法。目前已是常量分析、微量分析和痕量分析常用的有效的方法，也是生产过程分析与控制的有效方法。仪器分析方法的发展趋势是将分离与分析技术相结合，如各种色谱与光谱联用分析仪、色谱与质谱联用分析仪、色谱与核磁共振联用分析仪等。同时有些仪器分析技术能够应用于在线与动态分析、连续与自动分析之中。所以，仪器分析一般具有准确、灵敏、快速、自动化程度高等特点。

在药品生产的质量控制中，为了确保分析结果的准确度和精密度，所使用的分析仪器应按国家计量检定规程，进行定期校正。

（二）质量保证

QA是对生产过程中影响药品质量的外部因素、易产生的人为差错或易引入的污物与异物等,进行系统严格管理，以保证生产出合格药品。

QA、GMP和QC三者关系密切，如图14-1所示。

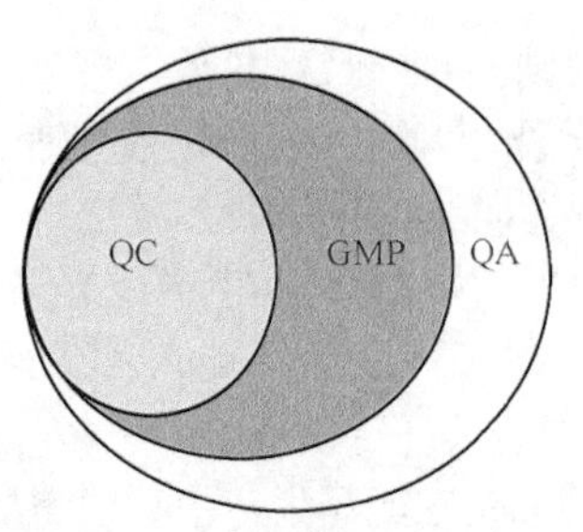

图14-1 QA、GMP和QC三者的关系

QA是一个广义的概念，它包括影响产品质量的所有单个因素或综合因素。QA是指为确保产品符合预定用途所需质量要求的有组织的、有计划的全部活动总和。QC是GMP的一部分，包括取样、质量标准、检验及组织机构、文件系统和产品批准放行等。

三、化学原料药生产过程中的质量控制

一般来说，药品只是指可供使用的各类制剂。因原料药极少直接使用，故国外把它列为化学品，不称为药品。但是，原料药是各类药品（制剂）的最主要成分，二者有着不可分割的方面。原料药质量的好坏，对各类制剂有着极重要的直接影响。因此，保证原料药的质量是保证各类制剂质量最重要的前提条件。同时，原料药生产实际上是化工生产，或者是精细化工产品的生产，它和制剂生产也有很大的区别。制剂生产涉及物理过程，主要活性成分的质量控制比较简单，因为化合物分子在一定的条件下是稳定的，而且在规定的存储条件下可以保持长时间的质量稳定。而原料药生产中，过程控制十分重要，因为过程控制的目的是使经过培训的操作人员按照验证过的工艺作业，可以得到合格产品和达到规定的收率。分析中间体质量时，杂质和相关物质都很重要，它们涉及合成物质的质量，甚至在临床上有很大的影响。美国当局规定，原料药生产厂虽然可以不向 FDA 注册登记，但必须符合 GMP，而且也要接受检查。

目前，国内尚有不少企业对原料药产品质量仅靠事后检验把关。这虽然是必要的，但也是不够的。因为这种检验方法和手段有一定的局限性，如产品《检验规程》上的培养基只对常见菌有效，对特殊细菌不一定适用。随机取出的样品，检出的可能性受到一定限制。若整批产品不是均匀一致，或有了混杂、污染等，取样的随机性就很大。

药品是不能百分之百检查的。因此，必须充分强调原料药整个生产过程（重点是精制、干燥、包装工序）的质量控制，如生产环境、设备、工艺和原辅料等。使生产的原料药符合质量标准的几率达到最大程度，也就是尽最大努力生产出优质产品。

1. 原料药的分析　化学原料药是以一定的原料为出发点，按照设定的路线合成出具有药物功能的目标化合物。在各种药物的生产中，相同的药物可以通过不同的合成路线、不同的工艺而获得，所以就会采用不同的原料，而且，某一路线中的起始原料在另一路线中也可能就是中间产物。因此，作为合成原料药物的原材料，其种类纷繁复杂，很难归类。鉴于此种情况，本章中将原料药定义为那些专门用来生产药品的关键原料，即药物中间体，如 6-氨基青霉烷酸（6-APA）、7-氨基头孢烷酸（7-ACA）、7-氨基去乙酰氧基头孢烷酸（7-ADCA），各种头孢菌素侧链是用来生产头孢菌素的关键中间体。

通常情况下，对于获得的原材料都是已知的化合物，都具有明确的化学组成和含量表示，因此，可根据原材料的结构和性质的不同，选择合适的分析方法。无论是定性分析还是定量分析，化学分析法和仪器分析法都可采用。一般只需进行熔点测定或薄层展开即可判断其纯度。对于具有手性的化合物，还需依靠旋光度来判断其纯度。就含量测定的方法而言，滴定分析法是常用、经典的分析方法；随着分析仪器的迅速普及和方法的不断成熟，UV、TLC、GC 和 HPLC 法也已成为目前常用的分析方法。

在所有的合成过程中，无一避免地要使用有机溶剂，而且很多有机溶剂是有毒有害的并且在后续的合成、精制过程中很难除去，因此必须对这些溶剂进行检查并控制限量。对于有机溶剂的分析，GC 法显示了其独特的优越性，样品无须任何预处理，快速易行，因而被广泛地应用于原料药中残留溶剂的分析。但是，GC 法常要求组分易于汽化，对于沸点较高且热不稳定的样品，应用时会受到限制。

相比而言，HPLC 法允许样品在室温条件下进行分析，所以在原材料的分析方面受到更为广泛的应用。特别值得一提的是，对于对映体纯度的测定，HPLC 法已经开发出许多有效的分离分析方法。因为手性合成正受到越来越多的关注，而手性合成大多是以手性原材料为出发点的。

近年来，新技术和新方法的发展极为迅速，色谱-质谱联用，包括 GC-MS、LC-MS，由于其集高分离能力、高灵敏度和定性专属特异性于一体，能使样品的分离、鉴定和定量一次完成，

正日益受到分析工作者的广泛关注，成为目前最为活跃、应用最为成功的热门技术，对于药物分析发展起到了促进作用。

2. 原料药的生产过程质量检测 由于中间体是在原料药合成过程中产生的，一般情况下中间体会或多或少地被带入到产物中去，而且中间体常会具有和产物相同或类似的基团或特征。例如，阿司匹林的合成过程中，可能带入未反应的酚类，同时生成副产物苯酚、乙酸苯酯、水杨酸苯酯和乙酰水杨酸苯酯等。

（1）分离与鉴别：与原材料分析类似，中间体的鉴别是以其理化性质为依据的，比较常用的是熔点数据。如果具有手性中心，则需进行旋光度测定。红外光谱数据常是定性鉴别的有力证据。但当中间体中混有较多杂质时，分离和鉴别能同时进行的当属色谱法，可以采用 TLC 法和 HPLC 法。TLC 法是根据斑点的位置和数目来进行判别，方法操作方便、无须特殊装置，成本低廉，但灵敏度和定量精度较差。GC、HPLC 法由于其分离效率高、准确、快速，是反应中间体控制和产品质量控制的有效手段。

（2）含量测定：对于中间体的含量测定，经典的方法通常是采用滴定分析。根据其所含基团的不同，可选择不同的滴定剂，通过滴定剂和被测物之间的计量关系求出中间体的含量。但当中间体含量比较低时，需采用灵敏度较高的仪器分析的方法，其中色谱法更是广泛地应用在各类中间体的含量测定中。

四、药物制剂生产过程中的质量控制

药物制剂的发展已有几千年的历史。我国自有文字之后，就有汤、酒、膏、丹、丸和散的记载。欧洲的格林制剂（Galenicals）也有很长的历史。18 世纪西方的工业革命，促进了医药学的发展，以 1847 年德国药师莫尔（Mohr）总结药剂成果，出版第一本药剂学著作《药剂工艺学》为标志，片剂、胶囊剂、注射剂、橡胶硬膏等近代制剂开始发展。20 世纪中叶后，药剂学的发展进入了在现代理论指导下应用现代技术开展剂型研究、制造工艺研究和应用研究的阶段。其标志就是工业药剂学、物理药剂学、生物药剂学、药动学、药用高分子材料学等分支学科的发展。它们对于现代药剂学的发展具有重要的意义，特别是正在快速发展的药物传递系统（drug delivery system，DDS）。每一个剂型的出现都包含着科技的进步、生产设备的改进创新及新型材料的应用。即使是那些古老的剂型，也因为现代科技的应用，无论是内在质量或是外观等方面都有大大改观。

药物制剂由于是主药加附加剂制备而成，因此，在测定时必然要考虑附加剂对主药的影响。往往需对样品进行一些预处理，如滤过、萃取、色谱分离等，以消除附加剂对主药的干扰。此外，制剂中药物含量的差异也是很大的，对于药物含量低的制剂，应选择更灵敏的方法来测定。总之，在进行药物制剂生产的质量控制时，应根据药物的剂型、附加剂的种类、药物的理化性质及含量的多少等因素，选择适当的方法。

与原料药一样，药物制剂也要进行鉴别、检查和含量测定。药物制剂的鉴别可以参考原料药的鉴别方法，除非附加剂对鉴别试验有干扰。由于制剂是用符合要求的原料药和辅料制备而成的，因此制剂的杂质检查一般不需完全重复原料药的检查项目。制剂的杂质检查，主要是检查在制剂的制备和贮藏过程中可能产生的杂质。制剂的检查项下，除杂质的检查外，还有制剂方面的检查，如“含量均匀度”、“溶出度”测定等。由于药物制剂的组成比较复杂，在选择含量测定方法时，应根据药物的性质、含量的多少及辅料对测定是否有干扰来确定。对药物含量较低的制剂，应选择灵敏度高的方法来测定；当辅料对测定有干扰时，则应选择专属性较强的方法。

（一）药物制剂生产物料的准备

需要准备的物料包括药物、辅料、包装材料及印刷品等。为了正确地验收、测试和贮藏有效成分、辅料、包装材料和成品，必须建立适当的制度。对所有存货的存放和隔离必须建立适当的程序，并有次序地和正确地从一处转移到另一处。还必须制定周转存货的措施，以及把不符合规格的存货妥善地分开。

在制备和加工药品过程中所用的物料，不管是否在成品中出现，均需要经鉴定、贮藏、检查、试验、盘存、搬运和其他控制。关于物料来源、验收、试验和处置情况，关于其符合鉴定、纯度、质量、强度和效价等标准的情况，以及应用时有无被污染，都应保持适当的记录。物料在长期储存后为了保证质量，必须对储存原料（活性与非活性物质）确定复查的日期。

1. 药物 原料药在用作药物制剂的生产前须经检验，并应符合质量、纯度、鉴别及含量测定各项要求。没有绝对纯的物质，任何物质都可能含有微量的合成时的副产品或降解产物。因此，为了保证高纯度，要小心控制诸如降解产物或其有关物质的容许限度。现在，药物纯度的概念甚至扩展至药物光学异构体或其结晶形态。

药品生产者把一种原料药制成方便人们使用的制剂，一般都有其专属的生产设备和原料药生产工艺。生产者在药物的合成、分离、鉴定和精制方面所获得的专门技术，使得其在生产中应用严格的质量控制手段以保证原料药的纯度。为了确定原料药物是否符合药典的要求，其中的杂质是否符合限度，还可以应用物理学、化学或生物学的方法对原料药物进行检测。

2. 辅料 是产品中治疗成分以外的其他组成成分。这些被认为惰性的物质，由于与药物的相互作用，影响着制剂的物理性质及生产过程，因而可能影响产品质量。为了防止这种不良影响，对每一种辅料是否符合规定标准必须严格仔细检验，杜绝质量风险事件的发生。一般由制药厂从别的厂商购入符合某些规格的辅料，如润滑剂、填充剂、缓冲剂、黏合剂、抗氧剂、崩解剂和包衣材料等，必须经过明确的鉴定，并且用清洁的、密封良好的容器贮藏。

对辅料生产厂商设备和质量控制的了解往往是有限的和不完全的，对从国外进口的辅料和药物更是如此。因此，制药厂在很大程度上，必须依靠包装的完整及供应者的质量信用。同时，了解药品辅料的制备和生产过程亦可以有效判断其质量标准的完善性以及使用的注意事项。

辅料在进入生产车间前要在实验室进行必需的检查。质量检查员需核实标签是否与货物型号一致，容器上是否有正确的批号，辅料是否贮藏于合适的容器并在运输中没有明显的损坏。辅料的外观检查项目包括与说明书中所列的规格的比较，各容器之间产品的均一性及有无明显的污染情况，特别是在抽样及其他常规试验中很有可能漏掉的明显的杂质污染。不但要检查辅料的表面部分，而且要检查其内部和底部。在外观检查后，按照书面规定的抽样方法，随机抽取样品进行其他项目的检查。

3. 包装和印制材料 包装材料包括容器、容器配件（如瓶塞）及标签、纸盒等。按法定定义，标签是与产品配套的经书写、印刷或图解说明的材料。因此，标签、纸盒、说明书和包装箱均作为印制供应品考虑，要检查图表有无错误，是否符合货物类型和级别，印刷质量和尺寸大小等。美国 FDA 登记的召回产品中，50%以上是由不适当的标签造成的。

药品生产企业应派专业人员定期考察包装和印刷材料生产厂商设备、质量控制情况，并要求其提供特定包装材料的试验结果（壁厚度、抗碰撞强度、光透射度）。

（二）药物制剂的生产质量控制

一般来说，一种药物可以制备多种剂型。常用剂型有几十种，分类方法也有多种，可以按给药途径分类、按分散系统分类、按制法分类和按形态分类等。ChP 通则中已收载的药物制剂有：片剂、注射剂、酊剂、栓剂、胶囊剂、软膏剂、眼膏剂、丸剂、滴眼剂、糖浆剂、气雾剂（喷雾剂）、膜剂、颗粒剂、口服溶液剂（混悬剂和乳剂）、散剂、滴耳剂、滴鼻剂、洗剂、搽剂、凝胶剂和透皮贴剂等，其中片剂和注射剂是应用最广泛的两种制剂。

药物制剂的生产质量控制包括附加剂对测定的干扰与排除等内容，相关内容详见第十章药物制剂分析。

五、中药及其制剂生产过程中的质量控制

随着医药科学技术的不断发展和中国加入 WTO，中药现代化、国际化的热潮一浪高过一浪，中药新药研究与开发也进入到一个新的历史时期。WTO 的加入带给中药前所未有的发展机遇，各类“洋中药”的大举入侵也对传统中药提出严峻的考验，质量控制方法的落后已经成为阻碍中药走出国门、与世界接轨的严重障碍，实现中药质量控制的突破已经成为中药生存与发展的迫切需要。

（一）中药及其制剂质量控制存在的问题

中药质量控制是个系统工程，包括对药材植物的种植、采收、贮藏和制剂生产工艺的规范化。对于新药开发工作，还涉及临床试验与实验室工作规范。目前，我国的中药及其制剂生产中存在的质量问题包括中药原材料的质量问题、中药材炮制工艺的落后、中药质量控制方法的落后等。

1. 中药材质量低下 由于生态环境的日益恶化和过度开发，许多野生中药材资源不能满足人们日益增长的需求，甚至濒临灭绝，如野生人参、天麻、三七、冬虫夏草等。人工种植的中药材因药农缺乏药学知识，随意使用化肥，不进行适时采收及适宜的产地加工，而出现种质混杂、品种退化及重金属、农药残留量超标等质量问题。此外，不适当引种也使许多药材不具备道地性，如牛膝和野牛膝等。作为中药饮片和中成药原料的中药材质量明显下滑。

2. 中药饮片研究滞后 中药饮片是中药材的炮制加工品，其质量优劣直接影响到患者用药的安全与疗效。现行中药炮制方法基本上还是以传统的经验控制为主，靠眼看、口尝、鼻闻和手摸，以鉴别其性状、色泽、质地和气味等。人的经验不同，所得结论很难一致。目前 ChP 中有明确定性定量炮制标准的药材，仅占全国药材的 2.7%，全国饮片切制及炮制规程仍无统一标准可依。中药饮片产业整体水平低下。绝大多数的中药饮片生产企业为作坊式的加工点，其生产条件简陋、规模小、效益差，生产工艺、设备落后，技术开发和创新能力弱，管理不规范，现代经营管理经验及专业技术人才缺乏，生产过程中药材的有效成分易流失，饮片质量难以保证。

3. 中药制剂的质量控制方法落后 随着现代化学分析技术的不断进步，中药材和中成药内在化学成分的研究手段和方法越来越多，越来越好。将研究已知的内在成分及其测定方法用于质量控制，制定相应检验标准在近 20 年来，有了很大进展。但是从中医药的观点看，指标成分的控制，难以真正控制中药功效。中药是一个多组分的复杂体系，由于其多靶位、多器官作用而具有多效性和整体性。现行的用 1～2 种化学成分表征中药质量的质控方法，从根本上说是违背了中医药学的整体理念和思维体系，同时也无法表征中药制剂的物质基础和化学成分群的整体性和复杂性。

（二）中药及其制剂在生产中的质量控制方法

1. 多环节全程控制 中药生产涉及多个环节，中药材资源–中药饮片（包括炮制）–中药方剂组成–中药制剂–中成药。其中任何一个环节控制不好，都会最终影响产品的质量和临床疗效的有效性和安全性。因此，中药的质量也必然涉及一系列的环节（土壤、种质、炮制、储存、制剂过程等），所以，中药的质量控制要布局到中药的各个环节中。

（1）明确品种：中药的质量控制研究先要认定品种，在此基础上才能开展有效的工作，否则将事倍功半。对于某一物种而言，种质资源包括栽培品种、野生种、近缘野生种在内的所有可利用的遗传材料。种质资源是药材生产的源头，种质的优劣对药材的产量和质量有决定性的影响。种质资源在药材优良品种形成过程中起着关键性的作用，是培育优良物种的基础。尤其

是野生近缘植物和古老的地方种是长期自然选择和人工选择的产物，具有独特的优良性状和抵御自然灾害的特性，是品质改良的源泉。因此，生产用的药材基源必须进行鉴定，明确到种、变种、生态型、居群或栽培品种（严格意义上的农业品种）。实践证实，经鉴定确认的正品中药是栽培、采收、加工和生产优质药材的保证，是中药定性与定量标准建立的前提，是中药作用物质基础研究的保证，是中药炮制品和中成药的质量保证。中药品种的正确使用是中药质量控制不容忽视的首要环节。

（2）规范种植：没有质量稳定的中药材，难以生产出质量稳定的中成药。中药活性成分大部分为生物体内次生代谢产物，少数为初生代谢产物。生物体由于受产地、气候、生态环境、栽培或养殖技术等因素影响，相同种类的生物体，其体内的代谢产物往往有一定的区别，有些有明显的差异。对药材生产应从种质、环境、栽培方式、施肥、田间管理、采收加工、储存运输等各方面进行规范和控制，从而生产出质量均一、高效、可控的优质药材。具体衡量指标就是植物的生物学特性、药材性状、解剖特征和化学成分等方面的主要指标稳定可控。因此，在进行药材的品质形成研究时，对能引起中药材品质变化的各种因素都必须进行考察，以确定各因素对药材品质的影响程度，从中优化出最佳的药材种质、种植地区、土壤条件、栽培工艺、肥水管理、采收时间、加工方法和繁殖方式等。

（3）科学炮制：中药材炮制的主要目的是增效减毒。所使用的一系列方法是从长期临床实践积累总结而来，是中医药宝库的重要组成部分，有其深刻的理论基础。但是与化学药物相比，尚缺乏科学系统的实验数据支持，尤其是中药材因来源、产地和采收期等不同，有效成分或有毒成分含量变化较大，一成不变的炮制加工方法不能保证临床有效与安全。应用科学方法提供的客观数据研究炮制前后的中药药性成分和药理作用，阐明中药炮制的基本原理，才能更好地掌握药性和提高临床用药的准确性。国家食品药品监督管理总局已经决定对饮片实施批准文号制度。饮片实施批准文号制度首先要从有毒饮片开始做起，实行批报制。同时加强对饮片加工技术、质量标准及其品质评价方法的研究，建立与饮片相应的质量标准。借鉴同源药材的质量标准研究经验，积极引入 HPLC、GC、TLC 等分析方法，建立我国中药饮片质量评价体系以及饮片质量标准，尤其是结合药理和毒理学实验结果，以有效成分（或限量成分）为指标，建立能真实地反映饮片优劣的质量标准迫在眉睫。

（4）在线检测：对药品的质量控制必然要以对生产工艺过程的控制为本。对中成药生产实行在线检测实际上是对整个中成药生产过程进行监控，过程的监控做得越好，在线制造的产品质量越有保证，这是主动的质量控制方法，可以从根本上避免不合格的产品在生产过程中发生。在线检测不仅包括原料、物料、中间产品、半成品和成品等，还包括各种生产工艺、工程参数的检测，如温度、压力、液位、时间、浓度、溶剂比和液体的相对密度等。先进的检测技术能得到实时的检测数据用以消除对生产控制的滞后性。因此，应用现代分析新技术，对中药制剂工艺过程进行严格的全程在线监控检测是保证产品质量的有效手段。

2. 多组分整体研究　中医理论强调中药的整体效应，重视诸个成分在药效上的协同作用。因此，仅以中药内 1～2 个有效成分作为定性、定量指标远不能从整体上反映中药的内在质量，建立从整体上综合评价中药质量的方法很有必要。中药的质量控制方法必须能对起效的全成分（包括有机成分、无机成分和络合物成分等）进行控制。近年来，随着我国中药科技和检测仪器、技术的发展，中药的有效成分研究、中药的质量评价体系已由单一有效成分或指标性成分检测体系，向与药效和毒性相关的多指标、多组分检测体系发展。中药指纹图谱是一个广泛的概念，它包括采用色谱、光谱或其他分析方法建立的表征化学成分特征的指纹谱，还包括中药材 DNA、基因组和蛋白组等中药生物指纹谱。“整体性”和“模糊性”构成了中药指纹图谱的两大基本属性。另外，指纹图谱技术的特色还在于其具有极大的包容性。虽然中药指纹图谱尚处于摸索阶段，在诸多问题，如操作条件标准化、化学谱与药效活性的相关性、指纹谱的相似度判别等方面研究刚刚起步，但是由于其在评价中药质量方面的优越性，已越来越为国际社会所接受。目前被国际上认为是植物药和中草药质量控制的最有效的方法，我国已在中药注射剂中首先实施。同时中药材和中药制剂及中成药的指纹图谱随着研究的深入和完善，也已逐步收入国家标准。采用指纹图谱质控技术，有望显著改善中药现代化的内涵，提高中药生产的现代化程度。中药质量标准的升级必然要求并导致中药各个方面、各个环节的升级。可以预见，如同当年中成药卫生标准引发了中成药产业的全面进步一样，中药质控指纹图谱的研究和应用在推进中药现代化上必然起到更深更广的导向作用。

六、生化药物与基因工程药物生产过程中的质量控制

生化药物与基因工程药物不同于一般药品，它是来源于活的生物体（细菌或细胞），并具有复杂的分子结构，它的生产涉及生物材料和生物学过程，如发酵、细胞培养、分离纯化目的产物，这些过程有其固有的易变性。因此，对此类产品的质量控制尚无成熟的经验和方法，在生产和质量控制方面生产企业必须严格遵守已批准的 GMP 标准，对生产全过程进行全程监控；要求高素质的人员，设施完备的厂房，先进的仪器设备和与之相适应的各项验证、管理制度；有完善的制造检定规程和与各生产工序相适应的检定方法、标准操作规程（SOP）及能切实反映生产检定全过程的批记录文本；有生产和质量管理文件，卫生管理制度，产品销售制度和原辅料、包装材料管理制度及其他与药品质量相关的文件和管理制度。只有在这些软件和硬件管理制度得到认真执行的情况下，才能保证产品的质量。

由于生化药物和基因工程药物属于蛋白质多肽类，在生产过程中容易受到各种理化条件等其他未知因素的影响。另外，生化药物和基因工程药物的质量控制所使用生物学活性测定方法与物理化学测定相比变异性较大。加上方法学和检测灵敏度的限制，对某些杂质在成品检定时可能检查不出来。因此，尽管在生产过程中进行了严格质量管理，对于最终目标产品的质量控制方法学研究仍然非常必要。

1. 生物活性测定 多肽或蛋白质药物的生物学活性是蛋白质药物的重要质控指标。效价测定必须采用国际上通用的方法，测定结果必须用国际或国家标准品进行校正，以国际单位表示。根据产品的性质、药效学特点，活性测定可分为体外测定法、体内测定法、酶促反应测定法和免疫学活性测定方法。

2. 蛋白质纯度检查 是重组蛋白质药物的重要指标之一。按 WHO 规定必须用 HPLC 和非还原 SDS-PAGE（聚丙烯酰胺凝胶电泳）两种方法测定，其纯度都应达到 95%以上才能合格。某些重组药物的纯度要求更高，要达到 99%以上。纯度的检测通常在原液中进行。

3. 蛋白质含量测定 在质量标准中设定此项目主要用于原液比活性计算和成品（drug product）规格的控制。蛋白含量可根据它们的物理化学性质采用 Folin-酚试剂法（Lowry 法）、染色法（Bradford 法）、双缩脲法、紫外吸收法、HPLC 法和凯氏定氮等方法。其中 Lowry 和 Bradford 法是在质量检定中经常使用的方法。

4. 蛋白质药物理化性质的鉴定 主要包括特异性鉴别试验（确定蛋白质的抗原性）、相对分子质量测定、等电点测定、肽图分析、吸收光谱、氨基酸组成分析、N 端和 C 端氨基酸测序及二硫键分析等内容。

5. 残余杂质检测 对残余杂质进行限制的意义是残余杂质可能具有毒性，引起安全性问题；可能影响产品的生物学活性和药理作用，或使产品变质；也反映产品生产工艺的稳定性。因此，除了对生物技术产品本身进行广泛的定性检查之外，还有必要检查终产品中可能潜在的危险污染物。

6. 安全性及其他检测 内容包括无菌试验、热原试验、异常毒性试验、免疫原性检查、水

分、装量和 pH 检测等。

第三节　流通过程中的质量监督管理

药品流通环节作为企业药品生产和消费者药品使用之间的纽带，既是药品安全生产过程的延续，又是药品质量保证的延续。因此，将质量监督覆盖药品采购、储存、销售、运输等流通环节的全过程并严格执行的重要性越发突出，其中任何一个环节的疏漏都可能会导致药品质量问题的出现。近年来，随着一些严重的药品不良反应事件的陆续出现，人们在关注药品安全生产和加强药品安全监督管理要求的同时，也越来越关注流通环节中的药品质量问题和质量监督管理工作。

从传统意义上来说，药品质量监督管理往往只是药品生产环节的责任，通常会忽视了药品流通环节的质量监督工作，而且，传统的药品质量监督是被动的、滞后的，一旦发生了药品不良反应事件，基本都由药品生产企业承担责任，企业为此付出的成本巨大，有时会对企业产生灭顶之灾。目前我国药品流通存在企业数量多、经营规模小、管理水平低、运营机制僵化、经济效益差、管理秩序混乱、经营不规范等主要问题。在药品流通过程中的采购、入库验收、储存养护、出库运输、销售及售后服务等环节也存在诸多问题。直调药品、特殊药品、冷链药品等特殊药品的流通也存在一定的质量安全隐患，这些都需要加强质量监督管理。

GSP 是药品经营企业从事经营活动和质量管理的基本准则，是控制药物流通环节所有可能发生质量事故的因素，从而防止质量事故发生的一整套管理程序。除药品经营企业外，药品生产企业销售药品、药品流通过程中其他涉及储存与运输药品的，也应当符合 GSP 相关要求。我国最新修订的 GSP 经 2015 年 5 月 18 日国家食品药品监督管理总局局务会议审议通过 2015 年 6 月 25 日国家食品药品监督管理总局令第 13 号公布，自发布之日起施行。

一、药品在流通过程中的质量监督原则

1. 实行全过程的质量管理　药品经营批发企业的经营活动可分为售前、售中、售后工作三个过程，还可再细分为市场调研、计划、采购、运输、验收、储存养护、洽谈业务、介绍药品、用药指导、包扎或装箱送货、质量查询、药品退调等过程。这些工作是环环相连、紧密相关的，药品质量综合反映了所有这些工作环节质量管理的状况和效果。例如，只注意药品销售工作而忽视市场调研和采购工作，不需要的药品就会积压，时间长了就会影响药品质量；只注意售后服务而放松药品质量把关和储存养护，药品因质量退货就会越来越多。流通环节是药品安全生产过程的延续，作为联系生产环节与消费者之间的桥梁，更是药品质量安全保证的延续。所以，质量管理要渗透到经营活动的每一个环节中去，形成全过程的质量管理。

2. 实行全员参与的质量管理　处在药品流通环节中的有关单位的各部门、各岗位人员对质量管理都不能置身事外，质量管理工作要靠人来做。企业全体员工的工作都和质量管理有关，从企业经理到销售代表，从化验员到仓库保养员全体都要参加质量管理。只有通过全体职工的共同努力，协同配合，企业的质量管理工作才有扎实的基础。要实现全员的质量管理，必须抓好质量意识教育，同时实现规范化管理，明确相应的岗位职责、赋予相应的质量管理权限，尤其是对直接负责药品质量的人员，更是要全程参与，严格考核。在此基础上要承担相应质量管理责任，制定各级质量责任制，各司其职，共同配合，共同抓好质量工作。

3. 实现全企业的质量管理　企业内的质量管理职能分散在企业的各个部门，各部门的质量管理工作都是不可缺少的。因此，既要求企业各个部门都要参加质量管理，充分发挥各自的质

量管理职能，又要相互协调一致、相互配合。企业各层次都有自己的质量管理活动，上层管理侧重于质量决策、组织协调和控制，保证实现企业的质量目标；中层管理要具体实施上层的质量决策，执行各自的质量管理职能，进行具体的业务管理；基层管理则要求职工按规范、按规章制度进行工作或操作，进行现场的管理工作，完成具体的工作任务。由此组成一个完整的质量管理体系，实现全企业的质量管理。同时，流通环节的质量管理不仅适用于药品经营企业，同样也适用于有销售药品活动的药品生产企业，以及其他涉及药品储存、运输、捐赠等活动的单位。

4. 建立动态的质量管理循环程序 流通环节的质量管理是一个动态的过程，需要不断地通过对内外在各种因素的分析、判断，来适时做出调整、修改、补充。

（1）药品流通质量管理程序是一个“闭路循环”，环环相接，首尾相连，任何开口式的管理，都是不完善的。当这个程序发生中断即“开口”时，就应立即查找原因，及时协调，恢复正常功能。

（2）药品流通质量管理程序运作的动力来自药品用户对质量不断提高的需求，而循环本身对用户不断提高的质量需求具有高的敏感性，并能及时调整自己的运作，以便尽可能地满足用户的要求。

（3）药品流通质量管理程序与经营活动密切联系，起着监督和保证的作用。

药品流通过程中的质量监督不仅仅是局限于药品在流通环节的质量问题，应合理地覆盖到药品生产、流通环节中所有涉及药品的销售、储存及运输的活动。对药品质量实施从生产出厂、运输到流通储存、配送直至销售及使用终端的全过程有效控制。消灭现行药品经营质量管理规范存在的生产与流通衔接、流通与流通衔接、流通与使用衔接、第三方物流储运等环节的质量控制盲点，实现真正有效的大流通过程质量控制的目标。

二、药品在流通过程中的主体和特点

药品是一种特殊商品，需要通过多个流通环节及主体才能到达消费者手里。药品流通从整体看是从生产企业转移到消费者手里的活动、体系和过程，包括了药品生产企业的销售、药品经营的全过程等，流通方式主要包括药品批发、药品零售两种方式。

1. 药品流通主体

（1）药品生产企业：是指生产药品企业，可以是专营药品生产，也可以是兼营药品生产。

（2）药品批发企业：指组织药品供应、以药品批发为经营模式的药品经营企业，可以面向药品批发企业、药品生产企业、药品零售企业和医疗机构销售药品，但不能直接对消费者进行销售。

（3）药品零售企业：指直接向消费者销售药品、以药品零售为经营模式的药品经营企业，包括药品零售连锁企业、药品零售商店，以及获得药品零售许可的药品零售兼营企业设置的药品零售专柜等。

（4）医疗机构：指依法定程序按照《医疗机构管理条例》核准设立的从事疾病诊断、治疗活动的卫生机构的总称，既处在药品的流通环节，又处在药品的使用环节。目前医院是医疗机构的主要形式，其门诊药房也是一种特殊的零售主体，在目前我国药品零售市场还不是很发达的情况下，医院药房在药品零售市场占据80%以上的份额，处于药品消费市场的绝对垄断地位。

（5）政府监管部门及机构：包括卫生行政、食品药品监督管理、药品检验、工商管理、税务等各级政府部门及机构，共同对药品流通的各个环节进行有效的监督管理。

2. 药品流通环节的特点

（1）药品流通具有规范性：国家明确规定了各项法律、法规、制度来规范药品的流通，以保证药品的质量安全。

（2）药品流通具有复杂性：处于流通市场的药品的品种和规格众多，流通环节多而复杂，药品流通数量大、流动性大，多数企业“散、乱、小”，以及参与的机构和人员众多的特点，都决定了药品的流通较其他一般商品更具有复杂性。

（3）药品流通具有专业性：药品的高质量要求、流通环节的复杂性，使得药品对流通各环节所涉及的企业和人员专业性要求更强，要求流通企业严格按照GSP标准来运营。

（4）药品定价和价格控制难度大：药品是一种特殊商品，受到许多因素的制约，使得药品价格不能完全按照市场经济规律由市场竞争来调节。

（5）药品广告及互联网服务要求高：药品广告及互联网交易审批都很严格，但业内参差不齐，有待加强监管力度。

三、药品在流通过程存在的主要问题及解决办法

药品流通是一个复杂的过程和体系，包括很多环节和主体，要有效的开展质量监督管理，就必须在药品流通环节全面推行 GSP 的基本精神：应在药品的采购、入库验收、储存养护、销售运输及售后服务等各环节全面实行质量管理，建立包括企业组织结构、岗位职责制度、过程管理和设施设备等方面的质量保障体系，并使之有效运行。

1. 采购环节

（1）问题：药品采购人员质量安全意识淡薄，责任心不强；对采购渠道的合法性、供货方资质的合法性及质量保证能力等没有尽到严格审查责任；对购进产品的合法性未尽到严格审查责任。

（2）解决办法：质量是企业的生命，要把质量放在选择药品和供货单位的首要位置，建立完善的药品采购程序，严格把关，切实保证从合法的供货渠道购进合法的药品。要增强采购人员质量安全意识及责任心；要确定供货单位的合法资质及质量信誉，审核所购入药品的合法性，尤其要加强对首营企业、首营品种资质的审核；要严格核实供货单位销售人员的合法资质，建立质量管理档案并与供货单位签订质量保证协议。

2. 入库、验收环节

（1）问题：不按照药品入库验收流程，质量控制力度薄弱，不经验收就可直接销售；对冷链及特殊药品入库时的操作、验收标准不一；药品检验人员素质和业务能力低，更有一些企业只是为了应付 GSP 检查，挂名检验人员，并不实际配备药品检验人员，所以其检验结果不具有科学可靠性。

（2）解决办法：药品到货时，要严格按规定的程序和要求对到货药品逐批进行收货验收；严格按照《关于规范药品购销活动中票据管理有关问题的通知》中的要求进行票据管理，做到票、账、货相符；要详细、仔细的做好每批药品的购进验收记录。

3. 储存、养护环节

（1）问题：很多企业库房设施、配置条件差，有的库房甚至简陋，远远达不到规定的标准；保管、养护人员不能加强学习，对药品储存、养护的条件要求认识不够，不能按照规定的要求进行储存、养护；尤其是对冷链、特殊药品的储存、养护不当，都能使得药品的性能发生变化影响其质量；不能对在库药品严格进行效期管理。

（2）解决办法：为了能够保证药品储存质量，要依据其质量特性、要求来进行合理储存、养护：按照药品包装所标示的温湿度等条件进行储存，并通过温湿度自动监测对仓储温湿度条件进行有效调控；根据仓库内外部环境、设施设备状况及药品质量特性对药品实施有效养护以保证在库药品的质量安全；对在库药品的质量状态实行色标管理：合格药品为绿色，待确定药

品为黄色，不合格药品为红色；要把药品与非药品、外用药与其他药品分开存放，中药材和中药饮片与其他药品分库存放，特殊药品要单独专门存放，冷链药品要在冷库里存放；采用计算机对药品有效期进行自动跟踪控制管理，遵循近效期药品先出的原则，尽量防止药品过期失效。

4. 出库、运输环节

（1）问题：由于药品运输设备、运输时间、运输能力的差异，药品在出库、运输过程中得不到良好的质量安全保障；对冷链药品的运输，疏于药品对温度的要求，不能做到根据季节温度变化和运输过程中的实际情况采取必要的保温或冷藏措施。

（2）解决办法：药品出库时，发货及复核人员要按照出库单或销售凭证严格审核，确认发货品名、规格、批次、数量、销售单位等信息，防止错发，同时要进行质量检查，以免不合格药品从本单位流出；药品运输时，要与承运方签订明确药品质量责任的运输协议，根据药品质量特性及温度选用适宜的运输工具，并在运输过程中应根据需要采取具体措施，以保证药品的质量及安全。

5. 销售、售后服务环节

（1）问题：销售管理混乱，为了达成销售，对客户资质审核不严，致使药品流入非法渠道；没有明确的销售流向，一旦发生药品不良反应事件后无法及时查询，更谈不上进行质量追踪。

（2）解决办法：销售时只能依照核准的经营方式、范围销售药品，同时对下游销售客户也要严格进行合法资质审核，以免药品流入到不具备药品生产、经营或使用资格的单位或个人手里；要建立药品投诉机制及药品不良反应报告制度；要按照《药品召回管理办法》的有关规定，已售出的药品如发现质量问题或者存在安全隐患，及时报告并采取切实措施追回药品。

四、药品在流通过程中的质量监督管理措施

1. 积极开展相关培训 药品经营者要积极开展质量监督管理的各项培训，使各部门、各岗位人员都能清晰相应的岗位职责、质量管理权限及质量管理责任，熟悉程序和流程，建立并不断完善信息系统，健全企业档案及信息记录，从而满足经营全过程质量监督管理的有关要求。

2. 提高行业集中度、构建诚信系统 药品批发企业可以通过联合、兼并和重组等多种方式进行资源整合，药品零售企业可以实行连锁经营，扩大企业规模，进一步提高药品流通的行业集中度，鼓励代理配送模式，从而减少从药品生产到使用过程的中间环节；全社会参与对药品生产、经营企业划分诚信级别，安全生产，诚信经营，建立和完善诚信系统，实行分级管理。

3. 规范企业经营行为 充分发挥市场机制，促进公平竞争，推进经营方式改革。《药品流通监督管理办法》第十四条明确规定："药品生产、经营企业不得为他人以本企业的名义经营药品提供场所，或者资质证明文件，或者票据等便利条件。"建立健全药品企业资质材料、药品购销人员登记备案制度，将药品企业及购销员的信息建档，并可上网查询；建立工商、税务、药监、药检、邮政部门、银行系统和快递、物流公司等的联合协查；加大对违法违规行为的处罚力度。

4. 积极发展现代物流 2005年，国家食品药品监督管理总局在《关于加强药品监督管理促进药品现代物流发展的意见》中提出允许有实力并具有现代物流基础设施及技术的企业为已持有许可证的药品企业开展第三方药品现代物流配送，在为行业和企业提供更多选择的同时，也通过提高物流效率和服务水平、规范管理来保证药品的质量安全。

5. 加强监督管理 完善药品监管体制，坚持整顿与规范相结合，加强对企业经营资质的审核，严格准入管理并及时查缺补漏，强化日常监管，采取有力措施整顿和规范药品流通市场秩序，打击违法犯罪，加强责任追究机制，推动行业自律，保证公众用药安全。

五、重点药品品种和重点单位药品在流通过程中的质量监督

1. 重点药品品种流通过程中的质量监督

（1）冷链药品：重点关注冷链药品在整个流通过程中对温度控制的特性要求。冷链药品的存储、养护都要在冷库里，而且对冷链药品的验收、装箱、封箱等工作也要在冷藏环境下完成；冷链药品的运输设施、设备要能保证在运输过程中符合温度要求，并可自动监测、调控温度；建立并不断完善冷链药品应急机制，冷链药品对温度要求极其严格，对验收、入库及运输等过程中可能发生的各种突发事件，应做好充分的思想动员及完备的行动预案，以保障质量。

（2）特殊药品：是指麻醉药品、精神药品、医疗用毒性药品、放射性药品等，此类药品一旦发生质量安全事件，危害极大。因此，特殊药品的购进、入库验收、储存养护、出库运输要严格按照国家有关管理规定进行。

（3）直调药品：药品直调是指购进药品的企业可以委托上游供货客户直接将药品发送到下游销售客户的行为，药品直调是一种正当的药品经营模式，对直调药品也要像直接入库药品一样建立完备的购进、入库验收及销售记录。

（4）电子监管药品：药品电子监管是利用现代信息、网络、编码技术，对药品实行三级包装赋码管理，实施全过程电子监控的方法，由此产生了药品电子监管码。它作为药品的“电子身份证”，在药品流通的全过程进行核注核销，并及时将流通信息共享至公共信息平台，公共信息平台为药品建立了详细完整的电子档案，能够起到查询、监控作用。国家食品药品监督管理总局（食药监办药化监〔2015〕2号）《关于药品生产经营企业全面实施药品电子监管有关事宜的公告》中对于药品电子监管明确提出尽快实现电子监管全品种全链条覆盖，保障药品在生产、流通、使用各环节的安全，最有力地打击假劣药品行为、最快捷地实现问题药品的追溯和召回、最大化地保护企业的合法利益，确保人民群众用药安全。

2. 重点单位药品在流通过程中的质量监督

（1）重点药品经营企业：通过对药品经营企业的经营规模、品种数量、经营总额、配送网络及市场占有率等进行分析，可以得到要加强药品监管的重点企业；同时也包括经营生物制品、血液制品、针剂及特殊药品的经营企业；对这些重点经营企业，要按照常态与非常态相结合、预防和应急并重的原则，实行重点质量监督管理。

（2）医疗机构：目前各地都在积极推行医疗机构药品集中招标采购、集中配送机制，选择优质企业的产品及有很强配送能力的药品经营企业；利用电子商务平台，开展医疗机构药品集中招标采购，鼓励药品生产企业直接参与招投标，并通过平台实现各项数据的采集和整合；同时医疗机构药房作为特殊的药品零售环节，也会涉及药品的陈列储存与销售服务，应该严格按照GSP标准对药品进行质量监督管理。

（3）疾控中心：负责的生物制品、疫苗等药品采购、储存、运输和销售环节也要严格按照有关规定执行，进行质量监督管理，避免发生类似“山西疫苗暴晒”事件。

（4）基层农村：要逐渐完善农村药品供应网络，加大对农村基层药品仓储设施、设备的投入。

第四节　临床应用过程中的质量监督管理

为加强药品在临床应用过程中的质量监督，安全、有效、合理使用药品，临床医疗机构应当建立健全药品质量管理体系，完善药品购进、验收、储存、养护、调配及使用等环节的质量

管理制度，做好质量跟踪工作，并明确各环节中工作人员的岗位责任。同时，设立医院药事管理与药物治疗学委员会主管医院药品质量的监督管理工作；设立医院药品质量监督管理领导小组负责全院药品质量监督管理的日常工作。

一、药品在临床购进与储存过程中的质量监督

（1）临床医疗机构药学部门必须从具有相应药品生产、经营资格的合法企业购进药品。购进药品，应当先行验明、核实供货单位的药品生产许可证、药品经营许可证、营业执照、授权委托书，以及所购药品的批准文件等有效证明文件。对首次购进药品，应妥善保存加盖供货单位原印章的上述材料的复印件。中药饮片应从合法的供应单位购进，严禁从中药材市场或其他集贸市场购进中药饮片。严格按照规定范围使用临床试验用药品，不得销售。

（2）购进药品时，应索取合法票据（税票及详细清单）并留存，并建立购进记录，做到票、账、货相符。清单上必须注明供货单位名称、药品通用名称、生产厂商、批号、数量、价格等内容。建立药品质量跟踪管理制度，以保证能快速、准确地进行质量跟踪。

（3）应当设置相应的专用储存场所和设施存放药品。急诊室、病区护士站等场所临时储存药品时，应当配备符合药品储存条件的专柜。有特殊储存要求的，应当配备相应设备。

（4）储存药品时应当按照药品属性和类别分库、分区、分垛存放，并实行管理。药品与非药品分开存放；中药材、中药饮片、化学药品、中成药分别储存、分类存放；过期、变质、被污染等药品应当存放在不合格库（区）；麻醉药品，精神药品，医疗用毒性药品，放射性药品，易制毒化学品，以及易燃、易爆、强腐蚀等危险性药品应按相关规定存放，并采取必要的安全措施。

（5）按照药品说明书标明的储存条件储存药品。药品说明书要求冷藏储存的药品应当使用冷藏设施设备储存，验收、养护时应当查验是否符合相应条件并做好记录。凡属冷藏储存的药品一经发出概不得退换。

（6）制定和执行药品保管、养护管理制度，并采取必要的控温、防潮、避光、通风、防火、防虫、防鼠、防污染等措施，保证药品质量。

（7）配备药品养护人员，定期对储存药品进行检查与养护，监测和记录储存区域的温湿度，维护储存设施设备，并建立相应的养护档案。建立效期药品管理制度。药品发放应当遵循“先进先出”和“近效期先出”的原则。

（8）麻醉药品、精神药品、医疗用毒性药品、放射性药品应当严格按照相关行政法规的规定存放，并具有相应的安全保障措施。

二、药品在临床调配和使用过程中的质量监督

（1）用于调配药品的工具、设施、包装用品及调配药品的区域，应当符合卫生要求及相应的调配要求。

（2）需要对原最小包装的药品拆零调配的，应当做好拆零记录。拆零药品的包装袋上必须注明“请在医嘱使用期限内服用”字样，并标明药品通用名称、规格、用法、用量、批号、医疗机构名称等内容。有其他特殊要求的，应当书面说明。

（3）应加强对使用药品的质量监测。不得使用假药、劣药。发现假药、劣药及存在安全隐患的药品时，应当立即停止使用，并及时向所在地食品药品监督管理部门报告。发现质量可疑的药品，应当暂停使用。在食品药品监督管理部门作出处理前，不得将上述药品销售、销毁、退回企业。

（4）不得采用邮售、互联网交易、柜台开架自选等方式直接向公众销售处方药。医疗机构

应当逐步建立覆盖药品购进、储存、调配、使用全过程质量控制的电子管理系统，实现药品来源可追溯、去向可查清，并与国家药品电子监管系统对接。

（5）药学部设立专门的机构或指定专人负责本单位药品质量管理，建立健全并执行药品质量管理制度，对其药品质量负责。

（6）每年组织直接接触药品人员进行健康检查，并建立健康档案。发现患有精神病、传染病及其他可能污染药品疾病的人员，应调离直接接触药品的岗位。

（7）应当定期组织从事药品购进、保管、养护、验收、调配、使用的人员参加药事法规和药学专业知识的培训，并建立培训档案。

三、药品在临床应用过程中的质量监督检查

（1）药品监督管理部门应当对医疗机构药品购进、储存、调配和使用质量情况进行监督检查，并建立医疗机构监督检查档案。监督检查情况和处理结果应当形成书面记录，由监督检查人员签字后反馈被检查单位。对检查中发现的问题需要其他部门处理的，应当及时移送。

（2）应当积极配合药品监督管理部门依法对药品购进、储存、调配和使用质量情况进行监督检查，如实提供与被检查事项有关的物品和记录、凭证及医学文书等资料，不得拒绝和隐瞒。

（3）药品监督管理部门应当加强对医疗机构药品的监督抽验。国家或者省级药品监督管理部门应当定期发布公告，公布对医疗机构药品质量的抽查检验结果。

（4）药品监督管理部门应当根据实际情况建立医疗机构药品质量管理信用档案，记录日常监督检查结果、违法行为查处等情况。药品监督管理部门接到有关医疗机构药品质量方面的咨询、投诉、举报，应当及时受理，并进行核实、答复、处理。对不属于本部门职责的，应当书面通知并移交有关部门处理。

（5）药品监督管理部门可以根据医疗机构药品质量管理年度自查报告，日常监督检查情况，不良信用记录，以及人民群众的投诉、举报情况，确定若干重点监督检查单位，相应增加对其进行监督检查的频次，加大对其使用药品的质量抽验力度。

（6）发现严重的药品不良反应或药品质量安全事故时，应及时向医院药事管理和药物治疗学委员会下设的药品不良反应监测工作组汇报，由工作组上报省级或国家级药品不良反应监测中心，同时根据有关应急预案的规定，及时进行处置。

思　考　题

1. 简述药品质量监督的原则。
2. 简述药品质量监督管理的机构。
3. 简述 GMP、QA 和 QC 三者定义和关系。

第十五章　非法添加物分析

1. 掌握：食品（foods）、保健食品、药品及化妆品（cosmetics）中非法添加物的分类和评判原则；区分食品及化妆品添加剂与非法添加物。

2. 熟悉：主要的非法添加物的分析测定方法。

3. 了解：目前市场上食品、保健食品、药品及化妆品非法添加的现状，以及前沿性的分析测定方法。

近年来，随着我国经济的迅猛发展，国民生活水平的提高，生活需求也趋于多样化，个别生产企业为了追求在这一经济市场最大利益化，未经国家管理部门批准，违反国家法律法规的规定，在食品、药品及化妆品中人为添加具有一定功能的成分，以追求产品的特定功效或者改变产品的质量特征，如在抗疲劳的保健食品中非法添加西地那非，奶粉中添加三聚氰胺及染发剂中非法添加重金属汞等。非法添加对人民的日常生活造成极大的危害，甚至影响国家安全和社会稳定，是食品、药品日常监管的主要工作之一。本章对食品、药品及化妆品的非法添加物种类、现状及其检测方法进行介绍。

第一节　非法添加物的种类与常用分析技术

非法添加是指违反国家法律法规的规定，人为主观的擅自添加化学成分，其目的主要是为了提高产品的表观质量，或是谋求特定功效，或是为了规避监督检查。非法添加又可称为违法添加、掺假或掺杂，被人为所添加的化学成分被称为非法添加物。非法添加物具有来源不明、剂量不明和化学成分复杂等特点，同时由于有部分药物添加处于较低浓度水平，因此，即使检测到也可能被认为是污染，降低了应受处罚的程度，存在一定的隐蔽性。根据非法添加物是否以调节生理功能为目的可将其分为药用功能型和非药用功能型添加物。

一、药用功能型添加物

药用功能型添加物是指在药品、食品及化妆品中非法添加的药物或者类药物化学成分，目的是通过添加成分调节人体的生理功能，并追求产生或者增加产品的特定功效。非法添加药物的剂量随意；非法添加药物的兼容性不明确，既可能与药物处方或保健食品配方中的物质存在相互作用，又可能与消费者正在服用的药物之间存在相互作用，这些都可能对消费者的健康存在危害。药用功能型添加物是目前最主要的非法添加物的类型，可能添加的化学药物包括以下几类。

（一）处方药

该类物质被添加后，在使用中无法控制用法用量，很容易导致不良反应，甚至会损害消费者肝肾等功能。例如，减肥类产品中添加麻黄碱，可以令中枢神经兴奋，提高机体新陈代谢的速度，从而促进减肥功能；同时，它还是制造冰毒的原料之一，属于国家管制药品，长期使用会影响心率，甚至危害生命。

（二）现有药物的结构类似物

这些化合物是在已有药物结构基础上进行微小修饰，基本骨架类似，可能存在相似的临床作用，由于大部分结构类似物没有进行药物临床前及临床研究，存在较大的安全隐患，如文献报道，在保健食品中检测出 5 型磷酸二酯酶抑制剂（PDE-5）的结构类似物就属于这一类型的添加物。

（三）已撤市药物

已撤市药物，如芬氟拉明、西布曲明、安非拉酮等药物曾因其显著的减肥功效而风靡一时，但它们会产生心血管系统及中枢神经系统不良反应，因此美国 FDA、欧盟和国家食品药品监督管理总局（SFDA）相继召回了这些药物，但据文献调研及保健食品风险评估报告显示，一些减肥类保健食品中，西布曲明检出率仍旧很高。

（四）新型药物或先导化合物

添加尚未获得批准的新型药物或先导化合物也属于非法添加物。

（五）药物的化工合成品

为降低成本，有部分添加的药物成分是以粗原料的形式加入的，其杂质和潜在风险物质不明。

二、非药用功能型添加物

在药品、食品及化妆品中，以调节产品本身的质量特征为目的并追求某种特定性能而添加的物质称之为非药用功能型添加物。非功能型药用添加物范围很广泛，根据产品法律法规的禁用、限用规定，可分为禁用功能型添加物和限用功能型添加物。

（一）禁用功能型添加物

禁用功能型添加物是指在健康产品中非法添加除药物或者类药物以外的并且是法律法规禁止使用的化学成分，目的调节产品的质量特征，如改善外观、质地、色泽、口感、臭味，以及增强防虫、保鲜、染发功能和增加特殊成分含量等，这种类型主要在食品、保健食品和化妆品中发生，如奶粉中添加化学原料三聚氰胺，染发类化妆品中添加化学原料间苯二酚，辣椒粉和含辣椒食品中添加着色剂苏丹红等。

（二）限用功能型添加物

限用功能型添加物是指在健康产品中非法添加除药物或者类药物以外的并且是法律法规限制使用的化学成分，目的也是为了调节产品的质量特征，这种类型也通常在食品、保健食品和化妆品中发生，如中成药口服液中添加防腐剂苯甲酸钠，染发类化妆品中添加化学原料对苯二胺等。

三、非法添加物筛查及检测常用分析技术

为了有效地检测食品、保健食品、药品及化妆品中非法添加的化学成分，国内外科研工作者进行了大量的研究，报道了许多相关的检测技术，包括理化鉴别法、TLC 法、HPLC 法、GC 法、液相色谱-质谱联用技术和红外光谱法等，如 TLC 法用于快速筛查；HPLC 法用于定性检查；当经过快速筛查与定性检查结果为阳性的样品时，可用 HPLC-MS 方法进行确证。

（一）物理化学鉴别法

一般情况下，理化鉴别方法专属性较差、灵敏度较低，故适合于分析背景较简单、目标成分含量较大的样品分析。常见的物理化学鉴别法是根据可能被添加化学药物的化学及物理性质特征（如分子结构中所含功能基团、溶解度等）来选择。化学法可采用颜色反应、沉淀反应、气体反应或采用衍生试剂得到衍生物；物理法可利用溶解度性能，采用不同溶剂对样品进行分离纯化。例如，拉非类化合物在强酸条件下产生紫色，随着硫酸浓度的降低，紫色的产生渐次变慢和变浅，浓度低于30%硫酸溶液几乎不能不产生颜色；加高氯酸，显深紫色，但颜色较易褪去；用盐酸显色时，所显紫色不明显；用冰醋酸则不显紫色；考虑到现场实验操作的安全性和适用性，优先采用45%的硫酸进行显色反应。那非类快速筛查方法应用了理化鉴别技术中的沉淀反应与颜色反应。

（二）色谱法

色谱技术因其高专属性、高灵敏度已被广泛用于食品、药品以及化妆品的非法添加物的检测。

1. TLC 法　因其灵敏、简便、快速、不需要特殊的设备、费用低，故可以作为非法添加物初筛方法，为 HPLC、LC-MS 进一步确证提供参考。

2. HPLC 法　以其分析速度快、分离效能高和应用范围广的优点在非法添加物分析检测中占有很重要的地位。HPLC 法可以针对不同特性的目标检测物，选择不同的检测器，如紫外检测器、荧光检测器和二极管阵列检测器等。近年来，研究者们采用高效液相色谱仪-二级阵列检测器（UPLC-DAD）检测方法检测出减肥药中非法添加的化合物有克伦特罗、咖啡因、酚酞、利莫那班、去甲基肾上腺素、西布曲明等，并进一步对这些化合物进行定量，发现利莫那班、西布曲明和咖啡因的添加剂量已达到治疗水平，对消费者的健康造成很大威胁。

3. 色谱-质谱联用技术　色谱法具有良好的分离能力，质谱具有高灵敏度和低检测限，且能提供化合物结构信息，因此，色谱-质谱联用，既能发挥色谱的高分离能力，又能发挥质谱的高鉴别能力，能实现对复杂混合物的更准确的定量和定性分析。非法添加物的检测中 GC-MS 和 LC-MS 是应用最广泛的色谱-质谱联用技术。

（三）光谱法

光谱法在非法添加物分析中应用非常广泛，主要有紫外-可见分光光谱法、红外光谱法和拉曼光谱法等。其中 IR 和拉曼光谱法在非法添加物的检测中应用最为广泛，主要是通过与化学计量学方法结合应用于食品真伪与掺假的鉴别分析，以及食品中有毒、有害物质的快速定性与定量分析。相比于其他分析技术，光谱法具有分析速度快、重现性好和操作简便的优点。随着技术的进步和应用研究的深入，光谱法的独特优势将会在非法添加物的分析领域发挥更大作用。

（四）其他方法

1. 显微鉴别法　主要用于鉴别中药材中是否添加化学药物成分。通常取样品少量放置于载玻片上，加入数滴水合氯醛溶液使之散开，盖上盖玻片，置于显微镜下观察；若发现有大量非植物或已知矿物的晶体状碎片，即可初步怀疑样品中添加了化学药成分。该方法需要较丰富的显微鉴别经验，一般用于快检或对药品是否添加化学成分进行初步筛选，但无法获知添加了何种化学成分。

2. 离子迁移谱（ion mobility spectrometry，IMS）　是基于气相中不同的气相离子在电场中迁移速度的差异来对化学离子物质进行表征的一项分析技术。由于该方法是通过离子的迁移时间进行定性分析，借助类似色谱保留时间的概念，故也称为离子迁移色谱。与传统的质谱仪器、色谱仪器相比，离子迁移色谱仪具有结构简单、分析速度快等特点，适用于现场检测，在保健食品非法添加检测的初筛检测中有较好应用前景。

3. 高效毛细管电泳色谱法（HPCE）　如胶束电动毛细管色谱（MECC），是在背景电解质中加入超过临界胶束浓度的表面活性剂使之在溶液中形成胶束，在电泳过程中，这些胶束按其所带电荷不同朝着与电渗流相同或相反的方向迁移，作为一种“假固定相”，使样品组分在受电场作用的同时，又能在背景电解质和此“假固定相”之间进行分配，依据样品组分电泳淌度和分配行为的不同进行分离。胶束电动毛细管色谱是既能分离中性化合物又能分离带电组分的毛细管电泳的一种分离模式，与 HPLC 相比具有分离效率高、速度快、样品用量少、试剂消耗少和分离模式多等优点，已广泛应用于药物分析领域。目前，胶束电动毛细管色谱法已运用于同时测定减肥保健品中的西布曲明、吲达帕胺、丁脲胺和氯噻嗪。

第二节　食品中非法添加物的分析

一、概　　述

食品是人类赖以生存的物质基础，饮食是维持人类生命体征的本能活动和刚性需求，善“食”善“饮”是衡量生活品质的重要指标，是人类追求幸福生活的基础路径。“民以食为天，食以安为先”是对食品概念最简约的诠释。《中华人民共和国食品安全法》（2009 年）（简称《食品安全法》）第 99 条规定：“食品，是指各种供人食用或者饮用的成品和原料以及按照传统既是食品又是药品的物品，但是不包括以治疗为目的的物品。”食品不以治疗为目的，这是食品和药品的根本区别。食品是人类的生存需要，药品是人类的治病需要，食品的使用是没有先决条件的刚性需求，药品的使用则是以预防、治疗、诊断人的疾病为先决条件。食品的核心要素是可供食用，内在要求是无毒无害且有营养。《食品安全法》的核心是保障食品安全。

二、食品中非法添加物的种类与判断原则

（一）食品中非法添加物的判定原则

食品中非法添加物的判定原则是：①不属于传统上认为是食品原料的；②不属于批准使用的新资源食品；③不属于卫生部公布的食药两用或作为普通食品管理物质的；④未列入我国食品添加剂（《食品添加剂使用卫生标准》（GB2760-2007）及卫生部食品添加剂公告）、营养强化剂品种名单（《食品营养强化剂使用卫生标准》（GB14880-1994）及卫生部食品添加剂公告）的；⑤其他我国法律法规允许使用物质之外的物质，如苏丹红，罂粟壳，敌敌畏、塑化剂等。

值得注意的是食品添加剂不等于非法添加物，其规范使用不会危害人体健康。食品添加剂是指为改善食品品质，包括色、香、味，以及为防腐和加工工艺的需要而加入食品中的人工合成或天然物质。在现代食品工业中，食品添加剂是不可缺少的，可以说没有食品添加剂就没有现代食品工业。例如，食品中添加防腐剂，主要是用来控制微生物传染，如果不含防腐剂，食品的保质期将非常短，而且更易被致病性微生物污染，致病性微生物代谢会产生有毒物质，对人体安全造成威胁。经过安全性评价的防腐剂则能够避免这种情况的发生，同时，这些防腐剂本身也不会给消费者带来健康危害。可以说，食品防腐剂不但不会使食品不安全，从某种程度来说，它更是食品质量和安全的捍卫者。而三聚氰胺、苏丹红、塑化剂等则不是食品添加剂，而是非法添加物。

（二）保健食品中非法添加物的种类

保健食品属于食品管理范畴，因此食品中有关非法添加物同样适用于保健食品。保健食品目前较多见的是非法添加化学药物，由于保健功能与药物作用有相似之处，所以可以产生类似作用的化学药物常被添加在保健食品中，以产生立竿见影的“功效”。国家食品药品监督管理总局公布了保健食品中可能添加的违禁化学药物。

（1）声称减肥功能产品，有可能非法添加西布曲明、麻黄碱和芬氟拉明等。

（2）声称辅助降血糖（调节血糖）功能产品，有可能非法添加苯磺丁脲、格列苯脲、格列齐特、格列吡嗪、甲格列喹酮、格列美脲、马来酸罗格列酮、瑞格列奈、盐酸吡格列酮、盐酸二甲双胍和盐酸苯乙双胍等。

（3）声称缓解体力疲劳（抗疲劳）或增强免疫力（调节免疫）功能产品，有可能非法添加那红地那非、红地那非、伐地那非、羟基豪莫西地那非、西地那非、豪莫西地那非、氨基他达拉非、他达拉非、硫代艾地那非、伪伐地那非和那莫西地那非等磷酸二酯酶5型抑制剂等。

（4）声称改善睡眠功能产品，有可能非法添加地西泮、硝西泮、氯硝西泮、氯氮卓、奥沙西泮、马来酸咪哒唑仑、劳拉西泮、艾司唑仑、阿普唑仑、三唑仑、巴比妥、苯巴比妥、异戊巴比妥、司可巴比妥和氯美扎酮等。

（5）声称辅助降血压（调节血脂）功能产品，有可能非法添加阿替洛尔、盐酸可乐定、氢氯噻嗪、卡托普利、哌唑嗪、利血平和硝苯地平等。

三、食品中非法添加物的检测方法

食品中非法添加物因为成分种类及添加量都具有不确定性，所以非法添加物的分析方法较常规的食品检测方法要求更高。目前，食品中添加物质分析检测需要解决两个主要技术难点：①需要去除干扰、能够富集非法添加成分的样品前处理技术；②需要快速、灵敏、准确地分析检测违禁成分的检测方法和技术。

（一）样品前处理方法

样品前处理方法对检测结果准确性影响较大，常用的前处理方法包括：LLE方法、SPE、超声萃取方法及微波萃取。在实际工作中，针对不同非法添加检测样品，要采取不同样品提取方法。

1. LLE 在样品预处理中加入萃取溶剂进行LLE，LLE不仅可在常温常压下进行，而且简便、费用低，但该方法同时具有时间长、重复性差、溶剂消耗量大等缺点，且容易发生乳化，不适用精度要求高和样品量大的检测。

例15-1：蜂蜜中氯霉素的测定

取蜂蜜，加水溶解，加入乙酸乙酯，充分混合后，将上层的乙酸乙酯转入另一离心管中，再用乙酸乙酯重复提取一次，合并上清液作为供试液，待测。

2. SPE 是利用选择性吸附和分离原理，将目标检测物和其他物质分开，其相比传统LLE，具有溶剂用量少、重复性好、回收率高的特点。

例15-2：奶粉中三聚氰胺的测定

取样品约5.0g，精密称定，加1%冰醋酸溶液50ml，振摇60min，静置，待溶液分层后，将上清液，滤过，取续滤液1.5ml，以1.0ml/min速度流过萃取柱。待样品溶液完全流出后，再分别用4ml甲醇和1%冰醋酸溶液流过萃取柱，弃去全部流出液。最后用含有5%甲醇和3%氨水的混合溶液洗脱萃取柱，收集洗脱液并定容至5ml，作为供试液。

3. 超声萃取 是利用超声波将目标物质提取出来的方法，具有快速、准确、效率高的优点，其平均回收率和相对标准偏差能符合大部分检测需求。例如，次硫酸氢钠甲醛俗称吊白块或雕白粉，可释放出甲醛。甲醛和吊白块能改善食品的感观性状，具有漂白、防腐的作用。近年来不法商贩为获利，将吊白块或甲醛作为防腐剂加入饮料、米面制品、水发海产品等食品中。

例 15-3：米面中甲醛的测定

取面粉样品，经粉碎后，取约 5.0g，精密称定，加水溶解并稀释至 50ml，密封。超声波振荡提取 40min，离心取上清液备用。

4. 微波萃取　是近些年兴起的一种萃取方法，该方法主要优点是能快速将微波能传递到整个样品，但该法要求有机溶剂对目标检测物有一定溶解度，因此微波提取前要根据检测目标物选择合适提取溶剂。

（二）食品中非法添加物及其检测方法

1. 虚假增高蛋白含量类非法添加物的检测　蛋白质作为重要的生命物质，在奶制品中是必检项目。不法分子为了提高蛋白质含量的检测结果，非法添加三聚氰胺、尿素及蛋白精等化学成分，造成了极严重的后果。在食品应用中，三聚氰胺既不是食品原料又不是食品添加剂，本与食品毫无关系，但由于其含氮量高达 66.7%，价格较蛋白质便宜，一些不法商家利用凯氏定氮法测定蛋白质含量的方法缺陷，违法把三聚氰胺添加到食品或动物饲料中，通过不正当手段增加产品蛋白质含量，造成蛋白质含量的“假达标”，从而获得高利益。三聚氰胺进入人体后不能被代谢，长期摄入三聚氰胺会造成生殖、泌尿系统的损害，膀胱、肾部结石，并可进一步诱发膀胱癌。三聚氰胺在胃的强酸性环境中会部分水解成为三聚氰酸，三聚氰酸和三聚氰胺形成大的网状结构，造成结石，对健康构成威胁。2008 年 9 月，由于三聚氰胺在婴儿奶粉中非法添加导致超过 5 万名婴幼儿出现泌尿系统结石，俗称“大头婴儿”事件，使得三聚氰胺在乳制品中非法添加得到曝光，直接导致中国乳制品行业性的诚信危机，对人们的日常生活造成严重的社会影响。三聚氰胺的检测方法已经由过去较简单的苦味酸法等，快速发展到现今高精密度的液相色谱法、GC-MS 法、LC-MS 法、酶联免疫法、电化学法和电化学发光法等。

例 15-4：婴幼儿配方乳粉中三聚氰胺的检测方法

样品前处理：取样品约 4.0g，精密称定，置于 1.00ml 纳化比色管中，加水 35ml，充分溶解后超声提取 5min，再用含 1%氨水的乙腈溶液定容。超声波提取 20min，上清液经滤纸滤过，吸取 25ml 滤液至 1.00ml 蒸发瓶内，于 45℃水浴中减压蒸馏至 3ml 左右，加水充分溶解后定容至 5ml，滤纸滤过后待测（如浑浊严重，以 8000r/min 高速离心 1.0min，取上清液滤过）。

标准溶液的配制：分别称取适量的三聚氰胺对照品，再分别用甲醇配制成 0.1g/L 的对照品储备液，于−18℃保存。吸取适量对照品储备液于 1.00ml 量瓶中，用水定容，配制成三聚氰胺：1.0mg/L 对照品工作溶液。选择阴性样品，按“样品前处理”操作，制备空白样品溶液。根据仪器的灵敏度和线性范围，吸取适量对照品工作溶液，用空白样品溶液配成系列浓度的基质混合对照品工作溶液。

色谱条件：色谱柱（150mm×2.1mm，5μm）；流速：0.20ml/min；柱温：25℃；进样量：20ml；流动相为甲醇（A 相）和 60mmol/L 乙酸铵缓冲溶液（含 0.04%甲酸）（B 相）；梯度洗脱程序：0～5min，95% A；5～20min，95%～65% A；20～25min，65%～5%；25～35min，5%A。

质谱条件：电喷雾离子源（ESI）；扫描方式：正离子模式；检测方式：MRM；干燥气：N_2；雾化气压力：275.8kPa；干燥气温度：340℃；干燥气流速：8L/min；定量离子对（*m/z*）127.0/85.1，定性离子为（*m/z*）68.0；碎裂电压：100V；碰撞能量：15～20eV。

结果：该方法操作简单，测定结果准确，可用于婴幼儿配方奶粉中三聚氰胺的快速测定。图 15-1 为乳粉基质混合对照品工作溶液 MRM 色谱图。

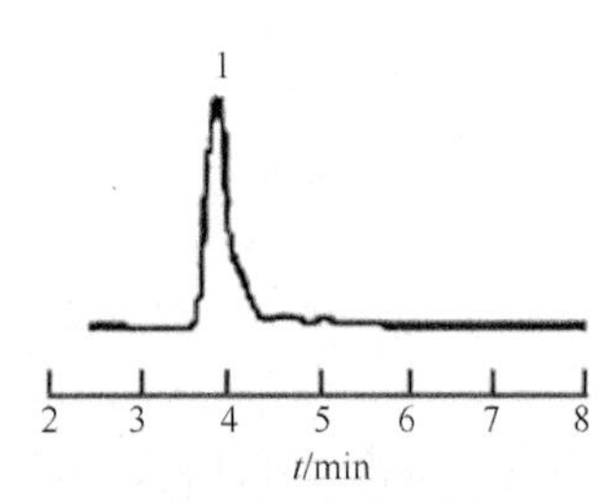

图 15-1 乳粉基质混合对照品工作溶液 MRM 色谱图
1. 三聚氰胺

2. 改善食品外观和质地类非法添加物及其检测方法

（1）吊白块：化学名称为次硫酸氢钠甲醛，其化学式为 $NaHSO_2 \cdot CH_2O \cdot 2H_2O$，分子质量为 154.11，呈白色块状或结晶性粉末状，易溶于水，常温下较为稳定，遇酸、碱和高温极易分解，因在高温下有极强的还原性，使其具有漂白作用，是一种工业用漂白剂。不法商家在食品生产加工过程中用添加吊白块的方法来改善口感和美观度。有些小作坊生产者把吊白块当成食品添加剂，向食品中大剂量添加，以求达到洁白的感官效果。2008 年卫生部印发的《食品中可能违法添加的非食用物质和易滥用的食品添加剂品种名单（第一批）》的通知中，明确吊白块为食品禁用添加物。检测食品被吊白块污染的情况，主要是通过测定其分解产物甲醛和二氧化硫的含量，再根据其比例关系进行间接判定。

目前，吊白块分解产物甲醛的检测方法很多，包括分光光度法、GC 法、液相色谱法、离子色谱法和极谱法等，其中以分光光度法的研究较多。

例 15-5：分光光度法测定腐竹中的吊白块含量

方法：在酸性条件下，样品中分解出的二氧化硫与锌及乙酸铅试纸作用生成棕色至黑色物质，进行定性筛选。可疑样品在磷酸酸性条件下进行蒸馏，用水吸收后，吸收液中的甲醛与乙酰丙酮及铵离子在沸水浴下生成黄色化合物。该黄色化合物在 414nm 波长处有最大吸收峰，据此来测定甲醛的含量。同时研究还表明，由于腐竹样品浸泡液为黄色，为避免其对结果的影响，样品必须经蒸馏前处理。

例 15-6：电化学法测定食品中亚硫酸盐的含量

方法：将涂有石墨、环氧树脂、固化剂的铜或金电极浸泡在饱和 4-甲基哌啶二硫代氨基甲酸钾水溶液和饱和硝酸汞水溶液中 1h。然后，用此电极来测定 SO_3^{2-}，其线性范围为 5×10^{-6}～0.1mol/L。用恒流库仑计产生的碘氧化 SO_3^{2-}，通过检测剩余的碘来测定 SO_3^{2-}。

（2）二氧化硫脲：不法商家为了改善食品馅料的色泽，延长其保质期，将二氧化硫脲违法添加到食品馅料中，严重威胁了消费者的身心健康。2010 年卫生部正式将二氧化硫脲列入《食品中可能违法添加的非食用物质和易滥用的食品添加剂名单第四批》。

二氧化硫脲为白色粉状结晶，由于还原电位高，还原能力强，具有一定的抗氧化能力和漂白作用，已在印染、造纸和化学合成等行业得到广泛应用。用于检测二氧化硫脲含量的方法主要有化学分析法、分光光度法、HPLC 法和液相色谱-质谱联用技术。

例 15-7：莲蓉馅料中的二氧化硫脲的测定

样品预处理方法：取 1.0g 样品于 10ml 离心管中，加入 3ml 0.05%乙酸涡旋混匀（对于含油脂样品，再加入 3ml 石油醚涡旋萃取 2min，10 000r/min 离心 2min，弃去石油醚层后），冰水浴超声提取 10min，10 000r/min 离心 2min，上清液待净化用。依次用 3ml 甲醇和 3ml 水以 1.0ml/min 的流速过柱活化，转移 2ml 上清液至固相萃取柱中，自然流出，收集滤液，滤液供液相色谱-质谱测定。

色谱条件：色谱柱为 Agilent HILIC 柱（100mm×2.1mm，3.5μm）；柱温为 30℃；流速为 0.4ml/min；流动相 A 为 0.01mol/L 乙酸铵（冰醋酸调 pH 至 3.5），B 为乙腈。线性梯度洗脱程序：0～7min，7%A；7～9min，由 7%A 线性升至 15%A；9～1.1min，1.5%A；1.1～1.2min，由 15%A 线性降至 7%A；进样量 1.0μl。

质谱条件：离子源为电喷雾离子源（ESI），正离子模式；扫描方式为多反应监测模式（MRM）；加热毛细管电压为 4000V；雾化器（N_2）压力为 2.8×10^5Pa；温度为 350℃；干燥气体（N_2）流速为 9L/min。二氧化硫脲的 MS / MS 参数见表 15-1。

表 15-1　二氧化硫脲的 MS/MS 参数

分子离子（m/z）	子离子（m/z）	裂解电压（V）	碰撞电压（eV）	检测模式
109	61	75	12	正离子
109	43	75	5	正离子
109	65	75	2	正离子

结果：该方法快速、准确、特异性强、灵敏度高，样品前处理方法简便易行，适用于莲蓉馅料中二氧化硫脲的确证与测定。

（3）苏丹红：是人工合成的亲脂性偶氮化合物，属工业染料，不溶于水，易溶于有机溶剂，可作为化学合成着色剂应用于蜡、油彩、地板蜡等化工产品生产中；但苏丹红却被作为食品添加剂而广泛应用。在食品中添加苏丹红的主要目的是增色，改变食品的外观。苏丹红对光线的敏感性不强，食品中添加苏丹红后能长期保持鲜红。苏丹红主要包括苏丹红（$C_{16}H_{12}N_2O$）、苏丹红Ⅱ（$C_{18}H_{16}N_2O$）、苏丹红Ⅲ（$C_{22}H_{16}N_4O$）、苏丹红Ⅳ（$C_{24}H_{20}N_4O$），其中苏丹红Ⅱ、Ⅲ、Ⅳ都是苏丹红Ⅰ的衍生物，这 4 种物质都被国际癌症研究机构确定为致癌物。苏丹红在体内代谢成胺类物质（包括苯胺、萘酚等），均为有毒有机化合物。研究表明，苏丹红对机体具有致癌、致氧化损伤、致突变、致皮肤过敏等毒性作用。自 2003 年 4 月在辣椒制品中发现苏丹红起，世界各国均对苏丹红的检测方法进行了研究。由于样品本身的复杂基质直接干扰仪器检测，且苏丹红不溶于水，导致样品提取、纯化、富集非常困难。目前国内外对苏丹红的检测大多采用 HPLC 或 GC-MS。此外，还可采用光谱分析法，如 TLC 分离和分光光度法结合测定苏丹红Ⅰ含量。拉曼光谱法无须对样品进行特殊处理，可直接测量固体粉末，隔瓶测定液体，具有快速、方便等特点。共振瑞利散射法成本低、灵敏度高、可靠、简便、快速，可直接测定水样中的苏丹红。

例 15-8：辣椒油中苏丹红的测定

对照品储备溶液和对照品溶液配制：精密称取 1.0mg 苏丹红Ⅰ、苏丹红Ⅱ、苏丹红Ⅲ、苏丹红Ⅳ对照品置于同一个 1.00ml 量瓶中，用乙腈溶解并定容，作为对照品储备溶液。准确量取 0.5ml 对照品储备液置于 100ml 容量瓶中，用乙腈定容，摇匀，得 0.5mg/L 对照品溶液。分别量取适量的对照品储备液置于量瓶中，用水稀释、配制成 0.5mg/L，2.0mg/L，5.0mg/L，10mg/L，30mg/L 和 60mg/L 的对照品工作溶液，用于绘制对照品工作曲线。

全自动二维高效液相色谱结合在线固相萃取与质谱检测的流程及测定条件在一维色谱上完成净化和富集后，左、右阀均切换至 1-2 位。此时，SPE 柱被接入从右泵开始的二维色谱流路，而一维流路则进行分析柱 1 的平衡。二维色谱以水-乙腈-甲酸/乙腈（0.1∶100，*V/V*）为流动相，富集在 SPE 柱上的苏丹红组分被洗脱后在分析柱上进行分离。流速 0.3ml/min，梯度洗脱，梯度：0～7.0min，40%水，50%乙腈，1.0%甲酸-乙腈；16～22.4min 90%乙腈，1.0%甲酸-乙腈；22.5～23min，40%水，50%乙腈，1.0%甲酸-乙腈。

质谱条件：单四极杆质谱仪进行定性和定量。采用 ESI 正离子模式，源温度 450℃，电压 4000V。苏丹红的 SIM 模式分别为 *m/z*249、*m/z*277、*m/z*353 和 *m/z*381。滞后时间（dwell time）为 0.2s，锥空电压（cone voltage）分别为 35V（苏丹红Ⅰ、苏丹红Ⅲ）和 50V（苏丹红Ⅱ、苏丹红Ⅳ），雾化气压力 5×10^5Pa。

样品制备：取约 1g 辣椒油，精密称定，置于 100ml 量瓶中，加入 20ml 二氯甲烷溶剂，旋涡振荡 5min 后超声 30min，用乙腈定容；再次超声 15min 后，移取 10ml 混合液至离心管中，以 10 000r/min 离心 10min，取上层溶液，用 0.45μm 滤膜滤过，待测。

结果：分析了某公司提供的辣椒油样品，苏丹红Ⅰ、苏丹红Ⅱ、苏丹红Ⅲ和苏丹红Ⅳ均被检出，样品和加标样品的测定结果见图 15-2 和图 15-3。

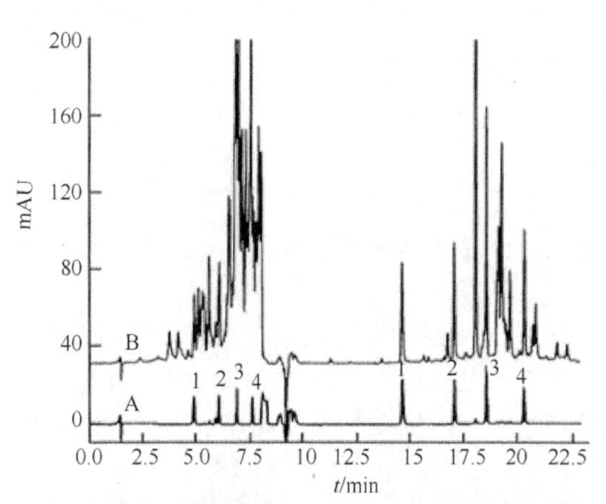

图 15-2 混合标准溶液（2mg/L）（A）和加标辣椒油样品（B）的色谱图

A. 混合标准溶液；B. 加标辣椒油样品

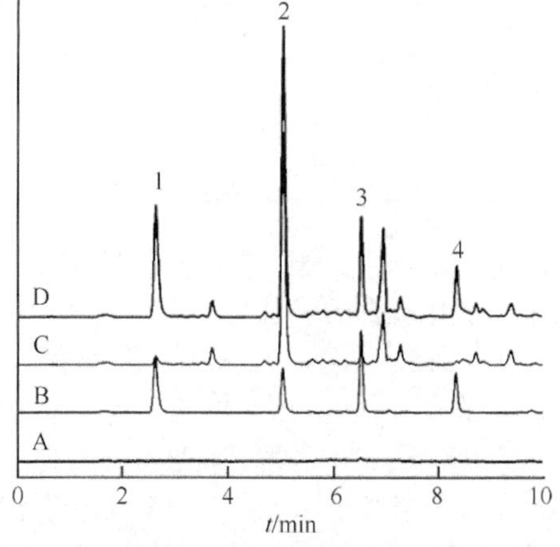

图 15-3 辣椒油样品的质谱总离子流色谱图

A. 空白（乙腈）；B. 混合对照品溶液（苏丹红Ⅱ、苏丹红Ⅲ，浓度为 5μg/L；苏丹红Ⅰ、苏丹红Ⅳ浓度为 15μg/L）；C. 辣椒油样品；D. 加标辣椒油样品（苏丹红Ⅰ、苏丹红Ⅲ浓度为 10μg/L；苏丹红Ⅱ、苏丹红Ⅳ浓度为 30μg/L）

（4）罂粟壳：俗称大烟壳，罂粟科植物罂粟的干燥果壳，呈椭圆形或瓶状卵形，多已破碎成片状，直径 1.5～5cm，长 3～7cm，外表面黄白色、浅棕色至淡紫色，平滑，略有光泽，有纵向或横向的割痕，顶端有 6～14 条放射状排列呈圆盘状的残留柱头；基部有短柄，体轻，质脆；内表面淡黄色，微有光泽；有纵向排列的假隔膜，棕黄色，上面密布略突起的棕褐色小点；气微清香，味微苦。罂粟壳含有 20 多种生物碱，其中以吗啡、可待因，那可丁及罂粟碱等为主要成分。

罂粟壳具有镇痛、催眠、呼吸抑制与镇咳作用，一般用于医药行业。我国法律明令禁止在食品中加入罂粟壳。不法商家为了牟取暴利，在火锅、麻辣烫、牛肉粉等的汤料和辅料中添加罂粟壳及其水浸物，使食物味道鲜美，也容易让人上瘾。目前，测定罂粟壳残留物的方法主要有分光光度法、层析法、GC 法、液相色谱法和示波极谱法等。

例 15-9：火锅底料及调料中的罂粟碱的测定

原理：将罂粟碱的特异性抗体包被在塑料微量滴定板的小孔中，样品提取液中含有的罂粟碱（未知抗原）将和酶标记的罂粟碱（酶标抗原）竞争结合包被板上的抗体，然后在每个小孔中加入酶的基质及显色剂，进行显色，颜色的深浅取决于抗体和酶标抗原结合的量，同时也表明样品提取液中的罂粟碱含量的多少，通过绘制标准曲线，可以确定样品中罂粟碱的含量。

标准溶液的配制：准确称取罂粟碱对照品，精确到 0.1mg，用对照品稀释液进行溶解，并依次配制成 0ng/ml、0.5ng/ml、1.0ng/ml、2.0ng/ml、5.0ng/ml、10.0ng/ml 系列对照品溶液。

样品处理：称取固体样品 5.00g，加入 50ml 温水浸泡并煮沸 20min，过滤，洗涤滤渣，蒸馏水定容至 50ml。准确移取 25ml 滤液于分液漏斗中，加入石油醚（或正己烷）振摇除油脂，静置分层，放出下层即为待测液。

样品测定：试剂盒平衡至室温。用酶标抗原稀释液 1.5ml 将酶标记抗原配制成溶液状态；配制好洗涤液。插入足够数量的酶标板于反应支架上。标记对照品孔和样品孔，用洗涤液洗板 2 次，拍干。对照品孔中加入 50μl 罂粟碱的系列对照品溶液，样品孔中加入 50μl 的样品提取液，再在每孔中加入酶标抗原 50μl，充分混匀，37℃恒温箱中孵育 30min。将微孔中反应液倒掉，拍干。洗涤液洗涤 5 次（2min/次），拍干。各孔中分别加入 50μl 的基质液和 50μl 的显色剂，37℃显色 15min。各孔中加入 50μl 终止液，并在酶标仪 450nm 波长处测定各孔吸光度值。

（5）硼酸与硼砂：硼砂也叫粗硼砂，是一种既软又轻的无色结晶物质。硼砂在工业生产中有着重要的作用，可用作消毒剂、保鲜防腐剂、软水剂、洗眼水、肥皂添加剂、陶瓷的釉料和玻璃原料等。

硼酸为白色粉末状结晶或三斜轴面鳞片状光泽结晶，有滑腻手感，无臭味。部分违法者主要使用硼砂与硼酸在腐竹、肉丸、凉粉、凉皮、面条及饺子皮等食品中，起到增加食品韧性、脆度、保水性和延长保存期的作用。硼砂经由食品摄取后可与胃酸作用产生硼酸，硼酸具有积存性，连续摄取后会在体内蓄积，影响消化酶的功能，导致食欲减退、消化不良，抑制营养物质的吸收，严重的会刺激人的胃部，出现恶心、呕吐、腹泻等症状。

例 15-10：面条、米粉、米皮及肉丸中硼砂的检测方法

原理：在酸性溶液中硼砂转化为硼酸，与姜黄素生成红色化合物（玫瑰红花青），利用分光光度法比色定量。

硼酸标准储备溶液：称取 0.3000g 干燥无水硼酸溶于纯水，并定容至 500ml，储存于聚乙烯塑料瓶中，此溶液每毫升相当于 600.0μg 硼酸。

硼酸标准工作液：吸取 10.00ml 硼酸标准储备液，置于 1000ml 聚乙烯塑料瓶中，加水稀释至刻度，此溶液每毫升相当于 6.0μg 硼酸。

样品预处理：在采样和制备过程中，应注意不使试样污染；面条、米粉、米皮及肉丸等水分含量较高的样品，用食品匀浆机打成匀浆，储存于聚乙烯塑料瓶中，保存备用。

称取样品 3～5g 于瓷坩埚中，加入 4g/L 碳酸钠溶液 4～5ml，若试样为酸性，继续加入碳酸钠溶液至碱性，置于水浴锅上蒸干，将瓷坩埚置于电热板上炭化至无烟后，再置入马弗炉中，升温至 600℃灰化 6～8h，冷却。如试样灰化不彻底，再加入碳酸钠溶液 1ml 继续进行灰化直至灰化完全，冷却至室温。加入少量水和 10%HCl 15ml 搅拌使残渣溶解，移至 100ml 聚乙烯塑料量瓶中，定容。

样品测定：吸取 1.00ml 样品溶液，再分别吸取 0.00ml、0.25ml、0.50ml、0.75ml、1.00ml 硼酸标准工作液于同一类型、同一形状和大小的瓷蒸发皿上，各加纯水至 1.00ml。分别向盛有样品溶液和标准溶液的蒸发皿中各加入 1.00ml 姜黄素-草酸溶液，轻轻旋转蒸发皿使之混合均匀。置蒸发皿于 55℃恒温水浴锅上，蒸干后立即取出移至 60℃恒温干燥箱中继续维持 20min，取出置于干燥器中冷却。用 95%乙醇溶解蒸发皿内固体物，并完全移入 25ml 聚乙烯塑料比色管内，用 95%乙醇溶液定容至 25ml，混匀，用 1cm 纳氏比色皿，以零管调零，于 550nm 波长处测定吸光度，绘制标准曲线比较，同时做试剂空白。

（6）溴酸盐：溴酸钾在焙烤业曾被认为是最好的面团调节剂之一。溴酸钾作为一种缓慢氧化剂，在面团发酵、醒发及焙烤过程中能够与面筋发生反应，影响面的结构和流变性能，增加面筋的强度和弹性，形成好的面筋网络，从而改善面粉的烘焙效果和口感。因而常被用作面粉处理剂和面制品添加剂。

1914 年，溴酸钾作为氧化剂被初次用于美国焙烤工业中，多年来人们都认为在加工过程中溴酸盐转化成了惰性、无害的溴化物。直到 20 世纪 80 年代人们发现焙烤工艺中溴酸钾的残留物高达 300ppb。溴酸钾可引起恶心、呕吐、胃痛等症状，大量接触可导致血压下降，严重者发生肾小管坏死和肝脏损害。近些年的研究发现，溴酸钾可引起肾脏的突发病变，已被 WHO 确认为氧化性致癌物质。

例 15-11：离子色谱法测定小麦粉中溴酸盐

样品预处理如下所示。

小麦粉：准确称取 10g（精确至 0.1g）小麦粉于 250ml 具塞三角瓶中，加入 100.0ml 高纯

水，迅速摇匀后置振荡器上振荡20min（或在间歇搅拌下于超声波中提取20min），静置，转移20ml上层液于50ml离心管中，3000r/min离心20min，上清液备用。

包子粉、面包粉等小麦粉品质改良剂：根据 BrO^{3-}含量的不同准确称取（0.2～1g）（精确至0.001g），用高纯水溶解并定容至50.0ml，0.2μm滤膜滤过后直接进行色谱测定。

色谱条件：色谱柱为DIONEXIonPac@AS19（4mm×250mm，带lonPac.AG19 4mm×50mm保护柱）。流动相为DIONEX EG 50自动淋洗液发生器，OH^-型；流速为1ml/min；抑制器为DIONEX ASRS 4mm阴离子抑制器；外加水抑制模式，抑制电流100mA；检测器为电导检测器，检测池温度为300℃；进样量为根据样液中 BrO^{3-}含量选择进样20～200μl，淋洗液 OH^-浓度见表15-2。

表15-2　淋洗液OH^-浓度梯度表

时间（min）	OH^-浓度（mmol/L）	梯度曲线
0	5	5
15	5	5
25	30	5
30	40	5
42	40	5
46	5	5
48	5	5

样品测定：使用与小麦粉本底相关的阴离子标准混合工作溶液调整柱分离条件并观察柱清洗情况，保证BrO_3^-和Cl^-的分离度达到要求，注入空白小麦粉提取液，确认在BrO_3^-出峰处没有小麦粉本底干扰峰时，才可进行校准曲线和样品的测定，使用外标法定量。

3. 掺假类非法化学成分　食品掺假的目的是为了非法牟利，以假乱真和以次充好。多数都是以低价值的成分代替高价值的成分，其中很多对消费者健康构成危害，如调节食用醋的酸度而掺入工业乙酸，增加木耳重量而掺入硫酸镁，白酒中加入工业甲醛，面粉、粉条中加入工业用的含有致癌的荧光增白剂。掺假食品不仅会带来经济损失，更重要的是会损伤消费者的健康，严重的会危及消费者的生命。

（1）食用油掺假：就是将质次价低的油品掺入到同种或异种质优价高的油品中。特级初榨橄榄油、浓香芝麻油及一些优良保健油脂是主要的掺假对象。食用油掺假的检测首要问题必须考虑到不同的食用油具有不同的成分及组成比例，即使同一种食用油，由于产地不同，成分及组成比例也会出现变化。同时，气候等其他条件也可能对油品的这些特性产生一定的影响。所以开展食用油掺假的识别，首先深入了解这类食用油的特征组分，再者需要清楚可能掺入的杂质油的特征组分，最后还需要清楚了解各种检测方法的使用特性，这样才能选用最适合的检测方法。在实际食用油中地沟油掺假识别中也需要考虑以上因素。

目前，食用油掺假主要检测方法有光谱方法、色谱方法、同位素比质谱方法、超声衰减方法、蒸发光散射方法和电子鼻检测方法等。其中光谱法有傅里叶红外光谱、拉曼散射和同步荧光光谱方法。色谱方法有GC、GC-MS、HPLC和高效薄层色谱法等。通常这些检测方法还需结合统计学方法，如层序聚类分析、主成分分析、偏最小二乘法判别分析、线性判别分析和Tikhonov正则变换等，共同对掺杂油进行定量判定。

例15-12：傅里叶变换红外光谱测定核桃油中的非法添加

在4000～650cm^{-1}红外区测定大豆油（A）、普洱茶茶籽油（B）、葵花子油（C）和核桃油（D）的红外光谱，如图15-4。所得数据经化学计量法分析，鉴定出核桃油非法添加了大豆油、普洱茶茶籽油、葵花子油三种廉价油。

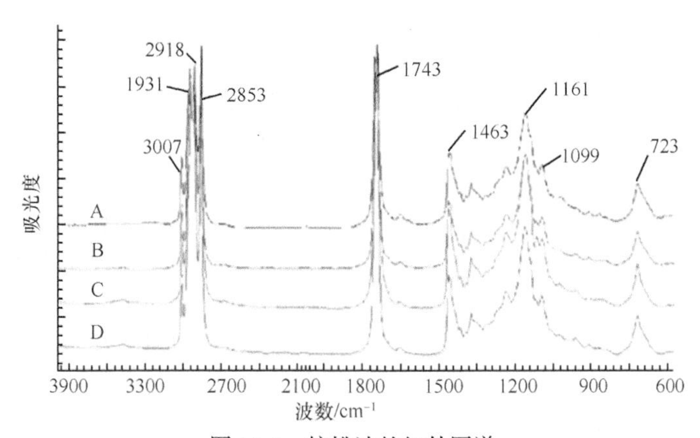

图 15-4　核桃油的红外图谱

A. 大豆油；B. 普洱茶茶籽油；C. 葵花子油；D. 核桃油

（2）游离矿酸：冰醋酸分为食用冰醋酸和工业冰醋酸（工业乙酸），前者可以被用于配制食醋，后者中含有重金属，只能用于化工生产，国家明令禁止用于食品行业。但是，由于工业乙酸在价格上只是食用冰醋酸的 1/3，并且由于用工业乙酸勾兑食醋的隐蔽性高，检测困难，从而令一些不法企业铤而走险。消费者食用这种添加工业乙酸的醋后，就会造成消化不良、腹泻，如果长期食用会危害身体健康。如果食物中的冰醋酸浓度过高，还会烧伤消化道黏膜，目前主要采用物理化学法进行检测。

例 15-13：食用醋中游离矿酸的检测

原理：游离矿酸（硫酸、硝酸、盐酸等）存在时，氢离子浓度增大，可改变指示剂的颜色。

检测方法：用毛细管或玻璃棒蘸少许试样，点在百里草酚蓝试纸上，若试纸变为紫色斑点或紫色环（中心是淡紫色），表示有游离矿酸存在，最低检出量 5ng，不同浓度的乙酸、冰醋酸在百里草酚蓝试纸呈橘黄色环，中心为淡黄色或无色。用甲基紫试纸变为蓝色、绿色，表示有游离矿酸存在。

第三节　药品中非法添加物的分析

药品作为一种活性物质具有两重性，在具有治疗作用的同时，还存在一定的毒副作用。使用药品要趋利避害，通过科学实验准确把握药品“安全”与“有效”之间的平衡点，在保证疗效的基础上，把毒副作用减低到最低。在这一点上，药品与食品是截然不同的，食品多吃少吃无关紧要，药品则不然，多吃有害，少吃无效。非法添加行为起初也是从药品开始的，尤其是在中成药中添加化学成分，这种非法添加行为逐步转向保健食品，随后又转向食品、化妆品。因此，人们对药品质量的要求是最严格的，核心要素是安全、有效、稳定、均一，世界各国都是通过制定药品管理法律来规范药品的研制、生产和经营、使用和监管行为，目的既是为了加强药品管理监督，保证药品质量和人民用药安全，维护公众身体健康和用药的合法权益。

中药是中华民族流传几千年的文化瑰宝，毒副作用相对小，作用疗效也比较可靠，而且传统医药具有药食同源之习惯，因此应用中医药理论而开发的中药深得国人的信任与喜爱。但相对西药而言中药起效迟缓。而不法分子正是利用国人信任中药及患者求医治病心切的心理特点，在中药中非法添加起效快的西药成分，特别是在治疗保健和治疗慢性疑难杂症的产品中，更是大剂量添加西药成分以求“速效”、“神奇”，并且打着“纯中药”、“纯天然”的旗号招摇撞骗。2009 年的“糖脂宁”事件引发的信任危机就是最好的例证。

一、中成药中非法添加化学药物的危害

1. 非法添加的化学成分本身的危害 化学药品有一定毒副作用，有严格的适应证，必须在医生或药店药师的指导下购买使用，患者如果超剂量、超疗程的使用这类药品，必将对患者造成严重的损害。

2. 药物成分配伍反应的危害 中成药及保健品药效成分复杂，所添加的化学药物与其中的某些成分可能发生配伍反应，在没有经过临床实验的情况下将这些药品流通市场，会对患者的健康造成危害。

3. 危害的不可预知性 中成药成分复杂，没有标明非法添加化学药物的名称及不良反应，患者一旦因服用此类药品出现中毒或不良反应，医务人员不能迅速采取有效措施，对患者的生命会造成不可估量的后果。

二、中成药非法添加物的分析

（一）补肾壮阳类中成药

补肾壮阳类中成药中非法添加的化学药品主要有他达拉非、柠檬酸西地那非，其中以柠檬酸西地那非较为常见。服用后会出现头晕、青光眼，严重损害心脏功能、肾功能，长期服用甚至会变为永久性阳痿。目前对补肾壮阳类中成药及保健品的检测方法主要采用液相色谱-质谱联用法。

例 15-14：补肾壮阳类中成药及保健品中西地那非类物质的检测

色谱条件：色谱柱为十八烷基键合硅胶为填充剂；检测波长为 230nm；流动相 A 为含 0.1%乙酸的 0.02mol/L 乙酸铵溶液，流动相 B 为甲醇，流动相 C 为乙腈，按表 15-3 梯度洗脱。

表 15-3 流动相梯度洗脱表

时间（min）	流动相 A（%）	流动相 B（%）	流动相 C（%）
0	75	10	15
15	60	25	15
25	30	55	15
35	30	55	15
40	75	10	15
45	75	10	15

质谱条件：电喷雾离子化源（ESI），毛细管电压 5.5kV，离子源温度 400℃，离子喷雾气流速 800ml/min，正离子检测方式，扫描方式为全扫描一级质谱、全扫描二级质谱，扫描范围 50～600amu。

对照品溶液的制备：取西地那非、他达拉非、伐地那非、红地那非、豪莫西地那非、羟基莫西地那非、那莫西地那非、氨基他达拉非、伪伐地那非、硫代艾地那非、那红地那非对照品约 10mg，置 50ml 量瓶中，用乙腈溶解并稀释至刻度，摇匀，用 50%乙腈溶液稀释制成每 1ml 含 5μg 的溶液，即得。

供试品溶液的制备：若供试品为固体制剂，精密称取一次服用量，研细后转移至 50ml 量筒中，加乙腈约 40ml，超声处理 15min，冷至室温，用乙腈稀释至刻度，摇匀，滤过；若供试品为液体制剂，精密量取一次服用量，置 50ml 两瓶中，加乙腈约 40ml，振摇 3min，用乙腈稀释至刻度，摇匀，滤过。精密量取续滤液适量，用 50%乙腈稀释至于对照品溶液浓度相当，摇匀，滤过，即得。

（二）减肥类中成药

减肥类药中成药中非法添加的化学药物主要有：芬氟拉明、西布曲明、麻黄碱、安非拉酮、呋塞米等，其中以西布曲明、氟芬拉明较常见。二者均有恶心、呕吐、多汗及成瘾性等不良反应，其中西布曲明还会导致视力模糊、心动过速、肝功能异常等危害严重的不良反应。目前对减肥类中成药及具有相同功效的保健食品的检测方法主要采用液相色谱-质谱联用法。

例 15-15：减肥类中成药中麻黄碱和芬氟拉明的检测

色谱条件与系统适用性试验：色谱柱为十八烷基键合硅胶为填充剂的色谱柱；流动相为（0.02mol/L 的乙酸铵–0.1%乙酸水溶液）-乙腈-甲醇（70∶15∶15）；检测波长为 265nm；进样量 10μl，柱温 25℃，麻黄碱及芬氟拉明的理论板数均不小于 2000，分离度大于 1.5。

质谱条件：电喷雾电离源（ESI），源电压 5KV，毛细管温度 275℃，毛细管电压 15V，正离子检测，扫描方式采用全扫描一级质谱、全扫描二级质谱（MS/MS），质量采集范围 100～1000*m*/*z*。

对照品溶液的制备与测定：分别精密称取麻黄碱和芬氟拉明对照品适量（约 5mg），置于 50ml 量瓶中，先加入上述液相色谱流动相溶液适量，超声 10min 使之溶解，放冷至室温，加入流动相溶液定容至刻度，混合均匀。取上述两种标准溶液适量并按照 1∶1 的比例混合均匀作为对照品溶液储备液，将该储备溶液再用流动相溶液稀释制备系列标准溶液（浓度分别为 50μg/ml、25μg/ml、10μg/ml、5μg/ml、1μg/ml），分别取 10μg 注入液相色谱仪，进行液质联用分析，记录液相色谱图及一级质谱与二级质谱图，依据麻黄碱和芬氟拉明系列标准溶液浓度及液相色谱紫外检测峰面积，制备标准工作曲线，建立拟合方程，计算相关系数。

供试品溶液的制备与测定：若供试品为片剂或丸剂，应研磨粉碎，然后称取适量（约 300mg）加入 50ml 量瓶中，先加入约 45ml 上述液相色谱流动相溶液，超声提取 10min，放冷至室温，加入流动相溶液定容至刻度，混合均匀；若供试品为胶囊，取出内容物研磨粉碎，然后适量称取（约 300mg）加入 50ml 量瓶中，先加入约 45ml 上述液相色谱流动相溶液，超声提取 10min，放冷至室温，加入流动相溶液定容至刻度，混合均匀；若供试品为蜜丸，称量整个蜜丸的质量，再将蜜丸粉碎成小颗粒，全部加入 100ml 量瓶中，先加入约 90ml 上述液相色谱流动相溶液，超声溶解，直至溶液中无大颗粒状物质，放冷至室温，加入流动相溶液定容至刻度，混匀；供试品为口服液，量取 1ml 加入 50ml 量瓶中，再加入约 30ml 甲醇超声提取 10min，放冷至室温，加入乙腈定容至刻度，超声混匀，置于冰箱中冷藏过夜。

上述样品溶液经过夜沉淀后，取上层溶液适量，离心（转速不小于 1000r/min），取上清液用上述流动相溶液稀释 10～100 倍，取 10μl 进行液质联用分析，记录液相色谱图及一级质谱与二级质谱图。通过与对照品液相色谱图及一级质谱与二级质谱图的对比，确定供试品中是否含有麻黄碱（$C_{10}H_{15}NO$）或芬氟拉明（$C_{12}H_{16}F_3N$）；通过液相色谱图的紫外吸收积分峰面积，代入上述拟合方程，计算出供试品中麻黄碱（$C_{10}H_{15}NO$）或芬氟拉明（$C_{12}H_{16}F_3N$）的质量百分含量。

（三）降糖类中成药

降糖类中成药中非法添加的化学药品主要有苯乙双胍、格列本脲、格列吡嗪等磺脲及双胍类化学药物。其中，主要以磺脲类和双胍类药物为主，长期服用这两类药物会严重损害肝肾功能，并导致肝硬化、肾衰竭。目前对降糖类中成药及保健食品的检测方法主要采用液相色谱-质谱联用法。

例 15-16：降糖类中成药中降糖类化学药物的检测

色谱条件与系统适用性试验：色谱柱为十八烷基硅烷键合硅胶为填充剂（250mm×4.6mm，

5μm）；流动相A为甲醇；流动相B为0.01mol/L的乙酸铵溶液，按表15-4进行梯度洗脱；检测波长235nm。理论板数按格列齐特对照品峰计算，应不低于2000。

表15-4　流动相梯度洗脱表

时间（min）	流动相A（%）	流动相B（%）
0～3	40	60
3～10	40→60	60→40
10～30	60	40
30～40	60→80	40→20
40～60	80	20

质谱条件：电喷雾电离子源（ESI），正离子模式扫描，干燥气温度：350℃，干燥气流12L/min，扫描方式：一级质谱全扫描、二级质谱全扫描，扫描范围*m/z*：50～1000。

对照品溶液的制备：取盐酸二甲双胍、盐酸苯乙双胍、甲苯磺丁脲、格列本脲、格列齐特、格列吡嗪、格列喹酮、格列美脲、马来酸罗格列酮、瑞格列奈、盐酸吡格列酮对照品约10mg，分别加甲醇25ml，制成每1ml约含0.4mg的储备溶液，临用时，各取10ml混合制成混合对照品溶液，即得。（置于10℃下冰箱保存，并尽快使用）。

供试品溶液的制备：取HPLC法检查呈阳性的供试溶液作为本项检查用的供试品溶液。

（四）降压类中成药

降压类中成药种非法添加的化学药物主要有氢氯噻嗪、利血平、硝苯地平等。若患者同西药降压药同服，会使血压骤然下降或发生较大波动，易加重肾损害，诱发中风，甚至发生生命危险。目前对降压类中成药的检测方法主要采用液相色谱-质谱联用法。

例15-17：降压类中成药中降压类化学药物的检测

色谱条件与系统适用性试验：以十八烷基键合硅胶为填充剂；以0.5%甲酸溶液为流动相A，以乙腈为B，按表15-5中的规定进行梯度洗脱；检测波长为220nm；理论板数按阿替洛尔对照品峰计算，应不低于2000。

表15-5　流动相梯度洗脱表

时间（min）	流动相A（%）	流动相B（%）
0～5	92	8
5～18	92→35	8→65
18～22	35	65

质谱条件：电喷雾电离子源（ESI），干燥气温度：350℃，干燥气流速10L/min，扫描方式：一级质谱全扫描、二级质谱全扫描及三级质谱全扫描，扫描范围（*m/z*）：50～650，各区间质谱条件见表15-6。

表15-6　质谱条件

区间	时间（min）	检测化合物	采集模式
1	0～2	—	（to waste）
2	2～7.5	阿替洛尔、盐酸可乐定	ESI（+）
3	7.5～11	氢氯噻嗪	ESI（−）
4	11～22	卡托普利、盐酸哌唑嗪、利血平、硝苯地平	ESI（+）

对照品溶液的制备：取阿替洛尔、盐酸可乐定、氢氯噻嗪、盐酸哌唑嗪、卡托普利、利血平、硝苯地平各 3mg，置 100ml 棕色量瓶中，加甲醇溶解并定容至刻度，摇匀，吸取上述溶液 1ml，置 10ml 棕色量瓶中，加甲醇溶解并定容至刻度，摇匀，作为混合对照品溶液（含阿替洛尔、盐酸可乐定、盐酸哌唑嗪、利血平、硝苯地平、氢氯噻嗪、卡托普利各 3μg/ml）。

供试品溶液的制备：取供试品溶液 1ml，置棕色瓶中，加甲醇 10ml 稀释，摇匀，即得。

（五）安神类中成药

安神类中成药中非法添加的化学药物主要有镇静类化学药品，如地西泮、艾司唑仑等。若长期使用导致药物依赖性。

例 15-18：安神类中成药及保健食品中非法添加化学药物的检测

色谱条件：色谱柱为十八烷基硅烷键合硅胶为填充剂的 Waters Sunfire C18 柱（4.6mm×150mm，5μm）；流动相为以乙腈为流动相 A，含 0.1%乙酸的 0.02mol/L 乙酸铵溶液为流动相 B，梯度洗脱，梯度洗脱程序详见表 15-7；柱温为 25℃±5℃；流速为 1.0ml/min；检测波长为 210nm（巴比妥、苯巴比妥、氯美扎酮、异戊巴比妥），220nm（佐匹克隆、褪黑素、马来酸氯苯那敏、氯氮平、扎来普隆），230nm（酒石酸唑吡坦、奥沙西泮、硝西泮、三唑仑、氯硝西泮、马来酸咪达唑仑、地西泮），254nm（奥氮平）；进样量为 10μl。

表 15-7　流动相梯度洗脱表

时间（min）	流动相 A（%）	流动相 B（%）
0	20	80
20	60	40
30	100	0
45	100	0
47	20	80
60	20	80

对照品溶液的配制：精密称取 17 种对照品各 5mg，置于同一 10ml 量瓶中，加甲醇溶解并稀释至刻度，摇匀，即得。

供试品溶液的配制：片剂为取样品 1 片，研细（不要去糖衣）置于具塞锥形瓶中，加入甲醇 25ml，超声（功率 120W，频率 40kHz）15min，滤过，将滤渣提取第 2 次，合并滤液，放冷，置于 50ml 量瓶中，用甲醇定容，过 0.45μm 滤膜，取续滤液，即得。

胶囊剂为取样品 1 粒，连同胶囊壳一同倾入具塞锥形瓶，加入甲醇 25ml，超声（功率 120W，频率 40kHz）15min，滤过，将滤渣提取第 2 次，合并滤液，放冷，置于 50ml 量瓶中，用甲醇定容，过 0.45μm 滤膜，取续滤液，即得。

颗粒剂为称取颗粒剂约 0.25g，置于具塞锥形瓶中，加入甲醇 25ml，超声（功率 120W，频率 40kHz）15min，滤过，将滤渣提取第 2 次，合并滤液，放冷，置于 50ml 量瓶中，用甲醇定容，过 0.45μm 滤膜，取续滤液，即得。

丸剂为将丸剂研细，称取 0.25g 置于具塞锥形瓶中，加入甲醇 25ml，超声（功率 120W，频率 40kHz）15min，滤过，将滤渣提取第 2 次，合并滤液，放冷，置于 50ml 量瓶中，用甲醇定容，过 0.45μm 滤膜，取续滤液，即得。

样品测定：取上述样品，制备供试品溶液，按色谱条件进行测定。

结果：17 种化学成分均得到了较好分离（图 15-5），其浓度均在较宽范围内，与峰面积分别呈良好的线性关系。可见，本方法可作为检测安神类中成药和保健食品中非法添加化学成分的有效方法。

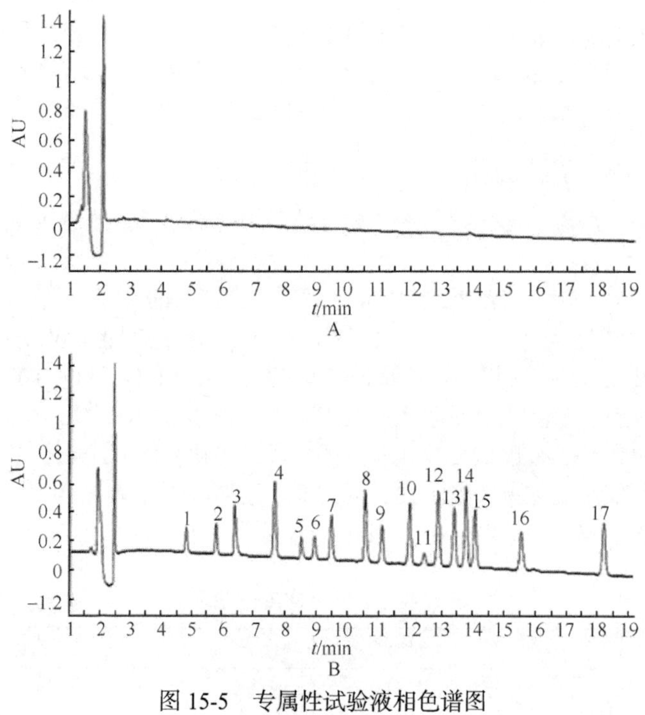

图 15-5　专属性试验液相色谱图

A. 空白样品；B. 对照品

1. 巴比妥(barbital)；2. 佐匹克隆(zopiclone)；3. 奥氮平(olanzapine)；4. 褪黑素(melatonin)；5. 氯苯那敏(chlorphenamine)；6. 苯巴比妥(phenobarbital)；7. 唑吡坦(zolpidem)；8. 氯氮平(clozapine)；9. 氯美扎酮(chlormezanone)；10. 扎来普隆(zaleplon)；11. 异戊巴比妥(amobarbital)；12. 奥沙西泮(oxazepam)；13. 硝西泮(nitrazepam)；14. 三唑仑(triazolam)；15. 氯硝西泮(clonzepam)；16. 咪达唑仑(midazolam)；17. 地西泮(diazepam)

(六)平喘类中成药

平喘类中成药中非法添加的化学药物主要有醋酸泼尼松、氨茶碱等。盲目地滥用糖皮质激素类药物可能导致全身性过敏反应、多种代谢异常，如果患者不知情而长期、大量服用这些所谓的纯中药制剂，非常容易发生生命危险。检测方法主要采用液相色谱-质谱联用法，详见化妆品非法添加糖皮质激素检查方法。

第四节　化妆品中非法添加物的分析

一、概　　述

希腊文中“化妆品”的词义是装饰的技巧，意思是把人体自身的优点多加发扬，而把缺陷加以弥补。《化妆品卫生监督条例》(1998年)规定：“本条例所称的化妆品，是指涂擦、喷洒或者其他类似的方法，散布于人体表面的任何部位(皮肤、毛发、指甲、口唇等)，以达到清洁、消除不良气味、护肤、美容和修饰目的的日用化学工业产品”。化妆品质量应具有安全性、稳定性、实用性和有效性，其安全性至关重要，在达到美容、清洁、护肤的同时，不能对机体产生危害。从表面上看，化妆品只是一种外用的日用品，是较低风险的产品，这使得安全性往往容易被忽视。化妆品中含有的具有潜在危险的化学物质对人体的健康会产生严重危害，尤其是某些化妆品生产厂商违规在化妆品产品中添加违禁物质以达到在短时间内取得疗效的目的。近年来，此类化妆品安全事件频频见诸媒体。化妆品产品的快速发展及其某些添加成分的潜在危险因素也迫使全世界的化妆品监管权威机构增加日常化妆品产品的管理以保证消费者的安全。

化妆品的非法添加主要是指非法添加规定禁用的和限用的化学物质并有意隐瞒添加行为。例如，暂时允许添加的染发剂限用的物质有意隐瞒，宣称“不含有”，或将该类禁限用物质非法添加入非特殊用途的化妆品中。

值得注意的是化妆品的添加剂与非法添加物的区别。化妆品的添加剂是为了满足人们对化妆品在皮肤保养方面的不同使用需求，一定功能的物质被添加到化妆品中，这些物质即为化妆品的添加剂。添加剂的种类繁多，主要包括香精香料、化妆品用色素、防腐剂、抗氧化剂、美白剂、保湿剂、抗衰老剂、防紫外线类添加剂、化妆品的营养添加物和疗效化妆品中的活性成分等。这些添加剂可提升化妆品的质量，是允许使用的。而非法添加物是指部分化妆品企业为了盲目追求产品的有效性，向其中非法添加麻醉药物、抗生素、雌性激素等药用成分，是国家禁止添加的。

二、化妆品非法添加物的检测

（一）美白祛斑类功能的护肤类产品

作为护肤类化妆品的重要组成部分，美白祛斑类化妆品占有很大的市场份额，也正因为如此，不法企业利用消费者期待的快速见效的心理，为谋取经济利益而恶意添加重金属等美白祛斑效果快的禁用成分，给消费者造成了身心俱损的严重后果。目前，具有这类功效的化妆品的非法添加物主要有重金属铅、汞，糖皮质激素，氢醌，苯酚，丙烯酰胺等。长期使用这类化妆品，会使其在皮肤组织积累，超过一定的水平将会对人体健康产生严重的危害。例如，重金属在短期内可以破坏产生色斑的黑色素细胞而达到快速美白的作用，但这类化妆品只能短暂美白，之后皮肤就会变黑；同时含汞化妆品将会产生肝脏、肾脏受损，严重的将导致汞中毒甚至引起尿毒症致死亡。临床上，糖皮质激素作为抗炎、抗毒、抗过敏药物，可抑制纤维细胞增殖，减少5-羟色胺形成，因而对皮肤有一定的嫩白作用。但其并无抗菌作用，且能抑制机体的免疫功能，长期使用含糖皮质激素的化妆品会对人体产生以下不良反应：向心性肥胖、高血压、月经紊乱、诱发或加重肾脏感染性疾病、引起低钾性肾病与多囊性肾病，更有甚者会引起全身病变，如库欣综合征、激素性糖尿病，有些并发症可以直接威胁到病人生命。氢醌、苯酚性能极不稳定，停用后会复发，且有一定的刺激性，长期使用会产生皮肤异色症等不良作用。丙烯酰胺则具有神经毒性、生殖和发育毒性，被国家癌症中列为ⅡA类致癌物。为此，亟需有效的分析检测方法进行监管。

1. 重金属　《化妆品卫生规范》（2007年版）采用火焰原子吸收分光光度法、微分电位溶出法和双硫腙萃取分光光度法测定化妆品中铅、汞的方法。

例15-19：化妆品中铅、汞的检测

样品预处理：可任选一种方法。①湿式消解法：准确称取混匀试样约1.00～2.00g，置于消解管中，同时做试剂空白。样品如含有乙醇等有机溶剂，先在水浴或电热板上低温挥发。若为膏霜型样品，可预先在水浴中加热使瓶壁上样品融化流入瓶的底部。加入数粒玻璃珠，然后加入硝酸10ml，由低温至高温加热消解，当消解液体积减少到2～3ml，移去热源，冷却。加入高氯酸2～5ml，继续加热消解，不时缓缓摇动使均匀，消解至冒白烟，消解液呈淡黄色或无色。浓缩消解液至1ml左右。冷至室温后定量转移至10ml（如为粉类样品，则至25ml）具塞比色管中，用水定容至刻度，备用。如样液浑浊，离心沉淀后可取上清液进行测定，待用。②微波

消解法：准确称取混匀试样约 0.5～1g 于清洗好的聚四氟乙烯溶样杯内。含乙醇等挥发性原料的化妆品，如香水、摩丝、沐浴液、染发剂、精华素、刮胡水、面膜等，先放入温度可调的 100℃恒温电加热器或水浴上挥发（不得蒸干）。油脂类和膏粉类等干性物质，如唇膏、睫毛膏、眉笔、胭脂、唇线笔、粉饼、眼影、爽身粉、痱子粉等，取样后先加水 0.5～1.0ml，润湿摇匀，待用。根据样品消解难易程度，样品或经预处理的样品，先加入硝酸 2.0～3.0ml，静置过夜，充分作用。然后再依次加入过氧化氢 1.0～2.0ml，将溶样杯晃动几次，使样品充分浸没。放入沸水浴或温度可调的恒温电加热设备中 100℃加热 20min 取下，冷却。如溶液的体积不到 3ml 则补充水。同时严格按照微波溶样系统操作手册进行操作。把装有样品的溶样杯放进预先准备好的干净的高压密闭溶样罐中，拧上罐盖（注意：不要拧得过紧）。根据样品消解难易程度可在 5～20min 内消解完毕，取出冷却，开罐，将消解好的含样品的溶样杯放入沸水浴或温度可调的 100℃电加热器中数分钟，驱除样品中多余的氮氧化物，以免干扰测定。将样品移至 10ml 具塞比色管中，用水洗涤溶样杯数次，合并洗涤液，加入盐酸羟胺溶液 0.5ml，用水定容至 10ml，备用。③浸提法（只适用于不含蜡质的化妆品）：准确称取混匀试样约 1.00g，置于 50ml 具塞比色管中。随同试样做试剂空白。样品如含有乙醇等有机溶剂，先在水浴或电热板上低温挥发。若为膏霜型样品，可预先在水浴中加热使管壁上样品融化流入管底部。加入硝酸 5.0ml、过氧化氢 2.0ml，混匀，如出现大量泡沫，可滴加数滴辛醇。于沸水浴中加热 2h。取出，加入盐酸羟铵溶液 1.0ml，放置 15～20min，用水定容至 25ml，待用。

测定方法如下所示。

（1）采用冷原子吸收法、氢化物原子荧光光度法测定化妆品中汞。

a. 冷原子吸收法：汞蒸气对 253.7nm 波长的紫外光具特征吸收。在一定的浓度范围内，吸收值与汞蒸气浓度成正比。样品经消解、还原处理，将化合态的汞转化为原子态汞，再以载气带入测汞仪测定吸收值，与标准系列比较定量。本方法对汞的检出限和定量限分别为 0.01μg 和 0.04μg，若取 1g 样品测定，检出浓度为 0.01μg/g，最低定量浓度为 0.04μg/g。

b. 氢化物原子荧光光度法：样品经消解处理后，样品中汞被溶出。汞离子与硼氢化钾反应生成原子态汞，由载气（氩气）带入原子化器中，在特制汞空心阴极灯照射下，基态汞原子被激发至高能态，去活化回到基态后发射出特征波长的荧光，在一定浓度范围内，其强度与汞含量成正比，与标准系列比较定量。本方法检出限为 0.1μg/L；定量限为 0.3μg/L。取样量为 0.5g 时，其检出浓度为 0.002μg/g，最低定量浓度为 0.006μg/g。

（2）采用火焰原子吸收分光光度法、微分电位溶出法和双硫腙萃取分光光度法测定化妆品中铅。

a. 火焰原子吸收分光光度法：样品经预处理，使铅以离子状态存在于样品溶液中，样品溶液中铅离子被原子化后，基态铅原子吸收来自铅空心阴极灯发出的共振线，其吸光度与样品中铅含量成正比。在其他条件不变的情况下，根据测量被吸收后的谱线强度，与标准系列比较进行定量。方法的检出限为 0.15mg/L，定量限为 0.50mg/L。若取 1g 样品测定，定容至 10ml，本方法的检出浓度为 1.5μg/g，最低定量浓度为 5μg/g。

b. 微分电位溶出法：样品经预处理，使铅以离子状态存在于溶液中。在适当的还原电位下铅被富集于玻碳汞膜电极上。在酸性溶液中，于−0.46V（相对饱和甘汞电极）铅离子有一灵敏的溶出峰，其峰高与其含量成正比。在其他条件不变的情况下，测量溶出峰并与标准系列比较，定量。本方法检出限为 0.056μg，定量限为 0.19μg。如取 1g 样品，检出浓度为 0.56μg/g，最低定量浓度为 1.9μg/g。

c. 双硫腙萃取分光光度法：样品经预处理后，在弱碱性下样品溶液中的铅与双硫腙作用生成红色螯合物，用氯仿提取，比色定量。锡大量存在时干扰测定。本方法不适用于含有氧化钛及铋化合物的试样。本方法的检出限为 0.3μg，定量下限为 1.0μg。若取 1g 样品测定，则检出浓度为 0.3μg/g，最低定量浓度为 1μg/g。

2. 糖皮质激素　化妆品中糖皮质激素可采用液相色谱-串联质谱方法和 TLC 方法测定。

例 15-20：化妆品中糖皮质激素的测定

样品提取方法如下所示。

膏霜类化妆品：称取 0.2g 样品（精确至 0.01g）于 10ml 具塞塑料离心管中，加入 3ml 饱和氯化钠溶液，于漩涡混合器上混合使样品分散，准确加入 2ml 乙腈，充分涡旋提取 2min，5000r/min 离心 10min，吸出上层清液于另一 50ml 具塞塑料离心管中，下层氯化钠溶液用 2ml 乙腈重复提取步骤一次，合并二次乙腈提取液，往提取液中准确加入 40ml 高纯水，混匀，加入亚铁氰化钾溶液 0.2ml，混匀，加入乙酸锌溶液 0.2ml，混匀，5000r/min 离心 10min，上清液待进行固相萃取小柱净化。

精油类化妆品：称取 0.5g 样品（精确至 0.01g）于 20ml 尖底具塞塑料离心管中，加入正己烷 4ml，于漩涡混合器上混合至样品分散，准确加入 50%乙腈水溶液 4ml，充分涡旋提取 2min，5000r/min 离心 10min，吸取下层提取液至 50ml 具塞塑料离心管中，上层正己烷用 4ml 50%乙腈水溶液重复上述提取步骤一次，合并二次 50%乙腈提取液，往提取液中准确加入 36ml 高纯水，混合，加入亚铁氰化钾溶液 0.1ml，混匀，加入乙酸锌溶液 0.1ml，混匀，5000r/min 离心 10min，上清液待进行固相萃取小柱净化。

爽肤水类、洗面奶类、面膜类等化妆品按膏霜类化妆品的方法处理。

净化：OasisHLB 固相萃取小柱接上固相萃取装置，小柱上端紧密连接一 20～50ml 垫有滤纸的磨口漏斗，小柱预先依次用 5ml 甲醇、10ml 水进行活化。将待净化的样品清液倒入漏斗，经滤纸滤过后流经小柱，待样品溶液自然流尽后，用 10%的乙腈水溶液 10ml 清洗小柱，待清洗液自然流尽后，取下漏斗，用吸球吹出小柱中的残留液。在柱出口处接 10ml 具塞玻璃离心管，用 4ml 甲醇淋洗小柱，待甲醇自然流尽后，用吸球吹出小柱中残留液。取下离心管，准确加入 4.0ml。高纯水，混合，经 0.2μm 样品滤器滤过后作为测定液。也可将接收的 4ml 甲醇淋洗液用氮气吹干，根据需要的浓度用 50%的甲醇水溶液重新溶解定容后测定。

色谱条件：色谱柱为 SBC 柱（50mm×2.1mm，1.8μm）；柱温为室温；流动相及参考分离条件见表 15-8；流速为 0.3ml/min；进样体积为 5μl。

表 15-8　液相色谱流动相及梯度表

时间（min）	流动相 A（%）	流动相 B（%）
0	68	32
3	68	32
12	25	75
14	25	75
14.1	68	32
16	68	32

质谱条件：电喷雾电离，正离子扫描模式；雾化气：氮气，38Psi；干燥气：氮气，流速：12L/min；温度：350℃；碰撞气：氮气；多反应监测（MRM）。

定性与定量分析：在相同实验条件下测定对照品溶液和样品溶液，如果样品溶液中检出的色谱峰的保留时间与对照品溶液中的某种组分峰的保留时间一致，并且所选择的两对子离子的质荷比一致，样品定性离子相对丰度与浓度与对照品工作溶液的定性离子的相对丰度进行比较相一致时，则可判定样品中存在该组分。

相同实验条件下测定标准溶液和样品溶液，制作标准曲线，样品中糖皮质激素的含量用外标法定量。

3. 氢醌及氢醌衍生物 目前祛斑类化妆品中氢醌和苯酚的检测主要采用高效液相色谱-二极管阵列检测器法、GC 法和高效液相色谱-紫外检测器法。

例 15-21：化妆品中氢醌及苯酚的检测

样品预处理：准确称取样品约 1.0g 于具塞比色管中，必要时在水浴上馏除乙醇等挥发性有机溶剂，用甲醇定容至 10ml，常温超声提取 15min，取上清液过 0.45μm 滤膜后备用。

色谱条件：色谱柱为 C18 柱（150mm×3.9mm，5μm）；流动相为甲醇-水（60：40）；流速为 1.0ml/min；柱温为室温；检测器为二极管阵列检测器，检测波长 280nm。在该色谱条件下氢醌和苯酚分离效果良好（图 15-6）。

标准曲线的制备：配成含氢醌、苯酚为 10.0mg/L、50.0mg/L、100.0mg/L、200.0mg/L 的混合标准溶液。依次从混合标准溶液中取 5μl 注入 HPLC 仪，记录各次色谱峰面积，并绘制峰面积-氢醌、苯酚浓度（mg/L）曲线。

测定：取 5μl 待测溶液注入 HPLC 仪，根据峰的保留时间和紫外光谱图定性，根据峰面积从标准曲线上求出待测溶液中氢醌、苯酚的浓度。

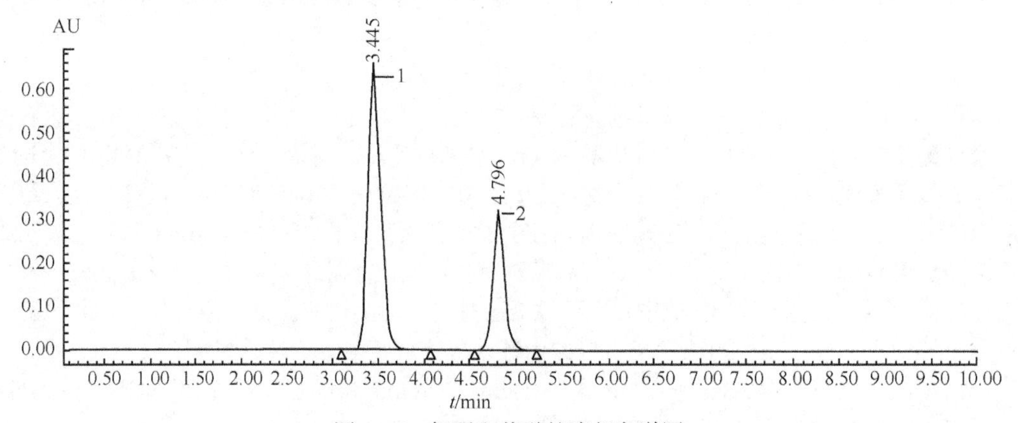

图 15-6 氢醌和苯酚的液相色谱图

1. 氢醌（3.445min）；2. 苯酚（4.795min）

4. 丙烯酰胺 目前，丙烯酰胺的检测方法主要有 HPLC 法、GC 法、毛细管电泳法、离子排斥色谱法、液相色谱-串联质谱法、气相色谱-串联质谱法。

例 15-22：液相色谱-串联质谱法测定化妆品中丙烯酰胺单体

样品预处理：称取样品 0.20g（精确至 0.001g），置 5ml 塑料离心管中，加浓度为 2μg/ml 的内标氘代丙烯酰胺溶液 50μl，涡旋 30s；然后加 0.15ml 0.02mol/L 的乙酸铵水溶液，涡旋 30s，再加 2.0ml 乙腈，涡旋 60s 后，以 10 000r/min 转速离心 10min，取上清液，氮气吹干，残渣加 2ml 色谱流动相复溶，涡旋 60s，以 10 000r/min 转速离心 5min，经 0.45μm 微孔滤膜滤过后，滤液作为待测液，备用。

色谱条件：色谱柱为 Waters Atlantis T3（2.1mm×100mm，3.5μm）或具有同等柱效的色谱柱；流动相为甲醇–0.1%甲酸水溶液（5：95），等度洗脱 3min；流速为 0.3ml/min；柱温为 25℃；进样量为 5μl。

质谱条件：离子源为电喷雾离子源（ESI）；监测模式为正离子监测模式；监测离子对及相关电压参数设定见表 15-9；雾化气压力为 50psi；干燥气流速为 12L/min；干燥气温度为 350℃；毛细管电压为 4000V；0～1min 为不进入质谱仪分析，1～2.5min 为进入质谱仪分析（图 15-7）。

表 15-9　三重四级杆离子对及相关电压参数设定表

编号	物质名称	母离子（m/z）	裂解电压（V）	子离子（m/z）	碰撞电压（V）
1	丙烯酰胺	72	40	55	8
2	氘代丙烯酰胺（内标）	75	40	58	8

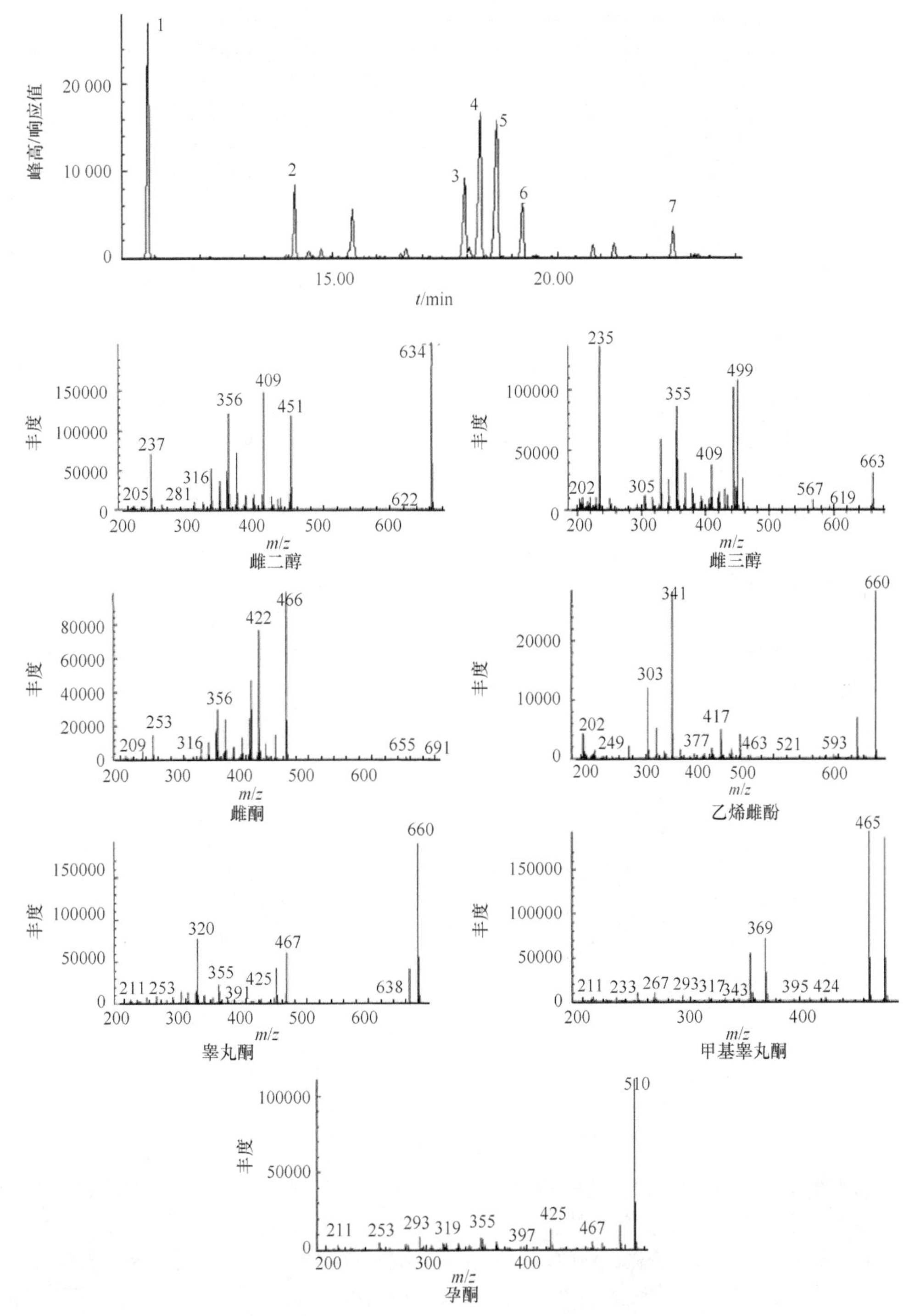

图 15-7　7 种性激素衍生化产物的全质谱扫描图

1. 已烯雌酚；2. 甲基睾酮；3. 睾酮；4. 雌二醇；5. 雌三醇；6. 雌酮；7. 孕酮

（二）祛痘功能的护肤类产品

"痘"，就是痤疮，是一种慢性的炎症性毛囊皮脂腺疾病，也是临床上皮肤科比较常见的疾病之一。在各类人群，尤其是年轻人中发生较为普遍。为此，许多化妆品企业推出了祛痘产品。祛痘产品中有效成分的种类和含量不仅决定祛痘效果的优劣，而且对消费者的健康也有一定影响。一些不法企业商家为牟取暴利，在祛痘或抑制粉刺类化妆品中擅自添加抗生素和糖皮质激素，如四环素类、林可霉素和红霉素等抗生素类药物，达到快速起效的目的，并谎称"天然中草药提取"，吹嘘和夸大疗效。实际上，化妆品中添加抗生素及甲硝唑等，可一定程度上抑制微生物的生长。消费者使用这种添加抗生素的化妆品在短期内可取得短暂性的祛痘或抑制粉刺效果，但长期使用可引起菌群失调，易导致皮炎等皮肤问题，严重者可损伤各脏器。鉴于此，我国《化妆品卫生规范》（2007 年版）和欧美发达国家均规定抗生素类和糖皮质激素类为禁用物质。

1. 抗生素 盐酸米诺环素、二水土霉素、盐酸四环素、盐酸金霉素、盐酸多西环素、氯霉素和甲硝唑在 268nm 波长处有紫外吸收，可用反相高效液相色谱分离，并根据保留时间和紫外光谱图定性，峰面积定量。

例 15-23：液相色谱法测定化妆品中抗生素

色谱条件 色谱柱为 C18 柱（250mm×4.6mm，5μm）；检测器为二极管阵列检测器，检测波长 268nm；流动相为 0.01mol/L 草酸溶液（磷酸调节水溶液的 pH 至 2.0）-甲醇-乙腈（67∶11∶22），流速为 0.8ml/min；柱温为室温。

标准曲线的制备：准确移取不同体积的混合标准溶液于 10ml 具塞比色管中，用流动相稀释至刻度，摇匀，经 0.45μm 滤膜滤过，备用。在设定色谱条件下，分别取 10μl 进行分析。根据标准系列质量浓度和峰面积绘制标准曲线。

样品测定：在设定的色谱条件下进 10μl 样品溶液进行分析，若样品含量过高，应用流动相稀释后测定。根据峰面积，从标准曲线上查得相应成分的质量浓度。图 15-8 为添加至化妆品中 7 种抗生素混合标准的色谱图。

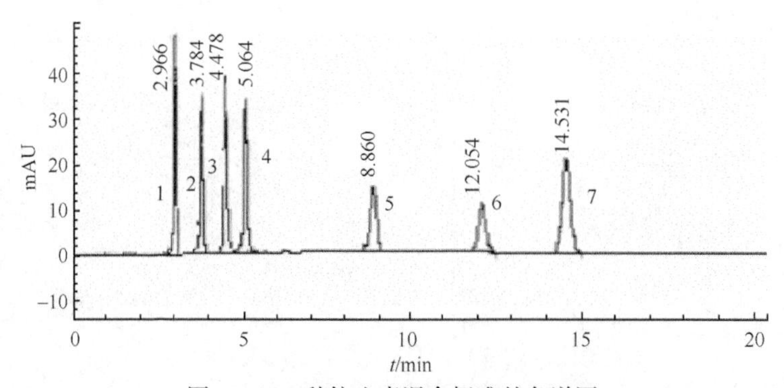

图 15-8 7 种抗生素混合标准的色谱图

1. 盐酸米诺环；2. 甲硝唑；3. 二水土霉素；4. 盐酸四环素；
5. 盐酸金霉素；6. 盐酸多西环素；7. 氯霉素

2. 磺胺类药物 化妆品中磺胺类药物的检测方法主要有 HPLC 法、超高效液相色谱法。

例 15-24：化妆品中磺胺类药物的检测

标准储备液：分别取磺胺胍、磺胺、磺胺嘧啶、磺胺二甲异嘧啶、磺胺醋酰、磺胺噻唑、磺胺吡啶、磺胺甲基嘧啶、磺胺对甲氧嘧啶、磺胺二甲嗯唑、磺胺二甲嘧啶、磺胺甲噻二唑、磺胺甲氧哒嗪、琥珀酰磺胺噻唑、磺胺氯哒嗪、磺胺甲基异嗯唑、磺胺间甲氧嘧啶、磺胺邻二甲氧嘧啶、磺胺二甲异嗯唑、磺胺间二甲氧嘧啶、磺胺喹嗯啉和磺胺硝苯对照品，精密称取适量，用甲醇水溶液溶解并稀释至终浓度为1mg/ml，待用。

混合标准储备液：分别准确移取上述标准储备液各4ml于100ml棕色量瓶中，用甲醇水溶液溶解并稀释至刻度，待用。

样品处理方法如下所示。

膏霜、水剂、散粉、香波：准确称取化妆品试样1.0g，置于50ml具塞锥形瓶中，准确加入5ml甲醇和5ml水，涡旋混匀，超声提取20min后，以12 000r/min转速离心15min，取上清液过0.20μm微孔滤膜后，待用。

唇膏类样品：准确称取化妆品试样1.0g于50ml具塞锥形瓶中，准确加入2ml四氢呋喃，涡旋混匀，超声提取10min，再加入8ml水，超声提取10min，以12 000r/min转速离心15min，取上清液过0.20μm微孔滤膜后，待用。

色谱条件：流动相为0.1%甲酸水溶液（A）和甲醇（B），色谱柱为C18柱（250mm×4.6mm，5μm）；流动相A相为1%甲酸，B相为甲醇，梯度洗脱，洗脱程序见表15-10；流速为1.0ml/min；检测器为二极管阵列检测器，检测波长为268nm；柱温为32℃。

表15-10　流动相甲醇和水梯度洗脱程序（体积比）

时间（min）	1%甲酸溶液（%）	甲醇（%）
0	92	8
7	84	16
13	78	22
18	75	25
27	75	25
29	45	55
40	5	95
42	92	8

标准曲线的制备：移取磺胺类药物混合标准储备溶液适量用甲醇水溶液逐级稀释得到浓度分别为0.1μg/ml、0.5μg/ml、1μg/ml、5μg/ml、10μg/ml、20μg/ml的混合标准工作液。在设定色谱条件下，测定，根据标准系列质量浓度和峰面积，绘制标准曲线。

样品测定：在设定色谱条件下，对待测样液进行测定。色谱图检出的物质，经与该物质的标准紫外光谱图比较确证后，根据峰面积，从标准曲线上查得相应组分的质量浓度。图15-9为混合磺胺标准溶液色谱图。

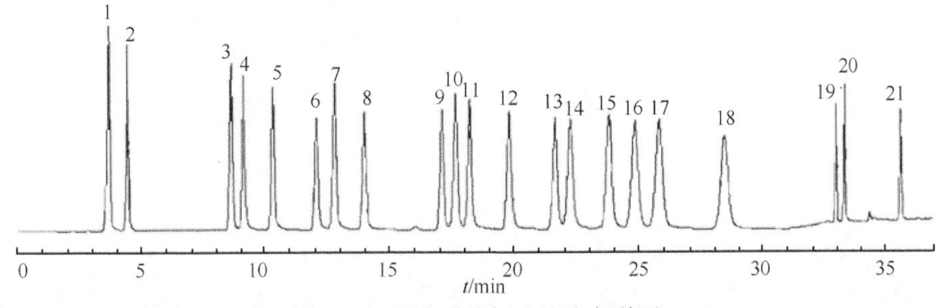

图15-9　混合磺胺标准溶液色谱图

1. 磺胺胍；2. 磺胺；3. 磺胺醋酰；4. 磺胺二甲异嘧啶；5. 磺胺嘧啶；6. 磺胺噻唑；7. 磺胺吡啶；8. 磺胺甲基嘧啶；9. 磺胺二甲嗯唑；10. 磺胺二甲嘧啶；11. 磺胺甲噻二唑；12. 磺胺甲氧哒嗪；13. 琥珀酰磺胺噻唑；14. 磺胺氯哒嗪；15. 磺胺甲基异嗯唑；16. 磺胺间甲氧嘧啶；17. 磺胺邻二甲氧嘧啶；18. 磺胺二甲异嗯唑；19. 磺胺间二甲氧嘧啶；20. 磺胺喹嗯啉；21. 磺胺硝苯

（三）育发类产品

随着生活水平的不断提高，人们对美发也有了更高的要求，脱发症越来越引起人们的重视。因此，各种标识具有防脱、生发功效的育发类化妆品应运而生，部分化妆品企业为了盲目追求产品的有效性，向其中非法添加米诺地尔、氮芥等成分以达到快速、强效的生发效果。根据我国 2007 年版《化妆品卫生规范》规定，米诺地尔及其盐和衍生物及氮芥为禁用组分，也就是在我国米诺地尔、氮芥等不得用于化妆品的原料及其添加成分。这些成分在化妆品中盲目超量长期使用会造成一定程度的毒副作用，不同程度地出现头皮轻度皮炎、胸闷和头晕等。

1. 米诺地尔及其盐和衍生物

例 15-25：育发类化妆品中米诺地尔的测定

样品预处理：准确称取样品约 1.0g（精确至 0.001g），置于 50ml 量瓶中，加磺基丁二酸钠二辛酯溶液约 40ml，常温超声提取 15min，用磺基丁二酸钠二辛酯溶液定容，摇匀。必要时可离心，取上清液经 0.45μm 滤膜滤过，滤液作为待测溶液备用。

色谱条件：色谱柱为 C18 柱（250mm×4.6mm，5μm）；流动相为磺基丁二酸钠二辛酯溶液；流速为 1.0ml/min；检测波长为 280nm；柱温为室温。

标准曲线的制备：分别移取米诺地尔标准储备溶液 0.20ml、1.00ml、5.00ml、10.00ml、20.00ml 置于 50ml 量瓶中，用磺基丁二酸钠二辛酯溶液定容，摇匀，配成含米诺地尔分别为 15μg/ml、25μg/ml、50μg/ml、100μg/ml 的标准溶液。在设定的色谱条件下，分别精密量取 10μl 注入高效液相色谱仪，记录色谱图，并绘制峰面积-米诺地尔浓度（μg/ml）校准曲线，线性相关系数不小于 0.999。

样品测定：在设定的色谱条件下，精密量取 10μl 待测溶液注入 HPLC 仪分析。若样品中米诺地尔含量超过 100μg/ml，应用磺基丁二酸钠二辛酯溶液适当稀释后测定，记录色谱图，根据峰面积，以校准曲线计算待测溶液中米诺地尔的质量浓度。按以上步骤取两份样品进行平行试验，并计算相对平均偏差（≤10%）。图 15-10 为米诺地尔标准溶液色谱图。

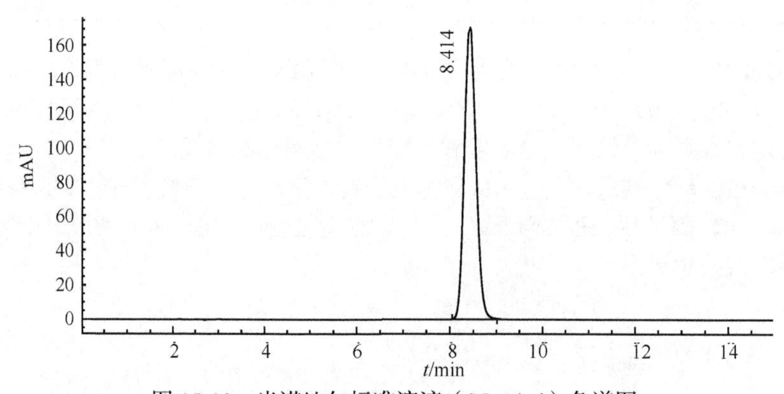

图 15-10 米诺地尔标准溶液（25μg/ml）色谱图

2. 氮芥 化妆品中的氮芥在碱性条件下用三氯甲烷萃取，采用具有氢火焰离子化检测器的气相色谱仪测定。以保留时间定性，以峰高或峰面积定量。

例 15-26：育发类化妆品中氮芥的测定

样品预处理：取样品约 5g 置于 25ml 分液漏斗中，加入水 5ml，混匀。用盐酸溶液调节 pH 至 2 以下，加入三氯甲烷 5ml，振摇 30s 后静置分层（必要时离心），弃去有机相。再用氢氧化钠溶液调节水相至中性，加入碳酸钠约 50mg，用三氯甲烷 5ml 提取，振摇 30s 后静置分层（必要时离心），将有机相放入刻度试管中，补加三氯甲烷至 5ml，加入适量无水硫酸钠干燥，待测定。氮芥标准使用溶液测定前须按上述步骤同样处理。

色谱条件：DB-225 毛细管色谱柱（30m×0.25mm×5μm），进样口温度：170℃；检测口温度：200℃；柱温，程序升温：50℃（1min），8℃/min 升至 160℃（10min）；气体流量：高纯氮气 60ml/min，高纯氢气 50ml/min，压缩空气 500ml/min；分流比：1∶50。

测定：取 1μl 上述样品预处理溶液进样测定。采用单点外标法定量，处理后的氮芥标准使用溶液的进样体积应与样品溶液相同，其峰面积应与样品峰面积在同一数量级内。图 15-11 为氮芥标准溶液色谱图。

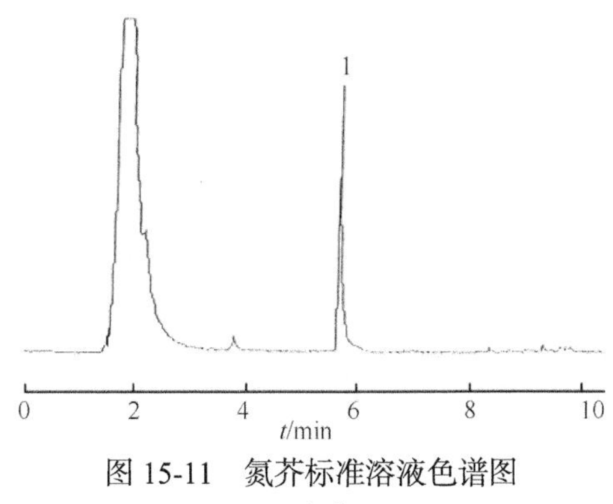

图 15-11 氮芥标准溶液色谱图

1. 氮芥

（四）染发类产品

自 1975 年 Ames 实验室发现 89%的氧化型染发剂具有致突变作用后，染发剂的致突变性研究就引起了人们的关注。研究表明，在体外诱变测试系统，染发剂的功效成分苯胺类衍生物、氧化剂和着色剂，可直接或代谢后诱发原核细胞和真核细胞基因突变、染色体畸变和 DNA 损伤。国家也多次开展打击，而部分不法企业却以“无化学成分”、“纯植物”、“生态型”、“健康型”、“可以喝的”等噱头大肆宣传，而暗中却添加禁限用成分，从而引发多例严重过敏甚至死亡事件。2007 年版《化妆品卫生规范》明确规定对苯二胺为限用品种，浓度不得超过 6%，而邻苯二胺、间苯二胺则禁止使用。目前邻苯二胺检测方法主要为 GC 法、气相色谱-串联质谱法和液相色谱法等，提取方法多采用甲醇或乙酸乙酯超声提取。

例 15-27：染发类化妆品中苯二胺类非法添加物的检测

原理：以 95%乙醇和水（1∶1）提取化妆品中对苯二胺等 8 种染料组分，用 HPLC 仪进行分析，以保留时间和紫外吸收光谱定性，以峰高或峰面积定量。

染料组分对照品溶液：称取对苯二胺等 8 种染料组分各约 0.5g，各加入 0.1g 亚硫酸钠（或相当于 0.1g 亚硫酸钠的亚硫酸钠溶液），加 95%乙醇使之溶解，并在 100ml 量瓶中定容至刻度（如使用甲苯-2，5-二胺硫酸盐和 *p*-甲氨基苯酚硫酸盐为对照品，应用水溶解）。

色谱条件：色谱柱为 C18 柱（250×4.6mm，10μm）；流动相为将三乙醇胺 10ml 加至 980ml 水中，加入磷酸使溶液 pH 为 7.7，加水至 1L，取此溶液 950ml 与乙腈 50ml 混合组成含 5%乙腈的磷酸缓冲溶液；流速为 2.0ml/min；柱温为 20℃；检测器为二极管阵列检测器，波长 280nm。

样品预处理：取样品约 0.5g 置于已加入 1%亚硫酸钠溶液 1.0ml 的 25ml 具塞比色管中，加乙醇（1∶1）至 25ml，超声提取 15min，离心，经 0.45μm 滤膜滤过，滤液作为待测样液。

标准曲线的制备：分别移取各组分对照品溶液 1.00ml、2.50ml、5.00ml 于 3 只 100ml 量瓶中，再用 95%乙醇稀释至刻度，配成浓度为 50mg/L、125mg/L、250mg/L 的各染料组分的混合对照品工作溶液。对照品工作溶液应于使用前配制。取各对照品工作溶液 5μl 注入 HPLC 仪，记录各色谱峰面积，绘制标准曲线。

测定：取样品溶液 5μl 注入 HPLC 仪，进行分析。根据其保留时间及紫外吸收光谱图定性，峰面积定量。图 15-12 为对苯二胺等 8 种染料组分对照品溶液色谱图。

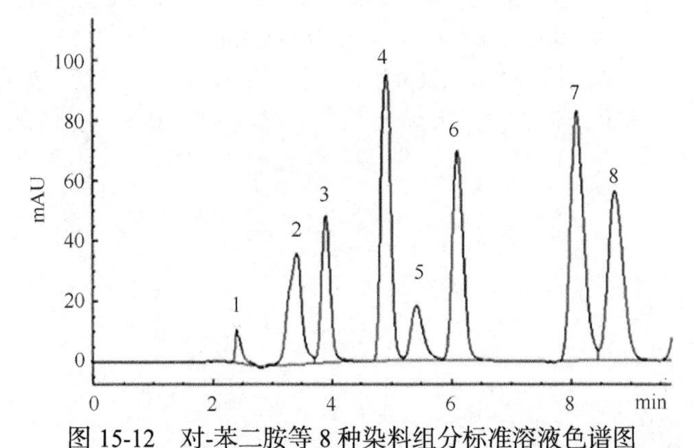

图 15-12 对-苯二胺等 8 种染料组分标准溶液色谱图

1. 对苯二胺；2. 对氨基苯酚；3. 氢醌；4. 甲苯 2，5-二胺；5. 间-氨基苯酚；6. *o*-苯二胺；7. 间苯二酚；8. 对-甲氨基苯酚

思 考 题

1. 在食品中添加食品添加剂是否也是一种非法添加行为？如何正确判断食品中的非法添加物？
2. 化妆品中添加抗生素是否也是一种非法添加行为？
3. 中成药中非法添加物的种类有哪些?检测方法主要有哪些？
4. 目前对非法添加物最常用的分析测定方法有哪些？

主要参考文献

曾苏. 2008. 药物分析学. 北京：高等教育出版社
陈静，刘召金，安宝超，等. 2013. 全自动在线固相萃取-二维高效液相色谱与质谱联用测定辣椒油中苏丹红. 分析化学，41（9）：1418-1422
陈勇勇，张毅，马晓毅，等. 2015. HPLC-FLD 法研究活血胶囊对气虚血瘀大鼠脑组织中兴奋性与抑制性氨基酸的影响. 中华中医药杂志，30（6）：2100-2103
代雪平，宋汉敏，李振国. 2011. 伸筋活络丸质量标准修订研究. 中医研究，24（2）：20-25
邓晶晶，唐克慧. 2012. 大环内酯类抗生素有关物质检测方法研究进展. 中国药业，21（18）：99-100
丁海樱，金叶，刘雪松，等. 2013. 中药粉末混合过程近红外在线检测研究. 中国药学杂志，48（14）：1151-1156
傅强. 2008. 药物分析实验方法学. 北京：人民卫生出版社
国家食品药品监督管理局. 2005. 化学药物原料药制备和结构确证研究的技术指导原则
国家药典委员会. 2015. 中华人民共和国药典. 2015 年版. 北京：中国医药科技出版社
杭太俊. 2011. 药物分析. 第 7 版. 北京：人民卫生出版社
何华. 2014. 生物药物分析. 第 2 版. 北京：化学工业出版社
贺浪冲. 2012. 工业药物分析. 第 2 版. 北京：高等教育出版社
胡增峰，黄荣清，肖炳坤，等. 2008. LC-NMR-MS 联用技术及其在代谢物结构研究中的应用. 药物分析杂志，28（4）：637-641
康绍英，王海波，马铭，等. 2004. 液相微萃取-高效液相色谱法测定尿样中的利多卡因. 分析化学研究报告，32（11）：1421-1425
李好枝. 2011. 体内药物分析. 第 2 版. 北京：中国医药科技出版社
李卫华，黄兰. 2003. 阿司匹林合成过程的在线拉曼光谱研究. 物理化学学报，19（2）：105-108
刘江疆，林金明. 2005. 高效液相色谱-核磁共振联用技术. 生命科学仪器，3（3）：3-8
刘敏，李玉兰. 2009. 甲芬那酸中 2，3-二甲基苯胺杂质限量控制方法的研究. 中国药事，23（7）：672-675
刘拴娣，赵媛媛. 2015. 高效液相色谱法在抗生素药品有关物质分析中的应用. 中国药业，24（23）：255-256
马栋，刘伟. 2005. 液相色谱-质谱联用技术在毒物分析中的应用. 中国司法鉴定，（3）：21-23
司书毅，张月琴. 2007. 药物筛选——方法与实践. 北京：化学工业出版社
宋粉云，傅强. 2010. 药物分析. 北京：科学出版社
孙立新. 2014. 药物分析. 北京：人民卫生出版社
孙秋实，李悦，王慧敏，等. 2011. LC-MS 法研究盐酸克林霉素中的有关物质. 药物分析杂志，31（6）：1059-1063
汪辉，曾习文，常晓途，等. 2013. 固相萃取-液相色谱-串联质谱法测定莲蓉馅料中的二氧化硫脲. 色谱，32（1）：21-25
王丹，石力夫，胡晋红，等. 2008. 微透析联用反相高效液相色谱对大鼠皮肤葛根素的药代动力学研究. 分析化学研究简报，36（10）：1391-1395
王云美，王元忠. 2010. 大花红景天中有害元素的 ICP-AES 测定. 时珍国医国药，21（7）：1711-1712
王增寿，朱光辉，李光乾. 2002. 高效液相色谱法测定血清中苯巴比妥，苯妥英，卡马西平，氯硝基安定的浓度. 中国现代应用药学，19（2）：155-156
伍良涌，潘锡强，吴均成. 2012. 反相高效液相色谱法测定硝酸甘油气雾剂有关物质和硝酸甘油含量. 药物分析杂志，32（5）：895-898
于治国，宋粉云. 2010. 药物分析. 第 2 版. 北京：中国医药科技出版社
俞雄，张红，李其翔. 2012. 新药研发及其产业化技术. 北京：化学工业出版社
张毕奎，刘义钊. 2002. 柱前衍生 HPLC 法结合固相萃取测定血浆中卡托普利. 药物分析杂志，22（1）：28-29
张东鲁. 2011. 药物设计和开发中的药物代谢——基本原理和实践. 北京：人民军医出版社
张东升，蔡建荣，蔡正森，等. 2004. ELISA 法快速测定火锅底料及调料中的罂粟碱. 中国卫生检验杂志，14（2）：208-209
张耀文，吕春晓，隋振宇，等. 2014. UHPLC-MS/MS 法测定比格犬血浆中硝苯地平的浓度. 药物分析杂志，34（1）：36-41
中国国家标准化管理委员会，国家质量监督检验检疫总局. 2003. GB/T5009.34-2003. 北京：中国标准出版社
中国国家标准化管理委员会，国家质量监督检验检疫总局. 2006. GB/T20188-2006. 北京：中国标准出版社
中国国家标准化管理委员会，国家质量监督检验检疫总局. 2009. GB/T24800.2-2009. 北京：中国标准出版社
中国国家标准化管理委员会，国家质量监督检验检疫总局. 2009. GB/T24800.6-2009. 北京：中国标准出版社
Cunha RL，Lopes WA，Pereira PAP. 2015. Determination of free（unconjugated）amphetamine-type stimulants in urine samples by dispersive liquid-liquid microextraction and gas chromatography coupled to mass spectrometry（DLLME-GC-MS）. Microchemical Journal，125：230-235

Fucci N，De Giovanni N，Chiarotti M. 2003. Simultaneous detection of some drugs of abuse in saliva samples by SPME technique. Forensic Sci Int，134（1）：40-45

Koh HL，Yau WP，Ong PS，et al. 2003. Current trends in modern pharmaceutical analysis for drug discovery. Drug discov today. 8（19）：889-897

Sunarić SM，Denić MS，Bojanić ZŽ，et al. 2013. HPLC method development for determination of doxycycline in human seminal fluid. J chromatoqr B Analyt Fechnd Biomed Lifesic，939（22）：17-22

Wang XQ，Xiang Z，Yu XM，et.al. 2009. LC-MS/MS determination of nikethamide in human plasma. Chromatographia，69（9-10）：1067-1071